GYNÄKOLOGIE UND UROLOGIE

FÜR STUDIUM UND PRAXIS

inkl. Geburtshilfe, Reproduktionsmedizin, Sexualmedizin, Andrologie u. Venerologie

Unter Berücksichtigung des Gegenstandskataloges und der mündlichen Examina in den Ärztlichen Prüfungen

8. Auflage

P. Haag • N. Hanhart • M. Müller
und Mitarbeiter

Medizinische Verlags- und Informationsdienste • Breisach

Herausgeber:

Dr. med. Markus Müller
Neutorplatz 4
D-79206 Breisach a. Rh.
E-Mail: med.verlag-dr.mueller@t-online.de

8. Auflage

ISBN: 978-3-929851-77-9

Wichtige Hinweise: Medizin als Wissenschaft ist im ständigen Fluss. Hinsichtlich der in diesem Buch angegebenen Anwendungen von Therapien und Dosierungen von Medikamenten wurde die größtmögliche Sorgfalt beachtet. Dennoch ist der Leser aufgefordert, die entsprechenden Empfehlungen der Hersteller zu den verwendeten Präparaten zu prüfen, um in eigener Verantwortung festzustellen, ob die Indikation, Dosierungen und Hinweise auf Kontraindikationen gegenüber den Angaben in diesem Buch abweichen. Dies ist insbesondere wichtig bei selten verwendeten Präparaten oder solchen, die neu auf den Markt gebracht worden sind oder off-label eingesetzt werden. Eine Garantie oder Gewähr für die Aktualität, Vollständigkeit und Richtigkeit der Inhalte dieses Buches übernehmen wir ausdrücklich nicht.

Aus der Bezeichnung einer Ware mit dem für sie eingetragenen Warenzeichen kann bei Fehlen des Vermerkes ® od. ™ nicht geschlossen werden, dass es sich um einen freien Warennamen handelt. Angegebene Handelsnamen sind Beispiele für Medikamente mit dem entsprechenden Wirkstoff ohne Anspruch auf Vollständigkeit produzierender Hersteller. Jegliche Haftung, die auf irgendeine Art aus der Benutzung der in diesem Buch enthaltenen Informationen oder Teilen davon entsteht, wird ausgeschlossen.

Für alle angegebenen Internet-Links in diesem Buch gilt, dass wir uns ausdrücklich von allen Inhalten der angegebenen Seiten distanzieren und uns diese Inhalte nicht zu eigen machen. Die Nutzung der Links erfolgt auf eigene Verantwortung und Risiko.

Bezug über den Buchhandel oder beim Verlag:

Medizinische Verlags-
und Informationsdienste
Neutorplatz 4
D-79206 Breisach/Rh.

Bestellungen im Direktversand vom Verlag sind in Deutschland zum Einzelpreis von **30,-- EUR** pro Expl. (inkl. MwSt. und aller Versandkosten) bei nebenstehender Adresse möglich.

Mengenpreise, Antiquariat u. Mängelexemplare auf Anfrage (E-Mail: med.verlag-dr.mueller@t-online.de)

Auslandspreis unverbindlich: 32,-- EUR

Bibliografische Information der Deutschen Bibliothek

Die Deutsche Bibliothek verzeichnet diese Publikation in der Deutschen Nationalbibliografie; detaillierte bibliografische Daten sind im Internet über www.portal.dnb.de abrufbar.

Danksagung

Bedanken möchte ich mich bei allen meinen Freunden und Kollegen, die mir mit Anregung, Rat, Tat und Korrektur hilfreich zur Seite standen. Ein besonderer Dank geht an meine zwei Mitautoren:

- **Dr. med. Petra Haag**, Marpingen (Gynäkologie)
- **Dr. med. Norbert Hanhart**, Nürburg (Urologie, Venerologie)

und den weiteren Mitarbeitern:

- Dr. U. Kottler, Bad Wörishofen (Urologie, Hodentumoren)
- C. Menzer, Breisach (ICD-10)
- Priv.-Doz. Dr. A. Nickenig, Troisdorf u. Dr. M. Eppinger, Weißenburg (Prophylaxe)
- Dr. M. Sander, Horkheim (Urologie, Venerologie)
- A. Thömmes, München (wissenschaftliche Mitarbeit)
- Dr. S.-B. Wirth, Heidelberg (Anatomie)

Weiterhin gilt unser gemeinsamer Dank den Professoren und Dozenten der Universität Mainz und Freiburg sowie den Professoren und Dozenten an den Lehrkrankenhäusern in Ludwigshafen und Koblenz für die Anregungen, die wir aus ihren Vorlesungen und Unterrichten entnehmen konnten.

Vorwort

Berücksichtigt wurden alle wichtigen **gynäkologischen und urologischen Lehrbücher**, der **Gegenstandskatalog** (ÄAppO 2002/2012 IMPP-Gk 2), die aktuellen gynäkologischen und urologischen **Fachzeitschriften** sowie die Leitlinien der AWMF (Arbeitsgemeinschaft der wissenschaftlichen medizinischen Fachgesellschaften). Die **klinischen Einteilungen** des Buches sind allgemein gebräuchliche (die Autoren sind dabei jeweils angegeben). An den verschiedenen Universitäten werden aber oft zusätzliche oder andere eigene Klassifizierungen benutzt, die der/die Leser/in selbst ergänzen möchte. Die internationale Klassifizierung der Krankheiten **ICD-10-GM** (German Modification, Version 2015) ist jeweils im Textteil und als alphabetische Hitliste im Appendix zu finden. Auch werden bei allen Erkrankungen die bekannten **Selbsthilfegruppen** mit aktueller Anschrift und Tel.-Nummer sowie, soweit vorhanden, mit Internet-/E-Mail-Adresse angegeben.

Ergänzt wird das Buch mit einer Sammlung aller wichtigen **Internet-Adressen** rund um die Medizin sowie mit einer herausnehmbaren **Taschenkarte** für die "Kitteltasche" mit Tabellen und Übersichten zur fetalen Biometrie, Geburtshilfe sowie einer Positivliste der Medikamente zur Anwendung in der Schwangerschafts- und Stillzeit.

Zur Entstehung dieses Buches:

Idee war es, die beiden verwandten Fächer Gynäkologie und Urologie inklusive der weiteren Gebieten Geburtshilfe, Reproduktionsmedizin und Venerologie in **einem Buch** übersichtlich darzustellen, um es der/m Studenten/in zu ermöglichen, den relevanten Stoff dieser Fächer in angemessener Zeit anzueignen. Dabei will und kann dieses Buch keine zwei großen Lehrbücher ersetzen, jedoch soll die klar strukturierte Gliederung des Stoffes eine wertvolle Hilfe vor allem in der Zeit der Prüfungen geben. Der konsequente didaktische Aufbau soll die Leser und Lernenden dabei besonders unterstützen.

Ein weiteres Anliegen war es auf allen Gebieten den aktuellen Wissensstand zusammenzutragen und zusammenzufassen. Es blieb dabei nicht aus, dass einzelne Kapitel weit über das normale Wissen hinaus spezielle Aspekte beinhalten. Das soll dem/r interessierten Leser/in die Möglichkeit zur Vertiefung geben. So soll dies nicht nur ein Buch für die Zeit der Prüfungen, sondern auch darüber hinaus sein. Die häufigen Neuauflagen tragen der Aktualität und dem ständigen Fluss des medizinischen Wissens Rechnung.

Um künftig das Wissen sowohl aktuell zu halten als auch die Verbindung zum/r Lernenden nicht zu verlieren, hoffen wir nicht nur, sondern wünschen uns ausdrücklich Anregung, Hinweise und Kritik aus dem Leserkreis, gerne auch per E-Mail (med.verlag-dr.mueller@t-online.de).

Der Herausgeber

ABKÜRZUNGSVERZEICHNIS

A., Aa.	= Arteria, Arteriae
a.p.	= anterior-posterior
Abb.	= Abbildung
Ag	= Antigen
Ak	= Antikörper
allg.	= allgemein
Amp.	= Ampullen
ant.	= anterior
art.	= arteriell
ASS	= Acetylsalicylsäure
Ät:	= Ätiologie
aut.	= autosomal
AV	= arterio-venös
AZ	= Allgemeinzustand
bakt.	= bakteriell
BB	= Blutbild
Bev.	= Bevölkerung
bezgl.	= bezüglich
Bsp.	= Beispiel
BWK	= Brustwirbelkörper
BWS	= Brustwirbelsäule
BZ	= Blutzucker
C	= Zervikal
Ca	= Karzinom
ca.	= circa
CCT	= craniales CT
Chrom.	= Chromosom
chron.	= chronisch
com.	= communis
CT	= Computertomographie
CTG	= Kardiotokographie
d.	= der, die, das
d.F.	= der Fälle
d.h.	= das heißt
DD:	= Differentialdiagnosen
Def:	= Definition
DEGS1	= Dt.Gesundheitsstudie 1.Erheb.
desc.	= descendens
Diag:	= Diagnostik
DIC	= Verbrauchskoagulopathie
Dig.	= Digitus
Disp.	= Disposition
dist.	= distal
dom.	= dominant
DSA	= Digitale Subtraktionsangiogr.
Duct.	= Ductus
E.	= Escherichia / Einheiten
e.V.	= eingetragener Verein
EEG	= Elektroenzephalogramm
EKG	= Elektrokardiogramm
ELISA	= Enzyme-linked imm. sorb. assay
engl.	= englisch
Etlg:	= Einteilung
evtl.	= eventuell
ext.	= externus
Extr.	= Extremität
fktl.	= funktionell
Frakt.	= Fraktur
FSH	= follikelstimulierendes Hormon
GdB	= Grad der Behinderung
genet.	= genetisch
ggf.	= gegebenenfalls
Ggl.	= Ganglion
GnRH	= Gonadotropin-Releasing-Horm.
gr.	= groß
Hb	= Hämoglobin
Histo:	= Histologie
Hkt	= Hämatokrit
HWK	= Halswirbelkörper
HWS	= Halswirbelsäule
HWZ	= Halbwertszeit
Hz	= Hertz (Frequenz)
i.d.R.	= in der Regel
I.E.	= internat. Einheiten
i.m.	= intramuskulär
i.S.	= im Serum
i.U.	= im Urin
i.v.	= intravenös
ICD	= Internat. Classific. of Diseases
IfSG	= Infektionsschutzgesetz
Ig	= Immunglobuline
Ind:	= Indikation
inf.	= inferior
inkl.	= inklusive
insb.	= insbesondere
insg.	= insgesamt
int.	= internus
IUP	= Intrauterinpessar (Spirale)
IVP	= intravenöse Pyelographie
J.	= Jahre
JÜR	= Jahres-Überlebens-Rate
Kap.	= Kapitel
kg	= Kilogramm
KG	= Körpergewicht
K-Ind:	= Kontraindikation
kl.	= klein
Klin:	= Klinik
KM	= Kontrastmittel
KOF	= Körperoberfläche
Kompl:	= Komplikationen
kons.	= konservativ
körpl.	= körperlich
l	= Liter
L	= Lumbal
lat.	= lateral / lateinisch
LH	= luteinisierendes Hormon
li.	= links
Lig.	= Ligamentum
Lj.	= Lebensjahr
Lk	= Lymphknoten
Lok:	= Lokalisation
long.	= longus
Lux.	= Luxation
LWK	= Lendenwirbelkörper
LWS	= Lendenwirbelsäule
LZ	= Langzeit
m.	= männlich
M., Mm.	= Musculus, Musculi
max.	= maximal
MdE	= Minderung d. Erwerbsfähigkeit
med.	= media, medial
Med:	= Medikament
min.	= minimal
Min.	= Minute
mind.	= mindestens
mögl.	= möglich
Mon.	= Monate
mot.	= motorisch
MRT	= Magnetresonanztomographie
n.	= nach
N., Nn.	= Nervus, Nervi
Nach:	= Nachsorge
neg.	= negativ
Nll.	= Nodi lymphoidei
NNR	= Nebennierenrinde
Nr.	= Nummer
NSAR	= nicht steroidale Antirheumat.
Nucl.	= Nucleus
NW:	= Nebenwirkungen
o.B.	= ohne pathologischen Befund
od.	= oder
Op.	= Operation
org.	= organisch
p.c.	= post conceptionem
p.m.	= post menstruationem
P.m.	= Punctum maximum
p.o.	= per os
p.p.	= post partum
Pat.	= Patient
Path:	= Pathogenese
PCO	= polyzystische Ovarien
PCR	= Polymerase-Kettenreaktion
PET	= Positonen-Emissions-CT
Physiol.	= Physiologie, physiologisch
post.	= posterior
postop.	= postoperativ
Prädisp:	= Prädisposition
präop.	= präoperativ
Präp.	= Präparate
prim.	= primär
Proc.	= Processus
prof.	= profundus
Prog:	= Prognose
Proph:	= Prophylaxe
prox.	= proximal
R.	= Ramus
re.	= rechts
rel.	= relativ
Rez.	= Rezeptor
rez.	= rezessiv
RF:	= Risikofaktoren
RIA	= Radio-Immunoassay
Rö:	= Röntgen
RR	= Blutdruck
S	= Sakral
s.	= siehe
s.c.	= subkutan
s.o.	= siehe oben
s.u.	= siehe unten
seitl.	= seitlich
sek.	= sekundär
Sek.	= Sekunden
sens.	= sensibel
SHT	= Schädel-Hirn-Trauma
sog.	= sogenannt
Sono	= Sonographie
SPECT	= Single-Photon-Emiss.-CT
spp.	= species pluralis
SSM	= Schwangerschaftsmonat
SSW	= Schwangerschaftswoche
Stad.	= Stadium
Std.	= Stunden
Str.	= Straße
sup.	= superior
Supp.	= Suppositorium
symp.	= sympathisch
Sympt.	= Symptome
Syn:	= Synonyma
Syst.	= System
syst.	= systemisch
Tbl.	= Tabletten
Tel.:	= Telefon
Tg.	= Tage
tgl.	= täglich
Th	= Thorakal
Ther:	= Therapie
Trac.	= Tractus
Tub.	= Tuberculum
u.	= und
u.a.	= und andere
V.a.	= Verdacht auf
v.	= von
V., Vv.	= Vena, Venae
ven.	= venös
Vit.	= Vitamin
w.	= weiblich
w.o.	= wie oben
wg.	= wegen
WHO	= Weltgesundheitsorganisat.
Wo.	= Wochen
WS	= Wirbelsäule
z.B.	= zum Beispiel
Z.n.	= Zustand nach
z.T.	= zum Teil
z.Zt.	= zur Zeit
ZNS	= zentrales Nervensystem
zus.	= zusätzlich
ZVD	= zentraler Venendruck
zw.	= zwischen

Sonstige Zeichen:

♂	= Männer
♀	= Frauen
®, ™	= eingetragene Warenzeichen
° C	= Grad Celsius
m	= milli
µ	= mikro
<	= kleiner
>	= größer
§	= Paragraph
⇨	= daraus folgt

Abkürzungen für Laborwerte, s. dort

INHALTSVERZEICHNIS

Anmerkung zum Thema Umweltschutz

✓ Dieses Buch ist auf **chlorfrei** gebleichtem und holzfreiem (= alterungsbeständigem) Papier gedruckt.

✓ Auf den Einsatz von **Kunststofffolien** zum Versand und Verkauf haben wir bewusst **verzichtet** (das akademische Wissen lässt sich durch die im Buchhandel üblichen „Frischhaltefolien" für Bücher nicht konservieren, sondern bedarf der ständigen Überarbeitung und Aktualisierung).

✓ Der Versand erfolgt in **wiederverwertbaren Kartonagen**, hergestellt aus Recycling-Material, ohne Kunststoffeinsätze zur Polsterung und Verpackung.

GYNÄKOLOGIE

GYNÄKOLOGISCHE UNTERSUCHUNG

Anamnese

- **Aktuelle Beschwerden**?, Beginn, Dauer?
  Allgemeinsymptome: Gewichtsabnahme, Fieber, Ödeme, **Schmerzen** (**zyklusabhängig**?), Schmerzcharakter, Lokalisation?
- Gynäkologische Anamnese: Menarche (= Alter bei der 1. Regelblutung), Menopause (= Alter bei der letzten Regelblutung), **Menstruationszyklus** (Dauer, Blutungsdauer, Zeitpunkt der letzten Regelblutung), Zwischenblutungen, Amenorrhoe (Ausbleiben der monatlichen Regelblutung), Dysmenorrhoe (schmerzhafte Menstruationsblutung), vaginaler Fluor (= Ausfluss), Geruch, Brennen od. Juckreiz, Veränderungen der Mammae (Knoten, Schmerzen, Mamillensekretion)?
  Letzte gynäkologische Vorsorgeuntersuchung, letzte Mammographie, letzte Selbstuntersuchung der Brüste?
- Geburtshilfliche Anamnese: Anzahl der **Geburten** (Nulli- [= 0], Primi- [= 1] od. Pluri-/Multipara [= mehrere]), **Fehlgeburten**, Frühgeburten, geburtshilfliche Komplikationen, Form der Kontrazeption, bestehende Schwangerschaft, Abruptiones, Abortkürettage?
- Frühere Anamnese: **gynäkologische Operationen**, Verletzungen im Genitourethraltrakt
  Gynäkologische Vorerkrankungen: Anomalien, venerische Infektionen (= Geschlechtskrankheiten), Endometriose, rezidivierende Ovarialzysten, rezidivierende Harnweginfekte
  Allgemeine Vorerkrankungen: Nierenerkrankungen, Diabetes mellitus, arterielle Hypertonie
- Miktionsstörungen: Pollakisurie (häufiges Wasserlassen), Nykturie (nächtliches Wasserlassen), Dysurie (erschwertes, schmerzhaftes Wasserlassen), Hämaturie, Oligo-/Anurie, Polyurie, Inkontinenz
- Änderung der Stuhlgewohnheiten
- Gelenk- oder Knochenbeschwerden
- Sexualstörungen, Orgasmusfähigkeit
- Medikamentenanamnese: hormonale Kontrazeptiva, Schmerzmittel, Schlafmittel, Laxanzien, Neuroleptika, Antibiotika, sonstige Hormone
- Nikotinabusus, Alkohol- od. Drogenkonsum
- Familienanamnese: Erbkrankheiten, Tumorerkrankungen in der Verwandtschaft, insb. der Mutter od. Schwestern

Klinische Untersuchung

⇒ Untersuchung stets in **Anwesenheit einer Arzthelferin** durchführen (aus rechtlichen Gründen)

⇒ Allgemeine körperliche Untersuchung: Allgemein- und Ernährungszustand, Größe, Gewicht, Fettverteilung, Blutdruck, Puls, Temperatur, Exsikkose, Ödeme, Ikterus, Anämie, Herz- und Lungenbefund (Inspektion, Palpation, Perkussion und Auskultation), Behaarungstyp und Hautbefunde (Akne, Seborrhoe)

⇒ Untersuchung der **Brüste + Axilla** im Stehen oder im Sitzen, dabei Arme zuerst locker hängen lassen, dann Arme über den Kopf nehmen lassen und zuletzt die Arme in die Hüften stemmen lassen:

1. Inspektion: Formveränderungen, Größenunterschiede, **Einziehungen**, Vorbuckelung, Hautveränderungen (Verfärbung, Ekzem, Entzündung, Orangenhaut), auch die submammäre Hautfalte durch Anheben der Brust inspizieren, Ödem, Farb-, Formveränderung oder Sekretion der Mamille, sichtbare Veränderungen im Bereich der Axilla, akzessorische Mamillen
2. Palpation: bei stehender Pat. Brust in die Hohlhand nehmen und alle 4 Quadranten mit der anderen flachen Hand nach **Knoten** abtasten, dann Untersuchung auch im Liegen mit Palpation gegen die Brustwand durchführen [soll eine Prolaktinbestimmung erfolgen, dann die Blutabnahme vor dem Abtasten der Brust durchführen]

3. Axilla (hierzu wird der Arm der Pat. durch leichtes Anheben und Abduzieren durch den Arzt am Unterarm entlastet): **Lymphknoten** sicht- od. tastbar, Größe, Konsistenz, Verschieblichkeit, Schmerzhaftigkeit. Außerdem supra- und infraklavikuläre Lk-Gebiete stets mittasten.

⇒ Patientin auf dem **Gynäkologiestuhl** in Steinschnittlage lagern: **Abdomen** (Inspektion, Narben, gestaute Venen, Palpation und Perkussion auf abdominelle Raumforderung, Aszites, Leber, Milz, Nierenlager klopfschmerzhaft, Auskultation der Darmgeräusche), **Leistenbereich** (vergrößerte Lymphknoten)

⇒ ggf. anale Inspektion und **rektale Tastuntersuchung** (Ekzem, Fissuren, Marisken, Fisteln, Perianalvenenthrombose, Blutung, Sphinktertonus, Hämorrhoiden, Polypen, Knoten/Tumor)

⇒ Vaginale Untersuchung:

1. Inspektion: **Schambehaarung** und -grenze, Hautveränderungen (Pigmentstörungen, Leukoplakie), **Vulva** (große Schamlippen), kleine Schamlippen, Klitoris, **Introitus vaginae**/Hymen, **Ostium urethrae** beurteilen. Patientin pressen lassen ⇨ Beurteilung eines Descensus/Prolaps oder Belastungsinkontinenz (Abgang von Urin beim Pressen).
2. **Spekulumuntersuchung** (vorgewärmte Spekula) der **Vagina**: Inspektion der Scheidenwand (Entzündung, Läsionen, Knoten, Zelen) und **Portio** vaginalis (Größe, Oberfläche)

   Einfache **Kolposkopie** (Vergrößerung 6- bis 40fach möglich) der Vagina, Portio vaginalis und des unteren Zervikalkanales. Hierbei **Abstrichentnahme** mit einem Spatel und Bürstchen (Cytobrush) von der Portio vaginalis und aus dem Zervikalkanal für die **zytologische Untersuchung** (Beurteilung s. Kap. zervikale intraepitheliale Neoplasie), ggf. Abstrich und Einbringung eines Watteträgers in ein Transportmedium zur Bestimmung von Erregern und Resistenz bei V.a. infektiösen Prozess.

   Erweiterte Kolposkopie: zusätzliche diagnostische Möglichkeit ist das Betupfen der Portiooberfläche z.B. mit 3%iger **Essigsäure** od. LUGOL-Lösung (sog. SCHILLER-Iodprobe) ⇨ suspekte Befunde sind sichtbare Weißverfärbung des Epithels (Leukoplakie), Punktierung (Leukoplakiegrund), netzartiger Felderung (Mosaik) od. Darstellung atypischer Gefäße
3. **Vaginale Tastuntersuchung** und **bimanuelle** Untersuchung (vaginal + abdominal, ggf. auch rektal): Lage, Form, Größe und Konsistenz der Portio vaginalis, des **Uterus**, der **Adnexe** und insb. der **Parametrien** ⇨ Resistenzen, Knoten, Verdickungen, Beweglichkeit, Fluktuationen, Schiebeschmerz der Portio, Druckschmerz, DOUGLAS-Raum?

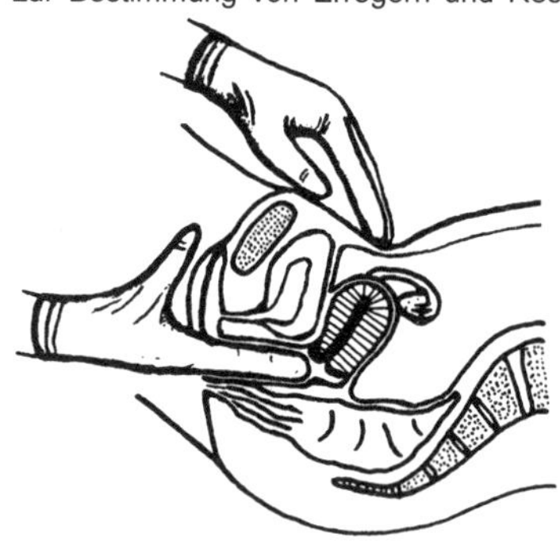

bimanuelle (vaginal + abdominal) Untersuchung

Apparative Diagnostik

1. Sonographie: transabdominell und insb. **transvaginal** sowie der Mamma

   Transabdominelle Sonographie nur bei gut gefüllter Harnblase mögl. (3,5 MHz Schallkopf)

   Transvaginale Sonographie mit speziellen, kleinen runden Schallköpfen (sog. Vaginalsonden, 5-10 MHz Schallfrequenz), die in der Scheide platziert werden

   Mammasonographie: gute Unterscheidbarkeit zwischen Zysten und soliden Knoten. Mit der farbkodierten Duplexsonographie können Flussveränderungen im Bereich von Karzinomen dargestellt werden.

   Farbkodierte Duplexsonographie (= dopplersonographische Blutflussmessung) in der Geburtshilfe: Flowmessung der mütterlichen (Aa.uterinae) und fetalen Gefäße (A.umbilicalis, fetale Aorta und A.cerebri media)
2. Radiologische Diagnostik:

   Mammographie: es werden immer beide Mammae in 2 Ebenen (Standard: oblique Schrägaufnahme und kranio-kaudaler Strahlengang in Weichstrahl-Rastertechnik) untersucht, möglichst kurz nach der Menstruation (bessere Beurteilbarkeit des Parenchyms). Die Treffsicherheit zur Erkennung eines Mammakarzinomes liegt heute bei 85-95 % ⇨ Tumoren sind ab 5 mm erkennbar (Zeichen: Herdschatten mit sternförmigen Ausläufern, sog. "Krebsfüßchen" und gruppierte Mikroverkalkungen).

Galaktographie: ist selten erforderlich und ggf. bei unklarer, einseitiger Mamillensekretion indiziert ⇨ pathologische Milchgangaussparungen od. -abbrüche weisen auf ein Mammakarzinom hin, weiterhin sind Ektasien der Milchgänge und Papillome erkennbar.

3. Endoskopische Verfahren:
   - **Hysteroskopie**: Eingriff meist in Kurznarkose, falls erforderlich Zervixdilatation, Einführen des Endoskops mit Kameraoptik, Lichtquelle und Arbeitskanal zur Inspektion des Uteruslumen, durch den Arbeitskanal sind gleichzeitig kleine Eingriffe mögl. (z.B. Trennung von Septen, Blutungsstillung, Resektion submuköser Myome, diagnostische Gewebeentnahme), zur besseren Sicht kann CO_2 mit leichtem Überdruck in den Uterus insuffliert oder auch das Cavum uteri mit Ringer-Lactat-Lösung aufgefüllt werden
   - Vaginoskopie: selten bei Kindern od. sehr engem Introitus vaginae/intaktem Hymen erforderlich
   - **Laparoskopie**: Betrachtung des gesamten Abdominalraumes mittels einer transabdominell eingeführten Kamera, über weitere Arbeitskanäle können dann zusätzlich Instrumente für die verschiedenen diagnostischen und operativen Eingriffe eingeführt werden. Im gynäkologischen Bereich sind die Tuben und Ovarien besonders gut bei der Laparoskopie zugänglich.
   - Selten wird auch eine Tubenendoskopie (Syn: Falloposkopie, Salpingoskopie) mit einem von vaginal eingeführten Kamerakatheter, kombiniert mit einer Laparoskopie, bei der Sterilitätsdiagnostik eingesetzt.
4. Labordiagnostik: s. jeweiliges Kapitel und Appendix

   Prolaktinbestimmung (soll Prolaktin bestimmt werden, dann Blut vor Tastuntersuchung der Mamma entnehmen)

   Harndiagnostik: Screening mit Mehrfachtest (auf Blut, Nitrit [Bakterien], Leukozyten, pH, Eiweiß, Glukose, Keton, Urobilinogen, Bilirubin, z.B. mit Combur^9-Test®), Harnsediment, ggf. Bakterienkultur und Resistenzbestimmung (Antibiogramm)
5. CTG (engl. cardiotocogram, Kardiotokographie) in der Geburtshilfe: s. Kap. Geburt

VORSORGEUNTERSUCHUNGEN

Etlg: # Vorsorgeuntersuchung zur **Krebsfrüherkennung** (Syn: Krebsvorsorge, Karzinomvorsorge, Krebsvorsorgeuntersuchung, ICD-10: Z12.-)

Nachsorgeuntersuchungen bei Krebserkrankung (s.u. Kap. allgemeine Tumornachsorge)

Schwangerschaftsvorsorgeuntersuchung (s.u. Kap. Schwangerschaft)

Def: Die Früherkennungsuntersuchung für Genitalkrebs bei der Frau dient insb. der Erkennung früher Krebsstadien od -vorstufen, insb. der Zervix (z.B. CIN = cervical intraepithelial neoplasia), der Vulva und der Mamma (Carcinoma in situ), die in diesem Stadium leicht und mit bester Prognose therapiert werden können.

Epid: ◊ Die ärztliche Krebsvorsorgeuntersuchung sollte 1x/Jahr durchgeführt werden.

◊ Beginn: **ab 21. Lj.** (wird von der Krankenkasse in Deutschland 1x/Jahr bezahlt)

◊ In Deutschland nehmen derzeit ca. 50-60 % der Frauen an der Krebsfrüherkennungsuntersuchung teil (mit deutlicher Abnahme der Teilnahme mit zunehmendem Alter).

Diag: 1. Selbstuntersuchung der Brust: **jede Frau sollte sich 1x/Monat die Brust abtasten!** (Zeitpunkt: möglichst kurz nach der Menstruation), dazu gehört eine Betrachtung vor dem Spiegel (Größenveränderungen, Einziehungen, Vorwölbung, Sekretion), Palpation der Brüste im Stehen und im Liegen und Abtastung der Axilla

2. **Ärztliche Krebsvorsorgeuntersuchung:**

   Anamnese: Tumoranamnese (Familienanamnese), Vorerkrankungen

   Inspektion der Haut (am gesamten Körper ab dem 35. Lj. als Hautkrebs-Screening, wurde 2008 neu eingeführt) und der äußeren Genitalien, Blutdruckkontrolle

   Bimanuelle vaginale Tastuntersuchung

Vaginale Spekulumuntersuchung und **Abstrichentnahme** von der Portio und dem Zervikalkanal ⇨ **Zytodiagnostik** nach PAPANICOLAOU
bis zum 25. Lj. jährliches Chlamydien-Screening
ab 30. Lj. zusätzlich Palpation der Mammae und der axillären Lk
ab 50. Lj. zusätzlich rektale Tastuntersuchung und Haemoccult®-Test
ab 55. Lj. Koloskopie (dann wieder nach 10 J. od. alle 2 J. Haemoccult®-Test)

3. Mammographie: diese wird einmalig im 40. Lj. (als Vergleichsaufnahme für später) empfohlen, dann vom 50.-69. Lj. in 2- bis 3-jährigem Abstand. Bei Risikopatientinnen (z.B. Brustkrebserkrankung der Mutter od. Schwester) jährliche Mammographie, mit den Untersuchungen 5 J. vor dem Erkrankungsalter der jüngsten betroffenen Verwandten beginnen, ggf. Sonographie der Mamma als Ergänzung zur Mammographie.
In Deutschland wurde 2004 mit der Einführung eines flächendeckenden Mammographie-Screeningprogramm für Frauen vom 50.-70. Lj. begonnen.
Sonographie (insb. als Vaginalsonographie): gehört derzeit in Deutschland nicht zum (bezahlten) Vorsorgekatalog der Krankenkassen, gleichwohl wird diese von den Fachgesellschaften empfohlen. Sie sollte zumindest immer bei suspektem Befund bei der vaginalen Tastuntersuchung od. bei Verdachtsdiagnose aufgrund anamnestischer Angaben durchgeführt werden.

ALLGEMEINE TUMORKLASSIFIKATION

FIGO-Klassifikation

Die FIGO-Stadien (der Fédération Internationale de Gynécologie et d'Obstétrique, aktuell v. 2009) für gynäkologische Tumoren gibt es seit Ende der 20er Jahre und entspricht meist in etwa der TNM-Klassifikation (im Text werden jeweils beide Klassifikationen gegenübergestellt).

Grundprinzip der FIGO-Einteilung:

Stadium I:	Tumor auf das Ursprungsorgan begrenzt
Stadium II:	Tumor auf unmittelbar angrenzendes Gewebe ausgedehnt
Stadium III:	Tumor bis zu benachbarten Organen ausgedehnt
Stadium IV:	Tumor infiltriert angrenzende Organe oder Fernmetastasen

TNM-Klassifikation maligner Tumoren

Aktuell z.Zt. in der **7. Auflage der UICC** (Union Internationale Contre le Cancer) von **2010**.

Einteilung anhand des klinischen Aspekts und klinischer Untersuchung (cTNM):

T = Primärtumor:
T_0 = Kein Anhalt für einen Primärtumor
T_x = Primärtumor kann nicht beurteilt werden
T_{is} = Carcinoma in situ
T_{1-4} = Zunehmende Größe und/oder lokale Ausdehnung des Primärtumors

N = Nodi = regionäre Lymphknotenmetastasen:
N_0 = Keine regionären Lymphknotenmetastasen
N_x = Lymphknotenmetastasen nicht beurteilbar
N_{1-3} = Zunehmender Befall regionärer Lymphknoten
(Anmerkung: Metastasen in entfernten Lymphknoten werden als Fernmetastasen klassifiziert)

M = Fernmetastasen:
M_0 = Keine Fernmetastasen
(M_x = Fernmetastasen nicht beurteilbar, M_x wird in der 7. A. nicht mehr verwendet)
M_1 = Fernmetastasen vorhanden, dazu zählen auch alle ***nicht lokoregionären Lk-Metastasen***

Alle TNM-Klassifizierungen in diesem Buch entsprechen der aktuellen gültigen Nomenklatur. Diese stimmen darüber hinaus völlig mit der 7. Auflage des American Joint Committee on Cancer (AJCC) – Cancer Staging Manual v. 2009 überein. Abweichungen zu anderen Lehrbüchern ergeben sich durch die dort eventuell noch älteren zitierten Klassifikationen.

Die **pTNM**-Klassifikation ist gleich wie die o.g. klinische TNM, die Angabe wird postoperativ vom Pathologen anhand des histologischen Präparates erstellt (entspricht also dem C-Faktor C4, s.u.).

pT_{is} = Carcinoma in situ ist ein präinvasives Karzinom (sog. Oberflächenkarzinom), das die Basalmembran nicht durchbrochen hat. Histologisch liegen hochgradige zelluläre u. epitheliale Atypien vor, wie bei einem karzinomatös entarteten Epithel. Es ist das obligate Anfangsstadium eines invasiven Karzinoms und ist vom Mikro- bzw. sog. Frühkarzinom (Basalmembran durchbrochen! ⇨ Metastasierung mögl.) abzugrenzen. Die Zeit bis zum Übergang in ein invasives Karzinom ist nicht vorhersagbar (oft lange Latenz).

Neue fakultative Kategorien und Angaben:

L = Lymphgefäßinvasion: L_0 = keine Lymphgefäßinvasion, L_1 = Lymphgefäßinvasion

Zunehmende Bedeutung hat auch der Begriff des **Sentinel-Lymphknoten** (engl. sentinel = der Wachposten, Syn: Schildwächterlymphknoten) = erster Lymphknoten im Abflussgebiet des Primärtumors. Dieser wird erkannt durch ^{99m}Tc-Humanalbuminkolloid-Injektion um das Tumorgewebe herum 3-18 Std. vor Op (zusätzlich Lymphabstrom-Szintigraphie präop. mögl.) und ggf. zusätzlich durch eine Farbstoffinjektion [Isosulfanblau, Patentblau V, Lymphazurin] um das Tumorgewebe herum während der Op. Der erste Lk wird dann mit einer Gamma-Handsonde für Radioaktivität aufgesucht (ggf. bestätigt anhand der Blaufärbung durch die Farbstoffmarkierung). Ist dieser dann tumorfrei ($pN_{0(sn)}$), kann auf eine weitere Lk-Entfernung verzichtet werden. Etabliert ist das Verfahren für das Mammakarzinom u. maligne Melanom, in Erprobung für Vulva-, Zervix-, Prostata- u. Peniskarzinom. Vorteil: geringeres Op-Trauma und der entnommene Lk kann besonders exakt auf Mikrometastasen untersucht werden.

Anmerkung: die komplette Lymphadenektomie, die bei den soliden Tumoren seit Jahrzehnten Standard ist, wird seit kurzem hinterfragt. In Berechnungen aus den Krebsregistern wurde teilweise kein Vorteil hinsichtlich des Überlebens gefunden, wenn die Lymphknoten entfernt wurden (so z.B. beim Mammakarzinom od. Kolonkarzinom). Es wird daher in Zukunft neue Untersuchungen zu diesem Thema geben. Die früher angenommene Filterfunktion der Lymphknoten als Zwischenstation, von der aus dann eine generelle Metastasierung stattfindet, ist möglicherweise nicht so, sondern das Metastasierungsverhalten ist ggf. in der Gensignatur des jeweiligen Tumors begründet. Danach würden die regionären Lymphknoten und andere Organe zeitgleich mit Tumorzellen befallen werden. Die Ausbildung von (Makro-)Metastasen hängt dann von lokalen, systemischen und genetischen Faktoren ab, nicht aber davon, ob zuvor schon Lymphknoten befallen waren.

V = Veneninvasion: V_0 = keine Veneninvasion, V_1 = mikroskopische Veneninvasion,
V_2 = makroskopische Veneninvasion

C-Faktor = diagnostische Sicherheit (engl. certainty)

C1 = Diagnosesicherung durch Standardverfahren (Rö, Endoskopie)
C2 = Diagnosesicherung durch spezielle Verfahren (MRT, Nuklearmedizin, Biopsie)
C3 = Diagnosesicherung durch chirurgische Exploration mit Biopsie
C4 = Diagnosesicherung durch **definitive Chirurgie** und **pathologische Untersuchung**
C5 = Autopsie

y-Symbol: ein y wird vorangestellt (ypTNM), wenn die Klassifizierung während od. nach initialer multimodaler Therapie erfolgt.

Residualtumor-(R)-Klassifikation (zusätzlich verwendete Klassifikation)

R_0 = kein Residualtumor
R_x = Vorhandensein eines Residualtumors kann nicht beurteilt werden
R_1 = mikroskopischer Residualtumor (Tumor an den Resektionsrändern im histologischen Präparat sichtbar)
R_2 = makroskopischer Residualtumor an den Resektionsrändern am Operationspräparat sichtbar

Histopathologisches Grading

G1: gut differenzierter Tumor
G2: mäßig differenzierter Tumor
G3: schlecht differenzierter od. undifferenzierter (= entdifferenzierter, anaplastischer) Tumor
(in einigen Einteilungen wird G3 noch in G3 und G4 aufgeteilt)

KARNOFSKY-Index

In der Onkologie benutzter Index zur Beschreibung des Allgemeinzustandes eines Tumorpatienten (100 % bis 10 %), sog. **Aktivitätsindex**:

100 %	= volle Aktivität ohne Beschwerden
80 %	= gewohnte Lebensweise unter Anstrengung möglich, einige Beschwerden
70 %	= Arbeitsunfähigkeit, Patient kann sich aber noch selbst versorgen
50 %	= Patient benötigt regelmäßig Hilfe und häufige medizinische Betreuung
<40 %	= Pflegefall, meist Hospitalisierung erforderlich
10 %	= moribund (0 % = Tod)

ALLGEMEINE TUMORNACHSORGE

Nach allen Eingriffen, die einen malignen Prozess in der histopathologischen Untersuchung ergeben, sollte ein Staging durchgeführt werden (falls dies nicht schon präoperativ erfolgt ist) sowie künftig die Tumornachsorge betrieben werden. ICD-10: Z08.9

Epid: ◊ Jährlich erkranken in Deutschland ca. 340.000 Personen an Krebs
◊ Das mittlere Erkrankungsalter aller Krebspatienten beträgt 66 Jahre

Staging:
- Sonographie des Abdomens, ggf. CT-Abdomen/Becken
- Röntgen des Thorax, ggf. CT-Thorax
- Skelettszintigraphie (insb. bei Knochenschmerzen)
- Bei verdächtigen Lk ⇨ Biopsie/Exstirpation und histologische Untersuchung
- Tumormarker (möglichst schon präop. um einen Verlaufsparameter zu haben)

Ther:
- Allgemeiner zeitlicher Ablauf der Nachsorgeuntersuchungen: 1. Kontrolle nach 4-6 Wochen, dann für 2-3 Jahre in 3-monatigem Abstand, dann für weitere 2 Jahre in 6-monatigem Abstand, danach nur noch jährliche Nachuntersuchung (dies gilt nur für komplikationslose = rezidivfreie Verläufe, bei Auftreten von Rezidiven müssen die Zeitintervalle verkürzt werden)
- **Zwischenanamnese** (Leistungsfähigkeit, Gewichtsabnahme, Fieber, Nachtschweiß, Knochenschmerzen, Stuhl- od. Miktionsbeschwerden, Husten oder Atemnot, Blutungen, Lymphödem von Armen oder Beine) und klinische Untersuchung (allg. körperlicher Status, Lokalbefund, Lymphknoten-Status)
- **Gynäkologische Untersuchung:** vaginale Tastuntersuchung und Spekulumuntersuchung, ggf. mit Kolposkopie, Abstrichentnahme und Zytologie (bei Tumoren der unteren Genitalorgane)
- Sonographie: Abdominalorgane (insb. Leber wichtig)
- Spezielle Untersuchungen (nicht bei jeder Tumornachsorge notwendig):
  - Labor (BB, BSG, Leberwerte, Nierenwerte), okkultes Blut im Stuhl, Urinbefund, präoperativ tumorspezifische Tumormarker (nur falls diese präoperativ erhöht waren, sind sie als Verlaufs- und Rezidivkontrollparameter geeignet)
  - CT-Abdomen bei V.a. intraabdominelle Filiae
  - CT-Schädel bei V.a. intrakranielle Filiae
  - Röntgen: Thorax (2 Ebenen), Zielaufnahmen bei V.a. Knochenmetastasen

- Mamma-Tumoren: Mammographie, ggf. Mamma-Sonographie, Skelettszintigraphie bei V.a. Metastasierung

Proph: Allgemeine Empfehlungen für Tumorpatienten:

- ♥ Stress vermeiden, ausreichend Schlaf und Erholung
- ♥ Kein Nikotin und wenig (besser kein) Alkohol
- ♥ Ausgewogene Ernährung, frisches Obst und Gemüse, Getreideprodukte aus Vollkorn und Milchprodukte sollten bevorzugt werden, damit auch ausreichend Spurenelemente und Vitamine (A, E, C)
- ♥ Schmerztherapie bei Tumorschmerzen kombiniert mit normalen Analgetika + Opiate (z.B. Morphinsulfat, MST®) nach einem festen Stufen- und Zeitplan (s.u.)
- ♥ Möglichkeit des Versuchs einer Immunstimulationstherapie mit Mistelextrakten (Viscum album, zytotoxisch wirksam sind die Mistellektine hieraus; Helixor®, Iscador®), die Wirksamkeit ist in Studien aber bisher nicht belegt.
- ♥ Selbsthilfegruppen: Frauenselbsthilfe nach Krebs e.V., Thomas-Mann-Str. 40, 53111 Bonn, Tel.: 0228 33889-400, Fax: -401, Internet: www.frauenselbsthilfe.de

  Deutsche Krebshilfe e.V., Buschstr. 32, 53113 Bonn, Tel.: 0228 72990-0, Fax: -11, Internet: www.krebshilfe.de

  Regionale Adressen über NAKOS (Nationale Kontakt- und Informationsstelle zur Unterstützung von Selbsthilfegruppen), Otto-Suhr-Allee 115, 10585 Berlin-Charlottenburg, Tel.: 030 310189-60, Fax: -70, Internet: www.nakos.de, E-Mail: selbsthilfe@nakos.de
- ♥ Eine Liste der onkologisch tätigen Kliniken findet sich bei der Arbeitsgemeinschaft Deutscher Tumorzentren im Internet: www.tumorzentren.de
- ♥ Weitere aktuelle wissenschaftliche Informationen zu allen Tumorarten im Internet: www.cancer.net und beim

  Deutschen Krebsforschungszentrum – Krebsinformationsdienst (KID), Im Neuenheimer Feld 280, 69120 Heidelberg, Tel.: 0800 4203040 (gebührenfrei, Montag bis Freitag von 8.00 bis 20.00 Uhr), Internet: www.krebsinformation.de

Prog: Statistisch verliert ein Pat. mit der Diagnose „Krebs“ 8 Jahre an seiner ferneren Lebenserwartung, die kumulierte 5-JÜR aller Krebsarten beträgt für Frauen 54 %, für Männer 43 %.

Schmerztherapie

Ind:
- **Palliative** Schmerztherapie bei **finaler Tumorerkrankung**, Tumorrezidiv, **Knochenmetastasen**, pathologischer Fraktur, Tumornekrose an den Schleimhäuten (Ulzeration)
- Nervenkompression durch den Tumor
- Viszerale Tumorinfiltration/Metastasen (⇨ intestinale Obstruktion) oder Weichteilinfiltration
- Leberkapselschmerz, Aszites, Hirnödem, Lymphödem, venöse Ödeme
- SUDECK-Syndrom, Phantomschmerz nach Extremitätenamputation
- Iatrogen: Op-Narben, Nervenläsionen, postoperative Kontrakturen, Strahlenfibrose (Plexusfibrose, Osteoradionekrose, Mukositis, Neuropathie), Tumorembolisation, Chemotherapie

Diag:
1. Anamnese (Grunderkrankung, Krankheitsstadium, Begleiterkrankungen), **Schmerztagebuch** führen lassen (Schmerzdauer, Intensität [Skala von 1-10], Lokalisation und Ausstrahlung, beeinflussende Faktoren, Begleitbeschwerden)
2. Klinische und neurologische Untersuchung: neurologische Ausfälle, DMS
3. Je nach Form und Lokalisation der Schmerzen erforderliche spezifische Diagnostik durchführen (z.B. zur Klärung Rezidiv, Metastasierung, kausale Behandlungsmöglichkeit durch Bestrahlung od. Op mögl.?)

Allgemein:
- ♦ Mit der Schmerztherapie **frühzeitig** beginnen, chronische Schmerzen führen zur Ausbildung eines sog. „Schmerzgedächtnisses“, das dazu führt, dass die Schmerzen dann therapeutisch schwerer zu beeinflussen sind.
- ♦ Behandlung gem. dem Stufenschema (s.u., Tab.)

- **Langwirksame** Präparate (Retardpräparate) und orale, rektale od. transdermale Applikation bevorzugen und bei Dauerschmerzen **regelmäßige Medikation** (Einnahmeplan für den Pat. erstellen), keine Einnahmepause oder Verordnung „nur bei Bedarf" (außer für Zusatzmedikation zum Abfangen von extremen Schmerzspitzen)
- Ausreichend **hohe Dosierung** (keine Scheu vor hohen Dosen, Maximaldosis ausschöpfen bevor eine Kombinationstherapie begonnen wird), keine Kombination von Medikamenten aus der selben Wirkstoffgruppe
- Psychoonkologische Betreuung des Pat. (Krisenintervention, Gesprächstherapie, menschliche Zuwendung)

WHO-Stufenschema zur Behandlung von chronischen Tumorschmerzen

Stufe 1	normale Analgetika			
Stufe 2	normale Analgetika	schwache Opioide		
Stufe 3	(±)		starke Opioide	
Stufe 4	(±)	(±)		invasive Schmerztherapie

Stufe:
1. **Normale Analgetika** (Nichtopioidanalgetika): oral od. rektal appliziert
2. Stufe 1 **+ schwache Opioide**: oral od. rektal appliziert
3. **Starke Opioide** ± Stufe 1: oral, rektal od. transdermal appliziert
4. Invasive Schmerztherapie: **intravenös, intramuskulär, subkutan, epidural, intrathekal** appliziert oder regionale Schmerzblockade

Präp:
- Normale Analgetika (in Klammern Beispiele für Handelsnamen und übliche Dosierung/Tag für Erwachsene [in eckiger Klammer max. Tagesdosis]):
  Acetylsalicylsäure (Aspirin®, 3 x 500-1.000 mg [6.000 mg]),
  Paracetamol (Ben-u-ron®, 3 x 500-1.000 mg [4.000 mg]),
  Metamizol (Novalgin®, 3 x 625-1.000 mg = 25-40 Trpf. [5.000 mg]),
  Nichtsteroidale Antirheumatika (NSAR) wie Diclofenac (Voltaren®, 3 x 25-50 mg [300 mg]), Ibuprofen (Imbun®, 2-3 x 400 mg [2.400 mg]), Indometacin (Indomet®, 1-3 x 50 mg [200 mg]), Flupirtin (Trancopal®Dolo, 3 x 100 mg [600 mg]), Naproxen (Proxen®, 2-3 x 250 mg [1.250 mg]), Piroxicam (Pirobeta®, 2 x 10 mg [40 mg])
- Schwache Opioide:
  Tramadol (Tramal®, 4 x 50-100 mg = 20-40 Trpf. [600 mg]),
  Nalbuphin (Nalpain®, i.v. od. i.m., 4 x 0,1-0,3 mg/kgKG [2,4 mg/kgKG]),
  Meptazinol (Meptid®, i.v. od. i.m., 50-100 mg alle 2-4 Std.),
  Dihydrocodein (Paracodin®, 3 x 10-30 mg [360 mg])
- Starke Opioide *(unterliegen der BtMVV und erfordern ein BtM-Rezept):*
  Morphin (MST® Retardtabletten od. Granulat, 2 x 10-200 mg [900 mg oral]),
  Buprenorphin (Temgesic® sublingual Tabletten, 3 x 0,4 mg [1,8 mg], Norspan® Transdermales Pflaster, 5-20 µg/h alle 7 Tage),
  Fentanyl (Durogesic®-Membranpflaster, 50-100 µg/h alle 72 Std. [700 µg/h alle 72 Std., frühestens alle 48 Std. Pflasterwechsel], für kurzfristige Schmerzspitzen Fentanyl-Lutschtabletten 200-1.600 µg, Actiq® od. Nasenspray, PecFent®, Instanyl®)
  Pethidin (Dolantin® Tropfen od. Supp., 1-3 x 50-100 mg [500 mg])
  Kombination von **Tilidin + Naloxon** als Trpf. (Valoron®, 4 x 50-100 mg [600 mg])
  Kombination von Oxycodon + Naloxon (2 x 10/5 mg oral, [40/20 mg], Targin®, Vorteil: weniger opiatbedingte NW)
- Zusätzliche Medikamente (Adjuvantien):
  - Antiemetika (Metoclopramid, MCP® od. Dimenhydrinat, Vomex A®) bei Übelkeit/Erbrechen (bei Chemotherapie stark wirksame, wie Ondansetron [Zofran®] od. Granisetron [Kevatril®], ggf. + Dexamethason 8-12 mg und Aprepitant [Emend®], bei therapierefraktärer Übelkeit u. Erbrechen auch cannabishaltige Med. [Dronabinol, USA: Marinol®])
  - Quellstoffe od. Laxanzien (Bisacodyl, Dulcolax®) bei Obstipation
  - Spasmolytika (Butylscopolamin, Buscopan®, Metamizol wirkt auch spasmolytisch) bei

kolikartigen Schmerzen

- Antidepressiva: insb. **Amitriptylin** (Saroten® retard Kapseln, mit 25 mg zur Nacht beginnen, steigerbar bis 25-25-50-50 mg, NW: sedierend, Gewichtszunahme ⇨ die NW sind z.B. bei Tumorpatienten aber eher positiv zu sehen), Nortriptylin (Nortrilen®, NW: antriebssteigernd) od. Duloxetin (1 x 60 mg/Tag, Cymbalta®) ⇨ modulieren das Schmerzempfinden und bessern die oft gleichzeitig vorhandene depressive Symptomatik; ggf. auch Neuroleptika, z.B. Levomepromazin (einschleichend bis max. 300 mg/Tag).
- Antikonvulsiva: Pregabalin (Lyrica®), Gabapentin (Neurontin®) od. Carbamazepin (Tegretal®) bei neuropathischen Schmerzen/Phantomschmerzen
- Tizanidin, Sirdalud® od. Methocarbamol, Ortoton® bei Myogelosen
- Glukokortikoide bei entzündlichem Prozess/Hirnödem/Rückenmarkkompression/Subileus
- Calcitonin (Karil® s.c., i.m. od. i.v.) od. Bisphosphonate (Zoledronat, Zometa® od. Clodronat, Ostac®) bei Knochenmetastasenschmerzen
- H_2-Blocker (Ranitidin od. Cimetidin) od. Sucralfat (Ulcogant®) als Magenschutz

• Invasive Schmerztherapie (wird meist vom Anästhesist/**Schmerztherapeut** durchgeführt):
  - I.v., i.m. od. s.c. Opiate: Morphin (MSI®-Ampullen, max. 50 mg alle 4 Std.), Piritramid (Dipidolor®, max. 22,5 mg alle 6 Std.), Pethidin (Dolantin®, max. 100 mg alle 4 Std.) zur Behandlung von Schmerzspitzen, längere Applikation auch mittels s.c. Katheter und Pumpe (z.B. Pegasus light) mögl.
  - Epidurale Opiatanalgesie (Morphin, MSI®-Ampullen) über subkutan getunnelten Katheter oder subkutan implantierten Port (evtl. auch mit subkutan implantierter Pumpe, z.B. Medtronic): 1-4 mg verdünnt mit physiolog. Kochsalzlösung
  - Intrathekale Opiatanalgesie mit Morphin (MSI®-Ampullen): 0,5-1 mg verdünnt mit 1-4 ml physiologischer Kochsalzlösung über Katheter mit implantiertem Port od. Pumpe, bei opiatrefraktären Pat. ist auch der neue Wirkstoff Ziconotid (Prialt®) intrathekal mögl.
  - Regionale Schmerzblockaden: Plexus coeliacus und Interkostalblockade als chemische Neurolyse (5%iges Phenol), Intrapleuralblockade mit Bupivacain (Carbostesin® 0,5%ig)
  - Epidurale elektrische Hinterstrangstimulation mit implantierten Elektroden und einem externen od. implantierten Generator (Ind: fehlendes Ansprechen auf andere Verfahren)

• Unterstützende Maßnahmen:
  Krankengymnastik, physikalische Therapie, Lymphdrainage, TENS (transkutane elektrische Nervenstimulation), Akupunktur, bei Myogelosen Neuraltherapie mit Hautinfiltration eines Lokalanästhetikums ("Quaddeln" z.B. mit Lidocain, Xyloneural®), lokal Salben od. Pflaster (mit Lidocain [Versatis®] od. Lidocain + Prilocain [EMLA®Creme od. Pflaster])

• Operativ: Ind: finale Erkrankung und Versagen aller anderen analgetischen Methoden
  - DREZ-Läsion (dorsal root entry zone): Koagulation od. Chemoneurolyse (mit Phenol-Glyzerin) der afferenten Schmerzbahn im Bereich der Hinterwurzel am Rückenmark od. auch operative Durchtrennung der Hinterwurzelnerven (Rhizotomie, FOERSTER-Operation) mögl.
  - Chordotomie: offene operative Durchtrennung od. perkutane Thermoläsion/Radiofrequenzablation des Tractus spinothalamicus im Rückenmark in Höhe C_1/C_2
  - Intrathekale Neurolysen, Thermokoagulation des Ganglion trigeminale GASSERI

• Radiatio: punktuelle Bestrahlung bei Knochenmetastasen

• Weitere Informationen für Ärzte und Patienten: Informationsdienst Krebsschmerz beim KID, Im Neuenheimer Feld 280, 69120 Heidelberg, Tel.: 0800 4203040 (gebührenfrei), Internet: www.ksid.de

Kompl:
* Nichtopioidanalgetika: Magenschmerzen, Gastritis, Ulcus ventriculi, Ulkusperforation
* Metamizol: selten Agranulozytose, Anaphylaxie
* Opioide: limitierend in der Dosissteigerung ist die **Obstipation** (Ther: Laxanzien od. Naloxegol [Moventig®]), daneben Miktionsstörungen mit Harnverhalt, Übelkeit, Erbrechen, Sedation, Verminderung des Reaktionsvermögens (Aufklärung: kein Autofahren!), Schwindel, Miosis, Atemdepression (Antidot bei Intoxikation: Naloxon). Das Abhängigkeitspotential spielt bei der Behandlung chronischer Tumorschmerzen keine Rolle.

LEBENSPHASEN UND ENTWICKLUNGSSTÖRUNGEN DER FRAU

Lebensphasen der Frau

Neugeborenenperiode (Geburt bis 1. Lebensmonat)	Mit der Geburt sind beim weiblichen Neugeborenen bereits alle Eizellen angelegt (eine postnatale Oogenese [= Eizellenneubildung] erfolgt beim Menschen nicht). Die erste Reduktionsteilung (Meiose I) ist ebenfalls begonnen und bis zur Geschlechtsreife treten die Oozyten in eine Ruhephase (Diktyotän, weitere Entwicklung s. Kap. Adnexe-Ovarium). Äußerlich findet sich ein weißlicher Fluor neonatalis (gebildet in der Zervixschleimhaut, dieser tritt bei normaler Anatomie aus der Vulva aus). Durch den postpartalen Hormonentzug kann es zu einem sichtbaren vaginalen Blutabgang (häufiger zu einer okkulten Blutung aus dem Endometrium) kommen (HALBAN-Reaktion). Der Uterus besteht zu 2/3 aus Zervix und ist gestreckt. Die Brustdrüsen sind gut sichtbar (durch die mütterlichen plazentaren Hormone während der Schwangerschaft), selten kann auch eine Milchsekretion (sog. „Hexenmilch") erfolgen.
Kindheit (0-9. Lj.)	kindlicher Habitus, keine relevante Hormonproduktion, keine sekundären Geschlechtsmerkmale, absolute Sterilität und Amenorrhoe
Pubertät (9.-15. Lj.)	Hormone: zunehmende GnRH-, LH-, FSH-, DHEA- u. Östrogenproduktion Ovarien: zunehmendes Wachstum der Ovarien (von 0,5 auf 7,5 g) Vagina: Wachstum und Ausbildung des Scheidengewölbes Uterus: Corpus uteri vergrößert sich zunehmend (Verhältnis Zervix zu Korpus verändert sich von 2 : 1 auf 1 : 2) und geht von der gestreckten Form in die Anteflexio über, der Zervixkanal öffnet sich, physiologischer Fluor **Menarche** (= erste Regelblutung, heute im Durchschnitt mit **12 ½. Lj.** durch Überschreiten von FSH über den erforderlichen Schwellenwert) meist noch anovulatorische und unregelmäßige Zyklen (bis zum 15. Lj., da LH noch zu niedrig) und Corpus-luteum-Insuffizienz, daher nur begrenzte Fertilität Mammae: zunehmende Entwicklung der Brustwarzen u. -drüsen, Aussprossung der Milchgänge (**Thelarche**, ab 9. Lj., TANNER-Stadien s.u. Kap. Pubertät) Pubesbehaarung: Wachstum der Schambehaarung (Pubarche, ab 10. Lj., TANNER-Stadien, s.u.) und Axillarbehaarung (ab 12. Lj.) Allgemeiner Wachstumsschub (ab 11. Lj. bis zum ca. 16. Lj.), Breitenentwicklung des Beckens
Geschlechtsreife (15.-45. Lj.)	Volle feminine Geschlechtsmerkmale, biphasische Hormonproduktion, regelmäßiger Menstruationszyklus mit **Ovulation** (s.u. Kap. Menstruationszyklus) und absolute **Fertilität**
Klimakterium (45.-55. Lj.) sog. „Wechseljahre"	Prämenopause: Hitzewallungen, Schweißausbrüche, **Zyklusanomalien** (unregelmäßige Blutungen), inkonstante Ovulation, Corpus-luteum-Insuffizienz, begrenzte Fertilität Menopause (im ∅ mit 52 J.): **letzte Regelblutung** Postmenopause: abnehmende Östrogenproduktion, vegetative Störungen, genitale Involution, Amenorrhoe, völlige Sterilität
Senium (>55. Lj.)	Weiter abnehmende Östrogenproduktion, Amenorrhoe, völlige Sterilität, Osteoporose

Alle Angaben zu den Lj. sind Mittelwerte der Normalbevölkerung und können individuell (ohne Krankheitswert) stark abweichen.

GESCHLECHTSENTWICKLUNSSTÖRUNGEN

Syn: Gonadendysgenesie-Syndrome ICD-10: Q96.9, Trisomien ICD-10: Q92.9
Chromosomenaberrationen/Chromosomenanomalien ICD-10: Q99.9
Intersexualität/Zwitter/Hermaphroditismus ICD-10: Q56.0
engl. **DSD** = disorders/differneces of sex development

Anatomie: Die Festlegung des Geschlechts kann in 4 Phasen eingeteilt werden (in allen Phasen sind Störungen/Abweichungen von der Norm mögl.):

1. Genetisches Geschlecht = durch die Geschlechtschromosomen bestimmt (**Gonosomen**: XX = weiblich, XY = männlich)
2. Gonadales Geschlecht = embryonale Anlage der Genitalorgane, diese ist als **Grundprogrammierung primär weiblich**. Durch das genetische Geschlecht wird die weitere Entwicklung gesteuert ⇨ durch den **TDF** = Testis-determinierender Faktor auf dem Y-Chrom. entwickelt sich in der 7.-8. Embryonalwoche eine männlich Anlage (Hoden), fehlt der TDF entwickeln sich gemäß der Grundprogrammierung weibliche Gonaden (Ovarien).
   Durch die in der 8. Embryonalwoche beginnende Hormonproduktion der LEYDIG-Zwischenzellen (Testosteron) und der SERTOLI-Zellen (**AMH** = Anti-MÜLLER-Hormon ⇨ verhindert die Ausbildung von Tuben, Uterus u. Vagina) in den sich entwickelnden Hoden werden die männlichen Geschlechtsteile dann weiter ausgebildet.
3. Phänotypisches/somatisches Geschlecht = in der **Pubertät** sich entwickelnde **sekundäre Geschlechtsmerkmale** (Behaarungstyp, Bartwuchs, Stimmlage, Brustentwicklung, charakteristische Fettverteilung), die sich durch die synthetisierten Hormone der Genitalorgane am gesamten Körper ausbilden
4. Psychisches Geschlecht = Identifikation des Individuums mit seinem phänotypischen Geschlecht

Ät:
- **Numerische Chromosomenaberrationen** (der normale Chromosomensatz enthält 46 Chromosomen = 44 Autosomen + 2 Gonosomen)
- **Chromosomale Strukturanomalien**, **Punktmutationen** ⇨ Gendefekte ⇨ diese können zu
  - Enzymdefekten,
  - Hormonsynthesestörungen oder
  - Rezeptorendefekten führen
- Androgenproduzierende Tumoren (NNR- od. Gonadentumoren)
- Psychogene Intersexualität (Transsexualität)

Path:
- ♦ Numerische Chromosomenaberrationen (Aneuploidien): entstehen durch falsche Aufteilung der Chromosomen (meiotische Non-disjunction) während der Reduktionsteilung (Meiose) ⇨ ein Gamet enthält dann kein, der andere noch 2 des betroffenen Chromosoms. Nach der Konjugation entsteht somit entweder eine Zelle mit nur einem (**Monosomie**) oder eine Zelle mit 3 betreffenden Chromosomen (**Trisomie**).

  Bsp: Monosomien: 45,X0 = ULLRICH-TURNER-Syndrom

  das Fehlen eines Autosomen od. 45,Y0 (fehlendes X-Chromosom) sind mit dem Leben nicht vereinbar ⇨ Abort

  Trisomien: 47,XXX = Triplo-X-Syndrom, 47,XXY (48,XXXY, 49,XXXXY od. 49,XXXYY) = KLINEFELTER-Syndrom, 47,XYY-Syndrom

  autosomale Trisomien: Trisomie 21 = DOWN-Syndrom (Mongolismus), Trisomie 18 = EDWARDS-Syndrom, Trisomie 13 = PÄTAU-Syndrom

  Fehlverteilungen (mitotische Non-disjunction, sog. Non-Separation) in der postzygotischen Phase (erste Teilungen nach der Konjugation) führt zu zwei od. mehreren Zelllinien mit unterschiedlichem Chromosomensatz innerhalb eines Körpers = sog. **Mosaik**
- ♦ Chromosomale Strukturanomalien: entstehen meist während des Crossing-over (Austausch homologer Chromatidenabschnitte der gepaarten Chromosomen) in der Prophase der Meiose, folgende Anomalien können entstehen:
  - Deletion: ein Stück eines Chromosoms geht verloren
  - Defizienz: Verlust eines Chromosomenendes, ggf. Ausbildung eines Ringchromosoms
  - Isochromosom: Verlust beider kurzer od. beider langer Arme

- Translokation: Übertragung eines Armes od. Chromosomenteils auf ein anderes Chrom.
- Reziproke Translokation: Austausch von Chromosomenenden od. -armen ⇨ dadurch entstehen partielle Mono- od. Trisomien

♦ Punktmutationen: Austausch (Substitution), Verlust (Deletion) od. Einfügen (Insertion), Wiederholung (Basentriplettrepeats) **einzelner Basen** od. Basensequenzen ⇨ Verschiebung des Leserahmens od. Aminosäureaustausch ⇨ verändertes Genprodukt (aber auch unverändertes = stille Mutation mögl.)

Bsp: Testikuläre Feminisierung = Mutation des Androgenrezeptor-Gens (Genlocus Xq11-12) ⇨ fehlerhafter, nicht funktionstüchtiger Androgenrezeptor

Pseudohermaphroditismus masculinus internus durch 5α-Reduktasemangel (aut.-rez., SRD5A2-Mutation auf Chrom. 2) ⇨ gestörte periphere Wirkung von Testosteron

Adrenogenitales Syndrom (AGS) = Mutation einer Oxidoreduktase (aut.-rez. erbl. od. Spontanmutation) ⇨ gestörte Steroidbiosynthese der NNR

Fragiles X-Chromosom = Mutation im FMR1-Gen (Genlocus Xq27.3) durch CGG-Triplettexpansion (normal 6-54, symptomlose Überträger 55-200, Erkrankte haben >200 Basentriplettrepeats)

Epid: ◊ Gesamtrisiko: für eine (lebensfähige) Chromosomenaberration ist abhängig vom Alter der Eltern, insb. der Mutter ⇨ **mütterliches Alter** 35 J. Risiko: 10/1.000 Lebendgeburten, 40 J. 25/1.000, 45 J. 60/1.000

Eine Indikation für eine Amniozentese (Syn: Fruchtwasserpunktion) od. Chorionzottenbiopsie wird daher heute bei Vorliegen einer genetischen Erkrankung d. Eltern od. deren direkten Verwandten, vorhergehendem Kind mit einer Chromosomenanomalie od. mütterlichem Alter >35 J. bzw. väterlichem Alter >50 J. u. bei ICSI wegen Oligospermie gesehen.

Es wird geschätzt, dass sich bis zu 50 % aller Schwangerschaften nach der Befruchtung u.a. wegen Chromosomenaberrationen nicht weiterentwickeln und beim nächsten Menstruationszyklus (meist unbemerkt) abgestoßen werden.

◊ Einzelne Häufigkeiten: KLINEFELTER-Syndrom: 2/1.000 lebendgeborene Jungen

ULLRICH-TURNER-Syndrom: 0,4/1.000 Lebendgeburten (95 % der Embryos mit 45,X0 entwickeln sich nicht weiter, sterben intrauterin u. werden abgestoßen)

Fragiles X-Chromosom: 0,5/1.000 Lebendgeburten

Adrenogenitales Syndrom: 0,1/1.000 Lebendgeburten

Testikuläre Feminisierung: 0,05-0,1/1.000 Lebendgeburten

Transsexualität: 2/100.000, m > w (ca. 2:1)

Klin: ⇒ ULLRICH-TURNER-Syndrom (**45,X0** od. Mosaik 45,X0/46,XX, auch 45,X0/46,XY mögl.): Mammae/Vulva/Vagina/Uterus/Ovarien hypoplastisch (stattdessen bindegewebige Stränge, sog. **gonadal streaks**) ⇨ primäre Amenorrhoe, Sterilität, Kleinwüchsigkeit (Minderwuchs), Schild-/Fassthorax mit weit auseinanderliegenden Mamillen, Pterygium colli (Flügelfell am Hals), anti-mongoloide Augenstellung, Lymphödeme an Hand und Fuß, in 1/3 d.F. Herzfehler (Aortenisthmusstenose)

NOONAN-Syndrom: ähnliche Symptome wie das TURNER-Syndrom jedoch ohne numerische Chromosomenaberration (in der Hälfte d.F. findet sich eine Mutation im PTPN11-Gen und damit auch Disposition für die Entwicklung einer juvenilen myelomonozytären Leukämie), Pulmonalklappenstenose

⇒ XX-Gonadendysgenesie (eine Punktmutation führt zu einem defekten FSH-Rezeptor ⇨ Untergang der Granulosazellen): primäre Amenorrhoe, Sterilität

⇒ XX-Mann-Syndrom (46,XX, Translokation eines Y-Chromosomenteils auf das X-Chromosom ⇨ TDF wird exprimiert): männlicher Phänotyp bei weiblichem Karyotyp ⇨ kleine Testes, rudimentärer Penis, Azoospermie, Gynäkomastie, weiblicher Körperbau

⇒ SWYER-Syndrom (phänotypisch weiblich bei männlichem Karyotyp (46,XY), Mutation im SRY-Gen, keine Expression des TDF): Uterus/Ovarien hypoplastisch ⇨ primäre Amenorrhoe, Sterilität, vorhandene Keimleisten mit maligner Entartungspotenz

⇒ Triplo-X-Syndrom (47,XXX): vorzeitiges Klimakterium, evtl. Sterilität, psychiatrische Erkrankungen, epileptische Anfälle, bei Fertilität haben männliche Nachkommen oft ein KLINEFELTER-Syndrom

⇒ KLINEFELTER-Syndrom (47,XXY od. 48,XXXY): männliche äußere Genitale, hypoplastische u. retinierte Hoden (keine Spermiogenese, Infertilität) u. Nebenhoden, kleines Skrotum, Pubertas tarda, häufig Gynäkomastie, Behaarung weiblich, Hochwuchs (durch verzögerter Epiphysenfugenschluss der Extremitäten), leichte Intelligenzminderung, Osteoporose

⇒ Testikuläre Feminisierung (Syn: Androgen-Insensitivitäts-Syndrom, Hairless-woman-Syndrom, Form der Intersexualität, Karyotyp männlich 46,XY), Path: durch den **Androgenrezeptordefekt** bei normaler Testosteronkonzentration äußere Verweiblichung, Inguinalhoden od. Hoden im kleinen Becken ohne Spermatogenese (= Pseudohermaphroditismus masculinus). Klin: weiblicher Habitus, normale Brustentwicklung, blind endende Vagina, Uterus/Tuben/Ovarien fehlen, Amenorrhoe, Sterilität, fehlende Sekundärbehaarung (keine Scham- u. Axillarbehaarung = hairless woman), Hochwuchs (>1,75 m), meist weibliche sexuelle Identität

Partielle testikuläre Feminisierung (Syn: REIFENSTEIN-Syndrom, inkomplette Androgenrezeptorresistenz): intersexuelles Genitale mit Hypospadie, kleine atrophe Hoden, in der Pubertät Ausbildung einer Gynäkomastie, spärliche Sekundärbehaarung

⇒ Pseudohermaphroditismus masculinus internus (46,XY, durch 5α-Reduktasemangel gestörte Konversion von Testosteron zu 5-Dihydrotestosteron ⇨ 5-DHT ist für die äußerliche Virilisierung und Entwicklung von Prostata, Penis und Skrotum erforderlich): weibliche äußere Genitale, Inguinalhoden od. Hoden im kleinen Becken, Sterilität, die Kinder werden als Mädchen aufgezogen

⇒ XY-Gonadendysgenesie-Syndrome (46,XY, Testosteronsynthesestörungen z.B. durch verschiedene Enzymdefekte od. LEYDIG-Zell-Dysplasie ⇨ Testosteronmangel): weiblicher Habitus, kleine u. retinierte Hoden, Sterilität

⇒ Adrenogenitales Syndrom (durch 21-Monooxygenasedefekt verminderte Cortisolbildung ⇨ durch den Regelkreis vermehrte ACTH-Ausschüttung ⇨ Überstimulation der NNR führt zu NNR-Hyperplasie mit vermehrter Bildung von Kortisolvorstufen und Androgenen. Durch den hohen Androgenspiegel erfolgt eine verminderte Gonadotropinbildung ⇨ Hemmung der Entwicklung der Keimdrüsen = **hypogonadotroper Hypogonadismus**):

Bei Mädchen: Pseudohermaphroditismus femininus mit primäre Amenorrhö, Virilisierung, Hirsutismus (bei normalen Ovarien und inneren Genitalen)

Bei Jungen: Pseudopubertas praecox, Penishypertrophie, verfrühter Bartwuchs, Hodenatrophie mit Azoospermie

Beide Geschlechter haben schnelles Wachstum, dann beschleunigte Knochenreifung ⇨ verminderte Körperlänge, kräftig ausgebildete Muskulatur

⇒ Fragiles X-Chromosom (Syn: Marker-X-Syndrom, MARTIN-BELL-Syndrom): meist Männer betroffen mit Hodenvergrößerung, Hyperaktivität, deutlich geistige Entwicklungsverzögerung (IQ um 50), Epilepsie, großer Hirnschädel, Frauen mit einer Vollmutation können eine Intelligenzminderung aufweisen, mit einer Teilmutation sind sie symptomfrei

⇒ Hermaphroditismus verus = echter Zwitter (Syn: **Intersexus**): Vorhandensein von Ovar und Hoden (getrennt od. als Ovotestis/Testovar, ein- od. beidseitig od. gemischt) bei normalem männlichem (XY, 70 % d.F.) od. weiblichem Karyotyp (XX) od. sehr selten als Mosaik (XX / XY). Die äußeren Genitale und sekundären Geschlechtsmerkmale können zwischen rein männlich, rein weiblich oder gemischt ausgeprägt sein, Sterilität

⇒ Transsexualität: psychischer Wunsch und Handeln (Drängen auf Operation = „Geschlechtsumwandlung“, hochdosierte Hormontherapie) um dem anderen anatomischen Geschlecht angehören zu können. Gefühl der Nichtzugehörigkeit zum eigenen Geschlecht

Diag:
1. Anamnese (Amenorrhoe, Sterilität?), Familienanamnese (Indexfälle?)
2. Gynäkologische Untersuchung: Gonaden tastbar, bei fehlendem Descensus testis leeres Skrotum des männlichen Säuglings, vaginale bzw. rektale Tastuntersuchung, Behaarungstyp, Fettverteilung, TANNER-Stadium (s.u. Kap. Pubertät), phänotypisch sind alle Übergangsstadien mögl., assoziierte Fehlbildungen
3. Sonographie: **Uterus/Ovarien** vorhanden (ggf. auch MRT)?
4. Labor: Chromosomenanalyse (**Karyogramm** nach der DENVER-Klassifikation) aus einer Blutprobe od. mittels Amniozentese (Fruchtwasserpunktion) im 2. Trimenon od. Chorionzottenbiopsie (bereits in der 9.-12. SSW mögl.) mögl. ⇨ Ziel der Geschlechtsfestlegung

   Suche nach Enzymdefekten

   Hormone: bei Gonadendysgenesie-Syndromen Östrogen ↓ bzw. Testosteron ↓, Gonadotropine (FSH, LH) ↑ = hypergonadotroper Hypogonadismus

   Adrenogenitales Syndrom: Cortisol ↓, Testosteron ↑, DHEA ↑, Gonadotropine (FSH, LH) ↓ = hypogonadotrope Hypogonadismus

Ther:

- ULLRICH-TURNER-Syndrom: Wachstumshormongabe (Somatropin 0,05 mg/kgKG/Tag s.c., Saizen®, NutropinAq™, Genotropin®), ab 12. Lj. zusätzlich Gabe von Geschlechtshormonen (Östradiol oral)
- Bei XX-Gonadendysgenesie-Syndromen ab der Pubertät zyklische Östrogen-Gestagen-Gabe zur Entwicklungsförderung der sekundären Geschlechtsmerkmale (führt auch zu einem Größenwachstum der Patientin), z.B. Presomen®0,6-Comp. [0,6 mg konjugierte Östrogene + 5 mg Medrogeston in der 2. Zyklushälfte], ggf. Wachstumshormongabe s.c. bei Minderwuchs
- Testikuläre Feminisierung, Pseudohermaphroditismus masculinus internus, XY-Gonadendysgenesie-Syndrome: Hormonsubstitution durch Östrogen-Gestagen-Gabe
- KLINEFELTER-Syndrom: bei Hormonmangel Substitution mit Testosteron (damit wird aber keine Fertilität erreicht)
- Adrenogenitales Syndrom: Hydrocortison, bei Erwachsenen Prednison od. Dexamethason
- **Operativ**:
  - Testikuläre Feminisierung, SWYER-Syndrom, Pseudohermaphroditismus masculinus internus, XY-Gonadendysgenesie-Syndrome: rudimentäre Keimleisten oder Inguinalhoden/Beckenhoden müssen wegen der malignen Entartungstendenz entfernt werden (heute meist laparoskopische Op)
  - Bei testikuläre Feminisierung ggf. operative Geschlechtskorrektur je nach psychischer Identifikation mit den (vorhandenen od. nicht vorhandenen) äußeren Geschlechtsmerkmalen
  - Androgenproduzierende Tumoren: operative Entfernung
  - Echter Zwitter: ggf. plastische Chirurgie und Hormonsubstitution zur Erlangung der gewünschten Geschlechtsidentifikation ⇨ je nach Geschlechtszuweisung Reduktionsplastiken bei phänotypisch ♀ oder Aufbauplastik bei phänotypisch mehr ♂ Anteil der äußeren Genitale
- Transsexualität: Geschlechtsumwandlung (nach mindestens einjährigem „Probeleben" in der angestrebten Geschlechtsrolle = Alltagstest, „full time real life test" und psychiatrischer Begutachtung) durch plastische Chirurgie, prä- und postoperative lebenslange Hormontherapie, psychotherapeutische Begleitung, Namens- und Personenstandsänderung (männlich ⇔ weiblich) nach dem Transsexuellengesetz mögl., adjuvante Maßnahmen wie Epilationsbehandlung (Enthaarung), Stimmbildung usw.
  - Frau → Mann: Testosterongabe, operative Entfernung von Uterus + Ovarien, subkutane Mastektomie mit Erhalt der Mamillen, plastische Bildung eines Penis + Penisprothese (für Erektion) und Skrotum (aus den großen Schamlippen + Implantation von 2 Hodenprothesen), Harnröhrenverlängerung (aus Vaginalepithel). Sehr aufwändige Op.
  - Mann → Frau: Östrogengabe + Antiandrogene, plastische Bildung einer Vulva u. Vagina (Kolpopoese = Neovagina aus Colon sigmoideum, Ileum od. Caecum, Auskleidung des Vaginalrohrs mit der Penishaut), ggf. Mammaaufbauplastik (z.B. Silikonprothesen)
- Selbsthilfegruppen: Menschen mit gonadalen u. hormonellen Varianten, Ursula Müller, Leopoldstr. 261, 80807 München, Tel.: 089 8341600

  Turner-Syndrom-Vereinigung Deutschland e.V., Ringstr. 18, 53809 Ruppichteroth-Fusshollen, Tel./Fax: 02247 75975-0, Fax: -6, Internet: www.turner-syndrom.de

  Noonan Kinder e.V., Rathausstr. 17, 52146 Würselen, Tel./Fax: 02405 18843, Internet: www.noonan-kinder.de

  Deutsche Klinefelter-Syndrom Vereinigung e.V., Markusweg 4, 93167 Falkenstein, Tel.: 09462 5673, Internet: www.klinefelter.de

  Interessengemeinschaft Fragiles-X e.V., Goethering 42, 24576 Bad Bramstedt, Tel./Fax: 04192 4053, Internet: www.frax.de

  AGS-Eltern und Patienteninitiative, Bergstr. 32, 77704 Oberkirch, Tel.: 07802 9700-36, Fax: -35, E-Mail: Welle-Basler@t-online.de

  Leona – Verein für Eltern chromosomal geschädigter Kinder e.V., Kreihnbrink 31, 30900 Wedemark, Tel.: 05130 374992, Internet: www.leona-ev.de

  Deutsche Gesellschaft für Transidentität und Intersexualität e.V., Godorfer Hauptstr. 60, 50997 Köln, Tel.: 02236 839018, Internet: www.dgti.org

  Bundesverband intersexuelle Menschen e.V., Internet: www.intersexuelle-menschen.net

Prog: Bei den meisten Geschlechtsentwicklungsstörungen ist eine Schwangerschaft nicht mögl.

Kompl: * Echter Zwitter: Urethra mündet in der Vagina (Sinus urogenitalis) ⇨ begünstigt Infektionen, häufig Inguinalhernien, häufig zusätzliche Nierenanomalien (einseitige Agenesie, Verschmelzungsnieren, Doppelnieren, gekreuzte Dystopie)

* Rudimentäre Keimleisten, Leistenhoden od. Hoden im kleinen Becken zeigen eine malignen Entartungstendenz (Gonadoblastom, Dysgerminom)

DD: – Pubertas tarda durch hypothalamisch/hypophysäre Insuffizienz

– Hypophysär bedingter Minderwuchs

– Isolierte Genitalfehlbildungen ohne Intersexualität: Vaginalaplasie u rudimentärer Uterus (ROKITANSKY-KÜSTER-HAUSER-Syndrom), Uterusaplasie, Maldescensus testis (Kryptorchismus), Epi-/Hypospadie

– Transvestismus: Tragen gegengeschlechtlicher Kleidung (cross dressing), aber ohne Wunsch nach tatsächlicher Geschlechtsänderung, meist Männer betroffen

PUBERTÄT / PUBERTÄTSSTÖRUNGEN

Def: Pubertät (lat. pubertas = Geschlechtsreife, engl. puberty): Zeitspanne vom Beginn der Ausbildung sekundärer Geschlechtsmerkmale bis zur Geschlechtsreife

◊ Pubertas praecox = vorzeitige Geschlechtsentwicklung (ICD-10: E30.1) bei Mädchen **<8. Lj.**, bei Jungen <10. Lj.

◊ Pubertas tarda = verzögerte Geschlechtsentwicklung (ICD-10: E30.0), noch keine Pubertät bei Mädchen **>16. Lj.**, bei Jungen >18. Lj.

Phys: ♦ Pubertät in Europa bei Mädchen zwischen **9.-15. Lj.**, bei Jungen zwischen 12.-17. Lj.

♦ Die Östrogenproduktion in den Ovarien beginnt im 8.-9. Lj. ⇨ erstes Zeichen ist dann die Thelarche (Entwicklung der Mammae, TANNER-Stadien, s.u.): Beginn 9.-11. Lj.

♦ Pubarche (Wachstum der Schambehaarung durch die ebenfalls zunehmende Androgenproduktion in der NNR = Adrenarche) und Verdickung des Mons pubis: 10.-12. Lj., Axillarbehaarung ca. 2 Jahre später

♦ Wachstumsschub bei Mädchen ab 11.-16. Lj. (max. 8 cm/Jahr bis zur Menarche), Beckenwachstum, Hüftrundung

♦ **Menarche** (= erste uterine Regelblutung): im Durchschnitt (ist individuell aber sehr unterschiedlich) in Deutschland im **12.-13. Lj.** (Schwellengewicht liegt im Durchschnitt bei ca. 48 kg), dies ist anfänglich eine Östrogenentzugsblutung (monophasischer Zyklus = meist noch unregelmäßige und anovulatorische Zyklen bis zum ca. 15. Lj., da LH noch zu niedrig und Corpus-luteum-Insuffizienz, daher nur begrenzte Fertilität)

Epid: ◊ Das Menarchenalter hat sich im letzten Jahrhundert v. 16. Lj. auf das **12.-13. Lj.** verschoben. Der **säkulare Trend** mit einer immer früheren Pubertät ist seit den 60er-Jahren in Europa aber nicht mehr nachzuweisen, Grund: Ernährung, Hygiene und med. Versorgung ist seitdem gleichmäßig auf hohem Stand.

◊ In Deutschland haben 10 % der Mädchen im Alter von 14 J. bereits Koituserfahrung, mit 17 sind es über 50 % (dies führt in den letzten Jahren trotz Aufklärung und Pille auf Krankenkassenrezept für Minderjährige zu einem Anstieg von Abtreibungen)

Ät: – Pubertas praecox vera: **hypothalamisch** bedingte, vorzeitige ovarielle Hormonproduktion (**idiopathische** Fehlsteuerung, Hirntumoren wie Teratome, Hamartome od. Pinealom, Z.n. Enzephalitis, Schädel-Hirn-Trauma), McCune-Albright-Syndrom (Mutation Chrom. 20, dadurch Überfunktion endokriner Organe) ⇨ isosexuelle Frühentwicklung, Fertilität ist theoretisch gegeben

Pseudopubertas praecox: periphere Störung (nicht hypothalamisch bedingt), z.B. Keimdrüsen- (östrogenproduzierender Granulosazelltumor der Ovarien, HCG-bildende Tumoren) od. NNR-Störung (AGS = adrenogenitales Syndrom) ⇨ iso- od. heterosexueller Frühentwicklung, aber ohne Ovulation, **keine Fertilität**
auch durch exogene Hormonzufuhr möglich (z.B. hormonale Kontrazeptiva)

– Pubertas tarda: primärer **Hypogonadismus** (z.B. Gonadendysgenesie-Syndrome, ULLRICH-TURNER-Syndrom = Karyotyp 45X0, primäre Ovarialinsuffizienz, Gonadotropin-resistente Ovarien), sekundärer (= hypophysäre Insuffizienz ⇨ fehlende Gonadotropin-Produktion) od. tertiärer Hypogonadismus (= Schädigung des Hypothalamus), z.B. bei Tumoren im Bereich der Hypophyse/Hypothalamus, KALLMANN-Syndrom (dysrhaphische olfakto-ethmoido-hypothalamische Fehlbildung), Unterernährung, konsumierender Prozess, Hochleistungssportlerinnen, idiopathisch (familiäre Häufung)

Diag: 1. Anamnese (Hormoneinnahme, Familienanamnese) und gynäkologische Untersuchung: Mammae, Schambehaarung ⇨ TANNER-Stadium (s. Übersicht), Axillarbehaarung

TANNER-Stadien (nach TANNER, 1962): physiologische Entwicklung der Brustdrüsen und der Scham-Schambehaarung während der Pubertät (B/P1-5)

B1: keine palpable Drüse	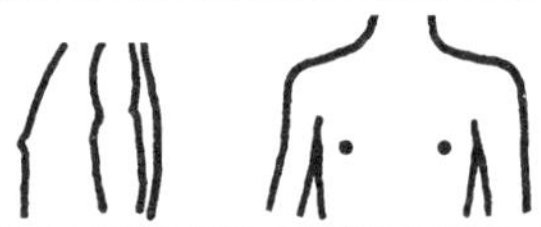	P1: keine Behaarung	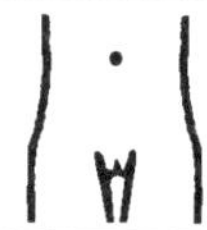
B2: Brustknospe, Drüse im Bereich des vergrößerten Warzenhofes vorgewölbt, **Thelarche**	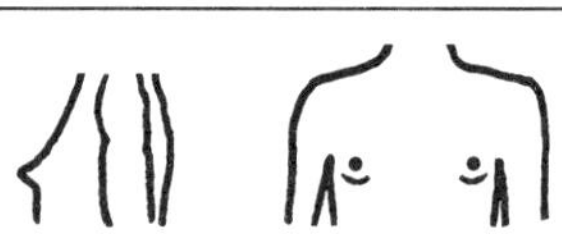	P2: beginnende Behaarung um die Labia minora, **Pubarche**	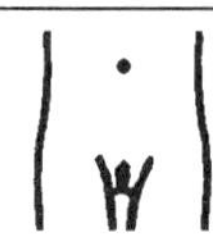
B3: Drüse größer als der Warzenhof	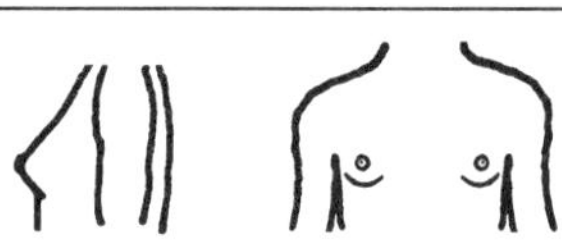	P3: kräftige Behaarung mit geringer Ausdehnung	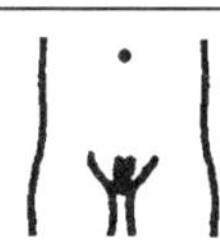
B4: Drüse weiter vergrößert, Warzenhof hebt sich gesondert von der übrigen Drüse ab	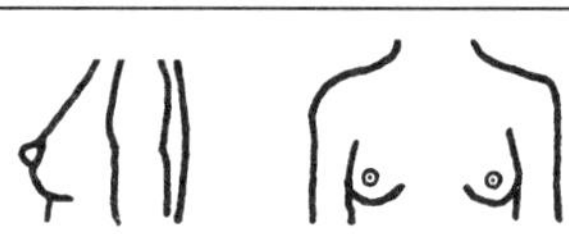	P4: kräftige Behaarung wie bei der erwachsenen Frau, aber mit geringerer Ausdehnung	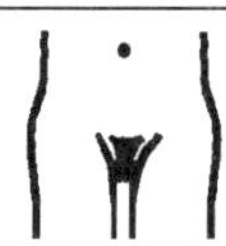
B5: reife Brust, Warzenvorhof in die allgemeine Kontur integriert, nur die Mamille tritt hervor	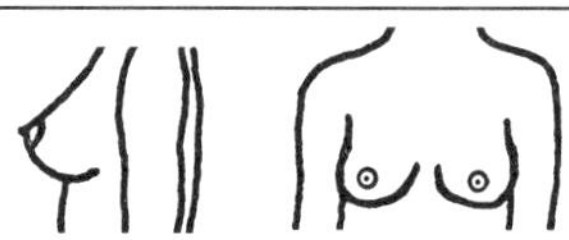	P5: ausgedehnte kräftige Behaarung, nach oben horizontal begrenzt	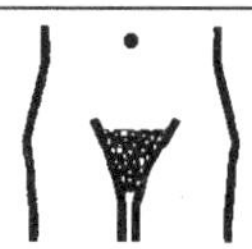
		P6 (pathologisch): Behaarung bis zum Nabel ausgedehnt und am Oberschenkel, Hirsutismus	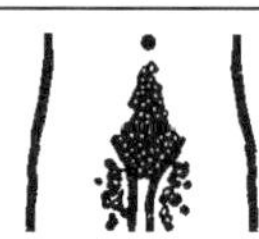

2. Labor: **Hormonbestimmung** von Östradiol, Progesteron, Prolaktin, DHEA (Dehydroepiandrosteron, Vorstufe der Androgene aus der Nebennierenrinde), Testosteron, FSH, LH und TSH im Serum
   Pubertas praecox: Östradiol ↑, FSH ↑, LH ↑, mehrfacher Anstieg von LH u. FSH (LH > FSH) im LH-RH-Test (25 µg LH-RH/m² Körperoberfläche, Relefact®, Norm: nur geringer und gleich hoher LH- u. FSH-Anstieg vor der Pubertät)
   Pseudopubertas praecox: Östradiol ↑, Testosteron ↑
   Adrenogenitales Syndrom: FSH ↓, LH ↓, Testosteron ↑, DHEA ↑, Cortisol ↓
   Pubertas tarda: Hormonwerte wie beim Kind, ggf. Chromosomenanalyse durchführen
3. Sonographie: Darstellung der Ovarien (Norm: Länge bis zur Pubertät max. 2,5 cm), Uterusgröße (Norm: 10. Lj. <4,5 cm, 13. Lj. <6 cm Länge)

4. Neurologische Untersuchung und MRT zum Ausschluss eines Hirntumors
5. Röntgen: Das **Knochenalter** (li. Hand a.p.) zeigt bei Pubertas tarda durch den fehlenden Einfluss der Sexualhormone einen Rückstand von 2 J. od. mehr gegenüber dem Vergleichskollektiv und bei Pubertas praecox eine vorzeitige Skelettreifung (Norm: erstes Daumensesambein mit ca. 10,5 J.)

Klin: ⇒ Pubertas praecox = vorzeitiges Auftreten von Thelarche, Pubarche und Menarche (die prämature Menarche kann auch isoliert auftreten), verfrühter Wachstumsschub und dann aber sistieren des Wachstums durch die vorzeitige Skelettreifung (Epiphysenfugenschluss durch die Östrogenwirkung) ⇨ Minderwuchs, Virilisierung, Mamillensekretion

⇒ Pubertas tarda = fehlende Menarche und fehlende sekundäre Geschlechtsmerkmale (Brustentwicklung und Behaarung) bis zum 16. Lj., primäre Amenorrhoe, hypoplastischer Uterus, enge Vagina, fehlende weibliche Beckenform und Hüftrundung

Ther:
- Pubertas praecox: medikamentöse Hemmung der vorzeitigen Gonadotropinsekretion durch **GnRH-Analoga** (führen zur Down-Regulation der GnRH-Rezeptoren und somit zur Hemmung der hypophysären Hormonproduktion ⇨ FSH ↓ und LH ↓) Leuprorelin i.m. (Enantone®-Gyn), Triptorelin i.m. (Decapeptyl®) od. Buserelin (3-6 x 0,15 mg/Tag, Suprecur®-Nasenspray) od. GnRH-Antagonist Cetrorelix (Cetrotide®), bei vermindertem Wachstum unter Ther. ggf. zusätzlich Wachstumshormongabe (Somatropin)
- Pubertas tarda: zyklusanaloge Substitution von Östrogen und Gestagen (ggf. bis zum Senium) Estradiol 2 mg + Levonorgestrel 0,15 mg (Cyclo-Progynova®N)
- Operativ: Ind: Nachweis eines hormonbildenden Tumors bei Pubertas praecox oder Nachweis eines (destruierenden) Tumors bei Pubertas tarda
  - Exstirpation des Tumors soweit möglich, ggf. Radiatio

Kompl: * Acne vulgaris ist häufig in der Pubertät (ab 15. Lj.)

* Psychisch: Unsicherheitsgefühle bis zu Suizid, wesentlichen Einfluss haben auch Milieufaktoren

DD: – Thelarche (Entwicklung der weiblichen Brust in der Pubertät): gutartige Mammatumoren (Fibroadenome, Lipome, Milchgangspapillome), Mammakarzinom

– Anorexia/Bulimia nervosa kann durch die Unterernährung zur Pubertas tarda führen

ANOREXIE UND BULIMIE

Syn: Psychogene Magersucht, Pubertätsmagersucht, *Anorexia nervosa*, ICD-10: F50.0
Bulimie, Ess-Brechsucht, Heißhungerattacken, Hyperorexie, *Bulimia nervosa*, ICD-10: F50.2

Ät: – Psychische Störung, familiäre Disposition
– Selten Psychose

Path:
- ♦ Psychodynamik: Gestörte Mutterbeziehung, ödipaler Konflikt zum Vater, **geringes Konfliktlösungspotential**, Störung der Körperwahrnehmung („überwertige" Idee zu dick zu sein), Retardierung der psychosexuellen Entwicklung, **Identifikationsproblem** mit der Frauenrolle, unbewusste Gleichsetzung von Gewichtszunahme und Schwangerschaft, besonders gefährdete Personengruppen sind Balletttänzerinnen, Models, Leistungssportlerinnen
- ♦ Hypothalamische Ovarialinsuffizienz (hypogonadotroper Hypogonadismus) ⇨ Amenorrhoe

Epid: ◊ Prädisp.alter: Adoleszenz (10.-25. Lj.) mit zwei Gipfeln bei 14 u. 18 J.
◊ Prävalenz: 1-2 % der Frauen zwischen 10. und 35. Lj., **w** >> m (15 : 1)

Klin: ⇒ Allgemein bei beiden Erkrankungen: **Fehlende Krankheitseinsicht**, Körperwahrnehmungsstörung (die Pat. halten sich trotz Untergewicht für zu dick)

–Körperliche Funktionsstörungen: **Amenorrhoe**, Libido- u. Potenzverlust, Wachstumsverzögerung, Pubertas tarda mit fehlender Brustentwicklung und Pubesbehaarung, Ödeme, Bradykardie, arterielle Hypotonie, orthostatische Dysregulation, erniedrigte Körpertemperatur, Muskelschwächen bis zur **Kachexie**, Lanugo-Behaarung, Haarausfall, Ösophagitis (durch das Erbrechen)

–Sekundäre endokrine u. metabolische Folgen (durch die Unterernährung, Erbrechen), z.B. Elektrolytstörungen, Exsikkose, Eiweißverminderung, hypophysäre Störungen

–Psychisch: Depressive Verstimmung, Kontaktstörungen, Leistungsehrgeiz, Zwänge, hysterische Persönlichkeitszüge

⇒ Anorexie: Absichtlich selbst herbeigeführter **Gewichtsverlust** durch verminderte Nahrungsaufnahme, induziertes (heimliches) **Erbrechen** und Abführen (**Laxanzien**), übertriebene körperliche Belastung, Hyperaktivität, Missbrauch von **Appetitzüglern** (z.B. das Antidepressivum Sibutramin [Reductil®]) od. Fettresorptionshemmer Orlistat [Xenical®]) und Diuretika

⇒ Bulimie: Zusätzlich **anfallartige Heißhungerattacken** mit anschließendem herbeigeführtem **Erbrechen**, ständige **gedankliche Beschäftigung mit Nahrungsaufnahme** und Furcht zu dick zu werden, geht häufig aus einer früheren Anorexie oder auch Adipositas hervor, das Körpergewicht ist meist normal, ausgeprägte Karies (durch das Erbrechen sauren Mageninhalts, Zuckergenuss)

Diag: 1. Anamnese (Essgewohnheiten, Diäten, Heißhungerattacken, körperliche Aktivitäten), typischer klinischer Befund (Kachexie, fehlende sekundäre Geschlechtsmerkmale), Med: Laxanzien-Abusus, Appetitzügler, Diuretika, Schilddrüsenhormone, Alkohol od. Drogen?

2. **Ausschluss organischer Erkrankungen** (z.B. konsumierender Prozess, Malignom, Hirntumoren, Hyperthyreose, Hypogonadismus)

3. Gewichtsberechnung: **BMI** (body mass index)

BMI = Körpergewicht [kg] : Körpergröße^2 [m^2]

zur schnellen Bestimmung siehe Nomogramm

normal: BMI 18,5-25 kg/m²,

Untergewicht <18,5 kg/m², **Anorexie/Bulimie <17,5** kg/m² bei Erwachsenen (s. Abb. mit Bsp.: 1,64 m groß, 42 kg Gewicht = BMI 16 kg/m²)

Übergewicht >25 kg/m², Adipositas >30 kg/m², Adipositas permagna (morbid obesity) >40 kg/m²

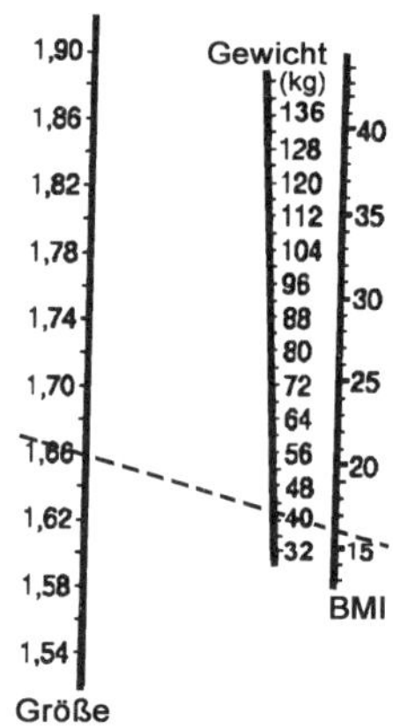

Ther:
- Akut: Stationäre Therapie zur **Gewichtszunahme** nötig (manchmal sogar parenterale Ernährung zu Beginn notwendig), **Verhaltenstherapie** zur Nahrungsaufnahme, Förderung der Krankheitseinsicht, Ernährungsberatung
- Tiefenpsychologisch orientierte **Psychotherapie**, Familientherapie bei jungen Pat.
- Nachbetreuung der Pat. nach der stationären Therapie für mind. 2 J., Integrationshilfen
- Med: ggf. zyklusanaloge Substitution von Östrogen und Gestagen (z.B. Estradiol 2 mg + Levonorgestrel 0,15 mg, Cyclo-Progynova®N) für 6 Mon.
- Selbsthilfegruppen: ANAD e.V. - Beratungsstelle für Essstörungen, Seitzstr. 8, 80538 München Tel.: 089 219973-0, Fax: -23, Internet: www.anad.de

  Beratungszentrum bei Eß-Störungen - Dick & Dünn e.V., Innsbrucker Str. 25, 10825 Berlin, Tel.: 030 8544994, Internet: www.dick-und-duenn-berlin.de

Prog: Unbehandelt **Chronifizierung** mit schlechter Prognose, 2/3 der Pat. bessern sich durch eine Therapie. Prognostisch schlecht bis hin zum Exitus im Verlauf ist ein BMI bei stationärer Aufnahme <13 kg/m^2 (Beispiel: 37 kg Gewicht bei 1,70 m Größe).

Kompl: ∗ Kachexie bis zum Exitus, zerebrale Anfälle

∗ Entwicklung einer **Osteoporose**, pathologische Frakturen

* Depression und **Suizidalität**, Substanzmissbrauch gehäuft vorkommend
* Appetitzügler auf Amphetaminbasis [z.B. Cathin, Antiadipositum X112S®], sind seit 2001 wegen mögl. NW (pulmonale Hypertonie, Herzklappenschädigung, Herzrhythmusstörungen, Halluzinationen und Abhängigkeitspotential) nicht mehr zugelassen. Missbräuchlich eingenommen werden aber auch Psychostimulanzien, z.B. Methylphenidat (Ritalin®) od. Drogen wie Kokain od. Ecstasy.

DD: – Organische Ursachen: Malabsorption, Pylorusstenose, Tumorkachexie, Morbus CROHN
– Pubertas tarda durch hypothalamisch/hypophysäre Insuffizienz
– Alkohol- und/oder Drogenabhängigkeit

FERTILITÄT - MENSTRUATIONSZYKLUS

Syn: Fertilität = Fruchtbarkeit, engl. menstrual cycle

Phys: ♦ Menstruationszyklus-Phasen (s. Abb.):

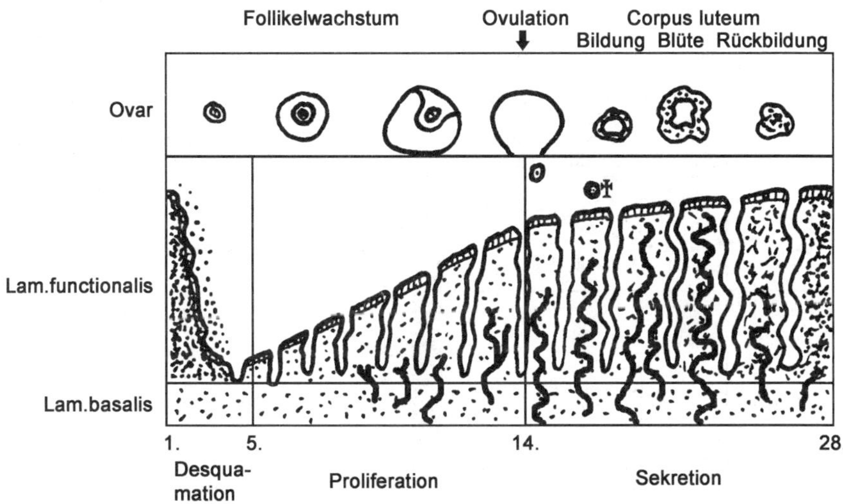

1. **Menstruation** (1.-4. Tag, Syn: Menses, Regelblutung, Periode) = Hormonentzugsblutung mit Vasodilatation u. -konstriktion der Spiralarterien, Kontraktion des Myometriums und Abstoßung des Endometriums (**Desquamationsphase**)
2. Postmenstruum (5.-12. Tag, auch präovulatorische Phase genannt): hormonell **Östrogen**-Phase, Follikelreifungsphase des Ovars (durch FSH), **Proliferationsstadium** (Wachstum) der Uterusschleimhaut (durch Östrogen), Steigerung der Tubenmotilität und Tubensekretproduktion (durch Östrogen), Erweiterung des Zervixkanales und zunehmender wässriger Zervixschleim (s.u., durch Östrogen), Proliferation der Zellen in der Vagina (durch Östrogen)
3. Intermenstruum oder Intervall (12.-17. Tag): hormonell **FSH-** und **LH-Peak** ⇨ **Ovulation** (Eisprung): am 14. Tag vor der nächsten Menstruation (bei einem 28-Tage-Zyklus also am 14. Tag von der letzten Menstruation an gerechnet, bei einem 30-Tage-Zyklus wäre es der 16. Tag, da die Gestagen-Phase immer 14 Tage beträgt)

4. Prämenstruum (17.-28. Tag): hormonell **Gestagen**-Phase (Syn: Corpus-luteum-Phase) mit Transformation der Uterusschleimhaut (Lam.functionalis lockert sich auf) in das prägravide **Sekretionsstadium** (durch **Progesteron** des Corpus luteum) mit zunehmender Glykogeneinlagerung und Sekretion von spezifischen Proteinen sowie Wachstum der typischen spiraligen Arterien im Endometrium.

   Kommt es zur Befruchtung bleibt der Progesteronspiegel (durch das Corpus luteum graviditatis) hoch (stimuliert durch HCG, das im embryonalen Trophoblast gebildet wird). Die Zervix ist fest verschlossen und der Zervixschleim ist jetzt zäh und für Spermien undurchdringbar (durch Progesteron). Proliferation, verstärkte Durchblutung und Ödemneigung des Brustdrüsengewebes (durch Progesteron).

   Temperaturanstieg des Körpers als Zeichen sympathikotoner ergotroper Regulierung (durch Progesteron).

   Bleibt eine Befruchtung und Nidation aus, sinkt der Hormonspiegel durch das sich zurückbildende Corpus luteum wieder und es kommt zur Desquamation (= Abstoßung des Endometriums sowie Menstruationsblutung als Hormonentzugsblutung) und der Zyklus beginnt von vorne (siehe 1.).

♦ Ovarieller Regelkreis: **Hypothalamus – Hypophyse – Ovarien**
Die pulsatile Freisetzung von **GnRH** (Gonadotropin-Releasing-Hormon, Syn. wird auch der Begriff LHRH od. FSHRH manchmal verwendet) des Hypothalamus stimuliert die Sekretion der Gonadotropine **LH** (luteinisierendes Hormon, Lutropin) und **FSH** (follikelstimulierendes Hormon, Follitropin) aus der Adenohypophyse. Der bereits prämenstruell beginnende FSH-Anstieg bewirkt das Heranwachsen einer neuen Follikelgeneration. Nach Ausbilden des dominanten Follikels zum Tertiärfollikel produziert dieser zunehmend Östradiol, was zur Zyklusmitte hin zur erhöhten kurzzeitigen Ausschüttung von LH und FSH führt (positiver Feedback) ⇨ **Ovulation** des GRAAF-Follikels (größter tertiärer Follikel)
Nach der Ovulation bildet sich der Rest der Follikelzellen und angrenzenden Bindegewebszellen im Ovar zum Corpus luteum um und produziert Progesteron.
Kommt es zu keiner Konzeption (Befruchtung) bildet sich das Corpus luteum zurück und FSH steigt erneut an (der Regelkreis beginnt wieder von vorne, Hormonspiegel s. Abb.).

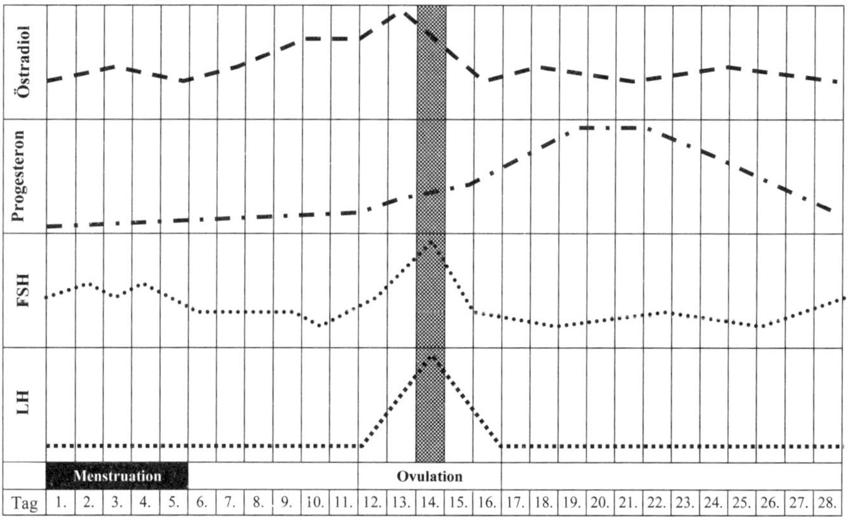

Epid: ◊ Menarche = erste Regelblutung, heute im Durchschnitt im 12 ½. Lj. durch Überschreiten von FSH über den erforderlichen Schwellenwert, danach noch anovulatorische und unregelmäßige Zyklen (bis 15. Lj., da LH noch zu niedrig) und Corpus-luteum-Insuffizienz, daher auch nur begrenzte Fertilität.

◊ Zyklusdauer (Zeit vom 1. Tag einer Regelblutung bis zum letzten Tag vor der nächsten

Regelblutung): zwischen 26 u. 32 Tagen (im Mittel **28 Tage**) mit erheblicher physiologischer Schwankungsbreite bei relativ individueller Konstanz.
Nimmt man die kürzeren (21-25 Tage) und etwas längeren Zyklen (33-35 Tage) hinzu, so befinden sich 98 % der Frauen in diesem Zeitintervall.
Ein Zyklus ohne Eisprung in der Mitte (= anovulatorischer Zyklus) kommt in 8 % d.F. vor.

Klin: ⇒ Die **Eizelle** bleibt nach der Ovulation **6-12 Std. befruchtungsfähig**, die Spermien sind 2-3 Tage lebensfähig (⇨ fruchtbare Zeitspanne 4 ± 1 Tag)
Die optimale Zeit für eine Befruchtung ist eine Kohabitation zw. dem 12. u. 15. Tag post menstruationem (bei einem 28-Tage-Zyklus, s. Abb.), da der Zyklus aber nicht immer regelmäßig ist, sollte Tag 9-16 im Zyklus genutzt werden.

⇒ Veränderung der Brüste: in der 2. Zyklushälfte Größenzunahme von 15-40 ml, dies kann zu Spannungsgefühl (= Mastodynie) führen.

⇒ **Basaltemperaturkurve** während eines Menstruationszyklus (tägliche rektale Temperaturmessung nach mind. 6 Std. Schlaf noch vor! dem Aufstehen): typisch ist der biphasische Verlauf (s. Abb.).
Das Konzeptionsoptimum (zum Zeitpunkt der Ovulation) liegt 1-2 Tg. vor dem Temperaturanstieg (durch Progesteronwirkung). Der Temperaturanstieg beträgt im Durchschnitt 0,4-0,6 °C und dauert 12-14 Tage, bzw. 3 Monate wenn es zu einer Schwangerschaft kommt.

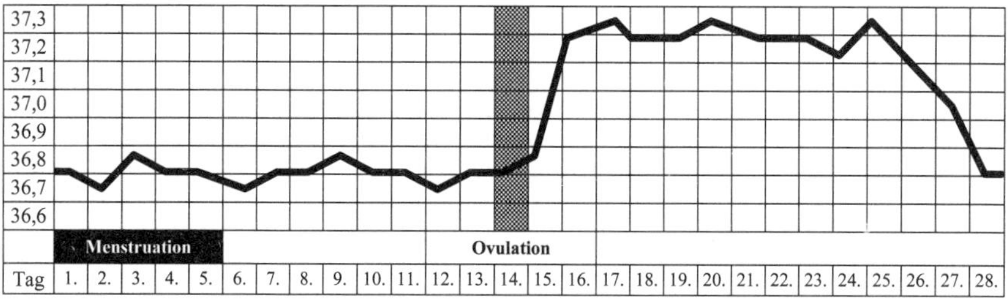

⇒ **Zervixschleimveränderungen** während eines Menstruationszyklus (Übersicht s. Abb.):
Zur Ovulation hin nimmt durch Östrogeneinfluss die Menge und die Durchsichtigkeit zu, der Zervixschleim wird klar, flüssiger und **spinnbar** (es bildet sich ein Faden zwischen zwei Fingern, die man langsam spreizt ⇨ Fadenlänge 6-15 cm), sog. positives **Farnkrautphänomen** (Syn: Arborisationsphänomen = Bildung von farnkrautähnlichen Kristallen des getrockneten Zervixschleims auf dem Objektträger) ⇨ die Penetrierbarkeit für Spermien ist jetzt leicht. Nach der Ovulation (Gestagen-Phase) wird der Zervixschleim dick und zäh und für Spermien undurchdringbar.

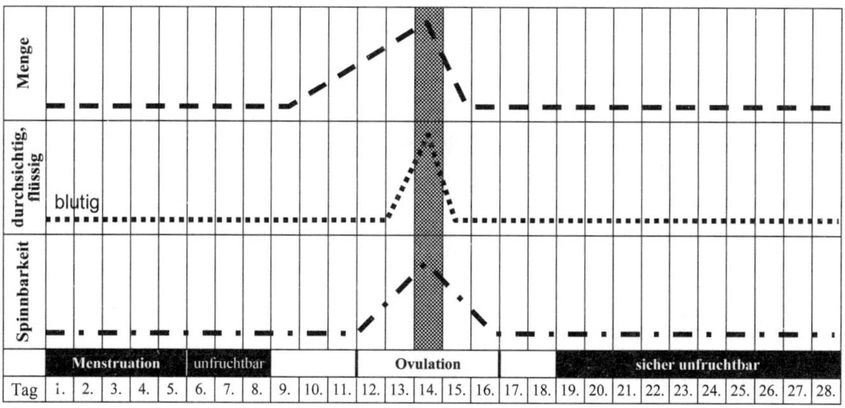

Diag: 1. Anamnese (bisherige Zyklusdauer, Menstruationskalender) und gynäkologische Untersuchung: die Zervixschleimveränderungen lassen sich gut beobachten
2. Sonographie: die Ovulation erfolgt, wenn der reife Follikel eine Größe von ca. 28 mm erreicht hat

Ther:
- Menstruationshygiene: Die monatliche Regelblutung dauert im Durchschnitt 3-4 Tage und beträgt 40-80 ml. Das Blut ist durch lokale Plasmin-vermittelte Fibrinolyse ungerinnbar. Zur Hygiene kommen intravaginale saugfähige **Tampons** oder Slipeinlagen (Syn: Vorlagen, **Binden**) zur Anwendung und sollten häufig (3-5x tgl.) gewechselt werden.
- Allgemein: es ist keine Einschränkung bzgl. Sport od. Kohabitationswunsch erforderlich.

Kompl:
* Zyklusstörungen und Blutungsanomalien, s.u.
* PMS (Prämenstruelles Syndrom), s.u.
* Anovulatorische Zyklen, Sterilität (s.u. Kap. Reproduktionsmedizin)
* Während der Menstruation ist die Keimaszension durch den leicht geöffneten Muttermund begünstigt ⇨ Endometritis, Adnexitis

BLUTUNGSANOMALIEN

Syn: Anomalien des Menstruationszyklus, Zyklusanomalien, **Zyklusstörungen**, engl. menstruation disorders, ICD-10: schwache/seltene Menstruation N91.-; starke/häufige Menstruation, Zwischenblutungen N92.-

Ät: Hyper-/Polymenorrhoe/Meno-/Metrorrhagien = **zu viel Blut**
- Endometriose
- Endometritis, Zervizitis, Adnexitis
- Zervixriss
- Endometriumkarzinom, Uterussarkom, Tubenkarzinom
- Zervixpolyp, Portioektopie, zervikale intraepitheliale Neoplasie, Zervixkarzinom
- Uterusmyome, Myoma in statu nascendi, Uteruspolyp
- Mechanische Irritation (Druckulkus) bei Descensus uteri od. vaginae, Ringpessar
- Hormonell: Ovulationsblutung, hormonbildender Ovarialtumor, Pubertas praecox
- Trauma: Kohabitationsblutung, Masturbation, Vergewaltigung, Pfählungsverletzung
- Abort in der Frühschwangerschaft
- Iatrogen: Intrauterinpessar (IUP)
  Med: Hormonersatztherapie im Klimakterium

Hypo-/Oligo-/Brachy-/Amenorrhoe = **zu wenig Blut**
- Zervixstenose, Uterusfehlbildung, genitale Hypoplasie, MAYER-ROKITANSKY-KÜSTER-Syndrom (Syn: ROKITANSKY-KÜSTER-HAUSER-Syndrom = kongenitale Vaginalaplasie/Vaginalatresie, zweigeteilter rudimentärer Uterus ohne Lumen, hochstehende Ovarien), fehlendes Endometrium
- Hormonell: polyzystische Ovarien, Hyperthecosis ovarii (= familiäre Hyperplasie der Thekazellen), Ovarialinsuffizienz, anovulatorische Zyklen, Corpus-luteum-Insuffizienz, Follikelpersistenz (LUF-Syndrom = luteinized unruptured follicle), Hyperprolaktinämie (Prolaktinom), adrenogenitales Syndrom, androgenbildender Tumor, SHEEHAN-Syndrom (= postpartale Hypophysenvorderlappen-Insuffizienz), KALLMANN-Syndrom (= olfaktogenitales Syndrom), Hypothyreose, Pubertas tarda
- Genetisch: ULLRICH-TURNER-Syndrom (45,X0), Gonadendysgenesie (46,XX / 46,XY, SWYER-Syndrom = phänotypisch weiblich bei männlichem Karyotyp)

- Psychisch: seelischer Stress, chronische Überforderung, psychovegetative Erschöpfung, Partnerschafts-/Eheprobleme
- Anorexia u. Bulimia nervosa
- Kachexie (fortgeschrittene HIV-Infektion, Endstadium einer Tumorerkrankung)
- frühzeitiges Einsetzen des Klimakteriums (Wechseljahre)
- Iatrogen: zu starke Abrasio ⇨ Endometrium-Verlust und Verwachsungen (ASHERMAN-FRITSCH-Syndrom), Chemotherapie/Radiatio des Ovars od. Uterus

  Med: Gestagentherapie, GnRH-Analoga, hormonale Kontrazeptiva (Hormonimplantat, Gestagen-haltige Spirale, Minipille, Gestagen-betonte Mikropille)
- *Schwangerschaft* (die Amenorrhoe ist dann natürlich physiologisch; zwischen dem 20. u. 30. Lj. ist dies der häufigste Grund für eine Amenorrhoe)

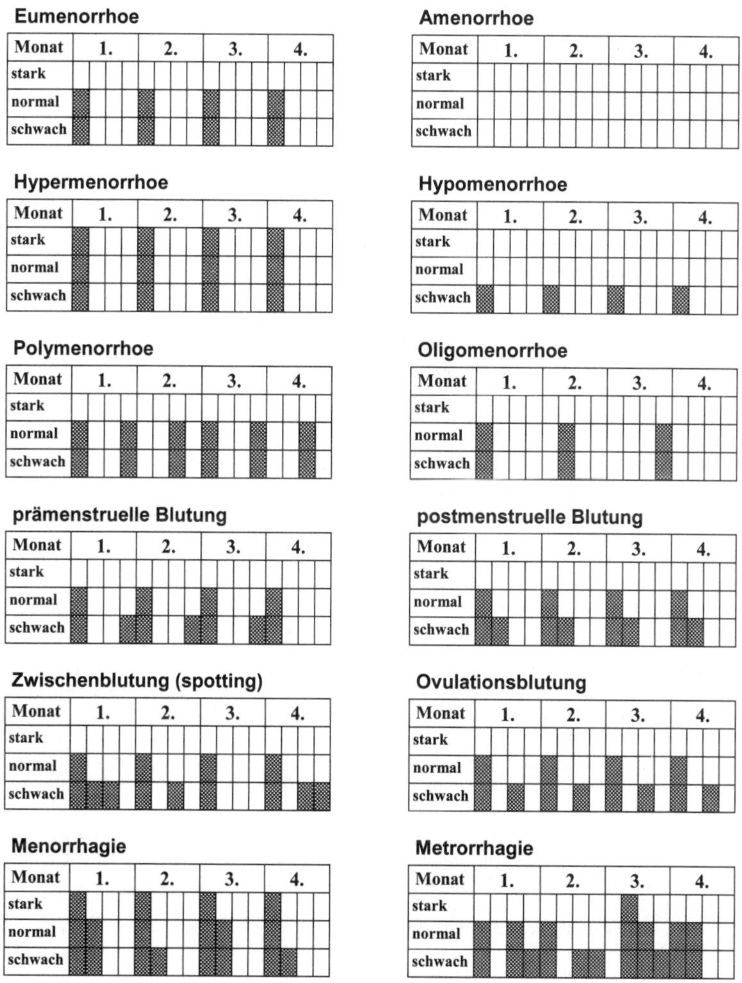

Etlg: # Blutungsfrequenz (Tempoanomalien): **Oligomenorrhoe** (Zyklus >35 Tage), **Polymenorrhoe** (Zyklus <25 Tage)

Amenorrhoe: primär (= noch nie eine Menstruation bis zum 16. Lj.), sekundär (>5 Mon. keine Menstruation mehr)

Blutungsstärke (Typusstörungen): **Hypomenorrhoe** (<2 Vorlagen/Tag), **Hypermenorrhoe** (>5 Vorlagen/Tag, >80 ml)

Blutungsdauer: **Menorrhagie** (verlängert, >6 Tage), **Brachymenorrhoe** (verkürzt, wenige Stunden bis 1½ Tage)

Zusatzblutungen: biphasisch im Zyklus ⇨ Schmierblutung (Spotting): prämenstruelle Blutung, postmenstruelle Blutung, Ovulationsblutung (mittzyklisch)

Zwischenblutungen (Zyklus-unabhängig): **Metrorrhagie**, Dauerblutung

KALTENBACH-Schema (graphisches Schema, abgebildet wird die Blutungsstärke über einen Zeitraum von 4 Zyklen, s.o. Abb.)

Klin: ⇒ **Vaginaler Blutabgang** (blutiger Fluor)

⇒ Kontaktblutung (beim Geschlechtsverkehr)

⇒ Dysmenorrhoe (schmerzhafte Menstruation durch langdauernde schmerzhafte Uteruskontraktion): primär = regelmäßig seit der Menarche (durch verstärkte Prostaglandin-Bildung, $PGF_{2\alpha}$) od. sekundär = später bei Erkrankungen einsetzend (z.B. Endometriose)

⇒ Juvenile Blutungsstörung häufig durch Follikelpersistenz bedingt

Diag: 1. Anamnese: Menarche, bisheriges Zyklus- u. Blutungsverhalten, Behaarungstyp, Gewicht, Brustentwicklung, Schwangerschaft?

Patientin einen **Menstruationskalender** nach dem KALTENBACH-Schema und eine Basaltemperaturkurve führen lassen

2. Gynäkologische Untersuchung: **Spekulumuntersuchung** und Abstrichentnahme

Östrogendefizit ⇨ kleine Basalzellen im Abstrichpräparat

Progesteronwirkung ⇨ gefaltete basophile Zellen

Zervixsekret ⇨ bei Östrogendefizit od. Progesteronwirkung keine Spinnbarkeit, kein Farnkrautphänomen auf dem Objektträger

3. Sonographie: insb. transvaginal Ausmessung der Endometriumdicke mögl. (Norm: doppelte Dicke <15 mm, postmenopausal <8 mm)
4. Labor: Hormonanalyse von Östradiol, Progesteron, Prolaktin, FSH, LH, Testosteron
5. Bei Amenorrhoe Funktionstests:

Gestagentest: 10 Tage Gestagen geben, danach sollte eine Entzugsblutung erfolgen, ist dies nicht der Fall war zuvor keine Östrogenwirkung vorhanden

Östrogentest: Östrogen einmalig i.m., nach 14 Tage sollte es zu einer Entzugsblutung kommen, ist dies nicht der Fall ist das Endometrium nicht reaktionsfähig oder fehlt völlig

GnRH-Test: fehlender Anstieg von FSH u. LH nach Gabe von GnRH zeigt Hypophyseninsuffizienz an

Ther: • Med: eine Normalisierung des Zyklus kann oft mit einer **Östrogen-Gestagen-Kombination** (z.B. orale Kontrazeptiva od. sonstige Hormonpräparate) erreicht werden.

Symptomatisch kann bei Unterbauchschmerzen z.B. Butylscopolamin (Buscopan®) verordnet werden.

Bei Anämie (bei normaler Menstruation schon Verlust von ca. 15 mg Eisen) orale Eisen-II-Substitution (z.B. ferro sanol®), Behandlung über mind. 4 Monate durchführen.

• Amenorrhoe s. Kap. Sterilität

• Operativ: Ind: organische Ursachen wie Zervixpolypen, zervikale intraepitheliale Neoplasie, Zervixkarzinom, Myom in statu nascendi, Endometriumkarzinom

⇨ Op. je nach Grunderkrankung (siehe jeweiliges Kapitel)

DD: – Rein vaginale Blutung bei Verletzungen (Kohabitation, Masturbation, Vergewaltigung, Defloration)

– Kolpitis, Vaginaltumoren, Vaginalfehlbildungen, Hymenalatresie

PRÄMENSTRUELLES SYNDROM

Syn: Prämenstruelle neurovegetative Störung, engl. premenstrual syndrome, häufig gebräuchliche Abkürzung: **PMS**, ICD-10: N94.3

Ät: Letztlich nicht geklärt
- Endokrine Faktoren: Gestagenmangel
- Psychisch: Partnerschaftskonflikte, psychovegetative Überforderung

Path: Nachlassende Gestagenwirkung gegen Ende der 2. Zyklushälfte

Epid: ◊ 80 % aller Frauen während der Geschlechtsreife kennen prämenstruelle Beschwerden
◊ Prädisp.alter: während der gesamten Geschlechtsreife, insb. aber >35. Lj.

Klin: ⇒ **Gegen Ende der 2. Zyklushälfte** sind als Symptome mögl.: **Stimmungsschwankungen**, Nervosität und vermehrte Reizbarkeit, Müdigkeit, verminderte Leistungsfähigkeit, Konzentrationsstörungen
⇒ **Spannungsgefühl der Brüste** (= Mastodynie), **Hitzewallungen**
⇒ Völlegefühl, Verdauungsbeschwerden, Blähungen, Kopf- und Rückenschmerzen, Gewichtszunahme durch Flüssigkeitseinlagerung und oft **Heißhunger**, Gelenkschwellungen, Hautveränderungen wie Akne
⇒ Zyklische (meist Ende der 2. Zyklushälfte, Tag -2 bis +3) **Migräne** mögl.
⇒ Mit Beginn der Menstruation lassen die Symptome dann spontan nach

Diag: 1. Anamnese (typische Beschwerden gegen Ende der 2. Zyklushälfte)
2. Gynäkologische Untersuchung

Ther:
- Allgemein: Vermeidung psychischer Belastungen, ggf. auch diätetische Maßnahmen, Physiotherapie und regelmäßig sportliche Betätigung
- Bei ausgeprägten psychischen Symptomen ggf. auch psychotherapeutische Maßnahmen
- Med: Eine Verminderung der Beschwerden kann oft mit einer **Östrogen-Gestagen-Kombination** (orale Kontrazeptiva) od. Gestagentherapie erreicht werden.
  - Symptomatisch können nichtsteroidale Antiphlogistika (Ibuprofen, Imbun®) gegeben werden
  - Bei starker Ödemneigung ggf. Spironolacton (Aldactone®)
  - Migräne: gegen die Übelkeit Metoclopramid (Paspertin® p.o.) und ca. 15 Min. später ein Analgetikum (Acetylsalicylsäure [Aspirin®] 1,0 g p.o. als Brausetablette od. Paracetamol [Ben-u-ron®]1,0 g p.o. od. als Supp.)
    Zur Prophylaxe kann ab 2 Tg. vor der Regelblutung ein Östrogenpflaster über 7 Tage versucht werden.
  - Bei ausgeprägten depressiv-dysphorischen und psychosozialen Beschwerden 14-tägige Ther. in der 2. Zyklushälfte mit dem Antidepressivum Sertralin (Zoloft®) od. Fluoxetin (z.B. Fluoxetin-neuraxpharm®)
- Phytotherapie (pflanzliche Med.): Mönchspfefferkraut (verwendet wird die Keuschlammfrucht, Vitex agnus castus, Agnucaston®, Agnolyt® od. Femicur®N)
  Homöopathisch: bewährte Indikation ist z.B. Sepia Officinalis (D30) Globuli
  Vitamine: Vit-B_6-Gabe (Pyridoxin)

Kompl: * Frauen mit Migräne im prämenopausalen Alter haben statistisch ein 3- bis 4fach höheres Risiko für einen Schlaganfall und ein potenziertes Risiko bei zusätzlichem Nikotinabusus od. Einnahme hormonaler Kontrazeptiva
* Bei Einnahme von Acetylsalicylsäure verstärkte Periodenblutung mögl.

KLIMAKTERIUM UND SENIUM

Syn: Klimax, sog. „**Wechseljahre**“ der Frau, vegetativ-klimakterisches Syndrom, Menopausensyndrom, engl. climacteric, menopausal syndrome, ICD-10: N95.1

Def: Klimakterium: Übergangsphase ab dem Beginn unregelmäßiger Blutungen bis hin zur Postmenopause
Senium: Zeit nach der Postmenopause, ungefähr ab dem 55. Lj.

Path:
- ♦ Klimakterium: kontinuierlich **abfallende Östrogenproduktion** (Keimparenchym/Primordialfollikel sind verbraucht), abfallendes Inhibin der Ovarien (dadurch entfällt die neg. Rückkoppelung auf Hypothalamus/Hypophyse), **verminderte Ansprechbarkeit der Ovarien** auf die **vermehrten hypophysären Gonadotropine** ⇨ Erlöschen der zyklischen Ovarialfunktion bis hin zur letzten Regelblutung = Menopause (im ∅ mit 52 J.)
- ♦ Hormonlage: Östrogen ↓, Inhibin ↓ und GnRH ↑, FSH ↑, LH ↑ ⇨ hypersympathikotone Lage der vegetativen Zentren im Hypothalamus (hypergonadotroper Hypogonadismus)

Epid:
- ◊ 50 % d. Frauen leiden unter klimakterischen Beschwerden
- ◊ In der Altersgruppe der 50- bis 60-jährigen haben in den vergangenen Jahrzehnten in Deutschland bis zu 40 % der Frauen ein Hormonpräparat eingenommen. Wegen den bekannten Risiken hat die Einnahme jetzt stark abgenommen. Der Nutzen, Nebenwirkungs- und die Karzinomrisikoabschätzung ist weiterhin Gegenstand mehrerer Studien.
- ◊ Senium: Die statistische **Lebenserwartung** (engl. life expectancy) beträgt bei der Geburt heute in Deutschland für Frauen **82,7 J.** (eine 50-jährige Frau hat eine weitere Lebenserwartung von 33 J., 60-jährige 25 J., 70-jährige 16 J. u. 80-jährige noch 9 J.).
  Der Anteil postmenopausaler Frauen an der Bevölkerung in Deutschland beträgt 10 % (= 8 Mio.) und steigt weiter. Statistisch wird jede zweite Frau mind. 85 J. alt.

Etlg:
\# Klimakterium = normal zwischen 45.-55. Lj., bestehend aus drei Phasen:
- **Prämenopause**: erste **Zyklusanomalien** (unregelmäßiger Blutungen), ca. 4-5 Jahre vor der Menopause
- **Menopause** (in Deutschland statistisch im **51. Lj.**) = **letzte Regelblutung**, Perimenopause = 2 Jahre vor und nach der Menopause
- **Postmenopause** (ab 1 Jahr nach der Menopause): genitale Involution und dauerhafte Amenorrhoe, absolute Sterilität

Climacterium praecox (Syn: prämature Ovarialinsuffizienz) = Eintritt ins Klimakterium vor dem 40. Lj. (ca. 1 % der Frauen betroffen u. auch iatrogen bedingt mögl., z.B. durch operative Kastration = Ovarektomie, z.B. bei beidseitigem Ovarialkarzinom jüngerer Frauen, durch eine hochdosierte Chemotherapie od. Radiatio des kleinen Beckens)
Climacterium tardum = verzögerter Eintritt ins Klimakterium >55. Lj.

\# Senium = jenseits des 55. Lj.: weiter abnehmende Östrogenproduktion, Amenorrhoe, absolute Sterilität, zunehmende Osteoporose

Klin:
⇒ Allgemein: je 1/3 der Frauen haben keine, leichte oder ausgeprägte Beschwerden
⇒ Prämenopause: Zyklusanomalien mit verkürzter oder verlängerter Zyklusdauer, Zwischenblutungen, verlängerte/verstärkte Menstruationsblutung
⇒ Menopausensyndrom (= klimakterischen Beschwerden):
Typische Trias mit **Hitzewallungen**, **Schweißausbrüchen** und **Schwindel**
- Funktionelle **Herzbeschwerden** (Tachyarrhythmien, Palpitationen)
- Fleckige Hautrötungen an Kopf u. Hals, trockene Schleimhäute (Mundtrockenheit, trockenes Auge)
- Kopfschmerzen, Gelenk- und Muskelschmerzen
- Gewichtszunahme (veränderte Stoffwechsellage)
- Psychisch: vermehrte **Reizbarkeit**, Aggressivität, Nervosität, **depressive Verstimmung** (Angst vor dem Älterwerden, sich unattraktiv fühlen, Fruchtbarkeitsverlust), Lustlosigkeit, nachlassende Libido, Leistungsabfall, Konzentrationsstörungen, Vergesslichkeit,

Tagesmüdigkeit, Ein- und Durchschlafstörungen, Hypochondrie

- **Atrophie im Urogenitalbereich** und der Mammae: verminderte Dehnbarkeit und Transsudation der Vagina ⇨ führen zu Kohabitationsbeschwerden, Brennen u. Juckreiz im Genitalbereich ⇨ größeres Risiko für genitale Infektionen und Harnweginfekte

⇒ Senium:

- Beginnende **Osteoporose** (Rücken- u. Gliederschmerzen), die fortgeschritten zu Kompl. führen kann (s.u.)
- Zunahme des Risikos für **kardiovaskuläre Erkrankungen** durch Lipidprofilveränderungen und Arteriosklerose
- Haarausfall (androgenetische Alopezie, durch Überwiegen der Androgene, da die Östrogene vermindert sind)

Diag: 1. Anamnese: Zyklusveränderungen, Menstruationsblutung, typische Symptome?, psychosoziale Anamnese (Beziehungskonflikte, Kommunikationsfähigkeit in der Partnerschaft, eigene Wertigkeit, soziale Unterstützung durch das Umfeld), Frakturanamnese bei älteren Pat.

2. Gynäkologische Untersuchung: Inspektion und Abstrichentnahme ⇨ Atrophie des Vaginalepithels
3. Labor: Östradiol ↓ (postmenopausal <30 pg/ml), FSH ↑ (postmenopausal >30 I.E./l)

Ther:

- Aufklärung über die Harmlosigkeit der Beschwerden und dass sich diese auch ohne Therapie meist nach 1-2 J. in der Postmenopause deutlich bessern.
- In der Prämenopause können bei Beschwerden und dem Wunsch nach kontrazeptiver Sicherheit hormonelle Antikonzeptiva od. IUP (z.B. Hormonspirale mit einem Gestagen beschichtet) eingesetzt werden.
- Med: zur Behandlung des symptomatischen Menopausensyndroms kann eine Hormontherapie (**HRT** = hormone replacement therapy) mit einer **Östrogen-Gestagen-Kombination** für ca. 2 Jahre eingesetzt werden (so kurz und niedrig dosiert wie mögl. wegen der mögl. Risiken, s.u.). Diese mildern die klimakterischen Beschwerden, steigern das Wohlbefinden und vermindern Urogenitalinfektionen. Anmerkung: der „routinemäßige" Einsatz von Hormonen in der Menopause (ohne dass die Frau nennenswerte Beschwerden hat) wird im Gegensatz zu früher wegen der erhöhten Krebsinzidenz nicht mehr empfohlen.
  - Hormongabe als **sequentielle** Östrogen-Gestagen-Therapie, Tag 1-14 0,3 od. 0,6 mg konjugierte Östrogene, dann 0,3 od. 0,6 mg konjugierte Östrogene + 5 mg Medrogeston v. 15.-28. Tag (z.B. Presomen®28-compositum). NW: bei vorhandenem Uterus kann es zu Abbruchblutungen kommen
  - **Kontinuierliche** Östrogen-Gestagen-Therapie ⇨ es kommt zu keiner Blutung mehr. Präp: z.B. Climopax® (0,625 mg konjugierte Östrogene + 2,5 od. 5 mg Medroxyprogesteron) ⇨ es werden 28 Tbl. mit stets gleichem Hormongehalt gegeben, die weitere Einnahme beginnt mit der nächsten Packung sofort ohne Pause
  - Daneben gibt es noch verschiedene weitere Präparate, Zusatzindikationen od. andere Applikationsformen:

    Gestagene mit antiandrogener Wirkung (haben günstige Wirkung auf Haut u. Haare) in Climen® (sequentiell: 2 mg Estradiolvalerat für Tag 5-15, 2 mg Estradiolvalerat + 1 mg Cyproteronacetat für Tag 16-25 = 11 + 10 Tbl., dann 7 Tg. Pause) oder Climodien®, Lafamme® 1mg/2mg od. 2mg/2mg (kontinuierlich: 1 od. 2 mg Estradiolvalerat + 2 mg Dienogest, 28 Tbl.)

    Auch transdermale Applikation mögl.: Sequidot®50/250 (sequentielle Ther. mit entsprechend 0,05 mg Estradiol/Tag für 2 Wo., dann 0,05 mg Estradiol/Tag + 0,25 mg Norethisteronacetat für Woche 3 + 4 ⇨ Woche 1 + 2: 2x wöchentlich ein Phase-I-Pflaster, Woche 3 + 4: 2x wöchentlich ein Phase-II-Pflaster gluteal aufkleben)
    Estragest TTS® (kontinuierliche Ther. mit 0,025 mg Estradiol/Tag + 0,125 mg Norethisteronacetat ⇨ durchgehend 2 Pflaster/Woche)

    Für eine Hormonersatztherapie ist auch ein synthetisches Steroid (mit Östrogen-ähnlicher und zusätzlicher Gestagen-Wirkung) zugelassen, das weniger negative Wirkung auf Brustgewebe und Endometrium haben soll (Tibolon, Liviella®), aber 3-mal so teuer.

ʊ Cave: bei vorhandenem Uterus und Ovarien **keine** Östrogen-Monopräparate verordnen (Risikoerhöhung für Endometrium- u. Ovarialkarzinom!). Bei Z.n. Hysterektomie sollte eine Monotherapie mit Östrogenen eingesetzt werden, z.B. Östradiol als Minipflaster (2x/Wo., Estradot®), als Gel (2,5 g/Tag, Gynokadin®) od. als Spritze (1x/Monat, Gynodian®Depot, enthält zusätzlich das Androgen Prasteron). Wenn Gel, Pflaster od. Spritze bei vorhandenem Uterus eingesetzt werden soll, muss ein Gestagen (oral) dazugegeben werden.

Eine Hormontherapie ist bei strenger Betrachtung der Indikation auch nach der Op. eines Genitalkarzinomes mögl. (zumindest mit einer Gestagenmonotherapie). Beim Mammakarzinom ist eine Hormontherapie kontraindiziert (keinesfalls bei Rezeptor-pos., Lk pos. od. metastasiertem Mammakarzinom, diese Pat. erhalten Antiöstrogene od. Aromatasehemmer u. ggf. später bei Knochendichteabnahme zusätzlich Bisphosphonate).

- **Phytotherapie** (pflanzliche Med.): Actaea-(Cimicifuga)-racemosa-Extrakt (aus dem Wurzelstock der Traubensilberkerze) mit nachgewiesener Wirkung bei klimakterischen Beschwerden (z.B. Cefakliman®, Femisana®gyn, Klimadynon®, Remifemin®), ggf. auch in Kombination mit Johanniskraut (Remifemin®plus) bei depressiven Symptomen

  Phytoöstrogene (Isoflavon-Wirkstoffe mit Östrogen-Wirkung aus der Rhapontikrhabarberwurzel) können wie die o.g. anderen Östrogene benutzt werden (Phytoestrol®N)
- Lokal können östrogenhaltige Präparate bei atropher Vulva/Vagina angewendet werden: Cremes (OeKolp®Vaginalcreme), Vaginalsuppositorien (Vagifem®) oder als Vaginalring (Estring®)
- Bei ausgeprägten depressiven Beschwerden können Antidepressiva erforderlich sein, z.B. Behandlung mit dem Serotonin-Wiederaufnahme-Hemmer Fluoxetin od. Venlafaxin (Trevilor®, Venlafaxin mit 37,5 mg/Tag vermindert zudem Hitzewallungen).

• Operativ: Ind: erhebliche Blutungen, die durch die konservativen Maßnahmen nicht behoben werden können
  - Abrasio od. Endometrium-Ablation
  - vaginale (od. abdominale) Hysterektomie

• Selbsthilfegruppen: Arbeitskreis Frauengesundheit in Medizin e.V., Sigmaringer Str. 1, 10713 Berlin, Tel.: 030 8639-3316, Fax: -3473, Internet: www.akf-info.de

Prog: Die Östrogenmangel-bedingten Beschwerden vermindern sich auch ohne Hormonersatztherapie meist nach 1-2 J. in der Postmenopause deutlich.

Kompl:
* **Osteoporose** (s.u.)
* Entwicklung einer neurotischen Störung durch langanhaltende klimakterische Beschwerden (bis zu 10 %)
* Suizidalität bei ausgeprägten Beschwerden mögl.

Med:
* Allgemeine NW der Hormontherapie: Spannungsgefühl der Brüste (Mastodynie), Ödeme, Magenbeschwerden, Übelkeit, Gewichtszunahme, Kopfschmerzen / Migräne, Krämpfe in den Beinen, erhöhtes Risiko für venöse **Thrombosen**/Thromboembolien (relatives Risiko 2,11), Herzinfarkt (relatives Risiko 1,29), Schlaganfall (relatives Risiko 1,41) und Entwicklung einer Demenz (relatives Risiko 2,05)
* **Risikoerhöhung** für das **Mammakarzinom**, für das **Ovarial-** und **Endometriumkarzinom** (bei Östrogen-Monopräparaten), insb. bei längerdauernder Einnahme **(>5 Jahre)**. Nach dem Absetzen normalisiert sich das Risiko dann nach einigen Jahren wieder.

Proph: ♥ Der früher angenommene positive Effekt einer längerfristigen Östrogen-/Gestagengabe als primäre Prävention kardiovaskulärer Erkrankungen (z.B. Herzinfarkt, ischämischer Schlaganfall) ist nicht gegeben (ein Arm der größten Studie in den USA hierzu wurde daher 2002 wegen neg. Ergebnisse auch abgebrochen). Insb. auch kein protektiver Effekt als Sekundärprävention *nach* einem Herzinfarkt oder *nach* einem Apoplex festgestellt. Ein gesicherter positiver Nebeneffekt besteht bezüglich der Osteoporoseprophylaxe (relatives Risiko für Hüftfrakturen 0,66, allerdings nur bei Langzeitanwendung und es sollten hierzu konjugierte Östrogene verwendet werden) und geringeres Darmkrebsrisiko (relatives Risiko 0,63).

⇨ Nach derzeitiger Datenlage sollte aus alleinigen Gründen einer Prävention keine Hormonersatztherapie mehr begonnen werden (sondern nur gegeben werden, wenn diese wegen nennenswerten klimakterischen Beschwerden eindeutig indiziert ist od. z.B. bei jüngeren Pat. mit der Indikation Klimakterium praecox/Ovarektomie).

DD: – Eine erneute Blutung nach der Menopause sollte immer abgeklärt werden (⇨ Endometriumbiopsie zum Tumorausschluss)

OSTEOPOROSE

Syn: **Knochenschwund**, engl. osteoporosis, ICD-10: postmenopausale Osteoporose M81.0-, mit pathologischer Fraktur M80.0- (mit - wird von 1-9 die betroffene Region kodiert, z.B. Oberschenkelfraktur = M80.05, Radiusfraktur = M80.03, Wirbelkörperfraktur = M80.09)

Physiol: Die größte Knochenmasse (peak bone mass) liegt zwischen dem 20.-30. Lj. vor. Die trabekuläre Knochenmasse nimmt innerhalb von 20 J. nach der Menopause um 50 % ab (physiologischer Mineralsalzverlust bei Frauen postmenopausal 1-2 % /Jahr, allgemeiner Mineralsalzverlust nach dem 35. Lj. 0,3-0,5 % /Jahr = normale **Altersosteopenie**).

Ät: – Osteoporose in der Postmenopause/Senium:
Risikofaktoren: familiäre Disposition (Schenkelhalsfraktur eines Elternteils), Menopause <45. Lj. (Klimakterium praecox), **Östrogenmangel**, **Untergewicht** (BMI <18,5 kg/m²), Unterernährung, Anorexia nervosa, enterale Malabsorption, Morbus CROHN, Colitis ulcerosa, Zöliakie, chronische Niereninsuffizienz, Diabetes mellitus, **Bewegungsmangel** u. **Immobilisation**, Malignome (Plasmozytom, Lymphome), chronische Herzinsuffizienz, COPD, rheumatoide Arthritis, Morbus BECHTEREW, Alkohol- und **Nikotinabusus**
– Endokrin: **Hyperparathyroidismus**, CUSHING-Syndrom, Hyperthyreose, Hypogonadismus
– Schwangerschaftsassoziierte Osteoporose (insb. im 3. Trimenon u. beim Stillen mögl.)
– Sportleranorexie (Anorexia athletica)
– Med: **Glukokortikoide**, überdosierte Schilddrüsenhormone, Protonenpumpenhemmer, Antiepileptika, Aromatasehemmer, Antiandrogene, Immunsuppressiva, Zytostatika
– Iatrogen: **Ovarektomie**

Epid: ◊ Frauen sind wesentlich häufiger als Männer betroffen, **w** >> m [= 4 : 1], statistisch erkrankt **jede 3. postmenopausale Frau** an einer Osteoporose. Für Deutschland werden 6,3 Mio. Betroffene (davon 5,2 Mio. Frauen) geschätzt, Volkskrankheit!
◊ Der Anteil postmenopausaler Frauen an der Bevölkerung in Deutschland beträgt 10 % (= 8 Mio.) und steigt weiter. Statistisch wird jede zweite Frau mind. 85 J. alt.
◊ Mehr als die Hälfte der Osteoporose-Pat. erleidet mind. eine Fraktur. Das Risiko für eine Oberschenkelhalsfraktur verdoppelt sich alle 5-10 J. nach der Menopause (bei 90-Jährigen hat jede 5. Frau bereits eine Schenkelhalsfraktur erlitten).

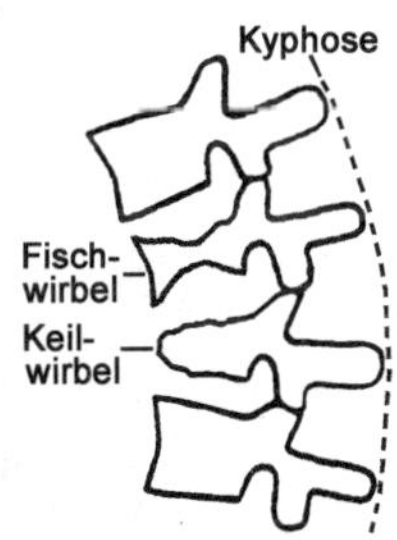

Etlg: # Primäre Osteoporose (95 % d.F.): postmenopausaler/seniler Typ od. idiopathisch
Sekundäre Osteoporose: bei organischen Erkrankungen, durch Medikamente (insb. längerdauernde Glukokortikoideinnahme)

Klin: ⇒ Allgemeine Symptome im fortgeschrittenen Stadium sind schmerzbedingte Immobilität mit Rücken- u. Gliederschmerzen, Schonhaltung
⇒ Deformierungen der Wirbelkörper (Keilwirbel od. sog. Fischwirbel im Röntgenbild), zunehmende Kyphosierung der Wirbelsäule ⇨ **Rundrücken** sog. „Witwenbuckel"
Rumpfverkürzung ⇨ quere Hautfalten am Rücken (sog. Tannenbaumphänomen), Körpergrößenabnahme

⇒ Höhere Frakturgefährdung (z.B. Sinterungsfrakturen der Wirbelsäule, distale Radiusfraktur, **Oberschenkelhalsbruch**, subkapitale Humerusfraktur, Beckenringfrakturen, Rippenfrakturen) und Auftreten dieser Frakturen ohne adäquates Trauma = **pathologische Frakturen**

⇒ Parodontaler Zahnverlust

Diag: 1. Anamnese (Frakturen, Stürze, Medikamente?) und gynäkologische Untersuchung
2. Labor: Blutbild, BSG, Kalzium, Phosphat, Vit. D3 (Zielwert: >30 pg/ml), Kreatinin, TSH
3. Osteodensitometrie: Eine Risikobewertung ist mittels **DXA-Knochendichtemessung** (dual X ray absorptiometry) am Schenkelhals u. d. LWS oder mit Ultraschalldensitometrie (Syn: Ultrasonometrie) am Kalkaneus (Vorteil: keine Strahlenbelastung) od. mit quantitativer CT-Messung (QCT) an der oberen LWS (sehr genau, Nachteil: höhere Strahlenbelastung, teuer) mögl. Die Knochendichtemessung (DXA) wird in Deutschland nach Eintreten einer Fraktur von den Krankenkassen bezahlt, zur Vorsorge bisher noch nicht.
Stadien beurteilt nach der Osteodensitometrie u. Röntgenbefund (**nach WHO**)

Grad 0:	Knochendichte -1,0 bis -2,5 SD/T-Score*, keine Frakturen (Osteopenie)
Grad I:	Knochendichte <-2,5 SD/T-Score*, keine Frakturen (klinische Osteoporose)
Grad II:	Knochendichte <-2,5 SD/T-Score*, bis zu 3 pathologische Wirbelkörperfrakturen (manifeste Osteoporose)
Grad III:	Knochendichte <-2,5 SD/T-Score*, >4 Wirbelkörper- u. periphere Frakturen

* SD/T-Score = Standardabweichung vom **Mittelwert der Knochendichte junger Erwachsener**

Ther: • Bei klinischer od. manifester Osteoporose: (⇨ Ziel ist die Frakturvermeidung)
- Basistherapie: **Kalzium-** u. **Vit.-D-Zufuhr** u. alle anderen, **prophylaktischen Maßnahmen** (s.u.)
- Zusätzlich **Bisphosphonate**, z.B. 1 Tbl./Tag morgens nüchtern Alendronat, Fosamax® od. Risedronat, Actonel® (Wichtig: regelmäßige Einnahme), bei schlechter Compliance auch Ibandronat [Bonviva®] 3 mg i.v. alle 3 Mon. od. Zoledronat [Aclasta®] 5 mg i.v. alle 12 Mon.) für eine Dauer von **5 Jahren** geben (durch die Bindung im Knochengewebe wirken diese noch lange nach, NW: Kieferosteonekrose u. Niereninsuffizienz mögl.).
- Zugelassen zur Therapie der Osteoporose sind auch selektive Östrogenrezeptor-Modulatoren (SERM, hemmen Osteoklasten u. verbessern die Knochenstruktur: Raloxifen, Evista®, Optruma® od. Bazedoxifen, Conbriza®), auch mögl. Parathormon s.c. (Preotact®, 100 µg/Tag s.c., Nachteil: sehr teuer) od. Strontiumranelat (2 g/Tag, Protelos®) od. Denosumab (ist ein monoklonaler RANKL-Antikörper, der die Osteoklastenaktivität vermindert, 60 mg s.c. alle 6 Mon., Prolia®, XGEVA®)

• Frakturen: werden mittels Osteosynthese, an der WS Kypho-/Vertebroplastie (Aufrichtung und Knochenzementaugmentation), Endoprothesen usw. behandelt (s. Chirurgiebuch).

• Selbsthilfegruppen: Bundesselbsthilfeverband Osteoporose e.V., Kirchfeldstr. 149, 40215 Düsseldorf, Tel.: 0211 301314-0, Fax: -10, Internet: www.osteoporose-deutschland.de
Kuratorium Knochengesundheit e.V., Leipziger Str. 6, 74889 Sinsheim, Tel.: 07261 9217-0, Internet: www.osteoporose.org
Leitlinie beim Dachverband Osteologie e.V., Salinenstr. 13b, 55543 Bad Kreuznach, Internet: www.dv-osteologie.org
International Osteoporosis Foundation, Internet: www.iofbonehealth.org

Prog: Chronisch progredient, aber gute prophylaktische Beeinflussbarkeit (möglichst frühzeitig beginnen)

Proph: ♥ Osteoporoseprophylaxe: **regelmäßige körperliche Aktivität** (Krafttraining, Koordinationstraining), ausreichende **Kalzium-** (1.200 mg/Tag, z.B. 1 l Milch, kalziumreiches Mineralwasser od. Kalzium-Tbl.) u. **Vit.-D-Zufuhr** (oral 1.000 I.E./Tag = 25 µg Colecalciferol, Vigantoletten® od. alle 1-4 Wo. 20.000 I.E., Dekristol®), Alkohol-, Koffein- u. **Nikotinkarenz**, **Vermeidung von Untergewicht** (Mangelernährung), ausreichende Sonnenlichtexposition (insb. in den Sommermonaten). Eine alleinige Kalzium- u. Vit.-D-Gabe vermindert das Frakturrisiko nicht.

- ♥ Bei alten sturzgefährdeten Pat. Tragen eines Protektors (in eine Baumwollunterhose integrierte gepolsterte Kunststoffschalen um die Hüftgelenke, z.B. Safehip®), Verbesserung von Balance u. Koordination (z.B. bei speziellen Osteoporose-Sportgruppen, Krankengymnastik, Sturzprophylaxe-Training).
- ♥ Die Einnahme von Östrogenen (möglichst direkt nach der Menopause beginnend) wirkt protektiv (relatives Risiko für Schenkelhalsfrakturen 0,66) und ist in vielen Studien belegt (besser noch eine Östrogen-Gestagen-Kombination mit Progesteron od. dem Gestagen Norethisteronacetat, das zusätzlich noch eine östrogenunabhängige additive, osteoprotektive Wirkung hat, z.B. im Kombinationspräparat Activelle® od. Kliogest®N). Die postmenopausale Hormontherapie wird aber wegen **potentieller NW** (erhöhtes kardiovaskuläres und Karzinomrisiko!) nur zur alleinigen Osteoporose-Prophylaxe **nicht mehr empfohlen** (sondern nur indiziert, wenn nennenswerte klimakterische Beschwerden vorliegen od. z.B. bei jüngeren Frauen mit Klimakterium praecox/Ovarektomie).
- ♥ **Regelmäßige körperliche Aktivität** (Ausdauersport) senkt darüber hinaus die allgemeine Mortalität. Bereits 15 Min./Tag leichte bis mittlere Aktivität, z.B. rasches Gehen (MET = metabolisches Äquivalent von 2,5-4,5 kcal/kgKG/Stunde) wirkt präventiv bezüglich Diabetes mellitus, Herz-Kreislauf- u. Tumorerkrankungen. Eine weitere Steigerung (längere Trainingszeit, aber auch höheres Belastungsniveau, MET 6,5-8,5, z.B. Rennradfahren, Marathonlaufen usw.) bringt zusätzlichen positiven Effekt.

DD:
- Knochenmetastasen, Plasmozytom, lymphoproliferative Erkrankungen ⇨ bei Verdacht Knochenbiopsie durchführen
- Osteomalazie (Knochenerweichung, z.B. durch Rachitis mit Knochenverbiegungen)
- Schwangerschaft: Knochenmarködemsyndrom der Hüfte ⇨ Risiko für Schenkelhalsfraktur

VULVA UND VAGINA

Anatomie

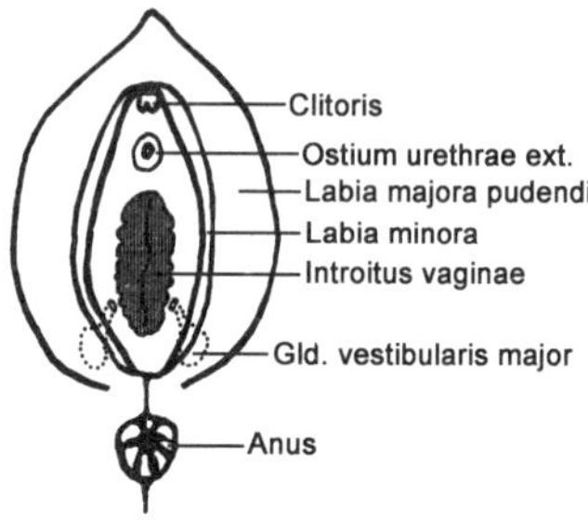

Vulva = äußerer Anteil der weiblichen Genitale, sog. weibliche Scham (Pudendum femininum). Besteht aus dem Schamhügel/-berg = Fettgewebe über der Symphysenregion (Mons pubis, Venushügel mit horizontaler Haargrenze), den großen Schamlippen (**Labia majora pudendi**), der Schamspalte (Rima pudendi) und dem Kitzler (**Klitoris**). Der Scheidenvorhof (**Vestibulum vaginae** mit dem Introitus/Ostium vaginae) wird von den kleinen Schamlippen (**Labia minora pudendi**) und den auf deren Innenseite mündenden BARTHOLIN-Drüsen (**Glandulae vestibulares majores**) umgeben. Dort mündet auch die Urethra mit dem **Ostium urethrae externum** (s. Abb.).

Innervation: sensibel durch den N.pudendus (aus dem Plexus pudendus, S3-S5), Rr.labiales ant. des N.ilioinguinalis u. R.genitalis des N.genitofemoralis

Lymphgefäßversorgung: jeweils in die ipsilateralen oberflächlichen inguinalen Lk (dann zu den tiefen inguinalen und weiter zu den Becken-Lk), im Bereich der hinteren Kommissur entlang der A.pudenda int. auch direkt zu pelvinen Lk und auch im Bereich der Klitoris entlang der Urethra zu den pelvinen Lk

Vagina (Syn: Scheide): 8-10 cm langer, abgeplatteter, dehnbarer muskulös-bindegewebiger Schlauch als „Begattungsorgan" und Geburtskanal. Beginnt außen mit dem **Introitus/Ostium vaginae** im Scheidenvorhof (Vestibulum vaginae). Der Introitus ist bis zur Defloration durch das Jungfernhäutchen (dem **Hymen**, griechisch „der Hochzeitsgott") teilweise verschlossen, danach bleibt ein narbiger Hymenalsaum (Carunculae hymenales od. myrtiformes) am Rande übrig.

Innen ist die Vorderwand der Scheide mit dem Septum vesicovaginale u. urethrovaginale mit Harnblase und Urethra, die Hinterwand mit dem Septum rectovaginale mit dem Rektum verbunden (s. Abb.). Dazwischen befindet sich Bindegewebe um die Scheide (**Paracolpium**). Am oberen Ende wird die **Portio vaginalis uteri** umfasst. Dahinter ein größeres, seitlich kleinere u. ein vorderes Scheidengewölbe (**Fornix vaginae**). Das hintere Scheidengewölbe (auch Receptaculum seminis, sog. Samenbehältnis genannt, da das hintere Scheidengewölbe das ejakulierte Sperma beim Koitus aufnimmt) liegt dem DOUGLAS-Raum (Excavatio rectouterina = tiefster Punkt des Peritonealraumes) des Bauchraumes direkt an (von hier aus ist eine Tastuntersuchung und auch Punktion des DOUGLAS-Raum möglich).

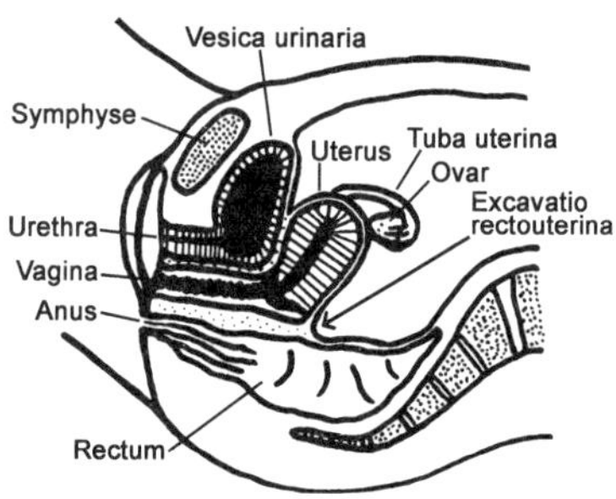

weibliches Becken (Medianschnitt)

Blutversorgung: kranial A.vaginalis aus der A.uterina, in der Mitte aus der A.vesicalis inf., kaudal aus der A.rectalis media und A.pudenda int. (aus A.iliaca int.)

Histologie: Das Vaginalepithel (Tunica mucosa vaginae) besteht aus einem glykogenreichen, **mehrschichtigen unverhornten Plattenepithel** ohne Drüsen, dessen Reifung erfolgt durch den Einfluss der Sexualhormone. Beurteilung durch Kolpozytologie = Abstrich von der seitlichen Scheidenwand:

- Follikelphase (Proliferationsphase): große, einzeln liegende Epithelien (Parabasalzellen) mit zunächst bläschenförmigem, später kleinem pyknotischem Kern
- Corpus-luteum-Phase (Sekretionsphase): Massenabschilferung der Epithelienzellen mit typischer Haufen-, Faltenbildung und Einrollung; vorwiegend Intermediärzellen mit bläschenförmigem Kern und basophilem Zytoplasma

Aufbau des Epithels (von innen nach außen): Stratum basale, Stratum spinosum profundum (Parabasalschicht), Stratum spinosum superficiale (Intermediärschicht), Stratum superficiale

Das subepitheliale Bindegewebe besteht aus vielen venösen Gefäßen und gitterförmig vernetzten Bindegewebe- und Muskelfasern. Im äußeren Drittel der Vagina entstehen dadurch kleine quere Falten (Rugae), die meist nach der ersten Geburt verschwinden.

Das Scheidenepithel kann mukoide Flüssigkeit durch **Transsudation** durch porenähnliche Spalten abgeben, pro Tag ca. 2-5 ml, bei sexueller Erregung bis 15 ml (Lubrikation).

MÜLLER-Epithelzysten: versprengte Reste der MÜLLER-Gänge bilden klinisch meist symptomlose Epithelzysten (75 % aller Vaginalzysten, ebenfalls im Uterus mögl.)

Scheidenflora: vom hormonell gesteuerten Glykogengehalt des Scheidenepithels abhängige Besiedlung. Bis zur Pubertät überwiegen Staphylo- u. Streptokokken (alkalisches Milieu).

Mit Pubertätsbeginn bis in die Postmenopause (Glykogenablagerung auf der Vaginaloberfläche) vor allem **Lactobacillus acidophilus** (und L. casei, L. fermentum u. L. cellobiosus ⇨ grampositive, fakultativ anaerobe Stäbchenbakterien, sog. DÖDERLEIN-Bakterien), ca. 10^5-10^7 Keime/ml. Diese vergären Glykogen zu Milchsäure ⇨ durch das dann vorhandene **saure Scheidenmilieu** (**pH-Wert 3,8-4,5**) besteht ein Schutz vor Infektion der Vagina und Keimaszension für die höher gelegenen Genitalorgane.

Daneben lassen sich auch apathogene (Staphylococcus epidermidis, Korynebakterien), ggf. pathogene (Streptococcus viridans, nichthämolysierende, mikroaerophile Streptokokken) und fakultativ pathogene Keime (Enterokokken, E. coli, Proteus, Bacteroides) mit verschiedener Häufigkeit finden.

KONGENITALE ANOMALIEN DER VULVA UND VAGINA

Entstehen durch embryonale Störungen bei der Entwicklung der **MÜLLER-Gänge** (Syn. Ductus paramesonephricus), die sich zu Beginn des 2. SSM jeweils aus einer Einsenkung des Zölomepithels seitlich vom re. u. li. WOLFF-Gang (= Urnierengang) bilden. Es entstehen normalerweise daraus im oberen Abschnitt jeweils die re. u. li. Tuba uterina und kaudal durch Verschmelzung mit dem MÜLLER-Gang der Gegenseite ein Uterus und die oberen Anteile der **Vagina** (eine fehlende Verschmelzung führt zu allen Arten von Doppelmissbildungen/Septierungen; fehlende Ausbildung führt zu einseitiger od. vollständiger Aplasie). Die Vulva und der untere Abschnitt der Vagina gehen aus dem Sinus urogenitalis der embryonalen Kloake (aus einem Teil der Allantois) hervor.

⇨ immer auch **urologische Untersuchung** durchführen, da häufig Kombination mit Fehlbildungen der ableitenden Harnwege (z.B. Hypo-, Epispadie, Blasenekstrophie, Doppelureter, Megaureter, Urethralklappen, Meatus-urethrae-externus-Stenose) od. Nieren (Nierenagenesie, Nierenverschmelzung, dystope Niere).

Hymenalatresie

Syn: Hymen imperforatus

Path: embryonale Hemmungsfehlbildung ⇨ fehlende Hymenalöffnung (persistierende Membran am MÜLLER-Hügel)

Klin: bei Neugeborenen fehlender vaginaler Fluor (wird oft aber nicht bemerkt), führt dann später ab der Menarche (= erste Menstruationsblutung fließt nicht nach außen ab = **Kryptomenorrhoe**) zu abdominellen monatlichen Schmerzen (= Molimina menstrualis), über Monate zunehmende abdominelle Raumforderung.

Diag: vorgewölbter Hymen, dunkle Verfärbung (durchschimmerndes altes Blut), in der Sonographie große blutgefüllte Vagina (**Hämatokolpos**), evtl. auch Blut im Uterus (**Hämatometra**) und in den Tuben (**Hämatosalpinx**).

Ther: Teilexzision des Hymens, Entfernung des alten Blutes aus der Vagina,
bei Frühgeborenen kann sich die Atresie noch spontan zurückbilden

DD: Verklebung der kleinen Labien (= Labiensynechie, lässt sich mit Östrogen-haltiger Salbenmassage öffnen), doppelte Hymenalöffnung (Hymen bifenstratus, die 2 kleine Öffnungen können zu gleichen Beschwerden wie bei der Atresie führen)

Vaginalaplasie

Path: angelegte aber nicht entwickelte Vagina, s. Abb.

Klin: normale Kohabitation nicht mögl., sonstige weibliche Geschlechtsmerkmale und Funktion bei isolierter Vaginalaplasie unauffällig, ab der Menarche primäre Amenorrhoe (aufgrund der Aplasie bleibt die Menstruationsblutung verborgen und kann nicht nach außen abfließen = **Kryptomenorrhoe**), abdominelle monatliche Schmerzen (= Molimina menstrualis) und über Monate zunehmende abdominelle Raumforderung

Diag: ggf. kleine Restvagina von einigen Zentimetern Länge vorhanden (Recessus uterovaginalis), Sonographie: normaler Uterus vorhanden?

Ther: operative Anlage einer künstlichen Scheide (Syn: Kolpopoese, **Neovagina**) aus Sigma-, Ileum- od. Caecumschleimhaut, Auskleidung der Neovagina mit Spalthaut od. Peritoneum und regelmäßige Dehnung (Kunststoffphantom)

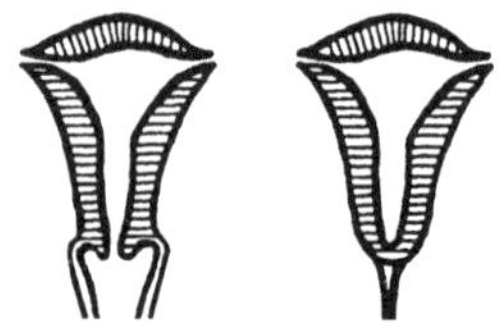
normal Vaginalaplasie

Kompl: häufig zusätzliche Fehlbildungen der ableitenden Harnwege (Doppelureter) od. Nieren (Nierenagenesie, dystope Niere)

DD: Vaginalatresie (durch Verletzung, Verätzung od. rezidivierende Infektionen), testikuläre Feminisierung (blind endende Vagina, fehlende Scham- u. Axillabehaarung), Atresie der Cervix uteri, gleichzeitige Aplasie des Uterus = MAYER-ROKITANSKY-KÜSTER-Syndrom (s.u. Kap. Uterus)

Septierte Vagina

Klin: teilweise (Vagina subsepta, s. Abb.) od. vollständig septierte Vagina, evtl. erschwerte/schmerzhafte Kohabitation

Diag: isoliert zweigeteilte Vagina oder zusätzlich mit doppeltem Uterus (Uterus duplex mit Vagina septa, s. Abb.)

Ther: Resektion des Septums

DD: Verklebungen der Vagina durch Entzündungen, Anus vestibularis (= Mündung des Darmes in der hinteren Scheidewand)

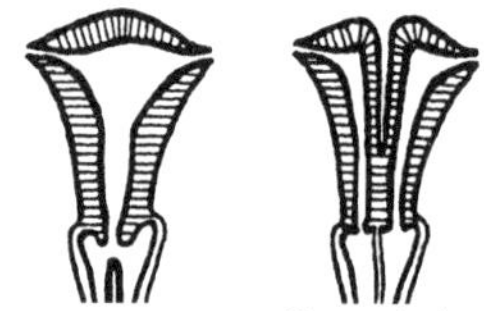
Vagina subsepta Uterus duplex mit Vagina septa

VERLETZUNG VON VULVA UND VAGINA

Syn: ICD-10: S31.4

Ät:
- Kohabitationsverletzung
- Vergewaltigung, sexueller Missbrauch von Kindern
- Pfählungsverletzung
- "Religiös": rituelle Beschneidung mit Entfernung der Klitoris, insb. in Afrika praktiziert (Einzelheiten s. Kap. Sexualstörungen)
- Kinder: Einführen von Fremdkörpern in die Vagina (Münzen, Lego-Steine usw.)
- Geburtstrauma, vaginal operative Entbindung (Zangengeburt), Dammriss (s. Kap. Geburtskomplikationen)
- Iatrogen: Verletzung bei intrauterinen Eingriffen, z.B. vaginale Hysterektomie, Intrauterinpessar (IUP)

Klin:
⇒ Beim ersten Geschlechtsverkehr (od. Masturbation) kommt es zum Zerreißen (= **Defloration**, Syn: Entjungferung, engl. deflowering) des bis dahin intakten Hymens (sog. Jungfernhäutchen) am Scheideneingang. Dabei ggf. leichte Blutung, die von alleine sistiert. Selten auch stärkere Blutung bei Einriss im Bereich der Klitoris

⇒ Kohabitationsverletzung: typisch ist ein Einriss im hinteren Scheidengewölbe am Ende der Vagina ⇨ starke Blutung, operative Versorgung erforderlich.

⇒ Vergewaltigung: typisch ist ein Einriss der seitlichen Scheidenwände od. -gewölbe. Bei starkem Trauma kann es auch zur Verletzung des Dammes kommen (der Penis dringt zwischen Vagina und Rektum ein)

<u>Diag:</u> 1. Anamnese und gynäkologische Untersuchung: sorgfältige Wundinspektion (Vergewaltigung?), ggf. Dokumentation mit Foto

2. Bei Vergewaltigung Abstrichentnahme zum Nachweis von Sperma (mikroskopischer Nachweis, saure Phosphatase, DNA-Analyse)

   Abstrichentnahme zur Erreger- (insb. auf venerische Infektion: Gonorrhoe, Chlamydien) und Resistenzbestimmung. Ggf. Labor zum HIV-, Hepatitis- u. Lues-Nachweis (nach 3 Mon. kontrollieren)

3. Apparative Untersuchungen (Sonographie, Rektoskopie, Zystoskopie) je nach Befund od. Komplikationen

<u>Ther:</u>
- Kleine Hämatome od. kleine Risswunden können konservativ behandelt werden
- <u>Operativ:</u> Ind: stark blutende Verletzung
  - Größere Blutung mit Umstechungsnaht stillen
  - Sorgfältige Naht mit resorbierbarem synthetischem Faden
  - Ggf. Antibiotikaprophylaxe gegen eine Wundinfektion
  - Kinder: Entfernen des Fremdkörpers und Inspektion auf Verletzungen
- Bei Verletzungen mit Fremdkörpern Tetanusprophylaxe
- Vergewaltigung: Einschalten der Polizei (bei Einverständnis der betroffenen Frau), psychotherapeutische Betreuung anbieten
- Geburtshilfe: Dammschutz und rechtzeitige Episiotomie (bevor es zu einem Dammriss kommt)

<u>Kompl:</u>
* Infektion (Vulvitis, Kolpitis, aszendierende Infektion), HIV-, Heptatis-B- od. -C-Infektion
* Mitverletzung des Dammes und des M.sphincter ani ⇨ Stuhlinkontinenz
* Mitverletzung der Urethra ⇨ Harninkontinenz
* Einriss vom hinteren Scheidengewölbe bis in den DOUGLAS-Raum
* Descensus od. Prolaps der Vulva/Vagina, der Zervix od. sogar des Uterus
* Kohabitationsbeschwerden durch Narbenbildung
* Geburtskomplikationen durch Narben, Verwachsungen, Stenosen

VULVITIS

<u>Syn:</u> Entzündliche Veränderungen der Vulva, ICD-10: N76.2, chronisch N76.3

<u>Ät:</u>
- Primäre Vulvitis (exogen): **infektiös** durch Bakterien, Mykosen (insb. Candida albicans, Trichophyten), Herpes simplex genitalis (s. auch Kap. Venerologie), Condylomata acuminata [HPV-Infektion, insb. Typ 6 u. 11, s. Kap. Venerologie], Condylomata lata [Lues, s. Kap. Venerologie], Oxyuren (Madenwürmer aus dem Darm), Parasitosen (z.B. Scabies durch die Krätzmilbe, Pediculosis durch Filzläuse)

  Kontaktallergisch: Slipeinlagen, Binden, Seifen, Waschmittel, synthetische Fasern, Medikamente

  mechanisch (Intertrigo, insb. bei Adipositas, Volksmund „Wolf“), Inkontinenz (Urin)
- Sekundäre Vulvitis (infektiös fortgeleitet): bei Kolpitis (⇨ **Vulvovaginitis**), Syphilis, bei jungen Mädchen evtl. Enterobiasis
- Endogene Vulvitis: hormonale Veränderungen (**Östrogenmangel** in der Postmenopause), Allgemeinerkrankungen (Diabetes mellitus, Hyperbilirubinämie), dermatologisch (Psoriasis vulgaris, Lichen ruber planus, Neurodermitis circumscripta vulvae), Allergie
- Babies/Kinder: Windeldermatitis, Reinigungsmittel, Desinfizienzien, mechanische Irritationen, Begleitreizung bei Angina tonsillaris, Scharlach, Diphtherie, Harnweginfekt, Pneumonie, Madenwürmer (Oxyuren)

Path: ♦ Keime: Neisseria gonorrhoeae, Staphylococcus aureus, Streptokokken (eher bei kleinen Mädchen), Chlamydien (insb. in Verbindung mit einer Urethritis), E. coli, Trichomonas vaginalis, Herpesviren, Papillomaviren (HPV), Candida albicans

♦ Formen der Entzündung: Folliculitis und Furunculosis vulvae (Staphylokokken-Infektion der Haarbälge), Bartholinitis, BARTHOLIN-Abszess

Klin: ⇒ Starker **Juckreiz** (Pruritus vulvae)

⇒ **Rötung** (Dermatitis), lokale **Schwellung**, **brennende Schmerzen** (insb. auch beim Gehen), Hitzegefühl

⇒ **Fluor** genitalis

⇒ Schwellung inguinaler Lymphknoten mögl.

⇒ Schmerzen beim Wasserlassen

⇒ Kohabitationsschmerzen (Dyspareunie) bzw. -unmöglichkeit

⇒ Bartholinitis: meist einseitige Schwellung mit Entzündung der kleinen und großen Schamlippen (ausgehend von den Bartholindrüsen-Ausführungsgängen)

⇒ Condylomata acuminata (sog. Feigwarzen durch HPV-Infektion): blumenkohlartige Gewächse (auch intravaginal od. anal mögl.), insb. an den kleinen Schamlippen

⇒ Herpes genitalis: kleine Bläschen (2-3 mm) mit klarem Inhalt, platzen diese bleiben kleine Ulzerationen mit rötlichem Randsaum und Krusten, evtl. geringes Fieber

⇒ Scabies: im Perianal-, Damm-, Inguinal- od. Vulvabereich (sowie typisch in den Interdigitalfalten) blind endende Gänge in der Hornschicht der Haut, Juckreiz (insb. bei Wärme, z.B. Abends im Bett), allergisches Ekzem (durch die Zerfallsprodukte der Milben)

Diag:
1. Anamnese und gynäkologische Untersuchung: Rötung, Kratzspuren, Schmerzen bei Berührung, evtl. Ulzerationen im Bereich der Vulva
2. **Spekulumuntersuchung** zur Klärung der Mitbeteiligung der Vagina, ggf. Abstrichentnahme für Nativpräparat und evtl. zur Erreger- sowie Resistenzbestimmung

Ther:
- Allgemein: Umschläge (z.B. mit Kamille, Kamillosan®) und Sitzbäder (Phenolsulfonsäure-Phenol, Tannolact®) sind entzündungshemmend und wirken gegen den Juckreiz
- Bakterielle Infektion: Antiseptika (Povidon-Iod, Traumasept® Vaginal-Ovula od. Octenidin, Octenisept® Lösung) reichen meist aus

  Folliculitis: Zugsalbe (Ammoniumbituminosulfonat, Ichtholan®) und Sitzbäder, Inzision bei großer Furunculosis mit Einschmelzung und Abszessbildung
- Kandida-Infektion: lokal Antimykotika (ggf. Partnermitbehandlung) mit Clotrimazol (Canifug®-gyn Creme), bei Therapieresistenz oral Fluconazol
- Bei Rhagaden: Dexpanthenol-Salbe (Bepanthen®)
- Bei Allergien: kortisonhaltige Salben (z.B. Volon A® Salbe antibiotikafrei)
- Östrogenmedikation in der Postmenopause u. östrogenhaltige Creme (Estradiol, Linoladiol® N Creme Ö/W)
- Condylomata acuminata: bei kleinen Feigwarzen z.B. Podophyllotoxin-Auftragung (Condylox® Lösung)
- Scabies: Benzylbenzoat (Antiscabiosum®-25%) äußerlich, in der Schwangerschaft auch Permethrin (Infectoscab®) mögl.
- Operativ: Ind: größere abgekapselte Abszesse
  - Inzision (ausreichend groß und tief, um ein Abfließen des Eiters zu ermöglichen) des Abszesses, ggf. Drainagebehandlung (damit die Wunde offen bleibt und es zu keinem Sekretverhaltung kommt)
  - Bei BARTHOLIN-Abszess: fensterförmige Inzision im Bereich des Vestibulum vaginae und Vernähen der Zystenwand mit der Haut (= Marsupialisation)
  - Große und multiple Condylomata acuminata: CO_2-Laser-Abtragung oder auch Elektrokoagulation und operative Entfernung

Kompl: * Gleichzeitige Entzündung, bzw. Keimaszension in die Vagina (= Vulvovaginitis)

* Bartholinitis: meist einseitige Entzündung der Glandulae vestibulares majores und/oder

ihrer Ausführungsgänge bis zum Empyem (sog. BARTHOLIN-Abszess). Bei Verklebung der Ausführungsgänge ⇨ chronische Entzündung, Entwicklung einer BARTHOLIN-Zyste (bis zu 5 cm groß) mögl.

* Bei chronischer Reizung ⇨ hypertrophische Vulvadystrophie
* Urethritis
* HPV: insb. Typ **16** u. **18** führen häufig zu höheren Atypiegraden (**Dysplasie**) an der Portio, diese werden auch als sog. high-risk HPV-Typen bezeichnet ⇨ **CIN** (cervical intraepithelial neoplasia) ⇨ invasives **Zervixkarzinom**

DD:
- Pruritus vulvae: Infektionen (s.o.), Allergien (Kontaktekzem) bzw. chemische Reizung (Intimspray, Seifen), mechanische Reizung, schlechte Hygiene (aber auch übertriebene Hygiene, Säuberungszwang), **Vulvadystrophie** (hypertrophisch oder im Alter atrophisch = Lichen sclerosus et atrophicus vulvae), Fibrome, **Vulvakarzinom**, Diabetes mellitus, Urämie, Hepatosen, Lichen ruber planus, Psoriasis vulgaris
- Ulzerierende Formen: Ulcus vulvae acutum LIPSCHÜTZ (solitäres od. multiple schmerzhafte Ulzera an der Innenseite der kleinen Schamlippen, junge Frauen), Aphthenkrankheit (Morbus BEHÇET), Herpesinfektion, Haemophilus ducreyi (Ulcus molle)
- Retentionszysten (Reste des GARTNER-Ganges od. Verschluss der Ausführungsgänge der BARTHOLIN- od. Paraurethral-Drüsen)
- Vulvodynie: Schmerzen/Brennen ohne erkennbare Ursache, somatoforme Schmerzstörung

KOLPITIS

Syn: **Vaginitis**, Scheidenentzündung, engl. colpitis, ICD-10: N76.0

Def: Entzündung der Vagina, häufig gleichzeitig auch Entzündung der Vulva (= Vulvovaginitis)

Ät:
- Übertragung von Keimen beim **Geschlechtsverkehr**
- Atrophes Vaginalepithel (physiologisch in der Kindheit bis zur Pubertät und in der Postmenopause/Senium) durch **Östrogenmangel** ⇨ fehlendes saures Scheidenmilieu (pH >4,5), wenig Zervix- und Vaginalsekret
- **Schädigung der physiologischen Scheidenflora**, z.B. durch eine Antibiotikatherapie, Scheidenspülungen, Fremdbesiedelung der Vagina (bakterielle Vaginose)
- **Fremdkörper** in der Scheide (z.B. vergessene Tampons, Spielsachen bei *Kindern*)

  Sexualpraktik in Afrika (auch heute noch!): „dry sex" = vaginales Einführen von Aluminiumhydroxidsteinchen, die die Vaginalschleimhaut trocken machen (die trockene Vagina soll den Lustgewinn für den Mann steigern)
- Iatrogen: Strahlentherapie
- Prädisp.: Diabetes mellitus, Immunsuppression, HIV-Infektion, Leukämien u. andere Tumoren, konsumierenden Prozesse, Schwangerschaft (hormonale Umstellung)

  Med: Antibiotika, Glukokortikoide, Hormonpräparate (hormonale Kontrazeption), Zytostatika

Path:
- ♦ Physiologisch: **saures Scheidenmilieu** (pH 4) von Pubertätsbeginn bis in die Postmenopause durch **Lactobacillus acidophilus** (DÖDERLEIN-Bakterien), gefördert durch reichlich Zervix- und Vaginalsekret ⇨ Schutz vor Infektion der Vagina und Keimaszension für die höher gelegenen Genitalorgane
- ♦ Keime: **Trichomonas vaginalis** (begeißeltes Protozoon), **Candida albicans** (auch vorkommend: Candida glabrata, Candida africana), **Gardnerella vaginalis** (früher: Haemophilus vaginalis genannt, anaerobes Kurzstäbchenbakterium; die Besiedlung der Vagina mit Gardnerella wird **bakterielle Vaginose** genannt), Staphylokokken, Enterokokken, Streptokokken (Gruppe B od. A), E. coli, Proteus, Klebsiellen, Bacteroides, Mykoplasmen, Chlamydien, Neisseria gonorrhoeae, Viren (genitaler HSV 2, HPV)

Etlg: # Colpitis simplex: diffuse Rötung und Schwellung der Scheidenwand

Colpitis granularis/macularis: diffuse oder herdförmige Rötung mit Knötchen (Leukozyteninfiltrate) und kleinen Kratern, nach Abheilung auch graubraune Flecken

Colpitis senilis: durch die altersbedingte Atrophie des Vaginalepithels (Östrogenmangel in der Postmenopause und Senium) mit Verlust des Säureschutzes durch aszendierende Hautkeime verursacht

Bakterielle Vaginose: Besiedlung der Vagina mit Gardnerella vaginalis und anderen anaeroben Keimen (z.B. Mobiluncus curtisii u. mulieris, Bacteroides, Mycoplasma hominis, Bacteroides) bei gleichzeitiger Reduktion der DÖDERLEIN-Bakterien ⇨ pH >4,5

Colpitis/Vulvitis plasmacellularis (chronisch, Keratinisierungsstörung des Vaginalepithels)

Klin: ⇒ Allgemein: **Fluor genitalis** (Ausfluss, engl. discharge), **Pruritus** (Juckreiz), **brennende Schmerzen** der Vaginalschleimhaut, Dyspareunie (Schmerzen bei Sexualverkehr), evtl. Dysurie (Miktionsbeschwerden, Brennen beim Wasserlassen)

⇒ Trichomoniasis: schaumiger, übelriechender grünlicher Fluor genitalis, quälender Juckreiz

⇒ Vulvovaginitis candidomycetica (häufig bei Säuglingen, Schwangeren, Pat. mit Immunschwäche [Diabetes mellitus, AIDS, maligne Tumoren], langdauernde Antibiotika- od. Glukokortikoidtherapie): kann asymptomatisch sein oder o.g. Symptome verursachen.
Inspektorisch findet sich eine starke Rötung und typische rasenartige, grauweiß-krümelige Beläge an Vulva und Vaginalwand sowie der Portio, bei Entfernung der Beläge Blutung mögl.

⇒ Bakterielle Vaginose: dünnflüssiger weißlicher Fluor, Amingeruch (= nach Fisch riechend durch den Gehalt an Aminen [Putrescin, Cadaverin] im Ausfluss, sog. “Aminkolpitis“)

⇒ Vulvovaginitis gonorrhoica (bei erwachsenen Frauen durch die Schutzfunktion der Scheidenflora selten, vor der Pubertät = V.g. infantum od. in der Postmenopause = V.g. senilis): zu Beginn meist wenig Symptome, später Fluor genitalis, Brennen beim Wasserlassen

⇒ Dysurie und Pollakisurie bei gleichzeitiger Urethritis (insb. bei Chlamydien-Infektion)

Diag: 1. Anamnese (Fluor, Pruritus, Dysurie, Dyspareunie?) und gynäkologische Untersuchung (Inspektion ⇨ ggf. entzündlich gerötete Vulva, Kratzspuren) mit Spekulumuntersuchung: gerötete und verdickte Vaginalschleimhaut, Fluor, Vulnerabilität der Wand, evtl. Beläge, fischartiger Amingeruch (bei Trichomonas vaginalis u. Gardnerella vaginalis)
⇨ **Abstrichentnahme** und Diagnostik im **Nativpräparat** unter dem Mikroskop (Kokken, Stäbchenbakterien, Pilze [Pseudomyzel = kettenförmig aneinandergelagerte Sprosspilzen], begeißelte Trichomonaden?), bei der unspezifischen Kolpitis findet sich eine bakterielle Mischflora (insb. Stuhlkeime), die im Nativpräparat nicht weiter differenziert werden können ⇨ kulturelle Anzüchtung
bei bakterieller Vaginose rasenförmiger Besatz der Epithelzellen mit Bakterien (sog. clue cells od. Schlüsselzellen genannt)
Ausdruck der Dysbiose des Scheidenmilieus ergibt sich aus dem **erhöhten pH** (>4,5), gilt nicht für Pilze, die sich auch bei physiologischem, niedrigem pH vermehren können
2. Kultureller Erregernachweis aus der Abstrichentnahme auf Wachstumsmedien (Agarplatten) und zur Resistenzbestimmung bei unklarem Befund, PCR auf Chlamydien (aus der Zervix u. ggf. aus der Urethra)

Ther:
- Atrophe (senile) Kolpitis: lokal Östrogene (Estriol, OeKolp® Vaginalzäpfchen/-creme od. als Vaginalring, Estradiol, Estring®Vaginalinsert)
- Bei schmerzhaftem Sexualverkehr (Dyspareunie) durch fehlende Lubrikation (Scheidentrockenheit) Anwendung von Gleitmittel (Lubrikano®, Lubrin®GelStixs)
- Kokken-Infektion (bakterielle Mischflora): lokal antiseptisch mit Povidon-Iod (Traumasept® Vaginal-Ovula) od. lokale Tetracyclingabe (Mysteclin® Vaginaltabletten) oft ausreichend, bei Therapieresistenz auch Tetracyclin oral (Doxycyclin am ersten Tag 2 x 100 mg, dann 14 Tage 1 x 100 mg/Tag, Doxy®)
In der Schwangerschaft bei manifester Infektion Clindamycin als Vaginalcreme (Sobelin®)
- Trichomonas vaginalis: Metronidazol oral (Clont® 2 x 4 Tbl. im Abstand v. 6 Std. am 1. Tag (= 2 g), dann noch 1 x 4 Tbl. am nächsten Morgen), Partnermitbehandlung. Bei Re-

zidiv Behandlung für 7-10 Tage.
Bei Schwangerschaft: lokal antiseptische Behandlung (Nifuratel, Inimur®), ab 14. SSW auch Clotrimazol lokal (Antifungol®-3 Vaginaltabletten) mögl.

- Kandida-Infektion: **lokal** antimykotisch (ggf. + Partnermitbehandlung) mit Clotrimazol (Canifug®-Cremolum-200-Vaginalzäpfchen und Canifug®-Vaginalcreme) für 3 Tage
  - Bei Rezidiv: Fluconazol oral 1 x 150 mg (Fungata®) als Einmaldosis od. Itraconazol (Sempera®)
  - Bei zusätzlicher systemischer/oraler/intestinaler Candidose: Nystatin 3 x 1 Mio. I.E./Tag (Moronal®) für eine Woche
  - Bei Schwangerschaft im 1. Trimenon Ansäuerung der Vagina durch Lactobacillus-Instillation (Vagiflor® Vaginalzäpfchen), die Pilze wachsen allerdings auch im sauren Milieu, ggf. kann Econazol (Gyno-Pevaryl®) lokal angewendet werden, ab dem 2. Trimenon kann Clotrimazol lokal angewendet werden (zur Sanierung des Geburtskanales)
- Bakterielle Vaginose: Metronidazol lokal 0,1 g/Tag für 6 Tage (Clont® Vaginaltabletten)
  - Bei Persistenz Metronidazol oral 2 x 400 mg/Tag für 5 Tage (ggf. + Partnermitbehandlung)
  - Schwangerschaft: ansäuern des Scheidenmilieus mit Lactobacillus-Instillation (Vagiflor® Vaginalzäpfchen) u. Vit.-C-Gabe (Vagi-C® Vaginaltabletten)
- Gonorrhoe: bei unkomplizierter Erkrankung einmalig Ceftriaxon i.m. od. Gyrasehemmer oral, bei ausgedehnterer Form ggf. für mehrere Wochen Cephalosporine erforderlich
- Mykoplasmen: lokal antiseptisch mit Povidon-Iod (Traumasept® Vaginal-Ovula), in der Schwangerschaft bei gleichzeitiger vorzeitiger Wehentätigkeit Erythromycin oral 3 x 500 mg/Tag für 2 Wochen
- Chlamydien: Tetracyclin oral (Doxycyclin 2 x 100 mg/Tag für 10 Tage, Doxy®), bei Schwangerschaft Erythromycin oral 4 x 800 mg/Tag für 10 Tage. Gleichzeitig Partnermitbehandlung
- Für alle Infektionen gilt: immer **Partnermitbehandlung/-untersuchung**
- <u>Fremdkörper:</u> entfernen, meist ist dann keine weitere Ther. erforderlich
- <u>Allgemein in der Schwangerschaft:</u> immer frühzeitige Behandlung einleiten, um eine Infektion nicht zu verschleppen = Keimaszension vermeiden und um eine Infektion des Neugeborenen unter der Geburt sicher zu verhindern!
  Prophylaktisch kann das Säuremilieu der Scheide durch Vit.-C-Instillation gefördert werden (Vagi-C® Vaginaltabletten, ½ Tbl./Tag mit Vaseline einlegen)

<u>Kompl:</u>

- **Aszendierende Infektion** mit Endometritis und Salpingitis, Perioophoritis, Tuboovarialabszesse, chronische Adnexitis (Sterilität, Tubargravidität mögl.), Peritonitis
  <u>In der Schwangerschaft:</u> vorzeitiger Blasensprung, Amnioninfektionssyndrom (Chorioamnionitis mit Infektion von Fruchtwasser, Eihäute, Plazenta und Fetus), Risiko für Abort oder Frühgeburt, postpartale Endometritis bis zur Puerperalsepsis
- Kandida-Mykose: **Organmykose** bei Immunschwäche, insb. der Atemwege, selten auch Endokarditis, Meningitis, Nephritis od. Endophthalmitis mögl., Infektion des Kindes unter der Geburt mögl., Ther: Amphotericin B, Fluconazol od. Flucytosin als Monotherapie od. kombiniert bei Therapieresistenz (orale/systemische Ther. ist in der Schwangerschaft aber kontraindiziert)
- Gonorrhoe: benigne Gonokokkensepsis, Meningitis, Monarthritis, Endokarditis, Perihepatitis acuta gonorrhoica (Entzündung der Leberkapsel), Gonoblennorrhoe (der Augen des Neugeborenen durch Übertragung beim Geburtsvorgang, Proph. nach CREDÉ durch Eintropfen 1%iger $AgNO_3$-Lösung bzw. heute mit Erythromycin-Lsg. in d. Bindehautsack)
- Chlamydien: meist gleichzeitig **Urethritis**, Cave: unter der Geburt Infektion des Kindes mögl. ⇨ Konjunktivitis, Chlamydienpneumonie
- Streptokokken-A: müssen immer behandelt werden, da Gefahr der Septikämie
- **Toxic shock syndrome** (Tamponkrankheit): fulminante Staphylococcus-aureus-Infektion, meist im Zusammenhang mit der Menstruation ⇨ Fieber, Exanthem, Kreislaufzusammenbruch, ARDS, Nierenversagen, DIC, Multiorganversagen (durch Enterotoxin F der Staphylokokken). Ther: Intensivtherapie, Antibiose, Toxin-neutralisierende Immunglobuline

DD: – Vaginaltumoren, Zervixkarzinom
– Endometriose
– Übersicht zur DD des **Fluor genitalis**:

Ursprung	Ätiologie	Klinik
Vulva	physiologische Sekretion aus den Schweiß-, Talg-, Duft- und BARTHOLIN-Drüsen, z.B. bei sexueller Erregung	Nässegefühl
	Vulvitis	Pruritus, Brennen, Rötung, Nässegefühl od. Fluor
Vagina	physiologische Sekretion bei sexueller Erregung od. Schwangerschaft	dünnflüssiger weißgrauer Fluor
	Colpitis senilis (Östrogenmangel)	weißlicher Fluor, atrophes verdünntes Vaginalepithel
	bakterielle Kolpitis, Viren, Protozoen oder Pilzbefall	Fluor, Pruritus, brennende Schmerzen, Dyspareunie, evtl. Miktionsbeschwerden
	bakterielle Vaginose (Aminkolpitis)	dünnflüssiger, nach Fisch riechender Fluor
	mechanische Reizung: Fremdkörper, z.B. Tampon, Scheidendiaphragma, Portiokappe	übelriechender Fluor, Pruritus, Schmerzen
	chemische Reizung, z.B. durch Scheidenspülungen, spermizide Schaumzäpfchen	Fluor, Pruritus, Schmerzen
	zerfallendes Uterussekret (z.B. Menstruationssekretreste)	übelriechender bräunlich-blutiger Fluor, Pruritus
Cervix uteri	physiologische Sekretion der Zervixdrüsen	glasiger dünnflüssiger Schleim, insb. präovulatorisch
	Zervizitis (bakteriell, z.B. Gonokokken, Chlamydien)	eitriger zervikaler Fluor
	Ektopie, Zervixriss	glasiger Schleim
	Zervixpolyp, Zervixkarzinom	zervikaler Fluor, Schmierblutung
Corpus uteri	Endometritis	eitriger Fluor
	mechanisch: IUP, postop. nach Kürettage	blutiger Fluor, Schmierblutung
	Endometriose, Korpuspolyp, Myome (insb. submukös)	blutiger Fluor, Schmierblutung
	Endometriumkarzinom	blutiger Fluor, Schmierblutung
Tuba uterina	Tubenkarzinom	dünnflüssiger Fluor, der sich stoßweise entleert

DESCENSUS / PROLAPSUS VAGINAE ET UTERI

Syn: Descensus, Senkung = Tiefertreten, ohne dass Teile außerhalb der Vulva sichtbar werden
Prolapsus = Vorfall (Organteile prolabierend sichtbar aus der Vulva)
ICD-10: vaginae N81.1, uteri N81.4, Genitalprolaps uteri et vaginae N81.3

Anatomie: Uterus und Vagina werden durch den **Bandapparat** (insb. Lig.cardinale uteri im Ligamentum latum uteri u. Lig.sacrouterinum, die übrigen Bänder [s. Kap. Uterus] tragen weniger zur Haltefunktion bei) gehalten (*Halteapparat*). Dieser fixiert den Uterus im kleinen Becken nach allen Seiten und verhindert beim Geburtsvorgang das Ausweichen des Uterus bei den Wehen nach oben.

Durch die physiologische **Anteversio** (die Cervix uteri ist gegen die Achse der Vagina nach ventral um ca. 90° geneigt) u. **Anteflexio** (der Uteruskörper ist gegenüber der Cervix uteri nach ventral um ca. 135° abgeknickt und liegt auf der Harnblase auf) des Uterus erfolgt eine zusätzliche Absicherung.

Der **Beckenboden** verschließt den Bauchraum nach kaudal und fängt den gesamten intraabdominalen Druck ab (*Stützapparat*). Er besteht aus (von kranial nach kaudal):

- Diaphragma pelvis: **M.levator ani** mit dem Levatorspalt zwischen li. u. re. Muskelanteil (Syn: Levatortor, Hiatus genitalis = Durchtritt für Anus, Vagina und Urethra), hierzu gehören der M.pubococcygeus (mit M.puboperinealis, M.pubovaginalis, M.puboanalis), M.puborectalis und M.iliococcygeus
- Diaphragma urogenitale: **M.transversus perinei** prof., Lig.transversum perinei
- Äußere Schließmuskelschicht: M.transversus perinei supf., M.ischiocavernosus u. M.bulbospongiosus, M.sphincter ani

<u>Ät:</u>
- Beckenbodeninsuffizienz durch Überdehnung (insb. nach **Geburten**) od. Verletzungen (insb. nach Geburtsverletzungen bei vaginal-operativen Geburten) des M.levator ani, Denervierung der Beckenbodenmuskulatur (z.B. durch diabetische Neuropathie)
- Allgemeine Erschlaffung des Halteapparates (allgemeine **Bindegewebsschwäche**)
- Enteroptose (Eingeweidesenkung), chronischer Aszites, Adipositas permagna, schwere körperliche Arbeit, chronisches Asthma, chronische Obstipation od. sehr großer abdomineller Tumor ⇨ **erhöhter Druck** von abdominal auf den Beckenboden

<u>Path:</u>
- ♦ Das anatomische Haltesystem ist vor allem in der Spätschwangerschaft und in der **Austreibungsperiode** der Geburt gefährdet und es kann zu bleibenden Schäden kommen, wie statische Insuffizienz, einem Descensus genitalis od. Insuffizienz der muskulären Verschlusssysteme an Anus od. Harnblase.
- ♦ <u>Descensus</u> uteri evtl. verbunden mit einer Retroversio und **Retroflexio** uteri (= der Uterus ist aus der physiologischen Anteposition nach hinten abgekippt)
  Descensus der vorderen Scheidenwand ⇨ Ausbildung einer Zystozele (Aussackung der hinteren Blasenwand in die Vagina)
  Descensus der hinteren Scheidenwand ⇨ Ausbildung einer Rektozele (Aussackung der vorderen Rektumwand in die Vagina) od. einer Entero- od. Douglasozele
  Eine Ausziehung der Zervix (Elongatio colli) entsteht bei Beckenbodeninsuffizienz bei noch intaktem Bandapparat
- ♦ Bei Progredienz eines Descensus uteri et vaginae entwickelt sich ein <u>Prolaps:</u>
  Partialprolaps (Subtotalprolaps) = nur ein Teil des Uterus, die Portio uteri oder ein Teil der Scheide liegen außerhalb der Vulva (Grenze die sichtbar überschritten sein muss, ist der Hymenalsaum)
  Totalprolaps = gesamte Vagina und Uterus sind umgestülpt und liegen außerhalb der Vulva (bei der gynäkologischen Untersuchung kann der gesamte Uterus mit der Hand umfasst werden)
  Sonderform: Scheidenblindsackprolaps = bei Z.n. früherer Hysterektomie fällt nur die blind verschlossene Vagina vor

<u>Epid:</u> Häufigkeit: mit dem Alter zunehmend, es wird geschätzt, dass 11-12 % der Frauen im Alter von 80 J. einen operationsbedürftigen Befund haben

<u>Klin:</u>
- ⇒ **Druckgefühl nach unten**, Fremdkörpergefühl („als falle etwas aus der Scheide")
- ⇒ **Kreuzschmerzen** (Zug am Halteapparat)
- ⇒ Blasenbeschwerden, insb. **Belastungsinkontinenz** (unwillkürlicher Harnabgang bei intraabdomineller Druckerhöhung, z.B. **beim Husten**, Lachen od. Niesen od. Aufstehen u. Treppensteigen, Gehen)
  Pollakisurie (häufiges Entleeren kleiner Harnmengen), rezidivierende Harnweginfekte
  evtl. auch obstruktiv bedingte Miktionsbeschwerden (Überlaufinkontinenz) bis zum Harnverhalt (durch Kompression der Urethra)
- ⇒ Defäkationsbeschwerden (insb. bei Rektozele), Obstipation
- ⇒ Evtl. Blutabgang bei mechanischer Irritation (Druckulzera), Fluor

<u>Diag:</u>
1. Anamnese: typische Beschwerden, Anzahl der Geburten?
2. <u>Gynäkologische Untersuchung:</u> bei der **Inspektion** Pat. pressen lassen ⇨ ein Descensus kann dann durch Erscheinen der Portio im Introitus vaginae sichtbar werden, bei einem Prolaps des Uterus ist dieser unter Umstülpung der Vagina aus der Vulva getreten,
   eine Rektozele, Entero- od. Douglasozele ist ggf. in der rektal-digitalen Untersuchung als

Ausbuchtung tastbar od. zeigt sich beim Pressen durch eine Vorwölbung der hinteren Vaginalwand

3. Evtl. Zystoskopie bei Zystozele, urodynamische Messung bei Harninkontinenz (s. Urologie), Defäkographie bei Rektozele od. besser funktionelles (dynamisches = die Pat. presst während der Untersuchung) MRT des Beckenbodens (damit lassen sich alle Kompartimente gut beurteilen)

Ther:
- Konservativ: Physiotherapie: Beckenbodengymnastik über mehrere Monate, bei Frauen im Klimakterium zusätzlich Hormontherapie mit Östrogen-Gestagen-Kombination
  Bei Harninkontinenz medikamentöse Ther. je nach Befund (s.u. Abschnitt Urologie).
- ARABIN-Pessar: vorübergehende Einlage eines Ring- od. Würfelpessars in die Vagina (diese stützen von innen ab) und müssen alle 4-6 Wo. (Würfelpessar tägl.) zur Reinigung gewechselt werden (keine Dauertherapie)
- Operativ: Ind: manifester Prolaps
  - Scheidenplastik (Syn: **Kolporrhaphie**) bei isolierten Zelen: Inzision der Scheidenwand, Zurückschieben der Zele, Raffung der Faszien/Beckenbodenmuskulatur, Resektion der überschüssigen Scheidenhaut und Naht mit resorbierbarem Faden
  - Bei Prolapsus uteri et vaginae: **vaginale Hysterektomie** mit **vorderer u. hinterer Kolporrhaphie** und Scheidenstumpffixation (Vernähen der Vaginaspitze mit den Haltebändern des entfernten Uterus, Ligg.sacrouterina)
    Bei alten Pat. ohne Kohabitationswunsch kann auch eine Kolpohysterektomie (= Entfernung von Uterus + Vagina und Vernähen des Dammes) durchgeführt werden.
  - Bei Scheidenblindsackprolaps (nach früherer Hysterektomie): Fixierung der Vagina am Kreuzbein (= Sakrokolpopexie) mit einem nicht-resorbierbaren Polypropylen-Netz (Marlex®) als Interponat, perioperative Antibiotikaprophylaxe
    alternativ (weniger invasiv, vaginaler Zugang) infracoccygeale Kolpopexie mit einem Proleneband
  - Neues Verfahren mit guten Ergebnissen ist die Implantation größerer Netze (TVM-Verfahren = transvaginal mesh), die über einen vaginalen Zugang zwischen Blase und Beckenboden wie eine Hängematte ausgebreitet werden (Prolift®-System)
  - Bei Harninkontinenz (s.u. Abschnitt Urologie) notwendige Zusatzeingriffe (z.B. TVT-Operation, Kolposuspension) können ggf. in gleicher Sitzung erfolgen, die Inkontinenzsymptome können sich aber auch durch die operative Beckenbodenrekonstruktion bereits bessern
  - Postoperativ: ebenfalls Beckenbodengymnastik erforderlich, lebenslang Heben schwerer Lasten vermeiden (nicht >5 kg)
- Bei Inoperabilität (multimorbide Pat.): Pessarbehandlung
- Selbsthilfegruppen: Gesellschaft für Inkontinenzhilfe e.V., Friedrich-Ebert-Str. 124, 34119 Kassel, Tel.: 0561 780604, Internet: www.gih.de

Prog: Die operativen Techniken haben eine Erfolgsrate von 90-95 %.

Kompl:
* Dekubitalgeschwür ⇨ Blutung
* Aszendierende Infektion
* Gleichzeitige Harn- und/oder Mastdarmstörungen (Inkontinenz)

Op:
* Rezidiv
* Harninkontinenz durch Vernarbungen („tethered vagina“), Ureterscheidenfistel

DD:
- Angeborene Lageanomalien: Retroflexio uteri mobilis / Retroflexio uteri fixata, Elevatio uteri (= abnormer Uterushochstand) s. Kap. Uterus
- Elongation colli (in seltenen Fällen kann ein besonders verlängerter Gebärmutterhals einen Descensus vortäuschen)
- Gering ausgeprägter Descensus nach Geburten (macht keine/wenig Beschwerden und ist ohne Krankheitswert)
- Scheidenstumpfprolaps: Prolaps der Restvagina nach vorhergegangener operativer Entfernung des Uterus (vaginale od. abdominale Hysterektomie) und schlechter Scheidenstumpffixation

MALIGNE VULVATUMOREN

Syn: **Vulvakarzinom**, engl. vulvar cancer, ICD-10: C51.9

Ät:
- Vulvadystrophie **mit Epithelatypien** = **VIN** (vulväre intraepitheliale Neoplasie): Präkanzerose, mittlere bis schwere Vulvadysplasie (**VIN II** bis **III**, Grad III = Carcinoma in situ, Erythroplasie QUEYRAT, Morbus BOWEN) mögl. ⇨ es Entwickelt sich in der Folge das Vulvakarzinom
- Bei einem Teil der Vulvakarzinome (eher bei jüngeren Frauen) kann ein Infektion mit **HPV**, insb. Typ **16**, 18 od. 33 (Human-Papilloma-Viren) nachgewiesen werden, Vorstufe ist die bowenoide Papulose = flache Kondylome (Condylomata plana) als Sonderform der Condylomata acuminata. Zusätzlich erhöhtes Risiko bei HIV-HPV-Koinfektion.
- Mutation im Tumorsuppressorgen p53
- Morbus PAGET (ekzematöse Präkanzerose der Ausführungsgänge der Hautanhangsdrüsen an Vulva, Perianalhaut od. im Inguinalbereich; sehr selten, kommt sonst üblicherweise an der Brustwarze vor)
- Adenokarzinom der BARTHOLIN-Drüsen
- Malignes Melanom (ca. 3-5 % der malignen Vulvatumoren), Sarkom, Basaliom
- Prädisp.: Lues, Granuloma inguinale, Nikotinabusus, Immunsuppression, HIV-Infektion

Path:
- Histo: 90 % sind (meist verhornende, gut differenzierte) **Plattenepithelkarzinome**, 5 % sind Basalzellkarzinome, 5 % Melanome, selten Sarkome od. Adenokarzinome
- Lok: **große Schamlippen** (Labia majora), am häufigsten zwischen Urethra u. Klitoris
- Metastasierung: frühzeitig **lymphogen** (ab FIGO II bereits in ca. 40 % d.F.), insb. in **inguinalen Lk** (im Bereich der Vulva sind sehr viele Lymphgefäße vorhanden) od. femorale Lk (femorale Lk können auch bei unauffälligen inguinalen Lk befallen sein), auch nach kontralateral mögl., später auch in die pelvinen Lk entlang der Iliakalgefäße

Epid:
- ◊ Prädisp.alter für das Vulvakarzinom: **60.-80. Lj.**, Präkanzerosen finden sich bereits ab dem 20.-40. Lj., der Altersgipfel für das Carcinoma in situ (VIN III) liegt bei 50-55 J.
- ◊ Inzidenz: 6/100.000 Frauen/J. in Dtld. (stark altersabhängig: 30-jährige 0,4/100.000/Jahr, >70. Lj. 20/100.000/Jahr), insg. **seltener Tumor** (mit zunehmender Tendenz)
- ◊ Häufigkeit: ca. 4 % aller weiblichen Genitalkarzinome

Etlg: # FIGO-Stadien (der Fédération Internationale de Gynécologie et d'Obstétrique) und die entsprechende TNM-Klassifikation (= in Klammern) für das Vulvakarzinom

0	(= T_{is})	Carcinoma in situ (präinvasives Karzinom, Basalmembran intakt)
I	(= T_1)	Tumor auf Vulva od. Perineum begrenzt
IA	(= T_{1a})	Tumor <2 cm und Stromainvasionstiefe* <1 mm
IB	(= T_{1b})	Tumor >2 cm oder Stromainvasionstiefe* >1 mm
II	(= T_2)	Tumor infiltriert unteres 1/3 der Urethra, unt. 1/3 der Vagina od. Anus
III	(= $T_{1\text{-}2}N_{1\text{-}2}$)	lokoregionäre Lk-Metastasen (inguinale und femorale Lk)
IIIA	(= $N_{1a\text{-}b}$)	1-2 Lk-Metastasen <5 mm (a) od. 1 Lk-Metastase >5 mm (b)
IIIB	(= $N_{2a\text{-}b}$)	≥3 Lk-Metastasen <5 mm (a) od. ≥2 Lk-Metastasen >5 mm (b)
IIIC	(= N_{2c})	Lk-Metastasen mit extrakapsulärer Ausbreitung
IVA	(= T_3)	Tumor infiltriert obere 2/3 der Urethra od. Vagina, Blase, Rektum, Beckenboden
	(= N_3)	fixierte od. ulzerierte lokoregionäre Lk-Metastasen
IVB	(= M_1)	Fernmetastasen (hierzu zählen auch pelvine Lymphknotenmetastasen)

* Die Stromainvasion ist definiert als die tiefste Ausdehnung der Infiltration gemessen zum Abstand der am weitesten, oberflächlich lokalisierten, benachbarten dermalen Papille

Klin: ⇒ Häufig keine Symptome

⇒ Allgemein: chronischer **Juckreiz** (Pruritus vulvae), Gefühl wund zu sein, Schmerzen, Dysurie, Hyperpigmentierung, papelartiger erhabener, derber Herd (häufig auch multipel), weißlich verfärbte Haut (Leukoplakie durch Epithelverdickung), evtl. auch gerötete Stellen und Kratzspuren/Erosionen/Ulzerationen, blutig-seröser Fluor

⇒ Im fortgeschrittenen Stadium: blumenkohlartiges Wachstum, Kontaktblutung, inguinale Lk-Schwellung, Ausbreitung auf Vagina, Urethra od. Anus

⇒ Erythroplasie QUEYRAT: runde oder ovale, feucht glänzende, scharf begrenzte, dunkelrote, weiche, wenig erhabene bis maximal münzengroße Herde = entspricht einem Carcinoma in situ des Übergangepithels ⇨ Plattenepithelkarzinom mögl.

⇒ Morbus BOWEN: papulöse Dysplasie im Hautbereich der Vulva, meist multipel

⇒ Morbus PAGET: ekzematöse Hautveränderungen, auch perineal od. inguinal

Diag: 1. Anamnese und gynäkologische Untersuchung: **Inspektion** der Vulva (Vulvoskopie) nativ und mit 3%iger Essigsäure und Toluidinblaulösung (COLLINS-Test), Stanz**biopsie** bzw. direkt Entfernung (sog. Exzisionsbiopsie) wenn nur ein kleiner Herd vorhanden ist ⇨ **histologische Untersuchung**
Spekulumuntersuchung zur Beurteilung von Vagina und Zervix (**Zweittumor**?)
2. Sonographie: Suche nach Zweittumoren, Infiltration von Harnblase od. Rektum?
3. Evtl. Rektoskopie, Zystoskopie, I.v.-Pyelographie, Röntgen-Thorax

Ther:
- Bei VIN I bis III ist die diagnostische Entfernung des Herdes auch gleichzeitig die ausreichende Therapie (Voraussetzung: Entfernung im Gesunden mit 5-10 mm Sicherheitsabstand), ggf. auch Entfernung durch Laserverdampfung (nach vorheriger Biopsie).
  Eine lokale Ther mit Imiquimod-Creme ist mögl. u. wirksam (aktiviert die Makrophagen, Aldara®5% Creme 2x/Wo. für 4 Mon.), jedoch nicht dafür zugelassen (off label use).
- Operativ: Ind: Vulvakarzinom
  - Bis 2 cm und <1 mm Invasionstiefe (FIGO Ia): Exzision im Gesunden mit 1 cm Sicherheitsabstand, bei FIGO Ib zusätzlich ipsilaterale inguinale u. femorale Lk-Resektion, alternativ kann eine inguinale Sentinel-Lk-Entnahme (radioaktiv- u. farbmarkiert) durchgeführt werden (in Studien ist dieses Verfahren bereits gut belegt).
  - Bei >2 cm (FIGO II): Vulvektomie = Resektion der großen u. kleinen Schamlippen + beidseitige Entfernung der inguinalen u. femoralen Lk über getrennte Inzisionen (Triple-incision-Op), evtl. auch Op der pelvinen Lymphknoten bzw. Radiatio der Iliakalregion (wenn die inguinalen Lk pos. sind)
    Eine Deckung des Gewebedefekts mit Hautlappenverschiebeplastik od. Schwenklappen (M.gluteus-maximus-Lappen) ist durch die getrennten Inzisionen bei FIGO II nur noch selten notwendig und nur bei ausgedehnten Tumorresektionen erforderlich.
    Je nach Ausdehnung des Tumors werden die unteren Anteile der Vagina oder ein Stück der Urethra (der äußere Teil = 1 cm der Urethra kann ohne Risiko einer Inkontinenz entfernt werden) reseziert.
- Evtl. postoperative Radiatio: bei nicht radikal resezierbaren Tumoren (FIGO IVa), R_1-Resektion od. palliativ (ggf. auch in Kombination mit einer Chemotherapie), bzw. Bestrahlung des iliakalen Lymphknotenbetts bei pos. Lk-Befall der Leistenlymphknoten
- Chemotherapie: hat nur sehr schlechte Ansprechrate u. geringe Remissionsdauer (wenige Monate) und wird daher in der palliativen Situation mit Fernmetastasen nur unter Abwägung von Vor- und Nachteilen eingesetzt (Cisplatin + Paclitaxel).
- Selbsthilfegruppen: Vulvakarzinom-Selbsthilfegruppe e.V., Kniprodestr. 94, 26388 Wilhelmshaven, Tel.: 0176 54059536, Internet: www.vulvakarzinom-shg.de

Prog: Insg. schlecht, 5-JÜR aller Vulvakarzinome 30-50 %, stadienabhängige 5-JÜR bei FIGO I 80 %, FIGO II 60 %, FIGO III 45 %, FIGO IV 15 %, beim malignen Melanom 30-35 %.

Kompl:
* Zweitkarzinome mögl., z.B. Zervixkarzinom
* Rezidive sind häufig (15-40 %), meist als **Lokalrezidiv** (daher klinische Nachkontrollen als Tumornachsorge wichtig)
* Radiatio: ausgeprägte Vulvitis, Lymphödem der unteren Extremität

Op: * Verletzung von Urethra od. Anus

<u>Proph:</u> ♥ **Tumornachsorge** in 3-monatigem Abstand in den ersten 3 Jahren mit klinischer Untersuchung um frühzeitig ein Lokalrezidiv zu erkennen, dann für 2 J. alle ½ J., ab dem 6. Jahr dann jährliche klinische Kontrolle

♥ <u>Lymphödemprophylaxe:</u> an den unteren Extremitäten Überanstrengungen und insb. Verletzungen vermeiden, kein Sonnenbrand, keine Mückenstiche und Lymphdrainagetherapie durchführen

♥ <u>Impfung:</u> der Impfstoffe gegen die zwei häufigsten HPV-high-risk-Typen 16 u. 18 (Cervarix®) sowie der 4fach-Kombinationsimpfstoff (6, 11, 16 u. 18, Gardasil®), die zur Prophylaxe des Zervixkarzinoms/CIN zugelassen sind, haben auch für die VIN junger Frauen eine prophylaktische Wirkung (weiteres s.u., Kap. zervikale intraepitheliale Neoplasie).

<u>DD:</u> – <u>Benigne Vulvatumoren:</u> Viruserkrankung (**Condylomata acuminata**, **Papillome** durch HPV-Infektion, insb. Typ 6 u. 11), bindegewebige Tumoren (Fibrome, Fibromyom, Schweißdrüsenadenom/Hidradenom)

– <u>Vulvadystrophie</u> (Syn: Craurosis vulvae): Dystrophie der Übergangsschleimhaut der Vulva ohne oder mit Epithelatypien (mit Epithelatypien ⇨ VIN s.o. = Vulvadysplasie, dann Präkanzerose):

- **Hyperplastische Vulvadystrophie** mit starker Verhornung (Leukoplakie, Plattenepithelhyperplasie mit Hyperkeratose und Akanthose) und ödematöser Schwellung durch chronische Reizung, Prädisp.alter: 30.-60. Lj.
- Gemischte Dystrophie (hyperplastische u. atrophische Anteile)
- Atrophische Dystrophie (**Lichen sclerosus et atrophicus**, auch Kraurosis vulvae genannt) mit regressiven Veränderungen (Schrumpfung der Vulva, Sklerosierung des Fettgewebes, grauweiß schimmernde Haut, Rhagaden) des äußeren Genitales, Prädisp.alter: Postmenopause durch Östrogenmangel, auch familiäre Häufung

Diag: Biopsie mit Histologie durchführen (aufgrund des alleinigen Inspektionsbefundes kann ein Carcinoma in situ oder ein bereits invasiv wachsendes Karzinom nicht ausgeschlossen werden!) ⇨ Atrophie der Dermis, Dystrophie des Fettgewebes, keine Atypien (= keine Dysplasie, beim Lichen sclerosus nur Dystrophie! Anm.: dies wird im Examen gerne gefragt)

Ther: Bei Dystrophie ohne Atypien lokale Behandlung mit kortisonhaltiger Salbe für 2-8 Wo. täglich (Clobetasol, Clobegalen®), danach dauerhaft 1 x / Wo., zusätzlich ggf. Fettsalben

– Vulvitis plasmacellularis (chronische Keratinisierungsstörung)

– Bartholinitis, BARTHOLIN-Abszess, BARTHOLIN-Zyste

– Exophytisch wachsendes Urethrakarzinom

– <u>Rituelle Genitalverstümmelungen</u> (engl. female genital cutting)

Diese werden hauptsächlich in **Afrika** durchgeführt (auch heute noch!, geschätzt 150 Mio. Frauen weltweit betroffen, für Deutschland werden 50.000 betroffene Frauen geschätzt): Bei den Mädchen im Alter von 4-8 J. wird die Spitze der Klitoris (Sunna Circumcision) „**beschnitten**" od. vollständig die Klitoris (pharaonische Zirkumzision) und die kleinen Schamlippen od. zusätzlich auch noch die großen Schamlippen entfernt. Die verbleibende Haut/Gewebe werden dann „vernäht" (sog. Infibulation, z.B. mit Dornen aneinandergeheftet) od. mit „Klebstoff" aus Kautschuk und Eigelb verklebt und die Beine für 2-3 Wo zusammengebunden, sodass sich Narbengewebe bildet und nur noch eine kleine Öffnung für Urin u. Menstruationsblut verbleibt. In der Hochzeitsnacht wird die Vagina dann durch den Ehemann mit einem Dolch wieder „eröffnet".

Kompl: ⇨ Narben, Fisteln, Urethra-, Analstenosen, Keloidbildung, Retention von Menstruationsblut (Hämatokolpos), sexuelle Störungen (Dyspareunie / Algopareunie = Schmerzen beim Geschlechtsverkehr), Fertilitätsstörung, Geburtskomplikationen, Infektionsgefahr u.a. für HIV. Neben den organischen Funktionsstörungen kommt es dabei auch zu erheblicher seelischer Traumatisierung der jungen Mädchen.

Die Kosten für notwendige operative Eingriffe zur funktionellen Wiederherstellung oder Schmerzlinderung werden in Deutschland von den gesetzlich u. privaten Krankenkassen übernommen.

Die von der (selbst betroffenen) UN-Sonderbotschafterin Waris Dirie gegründete Desert Flower Foundation setzt sich für die Rechte der afrikanischen Frauen international ein.

MALIGNE VAGINALTUMOREN

Syn: **Vaginalkarzinom**, Scheidenkarzinom, engl. vaginal carcinoma, ICD-10: C52

Ät: – Primäres Vaginalkarzinom:
- Vaginaldystrophie **mit Epithelatypien** = **VAIN** (vaginale intraepitheliale Neoplasie): Präkanzerose, leichte bis schwere Dysplasie (**VAIN I** bis **III**, Grad III = Carcinoma in situ) mögl. ⇨ es entwickelt sich in der Folge das Karzinom
- Meist Plattenepithelkarzinom: häufig auch Nachweis einer Infektion mit **HPV** Typ 16 od. 18 (Human-Papilloma-Viren), Vorstufe ist die bowenoide Papulose = flache Kondylome (Condylomata plana) als Sonderform der Condylomata acuminata.
  Erhöhtes Risiko bei HIV-HPV-Koinfektion.
- Selten auch Adenokarzinom: in den USA nach Behandlung der Mutter während der Schwangerschaft mit Diethylstilbestrol (= synthetisches Östrogen, wurde als „Pille danach" und bei drohender Fehlgeburt in den 50er Jahren verwendet) vorkommend, Vorstufe: Adenosis vaginae

– Sekundäres Vaginalkarzinom: **Übergreifen anderer genitaler Karzinome** (Zervix-, Vulva-Korpus-, Chorionkarzinom) auf die Vagina oder Metastasen extragenitaler Karzinome (z.B. Hypernephrom, Mammakarzinom)

– Malignes Melanom der Scheidenhaut (meist im unteren 1/3) mit frühzeitiger lymphogener u. hämatogener Metastasierung (mit schlechter Prog.)

– *Kind:* Sarkoma botryoides (embryonales Rhabdomyosarkom) = maligner mesenchymaler Vaginaltumor (Altersgipfel: 2.-3. Lj.)

Path: ♦ Vaginalkarzinom: Lok. meist im oberen 1/3 der Hinterwand, frühzeitige lymphogene Metastasierung in inguinale, perirektale, iliakale, sakrale, pelvine Lk

♦ Histo: primäre Vaginalkarzinome sind in 95 % d.F. **Plattenepithelkarzinome**, selten hellzellige Adenokarzinome, Sarkome und maligne Melanome sind sehr selten. Häufig sind Absiedlungen anderer genitaler Karzinome und damit Histologie des Primärtumors.

Epid: ◊ Prädisp.alter: Vaginalkarzinom bei **älteren Frauen**

◊ Inzidenz: 0,5/100.000/Jahr, damit **selten**

◊ Verteilung: Vaginalkarzinome machen nur ca. 1-2 % aller weiblichen Genitalkarzinome aus

Etlg: # FIGO-Stadien (der Fédération Internationale de Gynécologie et d'Obstétrique) und die entsprechende TNM-Klassifikation (= in Klammern), gilt nur für Tumoren der Vagina (bei Übergriff auf Vulva od. Zervix werden die Tumore dort klassifiziert)

0	(= **T**is)	Carcinoma in situ (präinvasives Karzinom)
I	(= **T**1)	Tumor auf die Vagina begrenzt
II	(= **T**2)	Tumor infiltriert paravaginales Gewebe (Beckenwand tumorfrei)
III	(= **T**3)	Tumor infiltriert paravaginales Gewebe bis zur Beckenwand od. Symphyse
	(= **N**1)	Lk-Metastasen in Becken- oder Leistenlymphknoten
IVA	(= **T**4)	Tumor infiltriert die Mukosa der Blase und/oder des Rektums oder überschreitet die Grenzen des kleinen Beckens
IVB	(= **M**1)	Fernmetastasen

Klin: ⇒ Allgemein: Fluor genitalis, Zwischenblutungen (Metrorrhagie), Kohabitationsblutung

⇒ Später auch Schmerzen und Druckgefühl, Dysurie oder Stuhlunregelmäßigkeiten bei Einbruch in Urethra, Blase oder Rektum

⇒ *Kind:* genitale Blutung

<u>**Diag:**</u> 1. Anamnese und gynäkologische Untersuchung: Spekulumuntersuchung, bzw. Kolposkopie: höckrige Oberfläche oder geschwürig zerfallender Tumor, Kontaktblutung
2. Abstrich für Zytologie, Probeexzision zur histologischen Untersuchung
3. Sonographie: Suche nach Zweittumoren, bzw. anderem Primärtumor (Zervix od. Endometrium), Infiltration von Harnblase od. Rektum?

<u>**Ther:**</u> • <u>Operativ:</u> Ind: Hochsitzende Tumoren werden wie Zervixkarzinome (s.u.) behandelt, tiefsitzende wie Vulvakarzinome (s.o.), Vaginalkarzinome im mittleren Drittel werden nur bei kleinem, lokal begrenztem Tumor operiert (FIGO 0 bis II).
- Zervixkarzinome und Vulvakarzinome mit tief-/hochsitzender Tumorabsiedlung in die Vagina s. jeweiliges Kap.
- Kleiner primärer Vaginaltumor: Tumorausschneidung und primärer Verschluss, bei größerem Defekt auch mit plastischer Rekonstruktion
  Kolpektomie und Hysterektomie (Radikaloperation) bei größerem Vaginaltumor bis FIGO II

• Strahlentherapie lokal (60 Gy) und zusätzlich perkutan inkl. der inguinalen Lk-Stationen ab FIGO III

<u>**Prog:**</u> 5-JÜR: FIGO I 70 %, FIGO II 60 %, FIGO III 35 %, FIGO IV 5 %

<u>**Kompl:**</u> * Ausbreitung u. Fistelbildung zu Urethra, Blase oder Rektum
<u>Op:</u> * Radiatio: Fistelbildung zu Urethra, Blase oder Rektum

<u>**DD:**</u> – <u>Benigne Vaginaltumoren:</u> Viruserkrankung (Condylomata acuminata, Papillome durch HPV-Infektion, insb. Typ 6 u. 11), bindegewebige Tumoren (Fibrome, Fibromyome)
– Zysten aus Resten des GARTNER-Ganges (erhaltene Endabschnitte des WOLFF-Ganges in der seitlichen Scheidenwand)
– Vaginalpolypen: benigne Polypen, z.B. nach Uterusexstirpation am Vaginalstumpf
– Adenosis vaginae (hochzylindrisches Drüsenepithel) ⇨ Entwicklung eines Adenokarzinoms der Vagina mögl.

UTERUS

Anatomie

Der Uterus (Syn: **Gebärmutter**, Fruchthalter, griechisch: Hystera) liegt zwischen Harnblase und Rektum im kleinen Becken der Frau. Es ist ein muskelstarkes birnenförmiges Organ, in nichtgravidem Zustand bei der erwachsenen Frauen ca. **7-10 cm** lang (Sondenlänge 6-7 cm), 1,5-3 cm dick und 80-120 g schwer.

Organteile:
- Uteruskörper (**Corpus uteri**) mit der Kuppel (**Fundus uteri**), die die beidseitigen Eileiterabgänge überragt.
- Verbindungsstück (**Isthmus uteri**, 0,6-1 cm lang) zwischen Corpus u. Cervix uteri. Dieses gehört anatomisch zur Zervix, trägt jedoch Korpusschleimhaut, die aber nicht an den zyklischen Veränderungen teilnimmt. Das Myometrium ist schwach ausgebildet (15 %). Ab dem 3. SSM wird der Isthmus in den „Brutraum" einbezogen = sog. unteres Uterinsegment, während der Geburt zählt er wegen der geringen Muskulatur zum Weichteilrohr.

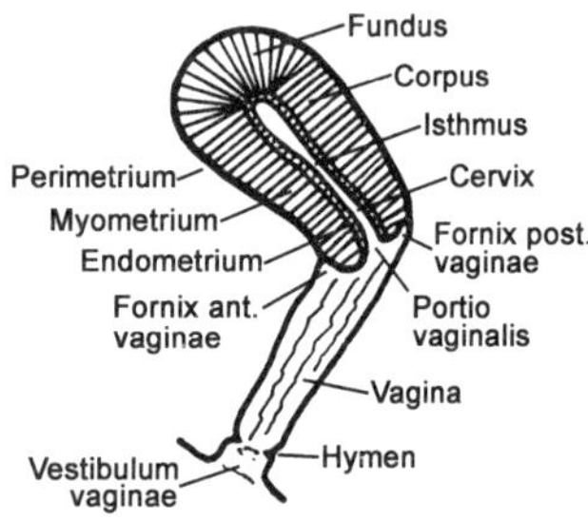

Uterus u. Vagina, Sagittalschnitt

- Gebärmutterhals (**Cervix uteri**, Collum, Zervix, 3 cm lang) mit einem supravaginalen Teil (Portio supravaginalis, innerer Muttermund) und dem kaudalen Teil des Gebärmutterhalses, der zapfenartig in den oberen Teil der Scheide als Gebärmuttermund (**Portio vaginalis**) ragt und dort für eine gynäkologische Untersuchung und Abstrichentnahme einfach zugänglich ist.

  Unterschieden wird die **Endozervix** = Zervixhöhle/-kanal und die **Ektozervix** = sichtbare Portio vaginalis.

Der Uterus hat einen flaches dreieckiges Lumen (**Cavum uteri**). Über die Eileiterabgänge besteht eine Verbindung mit der Bauchhöhle. Das Cavum uteri geht unter Verengung mit dem inneren Muttermund (Orificium internum canalis isthmi) in den Canalis isthmi über. Der sich anschließende Canalis cervicis mündet auf der Portio vaginalis bei Nullipara mit einem grübchenförmigen äußeren Muttermund (Ostium uteri).

Beim Neugeborenen ist das Korpus-Zervix-Verhältnis 1:2, bei der erwachsenen Frauen 2:1 (beim hypoplastischen Uterus bleibt die Relation umgekehrt).

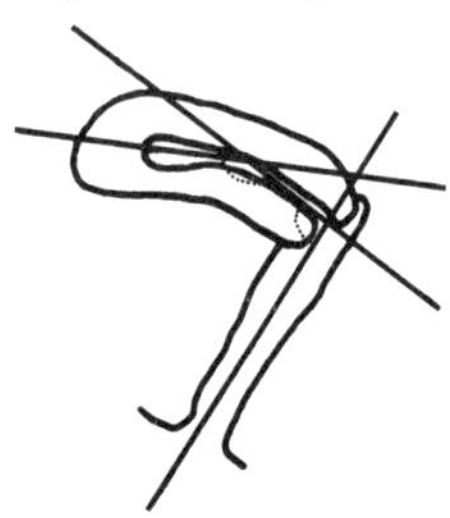

Flexio u. Versio uteri (s. Abb.): Der Uteruskörper ist gegenüber der Cervix uteri leicht nach ventral (**Anteflexio**, ca. 135°) abgeknickt und liegt auf der Harnblase auf. Die Cervix uteri ist gegen die Achse der Vagina fast rechtwinklig nach ventral geneigt (**Anteversio**, ca. 90°).

Die Winkel sind vom Füllungszustand der Harnblase abhängig und es gibt in 10-20 % d.F. Normvarianten (z.B. Retroversio, s.u.).

Aufbau:
- Außen wird der Uterus von einer bindegewebigen Schicht (**Perimetrium**, Tunica serosa) umschlossen. Der Bauchfellüberzug (Peritoneum) reicht von kranial bis zu der auf der Harnblase ruhenden Vorderfläche (Facies vesicalis) des Uterus und weiter abwärts bis zum Isthmus uteri u. schlägt dort auf die Harnblase um (Excavatio vesicouterina). Auf der Rückseite (Facies intestinalis uteri) zieht das Peritoneum bis zur Zervix hinab und von dieser auf das hintere Scheidengewölbe schlägt dort zum Rektum um (⇨ Excavatio rectouterina, DOUGLAS-Raum = tiefster Punkt des Peritoneal-Raumes).
- Der Gebärmutterkörper selbst besteht hauptsächlich aus einer scherengitterartig aufgebauten, glatten Muskulatur (**Myometrium**, Tunica muscularis), am stärksten am Fundus (ca. 1,5 cm). Das Myometrium ist in drei unscharf abgrenzbare Schichten an-

geordnet, die eine Vergrößerung während der Schwangerschaft („Fruchthalter"), die Austreibung der Frucht („Gebärmutter") und die postnatale Retrahierung (Involutio uteri) ermöglichen. Die Muskulatur steht mit dem bindegewebigen Halteapparat (Parametrien, s.u.) in Verbindung.

> Innen ist der Uterus mit einer drüsenreichen Schleimhaut (**Endometrium**, Tunica mucosa) ausgekleidet. Sie besteht aus der Lamina basalis u. Lamina functionalis (s.u.).
Sonographie: während der Geschlechtsreife soll das Endometrium <15 mm sein, postmenopausal (ohne Hormonsubstitution) <8 mm (es wird dabei die Gesamtdicke von Vorder- und Hinterwand zusammen gemessen = doppelte Dicke).

<u>Bindegewebiger Halteapparat</u> (**Parametrien**, Retinacula uteri): straffe Bindegewebsbänder, die teilweise glatte Muskulatur enthalten und von allen Seiten der Gebärmutter zur Beckenwand ziehen (s. Abb., Bänder zur besseren Übersicht jeweils nur auf einer Seite eingezeichnet). Diese fixieren den Uterus im kleinen Becken nach allen Seiten. Beim Geburtsvorgang verhindern sie zudem ein Ausweichen des Uterus bei den Wehen nach oben.

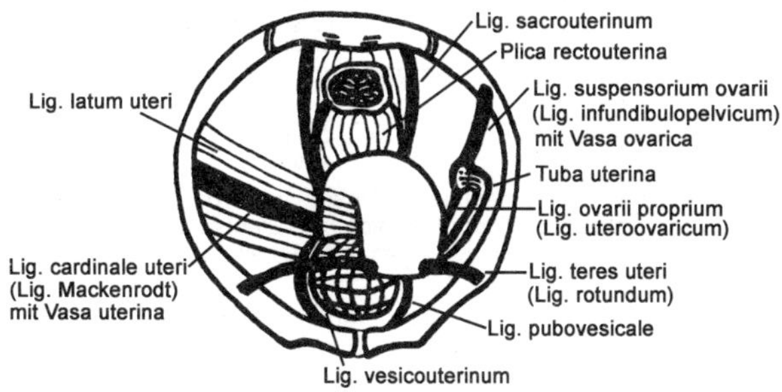

Lig.latum uteri (Syn: Plica lata): Bindegewebsplatte (von Bauchfell überzogen) von der Seitenwand des Corpus uteri zur lateralen Beckenwand, daran oben angrenzend der Eileiter, wird von den Vasa uterina und dem Ureter im unteren Anteil durchzogen

Lig.teres uteri (auch Lig.rotundum genannt): vom Tubenwinkel des Uterus in die Vorderwand des Lig.latum uteri nach vorne durch den Leistenkanal, Insertion dort fächerförmig am Tuberculum pubicum und in die Labia majora ziehend

Lig.cardinale uteri (Syn: Lig.MACKENRODT): von der Cervix uteri in der Basis des Ligamentum latum uteri zur lateralen Beckenwand, enthält die **Vasa uterina**

Lig.ovarii proprium (Syn: Lig.uteroovaricum): vom Tubenwinkel des Uterus in der Hinterwand des Ligamentum latum zum Ovar ziehend (enthält einen R.ovaricus aus der A.uterina)

Lig.suspensorium ovarii (Syn: Lig.infundibulopelvicum): von der Extremitas tubaria des Ovars zur seitlichen Beckenwand aufsteigend, es enthält die Vasa ovarica

Lig.vesicouterinum: von der Harnblase zum Uterus

Lig.pubovesicale: vom Schambein zur Cervix uteri

Plica recto-uterina: von der Cervix uteri zur Excavatio rectouterina (DOUGLAS-Raum) und weiter nach hinten ziehend

Lig.sacrouterinum: von der Hinterwand des Uterus halbbogenförmig um das Rektum zum Os sacrum

<u>Blutversorgung:</u>
Die paarige **A.uterina** aus der re. u. li. A.iliaca int. tritt jeweils am Isthmus uteri ein und teilt sich dort in einen Ast zur Cervix und in einen Ast zum Corpus uteri auf. Es besteht zusätzlich eine Anastomose zur A.ovarica (die direkt aus der Aorta abdominalis gespeist wird) die den Uterus von kranial mit Blut versorgt, die Uterusmitte ist relativ gefäßarm (⇨ geringe Blutung bei Op).
Der venöse Abfluss erfolgt aus dem **Plexus venosus uterinus** (Netz klappenloser Venen) in die re. u. li. V.iliaca int.

<u>Lymphgefäße:</u> Cervix: Abfluss zu **iliakalen** und **sakralen Lk**, Corpus u. Fundus: Abfluss in lumbale und **paraaortale Lk**. Über das Lig.teres uteri ist noch ein Abfluss in inguinale Lk mögl.

<u>Innervation:</u> parasympathisch aus dem sakralen Rückenmark (vom N.pelvicus),
sympathisch nach Umschaltung in den paravertebralen Plexus (vor allem im Ganglion mesenterica inf.) vom Plexus renalis (aus dem N.splanchnicus minor). Alle Nervenfasern bilden zusammen den Plexus uterovaginalis, in dem das FRANKENHÄUSER-Ganglion an der Hinterwand (retroperitoneal) in Höhe der Cervix uteri liegt.

Histologie:

Die Uterusschleimhaut (**Endometrium**, Tunica mucosa) besteht aus dem Epithel und der Lamina propria. Das **einschichtige hochprismatische Epithel** zeigt stellen- u. zeitweise Kinozilien. Die bindegewebige Lamina propria besteht aus einer Lam.functionalis u. basalis:

Lamina functionalis: faserarmes, zell- und gefäßreiches Schleimhautbindegewebe, das sich unter dem Einfluss der weiblichen Geschlechtshormone während des Zyklus verdickt (von 1,5 mm auf 3-4 mm bis zum 14. Tag = Östrogenbedingte Proliferationsphase).

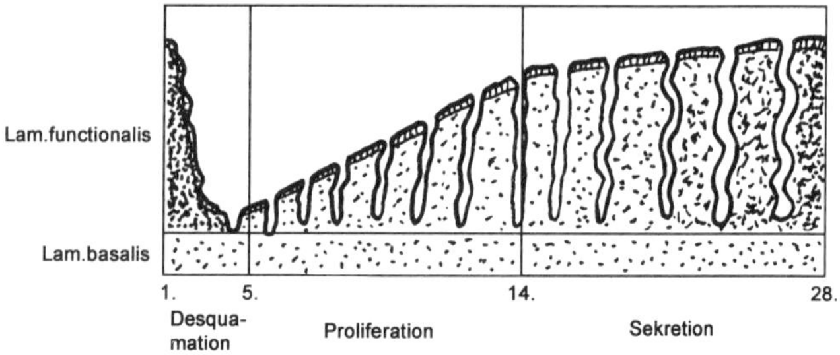

Im Sekretionsstadium (gestagene Phase) wird das Epithel noch höher (6-9 mm) und sondert schleimiges Sekret ab. Kommt es nicht zur Einnistung (Nidation) eines befruchteten Eies folgt das Desquamationsstadium und die gesamte Funktionalis wird abgestoßen (= Menstruation, Monatsblutung).

Lamina basalis: ca. 1 mm hohe Regenerationsschicht mit der Basalmembran, die ohne zwischengeschaltete Submukosa direkt an das Myometrium grenzt.

Epithelgrenze (engl. epithelial border) = Grenze zwischen dem drüsenbildenden Zylinderepithel der Zervixschleimhaut und dem geschichteten Plattenepithel der Vagina/Portio.

Diese verschiebt sich in den verschiedenen Lebensabschnitten der Frau unter dem Einfluss der Sexualhormone aus dem Zervikalkanal auf die Portiooberfläche (Ektopia cervicis, während der Geschlechtsreife der Frau ein physiologischer Befund) und postmenopausal wieder zurück (s. Abb.).

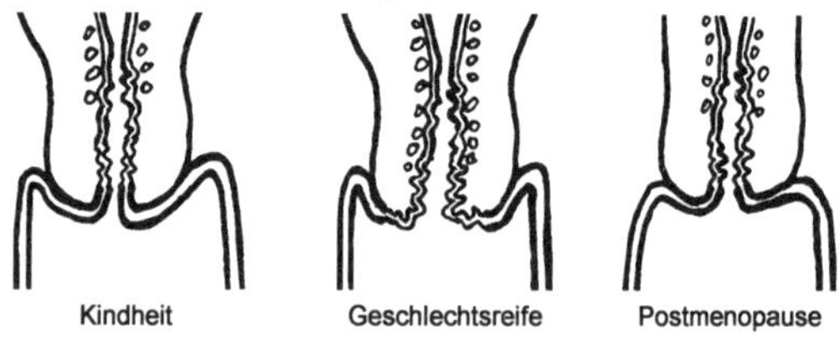

Merksatz: Portio = Plattenepithel, Zervix = Zylinderepithel

Aufgrund der ständigen dynamischen Umbauvorgänge (Transformation) in diesem Bereich kommt es häufig zu epithelialen Atypien ⇨ **Transformationszone** (Syn: Umwandlungszone, engl. transformation zone) = Bereich der Portio an der Epithelgrenze, in dem eine ständige Umwandlung des Zylinderepithels der ektropionierten Zervixschleimhaut in nicht verhornendes Plattenepithel durch Basal- und Reservezellen stattfindet. Dies kann offen oder bei Überwachsen und Verschluss der Ausführungsgänge der Zervixdrüsen zur geschlossene Umwandlung mit Ausbildung von Retentionszysten (sog. Ovula Nabothi) erfolgen. Die Transformationszone hat vermutlich eine höhere Empfindlichkeit gegenüber den Papilloma-Viren und ist Ausgangspunkt der meisten zervikalen intraepithelialen Neoplasien (CIN) und Zervixkarzinome.

Kleines Becken (Syn: Pelvis minor, engl. small pelvis, true pelvis, lesser pelvis): Für die Beurteilung der Ausdehnung der Uteruskarzinome wichtig sind auch noch die Grenzen des kleinen Beckens (werden diese überschritten, wird FIGO IVA [= T4] klassifiziert). Es wird nach kranial begrenzt durch die **Linea terminalis** (= Linea arcuata). Diese zieht vom Promontorium [= Angulus lumbosacralis, Abwinkelung der Lendenwirbelsäule gegen das Kreuzbein], an der Innenseite des Darmbeins nach vorne verlaufend, dann als Pecten ossis pubis (= obere Kante des R.superior des Schambeins) über das Tuberculum pubicum bis zur Symphyse (s. Abb.).

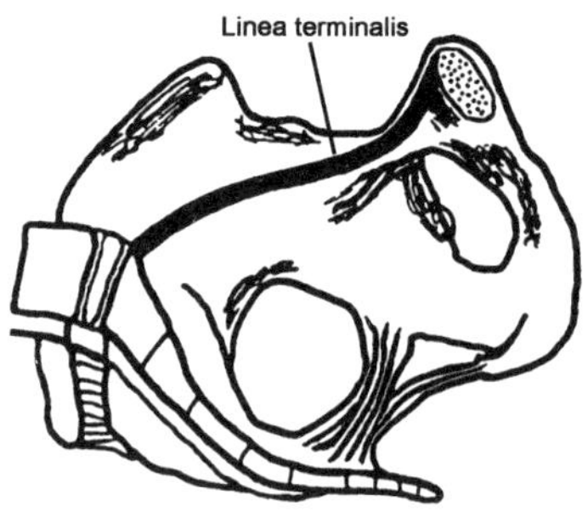

KONGENITALE ANOMALIEN DES UTERUS

Entstehen durch embryonale Störungen bei der Entwicklung des **MÜLLER-Gangs** (Syn. Ductus paramesonephricus), der sich zu Beginn des 2. SSM jeweils aus einer Einsenkung des Zölomepithels seitlich vom re. u. li. WOLFF-Gang (= Urnierengang) bildet. Es entstehen normalerweise daraus im oberen Abschnitt jeweils die re. u. li. Tuba uterina und kaudal durch Verschmelzung mit dem MÜLLER-Gang der Gegenseite ein **Uterus** und Teile der Vagina.

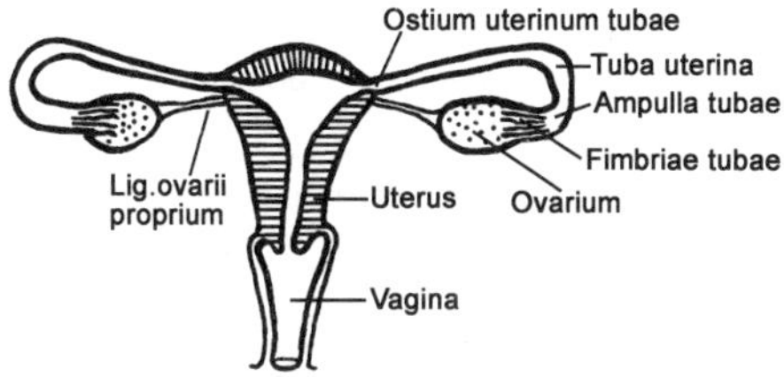

Eine **fehlende Verschmelzung** führt zu allen Arten von Doppelmissbildungen/Septierungen; fehlende Ausbildung führt zu einseitiger od. vollständiger Aplasie (normale Entwicklung s. Abb.).

⇨ immer auch **urologische Untersuchung** durchführen, da häufig Kombination mit Fehlbildungen der ableitenden Harnwege (Hypo-, Epispadie, Blasenekstrophie, Doppelureter, Megaureter) od./und den Nieren (Nierenagenesie, Nierenverschmelzung, dystope Niere) durch Entwicklungsstörung der WOLFF-Gänge

Hypoplasie des Uterus

Path: genetisch bedingt bei Gonadendysgenesie-Syndromen (⇨ Sterilität, s. dort), Zervix-Korpus-Verhältnis bleibt bei 2:1 wie beim Neugeborenen

MAYER-ROKITANSKY-KÜSTER-Syndrom

Syn: ROKITANSKY-KÜSTER-HAUSER-Syndrom

Path: kombinierte **Aplasie von Uterus und Vagina** (embryonale Fehlbildung der MÜLLER-Gänge im 2. SSM), Häufigkeit: 1:5.000 Mädchen

Klin: **primäre Amenorrhoe** (bei normalem weiblichem XX-Karyotyp und biphasischem Zyklus = normale Ovarialfunktion, normale sekundäre Geschlechtsmerkmale), keine normale Kohabitation mögl., hochstehende (normal entwickelte) Ovarien, häufig zusätzliche Missbildungen im Urogenitaltrakt (dystope Einzelnieren, Nierenaplasie, Harnweganomalien, Doppelanlagen, Inguinalhernien), primäre Sterilität

Diag: evtl. kleine rudimentäre Vagina sichtbar, ein zweigeteilter rudimentärer Uterus ohne Lumen (Uterus bicornis rudimentarius solidus) ist ggf. rektal als strangförmiges Gebilde palpabel, Sonographie: fehlender Uterus, normale Ovarien

Ther: operative Anlage einer künstlichen Scheide (Syn: Kolpopoese, **Neovagina**) aus Sigma-, Ileum- od. Caecumschleimhaut, Auskleidung der Neovagina mit Spalthaut od. Peritoneum und regelmäßige Dehnung (Kunststoffphantom, bzw. regelmäßige Kohabitation). Der Uterus kann nicht ersetzt werden und eine Schwangerschaft ist daher nicht mögl.

DD: isolierte Atresie der Cervix uteri, Hymenalatresie

Uterus arcuatus

Path: Eindellung im Fundusbereich

Klin: Uterusfehlbildung meist ohne Beschwerden, evtl. Sterilität od. Störung des Schwangerschaftsverlaufs (Aborte, vorzeitige Wehen, Frühgeburtlichkeit, Lageanomalien des Fetus)

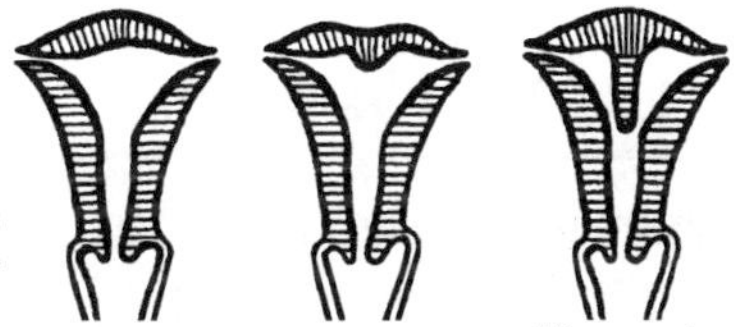

normal — Uterus arcuatus — Uterus subseptus

Uterus subseptus / Uterus septus

Klin: Blutungsanomalien, Sterilität od. Störung des Schwangerschaftsverlaufs (habituelle **Aborte**, vorzeitige Wehen, Frühgeburtlichkeit, Lageanomalien des Fetus)

Diag: Sonographie, Hysteroskopie

Ther: Entfernung des Uterusseptums bei Beschwerden (bei Sterilität vervierfacht sich dadurch die Chance für eine Schwangerschaft) mittels operativer Hysteroskopie

DD: ASHERMAN-FRITSCH-Syndrom (= Synechien, Verklebungen des Uteruskavums mit Bildung bindegewebiger Narbenstränge, z.B. nach Kürettage bei Fehlgeburt)

Uterus unicornis

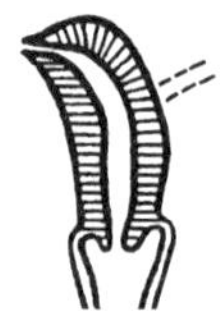
Uterus unicornis

Path: normale Entwicklung eines MÜLLER-Ganges einer Seite und Agenesie der anderen Seite (mit einem bindegewebigem Strang oder einem rudimentären Horn, evtl. kombiniert mit Nieren- und Ovarialagenesie dieser Seite)

Diag: Sonographie, Hysteroskopie

Klin: Blutungsanomalien aber auch keine Beschwerden od. Beeinträchtigung mögl., evtl. Sterilität od. Störung des Schwangerschaftsverlaufs

Ther: nur bei Beschwerden erforderlich, z.B. Entfernung des rudimentären Horns

Uterus bicornis

Etlg: es sind verschiedene Formen mögl.

- Uterus bicornis unicollis = doppelter Uterus mit einer Mündung in die Vagina
- Uterus bicornis unicollis mit rudimentärem Horn = einseitig normale Uterusanlage mit einer Mündung in die Vagina, Gegenseite mit einem rudimentären Horn ohne Anschluss
- Uterus bicornis bicollis = doppelter Uterus mit doppelter Zervix-Mündung in die Vagina
- Maximalform: Uterus didelphys mit Vagina septa (s.u.)

Klin: Blutungsanomalien, Sterilität od. Störung des Schwangerschaftsverlaufs (Aborte, vorzeitige Wehen, Frühgeburtlichkeit, Lageanomalien des Fetus), bei rudimentärem Horn mit funktionellem Endometrium ab der Menarche Größenzunahme und monatliche Schmerzen durch nicht möglichen Abfluss des Menstruationsblutes aus dem rudimentären Horn

Diag: Sonographie, Hysteroskopie

Ther: evtl. STRASSMANN-Op. (Metroplastik = Vereinigung der beiden Uteri zu einer einheitlichen Höhle ⇨ Erhöhung der Chance für eine Schwangerschaften von 5 % auf 80 %)

DD: Atresie der Cervix uteri

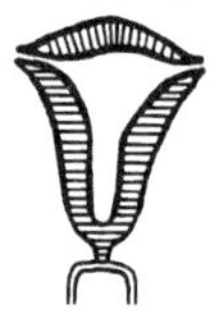
Zervixatresie

Uterus duplex

Syn: **Uterus didelphys mit Vagina septa**

Klin: Blutungsanomalien, Kohabitationsbeschwerden, Sterilität od. Störung des Schwangerschaftsverlaufs (Aborte, vorzeitige Wehen, Frühgeburtlichkeit, Lageanomalien des Fetus)

Diag: Sonographie, Vaginoskopie, Hysteroskopie

Ther: STRASSMANN-Op. (Metroplastik): Vereinigung der beiden Uteri zu einer einheitlichen Höhle (⇨ Erhöhung der Chance für eine Schwangerschaften von 5 % auf 80 %) und Resektion des Vaginalseptums

DD: septierte Vagina ohne Uterusfehlbildung

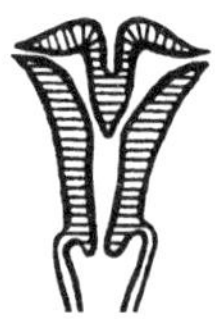
Uterus bicornis unicollis

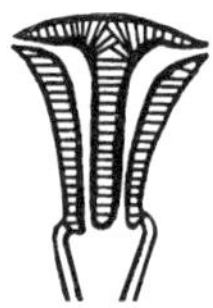
Uterus bicornis bicollis

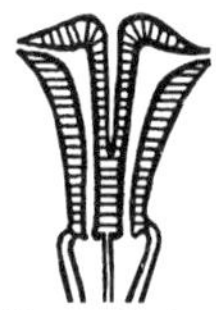
Uterus duplex mit Vagina septa

LAGEANOMALIEN

Retroflexio / Retroversio uteri

Klin: eine Retroflexio od. Retroversio kommt als **Normvariante** bei 10-20 % aller Frauen vor. Die Retroflexio/Retroversio uteri kann variabel (mobilis) od. fixiert (fixata, z.B. nach peritonealer Entzündung, retrouterine od. Douglas-Endometriose) sein.

I.d.R. keine Beschwerden, mögl. Symptome können Kreuzschmerzen, Kohabitationsschmerzen, Dys- u. Hypermenorrhoe sowie Sterilität sein.

Diag: in der Schwangerschaft regelmäßige Kontrolle (meist richtet sich der Uterus von alleine aus einer Retro-Position auf, bzw. kann manuell bei der bimanuellen Untersuchung aufgerichtet werden)

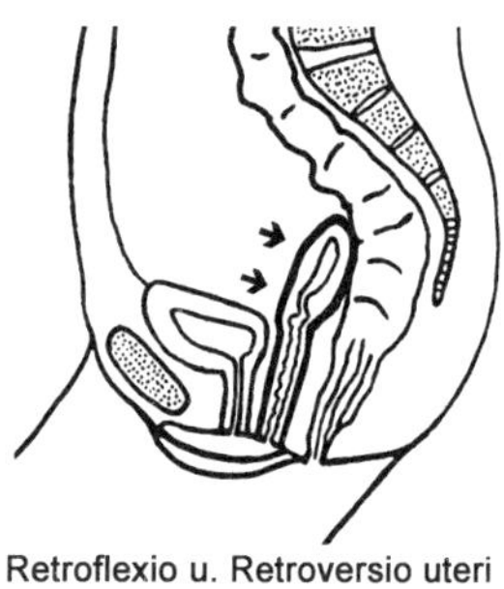
Retroflexio u. Retroversio uteri

Ther: ohne Beschwerden ergibt sich keine Therapienotwendigkeit (auch bei angegebenen Symptomen muss kritisch geprüft werden, ob diese von der Flexio oder Versio uteri bedingt sind)
Bei Op. einer retrouterinen Endometriose die zur fixierten Retroflexio/Retroversio uteri geführt hat, kann neben der Endometrioseherdentfernung auch eine Antefixation des Uterus erfolgen.

Kompl: in der Schwangerschaft kann es bei fehlender Aufrichtung zur Uterussakulation kommen (der Uterus wächst in Richtung über die Blase und Vagina/Zervix werden extrem gedehnt)

DD: Descensus uteri meist mit Retroversio und Retroflexio

Anteflexio uteri

Klin: Die Anteflexio ist physiologisch (Uteruskörper gegenüber der Cervix uteri nach ventral, ca. 135°) und ist u.a. vom Füllungszustand der Harnblase abhängig. Eine vermehrte Anteflexio (spitzwinklig = Winkel wird kleiner) kommt bei Hypoplasie der Genitalorgane (z.B. Östrogenmangel) vor und ist meist gleichzeitig mit einer **Sinistropositio** des Uterus verbunden. I.d.R. aber keine Beschwerden.

Ther: nur bei Beschwerden, z.B. Menstruationsstörungen ⇨ Hormonsubstitution

DD: Elevatio uteri (= abnormer Uterushochstand) durch raumfordernden Prozess im kleinen Becken

ENTZÜNDUNGEN DES UTERUS

Syn: Zervizitis, ICD-10: N72; Endo-/Myo-/Endomyometritis, ICD-10: N71.9; Parametritis, ICD-10: N73.2

Ät:
- **Venerische Infektion** (Geschlechtskrankheiten): Chlamydieninfektion, Gonorrhoe
  Prädisp. (insb. für die Zervizitis): frühe Kohabitarche, hohe Kohabitationsfrequenz, Promiskuität, Bakteriospermie des Sexualpartners
- **Aszendierte Infektion** ausgehend von einer **Kolpitis** (Vaginitis od. Vulvovaginitis), z.B. bei geöffnetem Zervikalkanal während der Menstruation
- Endometritis senilis (aszendierende Infektion z.B. mit E. coli, begünstigt durch den Östrogenmangel)
- Tuberkulose (hämatogen oder von den Adnexen deszendierend entstehend)
- Nach Entbindung im Wochenbett (Endometritis puerperalis) od. Abort (Endometritis post abortum)
- Iatrogen: Einlage eines Intrauterinpessars (IUP), Hysteroskopie, Kürettage
- Als Komplikation bei Zervixriss, submukösen Myomen, Korpuspolyp, Korpuskarzinom ⇨ chronische Entzündung

Path: Keime: **Chlamydien** (Chlamydia trachomatis Serotyp D-K), **Gonokokken** (Neisseria gonorrhoeae), Streptokokken, Staphylokokken, E. coli, Anaerobier, Mykoplasmen, Ureaplasma, Trichomonaden, Actinomyces israelii, Herpes-Simplex-Virus (HSV 2), HPV, Candida albicans

Epid: Außerhalb des Wochenbetts sind Entzündungen des Uterus selten, dann meist Zervizitis gleichzeitig mit einer Vaginitis

Etlg:
Zervizitis: Entzündung des Endometriums der Endozervix (= Zervikalkanal) auch Endometritis cervicis od. Endozervizitis genannt
Endometritis: Entzündung der Korpusschleimhaut (Endometritis corporis), **Pyometra** (= Eiteransammlung im Cavum uteri)
Myometritis: Entzündung des Myometriums
Perimetritis: Entzündung des Perimetriums (Tunica serosa)
Metritis: Entzündung des gesamten Uterus
Parametritis: Entzündung der Parametrien, Phlegmone im Beckenbindegewebe und Ausbreitung der Infektion entlang der Beckenlymphgefäße

Klin: ⇒ Zervikaler eitriger **Fluor genitalis**
⇒ Blutungsanomalien: Menorrhagie (verlängerte Menstruation), Metrorrhagie (nicht Zyklus-abhängige Blutung), Kohabitationsblutung
⇒ Allgemeinsymptome: Fieber, Unterbauchschmerzen
⇒ Harnentleerungsstörungen (reflektorisch od. gleichzeitige Infektion)
⇒ Wochenbett: übelriechende Lochien, uterine Blutung, druckempfindlicher Uterus, Kopfschmerzen

Diag:
1. Anamnese und gynäkologische Untersuchung: Bei der Spekulumuntersuchung sichtbarer **eitriger Fluor** aus der Zervix, Druckschmerz des Uterus, bei Parametritis tastbare Infiltrate im Bereich der Parametrien, fischartiger Geruch (bei Trichomonas vaginalis u. Gardnerella vaginalis)
2. Zervixabstrich als Nativpräparat (Nachweis von Leukozyten, Einschlusskörperchen bei Chlamydien, Diplokokken bei Gonorrhoe) und zur Bestimmung von Erregern und Resistenz, erhöhter pH (>4,5), PCR auf Chlamydien
3. Sonographie: inhomogene Flüssigkeitsansammlung im Uterus bei Pyometra

Ther:
- Bettruhe, evtl. Spasmolytika (Butylscopolamin, Buscopan®)
  Systemische Antibiose: Cotrimoxazol (Cotrim®) bei leichten Fällen, Breitbandantibiose i.v. bei schwereren Verläufen mit Cephalosporinen (Cefuroxim, Elobact®) und/oder Metronidazol (Clont®) und Aminoglykoside (Gentamicin, Refobacin®), bzw. nach Erreger- und Resistenzbestimmung gezielt
  Im Wochenbett: Ampicillin oder o.g. Kombination (bei Metronidazol nicht stillen und die Milch vorübergehend abpumpen, damit anschließend wieder gestillt werden kann) + Kontraktionsmittel (Oxytocin u. Methylergometrin [Syntometrin®])
- Endometritis senilis: Östrogengabe (z.B. Ethinylestradiol-25-Jenapharm®) für 20 Tage, ab Tag 10 zusätzlich Gestagengabe für 10 Tage (Medrogeston, Presomen®), bzw. sequenzielle Kombinationspräparate (s.o., Kap. Klimakterium und Senium)
- Operativ: Ind: Pyometra
  - Zervikalkanal dilatieren ⇨ Eiteransammlung entlasten, Povidon-Jod-Spülung (Betaisodona®), ggf. Einlage eines FEHLING-Röhrchens zur Drainage
  - Bei Phlegmone des Parametriums Inzision von der Vagina aus

Kompl:
* Zervizitis ⇨ aszendierende Infektion auf den Uteruskörper
* Übergreifen vom Endometrium auf das Myometrium ⇨ Endomyometritis
* Übergreifen auf die Lymphbahnen des Parametriums ⇨ Parametritis, eitrige Einschmelzung und Abszessbildung ⇨ Phlegmone, Ureterstenose mögl.
* Weiter aszendierende Infektion ⇨ **Salpingitis** (Entzündung der Eileiter) und **Adnexitis** (Entzündung von Eileiter und Ovar) bis hin zur Pelveoperitonitis u. einem akutem Abdomen
* Subileus bis paralytischer Ileus mögl.
* Wochenbett: lebensbedrohliche hämatogene **Puerperalsepsis**

DD:
- Zerfallendes Korpuskarzinom
- Intraligamentäres Myom
- Spasmus der Ligg.sacrouterina durch psychischen Stress

ENDOMETRIOSE

Syn: Engl. endometriosis, ICD-10: N80.9

Def: Endometriumähnliches verstreutes (ektopes) Gewebe **außerhalb** der Uterusschleimhaut, das entsprechend dem menstruellen Zyklus die gleichen Veränderungen durchmacht.

Ät: Letztlich unklar, verschiedene Hypothesen:
- Wachstum in die Tiefe, ausgehend vom physiologischen Endometrium (Migrationstheorie)
- Verschleppung von menstruell abgestoßenem Endometrium („retrograde Menstruation" über die Tuba uterina in die Bauchhöhle oder über Blut-/Lymphbahnen) u. Implantation mit Neoangiogenese (Transplantationstheorie)
- Embryonal verstreutes Zölomepithel = embryonale MÜLLER-Gänge (embryonale Theorie)
- Umwandlung von Serosa od. Urothel in Endometrium (metaplastische Theorie)
- Familiäre Häufung

Path: ♦ Dignität: **gutartig**
♦ Endometriosegewebe unterliegt dem **hormonellen Zyklus** ⇨ Östrogen stimuliert die Proliferation, während der Menstruation kommt es zur Blutung in den ektopen Gewebsinseln, Gestagene führen zur Atrophisierung

Epid: ◊ Prädisp.alter: geschlechtsreifes Alter (Gipfel 35.-45. Lj.), sistiert nach d. Menopause
◊ Prävalenz: **1-10 %** der Frauen im reproduktionsfähigen Alter betroffen,
bei Frauen mit einer Sterilität findet sich eine Endometriose in 20-50 % d.F.!

Etlg: # Nach der Lokalisation:
- Endometriosis genitalis interna (primäre Endometriose, bestehende Verbindung zum Endometrium): im **Myometrium** (= Adenomyosis uteri, diffus), Tuba uterina (Ostium-Bereich)
- Endometriosis genitalis externa: **Ovarien** (Syn: Teerzyste, Schokoladenzyste), **Tuba uterina**, Excavatio rectouterina (DOUGLAS-Raum), Lig.sacrouterinum, Lig.teres uteri (Lig.rotundum), Vulva, Vagina, Perineum
- Endometriosis **extragenitalis** (selten): Bauchdecke, Nabel, Harnblase, Retroperitoneum, Ureter (Ummauerung od. intrinsisch), Leiste, Rektum, Peritoneum, Lymphknoten, Narben (z.B. nach Sektio), Lunge, Gehirn

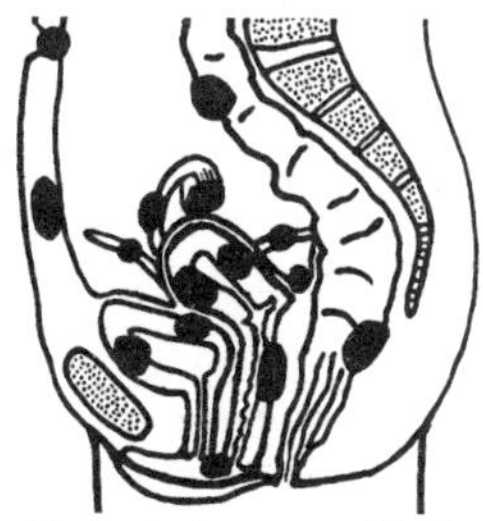
Endometriose - mögl. Lok.

Stadieneinteilung nach der WHO

I:	Herde <5 mm im kleinen Becken oder Portio
II:	Herde >5 mm im kleinen Becken oder Portio, Harnblasendach, Stenose der Tuba uterina durch Verwachsungen, Blutablagerungen im DOUGLAS-Raum
III:	Adenomyosis uteri, Tubenwinkel-, Lig.sacrouterinum-Endometriose, Teerzysten
IV:	Extragenitale Endometriose

Nach der Aktivität (makroskopisches Erscheinungsbild):
- Aktive Herde: rote Herde, dünnwandige Zysten, Einblutungen, starke Vaskularisierung, Entzündungszeichen
- Inaktive Herde: schwarz-braune Herde, dickwandige Zysten, Fibrose, geringe Vaskularisierung ⇨ benötigen i.d.R. keine Therapie

Klin: ⇒ Allgemein: je jünger die Pat. bei der Erstmanifestation, umso stärker die Symptome
⇒ **Menstruationszyklus-synchroner** (perimenstrueller) **Unterbauchschmerz** (= Dysmenorrhoe), evtl. Dauerschmerzen bei Verwachsungen od. sehr großen ovariellen Zysten
⇒ Bei retrozervikaler Endometriose (DOUGLAS-Raum): zyklussynchrone od. uncharakteristische Kreuzschmerzen, Defäkationsbeschwerden, Kohabitationsschmerzen (Dyspareunie)
⇒ Bei Harnblasenendometriose: Zyklus-synchrone Hämaturie, Dysurie, Schmerzen am Ende der Miktion, bei Ureterendometriose Nierenstau, Hydronephrose mögl.
⇒ Bei Darmendometriose: zyklisch Blut im Stuhl, Darmstenose
⇒ Blutungsstörungen: Menorrhagie (verlängerte Menstruation)
⇒ Es finden sich aber auch viele Pat. mit einer Endometriose (die aus anderem Grund untersucht od. operiert wurden), die keinerlei Beschwerden haben.
⇒ Primäre od. sekundäre **Sterilität**

Diag: 1. Anamnese (einen speziellen kostenlosen Anamnesebogen gibt es im Internet bei www.endometriose-liga.eu) und klinische Untersuchung: bimanuelle Palpation und rektale Untersuchung
2. Sonographie: Zysten mit homogenem Inhalt (z.B. am Ovar)
3. Je nach Lok: **Laparoskopie** (Pelviskopie), Zysto- od. Rektoskopie
⇨ ggf. in gleicher Sitzung dann Entfernung isolierter Herde mögl.
4. Nach weiteren (nicht-invasiven) Test wird geforscht, z.B. Einsatz v. MRT, Labor (CA125-, CCR-1-, MCP-1-Bestimmung)

Ther:
- Bei asymptomatischer Patientin (Zufallsbefund) wird nur kontrolliert.
- Konservativ: Bei diffuser Endometriose **Hormonbehandlung** für 3-6 (max. 12) Monate mit oralen Kontrazeptiva od. einem Gestagen (z.B. Dienogest 2 mg/Tag, Visanne® od. Lynestrenol 5-10 mg/Tag) od. Danazol (ein Testosteronderivat mit Gestagen-ähnlicher Wirkung, 600-800 mg/Tag Danazol-ratiopharm®). Als orale Kontrazeptiva kommen gestagenbetonte Einphasenpräparate (z.B. mit Dienogest od. Desogestrel als Gestagen, z.B. Valette® od. Marvelon®) zum Einsatz und sollten nonstop (= ohne Zykluspause) über mind. 6 Mon. gegeben werden. Alternativ ist auch eine gestagenbeschichtete Spirale mögl. (IUP mit Levonorgestrel, Mirena®)

  Wirken Hormone nicht, dann **GnRH-Agonisten** (Buserelin nasal applizierbar [Suprecur®], Goserelin s.c. [Zoladex®] od. Leuprorelin 1x/Monat i.m. [Enantone®-Gyn Monats-Depot]).

  In Studien werden auch Aromatasehemmer (Letrozol, 2,5 mg/Tag) od. Mifepriston (Progesteronagonist, bisher aber nur für Schwangerschaftsabbrüche zugelassen) versucht.

  Nichtsteroidale Analgetika/Antirheumatika (**NSAR**) können symptomatisch gegen die Schmerzen verordnet werden (diese wirken aber nur symptomatisch = haben keinen Einfluss auf die Herde), z.B. Paracetamol, Ibuprofen od. Naproxen.
- Operativ: Ind: einzelne große Konglomerattumoren, Versagen der kons. Ther., Harnstau
  - Isolierte intraabdominale Herde werden laparoskopisch entfernt (Elektrokoagulation, Laservaporisation od. Ausschälung), bei isolierten rektovaginalen Herden ggf. auch Zugang über die Hinterwand der Vagina mögl.
  - Sehr große Herde müssen per Laparotomie reseziert werden
  - Bei diffuser Adenomyosis uteri Hysterektomie und beidseitige Oophorektomie (bei abgeschlossener Familienplanung)
  - Postoperativ: ebenfalls Hormonbehandlung zur Unterdrückung von Restherden
- Selbsthilfegruppen: Endometriose Vereinigung Deutschland e.V., Bernhard-Göring-Str. 152, 04277 Leipzig, Tel./Fax: 0341 3065304, Internet: www.endometriose-vereinigung.de und www.endometriose.de, europäisch: www.endometriose-liga.eu

Prog: 70 % bilden sich mit der konservativen Ther. zurück, spontane Rückbildung auch nach einer Schwangerschaft mögl., ansonsten Rückbildung nach der Menopause.

Kompl:
* Tubenendometriose ⇨ Hämatosalpinx (Blutansammlung), verminderte Fertilität od. **Sterilität** durch Verklebung der Tuben, Tubargravidität
* Retrouterine Endometriose ⇨ Retroflexio/Retroversio uteri fixata (s.o.)
* Narbenstrikturen um den Ureter bei retroperitonealer Endometriose ⇨ Harnstau
* Schwangerschaft allgemein: verminderte Implantationsrate und erhöhte Abortrate
* Rezidive auch nach Ther. mögl.
* Maligne Transformation in ein endometrioides Adenokarzinom mögl. (extrem selten)
* Rezidivierender katamenialer Pneumothorax (meist 1-3 Tage vor der Menstruation) bei subpleuraler Endometriose

Med:
* Hormonbehandlung: Demineralisation des Knochens (daher Ther. auch auf max. 6 Mon. beschränken)

Op:
* Adhäsionen

DD: – Adenomyoma uteri: hypertrophiertes Uterusmyometrium (Myom) mit einigen Absiedlungen von Endometrium-Gewebe (östrogene Überstimulation), Prädisp.alter: 40.-50. Lj., Klin: Uterusvergrößerung, Menorrhagie, Dysmenorrhoen, spricht nicht auf eine Gestagentherapie an, Ther: Hysterektomie, bei jungen Frauen mit Kinderwunsch ggf. Teilresektion

- Entzündlich: DOUGLAS-Abszess, Periappendizitis, Perihepatitis (FITZ-HUGH-CURTIS-Syndrom bei ausgedehnter Chlamydieninfektion), Pelveoperitonitis
- Verwachsungen im Bauchraum
- Endometriumpolyp, Endometriumkarzinom, Uterusmyome
- Ovarialzysten, Ovarialtumoren

POLYPEN DES UTERUS

Syn: Uteruspolypen, Gebärmutterpolypen: Korpuspolyp, Korpusadenom, engl. corpus polyp, ICD-10: N84.0; Zervixpolyp, engl. cervical polyp, ICD-10: N84.1

Ät: - Östrogen-abhängige Hyperplasie des Endometriums (Progesteronrezeptordefekt führt nicht zur Abstoßung während der Menstruation)
- Med: langdauernde Einnahme von Tamoxifen

Epid: ◊ Prävalenz: 10 % der Frauen im Klimakterium/Senium (Prädisp.alter: ab dem 50. Lj.)
◊ Dignität: **benigne**

Etlg: # **Endometriumpolyp** (Syn: **Korpuspolyp**, im Corpus uteri): bevorzugt im Fundus uteri (Tubenwinkel) u. zervikokorporalen Übergang gelegen, meist solitär und gestielt
- Hyperplastische Polypen: Hyperplasie des Endometriums, von der Basalisschicht ausgehend (Basalisadenome), Östrogen-sensibel
- Atrophische Polypen: zystisch, atrophes Epithel, postmenopausal
- Funktionelle Polypen mit Zyklus-synchronen Veränderungen des Epithels
- Polyposis uteri: gesamtes Cavum uteri kopfsteinpflasterartig mit Polypen ausgefüllt

Zervixpolyp (in der Cervix uteri), bei Prolaps aus der Portio mit Plattenepithel der Vagina überzogen + Entzündungszeichen (sog. Portiopolyp)

Klin: ⇒ Häufig Zufallsbefund ohne klinische Symptome
⇒ **Postmenopausale Schmierblutung**, bzw. prämenopausal unregelmäßige Regelblutung und Metrorrhagie (nicht Zyklus-abhängige Blutung), Hypermenorrhoe (verstärkte) und Menorrhagie (verlängerte) od. auch Hypomenorrhoe mögl.
⇒ schleimig-eitriger/blutiger Fluor genitalis
⇒ Kohabitationsblutung bei prolabierten Zervixpolypen
⇒ Unterbauchschmerzen (wehenartig), Dysmenorrhoe

Diag: 1. Anamnese und gynäkologische Untersuchung: Zervixpolypen können aus dem Muttermund prolabieren und bei der Spekulumuntersuchung gesehen werden
2. Sonographie: insb. transvaginal gute Darstellbarkeit der Polypen, ggf. Hydrosonographie (Instillation von isotoner Kochsalzlösung in das Cavum uteri) für noch bessere Darstellung
3. **Histologie** des Op.-Präparates (Ausschluss eines Karzinomes)

Ther: • Operativ: Ind: wegen Möglichkeit eines Karzinomes immer gegeben
- Prämenopausale Korpuspolypen: Entfernung durch **Kürettage** (Ausschabung)
- Große („Matronenpolypen"), bzw. postmenopausale Korpuspolypen: Entfernung unter Sicht mit dem Hysteroskop
- Zervixpolypen: Abtragung mit der Elektroschlinge (nicht in der Schwangerschaft, wegen Gefahr des Aborts!)

Kompl: * Endometriumkarzinom in einem Korpuspolypen (1 % d.F.)
Op: * Blutung (aus dem Polypenstiel), Infektion
* Kürettage: Rezidiv

DD: – Endometriumkarzinom
– Uterusmyome
– Glandulär-zystische Hyperplasie: große zystische Hohlräume durch Proliferation des Endometriums (Schweizer-Käse-Muster in der Histo), Ät: Östrogenüberschuss, z.B. bei Follikelpersistenz, endokrin aktivem Ovarialtumor (Granulosazelltumor, Thekazelltumor), Ther: Gestagene

UTERUSMYOME

Syn: Myoma uteri, Uterus myomatosus, *Leiomyom des Uterus*, ICD-10: D25.9

Ät: – Defekt der Progesteronrezeptoren?
– Familiäre Disposition
– Chromosomenaberrationen (Chrom. 1, 7, 12, 14)
– Hormonelle Substitutionstherapie, eine hormonale Kontrazeption (>10 J.) scheint hingegen protektiv zu sein

Path: ♦ **Gutartige Muskelgeschwulst** (Leiomyom, Fibroleiomyom, Adenomyom) mit **östrogenabhängigem Wachstum** (keine Myome bei Kindern und keine neuen Myome nach dem Klimakterium bzw. sistieren des Wachstums oder Schrumpfung bestehender Myome)
Maligne Entartung zum Sarkom (oder primäres Sarkom) selten in 0,1-0,5 % d.F.
♦ Pathoanatomisch: derbe Konsistenz (wie bei einem nicht graviden Uterus, evtl. Fibrosierung mit Ausbildung einer Pseudokapsel, Verkalkung), bei Ernährungsstörung ⇨ Erweichung und Zerfall (Durchsetzung mit kavernösen Bluträumen, ödematöse u. myxomatöse Veränderungen, fettige Degeneration, Nekrosen)
♦ Lok: meist **Korpusmyom**, seltener Zervixmyom, häufig **multipel** auftretend (sog. Uterus myomatosus)
♦ Histo: glatte Muskulatur und Bindegewebe, benigne

Epid: ◊ Prävalenz: **sehr häufig**, bei 10-40 % aller Frauen finden sich nach dem 30. Lj. Myome, die Lebenszeitprävalenz wird mit bis zu 70 % angegeben, Schwangerschaft: 3-10 %
◊ Prädisp.alter: 35.-55. Lj.
◊ Häufigster Grund für eine operative Hysterektomie (bei 17,5 % aller Frauen in Deutschland wird im Laufe des Lebens eine Hysterektomie durchgeführt, Daten: DEGS1 v. 2013)

Etlg: Lokalisation und Wachstumsrichtung (s. Abb.):

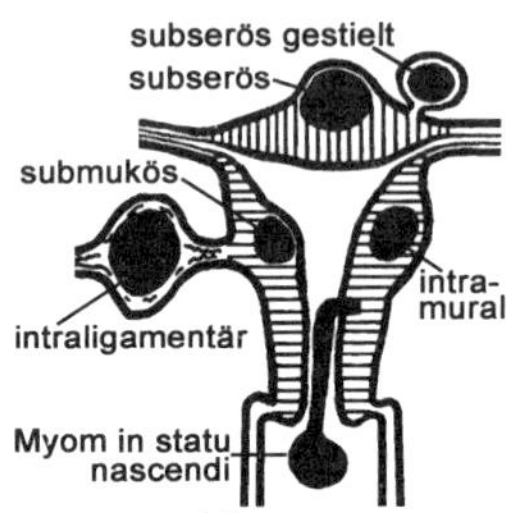

Uterusmyome

\# **Intramural** (= im Myometrium liegend, häufigste Form, 50 % d.F.)
\# **Subserös** (unterhalb des Perimetriums liegend, wachsen Richtung Bauchhöhle, 35 % d.F.)
\# **Submukös** (direkt unterhalb des Endometriums liegend, in Richtung Uterushöhle wachsend, 5 % d.F.)
Myoma in statu nascendi (entsteht aus einem submukösen Myom, das durch „Austreibung“ aus dem Muttermund prolabiert)
\# **Intraligamentär** (von d. Seitenwand d. Uterus ausgehend, wachsen entlang im/am Ligamentum latum uteri, selten)
\# Diffuse Leiomyomatose: viele kleine Myome im gesamten Uterus
\# Peritoneale Leiomyomatose: disseminierte kleine Myome intraperitoneal
\# Intravenöse Leiomyomatose: Wachstum entlang der V.ovarica / V.cava inf. bis zum Herzen mögl.
\# Lymphatische Stromamyose: Wachstum entlang der Lymphgefäße im kleinen Becken

Klin: ⇒ Symptome sind von der Lokalisation, Wachstumsrichtung u. Größe der Myome abhängig. Kleine intramurale od. subseröse Myome machen meist keinerlei Symptome.

⇒ Blutungsstörungen: **Menorrhagie** (= verlängerte), Hypermenorrhoe (= verstärkte Menstruation), **Metrorrhagie** (Dauerblutung, Zwischenblutungen), **Dysmenorrhoe** (schmerzhafte Menstruation), Polymenorrhoe (verkürzte Abstände zwischen den Zyklusblutungen)

⇒ **Unterbauchschmerzen** (wehenartig insb. bei submukösen Myome), Rückenschmerzen bei Ausdehnung in die Kreuzbeinhöhle

⇒ Symptome durch die Raumforderung: Druck auf die Harnblase ⇨ **Miktionsstörungen** mit Harndrang (ohne Schmerzen) mit Pollakisurie (häufiges Entleeren kleiner Urinmengen), Druck auf den Darm ⇨ **Obstipation** bis hin zum Ileus mögl.

⇒ Verzögerung des Auftretens der Menopause (= Climax tarda)

⇒ **Erschwerte Konzeption** (insb. der Einnistung = Nidationsstörung) bzw. **Sterilität**

⇒ Pseudo-MEIGS-Syndrom: Symptomenkomplex mit Aszites u. Pleuraerguss

⇒ Schwangerschaft: vorübergehende Größenzunahme, Schmerzhaftigkeit, vorzeitige Wehen, **Abort**, Plazentainsuffizienz, Frühgeburtlichkeit, große (intraligamentäre, od. im Zervixbereich sitzende) Myome können ein Geburtshindernis sein, Lageanomalien des Feten ⇨ Zwangshaltung (z.B. Schiefhals als Folge), vermehrt atonische Nachblutungen (gestörte Plazentaablösung), verlangsamte Uterusinvolution postpartal, Infektion im Wochenbett

Diag:
1. Anamnese (Regelblutungsstörungen) und gynäkologische Untersuchung: Tastbarkeit bei der **bimanuellen Untersuchung**: (meist mehrere) rundliche derbe Tumoren im Bereich des Uterus, im Statu nascendi aus dem Muttermund prolabierender Tumor
2. Transvaginale Sonographie: runde, echoarme Tumoren, evtl. mit Zysten od. Verkalkungen bei Fibrosierung od. Zerfall
3. Evtl. Ausscheidungsurographie (IVP = I.v.-Pyelographie) bei Miktionsstörungen

Ther:
- Konservativ: Kleine Myome ohne Beschwerden werden nur alle 6-12 Mon. **kontrolliert**.

  Med: Hormonbehandlung mit Gestagenen (Lynestrenol, Orgametril®) od. auch gestagenbetonter Pille (z.B. Microgynon®) zur Normalisierung bei Blutungsstörungen mögl.

  Antiöstrogene (GnRH-Agonisten, Buserelin nasal, Suprecur® od. Leuprorelinacetat alle 4 Wo. 3,75 mg i.m., Enantone®-Gyn) sind für einige Monate zur Größenreduktion mögl., neu ist ein Progesteron-Rezeptormodulator (Ulipristalacetat 5 mg/Tag, Esmya®), ebenfalls zur präoperativen Größenreduktion zugelassen.
- Interventionell: Katheterembolisation der distalen Anteile beider Aa.uterinae mit Polyacrylpartikeln (Zugang über die A.femoralis) ⇨ Myomrückbildung (NW: postinterventionell diffuse Schmerzen).
- Nicht-invasiv: Neu ist ein hochintensiver fokussierter Ultraschall zur Thermoablation einzelner kleiner Myome (die Applikation erfolgt dabei MRT-gesteuert).
- Operativ: Ind: erhebliche Größe mit klinischen Beschwerden, schnelles Wachstum (Malignitätsverdacht), akute Komplikationen (Stieldrehung, Infektion, Nekrose)
  - **Myomenukleation** (wenn noch Kinderwunsch besteht) über eine Hysteroskopie (submuköse) oder Laparoskopie/Laparotomie (subseröse u. intramurale Myome)
  - **Hysterektomie** (= Totalexstirpation des Uterus): in ¾ d.F. über **vaginalen Zugang** mögl. (= vaginale Hysterektomie), Voraussetzung ist eine gute Beweglichkeit des Uterus und nicht zu große Myome (ein Uterus mit größeren Myomen kann ggf. auch vaginal entfernt werden, hierzu wird der Uterus während der Op zerstückelt = Morcellement). Bei Z.n. früheren Kaiserschnittentbindungen (⇨ Adhäsionen) kann eine vaginale Hysterektomie mit gleichzeitiger assistierender Laparoskopie durchgeführt werden.

    Bei großen und verwachsenen Myomen Op von abdominal (laparoskopisch od. offen).

    Evtl. gleichzeitige Mitentfernung der Adnexe in der Postmenopause.
    Perioperative Antibiotikaprophylaxe mit einem Cephalosporin + Metronidazol
- Selbsthilfegruppen: FrauenGesundheitsZentrum Heidelberg e.V., Alte Eppelheimer Str. 38, 69115 Heidelberg, Tel.: 06221 21317, Internet: www.fgz-heidelberg.de

Prog: Die Myomenukleation neigt häufig zu Rezidiven.
Hysterektomie sehr gut (es ergeben sich primär keine Störungen der Hormone, Nerven oder des Sexualempfindens), Op-Letalität: 0,03 % (bei vaginalem Zugang, etwas höher bei abdominalem Zugang).

Kompl:
* **Anämie** bei verstärkter Menstruation od. Dauerblutung
* Harnstauung (Ureterverlegung) bei großem Myom (insb. bei intraligamentärem Myom)

* Venöse Abflussstörung der unteren Extremität durch Kompression der Gefäße im kleinen Becken
* Stieldrehung (bei sehr großem subserösem Myom) ⇨ Bild eines akuten Abdomens
* Myomnekrose (aseptisch) od. Verjauchung mit septischer Nekrose, Fieber u. eitrigem Fluor genitalis (bei submukösem Myom, insb. im Wochenbett mögl.)
* Übergang in ein Leiomyosarkom (extrem selten, 0,2-0,8 %) ⇨ rasche Größenzunahme
* Med: durch hormonale Kontrazeptiva kann es (bei östrogenbetonten) zur Größenzunahme, aber auch zu Wachstumsstillstand und sogar zur Reduktion (bei gestagenbetonten Kontrazeptiva) kommen.

Op:
* Myomenukleation: 15 % Rezidive; bei folgender Schwangerschaft Geburt durch Sektio erforderlich, da Gefahr der Uterusruptur unter der Geburt
* Vaginale und abdominale Hysterektomie: **Blutungen**, Verletzung der Blase, der Ureteren (Posthysterektomiefistel) od. des Darmes
* Scheidenstumpfprolaps: Prolaps der Restvagina bei schlechter Scheidenstumpffixation

DD:
- Maligne: Uterussarkom, Korpuskarzinom, Zervixkarzinom
- Uteruspolypen (Endometriumpolypen), Uterusfehlbildungen
- Adenomyoma uteri: Myom mit Absiedlungen von Endometrium-Gewebe (s.o. bei Endometriose)
- Pyometra (= Eiteransammlung im Cavum uteri), Hämatometra (Menstruationsblutansammlung im Uterus bei zervikaler Stenose oder Atresie)
- Ovarialtumor, entzündliche Adnexprozesse
- Gravidität, alte Extrauteringravidität
- Rektumtumor, Blasentumor
- Beckenniere

ZERVIKALE INTRAEPITHELIALE NEOPLASIE (CIN)

Syn: **CIN** = engl. cervical intraepithelial neoplasia, leichte bis schwere Dysplasie (CIN I bis III), ICD-10: N87.9; CIN III / Zervix-Carcinoma in situ, D06.0

Ät:
- **Infektion mit HPV** (Human-Papilloma-Viren), insb. Typ **16, 18**, 26, 31, 33, 34, 35, 39, **41**, **45**, 51, 52, 53, 56, 58, 59, 66, 68, 70, 73 ⇨ bei HPV **16** u. **18** zeigen sich am häufigsten höhere Atypiegrade. Die o.g. Typen werden auch als sog. **high-risk HPV-Typen** bezeichnet. Zusätzlich spielen genetische Faktoren eine Rolle, die eine Eliminierung der HPV-Infektion verhindern (einige HLA-Typen präsentieren einige HPV-Typen nicht ⇨ Persistenz der Infektion mögl.), in ca. 10 % d.F. kommt es zur Persistenz einer HPV-Infektion.
- Prädisp.: früher regelmäßiger Geschlechtsverkehr, schlechte Genitalhygiene, niedriger sozio-ökonomischer Status, Promiskuität (= häufiger Partnerwechsel, z.B. 4faches Risiko bei Prostituierten), Infektion mit Neisseria gonorrhoeae (Gonorrhoe), HIV-Infektion (auch des Sexualpartners), Nikotinabusus (der Zervikalkanal speichert Nikotin!)

Path:
- Die Dysplasien entstehen i.d.R. im Bereich der **Transformationszone**. Während der Geschlechtsreife ist diese an der Portio sichtbar und wird als Ektopie (früher Portioerosion genannt) bezeichnet. In dieser Zone erfolgt ein ständiger Ersatz des ektopischen Zervix-Zylinderepithels durch metaplastisches Plattenepithel, das dieses teilweise überwächst (= Transformation). Die Transformationszone hat vermutlich eine höhere Empfindlichkeit gegenüber den Papilloma-Viren.

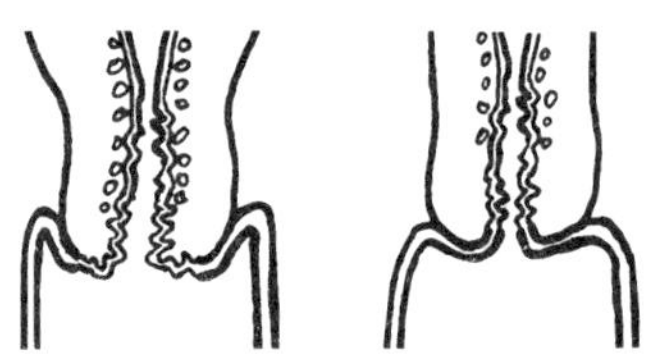

Die Transformationszone liegt bei geschlechtsreifen Frauen in der Ektozervix (= sichtbare Portio, s. Abb.), bei älteren eher in der Endozervix, da die **Epithelgrenze** (zwischen dem Plattenepithel der Portio/Vagina und dem Zylinderepithel des Uterus) bei älteren Frauen (und in der Kindheit) in der Zervixhöhle liegt und während der Geschlechtsreife östrogenbedingt Richtung Portio wandert.

Daher wird altersabhängig auch die Konisation bei jungen Frauen breitbasig stumpf durchgeführt, während bei alten Frauen ein spitzer und somit tiefer in den Zervixkanal vordringender Kegel entnommen wird (s. Abb.).

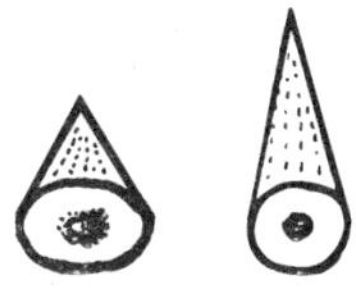

- Die chronische HPV-Infektion mit den High-risk-Typen 16 u. 18 erhöht das Risiko für eine CIN um das 20- bis 60fache (bei den anderen Typen um ca. das 10fache gegenüber HPV-negativen Frauen)

Epid: ◊ Häufigkeitsgipfel: Dysplasien 28. Lj., Zervix-Carcinoma in situ 35. Lj. (10 Jahre später folgt dann der Häufigkeitsgipfel für das invasive Zervixkarzinom, s.u.)

◊ Für Deutschland werden 300.000 Frauen/Jahr mit CIN III od. einem Carcinoma in situ geschätzt, ca. 100.000 Konisationen/Jahr werden durchgeführt.

◊ 20 % der Frauen mit einer High-risk-HPV-Infektion entwickeln eine CIN, 2 % der Frauen nach durchschnittlich 15 J. (8-30 J.) ein Karzinom der Zervix

Klin: ⇒ Meist keinerlei Symptome

⇒ Ggf. Metrorrhagie (Zyklus-unabhängige Zwischenblutungen), Kohabitationsblutung

Diag: 1. Anamnese und gynäkologische Untersuchung: vaginale Untersuchung mit Inspektion und **Spekulumuntersuchung**, **Kolposkopie** (Leukoplakie od. Erosion bei Betupfen der Portiooberfläche mit 3%iger Essiglösung für 20-30 Sek. sichtbar) und **Abstrichentnahme + Zytodiagnostik**, evtl. auch Knipsbiopsie und histologische Untersuchung. Ein zusätzlicher Abstrich für den Papilloma-Virus-Nachweis (Hybrid-Capture-Verfahren zum Nachweis von **HPV**-DNA, DNAPAP™) erhöht den Vorhersagewert weiter.

Wichtig: Die Dysplasien entstehen im Bereich der **Transformationszone** aus metaplastischem Plattenepithel. Da diese Zone je nach Alter der Patientin (s.o.) nicht immer mit dem Spekulum einsehbar ist, ist es wichtig bei der Abstrichentnahme nicht nur einen Abstrich von der Portio sondern auch aus dem Zervixkanal zu entnehmen (z.B. mit einem kleinen Bürstchen, Cervexbrush™). Die Treffsicherheit beträgt dann 80-95 %.

2. Auswertung der Zytodiagnostik: Ausstrich der Abstriche auf einem Objektträger, Fixierung (mit Fixationsspray od. mit 96%igem Äthylalkohol für 15 Min.) und PAPANICOLAOU-Färbung ⇨ mikroskopische Beurteilung der Zellen im Ausstrich (s. Abb.). Mit der Methode der Dünnschichtzytologie (ThinPrep™) soll dabei eine noch bessere Auswertung mögl. sein (wird in Deutschland von den Krankenkassen aber nicht bezahlt).

Angabe des Untersuchungsergebnisses entsprechend der **Einteilung von PAPANICOLAOU** (bzw. mit der in etwa gleichen Einteilung der Deutschen Gesellschaft für Zytologie = **MÜNCHNER-Nomenklatur**):

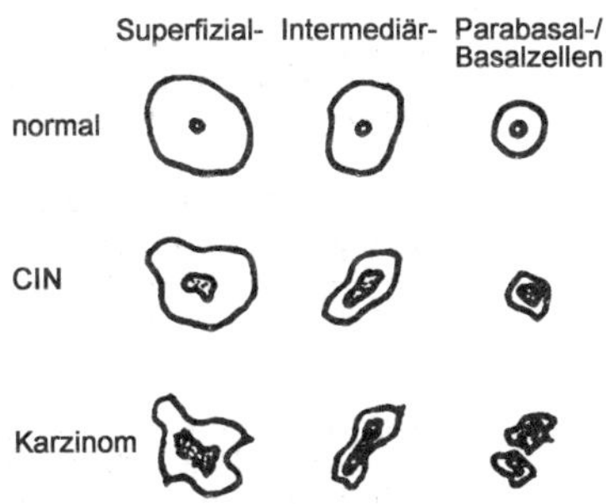

PAP I:	regelrechtes Zellbild (typische Superfizialzellen)
PAP II:	normales Zellbild, entzündliche (Beimengung von Leukozyten u. Mikroorganismen), regenerative, metaplastische od. degenerative Veränderungen
PAP III:	suspektes Zellbild, schwere entzündliche, atrophische od. degenerative Veränderungen ⇨ Malignität nicht sicher auszuschließen
PAP IIID:	Dysplasie leichten bis mittleren Grades (Dyskaryosen von Superfizial- und Intermediärzellen) ⇨ CIN I bis II
PAP IVa:	pathologische Zellen, Dysplasie schweren Grades (Dyskaryosen von tiefen Zellen = Parabasal- u. Basalzellen) ⇨ CIN II bis III, V.a. Carcinoma in situ
PAP IVb:	pathologische Zellen, Dysplasie schweren Grades (Dyskaryosen der tiefen Zellen), V.a. Mikrokarzinom ⇨ CIN III (Carcinoma in situ), invasives Karzinom ist nicht auszuschließen
PAP V:	massenhaft eindeutig maligne Tumorzellen, hochgradiger V.a. invasives Karzinom

Die Zytodiagnostik gibt einen ersten Hinweis auf einen möglicherweise malignen Befund. Beweisend ist dann aber erst die Histologie, daher:

ab PAP III sollte eine **Knipsbiopsie** und histologische Untersuchung erfolgen

bei PAP IIID Kontrolle alle 3 Monate, nach 3-maligem pathologischem Befund Konisation

ab PAP IV ist eine **Konisation** u. histologische Untersuchung indiziert, diese erlaubt auch die sicherste Aussage über die Ausdehnung der Atypien od. Karzinoms.

3. Sonographie: Ausschluss einer größeren Raumforderung im Bereich der Portio, der Zervix od. des Uterus

Etlg: Histologie des Epithels:

CIN I: verstärkte basale Proliferation des Epithels mit geringer Anzahl an Mitosen, Kernatypien in den Superfizialzellen (≅ PAP IIID im zytologischen Befund)

CIN II: deutliche Verbreiterung der Basalschicht mit vermehrten Mitosen und atypischen Zell- u. Kernformen, Kernatypien von Superfizial- und tieferen Zellen (≅ PAP IIID / IVa)

CIN III: Kernatypien in **allen** Schichten des Epithels, Epithelschichten aber noch erkennbar (≅ PAP IV a)

CIN III und Zervix-Carcinoma in situ: gesamtes Epithel durchgehend atypisch verändert, **Epithelschichtung nicht mehr erkennbar**, Basalmembran nicht durchbrochen ⇨ noch keine Metastasierung möglich (≅ PAP IVa / IVb)

BETHESDA-Nomenklatur:

Low grade SIL (squamous intraepithelial lesion) = CIN I / PAP IIID

High grade SIL = CIN II-III / PAP IVa

Ther:
- CIN I: zunächst abwarten, kolposkopische Kontrolle nach 3 Mon. (spontane Remission in 60% d.F.) ⇨ zeigt sich dann nach einer weiteren Kontrolle keine Rückbildungstendenz sollte eine Entfernung (Konisation) und Histologie erfolgen.
  Bei hoher Viruslast von high-risk HPV-Typen ggf. α-Interferon (in Erprobung).
- **Laserkoagulation** ist bei kolposkopisch eindeutig sichtbarer und abgegrenzter Läsionen (nach vorheriger histologischer Sicherung durch Knipsbiopsie und Ausschluss eines Prozesses im Zervixkanal) im Stadium CIN II (ggf. auch III) im Bereich der Ektozervix möglich.
- Operativ: Ind: ab CIN II, Carcinoma in situ
  - **Konisation** (als Elektroschlingen- od. Laserkonisation), wird zunächst als Diagnostik durchgeführt, bei CIN II bis III und dem Carcinoma in situ ist die Konisation dann auch gleichzeitig die Therapie ⇨ anschließend kolposkopische Kontrollen, Zytodiagnostik u. HPV-Test in 3- bis 6-monatigem Abstand
  - Findet sich in der Konisation bereits ein mikroinvasives Karzinom ist die weitere Ther. abhängig vom Alter der Pat. und vom weiteren Kinderwunsch (s.u. Kap. Zervixkarzinom)
- Schwangerschaft: findet sich beim Zervixabstrich in der ersten Schwangerschaftsvorsorgeuntersuchung ein PAP IIID so sind Abstrichkontrollen alle 3-4 Mon. erforderlich.
  Bei PAP IVa ist eine Knipsbiopsiekontrolle erforderlich, bei Bestätigung des Befundes Konisation 8 Wo. nach der Entbindung.
  Bei PAP IVb od. V ist eine sofortige Konisation zur weiteren Abklärung erforderlich ⇨ bestätigt sich ein invasives Zervixkarzinom weiteres Vorgehen wie unten (Kap. Zervixkarzinom).

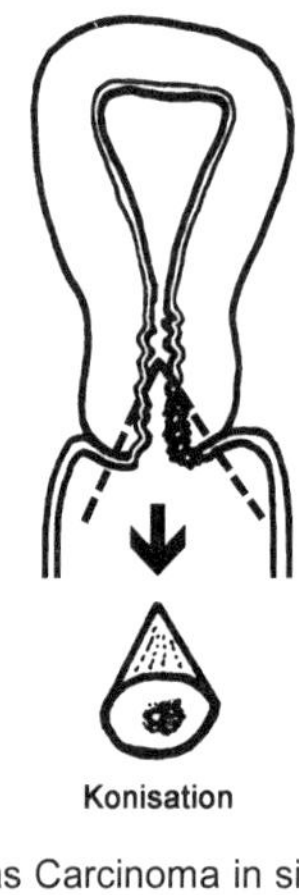

Konisation

Prog: CIN I (bis II) bildet sich in ca. 60 % d.F. spontan zurück. CIN III und das Carcinoma in situ sind obligate Präkanzerosen und müssen operativ entfernt werden.

Kompl: * Der zeitliche Übergang von der Dysplasie in das Carcinoma in situ (präinvasives Karzinom), das die Basalmembran (noch) nicht durchbrochen hat und dann in das **invasive**

Karzinom übergeht, ist nicht vorhersagbar. Anhand der Altersverteilung der Häufigkeitsgipfel werden ca. 10 Jahre geschätzt.

Op: * Konisation: Nachblutung, Uterusinfektion, Parametritis, Zervixstenose
Bei späterer Schwangerschaft: Zervixinsuffizienz ⇨ erhöhtes Abortrisiko, vorzeitiger Blasensprung, Frühgeburtlichkeit mögl.

Proph: ♥ Vorsorge: **Früherkennung** der präkanzerösen Vorstadien durch regelmäßige Krebsfrüherkennungsuntersuchungen (ab dem 20. Lj.) in **jährlichem Abstand** mit vaginaler Untersuchung, Spekulumuntersuchung, **Abstrichentnahme + Zytodiagnostik** nach PAPANICOLAOU. Ziel: ist das Erkennen einer Dysplasie bevor sich ein invasives Karzinom entwickelt hat.

Ein zusätzliches **HPV-Screening** (mit dem Hybrid Capture®HPV DNA Test 2) wird von den Fachgesellschaften für Frauen ab dem 30. Lj. alle 3-5 J. diskutiert (gehört aber bisher nicht zum Leistungskatalog der Krankenkassen).

Nach Nachweis und Ther. einer CIN Kontrollabstriche auf High-risk-HPV-DNA (Persistenz od. Rezidiv einer CIN wird durch pos. HPV-Nachweis besser vorhergesagt als durch die Zytodiagnostik).

♥ **HPV-Impfung:** Ein Impfstoff gegen die zwei häufigsten **HPV-high-risk**-Typen **16** u. **18** (Cervarix®) sowie ein 4fach-Kombinationsimpfstoff gegen die wichtigsten HPV-Serotypen (6, 11, 16 u. 18, Gardasil®) sind zugelassen (Impfstoff besteht aus leeren Virushüllen). Die bisherigen Ergebnisse zeigen eine sehr gute Wirksamkeit (92-98%iger Impfschutz u. Kreuzprotektion auch gegen Typ 31, 33, 45 u. 51).

Empfohlener Zeitpunkt für die Impfung ist ein Alter von **9-14 Jahren** (vor erstem Geschlechtsverkehr). Durchführung: Für Mädchen bis 14 J. 2-malige Impfung (0 u. 6 Mon.). Ältere Mädchen/Frauen erhalten eine 3-malige Impfung (0, 1(-2) u. 6 Mon.).

Eine vorherige Testung auf HPV ist nicht erforderlich.

Die Kosten werden in Deutschland seit 2007 von den Krankenkassen übernommen.

Ausblick: Wegen des Schutzes gegen das Hauptrisiko HPV-Infektion für die Entwicklung einer zervikalen intraepithelialen Neoplasie und in der Folge eines Zervixkarzinoms ist dies die erste „Impfung" gegen Krebs (mit einem Nobelpreis für Medizin, 2008 an Prof. zur Hausen, DKFZ Heidelberg). Bei Teilnahme aller jungen Mädchen an der Impfung wird ein deutlicher Rückgang für die Inzidenz des Zervixkarzinom in den folgenden Jahrzehnten erwartet (Impfrate in Deutschland bei jungen Mädchen ist aber derzeit nur bei 40 %). Ob eine spätere Auffrischungsimpfung erforderlich ist, kann derzeit noch nicht abgeschätzt werden. Weiterhin wird noch diskutiert, ob auch eine Impfung für Jungen sinnvoll sein kann (in Sachsen seit 2013 eingeführt, eine Impfempfehlung für Frauen und Männer gibt es bereits in Österreich, USA, Kanada u. Australien).
In Erprobung ist ein 9facher Impfstoff (zusätzlich Typ 31, 33, 45, 52 u. 58, Gardasil®9).

DD: - HPV-Infektion (⇨ primär benigne papilläre Epitheliome ohne Dysplasien): manifestiert sich klinisch als Condylomata acuminata (Syn: Feigwarzen, spitze Kondylome, insb. durch HPV-Typ 6 u. 11) oder als Condylomata plana (flache, weißliche Kondylome bei den High-risk-Typen 16 u. 18 ⇨ zur Sicherung der Diagnose ist eine Histologie erforderlich, da DD: Leukoplakie, CIN, Zervixkarzinom), weiteres s. Kap. Condylomata acuminata – Abschnitt Venerologie
- Erosio vera: bei mechanischer Alteration (z.B. Pessare), Östrogenmangel ⇨ Ther: mechanische Reizung vermeiden, Östrogen-haltige Salbe
- Hyperplastische Ektopie (glandulär-papilläre Ektopie): vor allem in der Schwangerschaft oder bei Einnahme gestagenbetonter Ovulationshemmer vorkommend
- Ovula Nabothi: durch Überwachsen und Verschluss der Ausführungsgänge der Zervixdrüsen bei der ständigen Umwandlung des Zylinderepithels in nicht verhornendes Plattenepithel in der Transformationszone kann es zu Retentionszysten kommen
- Zervixpolyp (s.o.)
- Leukoplakie: hyperkeratotischer Plattenepithelbezirk, liegt dieser in der Transformationszone, kann dies ein Hinweis für ein CIN sein und sollte mittels Probeentnahme histologisch untersucht werden
- Zervixkarzinom (invasives Mikrokarzinom = mikroskopische Diagnose bis makroskopisch sichtbares Karzinom, s.u.)

ZERVIXKARZINOM

Syn: **Gebärmutterhalskrebs**, Kollumkarzinom, Portiokarzinom, engl. cervical carcinoma, ICD-10: C53.9

Ät: - **Zervikale intraepitheliale Neoplasie** (**CIN**, s.o.) als Präkanzerose durch **Infektion mit high-risk HPV-Typen** (Human-Papilloma-Viren), insb. Typ 16, 18, 31, 33, 35, 39, 45, 51, 56, 58, 59, 66, 68. Insb. bei **HPV 16** u. **18** kommen häufig höhere Atypiegrade vor (bowenoide Papulose, Condylomata plana). In 99,8 % der Zervixkarzinome lässt sich HPV-DNA nachweisen! Das Risiko für ein Zervixkarzinom bei Infektion mit HPV-Typ 16 od. 18 ist 30- bis 900fach erhöht.

Zusätzlich spielen genetische Faktoren eine Rolle: Einige HLA-Typen präsentieren das HPV nicht ⇨ Immunsystem kann die Infektion nicht erkennen ⇨ Persistenz der Infektion
Weiterhin ist ein prädisponierender genetischer Nukleotidpolymorphismus im Bereich des Fas-Promotors u. von p53 bekannt ⇨ zelluläre Tumorkontrolle vermindert

- Prädisp.: Risikofaktoren sind früher regelmäßiger Geschlechtsverkehr,
  schlechte Genitalhygiene (auch Smegma des Sexualpartners),
  niedriger sozio-ökonomischer Status,
  Promiskuität (= häufiger Partnerwechsel, z.B. 4faches Risiko bei Prostituierten, nahe null Risiko bei Nonnen),
  Infektion mit Neisseria gonorrhoeae (Gonorrhoe),
  HIV-Infektion (auch des Sexualpartners),
  Nikotinabusus (der Zervikalkanal speichert Nikotin!),
  Immunsuppression (z.B. n. Transplantationen, Langzeitther. mit Glukokortikoiden)

Etlg: # Histo: **Plattenepithelkarzinom** (80 % d.F.), Adenokarzinom (15 %), Mischtumoren und Karzinome des GARTNER-Ganges (5 %), selten auch hochgradig entdifferenziertes, nicht verhornendes, kleinzelliges Karzinom bei jungen Frauen <35 J.

FIGO-Stadien (der Fédération Internationale de Gynécologie et d'Obstétrique) und die entsprechende TNM-Klassifikation (= in Klammern)

0	(= T_{is})	Carcinoma in situ (präinvasives Karzinom)
I	(= T_1)	Tumor auf den Uterus begrenzt
		IA (= T_{1a}) **mikroinvasives Karzinom** (nur mikroskopische Diagnose)
		IA$_1$ (= T_{1a1}) Stromainvasion <3 mm Tiefe und <7 mm horizontal (sog. frühe Stromainvasion)
		IA$_2$ (= T_{1a2}) Stromainvasion 3-5 mm Tiefe und <7 mm horizontal (sog. Mikrokarzinom)
		IB$_1$ (= T_{1b1}) Tumordurchmesser <4 cm (bereits klinisch sichtbar)
		IB$_2$ (= T_{1b2}) Tumordurchmesser >4 cm (klinisch sichtbar)
II	(= T_2)	Tumor **überschreitet** den Uterus (jedoch noch nicht bis zur Beckenwand und nicht in das untere 1/3 der Vagina ausgebreitet)
		IIA (= T_{2a}) ohne Infiltration der Parametrien, Tumor <4 cm (**T_{2a1}**), >4 cm (**T_{2a2}**)
		IIB (= T_{2b}) mit Infiltration der Parametrien (Beckenwand aber noch nicht erreicht)
III	(= T_3)	Tumor überschreitet die Cervix uteri **bis zur Beckenwand** oder/und bis in das untere 1/3 der Vagina
		IIIA (= T_{3a}) Infiltration des unteren 1/3 der Vagina, Infiltration der Parametrien erreicht aber noch nicht die Beckenwand
		IIIB (= T_{3b}) Tumorausbreitung bis zur Beckenwand und/oder Hydronephrose oder stumme Niere, regionärer Lk-Befall (parazervikal, parametran, iliakal, präsakral, lateral sakral = **N_1**)
IVA	(= T_4)	Infiltration **benachbarter Organe** (= Schleimhaut der Blase od. Rektum) und/oder Überschreitung der Grenze des kleinen Beckens
IVB	(= M_1)	**Fernmetastasen** (hierzu zählen auch inguinale, intraperitoneale, paraaortale Lk-Metastasen)

Path: ♦ Expression viraler Onkogene E6 und E7 in den HPV-infizierten Zellen ⇨ genetische Instabilität, Anhäufung von Mutationen und unregulierte Proliferation der Zervixzellen

♦ **Dysplasie** (leicht, mittelgradig, schwer ⇨ Anisozytose, Polymorphie, Hyperchromasie, Mitosereichtum aber noch ohne invasives Wachstum in das Bindegewebe) ⇨ **Carcinoma in situ ⇨ invasives Zervixkarzinom**

Carcinoma in situ (Tis) ist ein präinvasives Karzinom (sog. Oberflächenkarzinom), das die Basalmembran (noch) nicht durchbrochen hat (⇨ noch keine Metastasierung). Histologisch liegen hochgradige zelluläre u. epitheliale Atypien vor, wie bei einem karzinomatös entarteten Epithel. Es ist das obligate Anfangsstadium eines invasiven Karzinoms und ist vom Mikrokarzinom (Basalmembran durchbrochen! ⇨ Metastasierung mögl.) abzugrenzen. Die Zeit bis zum Übergang in ein invasives Karzinom ist nicht vorhersagbar (oft lange Latenz).

♦ Lok: Portiokarzinom (= Ektozervix) u. Zervixhöhlenkarzinom (= Endozervix)

Bei jüngeren Frauen eher in der Ektozervix (Portio) gelegen. Bei älteren eher in der Endozervix, da die **Epithelgrenze** (sog. **Transformationszone** = Übergang zwischen dem Plattenepithel der Vagina und dem Zylinderepithel des Uterus) bei älteren Frauen (und in der Kindheit) in der Zervixhöhle liegt (s.o.). Zervixhöhlenkarzinome treiben die Zervix tonnenförmig nach außen, sog. Tonnenkrebs.

Wachstumsrichtung: exophytisch (= blumenkohlartiges Wachstum in Richtung Vagina) und endophytisch (= Wachstum in die Zervixwand, das dann nach zentralem Gewebezerfall blutende Tumorkrater ausbildet)

♦ Metastasierung: frühzeitig per continuitatem (Vagina, Parametrien, Nachbarorgane, s. ab FIGO-Stadium II), dann lymphogen in die parametranen, iliakalen und sakralen Lymphknoten der Beckenwand, von dort in paraaortale Lk (ganz selten auch in mediastinale u. Skalenus-Lk), selten und spät hämatogene Metastasierung (Leber, Lunge, Becken, Wirbelkörper, Gehirn)

Epid: ◊ Prädisp.alter: **35.-45.** Lj. und **65.-75.** Lj. (statistisches mittleres Erkrankungsalter 52 J.)

◊ Inzidenz: 15,2/100.000 Frauen/Jahr, ca. 5.000 Neuerkrankungen/Jahr in Deutschland, weltweit werden 500.000/Jahr geschätzt (höchste Inzidenz in den Entwicklungsländern, bis zu 60/100.000/Jahr, weltweit ist es die **zweihäufigste Krebserkrankung** bei Frauen). Mortalität: ca. 1.600 Frauen/Jahr in Deutschland.

◊ Auch während einer Schwangerschaft (Inzidenz: 8/10.000 Schwangere, häufigster maligner Tumor in der Schwangerschaft) kann ein Zervixkarzinom auftreten (Verwechslung mit einer gutartigen hyperplastische Schwangerschaftsektopie mögl.) ⇨ daher bei Verdacht wiederholte Abstrichentnahme und Zytodiagnostik durchführen.

Klin: ⇒ Keine Frühsymptome (Klink erst ab einer gewissen Größe u. bei Ulzeration und Zerfall des Tumors)

⇒ Ausfluss: unregelmäßige Blutabgänge, Schmierblutung, **bräunlich-blutiger Fluor**

⇒ Kontaktblutung beim Geschlechtsverkehr

⇒ Schmerzen selten (erst bei Einbruch in Nachbarorgane, wie Blase, Rektum, Ureteren, Beckengefäße u. -nerven) = Spätsymptom

⇒ Ebenfalls sehr spätes Symptom kann eine venöse Stauung und Lymphödem der unteren Extremität sein (durch Tumor im kleinen Becken mit Verlegung der Gefäße), Harnstau

Diag: 1. Anamnese und gynäkologische Untersuchung: vaginale Spekulumuntersuchung (knotig höckrige Portiooberfläche, Ulkus, Kontaktblutung), **Kolposkopie**, **Abstrichentnahme + Zytodiagnostik** (PAP), bzw. direkt zusätzliche Knipsbiopsie bei begründetem Verdacht.

Zeichen für Malignität in der Kolposkopie (mit Betupfen der Portiooberfläche mit 3%iger Essiglösung für 20-30 Sek., s. Abb.): sichtbare Weißverfärbung des Epithels, Punktierung, gefelderte netzartige Oberfläche (Mosaik), atypische korkenzieherartige Gefäße, exophytisches Wachstum od. erhabene Transformationszone

Wichtig: Die Dysplasien entstehen meist im Bereich der Transformationszone aus metaplast. Plattenepithel.

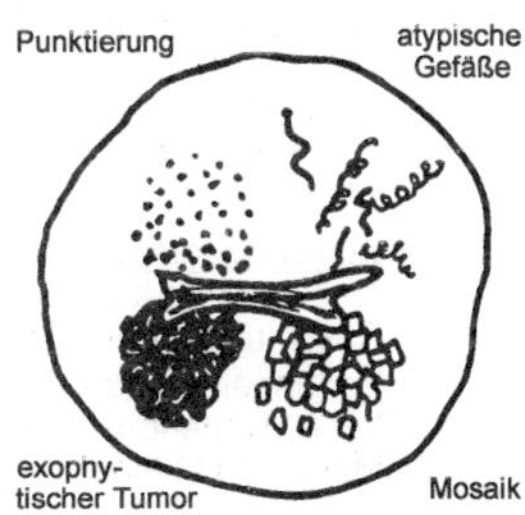

pathologische Kolposkopiebefunde

Da die Transformationszone je nach Alter der Patientin nicht immer mit dem Spekulum einsehbar ist, ist es wichtig bei der Abstrichentnahme nicht nur einen Abstrich von der Portio sondern auch aus dem Zervixkanal mit einem Wattestäbchen oder einem kleinen Bürstchen zu entnehmen.

Zusätzlich Abstrich für den Papilloma-Virus-Nachweis (Hybrid-Capture-II-Test zum Nachweis von HPV-DNA), eine Kontrolle auf HPV-DNA ist auch zum Rezidivnachweis nach Konisation geeignet.

Bimanuelle Untersuchung zur Beurteilung der Parametrien und rektale Untersuchung

2. Sonographie transvaginal: Größenausdehnung? und transabdominell: Leberfiliae, paraaortale Lymphome? Ureterstenose od. Hydronephrose?
3. **Diagnostische Konisation** und fraktionierte Kürettage (= zuerst Zervikalkanal, dann Cavum uteri) mit histologischer Untersuchung bei unklarem Befund, evtl. + Hysteroskopie. Bei schon klinisch eindeutigem Befund eines Karzinomes nur **Biopsie**.
4. Staging und Zusatzuntersuchungen je nach Verdacht und Ausdehnung: Röntgen-Thorax, Rektoskopie, Kolon-KE, I.v.-Pyelographie, Zystoskopie, ggf. MRT/CT/PET des kleinen Beckens, Röntgen von Becken u. LWS
5. Labor: Tumormarker haben insg. wenig Nutzen, evtl. SCA beim Plattenepithelkarzinom, CEA u. CA 125 beim Adenokarzinom.
   Eine VEGF-Überexpression (vascular endothelial growth factor) in der Immunhistochemie am Op-Präparat zeigt ein schlechtere Prognose an.

Ther:
- Evtl. präoperative Chemotherapie zum Down-Staging
- Operativ: Ind: für alle Tumoren gegeben, deren Infiltration die Beckenwand noch nicht erreicht hat (also bis Stadium FIGO IIIA)
  - **Konisation**, wird bei frühen Stadien zunächst als Diagnostik durchgeführt ⇨ ergibt sich ein Stadium FIGO 0 oder IA1 bei jungen Frauen mit noch bestehendem Kinderwunsch, ist die Konisation auch gleichzeitig die Therapie ⇨ im Abstand von 3 Monaten klinische Kontrollen (für ein Jahr, dann halbjährig). Bei Frauen in der Postmenopause (oder jüngere ohne weiteren Kinderwunsch) sollte sich eine Hysterektomie anschließen (entweder direkt innerhalb einer Woche oder nach 6 Wo.)
    Im Stadium FIGO IA2 u. IB1 (<2 cm) bei Frauen mit noch bestehendem Kinderwunsch kann eine **Trachelektomie** (= Entfernung eines Teils der Cervix uteri mit dem Halteapparat über vaginalen Zugang), kombiniert mit einer laparoskopischen Lymphadenektomie (bzw. in Studien auch nur mit einer radioaktiv- u. farbmarkierten Sentinel-Lymphonodektomie) durchgeführt werden ⇨ Fertilität bleibt erhalten.
  - WERTHEIM-MEIGS-Operation (Stadium FIGO IB2–IIB): **Hysterektomie** mit Entfernung der Tuben (die Ovarien können erhalten werden) + Entfernung des parametranen u. paravaginalen Gewebes sowie eines Teils der Vagina (sog. **Scheidenmanschette**) sowie der Ligg.sacrouterina + **Lk-Entfernung** der pelvinen und paraaortalen Lk bis in die Höhe der V.renalis. Perioperative Antibiotikaprophylaxe mit einem Cephalosporin + Metronidazol. Postoperativ kombinierte Strahlen- (50 Gy) u. Chemotherapie mit Cisplatin.
- Bei fortgeschrittener Erkrankung (ab Stadium FIGO III oder bei Rezidiven) **primäre Strahlen-** od. **Radio-Chemo-Therapie**. Die Radiatio erfolgt kombiniert = vaginale Kontaktbestrahlung (sog. Brachytherapie) durch Afterloading-Technik (mit ^{192}Iridium) + perkutane Hochvoltbestrahlung (des kleinen Beckens bis zur Beckenwand u. ggf. paraaortal bei Lk-Metastasen, ggf. zuvor Ovaripexie = hochhängen der Ovarien, damit diese nicht im Bestrahlungsfeld liegen). Chemotherapie mit **Cisplatin**, ggf. auch in Kombination mit einem Taxan (Paclitaxel). In Studien zusätzlich noch Bevacizumab. In einigen Zentren wird vorab ein chirurgisches Staging durchgeführt = extraperitoneale Lk-Dissektion über 2 kleine seitliche abdominelle Schnitte, sind die Lk pos. ⇨ Radiatio, sind sie neg. dann WERTHEIM-MEIGS-Op.
- Schwangerschaft: bestätigt sich in der Konisation (im 1. u. 2. Trimenon mögl.) ein Zervixkarzinom, so kann im Stadium FIGO IA die Schwangerschaft ausgetragen werden, dann Sektio und Hysterektomie in einer Sitzung (bei IA1 reicht die Konisation);
  Bei höheren Stadien frühzeitige Sektio (je nach Reife des Fetus mit Lungenreifeinduktion im 3. Trimenon) oder im 1.-2. Trimenon Abbruch der Schwangerschaft und WERTHEIM-MEIGS-Op in einer Sitzung bzw. Bestrahlung.

Prog: 5-JÜR aller Zervixkarzinome **65 %**

Im Stadium FIGO 0 und IA sehr gut (5-JÜR nahe 100 %), Stadium FIGO II 5-JÜR 55 %, Stadium FIGO III 5-JÜR 35 %, im Stadium FIGO IV sehr schlecht (5-JÜR 5-10 %).

Kompl: * Ummauerung der Ureteren durch fortgeschrittenen Tumor od. Lk-Metastasen ⇨ **Ureterstenose** mit oberer Harnstauung bis zur Hydronephrose mit chronischer Niereninsuffizienz u. Urämie

* Infiltration von Harnblase oder Rektum ⇨ Ausbildung von Blasen-, Harnröhren-, oder Rektum-Scheiden**fisteln** mögl. bis hin zur sog. Kloake (= durch die Fisteln entsteht ein gemeinsamer Darm- u. Urogenitalkanal)
* Kompression von Gefäßen im kleinen Becken ⇨ venöse Stauung in den Beinen
* Strahlentherapie: Zystitis, Proktitis, Kolitis, rezidivierende Enteritiden, Hormonausfall durch Ovarialbestrahlung, Blutungen, Kolpitis, Scheidenverwachsungen u. Kohabitationsbeschwerden, Fisteln, aktinische Harnleiterstenose, Strahlendermatitis, Harnblasenkarzinom

Op: * Blasen-, Rektum-, Ureterverletzungen, akuter Harnverhalt

* Nach Lk-Entfernung: Lymphzysten, Lymphödem der unteren Extremität u. evtl. der Bauchdecke
* Rezidiv-Karzinom (Vaginalstumpf, kleines Becken u. Lk)
* Konisation: Zervixinsuffizienz mit erhöhtem Abortrisiko
* Trachelektomie: Schwangerschaft in 70 % d.F. mögl., erhöhtes Abort- u. Frühgeburtsrisiko

Proph: ♥ Vorsorge: Früherkennung von präkanzerösen Vorstadien (s.o. CIN) durch regelmäßige Krebsfrüherkennungsuntersuchungen (vaginale Untersuchung, Spekulumuntersuchung, **Abstrichentnahme + Zytodiagnostik** nach PAPANICOLAOU)
Der Wert einer Vorsorge durch Selbstentnahme eines vaginalen Abstrichs und Untersuchung auf High-risk-HPV wird derzeit in Studien untersucht (gute Ergebnisse bisher), ebenso der routinemäßige Einsatz des Hybrid-Capture-II-Test bei der Vorsorgeuntersuchung auf HPV alle 5 J. für Frauen ab dem 30 Lj.

♥ **Impfung:** Das Zervixkarzinom ist der erste Krebs gegen den es eine „Impfung" gibt. Geimpft wird gegen die HPV-high-risk-Typen **16** u. **18** (Einzelheiten s.o., Kap. zervikale intraepitheliale Neoplasie)

♥ Tumornachsorge: 1. Kontrolle nach 4-6 Wochen, dann für 2-3 Jahre in 3-monatigem Abstand, dann für weitere 2 Jahre in 6-monatigem Abstand, danach nur noch jährliche Nachuntersuchung (bei Auftreten von Rezidiven müssen die Zeitintervalle verkürzt werden)

DD: – CIN I bis III und Carcinoma in situu (s.o.)
– Endometriumkarzinom

ENDOMETRIUMKARZINOM

Syn: **Korpuskarzinom**, Gebärmutterkrebs, Uteruskarzinom, Carcinoma corporis uteri, engl. corpus carcinoma, ICD-10: C54.9

Ät: – **Östrogenwirkung**, **adenomatöse Hyperplasie** (insb. bei Endometriumhyperplasie **mit Atypien** = Präkanzerose)
– Prädisp. für ein Adenokarzinom: höheres Alter, Nullipara, **Adipositas** + Diabetes mellitus + arterielle Hypertonie (⇨ Umwandlung v. Androstendion in Östron im Fettgewebe), polyzystisches Ovarialsyndrom bei jüngeren Frauen, Granulosazelltumor (semimaligner Ovarialtumor, Östrogen-bildend), Leberzirrhose (vermehrte Östrogenkonversion aus Testosteron/ Androstendion), Assoziation mit Ovarial- und Mammakarzinomen, häufiger in der weißen Bevölkerung
– Med: reine Östrogenmedikation in der Postmenopause (2- bis 10fach höheres Risiko), langdauernde Tamoxifen-Medikation (2- bis 4fach höheres Risiko)

- Iatrogen: vorangegangene Beckenbestrahlung
- Mutationen im p-53-Tumorsuppressorgen (führt zu nicht-hormonabhängigen und entdifferenzierten Karzinomen), LYNCH-Syndrom (Mutation von DNA-Reparaturgenen [Mismatch-repair-System] auf Chromosom 2, 3 od. 7 ⇨ hereditäre kolorektale Karzinome sowie Endometrium-, Ovarial-, Magen-, Nierenbeckenkarzinom oder hepatobiliäre Tumoren mögl.)

Path: ♦ Pathoanatomisch werden 2 Gruppen unterschieden:

1. Typ 1 östrogenassoziierte Karzinome: **Adenokarzinome** (>80 % d.F.) hormonabhängig durch **östrogenbedingte** Überstimulation ohne kompensatorische Gestagenaktivität (⇨ Vorstufe: **Endometriumhyperplasie** mit Atypien, Karzinomrisiko 5-30 %), vom Endometrium ausgehend u. **gut differenziert** (G_1), selten auch Adenokankroid (Syn: Adenoakanthom) = Adenokarzinom + Plattenepithelanteile durch Metaplasien des embryonalen MÜLLER-Epithels
2. Typ 2 **östrogen<u>un</u>abhängige** Karzinome: **Entdifferenzierte** (G_3) muzinöse, klarzellige (clear-cell-carcinoma) od. serös-papilläre Karzinome (10 % d.F.), meist in der späten Menopause, häufiger in der schwarzen Bevölkerung, häufig Mutationen des p53-Gen, **Progesteronrezeptor-negeativ** (insg. **schlechtere Prog.**) oder verhornendes Plattenepithelkarzinom

♦ Lok: meist vom **Fundus** od. **Tubenwinkel** ausgehend in Richtung Uteruslumen oder Myometrium wachsend, dann Wachstum in die Cervix/Vagina, Tuba uterina und bis zu den Ovarien mögl., bei Durchbruch des Perimetriums ⇨ peritoneale Aussaat und Infiltration von Harnblase oder Rektum mögl., auch diskontinuierliche Metastasierung mögl. (= Parametrien werden dabei übersprungen und sind selbst nicht infiltriert)

♦ Metastasierung (insg. später als beim Zervixkarzinom): lymphogen in Beckenlymphknoten (iliakale, sakrale, an den Parametrien) u. paraaortale Lk sowie späte hämatogene Metastasierung in die Lunge (über die V.cava inferior), Leber, Knochen und Gehirn

Epid: ◊ Häufigste maligne Erkrankung des Genitaltraktes der Frau, 4. häufigstes Karzinom der Frau insg. (5 % aller Malignome)

◊ Inzidenz: 18/100.000 Frauen/Jahr, ca. 11.000 Neuerkrankungen/Jahr in Deutschland

◊ Prädisp.alter: **Postmenopause** (75 % d.F.), Altersgipfel 65.-85. Lj., mit zunehmendem Alter steigt das Risiko an

Etlg: # FIGO-Stadien (der Fédération Internationale de Gynécologie et d'Obstétrique) und die entsprechende TNM-Klassifikation (= in Klammern)

0	(= T_{is})	Carcinoma in situ (präinvasives Karzinom)
I	(= T_1)	Tumor auf den **Corpus uteri** begrenzt
		IA (= T_{1a}) Tumor auf das Endometrium begrenzt od. infiltriert weniger als die Hälfte des Myometriums
		IB (= T_{1b}) Tumor infiltriert die Hälfte oder mehr des Myometriums
II	(= T_2)	Tumor auf **Cervix uteri** ausgebreitet
		IIA (= T_{2a}) nur endozervikale Drüsen befallen
		IIB (= T_{2b}) Infiltration des Stromas der Cervix uteri
III	(= T_3)	Tumor über den Uterus hinaus ausgebreitet (Perimetrium, Vagina, Adnexe, Lk)
		IIIA (= T_{3a}) Tumor infiltriert Perimetrium und/od. Adnexe
		IIIB (= T_{3b}) Tumor infiltriert die Parametrien od. Vagina
		IIIC (= N_1) Beckenlymphknoten (**IIIC1**) od. paraaortale Lk befallen (**IIIC2**)
IVA	(= T_4)	Tumor über das kleine Becken hinaus ausgebreitet oder Infiltration benachbarter Organe (= Schleimhaut von Harnblase, Rektum)
IVB	(= M_1)	Fernmetastasen

Histopathologisches Grading: **G**1: gut differenzierter Tumor (= typisches Adenokarzinom)
G2: mäßig differenzierter Tumor
G3: undifferenzierter anaplastischer Tumor (= entdifferenzierte Karzinome)

\# Nach dem Hormonverhalten: Typ 1 = Östrogen-abhängig
Typ 2 = nicht Östrogen-abhängig (eher schlechtere Prog.)

Klin: ⇒ **Postmenopausaler vaginaler Blutabgang** (jede Blutung nach den Wechseljahren ist Karzinom-verdächtig und sollte abgeklärt werden!)

⇒ Prämenopausal: Menorrhagie (= verlängerte Menstruation), Metrorrhagie (Dauerblutung, Zwischenblutungen), intermittierende leichte Blutungen (Schmierblutungen)

⇒ Wehenartige Unterbauchschmerzen, evtl. dunkler, fötide riechender Fluor

Diag:
1. Anamnese (Blutungsanamnese) und gynäkologische Untersuchung: evtl. tastbar vergrößerter Uterus mit inhomogener Konsistenz in der bimanuellen Untersuchung, in der vaginalen Inspektion Blutungsquelle sichtbar (Blutung aus dem Zervikalkanal kommend?)
2. Sonographie, insb. transvaginale Sonographie: **Verdickung des Endometriums** (zystisch verändert = unruhiges Echomuster, >10 mm Dicke postmenopausal) und Infiltration von Nachbarorganen feststellbar, Sono-Abdomen zum Ausschluss v. Metastasen (paraaortale Lk, Leber)
3. Kürettage (unter Narkose als **fraktionierte Abrasio** = Zervix- u. Korpusschleimhaut werden getrennt entnommen) und histologische Untersuchung oder Gewebeentnahme unter Sicht mit einem Hysteroskop (hysteroskopische Biopsie)
4. Ggf. CT od. MRT zur Beurteilung der Ausdehnung im kleinen Becken (ggf. auch I.v.-Pyelographie, Zystoskopie u. Rektoskopie), Röntgen-Thorax zum Ausschluss von Metastasen
5. Labor: als Tumormarker können CA 72-4, CA 125 u. CEA bestimmt werden.

Ther:
- Bei adenomatöser Hyperplasie od. T_{is} mit Kinderwunsch: es können höher dosierte **Gestagene** eingesetzt werden (100 mg/Tag Medroxyprogesteronacetat, Clinovir®) ⇨ Kontroll-Kürettage nach 6 Monaten. Bei Persistenz der Hyperplasie: bei prämenopausalen Patientin mit Kinderwunsch Wiederholung der Gestagentherapie und Hysteroskopie; bei postmenopausalen Frauen Hysterektomie empfohlen.
- Operativ: Ind: bei Malignitätsnachweis grundsätzlich gegeben
  - Abdomineller Zugang (untere mediane Laparotomie), perioperative Antibiotikaprophylaxe mit einem Cephalosporin + Metronidazol, Spülzytologie aus dem Bauchraum abnehmen
  - **Hysterektomie** + Entfernung der **Adnexe** (Tuben u. Ovarien = beidseitige Salpingo-ophorektomie) im Stadium I (bei entdifferenzierten Karzinomen [**G**3] immer zusätzlich pelvine Lk-Entfernung)
  - WERTHEIM-MEIGS-Operation (ab Stadium II): Hysterektomie + Entfernung der Adnexe (Tuben und Ovarien) + Entfernung des parametranen u. paravaginalen Gewebes und eines Teils der Vagina (sog. **Scheidenmanschette**) sowie der Ligg.sacrouterina + **Lk-Entfernung** der pelvinen und paraaortalen Lk bis in die Höhe der V.renalis
- Radiatio: postoperative Strahlentherapie in Afterloading-Technik (^{192}Iridium wird in die Vagina eingebracht = Kurzdistanzbestrahlung, Brachytherapie) ab Stadium IB, externe perkutane Hochvoltbestrahlung bei pos. Lk (IIIC) od. Inoperabilität (Stadium IVA, palliativ zur Tumorverkleinerung) od. nach unvollständiger Resektion (R_1- oder R_2-Situation).
- Chemotherapie: Ab Stadium IB-III kann eine Kombination von Cisplatin und Paclitaxel sequenziell zur Strahlentherapie durchgeführt werden.
  Bei Inoperabilität od. Tumorrezidiv: Cisplatin + Paclitaxel od. Adriamycin (Syn. Doxorubicin) mögl. (insg. aber nur schlechte Ansprechrate und geringe Remissionsdauer)
  Palliativ ist auch eine endokrine Ther. bei Rezeptor-pos.-Tumoren mit 200 mg/Tag Medroxyprogesteronacetat mögl., bei fehlendem Ansprechen wird in Studien auch das Antiöstrogen Fulvestrant (Faslodex™) versucht.

Prog: 5-JÜR aller Endometriumkarzinome: **80 %**. Bei Diagnosestellung befinden sich 85 % im Stadium FIGO I u. II und haben damit eine sehr **gute** Prog. (Stad. I 95%ige 5-JÜR, Stad. II 65%ige 5-JÜR, prognostisch günstig ist das Vorhandensein von pos. Progesteronrezeptoren), 15 % befinden sich bei Diagnosestellung im Stadium FIGO III u. IV mit schlechterer Prog. (Stad. III 45%ige 5-JÜR, im Stad. IV nur noch 20%ige 5-JÜR).

Kompl: * Pyometra (Eiteransammlung im Cavum uteri) durch Infektion
* Infiltration von Harnblase oder Rektum
* In 6-10 % d.F. Zweittumor (insb. Mammakarzinom, endometrioides Ovarialkarzinom u. Magen-Darm-Trakt-Karzinome)

Op: * Verletzung der Ureteren, Blase oder Urethra
* Rektum-Scheiden-Fistel
* Lokalrezidiv (Scheidenstumpf, Harnröhrenmündung)
* Bei prämenopausalen Frauen durch die Adnexektomie Eintritt in die Menopause mit typischen Wechseljahresbeschwerden
* Strahlentherapie: Zystitis, Proktitis, Kolitis, rezidivierende Enteritis, Fisteln, Blutungen, Kolpitis, Scheidenverwachsungen und Kohabitationsbeschwerden, Strahlendermatitis, Lymphödeme der Beine

Proph: ♥ Eine postmenopausale Östrogenmedikation immer mit einem Gestagen kombinieren!
♥ Die Einnahme hormonaler Kontrazeptiva verringert das Risiko für Endometriumkarzinome (relatives Risiko: 0,5).
♥ Tumornachsorge: 1. klinische Kontrolle nach 4-6 Wochen, dann für 3 Jahre in 3-monatigem Abstand, dann für weitere 2 Jahre in 6-monatigem Abstand, danach nur noch jährliche Nachuntersuchung (bei Auftreten von Rezidiven kürzere Zeitintervalle). Jährliche Mammographie empfohlen, da häufig Koinzidenz mit Mammakarzinom.

DD: – DD der postmenopausale Blutung: Hormontherapie, Ovarialtumoren, Uteruspolypen, Uterusmyom, adenomatöse Hyperplasie, glandulär-zystische Hyperplasie, Colpitis senilis, Portioektopie, Zervixkarzinom, Uteruskarzinom, Uterussarkom, mechanisch durch Kratzen bei Pruritus, Fremdkörperverletzung, Gerinnungsstörungen, Blasentumoren, Rektumkarzinom
– Ichthyosis uteri: metaplastisches Plattenepithel (benigne) durch chronische Endometritis oder mechanische Reizung

UTERUSSARKOM

Syn: Engl. uterus sarcomas, ICD-10: C55

Etlg: Nach dem Ursprungsgewebe:
Endometrium: mesenchymale Tumoren: Stromasarkom (Schleimhautsarkom), gemischtzellige Sarkome (Chondro-, Osteo-, Rhabdomyosarkom)
mesodermale Tumoren: Adenosarkom, Karzinofibrom, malignes papilläres Zystadenofibrom, maligne MÜLLER-Mischtumoren (Anteile aus Sarkom und Karzinom)
Myometrium: **Leiomyosarkome**
Für die Uterussarkome gibt es seit der 7. TNM-Auflage eine eigene FIGO- und entsprechende TNM-Klassifikation, die aber nur an wenigen Stellen von der des Endometriumkarzinoms abweicht (s.o.).

Path: ♦ Lok: Sarkome meist vom Corpus uteri ausgehend
♦ Stromasarkom: vom Endometrium ausgehend, lymphogene u. hämatogene Metastasierung
♦ MÜLLER-Mischtumoren (Syn: Karzinosarkom): vom embryonalen MÜLLER-Epithel ausgehend, infiltrierendes Wachstum, frühzeitig lymphogene u. hämatogene Metastasen
♦ Leiomyosarkome: vom Myometrium ausgehend, können aus einem Myom hervorgehen, hämatogene Metastasierung

Epid: ◊ Inzidenz: **selten**, 1-2/100.000 Frauen/Jahr, Altersgipfel >60 J.
◊ Etwa 3-4 % der bösartigen Tumoren des Uterus sind Sarkome
◊ 2/3 d.F. sind Leiomyosarkome, ca. 20 % endometriale Stromasarkome

Klin: ⇒ Stromasarkom und MÜLLER-Mischtumoren: zerfallen frühzeitig ⇨ Metrorrhagie (Dauerblutung, Zwischenblutungen)

⇒ Leiomyosarkome: seltener Blutung, rasche Uterusvergrößerung

Diag:
1. Anamnese und gynäkologische Untersuchung: palpabler Unterbauchtumor
2. Sonographie: insb. in der Vaginalsonographie Vergrößerung des Uterus feststellbar, inhomogene Binnenechos, zentrale Nekrosen, in der Farbduplexsonographie atypische Vaskularisationen, Sono-Abdomen zum Ausschluss von Metastasen
3. Kürettage (fraktionierte Abrasio = getrennte Entnahme von Zervix u. Korpusschleimhaut) und histologische Untersuchung sowie Hysteroskopie (je nach Lok. des Tumors können die Befunde aber auch unauffällig sein)
4. Ggf. MRT (od. CT) zur Beurteilung der Ausdehnung im kleinen Becken, Röntgen-Thorax zum Ausschluss von Metastasen

Ther:
- Operativ: Ind: grundsätzlich gegeben
  - **Hysterektomie** u. Entfernung der **Adnexe** (Tube + Ovar)
  - Bei MÜLLER-Mischtumoren auch pelvine + paraaortale Lk-Entfernung
- Postoperative Radiatio (45-51 Gy) bei MÜLLER-Mischtumoren, bei Metastasierung auch Polychemotherapie (z.B. CyVADIC-Schema)

Prog: Insg. schlechter als bei den Endometriumkarzinomen, 5-JÜR im Stadium FIGO I 80 %, höhere Stadien nur noch 12-20%ige 5-JÜR

DD:
- **Uterusmyome** (in 0,1 % d.F. bei Op eines Uterusmyoms findet der Pathologe in der Histologie ein Uterussarkom)
- Endometriumkarzinom

ADNEXE

Anatomie

Die Adnexe (lat. adnectere, adnexus = anknüpfen) bestehen paarig aus jeweils einem **Eileiter** (Tube) und einem **Eierstock** (Ovar), s. Abb.

Tuba uterina (FALLOPIO-Tube)

Syn: **Eileiter**, Tube, **Salpinx**, Muttertrompete, engl. fallopian tube, oviduct = vom Fundus uteri zur unmittelbaren Nähe der Ovarien führende Röhre mit längsverlaufenden Falten.

Makroskopisch: Länge ca. **10-15 cm**, Unterteilung: in eine Pars uterina (Syn: Pars interstitialis, intramuraler Anteil noch in der Uteruswand mit dem Ostium uterinum tubae liegend), Isthmus (Durchmesser 2-3 mm, Länge 3- 4 cm), Ampulla (Durchmesser 4-10 mm, Länge 7-8 cm, knickt im Verlauf nach dorsal um), Infundibulum tubae uterinae (Trichter) mit den **Fimbrien** (= Fransen, die dem Ovar von dorsal anliegen) und der Öffnung, dem Ostium abdominale tubae. Die Tuben sind mit dem Lig.latum uteri als kranialem Abschluss verbunden.

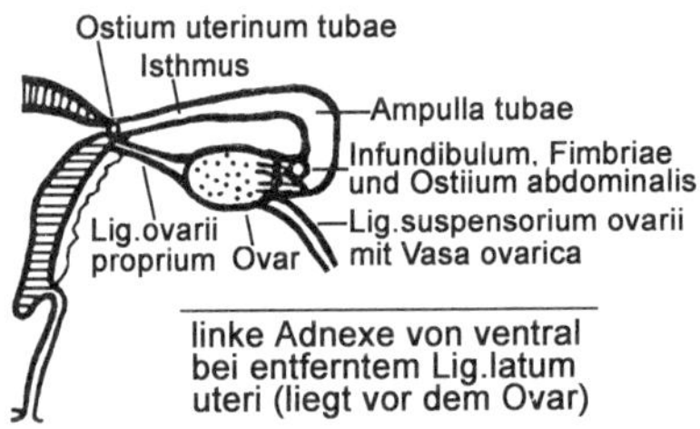

linke Adnexe von ventral bei entferntem Lig.latum uteri (liegt vor dem Ovar)

Histologie: Mucosa (Syn: Endosalpinx, einschichtiges flimmerndes und sezernierendes Zylinderepithel), Submucosa, Muscularis propria (äußere und innere Längs- und mittlere Ringschicht) und Serosa (peritonealer Überzug)

Funktion: **Eiabnahme** mit den Fimbrien bei der Ovulation vom betreffenden Ovar (das Fimbrienende legt sich vermutlich chemotaktisch gesteuert über den sprungreifen Follikel).

Eitransport (durch Flimmern des Epithels und durch peristaltische Bewegung in Richtung Uterus), dieser erfolgt nach Aufnahme des Eies in das Ostium abdominale tubae in ca. 4-5 Tagen bis zum Uterus.

Ovarium:

Syn: **Eierstock**, Oophoron, engl. ovary = weibliche Keimdrüse

Makroskopisch: die Ovarialgröße ist innerhalb des Zyklus sehr variabel ⇨ Breite: 1,5-3,0; Länge: 3,0-5,0; Dicke: 0,6-1,5 cm; Volumen pro Seite 5-10 cm³, bzw. 2,5-3,5 cm³ postmenopausal), Gewicht: 5-8 g.

Das Ovar ist aufgehängt zwischen dem **Lig.ovarii proprium** (am Uterus) und dem **Lig.suspensorium ovarii** (zur seitlichen Beckenwand, Syn: Infundibulum). Mit der Vorderfläche ist es über das Mesovar u. Hilus ovarii mit dem Lig.latum uteri verbunden, die Hinterfläche liegt frei im Becken (Margo liber).

Gefäße: die re. u. li. **A.ovarica** (direkt aus der Aorta abdominalis, Abgang kaudal der Nierenarterien) sowie die abführenden Venen und Lymphgefäße verlaufen alle im Lig.suspensorium ovarii, zusätzlich gibt es jeweils einen R.ovaricus (aus der A.uterina) im Lig.ovarii proprium, der mit der A.ovarica anastomosiert. Venös sammelt sich das Blut im **Plexus pampiniformis** ovarii (Syn: Plexus venosus ovaricus) und fließt über die V.ovarica rechts direkt in die V.cava inf. und links in die V.renalis. Die Lymphgefäße des Ovars drainieren zur seitlichen Beckenwand in die iliakalen Lk.

Histologie: außen Oberflächen-/Keimepithel (Peritonealüberzug) mit ausgeprägter Basalmembran, es folgt die **Rindenschicht** mit den pränatal angelegten (Ei-)Follikeln (= **Primordialfollikel**, bei Geburt sind etwa 500.000 Oozyten pro Ovar vorhanden, Durchmesser: 30-50 µm) und innen eine gefäßreiche Markschicht.

Funktion:
1. Generativ: Produktion von befruchtungsfähigen Eiern im Keim-/Oberflächenepithel ⇨ **Follikelreifung**, Ovulation, Gelbkörperbildung (Corpus luteum)
2. Vegetativ (endokrin): **Hormonbildung** in den Stromazellen ⇨ Östrogene, Gestagene (Progesteron) und geringe Mengen von Androstendion (Vorstufe des Testosteron).

Diese Steroidhormone werden über verschiedene Zwischenstufen aus Cholesterin (27 C-Atome) gebildet ⇨ Gestagene 21 C-Atome, Androgene 19 C-Atome und Östrogene 18 C-Atome.

<u>Oogenese</u> (Syn: Ovogenese, Eizellenentwicklung, Entwicklung der weiblichen Gamete)

Aus den Urkeimzellen der weiblichen Gonadenanlage differenzieren sich in der 5. Embryonalwoche die sog. **Oogonien**. Diese vermehren sich mitotisch bis zum 5. Fetalmonat auf die maximale Zahl von ca. 7 Millionen. Bis zur Geburt nimmt die Zahl der Oogonien durch Apoptose (programmierter Zelltod) wieder ab. Die verbleibenden, in der Nähe der Oberfläche liegenden Oogonien differenzieren sich im 3.-7. Fetalmonat zu den **primären Oozyten** (ca. 700.000 bis 1,5 Millionen bei der Geburt), die die erste Reifeteilung beginnen (Prophase) und sich dann in ein Ruhestadium (Diktyotän) bis zur Geschlechtsreife begeben.

Bis zur Pubertät vermindert sich die Zahl der primären Oozyten dann weiter bis auf ca. 40.000. Eine Oozyte und das umgebende flache Epithel werden Primordialfollikel genannt. Die Oozyte ist die größte Zelle des menschlichen Körpers (Ø 120 µm).

Während der Geschlechtsreife (ab der Pubertät bis zur Menopause) entwickeln sich dann über die Jahre insg. ca. 500 Primordialfollikel i.R. des Ovarialzyklus durch **Follikelreifung** (s.u.) komplett weiter und jeweils einer schließt kurz vor der Ovulation die erste Reifeteilung ab (Meiose I, es entsteht dabei eine sekundäre Oozyte und ein erstes Polkörperchen, das nur wenig Zytoplasma enthält).

Die 2. Reifeteilung (Meiose II) beginnt erst nach der Ovulation und wird nur bei einer Befruchtung mit einem Spermium abgeschlossen (⇨ der haploide Chromosomensatz mit 23 Chromosomen [22 Autosomen + 1 Gonosom] kann sich dann mit dem Chromosomensatz des Spermiums verbinden = Konjugation, weiter s. Kap. Schwangerschaftsentwicklung). Es entsteht also bei der 2. Reifeteilung die endgültige Eizelle + 1 Polkörperchen (+ 2 Polkörperchen aus dem einen Polkörperchen der ersten Reifeteilung = insg. 3 Polkörperchen).

<u>Follikelreifung</u> (Follikulogenese, engl. follicle maturation, s. Abb.)

In jedem Ovarialzyklus entwickeln sich mehrere (5-100) Primärfollikel. Es erreicht dann gewöhnlich aber nur 1 Follikel das Tertiärstadium, die übrigen entstandenen Primär- und Sekundärfollikel bilden sich zu atretischen Follikeln zurück (die Selektion des dominanten Follikels erfolgt bis zum 7. Zyklustag, der genaue Mechanismus hierfür ist nicht geklärt). Die verschiedenen Follikelstadien gehen kontinuierlich ineinander über.

Primärfollikel: die primäre Oozyte nimmt an Größe zu und die umgebende Schicht flacher Epithelzellen (Follikelzellen) wird kubisch (Durchmesser: 50 µm) ⇨

Sekundärfollikel: Größenzunahme der Oozyte, das umgebende kubische Epithel wird dann mehrschichtig und bildet eine Glykoproteinmembran um die Oozyte aus (Zona pellucida, Oolemma).

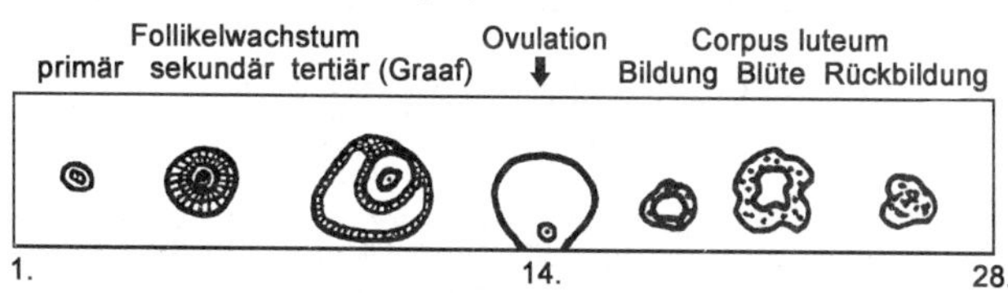

In der Schicht der Follikelzellen beginnt sich zusätzlich ein flüssigkeitsgefüllter Hohlraum (Follikelhöhle) auszubilden (Durchmesser: 200-400 µm) ⇨

Tertiärfollikel (Syn: GRAAF-Follikel = reifer sprungbereiter Tertiärfollikel, Bläschenfollikel, Durchmesser: 5-8 mm bis **18-25 mm** kurz vor der Ovulation, Folliculus ovaricus maturus): in dem flüssigkeitsgefüllter Hohlraum liegt die **Oozyte** (Durchmesser: 120-150 µm) jetzt exzentrisch in der Zellansammlung (Corona radiata mit Zona pellucida, Cumulus oophorus genannt) des umgebenden Follikelepithels (Granulosazellen, produzieren **Östrogen** u. Inhibin). Der gesamte Follikel wird von zwei bindegewebigen Schichten, der inneren (Theca interna ist gefäßreich, dient der Ernährung des Follikels und produziert Östrogen) u. der äußeren Schicht (Theca externa) umgeben, die in das Ovarialstroma übergehen.

Durch die Größenzunahme wölbt sich an der Oberfläche der GRAAF-Follikel zunehmend vor (Stigma) und durch Einriss des Follikels kommt es dann zur Ablösung der Oozyte mit einem Mantel von Cumulus-oophorus-Zellen und zusammen mit der Flüssigkeit werden sie nach außen (= Richtung Bauchraum) gespült (**Ovulation**) und dann von den Fimbrien der Tube aufgefangen und in das Ostium abdominale tubae geleitet. Aus den Resten des Follikelepithels entsteht nach der Ovulation dann das hormonproduzierende Corpus luteum.

Corpus luteum (Syn: Gelbkörper)

Nach der Ovulation bildet sich aus den Theca- und Follikelzellen (Granulosazellen) des gesprungenen Follikels innerhalb von 3-4 Tagen das Corpus luteum. Dieses wird weiter vaskularisiert und produziert dann Östrogene und große Mengen **Progesteron**.

Kommt es zur Befruchtung der Eizelle sezerniert das Corpus luteum (graviditatis, Durchmesser: bis 3 cm) über Monate Progesteron weiter und wird dann ab dem 4. SSM langsam zurückgebildet (die hormonelle Funktion übernimmt dann die Plazenta).

Kommt es zu keiner Konzeption (keine Stimulation durch HCG, das im Trophoblast des Embryos gebildet wird) bildet sich das Corpus luteum zurück, die Hormonproduktion fällt ab und es kommt zur Menstruation. Die Reste des Corpus luteum (cyclicum) atrophieren dann über Monate zu einer bindegewebigen Narbe (Corpus albicans).

ADNEXITIS

Syn: Adnexitis (engl. PID = pelvic inflammatory disease) = ein- oder beidseitige Entzündung der weiblichen Adnexe (Eileiter + Ovar): **Salpingitis** (= Eileiterentzündung) + **Oophoritis** (= Eierstockentzündung), ICD-10: N70.9

Ät:
- Salpingitis: meist **aszendierende Infektion** aus den unteren Genitalabschnitten (begünstigt während der Menstruation), selten hämatogene Infektion (bei Tuberkulose)
- Post partum (im Wochenbett begünstigt durch den weit geöffnetem Zervikalkanal, evtl. infizierte Lochien od. Endometritis puerperalis)
- Oophoritis: aszendierende aber auch lymphogene od. hämatogene Infektion (z.B. bei Sepsis, Tuberkulose), Peritonitis
- Selten deszendierende Infektion: von einer Appendizitis, Peritonitis od. Morbus Crohn
- Iatrogen: transzervikale intrauterine Eingriffe (Abrasio, Abruptio, IUP, Pertubation, Hysteroskopie)

Path:
- ♦ Keime: **Neisseria gonorrhoeae** (Gonorrhoe), aerobe und anaerobe bakterielle **Mischinfektionen**, **Chlamydien** (Serotypen D - K), Mykoplasmen, selten Mycobacterium tuberculosis (= hämatogene Salpingitis et Oophoritis tuberculosa)
- ♦ Infektion: **Keimaszension** aus der Vagina/Zervix, Erregerreservoir ist meist die Endozervix, begünstigend sind (häufige, ungeschützte) Sexualkontakte, Geburt/Puerperium, Menstruation, transzervikale Operationen, Diabetes mellitus

Epid:
- ◊ Prädisp.alter: geschlechtsreifes Alter, insb. während der Menstruation (leichtere Keimaszension durch den geöffneten Zervikalkanal und Veränderung des Scheidenmilieus)
- ◊ Ca. 10 % der sexuell aktiven Frauen erkranken einmal an einer Salpingitis/Adnexitis

Etlg:
- # Endosalpingitis = zunächst klinisch meist stumm verlaufende Tubenschleimhautinfektion (sog. „Tubenkatarrh“), kann ohne Residuen ausheilen
- # Perisalpingitis = Entzündung des die Tuben umgebenden Gewebes
- # Saktosalpinx serosa/purulenta/haemorrhagica = Verschluss der Tube durch Verklebung des Fimbrientrichters mit Retention von serös-fibrinösen (Hydrosalpinx) od. eitrigem Exsudat (Pyosalpinx), evtl. auch mit Einblutung (Hämatosalpinx)

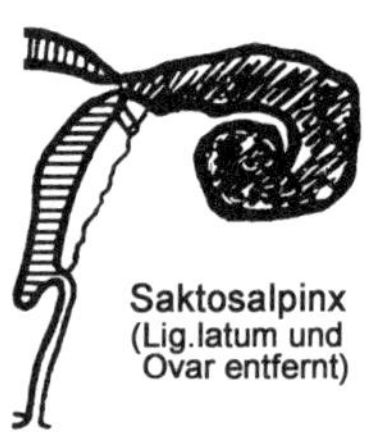

Saktosalpinx
(Lig.latum und Ovar entfernt)

- # Perioophoritis = Übergriff der Entzündung von den Tuben auf die Ovarien, als Maximalform entsteht der sog. Tuboovarialabszess
- # Oophoritis = isolierte Entzündung des Ovars als parenchymatöse Form durch Follikel- und Corpus-luteum-Abszesse (häufig), exsudativ-interstitielle Form (serös, eitrig, hämorrhagisch) od. entzündlich-atrophische Form

<u>Klin:</u> ⇒ **Fieber**, **Schmerzen im Unterbauch**, peritoneale Reizerscheinungen
⇒ Dysurie als Zeichen einer Paraurethritis, Ausfluss als Zeichen einer Vaginitis/Zervizitis
⇒ Darmkoliken, Übelkeit/Erbrechen, Stuhlveränderungen reaktiv od. bei Darmmitbeteiligung
⇒ Eine chronische Entzündung kann auch keine oder nur geringe Beschwerden machen

<u>Diag:</u>
1. <u>Anamnese und gynäkologische Untersuchung:</u> umschriebene **Abwehrspannung**, palpatorisch Portioschiebeschmerz, evtl. prallelastische druckdolente Resistenzen und Verdickungen im Bereich der Adnexe bei der bimanuellen Untersuchung tastbar, auch Loslassschmerz (wie bei der Appendizitis) mögl.
   Spekulumuntersuchung und **Abstrichentnahme** aus dem Zervikalkanal zur bakteriologischen Untersuchung
2. Sonographie: **Tubenverdickung**, Saktosalpinx = flüssigkeitsgefüllte Tuben, Abszesse der Ovarien oder im DOUGLAS-Raum
3. Labor: Entzündungszeichen (BSG ↑, CRP↑, Leukozytose mit Linksverschiebung), HCG normal (↑ bei Extrauteringravidität)
4. Laparoskopie: Ödem und Hyperämie der Tubenwände, Adhäsionen, Pseudo-/Retentionszysten des Peritoneums (die Laparoskopie ist bei einer Adnexitis primär nicht indiziert, jedoch bei unklarem Befund od. im Rahmen der Sterilitätsdiagnostik erforderlich)

<u>Ther:</u>
- <u>Konservativ:</u> **Breitband-Antibiose,** da meist Mischinfektion (2 x 100 mg Doxycyclin [Doxy®] + 2 x 500 mg Metronidazol [Clont®] oral) für 10-14 Tage, symptomatisch Antiphlogistika und Analgetika (z.B. Diclofenac, Voltaren®), evtl. Glukokortikoide, hyperämisierende physikalische Maßnahmen
  Bei Pat. mit Peritonitis/septischem Schock intensivmedizinische Behandlung, systemische Breitband-Antibiose mit 4 x 2 g/Tag Ampicillin + 3 x 1,5 mg/kgKG/Tag Gentamicin (Refobacin®) + 3 x 900 mg Clindamycin (Sobelin®) i.v., bzw. nach Erreger- und Resistenzbestimmung dann gezielte Auswahl des Antibiotikums.
  Bei Urogenitaltuberkulose mind. 3fach Antituberkulotika (z.B. Isoniazid, Rifampicin und Ethambutol) für 6-12 Mon.
  Ein liegender IUP sollte entfernt werden.
- <u>Operativ:</u> Ind: Abszessbildung, Abszessruptur (Notfallindikation)
  - Bei fehlendem Ansprechen auf die kons. Ther. Laparoskopie zur Diagnostik
  - Pyosalpinx (Saktosalpinx purulenta): Punktion und Drainage (Zugang: von der Vagina), Antibiose
  - DOUGLAS-Abszess: Punktion und Drainage des Abszesses (Zugang: von der Vagina im hinteren Scheidengewölbe aus punktieren), Antibiose
  - Salpingektomie/Ovarektomie (wenn eine Punktion nicht erfolgreich war und der Prozess weiter progredient ist od. eine Abszessruptur vorliegt) über eine Laparotomie (⇨ bei beidseitigem Eingriff folgt zwangsläufig Sterilität), Saug-Spül-Drainage, intensivmedizinische Überwachung, Antibiose

<u>Prog:</u> Sterilität in 20-30 % d.F. (höchstes Risiko bei der Chlamydieninfektion)

<u>Kompl:</u>
* Salpingitis ⇨ weitere Ausbreitung auch auf das Ovar (Oophoritis) = dann komplette Adnexitis, **Tuboovarialabszess**
* **Pelveoperitonitis**, DOUGLAS-Abszess, generalisierte (diffuse) Peritonitis, **septischer Schock**, Periappendizitis, Perihepatitis (FITZ-HUGH-CURTIS-Syndrom, seltene Entzündung der Leberkapsel durch disseminierten Gonokokken- od. auch bei Chlamydia-trachomatis-Infektion), Verwachsungen im Bauchraum
* **Chronische Adnexitis** ⇨ Tubenverklebungen, Verklebung des Fimbrientrichters, Bildung von Taschen, Adhäsionen und Verwachsungen, Peritonealzysten
  ⇨ <u>**Sterilität**</u>, Tuboovarialzyste, chronische pelvine Schmerzen
  ⇨ **Tubargravidität** (Syn: Eileiter- od. Tubenschwangerschaft) = Nidation des befruchteten Eies im Eileiter bei fehlenden Transport in den Uterus. Diese **Extrauteringravidität** führt nach wenigen Wochen zum Tubarabort, evtl. mit Perforation in die Bauchhöhle und lebensbedrohlicher Blutung!

* Fixierung der Tube und somit Einschränkung der Uterusbeweglichkeit (Retroflexio uteri fixata) ⇨ führt zu Dysmenorrhoe, Algopareunie (Koitusschmerzen), Schmerzen bei körperlicher Arbeit od. Defäkation

Proph: ♥ Sexualhygiene, Benutzung von Kondomen

DD:
- Endometriose im Bereich der Adnexe
- Extrauteringravidität (⇨ HCG bestimmen)
- Ovarialtumoren (z.B. große Zyste) mit Stieldrehung ⇨ führt ggf. zur peritonealen Reizung
- Tubenkarzinom, Ovarialkarzinom
- Seröse Flüssigkeitsansammlung in der Tube nach Sterilisation
- Appendizitis (Schmerzen im re. Unterbauch), chronisch-entzündliche Darmerkrankung, Divertikulitis (Schmerzen eher im li. Unterbauch), Colon irritabile (Reizdarmsyndrom)
- Urologisch: interstitielle Zystitis, Urolithiasis

TUBENKARZINOM

Syn: Eileiterkarzinom, engl. carcinoma of the fallopian tube, ICD-10: C57.0

Path:
- ♦ Histo: **Adenokarzinom** (vom MÜLLER-Epithel abstammend)
- ♦ Metastasierung: lokal entlang der Tube, dann in regionäre Lk: iliakale, inguinale, sakrale und paraaortale Lk sowie peritoneal Aussaat (Omentum majus und Peritoneum)

Epid:
- ◊ Prädisp.alter: >50. Lj.
- ◊ Inzidenz: 0,3/100.000/Jahr, damit **sehr selten**

Etlg: # FIGO-Stadien (der Fédération Internationale de Gynécologie et d'Obstétrique) und die entsprechende TNM-Klassifikation (= in Klammern)

0	(= T_{is})	Carcinoma in situ (präinvasives Karzinom)
I	(= T_1)	Tumor auf die Tuba uterina begrenzt
IA	(= T_{1a})	Tumor auf eine Tuba uterina begrenzt, keine Penetration der Serosa, keine maligne Zellen in der Peritonealspülung / Aszites
IB	(= T_{1b})	Tumor auf beide Tuben begrenzt, keine Penetration der Serosa, keine maligne Zellen in der Peritonealspülung / Aszites
IC	(= T_{1c})	Tumor auf die Tuben begrenzt, Ausdehnung auf oder durch die Serosa, und/oder maligne Zellen in der Peritonealspülung / Aszites
II	(= T_2)	Tumor der Tuben + Ausbreitung im Becken
IIA	(= T_{2a})	Ausbreitung auf Uterus od. Ovarien
IIB	(= T_{2b})	sonstige Ausbreitung im Becken
IIC	(= T_{2c})	Ausbreitung im Becken + maligne Zellen in der Peritonealspülung / Aszites
III	(= T_3)	Peritonealmetastasen außerhalb des Beckens od. regionäre Lk-Metastasen
IIIA	(= T_{3a})	mikroskopische Peritonealmetastasen außerhalb des Beckens
IIIB	(= T_{3b})	makroskopische Peritonealmetastasen außerhalb des Beckens <2 cm
IIIC	(= T_{3c} od. N_1)	makroskopische Peritonealmetastasen außerhalb des Beckens >2 cm od. regionäre Lk-Metastasen (sakral, paraaortal, paracaval, inguinal)
IV	(= M_1)	Fernmetastasen (ausschließlich Peritonealmetastasen)

Klin:
- ⇒ Einseitig lokalisierte Unterbauchschmerzen
- ⇒ Unregelmäßige Blutungen und Fluor genitalis

⇒ Manchmal intermittierende Entleerung großer Mengen an Fluor (sog. Hydrops tubae profluens)

⇒ Fortgeschritten: Aszites (leider ist dies oft auch erst das erste klinische Zeichen)

Diag: 1. Anamnese und gynäkologische Untersuchung: bei der Palpation **einseitig tastbare Raumforderung** (ähnlich wie bei einem Ovarialtumor), im Abstrichpräparat der Zervix evtl. Nachweis von Tumorzellen

2. Sonographie: Tumor im Bereich der Tube mit Binnenechos, verschwommene Grenze zu Uterus und/oder Ovar, evtl. sichtbarer Aszites

Ther:
- Operativ:
  Radikaloperation mit Hysterektomie, Entfernung beider Adnexe (Tuben + Ovarien), pelvine und paraaortale Lk-Dissektion, evtl. + Resektion des Omentum majus bei V.a. peritonealer Ausbreitung. Perioperative Antibiotikaprophylaxe mit einem Cephalosporin + Metronidazol.
- Postoperative Chemotherapie bei Fernmetastasen und Radiatio bei pelvinen Metastasen
- Bei Nachweis von Rezeptor-positivem Tumorgewebe: Gestagene mögl. (Medroxyprogesteron, Clinovir®)

Prog: FIGO I 5-JÜR 70 %, FIGO III 15 %

DD:
- Gutartige Tubentumoren (ebenfalls sehr selten): Papillome, Fibrome, Myome, Lipome
- Zysten der Tube, gestielte Zysten der Pars ampullaris der Tube (MORGAGNI-Hydatiden), Parovarialzysten (aus Urnierenganganteilen, liegen im Lig.latum uteri), Ovarialzysten
  Endosalpingiose = sehr kleine papillär-seröse Zysten auf der Serosa der Tuben (auch auf dem Uterus od. im DOUGLAS-Raum vorkommend) ohne Krankheitswert
- Adnexitis ⇨ Hydrosalpinx (Syn: Saktosalpinx), Tuboovarialabszess
- Extrauteringravidität, Endometriose, Hämatosalpinx
- Ovarialkarzinom

OVARIALINSUFFIZIENZ

Syn: Ovarielle Dysfunktion, ovarielle Hyposekretion, engl. ovarian insufficiency, ICD-10: E28.3

Ät:
- Anatomisch/angeboren: **Ovarialhypoplasie** (kleine rudimentäre Ovarien, vermindertes od. völlig fehlendes Keimepithel, nur geringe od. fehlende Östrogenbildung), **Ovarialaplasie** (= fehlende Ovarien)
- **PCO**-Syndrom (= **polycystische Ovarien**, Syn: STEIN-LEVENTHAL-Syndrom), durch dauerhaft gesteigerte LH-Sekretion (als Kofaktor ggf. Übergewicht, s.u. Kompl.) oder durch adrenerge Androgenüberproduktion (⇨ **Hyperandrogenämie**)
- **Gonadendysgenesie-Syndrome** (genetisch): ULLRICH-TURNER-Syndrom mit hypoplastischen Ovarien (45,X0), SWYER-Syndrom (Uterus/Ovarien hypoplastisch, phänotypisch weiblich bei männlichem Karyotyp, 46,XY), testikuläre Feminisierung (Hairless-woman-Syndrom, durch Androgenrezeptorresistenz äußere weibliche Genitale, Uterus/Ovarien fehlen und Inguinalhoden ohne Spermatogenese, 46,XY), Triplo-X-Syndrom mit Hypogonadismus (47,XXX)
- Adrenogenitales Syndrom (**AGS**, aut.-rez. erblich): NNR-Hyperplasie durch neg. Rückkopplung bei 21-Hydroxylasemangel (gestörte Cortisolsynthese ⇨ ACTH ↑ ⇨ Hyperandrogenämie durch Umwandlung von Kortisolvorstufen in Androgene)
  erworbenes AGS: androgenbildender NNR- od. Ovarialtumor
  CUSHING-Syndrom: das dabei erhöhte ACTH stimuliert auch die Sexualsteroide-produzierende Zona reticularis der Nebennierenrinde mit ⇨ Hyperandrogenämie
- Hyperthecosis ovarii = familiäre Hyperplasie der Thekazellen (⇨ starke Hyperandrogenämie)

- Hypophysäre/hypothalamische Ursache: **Hyperprolaktinämie** (Galaktorrhoe-Amenorrhoe-Syndrom, idiopathisch als Argonz-Ahumada-Castillo-Syndrom od. bei Hypothyreose), **Prolaktinom** (Forbes-Albright-Syndrom), hypothalamische Raumforderung (z.B. Kraniopharyngeom ⇨ GnRH ↓), destruierender Hypophysentumor, Hypophysenvorderlappen-Insuffizienz, Kallmann-Syndrom (olfaktogenitales Syndrom mit fehlender Gonadotropinsekretion), Sheehan-Syndrom (postpartale Hypophysenvorderlappen-Insuffizienz), chronische Anorexia nervosa oder Bulimie (GnRH ↓), Hochleistungssportlerinnen, chronischer psychischer Dysstress
- Hyposensitive Ovarien (verminderte Gonadotropinrezeptoren)
- Corpus-luteum-Insuffizienz (hypertherme Phase <8 Tg.), Follikelpersistenz (LUF-Syndrom = luteinized unruptured follicle)
- Prämature Ovarialinsuffizienz: <40. Lj. ohne erkennbare Ursache od. autoimmunologisch/familiär bedingt (Syn: Klimakterium praecox, engl. premature ovarian failure) ⇨ Menopause mit starken klimakterischen Symptomen, ca. 1 % der Frauen
- Destruierende Ovarialtumoren, Ovarialendometriose
- Iatrogen: operative Entfernung der Ovarien, Bestrahlungen des kleinen Beckens (zur Zerstörung der Oozyten kommt es bereits ab einer Dosis von 2 Gy), **Chemotherapie**
  Med: Psychopharmaka (Neuroleptika: Phenothiazine, Butyrophenone, Thioxanthene), trizyklische Antidepressiva, Metoclopramid, Cimetidin, Domperidon, Cyproteronacetat, α-Methyldopa ⇨ machen alle eine Hyperprolaktinämie

Path:
- ♦ Primäre Ovarialinsuffizienz pathoanatomisch bedingt: fehlende Ovarien, Ovarialhypoplasie
- ♦ Sekundäre Ovarialinsuffizienz: hormonelle, hypophysär-hypothalamische Störung oder auch psychogen bedingt
- ♦ PCO-Syndrom: follikuläre Selektionsstörung, dabei wird aus den im normalen Zyklus entstehenden mehreren Follikeln nicht ein dominanter Follikel ausgewählt und weiterentwickelt ⇨ verlängerter Zyklus, fehlende Ovulation, erhöhter/verlängerter Östrogenspiegel

Epid: PCO: Prävalenz im gebärfähigen Alter 4-7 % (und damit häufigste endokrinologische Erkrankung von Frauen im reproduktionsfähigen Alter)

Etlg:
1. Generative Ovarialinsuffizienz: Ausbleiben von Follikelreifung, Ovulation od. Bildung eines funktionsfähigen Corpus luteum
2. Vegetative/hormonelle Ovarialinsuffizienz: fehlende Synthese weiblicher Sexualhormone durch die Ovarien ⇨ Atrophie von Uterus, Vulva/Vagina und Mamma

   Einteilung nach der hormonellen Charakteristik:
   - # Normogonadotrop
   - # Hypogonadotrop (Syn: hypothalamische Amenorrhoe): GnRH ↓, LH ↓, FSH ↓
   - # Hypergonadotrop: FSH ↑ bei Gonadendysgenesie-Syndromen
   - # Hyperprolaktinämisch: hypophysäre Prolaktinsekretion ↑ (Cut-off-Wert: >50 ng/ml)
   - # Hyperandrogenämisch: PCO, AGS, Hyperthecosis ovarii ⇨ Androgene ↑

Klin:
- ⇒ Bei den meisten Störungen: **Zyklusstörungen** bzw. **Amenorrhoe** und **Sterilität**
- ⇒ Evtl. auch Schmierblutungen od. bei Follikelpersistenz auch Hypermenorrhoe
- ⇒ Bei völlig fehlender Hormonproduktion der Ovarien: Atrophie des Uterus, Amenorrhoe, Sterilität, Vaginal-, Vulva- u. Mammaatrophie
- ⇒ PCO: Symptomentrias (= Stein-Leventhal-Syndrom) aus Amenorrhoe, Hirsutismus und Adipositas (dazu ggf. alle anderen mögl. Symptome einer Hyperandrogenämie), 1/3 der Pat. hat eine gestörte Glukosetoleranz, 10 % d.F. einen Diabetes mellitus Typ II
- ⇒ Allgemein bei Hyperandrogenämie: Virilisierungssymptome wie **Hirsutismus** (Ausziehung der Schamhaargrenze, Behaarung der Brust, Barthaare im Gesicht), Seborrhoe/Akne, Alopezie (Haarausfall vom maskulinen Typ), tiefe Stimme, Klitorishypertrophie, Hemmung der Keimdrüsenentwicklung, Zyklusstörungen (Oligomenorrhoe) bzw. Amenorrhoe, Fertilitätsstörung bzw. Sterilität

Diag:
1. Anamnese (Menstruationszyklus vorhanden?, Schmier-/Zwischenblutungen, ggf. Kalender führen lassen), Medikamenteneinnahme?

2. Gynäkologische Untersuchung: bimanuelle Tastuntersuchung (vaginal + abdominal) ⇨ Lage, Form, Größe und Konsistenz von Uterus, Adnexe und Parametrien
3. Sonographie: bei Hypo- od. Aplasie nur rudimentäre od. keine Ovarien zu finden
   PCO-Syndrom: kleine, perlschnurartig angeordnete, randständige Zysten ("neck lace sign") im Ovar (DD: polyzystische Veränderungen ohne weiteren Krankheitswert finden sich bei bis zu 20 % der Frauen im reproduktionsfähigen Alter) und hyperdenses verdicktes Ovarialstroma
4. Labor: **Hormonanalyse** von Östradiol, Progesteron, Prolaktin, FSH, LH, DHEA-S, Testosteron (besonders hoch bei NNR-Tumoren, >1,5 ng/ml), 17α-Hydroxyprogesteron (bei AGS stark erhöht), Schilddrüsenhormone (TSH basal, fT3, fT4)
5. Bei Amenorrhoe sind folgende Funktionstests zur weiterführenden Diagnostik möglich:
   Gestagen-Test: 10 Tage Gestagen geben, danach sollte beim Absetzen eine Entzugsblutung erfolgen, ist dies nicht der Fall war zuvor keine Östrogenwirkung vorhanden
   Östrogentest: Östrogen einmalig i.m., nach 14 Tage sollte es zu einer Entzugsblutung kommen, ist dies nicht der Fall ist das Endometrium nicht reaktionsfähig oder fehlt völlig
   GnRH-Test: fehlender Anstieg von FSH u. LH nach Gabe von GnRH zeigt Hypophyseninsuffizienz an
   Bei V.a. Erkrankung der NNR Dexamethason-Test und ACTH-Stimulationstest

Ther:
- Bei angeborener Ovarialhypoplasie, fehlenden Ovarien od. Ovarektomie (beidseitige Adnexektomie) wegen Ovarialkarzinom besteht Sterilität, ggf. Hormonsubstitution
- AGS: Substitution von Glukokortikoiden (Prednison od. Dexamethason)
  Virilisierungserscheinungen: antiandrogenes Gestagen (Cyproteronacetat) + Östradiol (Diane®35), bei Persistenz ggf. zusätzlich 10-50 mg Cyproteronacetat (Androcur®)
- Hyperprolaktinämie, Prolaktin-Mikroadenome: Prolaktinhemmer (Dopaminagonist Bromocriptin, Pravidel® oder Lisurid, Dopergin®) ⇨ Zyklusnormalisierung, Schwangerschaft mögl.
  Kommt es unter der konservativen Bromocriptin-Therapie bei Prolaktin-Mikroadenom zur Schwangerschaft ⇨ regelmäßige Prolaktin-Serumspiegel-Kontrollen und Visus- sowie MRT-Kontrolle zw. 20. und 30. Schwangerschaftswoche
- Zur Ther. ovariell-bedingter Sterilität s. auch u. Kap. Sterilität
- Operativ:
  - Bei androgenbildendem NNR- od. Ovarialtumor operative Entfernung
  - Bei großem Prolaktinom (Makroadenome >10 mm) neurochirurgische Resektion

Kompl:
* PCO-Syndrom: gleichzeitige Hyperinsulinämie durch periphere Insulinresistenz und Übergewicht; Ther: Gewichtsreduktion, sportliche Betätigung, Med: Metformin (3 x 500 mg, Glucophage®), dies führt bei 50 % der Pat. auch zu einer Normalisierung des Zyklus. Erhöhtes Risiko für die Entwicklung eines manifesten Diabetes mellitus Typ II (5- bis 10faches Risiko) und kardiovaskuläre Erkrankungen (Herzinfarktrisiko 7fach erhöht) ⇨ alle 3-5 J. Kontrolle mit oGTT,
  erhöhtes Risiko für Mamma-, Endometrium- und Ovarialkarzinom,
  weitere Informationen (von der Klinik für Endokrinologie der Universitätsklinik Essen) im Internet: www.pcos-selbsthilfe.org, www.pco-syndrom.de
* AGS: zusätzliche Störung der Mineralokortikoidbiosynthese ⇨ Salzverlustsyndrom, Ther: zusätzliche Substitution von Mineralokortikoiden

DD:
- Normale Pubertät: **Menarche** (= erste Regelblutung) im 12.-13. Lj., bis zum 15. Lj. noch anovulatorische, unregelmäßige Zyklen (LH noch zu niedrig) sowie Corpus-luteum-Insuffizienz
- Normale Menopause: **Klimakterium** normal zwischen 45.-55. Lj., Menopause (= letzte Regelblutung) ca. im 50. Lj., Postmenopause u. Senium mit kontinuierlich abnehmender Östrogenproduktion und verminderter Ansprechbarkeit der Ovarien auf die hypophysären Gonadotropine = entspricht einem hypergonadotropen Hypogonadismus ⇨ Amenorrhoe
- Amenorrhoe u. Sterilität aufgrund uteriner Ursache (s. Kap. kongenitale Anomalien des Uterus), Vaginalaplasie, Hymenalatresie (s. Kap. kongenitale Anomalien der Vagina)

OVARIALZYSTEN

Syn: Engl. ovarian cysts, ICD-10: N83.2

Ät:
- Follikelzyste (nicht gesprungener GRAAF-Follikel mit Vermehrung der Follikelflüssigkeit ⇨ **Follikelpersistenz** = Retentionszyste) durch Störung hypothalamisch-hypophysär-ovarieller Regelung
- Corpus-luteum-Zyste (meist während einer Schwangerschaft im 1. Trimenon)
- Endometriosezysten, Teerzysten
- Thekaluteinzysten (durch hohen HCG-Spiegel): bei Blasenmole, malignem Chorionepitheliom, Mehrlingsschwangerschaft od. iatrogen bei längerer hochdosierter Anwendung von Gonadotropinen (Überstimulation durch Hormontherapie zur Reproduktionsförderung)
- PCO = polycystische Ovarien (typisch sind perlschnurartig aufgereihte, kleine [bis 1 cm], randständige Zysten im Ovar)

Path: Follikelzyste: intakte Granulosa- und Thekaschicht. Bildet sich die Follikelzyste nicht von alleine zurück, kann sich über Monate die Granulosa auch abbauen und die Theka fibrosieren ⇨ zystisch-atretischer Follikel

Klin:
⇒ Kleine Zysten machen meist keinerlei Beschwerden
⇒ Große Zysten können diffuse Unterleibsbeschwerden, Kreuz-/Rückenschmerzen, Beeinträchtigungen des Allgemeinbefindens, Zunahme des Leibesumfangs verursachen
⇒ Evtl. Zyklus- und Menstruationsstörungen

Diag:
1. Anamnese (zyklusabhängige Beschwerden?) und gynäkologische Untersuchung: bimanuelle Palpation
2. Sonographie: kurz vor der Ovulation beträgt der physiologische Durchmesser des Tertiärfollikels 18-25 mm
   Ovarialzyste **>3 cm** kann ein persistierender Follikel sein, Spiegelbildung bei Endometriosezysten
   Ovarialzysten **>5 cm** sind **tumorverdächtig**, insb. beim **Nachweis von Binnenechos**, Septen od. Wandverdickungen ⇨ histologische Abklärung erforderlich

Ther:
- Follikelpersistenz >2 Mon. ⇨ 1 Zyklus mit Gestagengabe (Lynestrenol 5 mg/Tag, Orgametril®), dann sonographische Kontrolle
- Operativ: Ind: Ovarialzysten >5 cm, insb. beim Nachweis von Binnenechos, Symptome
  - Entfernung und histologische Abklärung (Ausschluss eines malignen Tumors)

Prog: Follikelzysten bilden sich meist innerhalb von 1-3 Monaten spontan zurück.
Corpus-luteum-Zysten bilden sich (während einer Schwangerschaft meist im 2. Trimenon) spontan zurück zum Corpus albicans (Narbe).

Kompl:
* **Stieldrehung** des Ovars mit seinem Halteapparat bei sehr großer Ovarialzyste (REGAD-Syndrom) ⇨ hämorrhagische Infarzierung, Nekrose, Ruptur, peritoneale Reizung bis zum peritonealen Schock (**akutes Abdomen**), Ther: Frühoperation innerhalb von 8 Std.
* Zystenruptur: Gefahr der intraabdominellen Blutung bei Einriss von Gefäßen
* Follikelzysten können Östrogen produzieren (je nach Anzahl der enthaltenen Granulosazellen) ⇨ glandulär-zystische Hyperplasie des Uterusendometriums mögl.

DD:
- Physiologischer Follikel (Tertiär- od. GRAAF-Follikel): bis zu einer Größe von 2,5 cm kurz vor der Ovulation
- Schwangerschaft: physiologisches Corpus luteum (bis zur 12. SSW, Durchmesser: 3 cm, normalerweise solide, kann aber auch durch kleine Blutungen bei der Vaskularisation zystische Anteile enthalten = zystisches Corpus luteum ⇨ bildet sich dann bis zur 16. SSW zurück)

- Ovarialödem (vergrößertes Ovar, selten bei jungen Frauen vorkommend, Cave: auf Stieldrehung achten), Ther: bei Stieldrehung Fixierung des Ovars
- **Parovarialzysten** (dysontogenetische Retentionszysten vom Parovarium od. heterotopen Ovarialgewebe ausgehend, liegen im Lig.latum uteri [Mesosalpinx], teilweise gestielt)
- Pseudozysten, z.B. postoperativ
- Endosalpingiose = kleine Zysten oder Papillome im kleinen Becken, im Peritoneum, im Omentum od. in den Lymphknoten
- Endometriose
- Adnexitis, perityphlitischer Abszess (Appendizitis), Tuboovarialabszess
- Tubenkarzinom, solide Ovarialtumoren (s.u., insb. Kystadenom)

OVARIALTUMOREN

Syn: Engl. ovarian tumours, ICD-10: benigne D27, maligne C56

Etlg: # Epitheliale Ovarialtumoren (gehen vom Keimepithel aus, 70 % d.F.): **serös-papilläre, endometrioide, muzinöse** od. **klar-/hellzellige** Tumoren (benigne od. maligne [= **Ovarialkarzinom**, s.u.] mögl.), **Kystadenom** (Ovarialkystom, seröses Zystadenom, benigne), Kystadenokarzinom, BRENNER-Tumor (vom Zölomepithel abstammend, meist benigne)

Mesenchymale Ovarialtumoren: **Ovarialfibrom** (benigne), Mischtumoren (Adenofibrom)

Keimstrang-Stroma-Tumoren (leiten sich von d. Keimleisten ab, Syn: Sex-cord-Tumoren):
Granulosazelltumor (mit od. ohne Östrogenproduktion, maligne aber mit guter Prog.)
Thekazelltumor (Syn: Thekom, „weibliche" Form mit Östradiolbildung, meist benigne)
SERTOLI-LEYDIG-Zelltumor (Syn: Androblastom, Arrhenoblastom, „männliche" Form mit Testosteronbildung, meist benigne), Gynandroblastom (Mischform)

Keimzelltumoren (leiten sich von der Eizelle ab, meist benigne):
Embryonalen Zellen: **Dermoidzysten/Dermoide**, **Teratome**, dystopes Schilddrüsengewebe [„Struma ovarii", Hyperthyreose und Schilddrüsenkarzinom mögl.], Embryonalkarzinom, Polyembryom

Unreife Keimzellen: Gynandroblastom, Dysgerminom ⇨ entspricht beim Mann dem Seminom

Extraembryonale Zellen: endodermaler Sinustumor, malignes Chorionepitheliom = Chorionkarzinom

Undifferenzierte Ovarialkarzinome (keinem Ursprungsgewebe zuzuordnen)

Metastasen im Ovar (in 80 % d.F. dann beidseitig): insb. durch Endometriumkarzinom, Mammakarzinom, Karzinome des Magen-Darm-Traktes (sog. KRUKENBERG-Tumor, fast immer beidseitig durch Implantationsmetastasierung = Absinken von Tumorzellen in den DOUGLAS-Raum), maligne Lymphome

Path: ♦ Dignität: in der Histologie sind 75 % aller Ovarialtumoren benigne, ca. 25 % sind maligne (vor der Pubertät ca. 15 % maligne). Da viele Ovarialtumoren, die als benigne eingestuft werden, aber gar nicht erst operiert werden, ist der tatsächliche Anteil maligner Tumoren auch abhängig vom Lebensalter noch viel geringer, geschätzt <5 %.

90 % der malignen Ovarialtumoren sind dann **Ovarialkarzinome** (= vom Keimepithel ausgehend, weiteres s.u. Kap. Ovarialkarzinom).

Maligne Keimzelltumoren kommen meist <25. Lj. vor und sind hoch maligne (sprechen dann aber sehr gut auf eine Chemotherapie an und haben eine sehr gute Prog.).

Borderline-Tumoren (10 % d.F.): epitheliale Ovarialtumoren mit atypischem Epithel (potentiell maligne, LMP = low-malignant-potency Tumoren) bei noch intakter Basalmembran (= nicht invasiv wachsend), z.B. seröser, muzinöser Ovarialtumor od. Ovarialkystom, Häufigkeitsgipfel 40.-50. Lj.

Dermoide (sind benigne): es finden sich Reste aller 3 Keimblätter, darin enthalten können Talg, Haut, Haare, Zähne od. Knochen sein.

Teratome: können verschiedene dystope Gewebe enthalten und benigne od. maligne sein (z.B. Schilddrüsenkarzinom, Plattenepithelkarzinom).

♦ Makroskopisch: die papillär-serösen und muzinösen Ovarialtumoren können über 40 cm groß und 20 kg schwer werden und den ganzen Bauchraum ausfüllen („Riesenkystom")

Epid: Lebenszeitprävalenz: Ovarialtumoren sind **häufig**, 1,5 % aller Frauen entwickeln im Laufe ihres Lebens einen malignen Ovarialtumor.

Klin: ⇒ Unabhängig von der Dignität **meist keine charakteristischen Frühsymptome**

⇒ Später: Zyklusstörungen, Dysmenorrhoe, diffuse Unterbauchschmerzen, Kreuz-/Rückenschmerzen, Beeinträchtigungen des Allgemeinbefindens, Zunahme des Leibesumfangs (dann hat der Ovarialtumor aber schon eine **beträchtliche Größe erreicht** od. durch Aszites-Bildung)

⇒ Blutungen in der Postmenopause, glandulär-zystische Hyperplasie des Uterusendometriums bei hormonbildendem Ovarialtumoren (Granulosa-, Thekazelltumor)

⇒ SERTOLI-LEYDIG-Zelltumor: Hirsutismus u. Bartwuchs, Klitorishypertrophie, tiefe männliche Stimme, sekundäre Amenorrhoe, Libidosteigerung durch die Testosteronwirkung

⇒ MEIGS-Syndrom: typischer Symptomenkomplex mit Aszites u. Pleuraerguss (meist rechtsseitig) bei Ovarialfibrom (= benigner Tumor, insb. ältere Frauen, ungeklärte Genese)

⇒ Pseudo-MEIGS-Syndrom: Symptomenkomplex mit Aszites u. Pleuraerguss bei malignen Ovarialtumoren

Diag: 1. Anamnese und gynäkologische Untersuchung: bei der bimanuellen Untersuchung tastbare Raumforderung im Bereich der Adnexe (vergrößertes Ovar, normal ist im reproduktionsfähigen Alter eine Größe von 2 x 4 cm. Je älter eine Frau dann postmenopausal wird, umso kleiner werden die Ovarien, bis sie bei einer Greisen nicht mehr tastbar sind) od. des kleinen Beckens (bei großem Tumor auch oberhalb des kleinen Beckens tastbar)

2. **Sonographie** (transabdominell u. insb. **transvaginal**): solide echoreiche Raumforderung, bei Ovarialzysten >5 cm besteht Tumorverdacht (insb. beim Nachweis von Binnenechos, Septen od. Wandverdickungen), Aszites
Farbkodierte Duplexsonographie: vermehrte Vaskularisation bei solidem Tumor bei Malignität (DD: aber auch bei Entzündungen u. physiologisch bei einem Corpus luteum)

3. Röntgen: CT- od. MRT-Abdomen

4. Laparoskopie bzw. Probelaparotomie und Histologie bei unklarem Befund

Ther: • Operativ: Ind: jeder solide Ovarialtumor muss operativ entfernt und histologisch untersucht werden (gilt auch in der Schwangerschaft)

- Enukleation des Tumors in toto (heute meist laparoskopisch) od. bei Malignitätsverdacht einseitige Ovarektomie (dann mit Laparotomie und Inspektion des ganzen Abdominalraumes) ⇨ histologische Untersuchung
- Bei malignem Ovarialtumor: Zweitoperation (od. bei Schnellschnittuntersuchung noch in der gleichen Sitzung): Radikaloperation + adjuvante Chemotherapie (s.u. bei Ovarialkarzinom)
- Schwangerschaft: Op (Enukleation des Tumors/einseitige Ovarektomie) um die 16. SSW durchführen (ab ca. 14. SSW ist die hormonelle Corpus-luteum-Funktion durch die Plazenta gewährleistet). Muss vorher operiert werden (z.B. wegen Stieldrehung), dann Hormonsubstitution mit 500 mg Progesteron + 10 mg Estradiol 2x/Woche (Gravibinon®) bis zur 14. SSW

Kompl: * **Stieldrehung** bei sehr großem Tumor (REGAD-Syndrom) ⇨ heftige abdominelle Schmerzen, Abwehrspannung, Schockzeichen bis zum peritonealen Schock (akutes Abdomen), ohne Op. Nekrose, Peritonitis, Verwachsungen

* **Ruptur:** insb. bei serösen und muzinösen Tumoren ⇨ intraabdominelle Blutung durch Einriss von Gefäßen, Talgperitonitis bei Ruptur eines Dermoids, Peritonealkarzinose bei Aussaat maligner Tumorzellen, Pseudomyxoma peritonei bei Ruptur eines muzinösen Kystoms (eigentlich benigne, aber durch Kachexie schlechte Prog.)

* Paraneoplastisches Syndrom mit ausgeprägten Hypoglykämien bei Pseudomyxomen des Ovars (ROSENFELD-Syndrom) durch Sekretion insulinähnlicher Substanzen Hyperthyreose bis zu thyreotoxischen Symptomen bei Struma ovarii mögl.
* Aszites (auch bei gutartigen Tumoren mögl., z.B. Ovarialfibrom)
* **Maligne Entartung** primär benigner Ovarialtumoren, insb. bei serösen, muzinösen und Granulosazelltumoren mögl.

Op: * Verwachsungen, Infektion (Pelveoperitonitis)

DD: - **Ovarialzysten** (s.o.)
- Ovarialödem (Cave: auf Stieldrehung achten), Ther: bei Stieldrehung Fixierung des Ovars
- Stromahyperplasie des Ovars in der Menopause (Thekomatose)
- Normale Schwangerschaft, Extrauteringravidität im Ovar (meist dann bis zur 6.-7. SSW Ruptur unter dem klinischen Bild eines akuten Abdomens), persistierende Corpus-luteum-Zyste (Ther: abwarten, bildet sich meist bis zur 16. SSW zurück)
- Schwangerschaftsluteom (benigne, zystische Läsion im Bereich der Ovarien während der Schwangerschaft, bildet sich postpartal spontan wieder zurück)
- Endometriose, Uterusmyom, Tubenkarzinom (FIGO >IIa)
- Perityphlitischer Abszess (Appendizitis), Darmtumoren, Kotsteine
- Hormonproduzierende Nebennierentumoren

OVARIALKARZINOM

Syn: Engl. ovarian cancer, ICD-10: C56

Ät: - Meist keine Ursache zu finden (ca. 90 % d.F. sporadisch).
Statistische Risikofaktoren: Kinderlosigkeit (protektiv: Multipara), primäre Sterilität, spätgebärende Frauen, Zahl der Eisprünge (langjährige Einnahme hormonaler Kontrazeptiva wirkt daher protektiv, da weniger Eisprünge), PCO, hoher sozioökonomischer Status, Hormontherapie in der Menopause (erhöht das Risiko um 40 %, das Risiko normalisiert sich dann nach dem Absetzen innerhalb von 2 Jahren wieder), Adipositas
- Familiäre Häufung, ca. 10 % d.F. (familiäres Ovarialkarzinomsyndrom, familiäres Mamma-Ovarialkarzinomsyndrom [Mutation von BRCA-1- od -2-Gen, aut.-dom. Erbgang, Chrom. 17 u. 13], LYNCH-Syndrom = kolorektales Karzinom in Kombination mit Ovarial-, Endometrium-, Magen-, Nierenbecken- oder hepatobiliären Tumoren): dann bis 40faches Risiko bzw. Lifetime Risk bis zu 60 %

Path: ♦ Vom oberflächlichen **Keimepithel** abstammende maligne Tumoren werden Ovarialkarzinome genannt.
♦ Ausbreitung: durch das Wachstum vom **Oberflächenepithel** ausgehend ⇨ frühzeitige Absiedlung in die freie Bauchhöhle, zuerst innerhalb des kleinen Beckens/DOUGLAS-Raum, dann auch übergreifend auf das Omentum majus, Oberfläche der Leber, rechte Zwerchfellkuppel oder gesamtes Peritoneum (**Peritonealkarzinose**)
♦ Histo: seröse, endometrioide, klarzellige, muzinöse (mit schlechterer Prog.) und transitionalzellige Karzinome sowie maligne Keimzelltumoren mögl.
♦ Regionäre Lk-Metastasen: iliakale, inguinale, sakrale u. paraaortale Lk hämatogene Metastasierung ist sehr selten

Epid: ◊ Inzidenz: 15/100.000 Frauen/Jahr, ca. 8.000 Neuerkrankungen/Jahr in Deutschland, Letalität: ca. 5.500/Jahr in Deutschland (Letalität hoch wegen der meist späten Diagnose)
◊ Prädisp.alter: ab dem 45. Lj. beginnend mit Häufigkeitsgipfel um 60.-70. Lj.
◊ Steht an der 6. Stelle der malignen Tumoren der Frau, Lifetime Risk (Risiko im Laufe des Lebens an einem Ovarialkarzinom zu erkranken): 1-2 %

Etlg: # FIGO-Stadien (Fédération Internationale de Gynécologie et d'Obstétrique) und die entsprechende TNM-Klassifikation (in Klammern) für das Ovarialkarzinom:

I (= **T**1)	Tumor auf die Ovarien begrenzt **IA** (= **T**1a) Tumor auf ein Ovar begrenzt, intakte Kapsel, keine maligne Zellen in der Peritonealspülung / Aszites **IB** (= **T**1b) Tumor auf beide Ovarien begrenzt, intakte Kapsel, keine maligne Zellen in der Peritonealspülung / Aszites **IC** (= **T**1c) Tumor auf die Ovarien begrenzt, Kapsel durchbrochen (= Tumor an der Ovaroberfläche) u./od. maligne Zellen in der Peritonealspülung/Aszites
II (= **T**2)	Tumor der Ovarien + Ausbreitung im Becken **IIA** (= **T**2a) Ausbreitung auf Tuben od. Uterus **IIB** (= **T**2b) sonstige Ausbreitung im Becken **IIC** (= **T**2c) Ausbreitung im Becken + maligne Zellen in der Peritonealspülung / Aszites
III (= **T**3)	Peritonealmetastasen außerhalb des Beckens od. regionäre Lk-Metastasen **IIIA** (= **T**3a) mikroskopische Peritonealmetastasen außerhalb des Beckens **IIIB** (= **T**3b) makroskopische Peritonealmetastasen außerhalb des Beckens <2 cm **IIIC** (= **T**3c od. **N**1) makroskopische Peritonealmetastasen außerhalb des Beckens >2 cm od. regionäre Lk-Metastasen (sakral, paraaortal, paracaval, inguinal)
IV (= **M**1)	Fernmetastasen (ausschließlich Peritonealmetastasen)

Klin: ⇒ **Keine Frühsymptome** (2/3 der Pat. befinden sich daher bei Diagnosestellung bereits im Stadium III od. IV)

⇒ Symptome können sein: Zyklusstörungen, Dysmenorrhoe od. postmenopausale Blutung, diffuse Unterbauchbeschwerden, Zunahme des Bauchumfanges (durch den Tumor od. insb. bei Aszites), Beeinträchtigungen des Allgemeinbefindens, Gewichtsverlust, Leistungsminderung

⇒ Pseudo-MEIGS-Syndrom: später Symptomenkomplex mit Aszites u. Pleuraerguss bei malignen Ovarialtumoren (durch Peritoneal- u. Pleurakarzinose)

Diag:
1. Anamnese (Familienanamnese = Mutter od. weitere Verwandte erkrankt?)
2. Gynäkologische Untersuchung: tastbare Raumforderung im Bereich einer oder beider Adnexen bei der bimanuellen Untersuchung. Bei rektovaginaler Untersuchung bei Peritonealkarzinose kleine Knötchen im DOUGLAS-Raum tastbar, ggf. vergrößerte Leisten- od. supraklavikuläre Lymphknoten, Knoten im Nabelbereich
3. **Sonographie** (insb. transvaginal): solide echoreiche **Raumforderung**, Vorwölbung oder Überschreitung der Organgrenze des Ovars, unregelmäßige Binnenechos (solide und zystische Anteile, Tumorzerfall), freie Flüssigkeit im Abdomen (Aszites)

   Farbkodierte Duplexsonographie: vermehrte Vaskularisation beim Ovarialkarzinom (DD: Entzündung, physiologisch bei Corpus luteum)
4. Röntgen: CT- od. MRT-Abdomen mögl. (aber operatives Staging ist besser)
5. Labor: Tumormarker **CA 125** (>35 I.E./ml), CA 72-4 (>6 I.E./ml), CASA (>6 I.E./ml), bei Keimzelltumoren HCG, AFP [Anmerkung: die Tumormarker werden zur **Verlaufskontrolle** bei präoperativ erhöhten Werten eingesetzt; ein Einsatz zum Screening/Frühdiagnose des Ovarialkarzinoms ist nicht sinnvoll (Sensitivität und Spezifität sind zu gering)]

Ther: • Operativ: Ind: **grundsätzlich gegeben** ⇨ Ziel: komplette Entfernung des Primärtumors und aller intraperitonealen Metastasen

- Zugang: untere Laparotomie (Symphyse-Bauchnabel-Längsschnitt, muss ggf. je nach Ausdehnung des Eingriffs dann noch nach oben erweitert werden), perioperative Antibiotikaprophylaxe mit einem Cephalosporin + Metronidazol
- Inspektion der gesamten Bauchhöhle, mehrfache **Probeentnahmen** vom Omentum, DOUGLAS-Raum, Beckenwand, ggf. auch von der Leberoberfläche, Zwerchfellkuppen

und der peritonealen Spülflüssigkeit zum genauen **Staging**

- **Ausgedehnte Radikaloperation** (nach Malignitätsnachweis durch intraoperativen Schnellschnitt) mit Entfernung von Ovar + Tube + Halteapparat = Adnexektomie (beidseitig, Syn: Salpingoophorektomie), Entfernung des Uterus (Hysterektomie), Appendektomie, Resektion des Omentum majus und iliakale + paraaortale/paracavale Lymphadenektomie. Die Prognose hängt entscheidend davon ab, ob der gesamte Tumor/Absiedlungen komplett entfernt werden können (R0-Resektion), ist dies nicht mögl., dann zumindest maximal mögliche Tumorreduktion durchführen.

  Bei Infiltration von Nachbarorganen (Harnblase, Rektum, Milz): soweit mögl. operative Tumorentfernung oder zumindest Tumormassenverminderung (sog. Tumor-debulking), ggf. auch mit Anlage eines Anus praeternaturalis bei notwendiger Kolonresektion
- Junge Frauen mit Kinderwunsch im Stadium Ia: einseitige Entfernung von Ovar + Tube (bei malignen Keimzelltumoren zusätzlich Chemotherapie). Eine Schwangerschaft ist dann ab 6 Monate nach Ther. mögl.

- Adjuvante (= postoperative) **Chemotherapie**: **ab Stadium IB** indiziert (meist mit platinhaltigen Chemotherapeutika), i.d.R. werden **6 Zyklen** (1 Zyklus/alle 3 Wo.) durchgeführt (danach klinisches Staging, bei Chemotherapie lediglich zur Tumorreduktion erneutes Staging/Second-look-Op bereits nach 3 Zyklen). Infusionstherapie kurz vor und nach der Chemotherapie zum Schutz der Nieren, bei verminderter Kreatinin-Clearance Dosis reduzieren. Eine neoadjuvante (= präoperative) Chemotherapie wird nur in Studien versucht.
  - Epitheliale Ovarialkarzinome: derzeitiger Standard ist Carboplatin (400 mg/m²KOF, Ribocarbo®-L), ab Stadium IIB + Paclitaxel (175 mg/m²KOF, Taxol®). In Studien wird der Angiogenesehemmer Bevacizumab (Avastin®) ab IIIB zusätzlich gegeben.
  - Maligne Keimzelltumoren (leiten sich von der Eizelle ab): PEB-Schema (= Cisplatin + Bleomycin + Etoposid, 3-6 Zyklen), bei fehlendem Ansprechen od. Rezidiv ist mit Cyclophosphamid + Vincristin + Actinomycin auch noch eine Heilung mögl.
  - Rezidivierender Aszites: Mitoxantron (Onkotrone®) oder Cisplatin intraperitoneal (hat aber sehr hohe Toxizität)
  - Bei Tumorprogression trotz Chemotherapie od. Frührezidiv (= palliative Indikation): Versuch einer Chemotherapie mit Carboplatin + Doxorubicin (Caelyx®) od. Gemcitabin (Gemzar®), ggf. + Bevacizumab oder wenn Platin-resistent dann Doxorubicin od. Etoposid (Vepesid®) + Topotecan (HYCAMTIN®) od. eine Monotherapie mit Paclitaxel, Doxorubicin, Topotecan, Gemcitabin od. Olaparib (bei BRCA-Mutation, Lynparza™). Verschiedene Biologicals (z.B. Pazopanib, Trebananib) befinden sich in der Erprobung.

    Bei fehlendem Erfolg kann auch eine endokrine Therapie versucht werden (Ansprechrate aber nur 10-20 %), z.B. hochdosiert Gestagene (200-400 mg/Tag Medroxyprogesteronacetat), Tamoxifen, GnRH-Analoga (z.B. Cetrorelix od. Goserelin) od. Aromatasehemmer (z.B. Letrozol od. Anastrozol)
  - Beimedikation gegen Übelkeit: z.B. Ondansetron (Zofran®), bei Paclitaxel zusätzlich 20 mg Dexamethason (wegen Allergiegefahr)
- Second-look-Op/Laparoskopie: zum Staging nur noch indiziert, wenn bei der primären Op keine komplette Tumorentfernung mögl. war ⇨ evtl. bei Ansprechen auf die Chemotherapie dann Tumorrestentfernung mögl.
- Palliativ: Strahlentherapie bei Knochenmetastasen zur Schmerzlinderung; bei inoperablem Befund od. Tumorrezidiv indiziert, wenn wegen vorbestehender Niereninsuffizienz od. Kardiomyopathie keine Chemotherapie mögl. ist.

  Punktion bei rezidivierendem Aszites.
- Selbsthilfegruppen: Frauenselbsthilfe nach Krebs e.V., B6 10/11, 68159 Mannheim, Tel.: 0621 24434, Fax: 0621 154877, Internet: www.frauenselbsthilfe.de und Arbeitsgemeinschaft Gynäkologische Onkologie, Internet: www.eierstock-krebs.de

  Weitere Informationen zu Therapiestudien im Internet: www.ago-ovar.de

Prog: Insg. **schlecht**, 5-JÜR aller Ovarialkarzinome **40 %**, der Verlust an Lebenserwartung für eine Frau mit einem Ovarialkarzinom beträgt statistisch 11 Jahre. Das Ovarialkarzinom hat die **schlechteste Prog. aller gynäkologischen** Tumoren.

Hauptproblem sind die **späte Diagnose** durch fehlende Frühsymptome (über 60 % d.F. werden in den ungünstigen Stadien FIGO III-IV diagnostiziert) sowie die **hohe Rezidivgefahr** (55 % d. Pat. entwickeln ein Rezidiv).

FIGO I: 80%ige 5-JÜR (IA/IB: 95 %), II: 60 %, III: 23 %, IV: nur noch 14%ige 5-JÜR. Mit der Polychemotherapie ist in 1/3 d.F. eine Komplettremission mögl.

Kompl:
* Aszites (Peritonealkarzinose) ⇨ aufgetriebenes Abdomen, Tumorkachexie
* Blutabgang aus dem Endometrium (bei Östrogenbildung im Tumor)
* Intestinale Obstruktion bei Ausbreitung im Becken ⇨ Ileusgefahr, akutes Abdomen, Obstruktion der Harnleiter ⇨ Stauungsniere
* Stieldrehung bei großem Tumor od. Ruptur des Tumors mit Blutung ⇨ akutes Beschwerdebild (akutes Abdomen)
* Pleurakarzinose
* Tumorassoziierte Dermatomyositis

Op:
* Verletzung von Harnblase, Rektum od. Gefäße
* Postoperative Verwachsungen
* **Tumorrezidiv** (dadurch ergibt sich auch die insg. eher schlechte Gesamtprognose), eine erneute Op bei Tumorrezidiv ist i.d.R. nur bei einem Spätrezidiv (>12 Mon. rezidivfreies Intervall nach Beendigung der Primärtherapie) erfolgversprechend. Eine Chemotherapie hat in der Rezidivsituation letztlich nur **palliativen Charakter** und sollte sich daher auch an der Lebensqualität orientieren, eine kurative Therapie gibt es für die Rezidivsituation derzeit nicht.
* Chemotherapie: allgemein Haarausfall (⇨ Perücke verschreiben), Übelkeit und Erbrechen (⇨ Antiemetika, z.B. Ondansetron [Zofran®] od. Granisetron [Kevatril®], + Glukokortikoide als Begleitmedikation), Knochenmarkdepression (⇨ Leukozytenzahl 1x/Wo. kontrollieren), platinhaltigen Chemotherapeutika neuro- u. nephrotoxisch

Proph:
- ♥ Eine allgemeine Vorsorge für das Ovarialkarzinom wird derzeit für die Allgemeinbevölkerung nicht empfohlen, da es mit den heutigen Verfahren nicht möglich ist, frühe Stadien zu erkennen.
- ♥ Bei Pat. mit familiärem Ovarial-/Mammakarzinom und Nachweis eines Gendefektes (BRCA-Mutation) kann eine prophylaktische beidseitige Ovarektomie und Mastektomie nach Abschluss der Familienplanung erwogen werden. Derzeit wird hier ab dem 25. Lj. ein jährliches Vorsorgescreening mit CA-125-Bestimmung u. transvaginaler Sonographie der Ovarien sowie halbjährliche klinische Kontrollen der Mamma wegen des Mammakarzinomrisikos empfohlen (s. auch unten Kap. Mammakarzinom).
- ♥ Die Einnahme hormonaler Kontrazeptiva verringert das Risiko für Ovarialkarzinome (relatives Risiko: 0,5).
- ♥ Tumornachsorge: zu Beginn in 3-monatigem Abstand, dann nach 2 Jahren alle 6 Monate: gynäkologische Untersuchung, Blutbildkontrolle, Tumormarker (steigt CA 125 wieder an, ist dies ein Hinweis auf ein Rezidiv), alle 12 Monate zusätzlich Sono-Abdomen und Mammographie

DD:
- Ovarialzysten (s.o.), Ovarialödem, Endometriose
- Benigne Ovarialtumoren (s.o.), Borderline-Tumoren des Ovars (potentiell maligne, s.o., Prog. aber viel besser als Ovarialkarzinome, ca. 95%ige 5-JÜR)
- Metastasen anderer Tumoren im Ovar usw. (s.o.)
- Extraovarielles seröses Karzinom: feinknotige Peritonealkarzinose mit Histologie wie beim Ovarialkarzinom, ohne dass das Ovar selbst der Primärtumor ist; Ther. wie Ovarialkarzinom

MAMMA

Vorbemerkung: Die Lehre von den Erkrankungen der weiblichen Brust wird **Senologie** genannt.

Anatomie

Lok: Die Mammae (Syn: Brust- oder Milchdrüsen) liegen jeweils von der 2.-3. bis 6.-7. Rippe und von der vorderen Axillar- bis zur Parasternallinie. Sie sind verschieblich verbunden mit der Faszie des M.pectoralis maj., evtl. auch mit der Faszie des M.serratus ant. (als Lobus axillaris bei sehr großer Brust). Die Entwicklung der Brustdrüse erfolgt vornehmlich in der Pubertät (Mammogenese) durch den Anstieg der ovariellen Hormone.

Gewicht (nach der Pubertät): 200-450 g, in der Schwangerschaft bis 600 g, beim Stillen bis 800 g.

Aufbau: aus 2 Teilen: Drüsenkörper und Fett-Bindegewebs-Körper

- **Drüsenkörper:** 15-20 bindegewebig getrennte, radiär angeordnete Lappen (Lobus) mit je einem Milchgang (Ductus lactiferus). 1 Lobus besteht wiederum aus 10-15 Lobuli mit 10-15 Ductuli. 1 Lobulus (Drüsenläppchen) besteht aus 20-40 Azini (beerenförmige Drüsenendstücke) mit den Alveolen (bilden die Milch). Alveolen und Azini haben Myoepithelzellen, die sich durch Oxytocin-Stimulation (v.a. durch den Saugakt) kontrahieren können.
- **Fettkörper:** umhüllt die Drüsenlappen, fehlt unter dem Warzenhof und nimmt im Laufe des Lebens zu.
- **Bindegewebe:** um die Lappen u. Läppchen, von Nerven und Gefäßen durchzogen. Das Bindegewebe ist sehr hormonsensibel (⇨ prämenstruelles Syndrom mit Brustspannen bei nachlassender Gestagenwirkung). Die großen Septen um die einzelnen Drüsenlappen geben Stabilität (sog. COOPER-Ligamente).

Brustwarze (Syn: **Mamille**, Papilla mammae): vom pigmentierten Warzenhof (**Areola** mammae) umgeben, mit Duft- (Glandulae areolares, MONTGOMERY-Drüsen), Schweiß- und Talgdrüsen. Glatte Muskulatur zur Erektion der Brustwarze für den Saugakt.

Vor der Mamille erweitern sich die Milchgänge zu Milchsinus (Sinus lactiferus), verengen sich dann wieder und münden dann an der Spitze der Brustwarze (einige Lobi haben auch einen gemeinsamen Ausführungsgang) und sind als kleine Vertiefungen sichtbar.

Arterien:
- **Medial:** Rami mammarii mediales (hauptsächlich aus dem 2. u. 3. ICR) aus der A.thoracica interna (Syn: A.mammaria int., aus der A.subclavia)
- **Lateral:** Rami mammarii laterales der Thoraxarterien aus dem Stromgebiet der A.axillaris (vor allem A.thoracica lat. und A.thoracodorsalis)
- **Basis:** Interkostalarterien

Die med. u. lat. Arterien verlaufen konzentrisch im subkutanen Fettgewebe und anastomosieren um dem Warzenhof und unter dem Warzenhof.

Venen: Warzenhof mit Plexus venosus areolaris. Verbindung zwischen subkutanen und tiefen Venen. Abfluss zur V.thoracica interna, Vasa thoracica lateralia und evtl. zu Bauchwandvenen (V.thoracoepigastrica) und nach kranial zur V.jugularis externa.

Nerven: Rami cutanei laterales et anteriores aus den Interkostalnerven (hauptsächlich 2.-6.) und vom Hals aus die sensiblen Nn.supraclaviculares des Plexus cervicalis.

Lymphabfluss:

1. zur Axilla (Level I-III): Nll.pectorales, interpectorales, axillares centrales u. apicales (infraclaviculares) und weiter nach supraklavikulär, zervikal
2. entlang der A.mammaria int. zu parasternalen u. mediastinalen Lk (und weiter entlang den Rippen zum Duct.thoracicus vor der Wirbelsäule)
3. zur kontralateralen Brustseite (über die Nll.interpectorales)

Das **axilläre Gebiet** ist am wichtigsten für das Mamma-Ca ⇨ am häufigsten betroffen, bei der Op. leicht zugänglich. Es besteht aus ca. 30-60 Lk; wichtigste Gruppe = Level I (lat. des lateralen M.pectoralis-Randes), durchschnittl. 12 Lk ⇨ als erste u. häufigste Station von Metastasen befallen (erster Lk = Sentinel-Lk). Entfernung dieser Lk bei der Op. vor allem aus prognostischen Gründen und zur Festlegung der weiteren Therapie.

Physiologie

Laktation: Die Milchproduktion und -sekretion in den Zellen der Alveolen/Acini und den terminalen Gängen sowie die Exkretion durch die Myoepithelzellen ist hormonabhängig:

Durch den abrupten Abfall der Plazentahormone + Anstieg des Prolaktin kommt es zum Milcheinschuss. Für 2-3 Tage post partum wird die Vormilch = **Kolostrum** sezerniert (s.u., Kap. Stillen).

- **Prolaktin** (aus Adenohypophyse): Vorbereitung (Laktogenese) und Aufrechterhaltung der Milchsekretion (Galaktogenese und Galaktopoese)
- **Oxytocin** (Sekretion aus der Neurohypophyse, Produziert in Hypothalamuskerngebieten): Ausschüttung vor allem auf taktilen Reiz an der Mamille ⇨ Kontraktion der Myoepithelzellen der Ausführungsgänge der Mamma ⇨ Entleerung der Milch (Galaktokinese)
- Östrogen, HPL (human placental lactogen): Stimuliert die Drüsenepithelproliferation
  Gestagen: Fördert die Sekretionsbereitschaft

Allgemeine Untersuchung der Brust

Allgemein: alle Befundangaben werden immer mit der Angabe des Quadranten versehen.

Inspektion: Haltung ⇨ Arme locker hängen lassen, Arme über Kopf, Arme in die Hüfte gestemmt.

Größe und Form: Ein Tumor kann sowohl eine Verkleinerung als auch eine Vergrößerung bewirken, wichtig ist der Seitenvergleich und anamnestische Angabe.

Oberflächenkontur: Einziehung, Abflachung, Hautverfärbung, Knötchenbildung, Apfelsinenhaut durch Ödematisierung, vermehrte Venenzeichnung

Mamille: Lageveränderung, Ekzem, Pro- oder Retraktion, Sekretion

Palpation: Mit der flachen Hohlhand von außen nach innen palpieren. Die normale Konsistenz nimmt von medial nach lateral zu. Die Verschieblichkeit der Haut über dem Drüsenkörper und der Lk in der Achselhöhle sowie supraklavikulär überprüfen.

KONGENITALE ANOMALIEN DER MAMMA

Bestehen schon von Geburt an oder mit der Pubertät einsetzend.

Athelie: Fehlen einer oder beider Brustwarzen
Ther: ggf. kosmetischer Ersatz (von der Gegenseite, Schamlippe od. Tätowierung)

Amastie: Fehlen einer oder beider Mammae (= Aplasie)
Ther: Prothesen-Implantation bei psychischer Belastung

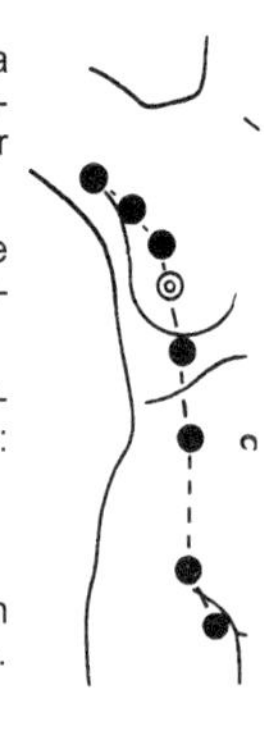

POLAND-Symptomenkomplex: einseitige Hypo- od. Aplasie der Mamille od. Mamma und des M.pectoralis, Hypo- od. Aplasie der gleichseitigen Niere, ipsilaterale Syndaktylien der Hand (pathogenetisch durch frühembryonalen Verschlusses einer A.subclavia bedingt)

Anisomastie (Syn: Mammaasymmetrie): unterschiedliche Größe beider Mammae
Ther: bei Beschwerden (vor allem psychische Beeinträchtigung) Mammareduktionsplastik einer Seite od. Brustaufbau auf der kleineren Seite

Tubuläre Brust: unzureichende Entwicklung der beiden unteren Quadranten, riesige Brustwarze, dadurch schlauchförmiges Aussehen (sog. „Rüsselbrust") ⇨ Ther: Prothesen-Implantation und Mamillenkorrektur bei psychischer Belastung

Hohl-, Spalt- u. Flachwarzen: stellen evtl. ein Stillhindernis dar

Polythelie: überzählige Brustwarzen (entlang der sog. Milchleiste, diese geht von der Axilla bis zur Vulva, s. Abb. Physiol: Beim Mensch ist normalerweise nur das 4. Drüsenpaar der Säugetiere ausgebildet)
Häufigkeit: 1-5 % aller Frauen

Formen: Polythelia areolaris = zusätzlicher Warzenhof ohne Mamille und Drüsengewebe, Polythelia mamillaris = zusätzliche Mamille, Polythelia completa = zusätzliche Mamille und Areola (ohne Brustdrüsengewebe), Lok: meist Axilla od. ober-/unterhalb der Grenze der Mamma

Ther: Entfernung aus kosmetischen Gründen

Polymastie: meist an einer Stelle im Bereich der Milchleiste

Mamma aberrans (Polymastia glandularis): zusätzliches heterotopes Drüsengewebe (meist in Verlängerung des oberen äußeren Quadranten/Axilla od. Vulva) ohne Mamille

Polymastia completa: rudimentäre, komplette zusätzliche Mammae (Mamille, Areola + Drüsengewebe)

Klin/Kompl: während der Schwangerschaft/Laktationsperiode Anschwellung, Sekretverhaltung, Mastitis

Ther: Entfernung aus kosmetischen Gründen und wegen des erhöhten Entartungsrisikos

WACHSTUMSBEDINGTE FEHLBILDUNGEN

Mikromastie (= Mammahypoplasie, Gewicht <200 g): meist beide Mammae betroffen

Ät: konstitutionell bedingt, juvenile Hypoplasie, extremes Untergewicht (Anorexia nervosa), Adrenogenitales Syndrom, ULLRICH-TURNER-Syndrom, Pseudohermaphroditismus, involutionsbedingte Hypoplasie nach längerem Stillen

Die Brustdrüsenentwicklung ist bis zum 17. Lj. abgeschlossen (operative Korrekturen sollten daher auch nicht früher durchgeführt werden)

Ther: bei psychischer Belastung ggf. Augmentationsplastik mit Silikoneinlage (kosmetische Op.)
Kompl. der Op: fibröse Kapselschrumpfung, Silikonleckage

Makromastie (Gigantomastie): Größenzunahme einer oder beider Brüste über das dem Alter entsprechende Maß hinaus (Brustvolumen >800 ml).

Ät: Pubertätsmakromastie, Graviditätsmakromastie

Kompl: sekundäre gewichtsbedingte Wirbelsäulenbeschwerden, erosive Infektionen in der Submammarfalte durch die Ptose

Ther: Mammareduktionsplastik; ist die Brust sehr groß, muss zusätzlich die Mamille nach oben transplantiert werden (als freie Mamillentransplantation, Schnittführung s. Abb.). Die Mamille wächst auch fast immer wieder an, jedoch dann grundsätzlich Sensibilitätsverlust und natürlich kein Stillen mehr möglich.

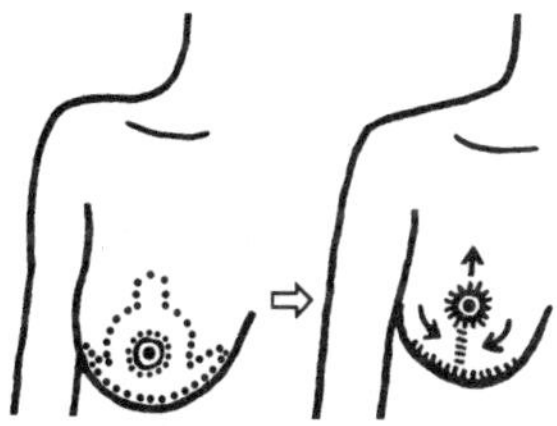

Mammareduktionsplastik

Mastoptose: "Hängebusen" (bei Adipositas, Bindegewebeschwäche und Drüsenatrophie im höheren Alter) ⇨ Mammareduktionsplastik

MASTITIS

Syn: Mastadenitis, Mammaentzündung, Entzündung der Brustdrüse
Mastitis non-puerperalis (= außerhalb des Wochenbettes), ICD-10: N61
Mastitis puerperalis (= im Wochenbett) ICD-10: O91.2
Thelitis (= Entzündung nur der Brustwarze) ICD-10: N61

Ät:
- Wochenbett oder beim Stillen (begünstigt durch Milchstau, Rhagaden der Mamille/Areola, ungenügende Stillhygiene, Übertragung von Keimen aus dem Nasen-Rachenraum des Neugeborenen od. Pflegepersonals) = **Mastitis puerperalis** (ca. 70 % der Mastitiden)
- Sekretstau bei Hyperprolaktinämie
- Verletzungen der Brust od. Mamille, Brustwarzenpiercing, Ekzem der Warze
- Prädisp.: Zigarettenrauchen

Path: ♦ **Aszendierende Infektion** über das **Milchgangssystem** oder über Risse an der Brustwarze (durch Saugakt ⇨ Entzündung der Brustwarze = **Thelitis**), dann ins Parenchym über die **Lymphbahnen** ausbreitend
♦ Keime: puerperal meist **Staph. aureus** (95 % d.F.), selten Streptokokken, Proteus, Bacteroides, E.coli, Pseudomonaden, Pyocyaneus. Non-puerperal meist Mischinfektion. Eine Tuberkulose, Mykosen od. Parasiten sind in Deutschland extrem selten.

Epid: ◊ Prädisp.alter: 20.-45. Lj., daneben gibt es noch die Neugeborenenmastitis
◊ Eine Mastitis puerperalis entwickelt sich bei ca. **1 % der Wöchnerinnen** (doppelt so häufig bei jungen Erstgebärenden) und ist eine der häufigsten Komplikation des Wochenbettes, meist 1-2 Wo. nach der Geburt, meist nur einseitig

Klin: ⇒ Derbe druckempfindliche Infiltration tastbar
⇒ **Schmerz**, Schwellung, **Rötung**, Überwärmung der Brust, schmerzhafter Stillvorgang
⇒ **Fieber**, Schüttelfrost, frühzeitige **axilläre Lk-Schwellung**
⇒ Später tastbare Fluktuation bei Gewebeeinschmelzung (= mastitischer **Abszess**), evtl. gelblich-eitrige Mamillensekretion

Diag: 1. Anamnese und klinische Untersuchung: Lokalbefund und Palpation der Brust
2. Sonographie: Einschmelzungen, Abszesse?
3. Labor: Blutbild, BSG, CRP, Prolaktin
4. Mikrobiologische Untersuchung + Antibiogramm von Abszesspunktat od. Mamillensekret

Ther: • Konservativ: bei Thelitis lokale Salbenbehandlung (z.B. Dexpanthenol, Bepanthen®)
Mastitis puerperalis: Kühlung (z.B. mit Quark) und Ruhigstellung der Brust (Abpumpen der Milch, Hochbinden der Brust), mit der nicht betroffenen Brust weiterstillen.
Med: Antiphlogistika (z.B. Ibuprofen), **Antibiose**: für 7-10 Tage ein penicillinasefestes Penicillin, z.B. Flucloxacillin (Staphylex®) od. Erythromycin, bei nonpuerperaler Form Cotrimoxazol od. ein Cephalosporin + Metronidazol bzw. gezielt nach Resistenzbestimmung
• Kann mit den kons. Maßnahmen eine Abszessbildung nicht verhindert werden, dann im Spätstadium: Förderung der Einschmelzung durch Wärme (Rotlicht) ⇨ dann operative Abszessspaltung
• Operativ: Ind: Spätstadium (Abszessbildung)
- Abszessspaltung durch **radiäre Inzision** (Schonung der Milchgänge)
Bei retromammärer Lokalisation Zugang über BARDENHEUER-Bogenschnitt (in der submammären Falte)
- Evtl. Spülung/Instillation mit antibiotischer Lösung, **Drainage** der Abszesshöhle
- Ggf. Nekrosenabtragung

Prog: Primär gut, Rezidive kommen aber in bis zu 40 % d.F. vor.

Kompl: * Einschmelzung und **Abszessbildung**: intramammärer (glandulärer) Abszess, retromammärer Abszess, Subpektoralphlegmone, subkutaner (präglandulärer) Abszess, paramammärer Abszess, MONTGOMERY-Abszess (= Furunkel einer Talgdrüse der Areola mammae)
* Nekrotisierung von Drüsengewebe, nekrotisierende Fasziitis
* **Rezidive** od. chronische Mastitis mit **Fistelbildung** entlang des Milchgangssystems (insb. bei Raucherinnen) ⇨ Ther: operative Entfernung des Fistelganges, bei weiterem Rezidiv: Resektion des retroareolären Milchgangbündels

Proph: ♥ Hygiene beim Stillen beachten, richtige Stilltechnik, ggf. Stillhütchen zur Schonung der Mamillen benutzen

DD: - Milchstau (ist ebenfalls schmerzhaft, ggf. diskrete Rötung)
- Mastopathie, granulomatöse Mastitis (autoimmunologisch), Thrombophlebitis der Brust
- Tuberkulöse Mastitis (mit Fisteln und livider Verfärbung, ausgehend von einer Lungen-TBC hämatogen gestreut oder per continuitatem von den Rippen übergreifend), Kompl: Fistelbildung ⇨ Ther: Fistelspülungen, Antituberkulotika

- Inflammatorisches Mammakarzinom
- Tumoren der Brustdrüse (insb. bei chron. Abszessen mit geringen Entzündungszeichen), Morbus PAGET (ekzematöse Veränderung der Brustwarze mit Carcinoma in situ in den Milchgängen), inflammatorisches Mammakarzinom ⇨ bei Unsicherheit der Diagnose Biopsie und histologische Untersuchung durchführen.

GYNÄKOMASTIE

Def: Abnorme Größenzunahme einer oder beider männlicher Mammae durch Drüsen- und/oder Fettgewebshypertrophie, ICD-10: N62

Ät:
- **Idiopathisch** (ca. 50 % d.F.)
- Hormonell (Östrogenüberschuss, Androgenmangel): KLINEFELTER-Syndrom (XXY), testikuläre Feminisierung (Organresistenz gegen Testosteron), REIFENSTEIN-Syndrom (Pseudohermaphroditismus), Hypothyreose, Kastration, Hodenatrophie, hormonbildende Hodentumoren (Chorionepitheliom, SERTOLI-Zelltumor, LEYDIG-Zelltumor), Hypophysentumor (mit gesteigerter Sekretion von Prolaktin od. Gonadotropinen), Akromegalie, NNR-Tumoren, Androgenrezeptordefekt
- Leberzirrhose (vermehrte Östrogenkonversion aus Testosteron/Androstendion), Hungerdystrophie, chron. Hämodialyse
- Paraneoplastisch (Bronchial-Karzinom), bei BASEDOW-Krankheit, myotoner Dystrophie
- Medikamentös: Spironolacton, Herzglykoside (Digitalis), α-Methyldopa, Reserpin, Meprobamat, Phenothiazin
  Hormontherapie: Östrogene (Ther. bei Prostatakarzinom), Testosteron, HCG
  Anabolika bei Sportlern! (Bodybuilder, Leistungssportler)
- Physiologische Gynäkomastie: Neugeborenenperiode, **Pubertät**, Senium

Etlg:
Echte Gynäkomastie: hormonabhängige Vergrößerung des Brustdrüsenparenchyms
Falsche Gynäkomastie (Pseudogynäkomastie): Lipideinlagerung bei **Adipositas** (Lipomastie), Tumoren (z.B. Lipome)

Klin:
⇒ Größenzunahme (beidseits bei hormoneller oder medikamentöser Form, sonst häufig nur einseitig ein Knoten tastbar)
⇒ Nicht schmerzhaft
⇒ Evtl. Galaktorrhoe (Mamillensekretion z.B. bei Hyperprolaktinämie)

Diag:
1. Anamnese (Medikamente, Hormonpräparate bei Sportlern?) und klinische Untersuchung: Hoden, Behaarungstyp kontrollieren, Tastbefund, axilläre Lk
2. Labor: Hormonbestimmung v. Östrogen, Testosteron, Prolaktin, LH, HCG, Schilddrüsenhormone; Leberwerte
3. Sonographie: DD: Zyste / Knoten
4. Evtl. Kerngeschlechtsbestimmung
5. Tumorsuche: Rö-Hypophyse (CCT/MRT), Lunge, Nebennieren (CT/MRT)

Ther:
- Eine Gynäkomastie von Neugeborenen, in der Pubertät und im Senium ist physiologisch und bedarf keiner Therapie.
- Konservativ: Androgensubstitution bei nachgewiesenem Hypogonadismus mit Testosteronmangel
- Operativ: Ind: meist Wahleingriff (psychologischer od. kosmetischer Grund), daher Pat. gut aufklären, bei Karzinomverdacht immer
  - Lokalanästhesie (Tumeszenz), periareolärer Schnitt (= Schnittgrenze entlang der pigmentierten Warzenhofgrenze, somit später kaum eine Narbe sichtbar) od. submammäre Inzision
  - Bei lediglich einzelnem Knoten wird nur dieser exstirpiert, sonst scharfe Präparation und Entfernung des gesamten Drüsenkörpers, evtl. in Kombination mit einer Liposuk-

tion, Einlage einer Drainage
Immer **Histologie** durchführen! (Ausschluss eines Karzinomes)
- Postoperativ: REDON-Drainage ex am 2. postop. Tag, Fäden ex am 5.-8.Tag. Elastischer Brustwickel zur Wundkompression direkt postop. für 1 Woche.

DD:
- Fibrome, Fibroadenome, Lipome, retromammäre Angiome
- **Mammakarzinom** des Mannes (insb. bei einseitiger Vergrößerung ⇨ Histologie wichtig!)
- Adipositas (Lipomastie) = Pseudogynäkomastie
- Prämature Thelarche u. Pubertas praecox bei Kindern <9 J.

MASTOPATHIE

Syn: Mammadysplasie, Mastopathia cystica fibrosa SCHIMMELBUSCH, Mastopathia chronica fibrosa cystica, fibrozystische Mastopathie, ICD-10: N60.-

Def: Verschiedene proliferativ-hyperplastische oder regressive Umbauvorgänge der Milchgänge, der Drüsenbestandteile und/oder des Bindegewebes der Brust.

Ät:
- Endokrine Dysregulationen (‚Östrogen ↑) labile Zyklusfunktion (insb. im Klimakterium)
- Gestagenmangel (dadurch relativer Östrogenüberschuss)
- Gehäuftes familiäres Auftreten (genetische Disposition)
- Diabetische Mastopathie (bei prämenopausal lange bestehendem Diabetes mellitus)

Path:
- ♦ Histo: vielgestaltiges Bild möglich: Verschmelzungszysten der Drüsenazini, adenomartige Strukturen, papilläre Zystenwandwucherungen, Milchgangektasien, intra- oder extraduktale Epithelproliferationen, Epithelmetaplasien, Verkalkungen, myoepitheliale Zellwucherungen
- ♦ Meist überwiegen **zystische** oder **fibrotische** Veränderungen
- ♦ Mastopathie mit atypischer Proliferationstendenz und Zellatypien bedingt ein erhöhtes Karzinomrisiko (Risiko 3-5fach) = komplizierte Mastopathie

Epid:
- ◊ **Häufigste gutartige Veränderung der Brust**, fast die **Hälfte aller Frauen** betroffen
- ◊ Meist im geschlechtsreifen Alter, Gipfel im 40.-50. Lj. (Beginn des Klimakteriums)

Etlg: Gradeinteilung der Mastopathie nach PRECHTEL (1972)

Grad I:	Einfache Mastopathie **ohne** Epithelproliferationen (70 % d.F.)
Grad II:	Mastopathie **mit Epithelproliferationen**, aber ohne Zellatypien (20 % d.F.)
Grad III:	Mastopathie **mit atypischer Epithelhyperplasie** (= Präkanzerose), aber ohne die als Carcinoma in situ definierten Zeichen (ca. 10 % d.F.)

Klin:
- ⇒ Kirschkerngroße gut abgrenzbare verschiebliche Verhärtungen (höckeriger Drüsenkörper, kleinzystisch-knotig, sog. "Schrotkugelbrust")
- ⇒ Evtl. prallelastische tastbare Zysten, evtl. milchartige Mamillensekretion
- ⇒ Prämenstruelles Schwere- und Spannungsgefühl (= **Mastodynie**), evtl. Ausstrahlung der Schmerzen in die Axilla und Arm

Diag:
1. Anamnese (zyklusabhängige Beschwerden?) und klinische Untersuchung (Palpation): kleine verschiebliche Knötchen, erhöhte Konsistenz, ggf. Mamillensekretion auf Druck
2. Sonographie: solide und zystische Strukturen
3. Mammographie: kleinknotige dichte Veränderungen, im Stadium III ggf. Mikroverkalkungen zu sehen (DD: Mammakarzinom ⇨ histologische Untersuchung erforderlich)
4. Punktionszytologie, Jet-Biopsie
5. Endgültige Diagnose: **Histologie** bei Exstirpation der Knoten

Ther: • Konservativ: bei Grad I keine Ther. erforderlich, symptomatisch werden Gestagene (z.B. Lynestrenol, Orgametril®) ab Mitte des Zyklus, gestagenhaltige Salben (Progesteron, Progestogel®), Prolaktinhemmer (Bromocriptin), antigonadotropes Steroid (z.B. Danazol, Winobanin®) od. gestagenbetonte Ovulationshemmer eingesetzt ⇨ beheben nur die Symptome, keine Heilung.

• Operativ:
- Mastopathie Grad I-II: Exstirpation des Knotens und histologische Untersuchung
- Mastopathie Grad III: häufig Knotenrezidive und Therapieresistenz ⇨ einfache oder subkutane Mastektomie mit Erhalt der Mamille, evtl. Einlage eines Expanders, anschließend Silikonprothese
- Mikroverkalkungen können unter Röntgenkontrolle mittels Mammotom abgesaugt werden od. offene Biopsie nach vorheriger Markierung unter Röntgenkontrolle

Prog: Entartungsrisiko der Mastopathie Grad III ist 3- bis 5fach erhöht!, daher ist in diesem Stadium eine operative Entfernung des Brustdrüsengewebes gerechtfertigt.

Kompl: * Entzündung ⇨ Mastitis
* Zystenbildung ⇨ Punktion und zytologische Untersuchung
* Entartungstendenz (PRECHTEL II u. III) ⇨ Karzinomentstehung

Proph: ♥ Bei bekannter Mastopathie: Mammographische und sonographische Kontrollen in 12-monatigem Abstand, klinische Kontrollen in ½-jährigem Abstand

DD:
- Gutartige Tumoren der Brust (Fibroadenom, Lipom, Papillom), Fibrose
- Diabetische Mastopathie (bei lange bestehendem Typ-I-Diabetes)
- Carcinoma in situ der Brust
- **Mammakarzinom** (muss durch die Histologie letztlich immer ausgeschlossen werden)
- DD des Brustschmerzes: zyklusabhängige Mastodynie, Mastitis, Milchgangektasie, HWS-/BWS-Schmerzen mit Ausstrahlung, koronare Herzkrankheit, Pleuritis

GUTARTIGE TUMOREN DER BRUST

Epid: Gutartige Geschwülste machen ca. 20 % der Mamma-Tumoren aus

Fibroadenom

Syn: Mammaadenom, engl. fibroid adenoma, ICD-10: D24

Path:
♦ Ät: fetal versprengte Drüsen, diese bestehen meist aus Bindegewebeanteilen (mesenchymal, Fibrom) und drüsigen Anteilen (epithelial, Adenom), selten reine Fibrome oder Adenome (1-3 %)
♦ Meist solitär, in 10 % d.F. auch multipel auftretend, in 5-10 % d.F. beide Mammae betroffen, Größe meist 1-3 cm
♦ Lok: peri- od. intrakanalikulär mit Bindegewebskapsel
♦ Dignität: **gutartig**, deutliche Wachstumsprogredienz in der Schwangerschaft und Laktationsperiode, Stimulation des Wachstums durch Östrogenwirkung
♦ Postmenopausal: häufig regressive Veränderungen (Verkalkungen)

Epid: ◊ **Häufigster gutartiger Tumor der Brust** (ca. 75 % d.F.)
◊ Vor allem bei **jungen Frauen** 20.-35. Lj., etwa 1/3 der Frauen betroffen

Klin: ⇒ Deutlich abgrenzbarer, verschieblicher, harter Knoten, nicht schmerzhaft
⇒ Langsames Wachstum, bzw. konstante Größe

Diag: 1. Anamnese und klinische Untersuchung: Palpation
2. Sonographie: solider, echoarmer, scharf begrenzter Knoten
3. Mammographie: homogene Verschattung
4. Bei kleinen Fibroadenomen (bis max. 3 cm) bei Frauen zw. 20-40 J. reicht eine ultraschallgesteuerte Stanzbiopsie mit **histologischer Untersuchung** zur Sicherung der Diagnose aus.

Ther:
- Histologisch gesicherte kleine Fibroadenome (<3 cm) bei jungen Frauen werden nur beobachtet. 1/3 der Fibroadenome bilden sich im Verlauf zurück.
- Operativ: Ind: >3 cm, schnelles Wachstum, >40 J., Unsicherheit/Wunsch der Patientin
  - **Exstirpation des Knotens** und histologische Untersuchung
  - Eine subkutane Mastektomie kann bei Befall der gesamten Brust notwendig sein.

Prog: Gut, keine Risikoerhöhung für ein Mammakarzinom.

DD:
- Lipom (aus dem Brustdrüsenfettgewebe entwickelnd), weiche Konsistenz, sehr langsames Wachstum ⇨ Ther: Exstirpation des Knotens u. Histologie (DD: Liposarkom ausschließen)
- Hamartom (gutartiger Tumor aus Brustdrüsengewebe, „Mamma in der Mamma", können bis 10 cm groß werden) ⇨ Ther: Exstirpation des Knotens (geht gut, da Hamartome von einer Kapsel umgeben sind)
- Adenom (selten, überwiegend aus azinären und tubulären Anteilen bestehend) ⇨ Ther: Exstirpation des Knotens
- Mastopathie (s.o.), Solitärzysten, Fettgewebsnekrose (sog. "Ölzyste", teils mit typischen eierschalenartigen Verkalkungen)
- Phylloidestumor (Cystosarcoma phylloides) seltener, rasch und groß wachsender, mesenchymaler Tumor, ca. 20 % sind maligne (Sarkom) ⇨ Ther: immer komplette Exstirpation und Histologie, bei Malignitätsnachweis Mastektomie, neigt zu Rezidiven
- Mammasarkom (ausgehend vom Bindegewebe), **Mammakarzinom** (muss durch Biopsie oder Histologie des Op.-Präparates letztlich immer ausgeschlossen werden)

Papillom

Syn: **Milchgangpapillom**, engl. ductal breast papilloma, ICD-10: D24

Path:
- Histo: papillomatöse Milchgangepithelwucherung (gefäßführendes Bindegewebe, mit Epithel überzogen)
- Vorkommen: in den Milchgängen (**intraductal**) oder in Zysten
- Lok: meist mamillennah gelegen, nur wenige Millimeter groß
- Dignität: meist gutartig, die Papillomatose (= multiple Milchgangspapillome) zeigt ein erhöhtes Entartungsrisiko

Epid: In der Menopause gehäuft (Altersgipfel: 40.-50. Lj.), insb. bei fibrös-zystischer Mastopathie

Klin: Blutende/**sezernierende Mamma** (= pathologische Mamillensekretion)

Diag: 1. Anamnese und klinische Untersuchung
2. Sonographie: erweiterter Milchgang, solider kleiner Tumor (nur wenige mm groß)
3. Röntgen: Mammographie und **Galaktographie** ⇨ erweiterter Milchgang, stecknadelkopfgroße Kontrastmittelaussparungen
4. Exfoliativzytologie

Ther: Operativ: Papillom-/Milchgangexstirpation (Resektion des betroffenen Lappens)

DD:
- Mamillensekretion: durch Druckprovokation ist bei 1/3 der Frauen mögl. (nicht pathologisch)
  Galaktorrhoe (milchige Mamillensekretion) bei **Hyperprolaktinämie**, z.B. durch Hypophysenadenom, Hypothyreose od. Medikamenten-NW (z.B. Neuroleptika, Antidepressiva)
  Mastopathie, aberrierendes Gangsystem ⇨ jede **spontan** sezernierende Mamma abklären!

- **Mammakarzinom** (muss durch die Histologie letztlich <u>immer ausgeschlossen</u> werden), insb. das **duktale Karzinom** (= von den Milchgängen ausgehend)

MAMMAKARZINOM

<u>Syn:</u> **Brustkrebs**, bösartige Neubildung der Mamma, engl. breast cancer, ICD-10: C50.9

<u>Ät:</u>
- <u>**Prädisposition:**</u> Nullipara („hoher sozioökonomischer Status", „Nonnen-Karzinom"), späte Erstparität (>30. Lj.), nicht stillende Frauen, frühes Menarchenalter (vor 12. Lj.) u. spätes Menopausenalter (nach 52. Lj.), Diabetes mellitus, Adipositas in der Postmenopause / Senium (vermehrte Konversion von Androstendion zu Östrogen im Fettgewebe), **Zigarettenrauchen** (besonders erhöhtes Risiko, wenn bereits in der Jugend geraucht wird), erhöhter Alkoholkonsum, vorangegangenes Mamma-Ca der Gegenseite (5- bis 10faches Risiko)
- **Familiäre Brustkrebsbelastung**/genetische Disposition in ca. **5 % d.F.** (z.B. Schwester erkrankt: 8faches Risiko, Mutter vor dem Klimakterium erkrankt: 4faches Risiko) ⇨ Suche nach Gendefekten möglich: am häufigsten sind Mutationen im **BRCA-1-Gen** (<u>br</u>east-<u>ca</u>ncer-Gen, aut.-dom., Chromosom 17_{q21}, in 80 % d.F. sind diese dann Hormonrezeptoren negativ und haben ein früheres Erkrankungsalter und eine Risikoerhöhung bei Schwangerschaft) od. BRCA-2-Gen (aut.-dom., Chrom. 13_{q12-13}) , PALB2-Gen, RAD51C/D-Gen, seltener auch im TP53-Gen (LI-FRAUMENI-Syndrom, Chrom. $17_{p13.1}$), ATM-Gen (Ataxia teleangiectatica, Chrom. 11_{q23}), PTEN-Gen (COWDEN-Syndrom mit multiplen Hamartomen, Chrom. 10_{q23})
  ⇨ bei Genmutationen ergibt sich ein hohes Erkrankungsrisiko (10faches Risiko), Lifetime Risk für ein Mammakarzinom dann 70-90 % + gleichzeitig erhöhtes Risiko für die Entwicklung eines **Ovarialkarzinoms** (s. dort), Hirntumoren (Astrozytome), Sarkome od. Leukämien
- Fibrozystische präkanzeröse **Mastopathie** (Stadium: **PRECHTEL III** der Mastopathie) mind. 10%iges Entartungsrisiko
- <u>Carcinoma in situ:</u> ductale, lobulare, Morbus PAGET der Mamille (ekzematöse Veränderung mit Rötung und nässenden krustenartigen Belägen auf der Brustwarze mit Carcinoma in situ in den großen Ausführungsgängen), in 30-50 % d.F. entwickelt sich später ein invasives Karzinom!
- 3 % aller Karzinome entstehen während einer Schwangerschaft (mit gleicher Prognose wie außerhalb der Schwangerschaft)
- <u>Med:</u> Hormonale Kontrazeptiva: Wirkung ist letztlich noch nicht abschließend beurteilt (widersprüchliche Studien), vermutlich kein signifikanter Effekt

  Hormonsubstitution in den Wechseljahren: Risikoerhöhung insb. bei längerdauernder Einnahme **>5 J.** (relatives Risiko 1,35)

  Die Einnahme hochdosierter Multivitaminpräparate scheint ebenfalls das Risiko zu erhöhen.
- Strahlung: Risikoerhöhung, z.B. 3faches Risiko für damals 10- bis 20-jährige Frauen bei den Atombombenabwürfen in Japan im 2. Weltkrieg od. 24fach bei im Bestrahlungsfeld liegender Brust bei HODGKIN-Lymphom. Durch die regelmäßigen Mammographien (alle 2 J., je 4 Aufnahmen) extrem geringe, statistisch berechnete Risikoerhöhung von 0,05 %
- <u>Allgemein positiv:</u> frühe erste Geburt (mehrere Geburten <30. Lj., längeres Stillen) sowie regelmäßige sportliche Aktivität in jungen Jahren **VERRINGERN** das Risiko!

<u>**Path:**</u>
- Diskutiert wird ein Östrogenübergewicht im Körper
- Wachstum: insb. bei alten Frauen sehr langsam, man geht von einer Zeitspanne von 10-20 Jahren aus, bis ein Tumor eine Größe von 1 cm erreicht hat
- <u>Lok:</u> Quadrant **außen, oben**

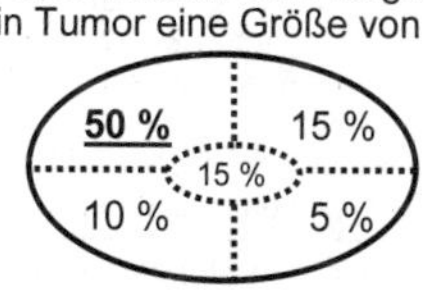

5-25 % multizentrisch in einer Mamma
1-3 % primär in beiden Mammae

- <u>Histo:</u> **duktal** (= von den Milchgängen ausgehend, ca. 75 % d.F., Unterformen: tubulär, papillär, medullär, adenoid-zystisch, mukoid, Gallert, Comedo, inflammatorisch),

lobulär (= von den Lobuli od. Azini ausgehend, ca. 15 % d.F.) und Mischformen
nicht invasiv und **invasiv** wachsend

- Metastasierung: insg. leider häufige und relativ **frühe** Metastasierung. Es wird geschätzt, dass bei der Primärbehandlung bereits mind. 50 % d. Pat. (klinisch oft noch nicht nachweisbare) Metastasen haben.

  Lymphogen: hauptsächlich **ipsilaterale Axilla** (insb. bei Tumoren in den äußeren Quadranten, aber auch bei den inneren Quadranten), parasternale Lk = A.mammaria-interna-Lk (bei Tumoren in den inneren Quadranten), seltener: supraklavikuläre Lk, retrosternale/mediastinale Lk, kontralaterale Mamma

  Hämatogen: Skelett (osteolytische Knochenmetastasen in Rippen, Becken, Wirbelkörper [LWS > BWS], Femur), Pleura, Lunge, Haut/Weichteile, Leber, ZNS, Ovarien, Uterus, Nebennieren

Epid: ◊ **Häufigstes Karzinom der Frau**
Lifetime Risk: in Deutschland erkrankt statistisch **jede 10. Frau** im Laufe ihres Lebens!
Ca. 30 % aller Malignome bei der Frau entfallen auf das Mammakarzinom.

◊ Inzidenz: 75/100.000/Jahr (145/100.000 Frauen/Jahr), in Deutschland ca. 70.000 Neuerkrankungen/Jahr (weltweit über 1 Mio.). In der Tendenz nimmt die Häufigkeit weiter zu und das mittlere Manifestationsalter sinkt. Die Mortalität nimmt insg. aber leicht ab (durch die Früherkennung und die besseren Therapiestrategien).
Geographische Faktoren: in Nordeuropa und USA deutlich höhere Inzidenz als z.B. in Ostasien od. Südamerika u. häufiger die weiße als die schwarze Bevölkerung betroffen.
Eine BRCA-Mutation findet sich in der Allgemeinbevölkerung bei 1-2/1.000 Frauen.

◊ Letalität: in Deutschland sterben jährlich ca. 17.000 Frauen, weltweit ca. 350.000 an einem Mammakarzinom.

◊ Altersverteilung: 45.-50. Lj. und **>60. Lj.** weiter zunehmend (bis zu einer Inzidenz von 500/100.000 Frauen/Jahr bei den >70jährigen), vor dem 35. Lj. selten (early onset breast cancer, dann ist dies ein Hinweis auf eine erbliche Disposition).
Während einer Schwangerschaft kommt ein Mammakarzinom mit einer Inzidenz von ca. 1-2/10.000 Schwangere vor (ca. 100 Fälle/Jahr in Deutschland).

◊ Männer machen ca. 1 % d.F. aus (meist hochmaligne, familiär mit Mutationen im BRCA-2-Gen), entspricht **w** >>> m (= 100:1), Ausnahme: bei Knaben und Mädchen vor der Pubertät etwa gleich häufig vorkommend (insg. aber extrem selten in dieser Altersstufe).

Etlg: # TNM-Klassifikation (gilt auch für Karzinome der männlichen Brust, bei multiplen Tumoren wird **T** nach dem größten bestimmt, intramammäre Lk werden wie axilläre klassifiziert)

T_{is}:	Carcinoma in situ = nicht infiltrierendes intraduktales Ca od. lobuläres Carcinoma in situ oder Morbus PAGET der Mamille ohne nachweisbarem Tumor
T_1:	Tumor <2 cm (T_{1mic}: <0,1 cm, T_{1a}: 0,1-0,5 cm, T_{1b}: 0,5-1 cm, T_{1c}: 1-2 cm)
T_2:	Tumor 2-5 cm
T_3:	Tumor >5 cm
T_4:	Tumor jeglicher Größe mit Infiltration in Brustwand (T_{4a}) oder Haut (T_{4b}), (T_{4c} = T_{4a} + T_{4b}), entzündliches (inflammatorisches) Karzinom (T_{4d})
N_0:	keine Lk befallen, isolierte Tumorzellen (ITC, <0,2 mm werden ebenfalls als N_0 klassifiziert)
pN_{1mi}:	Lk-Mikrometastase (>0,2 mm und/oder mehr als 200 Tumorzellen bis max. 0,2 cm)
N_1:	Metastasen in beweglichen ipsilateralen axillären Lk Level I u. II (1-3 Lk pos. = pN_{1a}), ipsilaterale Mikrometastasen in Lk entlang der A.mammaria int. (pN_{1b}), (N_{1c} = N_{1a}+N_{1b})
N_2:	Metastasen in fixierten ipsilateralen axillären Lk (N_{2a}) oder ipsilaterale klinisch erkennbare Metastasen in Lk entlang der A.mammaria int. (N_{2b}) ohne gleichzeitige axilläre Lk-Metastasen
N_3:	Metastasen in ipsilateralen infraklavikuläre Lk (N_{3a}), Lk entlang der ipsilateralen A.mammaria interna + axilläre Lk (N_{3b}) oder ipsilaterale supraklavikuläre Lk (N_{3c})
M_1:	Nachgewiesene Fernmetastasen (auch kontralaterale Mamma, Lk ab zervikaler Lok., Lk entlang der kontralateralen A.mammaria int.)

Stadiengruppierung: IA: $T_1N_0M_0$ IB: $T_1N_{1mi}M_0$
IIA: $T_2N_0M_0$ und $T_1N_1M_0$ IIB: $T_3N_0M_0$ und $T_2N_1M_0$
IIIA: $T_{1-2}N_2M_0$ und $T_3N_{1-2}M_0$ IIIB: $T_4N_{0-2}M_0$
IIIC: alle N_3M_0 IV: alle M_1

ST.GALLENER-Risikoeinteilung (von 2007):

➲ **Low-risk-Mammakarzinom**: Tumorgröße ≤2 cm Durchmesser, Lk-Befall negativ, Östrogenrezeptor (und/oder Progesteronrezeptor) positiv, niedriges histologisches und zytologisches Stadium (Grading 1), keine peritumorale vaskuläre Invasion, HER-2 neg. sowie Alter der Pat. >35 J. (es müssen *alle* Bedingungen erfüllt sein)

➲ **Medium-risk-Mammakarzinom**: Lk neg. und entweder Alter <35 J. od. Tumorgröße >2 cm od. Grading 2/3 od. HER-2 pos. od. Gefäßinvasion oder Lk-Befall positiv (**1-3 Lk** befallen) mit HER-2 neg.

➲ **High-risk-Mammakarzinom**: Lk-Befall **positiv** (4 od. mehr Lk befallen oder 1-3 Lk befallen mit HER-2 pos.), Fernmetastasierung

Klinische Einteilung der axillären Lymphknoten:

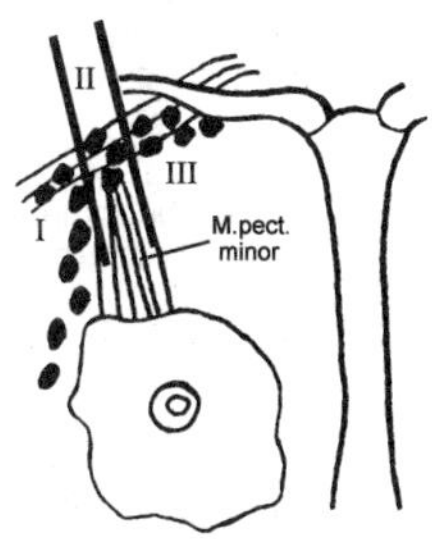

- Level I: untere axilläre Nodi (lat. des lat. Randes des M.pectoralis minor)
- Level II: mittlere Axilla u. interpektorale (ROTTER)-Lk
- Level III: apikale Axilla und Lk medial des medialen Randes des M.pectoralis minor), ausschließlich der als subklavikulär oder infraklavikulär bezeichneten Lk

Zusätzliche Lk-Gebiete:
- subklavikuläre od. infraklavikuläre, supraklavikuläre, ipsilaterale Lk an der A.mammaria int. (gehören gem. neuer TNM-Klassifikation jetzt alle zu den regionären Lk)
- Kopf (zervikale, jugulare Lk ⇨ werden als Fernmetastasen klassifiziert = M_1) und Streuung in das Blut über den Duct.thoracicus (⇨ Fernmetastasen in anderen Organen)

Klin: ⇒ **KEINE DIREKTEN FRÜHSYMPTOME!**, als erstes ist ein **tastbarer Knoten** zu finden (50 % d.F. befinden sich derzeit bei Diagnose bereits im Stadium T_2 od. höher, mit der Einführung eines generellen Mammographie-Screenings sollte dies sinken)
Selten: zirkumskripter Schmerz, Parästhesien, Kribbeln, blutig-seröse Mamillensekretion, Ekzem der Brustwarze (Morbus PAGET)

⇒ **Spätzeichen: Einziehung der Haut** (Plateauphänomen, bei der Untersuchung auch das JACKSON-Phänomen = bei der Kompression der Brust Einziehung der Haut im Bereich des Tumors) und Adhärenz (Unverschieblichkeit), **Retraktion der Mamille** (evtl. auch ringförmige Furche um die Mamille), *peau d'orange* (Apfelsinenhaut = Grobporigkeit und feinhöckerige Vorwölbungen durch lokales Lymphödem über dem Tumor), Hautödeme, entzündlich infiltrierte Haut (inflammatorisches Karzinom), kleine Tumorknoten in der Haut,
Größenveränderung der Brust (Vergrößerung aber auch Verkleinerung mögl.),
axilläre Lymphknotenschwellung, Lymphödem des ipsilateralen Armes,
Fortgeschritten: **exulzerierender Tumor**, Fixation des Tumors auf dem M.pectoralis major oder sogar am Brustkorb (*Cancer en cuirasse* = Panzerkrebs)

⇒ Bei ossären Metastasen: persistierende Wirbelsäulen-, Extremitäten- od. Gelenkschmerzen, pathologische Fraktur

Diag: 1. **Anamnese** (Risikofaktoren, gynäkologische Anamnese, Veränderungen der Brustdrüse), **Familienanamnese** (familiäre Disposition)
2. **Klinische Untersuchung:** im Vergleich beide Mammae auf Konsistenz, Verhärtungen, Größe, Form, Abgrenzbarkeit, Verschieblichkeit, Schmerzhaftigkeit von Knoten beurteilen, axilläre, infra- + supraklavikuläre **Lk-Gebiete abtasten**, Klopfschmerzhaftigkeit von Wirbelsäule u. Extremitäten

Wichtig: Die Palpation der Brust von der Patientin selbst ergibt einen positiven Befund meist erst bei einer Größe >2 cm mit harter, nicht druckschmerzhafter, höckeriger Konsistenz ⇨ stets die **ärztlichen Vorsorgeuntersuchungen** empfehlen! Erschwerend für eine Frühdiagnose ist eine allgemein knotige Brust (Mastopathiebrust)

2. **Röntgen: Mammographie** in 2 Ebenen (beide Mammae oblique Schrägaufnahme und kranio-kaudal, wenn mögl. kurz nach der Menstruation, Treffsicherheit: 85-95 %) ⇨ Tumoren ab 5 mm erkennbar: Herdschatten mit **sternförmigen Ausläufern** (sog. "Krebsfüßchen") und **gruppierte Mikroverkalkungen** (insb. bei intraduktalen Karzinomen, 95 %ige Treffsicherheit).
   Selten Galaktographie erforderlich: bei einseitiger Mamillensekretion indiziert ⇨ pathologische Milchgangabbrüche weisen auf ein Mammakarzinom hin.
3. **Mammasonographie:** Schallabschwächung bei einem soliden Tumor (Tumorschatten), unscharfe Begrenzung, Inhomogenität, Komprimierbarkeit eingeschränkt bei malignen Tumoren (insg. geringe Spezifität).
   In der farbkodierten Duplexsonographie kann ggf. eine vermehrte Flussrate dargestellt werden (durch Gefäßneubildungen im Bereich von Karzinomen).
4. MRT mit KM (T1-gewichtet mit Gadolinium) mit guter Sensitivität u. Spezifität mögl., kann für spezielle Fragestellungen eingesetzt werden (z.B. Rezidivtumor, diskrepante Befunde zwischen Mammographie und Sonographie, kleine brustwandnahe Herde, Status hinter einem Silikonimplantat, Vorsorge für Hochrisikopat., z.B. mit BRCA-Gendefekt)
5. Feinnadelpunktion (evtl. ultraschallgesteuert, Ø 0,5 mm) od. besser Jet-Biopsie (Hochgeschwindigkeitsstanze, Ø 1 mm) od. Vakuumbiopsie mit dem Mammotom (Ø 3 mm), bzw. PE (Probeentnahme) des gesamten Knotens mit Sicherheitsabstand und **intraoperativer Schnellschnitt** (bei suspekten Bezirken auch aus beiden Mammae gleichzeitig)
   Histologie des Operationspräparates mit Bestimmung des histologischen Typs und Differenzierungsgrades (= tubuläre Differenzierung, Anzahl der Mitosen, Zellpolymorphie ⇨ G_1-G_3), des S-Phasen-Anteils der Zellen und Bestimmung des **Hormonrezeptorstatus** (Östrogene: ER+ od. ER- und Gestagene: PR+ od. PR-, ca. 80 % aller Mammakarzinome sind Östrogen- oder Progesteron-Rezeptor-positiv). immunhistochemische Bestimmung des **HER-2-Proteins** (human epidermal growth factor receptor 2, HercepTest^{TM}) sowie des Proliferations-Protein **Ki-67**. Derzeitige Einteilung:
   - Luminal A: Hormonrezeptoren +, HER-2 neg., Ki-67 niedrig
   - Luminal B: Hormonrezeptoren +, HER-2 neg./pos., Ki-67 hoch
   - HER-2-Subtyp: Überexpression (Score 3+) von HER-2 ⇨ schlechtere Prognose
   - "Triple-negative" Tumoren sind HER-2 neg. und ER- u. PR- (und haben eine noch schlechtere Prog. u. in 80 % d.F. findet sich eine BRCA-1-Mutation).

   Weitere Prognoseparameter (teilweise noch unter Studienbedingungen) sind die Bestimmung von Proteasen (Plasminogenaktivator u. -inhibitor) **uPA** u. **PAI-1**, Kathepsin-D, Cyclin, $p27^{kip1}$, koregulatorische Proteine NCOR1 u. AIB1, Genexpressionsanalysen (z.B. OncotypeDX®, Endopredict®, MammaPrint®) u. Mikrometastasen im Knochenmark.
6. **Staging:** wurde ein Mamma-Ca operativ bestätigt ⇨ Mammographie der Gegenseite (wenn nicht schon präop. erfolgt), Rö-Thorax (ggf. auch CT-Thorax), Skelettszintigraphie (bei verdächtigen Bezirken Röntgenkontrolle bzw. konventionelle Rö-Tomographie), Sonographie des Abdomens (Leber!), gynäkologische Sonographie, ggf. CT-Schädel bei neurologischer Pathologie
7. Labor: Tumormarker **CEA**, **CA 15-3**, MCA, CA 19-9, CA 549 (als Verlaufskontrollparameter bei erhöhtem Ausgangswert) und Kontrolle auf erhöhtes Prolaktin. Bestimmung von LH, FSH u. Östrogen zur Klärung der Frage ob prä- oder postmenopausal.

Ther:
- **Operativ:** Ind: kurative Absicht oder palliativ zur Tumormassenreduktion bei Inoperabilität (Vorliegen von Fernmetastasen)

Alle Verfahren sind Gegenstand vieler Studien. Das heutige operative Standardverfahren ist bei entsprechender Indikation die ***brusterhaltenden Operation*** (ca. 70 % d.F.).

- **Brusterhaltende Therapie:** Ind: T_{is}, T_1 oder bis max. 2,5-3 cm Tumordurchmesser
  Quadrantenresektion (nach VERONESI), bzw. 'wide excision' (Lumpektomie) = lokale **Tumorentfernung** mit **2 cm Sicherheitsabstand** + Entfernung (bei T_1 u. T_2) des radioaktiv- u. farbmarkierte **Sentinel-Lk** (sog. „Wächter"-Lk). Ist dieser tumorfrei, keine weitere Lk-Entfernung. Ist dieser positiv, wurde bisher immer eine axilläre Lk-Entfernung (mind. 10 Lk werden dabei entfernt = Level I-II bis zur V.axillaris) durchgeführt. Da sich in Studien aber kein Vorteil zeigte, geht der Trend derzeit dazu, trotz pos.

Sentinel-Lk auf die weitere axilläre Lk-Entfernung zu verzichten.

Bei einem Tis keine Lk-Entfernung und Sicherheitsabstand nur 2-5 mm, ggf. Sentinel-Lk-Entfernung.

Nach brusterhaltender Op erhält die Restbrust immer eine **Bestrahlung** (s.u., vermindert die Rezidivrate). In Studien wird statt der üblichen postoperativen, perkutanen Bestrahlung eine intraoperative Boos-Bestrahlung (IORT) des Tumorbetts untersucht (Vorteil: Schonung des Restgewebes, nur einmalige Bestrahlung notwendig).

Teilweise wird auch eine neoadjuvante (= präop.) Chemotherapie versucht, dies führt zur Tumorreduktion (bessere Operabilität) und zeigt, ob die Chemotherapie gut wirkt. Anschließend dann Op und Bestrahlung.

Bei Tumoren <2 cm, keinen Lk-Metastasen, Grading 1 und Hormonrezeptoren pos. (= Low-risk-Mammakarzinom) kann nach der Bestrahlung auf eine weitere (adjuvante) Therapie verzichtet od. eine endokrine Therapie durchgeführt werden.

- **Eingeschränkt radikale Mastektomie** (Modifiziert nach PATEY) Ind: alle Tumoren >3 cm, Befall der Brustwarze, multizentrische Tumoren, Infiltration der Haut od. auch Wunsch der Patientin:

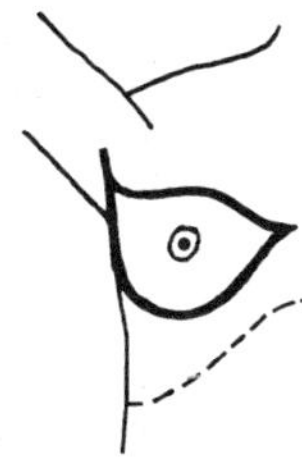

Ablatio mammae (Resektion des Brustdrüsengewebes mit der Mamille und querovaläre Schnittführung im Hautniveau, s. Abb.) **+** Entfernung der regionären und axillären Nodi Level I + II (ca. 16-20 Lk vom Hautschnitt der Brust aus), Level III wird nur entfernt, wenn Level I u. II makroskopisch befallen aussehen.

- Die **ultraradikale Mastektomie** (nach ROTTER-HALSTED), die früher als Standard angesehen wurde (dabei neben der Entfernung der gesamten Mamma, noch Resektion des M.pectoralis maj. et min., der axillären Lk und der parasternalen Lk entlang der A.mammaria interna) wird heute nur noch in wenigen Fällen angewendet (z.B. bei Durchbrechen des Tumors durch die Faszie des M.pectoralis maj.).

- **Rekonstruktion:** An eine Mastektomie kann sich in gleicher Sitzung (wenn keine Radiatio erfolgen wird) od. sekundär eine subpektorale Expandereinlage anschließen. Die endgültige Prothese (kohäsives Silikongel) wird dann 3-6 Monate später unter den M.pectoralis eingesetzt.

  Alternativ ist ein Brustaufbau mit körpereigenem Gewebe durch Latissimus-dorsi-Schwenklappen (für kleine Brust, s. Abb.) oder TRAM-Flap (transversaler muskulokutaner Lappen, mit dem unteren Anteil des M.rectus abdominis getunnelt vom Bauch aus verschoben, s. Abb.) od. DIEP-Flap (deep inferior epigastric artery perforator, ist ein mikrochirurgisch frei transplantierter Lappen vom Bauch mit Anschluss an Mammaria-int.- und thorakodorsale Gefäße) mögl., sind aber alle sehr aufwändig.

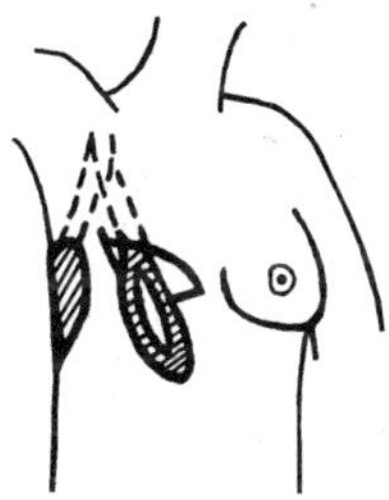

Latissimus-Lappen

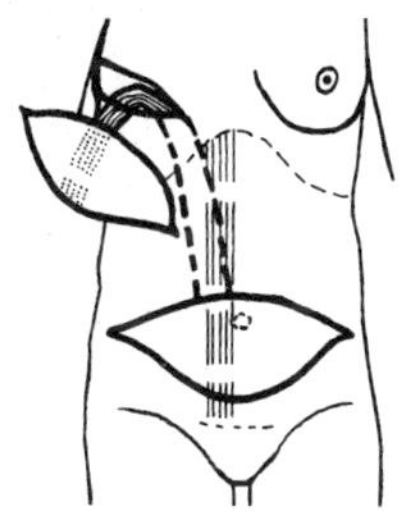

TRAM-Flap

  Zeitpunkt: nach Strahlentherapie od. nach Mastektomie in gleicher Sitzung, wenn sicher keine Radiatio erforderlich ist. Später dann noch Mamillenrekonstruktion durch freie Transplantation einer halben Mamille von der Gegenseite (Nipple-Sharing) od. durch Tätowierung. Ggf. auch Reduktionsplastik der Gegenseite bei unterschiedlicher Brustgröße.

- **Adjuvante Maßnahmen** (= zusätzliche **postoperative** Polychemotherapie / Hormontherapie / Bestrahlung) sind heute obligat bei allen Mammakarzinomen. Die Therapieverfahren sind Gegenstand vieler Studien und werden laufend für die verschiedenen Risikogruppen weiterentwickelt und angepasst (durch die AGO = Arbeitsgemeinschaft gynäkologische Onkologie, St.GALLENER-Konsensus u. SAN-ANTONIO-Symposium).

  1. Bei Mammakarzinomen **ohne** Lk-Metastasen:
     mit Hormonrezeptoren pos. (Luminal A): nur endokrine Therapie
     mit Hormonrezeptoren neg.: Polychemotherapie
  2. Bei **Lk positiven** Mammakarzinomen:
     mit Hormonrezeptor pos.: Polychemotherapie + anschließende Hormontherapie
     bei nur Medium-risk-Mammakarzinom (max. 1-3 Lk befallen u. HER-2 neg.) auch nur Hormontherapie mögl.
     mit Hormonrezeptor neg.: Polychemotherapie

3. Bei **metastasiertem Mammakarzinom** (durch die Ther. kann aber keine Heilung erreicht werden ⇨ palliative Maßnahme, z.B. zur Verbesserung der Lebensqualität durch Schmerzreduktion): bei hormonabhängigen Tumoren Chemotherapie + endokrine Ther., sonst alleinige Chemotherapie

Durchführung:

- **Chemotherapie:**

  Heute als Polychemotherapie mit meist 6 Zyklen (4 Wo. nach Op beginnen, Zyklus alle 3 Wo.) der Zytostatika **5-Fluoruracil** + ein **Anthrazyklin** (gehören zu den „Antibiotika", Wirkstoffe: Epirubicin od. Adriamycin [Syn: Doxorubicin]) + **Cyclophosphamid** (FEC-/FAC-Schema).

  Bei Hormonrezeptor-neg.-Tumoren wird 5-FU gegen ein **Taxan** ausgetauscht (Paclitaxel, Taxol® od. Docetaxel, Taxotere®).

  Bei HER-2-Überexpression (3+, s.o.) wird der monoklonale Antikörper **Trastuzumab** (bindet an den HER-2-Rezeptor, NW: kardiotoxisch, Herceptin®) für 1 Jahr dazugegeben, bei metastasiertem Mammakarzinom mit HER-2-Überexpression Trastuzumab + Docetaxel + Pertuzumab (Perjeta®). od. die neue fixe Kombination von Trastuzumab + Emtansin (hemmt Mikrotubuli), Kadcyla®.

  In Studien wird auch eine dosisdichte Ther. versucht (weniger Pausen zwischen den Zyklen).

  Weiterhin wird bei lokal fortgeschrittenem Karzinom erprobt, ob eine präop. gegebene (= neoadjuvante) Chemotherapie besser ist (dann muss aber die Sentinel-Lk-Biopsie davor ausgeführt werden).

  Das bisher verwendete Chemotherapieschema CMF mit 6 Zyklen (1 Zyklus/Monat) Cyclophosphamid (Alkylans) + Methotrexat (Antimetabolit) + 5-Fluoruracil (Antimetabolit) wird nur noch selten eingesetzt (hat geringere Wirkung als das FEC-/FAC-Schema, aber auch geringere Toxizität/NW).

  Bei metastasiertem Mammakarzinom kann auch eine Kombination aus dem Angiogenesehemmer (blockiert VEGF = vascular endothelial growth factor) Bevacizumab (Avastin®) und Paclitaxel eingesetzt werden.

  Bei erfolgloser Chemotherapie kann eine zusätzliche, kontinuierliche orale Gabe des Zytostatikum Capecitabin (Xeloda®) versucht werden, ggf. zusätzlich kombiniert mit dem Tyrosinkinaseinhibitor Lapatinib (Tykerb®) od. Sunitinib (Sutent®). Neu zugelassen ist hier auch Eribulin (ein aus Meeresschwämmen gewonnener Stoff, der Mikrotubuli und damit die Zellteilung hemmt, Halaven®) sowie ein mTOR-Inhibitor (mammalian Target of Rapamycin, Everolimus, Afinitor®, hemmt das Zellwachstum).

  In der weiteren Erprobung sind verschiedene Substanzen: Flavonoid (ASA404, bewirkt eine Nekrose von Gefäßen im Tumorzentrum), PARP-Inhibitor (Poly-ADP-Ribose-Polymerase, Olaparid, hemmt DNA-Reparaturen und führt dadurch in Tumorzellen zum schnelleren Zelltod), verschiedene Angiogenesehemmer, Kinase-Inhibitor (hemmt die Zellteilung, Palbociclib, Ibrance®)

  Für eine Hochdosis-Chemotherapie mit autologer Stammzelltransplantation bei Hochrisikopatientinnen (>9 Lk befallen) ergab sich in neuen Studien ein geringer Vorteil in Bezug auf das rezidivfreie Überleben. Diese Therapieform ist aber noch in der Diskussion und hat natürlich eine extrem hohe Toxizität.

- **Bestrahlung:**

  Im Anschluss an die Chemotherapie (od. auch simultan) bei allen Tumoren >5 cm, >3 pos. Lk, $R_{1/2}$-Resektion oder nach brusterhaltender Op ⇨ Radiatio der gesamten Brust mit 50 Gy fraktioniert (2 Gy/Tag), meist noch zusätzlicher Boost des Tumorbetts mit 10-16 Gy. Eine supraklavikuläre Axillabestrahlung (50 Gy) erfolgt ab pN_2.

- **Endokrine/hormonale Therapie:**

  wird im Anschluss an die Op bei Hormonrezeptor-pos.-Tumoren (Luminal A) bzw. nach Op, Radiatio u. Chemotherapie (Luminal B) gegeben,

  als additive Hormontherapie mit:

  · **Tamoxifen** (20 mg/Tag, Nolvadex®) = **Antiöstrogen** (mit Östrogen-Partialwirkung) ist das Mittel der Wahl bei Lk positiven, prämenopausalen Frauen mit pos. Hormonrezeptorstatus für 5 Jahre (bei jungen prämenopausalen Frauen evtl. in Kombination mit GnRH-Analoga, s.u.). Postmenopausale Frauen erhalten Tamoxifen für 2-3 J. gefolgt von einem Aromatasehemmer für weitere 2-3 J. (insg. 5 J. Hormontherapie).

  · Toremifen (Fareston®) wirkt wie Tamoxifen, etwas weniger NW auf das Endometrium (s.u. bei Kompl.)

  · Gestagene hochdosiert (Medroxyprogesteron 2 x 500 mg/Tag, Farlutal®, Clinovir® od. Megestrol 160 mg/Tag, Megestat®) = haben antiöstrogene Wirkung, Ind: bei Metastasierung

  · evtl. Androgene (= funktionelle Antiöstrogene) od. Kortisolsubstitution und/od. als <u>ablative</u> Therapie (= Entfernung eines Bestandteils des Hormonregelkreises):

· **Aromatasehemmer** (Anastrozol 1 mg/Tag [Arimidex®], Letrozol 2,5 mg/Tag [Femara®] od. Exemestan 25 mg/Tag [Aromasin®]): Hemmung der Umwandlung von Testosteron in Östradiol durch Katalyse der Aromatase. Diese waren bisher bei Tamoxifenversagen od. nicht tolerablen Tamoxifen-NW indiziert; die Aromatasehemmer zeigen aber teilweise bessere Wirksamkeit als Tamoxifen (und weniger NW, außer vermehrt Osteoporose u. Arthralgien), sodass diese postmenopausal auch schon primär für 5 Jahre (bei HER-2 pos.) od. ergänzend eingesetzt werden (bzw. nach bereits laufender Tamoxifentherapie im Anschluss gegeben werden, sog. switch).

· GnRH-Analoga [<u>G</u>onadotropi<u>n</u> <u>R</u>eleasing <u>H</u>ormon] (Goserelin, Zoladex®): anregende Funktion auf die Hypophyse ⇨ Überstimulation ⇨ verminderte Gonadotropinausschüttung (FSH ↓, LH ↓) = funktionelle Ovarektomie (sog. Menolyse, Ind: jüngere prämenopausale Frauen, für 2-3 J. in Kombination mit Tamoxifen geben)

· Östrogenrezeptor-Down-Regulation: Fulvestrant (Faslodex™) kann bei Tamoxifen- od. Aromatasehemmerversagen und Metastasierung versucht werden

· In Studien wird derzeit auch ein Antigestagen geprüft (Lonaprisan).

· Evtl. Bromocriptin (Pravidel®) bei erhöhtem Prolaktinspiegel

· Operativ (heute nur noch selten durchgeführt, indiziert bei Versagen der medikamentösen Therapie): Ovarektomie bzw. Ovarialbestrahlung im Sinne einer Kastrationsbestrahlung (= Radiomenolyse) od. Adrenalektomie.

· Pat., die ß-Blocker (wegen art. Hypertonie) erhalten, haben statistisch eine geringere Metastasierungswahrscheinlichkeit. Studien über gezielte antitumoröse Wirkung der ß-Blocker sollen noch durchgeführt werden.

- **<u>Konservativ:</u> Radiatio** als **palliative** Maßnahme (z.B. bei Inoperabilität), Applikation: großflächig auf die Thoraxwand und Axilla im tangentialen Strahlengang und/oder kleinvolumig gezielt auf Metastasen (z.B. Wirbelkörper, Gehirn).
  Zur Schmerzlinderung bei ossären Metastasen werden auch Radionuklide (radioaktives Bisphosphonat, ^{153}SM-EDTMP, Quadramet®) und/od. die Gabe von Bisphosphonaten (Clodronat, Ostac® od. Zoledronat, Zometa®) eingesetzt. Die Bisphosphonate vermindern zudem die Metastasierungshäufigkeit bei postmenopausalen Frauen.

- **<u>Schwangerschaft:</u>** Diagnostik und operative Ther. gleich und ohne Einschränkung während der Schwangerschaft mögl., Polychemotherapie ab der zweiten Schwangerschaftshälfte mögl., besser jedoch erst im Wochenbett (und dann auch nicht stillen). Bestrahlung und Hormontherapie erst nach der Geburt beginnen. Fetale Metastasen wurden bisher nicht beobachtet (jedoch in der Plazenta mögl. ⇨ histologische Untersuchung der Plazenta nach der Geburt durchführen). Nach einer Chemotherapie in der Schwangerschaft entwickeln sich die Kinder normal, es wurde auch kein erhöhtes Karzinomrisiko gefunden. Betroffene Patientinnen sollten in das German-Breast-Group-Register aufgenommen werden, Internet: www.germanbreastgroup.de.

  <u>Schwangerschaftsplanung:</u> bei (jungen) Pat. mit Z.n. einem Low-risk-Mammakarzinom bestehen keine Einwände gegen eine Schwangerschaft (keine höhere Fehlbildungsrate für das Kind bei eingetretener Schwangerschaft und auch kein höheres Rezidivrisiko für die Frau durch eine Schwangerschaft).

  Zur Ovarprotektion kann bei jungen Pat. vor u. während einer notwendigen Chemotherapie mit GnRH-Analoga die Ovarialfunktion ruhiggestellt und damit die Chancen für eine spätere Schwangerschaft erhöht werden. Es kann auch vor Therapie entnommenes Ovarialgewebe kryokonserviert und später replantiert werden. Weitere Informationen bei: www.fertiprotekt.de

  <u>Kontrazeption:</u> hormonale Kontrazeptiva sollten nicht gegeben werden (insb. nicht bei Hormonrezeptor-positiven Karzinomen ⇨ Barrieremethode, z.B. Kondome od. IUP einsetzen oder bei abgeschlossener Familienplanung Sterilisation).

  <u>Klimakterium/Menopause:</u> Eine Hormontherapie zur Behandlung klimakterischer Beschwerden od. zur Osteoporoseprophylaxe ist nach behandeltem Mammakarzinom kontraindiziert (erhöht signifikant das Rezidivrisiko).

- Informationen für Ärzte u. Betroffene: Deutsches Krebsforschungszentrum - Krebsinformationsdienst (KID) Heidelberg, Im Neuenheimer Feld 280, 69120 Heidelberg, Brustkrebstelefon: (0 62 21) 42 43 43, Internet: www.krebsinformation.de
  Weitere Internetadressen mit Infos: www.brustkrebsvorbeugen.de, www.brustkrebs.de, www.brca-netzwerk.de, www.breastcancerprevention.org

Prog: Insgesamt **versterben 50 %** der Frauen, die an einem Mammakarzinom erkranken.
Statistisch gehen jeder erkrankten Frau 6 Jahre ihrer ausstehenden Lebenserwartung verloren. Tendenziell haben jüngere Pat. eine schlechtere Prog. als ältere.
5-JÜR aller Mammakarzinome zusammen bei optimaler Ther.: **79 %** (10-JÜR: 50 %)
5-JÜR bei T_1 85 %, T_2 75 %, T_3N_{1-2} 55 %, T_4N_{1-3} 40 %, M_1 15 % (mittlere Überlebenszeit bei einem Rezidiv mit Skelettmetastasen 2 J., bei Organmetastasen 6-12 Mon.)

Kompl: * Loko-regionäres **Tumorrezidiv** od. **Fernmetastasen noch nach Jahren** möglich (bis zu 20 Jahre, bedingt durch das sehr langsame Wachstum), Risiko: 40 %, am höchsten ist die Rückfallwahrscheinlichkeit in den ersten 2-3 J.

* Knochenmetastasen mit Spontanfrakturgefahr (pathologische Fraktur), bei Wirbelkörpermetastasen Gefahr der Querschnittsymptomatik ⇨ Radiatio durchführen, ggf. operative Stabilisierung, Bisphosphonate oder RANK-Ligand-Antikörper (Denosumab, Prolia®, XGEVA®)
* Inflammatorisches Karzinom durch Ausbreitung in den Lymphspalten ⇨ schlechte Prog.

Op: * Verletzung des N.intercostobrachialis (sensible Innervation des med. Oberarms) bei der axillären Lk-Ausräumung (wird sehr häufig durchtrennt)
Verletzung des N.thoracodorsalis u. evtl. des N.thoracicus longus oder Anteile des Plexus brachialis, Thrombophlebitis der Vv.thoracoepigastricae

* Einschränkung der Schulterbeweglichkeit, chronische Schmerzen im Arm ⇨ Ther: Krankengymnastik
* **Lymphödem des Armes**, insb. nach ausgedehnter axillärer Lk-Entfernung (Level III) und Bestrahlungstherapie (insg. bei ca. 20 % d.F., meist innerhalb der ersten 12 Mon. nach Op. beginnend, aber auch noch nach Jahren mögl.)
Ther: je nach Ausprägung manuelle Lymphdrainage, Entstauungsgymnastik und Kompressionsbandage für ca. 4 Wo., danach Lymphdrainage bei Bedarf 1-2/Wo. und Kompressionsarmstrumpf. Bei Versagen der kons. Therapie über mind. 6 Mon. ist eine Lymphgefäß-Transplantation mögl. Hierzu werden Lymphbahnen vom ventro-medialen Bündel des Oberschenkels entnommen und frei End-zu-End zwischen aufsteigenden Lymphbahnen am Oberarm und zum Venenwinkel absteigenden Bahnen am Hals anastomosiert.
Sonderform: STEWART-TREVES-Syndrom (= sekundäres Lymphangiosarkom bei schwerem chronischem Armlymphödem) mit schlechter Prog.
* Silikonprothesen: Implantatverschiebung, Kapselfibrose, Leckage, Verschlechterung von Autoimmunkrankheiten
* TRAM-/DIEP-Flap: aufwändige Op, sehr lange (schmerzhafte/hypästhetische) Narbe am Bauch, Lappennekrose (bis Lappentotalverlust), Bauchwandhernie mögl.
* Radiatio: Teleangiektasien, Induration der Haut, vermehrt Armlymphödeme, erhöhtes Risiko für Weichteilsarkome im Bestrahlungsfeld
* Chemotherapie: Haarausfall (⇨ Perücke verschreiben), Übelkeit und Erbrechen (⇨ Antiemetika, z.B. Ondansetron [Zofran®] od. Granisetron [Kevatril®], + Glukokortikoide, z.B. 20 mg Dexamethason als Begleitmedikation), Knochenmarkdepression (⇨ Leukozytenzahlkontrolle 1x/Wo.), Amenorrhoe (+ Sterilität durch POF-Syndrom = premature ovarian failure) und Osteoporose (evtl. vorab DXA-Knochendichtemessung, um einen Ausgangswert zur Beurteilung einer therapiebedingten Osteoporose zu haben). Die NW sind bei anthracyclinhaltiger Chemotherapie insg. ausgeprägter.
* Tamoxifen-Langzeitmedikation: Stimulierung des Wachstums des Uterusendometriums (durch Östrogen-Partialwirkung) ⇨ vermehrt Endometriumhyperplasie, -polypen und Endometriumkarzinom (2- bis 4faches Risiko), Thrombozytopenie, Thromboembolien, klimakterische Beschwerden
Aromatasehemmer: Osteoporose ⇨ immer Vit.-D- u. Kalziumsubstitution dazu

Proph: ♥ **Vorsorgeuntersuchung:** ab 30. Lj. 1x /Jahr Tastuntersuchung durch den Arzt
Wichtigste Maßnahme: **jede Frau sollte 1x/Monat selbst die Brust abtasten!**
(Zeitpunkt: möglichst kurz nach der Menstruation)
Im 35.-40. Lj. einmalige **Mammographie** empfohlen (als Vergleichsaufnahme für später, sog. Basis-Mammographie), dann vom 50.-69. Lj. in 2-jährigem Abstand Mammo-

graphiescreeening. Bei Risikopatientinnen (z.B. Brustkrebserkrankung der Mutter vor den Wecheseljahren od. der Schwester) jährliche Mammographie, mit den Untersuchungen 5 J. vor dem Erkrankungsalter der jüngsten betroffenen Verwandten beginnen, ggf. Sonographie der Mamma als Ergänzung zur Mammographie (insb. bei sehr dichter Brust).

Seit 2004 ist in Deutschland das flächendeckende Mammographie-Screeningprogramm für Frauen von 50-69 J. eingeführt (zusammen mit qualitätssichernden Maßnahmen, wie z.B. die Zweitbefundung) und wird von den Krankenkassen bezahlt. Damit werden mehr frühere Stadien entdeckt, der erhoffte Einfluss auf die Gesamtsterblichkeit ist allerdings nur moderat (es profitiert eine Frau auf 1.000 untersuchte, absolute Reduktion der Sterblichkeit um 0,1 %, aber häufiger falsch positive Befunde = Überdiagnosen).

♥ Familiäre Brustkrebsbelastung (Mammakarzinom der Mutter od. Schwester <30. Lj. od. Ovarial- + Mammakarzinom): Gentest auf Mutationen im BRCA-1- od. -2-Gen nach vorheriger genetischer Beratung mögl. (Test ist sehr aufwändig, teuer, dauert ca. ½ Jahr u. ist derzeit nur an 12 universitären Zentren mögl.). Bei defektem Gen ⇨ hohes Erkrankungsrisiko (70-90 %), daher häufigere (halbjährliche) und früher beginnende, klinische Kontrollen (mit Mammasono. ab 25. Lj., jährliche Mammographie + MRT ab 30. Lj.) durchführen. Für das Ovarialkarzinom ist eine jährliche Vorsorge mit CA-125-Bestimmung u. transvaginaler Sonographie mögl.

Ther: Eine prophylaktische beidseitige Mastektomie (mit Mamille und Pektoralisfaszie) + Salpingo-Ovarektomie kann nach Abschluss der Familienplanung erwogen werden.

♥ Bei. Pat. mit einem sonstigen hohen Risikoprofil wird derzeit in Studien die Wirksamkeit einer Primärprophylaxe mit dem Östrogenrezeptor-Modulator Tamoxifen od. Raloxifen [Evista®] oder mit dem Aromatasehemmer Anastrozol od. Exemestan untersucht. Eine wirksame Prophylaxe ist mit Tamoxifen/Raloxifen bereits belegt, hat jedoch für einen generellen Einsatz zu viele NW (u.a. Risiko für Endometriumkarzinom und Thrombosen) und die Prophylaxe hat nur Auswirkung auf Östrogenrezeptor-pos. Karzinome (42%ige Risikoreduktion). Bei Pat. mit potentiell hohem Risiko für ein Mammakarzinom kann Tamoxifen (20 mg/Tag) zur Prophylaxe eingesetzt werden.

♥ Im Anfangsstadium der Erprobung ist eine Impfung mit dem Antigen Her2neu.

♥ **Tumornachsorge:** sorgfältige klinische und psychisch betreuende Nachkontrollen beim Mamma-Ca empfohlen, da ein erhöhtes Risiko für einen Zweittumor besteht und Rezidive bis 20 Jahre nach Behandlung des Primärtumors möglich sind.

Die häufigsten Rezidive treten in den ersten 3 Jahren auf, daher anfangs für 3 Jahre **vierteljährliche Kontrolle** mit **Anamnese, körperlicher Untersuchung** (eine Laborkontrolle mit Tumormarkern, Rö-Thorax, Sonographie der Leber, Knochenszintigraphie werden nur bei entsprechender Symptomatik empfohlen) + **Mammographie** bei erhaltener Brust halbjährlich und der kontralateralen Brust jährlich, ggf. + Mamma-Sonographie. Ab 4. Jahr postop. Kontrollen alle 6 Monate, ab dem 6. Jahr dann nur noch in jährlichem Abstand.

Sonstige gynäkologische Vorsorgeuntersuchung unabhängig davon immer einmal pro Jahr durchführen (bei Tamoxifen-Medikation alle ½ J. wegen mögl. Endometriumkarzinom).

♥ Lymphödemprophylaxe nach Lk-Entfernung und/oder Radiatio der Axilla: am betroffenen Arm keine Injektionen od. Blutabnahmen (auch wenn noch kein Ödem vorhanden ist!), keine übermäßige Kälte/Wärme, keine starke Beanspruchung des Armes, keine mechanische Reize (z.B. Blutdruckmessen), vor Insektenstichen schützen, kein Sonnenbrand, BH mit breiten Trägern verwenden. Normale Alltagstätigkeiten können und sollen durchgeführt werden.

DD:
- **Mastopathie**, **gutartige Tumoren** der Brust (s.o.)
- Abszesse, Zysten, TBC-Herde
- Phylloidestumor (Cystosarcoma phylloides) seltener, rasch und groß wachsender, mesenchymaler Tumor, ca. 20 % sind maligne (Sarkom) ⇨ Ther: immer komplette Exstirpation und Histologie, bei Malignitätsnachweis Mastektomie, neigt zu Rezidiven
- Mammasarkom: 3 % der Mammamalignome, sehr frühe hämatogene Metastasierung ⇨ Ther: Radikaloperation (nach ROTTER-HALSTED)
- Manifestation eines malignen Lymphoms in der Brust

SCHWANGERSCHAFT

SCHWANGERSCHAFTSENTWICKLUNG

Syn: Bestätigte Schwangerschaft, Konzeption, ICD-10: Z32.-

In zeitlicher Reihenfolge laufen folgende physiologische Prozesse ab:

- In der hormonellen Östrogen-Phase kommt es zur Follikelreifung im Ovar und Proliferation der Uterusschleimhaut. Mit dem hormonellen FSH- und LH-Peak kommt es dann zur **Ovulation** (Eisprung, s. Kap. Menstruationszyklus).

  Koitus (Syn: Kohabitation, Vereinigung) = Geschlechtsverkehr mit Samenerguss (2-6 ml Ejakulat) des Mannes mit ca. 40-200 Mio. **Spermien** in die Vagina der Frau. In den Zervixkanal gelangen einige Millionen Spermien und vermischen sich mit dem Zervikalschleim und sind dort für 2 Tage nachweisbar. Die Tuba uterina erreichen dann gerade noch ca. 500 Spermien durch die Eigenbeweglichkeit der Spermatozoen (Geschwindigkeit 30-40 µm/s).

  Ist jetzt ein befruchtungsfähiges **Ei** (Ovulation) vorhanden kommt es im ampullären Bereich der Tube zur **Konzeption** (die Eizelle bleibt nach der Ovulation 6-12 Std. befruchtungsfähig, die Spermien sind 2-3 Tage lebensfähig).

  In der folgenden hormonellen Gestagen-Phase (Syn: Corpus-luteum-Phase) kommt es zur Transformation der Uterusschleimhaut (Lam.functionalis lockert sich auf) in das prägravide Sekretionsstadium und die befruchtete Eizelle kann sich in das so vorbereitete Endometrium einnisten (**Nidation**), s. Übersicht.

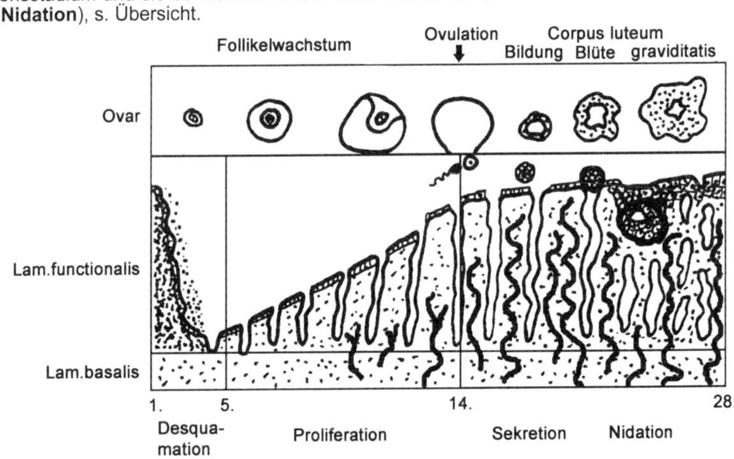

Im Einzelnen kommt es dabei zu folgende Vorgängen:

- Konzeption (= Befruchtung, Fertilisation): erfolgt durch aktives Eindringen (Akrosomenreaktion, s. Abb.) eines reifen Spermiums (Kapazitationsvorgang abgeschlossen) in die Eizelle (= Imprägnation). Nach dem Eindringen eines Spermiums verändert sich die oberflächliche Zona pellucida der Oozyte und wird für weitere Spermien undurchdringbar (Polyspermiebarriere). Gleichzeitig schließt die Oozyte die 2. Reifeteilung ab und es liegen nun die Zellkerne von Eizelle und Spermium nebeneinander (Pronukleusstadium), es folgt ⇨

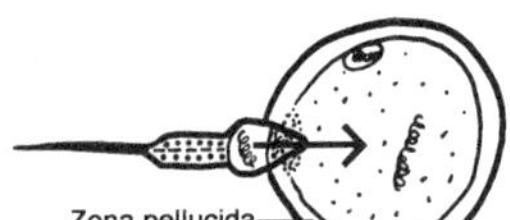

Akrosomenreaktion

die Fusion der Zellkerne von Spermium und Eizelle (= **Konjugation** des jeweils haploiden Vorkerns [jeweils 22 Autosomen + 1 Geschlechtschromosom] der beiden Gameten. Das Ergebnis nennt sich dann **Zygote** mit einem vollständigen diploidem Chromosomensatz). Dann beginnt die mitotische Zellteilung (Furchung) der Zygote in jeweils kleinere Zellen (= **Blastomere**) bis zum Stadium der Morula ⇨

- **Morula** = 4- bis 8-Zellenstadium (3.-4. Tag p.c. [post conceptionem] = nach Befruchtung): hier sind die einzelnen Blastomere noch omni-/totipotent (= jede einzelne Zelle kann einen kompletten neuen Embryo bilden), bei einem Auseinanderfallen kann so ein eineiiger Zwilling (oder Mehrlinge) entstehen. Hieraus entwickelt sich dann die **Blastozyste** durch funktionelle Aufteilung der Zellen ⇨
- Es bildet sich die Blastozystenhöhle, diese besteht aus einer äußeren Zellschicht (= **Trophoblast**) und einer innere Zellmasse (= **Embryoblast** ⇨ daraus entwickelt sich der Embryo). Abgegrenzt wird sie außen immer noch durch die Zona pellucida. Kurz vor der Implantation eröffnet sich die Zona pellucida und die Blastozystenzellen schlüpfen heraus (engl. hatching) und die Nidation kann erfolgen ⇨

<u>Nidation</u> (= Einnistung, **Implantation**): der „Embryo“ befindet sich bis zum 5. Tag post ovulationem noch in der Tuba uterina und erreicht dann durch den Zilienschlag, Sekretstrom und Peristaltik der Tuba uterina im Stadium der **Blastozyste** das Cavum uteri. Die Implantation erfolgt um den **6. Tag** p.c. bei funktionsfähigem Endometrium normalerweise hoch im Fundus uteri an der Vorder- od. Hinterwand.

Der Trophoblast (Syn: Blastoderm) hat begrenzt invasive Eigenschaften und dringt damit nach und nach in das Uterusendometrium ein (s. Abb.). Dabei kann es zu einem kurzen vaginalen Blutabgang kommen (Nidationsblutung, in ca. 5 % d.F. Eine Verwechslung mit einer „Menstruationsblutung“ ist dann mögl. und die Schwangerschaft bleibt zunächst unbemerkt).

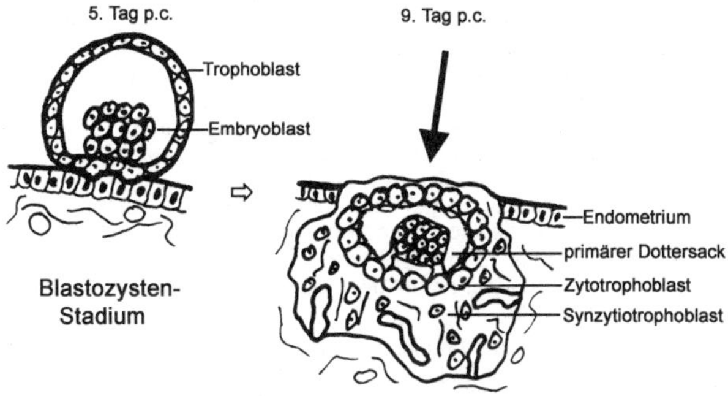

Der Trophoblast differenziert sich dann weiter in einen **Synzytiotrophoblast** (äußere vielkernige Schicht ⇨ hieraus entwickelt sich durch Eröffnung und Umwandlung der spiraligen Kapillargefäße des Endometriums bis zum 11.-12. Tag der uteroplazentare Kreislauf = Plazentation, s.u.) und in einen **Zytotrophoblast** (innere einkernige Zellschicht, sog. LANGHANS-Zellen ⇨ bilden mit der HEUSER-Membran den primären Dottersack bis zum 9. Tag anstelle der Blastozystenhöhle). Die Zytotrophoblastzellen bilden dabei die Zellen des Synzytiotrophoblast, die sich zu einem Zellschlauch ohne Zellgrenzen zusammenlagern.

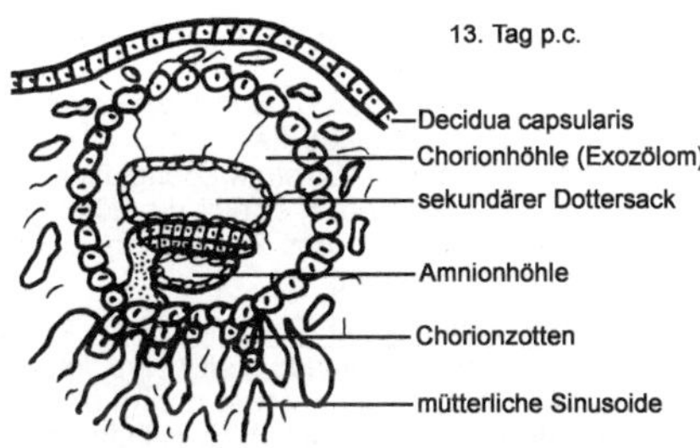

Vom Zytotrophoblast reißt am 13. Tag der primäre Dottersack ab u. verbleibt als kleiner sekundärer Dottersack in d. verbliebenen Höhle, die jetzt Chorionhöhle (Exozölom) genannt wird (s. Abb.)

- <u>Keimscheibe:</u> am 8. Tag hat sich der Embryoblast bereits in 2 Keimblätter (**Ektoderm** u. **Entoderm**) differenziert, in der 3. Woche entsteht dann noch das **Mesoderm** durch Invagination von Ektodermzellen (damit sind dann alle 3 Keimblätter vorhanden ⇨ **Embryo**). Durch den Haftstiel bleibt die plateauförmige Embryonalanlage (auch Embryonalschild genannt) mit der Blastozystenwand verbunden (Haftstiel ⇨ entwickelt sich zur Nabelschnur weiter).
- Zwischen dem Trophoblasten u. dem Ektoderm des Embryoblast bildet eine embryonale Zellschicht die **Amnionhöhle**. Im weiteren Verlauf stülpt sich diese von dorsal nach ventral über den Embryo und bildet damit die innerste (embryonale), ganz glatte **Eihaut**. Die Amnionzellen sezer-

nieren in der Folge Amnionflüssigkeit = **Fruchtwasser** in die Amnionhöhle. Die Amnionhöhle verdrängt dann die Chorionhöhle und Amnionzellen und Chorionzellen verschmelzen.

- Fruchtwasser (Syn: Liquor amnii, engl. amniotic fluid): klare Flüssigkeit
  Menge in der 10. SSW ca. 30 ml, 16. SSW ca. 150 ml, 20. SSW ca. 500 ml und am Ende der Schwangerschaft 800-1.500 ml, spez. Gewicht: 1,007, pH 7, enthält 500 mg/dl Proteine, 22 mg/dl Glukose, 23 mg/dl Harnstoff, abgeschilferte Wollhaare, Epidermisschüppchen u. Talgdrüsenreste sowie den fetalen Urin. Das Fruchtwasser wird ca. alle 3 Std. einmal ausgetauscht. Funktion: Transport- u. Austauschmedium, mechanisches Polster zum Schutz des Fetus.
- Chorion (= mittlere embryonale Eihaut): entwickelt sich aus dem Zytotrophoblast und ist zunächst ganz mit Zotten besetzt (Chorion villosum). Die Richtung Uteruslumen gelegenen Zotten atrophieren bis zum Ende des 2. SSM (partielle Zottenreduktion). Daraus entwickelt sich das Chorion laeve (= Zottenglatze) als mittlere Eihaut.
  Die der Uterusendometriumbasis (Decidua basalis) anliegenden Primärzotten aus Zytotrophoblasten und Synzytiotrophoblasten wachsen hingegen weiter und entwickeln sich zum **Chorion frondosum** (Chorionplatte). Die Zottenbäume verschmelzen mit der mütterlichen Decidua basalis, entwickeln sich durch Einwachsen von mesenchymalem Gewebe zu Sekundärzotten weiter und sind ein Teil der **Plazenta**.
- Dezidua = das weiterentwickelte (mütterliche) Endometrium. Nach der Nidation unterscheidet man drei Abschnitte (s. Abb.):

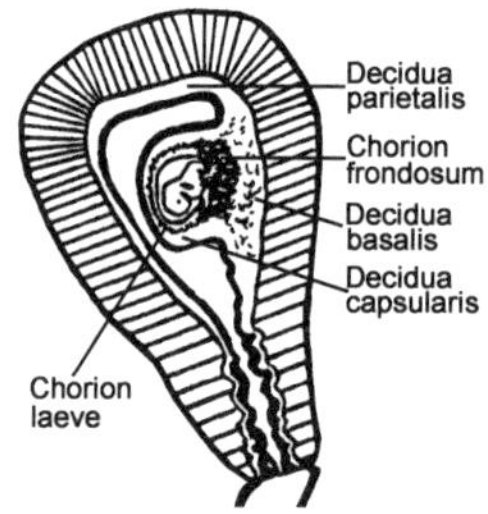

  1. Decidua capsularis (Syn: Decidua reflexa): überzieht das eingebettete Ei an der Implantationsstelle (Richtung Uteruslumen). Durch das Wachstum des Embryos wölbt sich diese immer weiter in das Uteruslumen hinein (ist dann die äußere, mütterliche Eihaut).
  2. Decidua parietalis (Syn: Decidua vera): das die übrige Uterushöhle auskleidende Endometrium. Ab dem Ende der 16. SSW ist der Embryo so groß, dass Decidua capsularis u. Decidua parietalis ganz aneinanderliegen und miteinander verschmelzen. Das bisherige Uteruslumen ist damit verschwunden.
  3. **Decidua basalis** (Syn: Decidua serotina, Basalplatte): liegt zwischen der Uterusmuskulatur und Eibasis. Zusammen mit der kindlichen Chorionplatte (Chorion frondosum) bildet sich hieraus die **Plazenta**.
- Eihaut: setzt sich aus 3 Anteilen zusammen, die alle miteinander verschmelzen

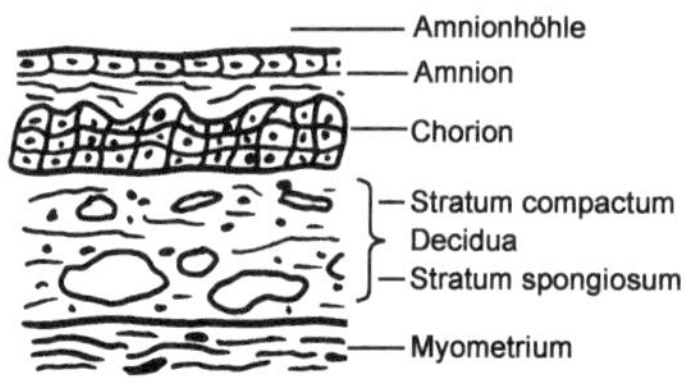

  1. Amnionepithel (Syn: Schafshaut): innerste (zum Fetus hin gerichtete) Eihaut, embryonalen Ursprungs, ganz glatte Oberfläche
  2. Chorion (Syn: Zottenhaut): mittlere Eihaut, trophoblastären Ursprungs
  3. Dezidua (Syn: Siebhaut): äußerste Eihaut, mütterlichen Ursprungs. Diese kann noch in ein Stratum compactum und ein Stratum spongiosum unterteilt werden. Bei der Geburt erfolgt die Lösung der gesamten Eihäute und der Plazenta im Bereich des Stratum spongiosum.
- Bildung und Reifung der Plazenta (Syn: **Plazentation**, Entstehung des Mutterkuchens): diese entsteht aus dem kindlichen Teil (Pars fetalis) = **Chorionplatte** (Chorion frondosum) mit den zahlreichen Chorionzotten sowie dem mütterlichen Teil (Pars materna od. Pars uterina) aus der **Basalplatte** (Decidua basalis). Zwischen den Zotten (= **intervillöser Raum**) fließt das mütterliche Blut (= Placenta haemochorialis).
  Ab dem 20. Tag p.c. werden die Sekundärzotten von (embryonalen) Blutgefäßen durchsetzt (und werden jetzt **Tertiärzotten** genannt, s. Abb.), die mit der sich aus dem Haftstiel entwickelnden Nabelschnur verbunden sind. Im Verlauf der Entwicklung verzweigen sich die Zotten immer weiter, die Gesamtoberfläche vergrößert sich dadurch immens (auf 10-15 m²), die Blutgefäße werden immer mehr und wandern dicht an die Zottenoberfläche, um die Diffusionsstrecke zu verringern (minimal 2,5-5 µm).

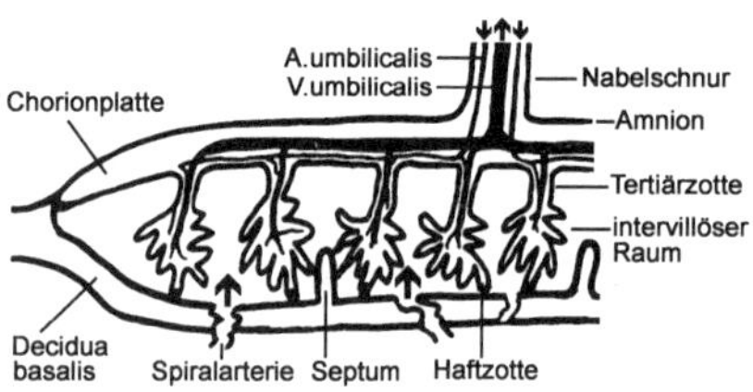

Lok: Die Implantation der Blastozyste erfolgt normalerweise hoch im **Fundus uteri** an der Vorder- od. Hinterwand ⇨ an dieser Stelle bildet sich dann auch die Plazenta. Die scheibenförmige Plazenta erreicht im Verlauf der Schwangerschaft eine maximale Größe von 15-20 cm Durchmesser, 2-4 cm Dicke und ein Gewicht von 500 g. Die Plazenta ist makroskopisch durch die Plazentarsepten in 15-20 höckerige Felder (Syn: Kotyledonen, Plazentonen) aufgeteilt. Die Septen dienen als Gerüst der Stabilität der Plazenta. Einige Zotten sind zusätzlich als Haftzotten mit der Basalplatte verbunden. Zum Fetus/Amnionhöhle hin ist die Plazenta mit Amnionepithel überzogen.

Funktion: Zwischen dem mütterlichen u. fetalen Blut werden **Nährstoffe** und **Abfallprodukte** sowie **Sauerstoff** u. **CO_2** ausgetauscht. Zwischen kindlichem und mütterlichem Blut besteht dabei kein direkter Kontakt (= **Plazentaschranke**). Der Austausch erfolgt über Diffusion (Konzentrationsgefälle, z.B. für die Gase), erleichterte Diffusion (mit Carriermolekülen, z.B. für Glukose), Diapedese (Übertritt korpuskulärer Bestandteile durch Membranporen) und aktive Transportmechanismen (z.B. für Aminosäuren oder Pinozytose von IgG). Der Sauerstoffaustausch wird zusätzlich erleichtert durch das fetale Hämoglobin (HbF) mit einer höheren Sauerstoffbindungskapazität (nimmt bei niedrigerem pO_2 leichter und mehr O_2 auf).

Funktion als endokrine Drüse (**Plazentahormone**) ⇨ Proteohormone: humanes Choriongonadotropin [HCG], Plazentalaktogen [HPL, Syn: humanes Chorionsomatomammotropin, HCS], CRH (Corticotropine Releasing Hormone), Wachstumsfaktoren und Steroidhormone: Östrogene, Progesteron, Glukokortikoide

Durchblutung: fetale Seite: Inhalt (Nabelschnur + Zotten): 100 ml, Blutmin.volumen: 200-350 ml
maternale Seite: Inhalt (intervillöser Raum): 200 ml, Blutmin.volumen: 350-500 ml

- Nabelschnur (Syn: Nabelstrang, Funiculus umbilicalis, engl. umbilical cord): Der Embryo und die fetale Seite der Plazenta sind über die Nabelschnur verbunden, die sich aus dem Haftstiel zwischen Embryonalanlage und Blastozystenwand gebildet hat. Sie ist beim Geburtstermin 50-60 cm lang, meist spiralig gedreht (schützt vor Abknickung) und entspringt aus der Mitte der Plazenta (Insertio centralis). In ihr fließt immer nur fetales Blut von und zur Plazenta.

  Inhalt: **2** muskelstarke **Aa.umbilicales** (aus den Aa.iliacae internae des Fetus ⇨ Plazenta, enthalten sauerstoffarmes Blut), **1** großvolumige **V.umbilicalis** (von der Plazenta ⇨ Fetus, enthält sauerstoff- und nährstoffreiches Blut). Die 3 Nabelschnurgefäße sind umgeben von der gallertartigen bindegewebigen WHARTON-Sulze als elastische Schutzschicht aus Mukopolysacchariden und die Nabelschnur ist außen von Amnionepithel überzogen. Nach postpartaler Durchtrennung der Nabelschnur kommt es (auch ohne Abklemmen) spontan zur Blutstillung durch den intravasalen Druckabfall.

- Schwangerschaftshormone:

  Östrogene werden im Verlauf zuerst vom Follikelepithel des Tertiärfollikel (GRAAF-Follikel), vom Corpus luteum und dann von der Plazenta (die chemischen Vorstufen stammen aus den mütterlichen und im weiteren Verlauf auch von den fetalen Nebennieren) gebildet. Sie steigen während der gesamtem Schwangerschaft zunehmend an.

  Progesteron: wird bis zur 10. SSW vom Corpus luteum graviditatis gebildet (stimuliert durch HCG), dann von der Plazenta. Funktion: Erhalt der Schwangerschaft, Proliferation des Brustdrüsengewebes, immunprotektive Funktion (antigenmaskierende Ak gegen die väterlichen Antigenanteile des Embryos, vermehrt T-Suppressorzellen). Die Progesteronwerte steigen während der gesamtem Schwangerschaft zunehmend an.

  HCG (humanes Choriongonadotropin, wird vom Trophoblast gebildet): bewirkt die Umwandlung des Corpus luteum menstruationis in das Corpus luteum graviditatis. Funktion: Erhalt des Corpus luteum graviditatis bis zur 10. SSW (zu diesem Zeitpunkt auch der höchste Wert im Serum), Stimulation der mütterlichen Schilddrüsenhormonproduktion, Stimulation der LEYDIG-Zwischenzellen bei männlichem Fetus (die Testosteron produzieren)

  HCS (humanes Chorionsomatomammotropin, Syn: HPL, humanes Plazentalaktogen, wird von den Synzytiotrophoblasten gebildet): entspricht in der Struktur dem STH der Hypophyse, führt zur Freisetzung freier Fettsäuren (Lipolyse) der Mutter, fördert die Mammaeentwicklung, stimuliert die fetale Erythropoese. Steigt ab der 10. SSW kontinuierlich an.

- Uterus: die Masse des Uterus nimmt im Verlauf der Schwangerschaft um das 20- bis 30fache zu (auf 1.000-1.500 g), bedingt durch Hypertrophie der Muskelfasern (diese verlängern sich um das 10- bis 40fache und ihre Querschnittsfläche nimmt um das 10fache zu) insb. im Fundus und Corpus uteri. Der Isthmus und die Zervix bestehen überwiegend aus Bindegewebe, welches sich im Schwangerschaftsverlauf dehnt und auflockert. Die uterine Durchblutung steigert sich um das 100fache, insb. der kontinuierliche diastolische Blutfluss (durch Erweiterung der Spiralarterien für die Plazenta).

- Mamma: Stimuliert durch Prolaktin, Östrogen und Progesteron erfolgen bereits im 1. Trimenon eine Vermehrung und Wachstum des Drüsenepithels und der Milchgänge (Laktogenese). Im weiteren Schwangerschaftsverlauf folgt eine weitere Zellhypertrophie und Differenzierung des Milchgangepithels. Im letzten Schwangerschaftsdrittel kann es bereits vereinzelt zur Bildung von Kolostrum (Erstmilch, durch Östrogenwirkung wird eine zu frühe Produktion unterdrückt) kommen.

Sonstige Anpassungen des mütterlichen Organismus:

- Gewichtszunahme: im Durchschnitt **12,5 kg** (die Hälfte davon entfällt auf Wasser durch Vermehrung von Blutvolumen und extravasaler/interstitieller Flüssigkeit sowie das Fruchtwasser).
  Im 1. Trimenon meist keine Zunahme (evtl. sogar etwas Gewichtsverlust, s. Abb.),
  im 2. Trimenon ca. 200 g/Wo.,
  im 3. Trimenon 400-500 g/Wo.

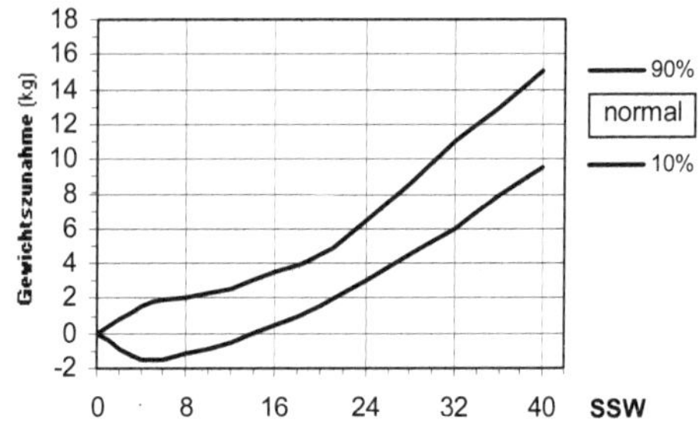

- Der Energiebedarf der Schwangeren beträgt in der ersten Schwangerschaftshälfte ca. 2.200 kcal/Tag, in der zweiten ca. 2.500 kcal/Tag und während der Stillzeit ca. 3.000 kcal/Tag.
- Herz-Kreislauf: peripherer Gefäßwiderstand sinkt ⇨ **arterielle Hypotonie** von ca. -10 mmHg (syst. und diastol.), als Anpassung steigt das Blutvolumen (insg. +30 %, Plasma +40 % [Schwangerschaftshydrämie], Erythrozyten +20 % ⇨ Hkt -10 %, Hb niedriger als außerhalb der Schwangerschaft), Herzfrequenz ↑ (+20 %), Herzminutenvolumen ↑ (ca. +40 %), exzentrische linksventrikuläre Hypertrophie,
  Zunahme des ZVD und Abnahme des onkotischen Drucks (⇨ **Ödeme**, Varikosis mögl., insb. in der unteren Körperhälfte, z.B. Knöchelödeme).
  Während den Wehen (+ 20 mmHg) und unter der Geburt beim Pressen steigt der Blutdruck stark an (systolisch Spitzen bis 200 mmHg und ZVD bis 80 cmH_20)
  Im EKG Linkstyp, SI-QIII-Typ, ST-Senkung, T-Abflachung und ventrikuläre Extrasystolen (meist ohne pathologische Bedeutung) mögl.
- Blut: vermehrter Eisenbedarf (ca. 1.000 mg für die gesamte Schwangerschaft),
  Leukozytose (10-16.000/µl) mit Linksverschiebung (gesteigerte Leukopoese), erhöhte BSG (durch vermehrte Globuline im Blut),
  Hyperkoagulabilität durch vermehrte Gerinnungsfaktoren (VII, VIII, X, Fibrinogen), verminderte Fibrinolyse ⇨ **Thrombosegefahr** (insb. der unteren Extremität/Becken bei Kompression der V.cava inf./Vv.iliacae durch den Fetus/Uterus) u. Lungenembolie; die Thrombozytenzahl nimmt hingegen ca. 10 % während der Schwangerschaft ab (am meisten um den Geburtstermin herum)
- Lunge: Atemzugvolumen ↑, Lungenperfusion ↑, Zwerchfellhochstand im Verlauf der Schwangerschaft ⇨ **Dyspnoe**
- Schilddrüse: evtl. Hyperplasie durch relativen Jodmangel (vermehrter Verbrauch durch den Fetus und renaler Jodverlust), T_3, T_4 u. TBG ↑ bei insg. euthyreoter Stoffwechsellage (freies T_3/T_4 normal)
- Nebenschilddrüse: Parathormon ↑ ⇨ vermehrte intestinale Ca^{++}-Resorption (eine Resorption von Ca^{++} aus dem mütterlichen Knochen wird durch gleichzeitig erhöhtes Calcitonin verhindert).
- Nieren: renale Durchblutung ↑, glomeruläre Filtration ↑, Vergrößerung des Nierenbeckens und der Ureteren (Progesteron-bedingte Dilatation der Hohlorgane und durch Kompression der Ureteren durch den Fetus/Uterus im kleinen Becken, re. > li.), eine Glukosurie und Proteinurie ist mögl. und in geringem Umfang nicht pathologisch während der Schwangerschaft (s.u. Kap. Gestose).
- Nebennieren: Cortisol ↑, Aldosteron ↑ (gleicht die natriuretische Wirkung des Progesterons aus)
- Magen-Darm-Trakt: Gingivitis hypertrophicans, Schwangerschaftsepulis mit Zahnfleischbluten mögl., pH ↓ des Speichels ⇨ Karies mögl., allgemeine Motilitätsabnahme und Tonusminderung der glatten Muskulatur durch Progesteronwirkung im gesamten GI-Trakt ⇨ Insuffizienz der Kardia mit **Sodbrennen**, **Obstipation**, verlangsamte Magenentleerung
- Leber: Verdickung der Gallenflüssigkeit (⇨ Gallensteine, intrahepatische Cholestase mögl.)
- Insulin und Glukose: erhöhte Insulinempfindlichkeit in der Frühschwangerschaft ⇨ **BZ** ↓ (Hypoglykämiegefahr bei Diabetikerinnen), vermehrte Bildung und Einlagerung von Fett (anabole Stoffwechsellage). In der 2. Schwangerschaftshälfte zunehmende Insulinresistenz (durch HPL, Prolaktin, Östrogen, Glukagon), vermehrte Lipolyse der Mutter (als Glukosesparstoffwechsel),

vermehrter Insulinbedarf (evtl. Entwicklung eines Gestationsdiabetes aus einem bisher latenten Diabetes mellitus), sehr hoher Glukoseverbrauch des Fetus und der Plazenta ⇨ BZ weiterhin ↓

- Haut: **Hyperpigmentierung** (vermehrtes hypophysäres MSH und direkte Melanozytenstimulation), im Gesicht wird dies Chloasma gravidarum (Syn: Chloasma uterinum, Melasma gravidarum) genannt, Pigmentierung der Linea alba zw. Symphyse und Bauchnabel (sog. Linea fusca od. Linea nigra), verstärkte Pigmentierung der Brustwarze, Spider naevi (kleine rote, radiäre Teleangiektasien, Syn: Naevus araneus), Palmarerythem, vermehrter Haarausfall, ab dem 6. SSM, rote **Striae gravidarum** (Syn: Striae cutis atrophicae, Striae distensae, Schwangerschaftsstreifen) durch Schädigung elastischer Fasern mögl. Die Hyperpigmentierungen u.a. Symptome bilden sich nach der Schwangerschaft meist zurück (90 % d.F.), lediglich die Striae bleiben oft und werden zu weißen Narbenstreifen.
- Auge: verminderte Tränenproduktion, Änderung der Brillenstärke, Kontaktlinsenunverträglichkeit
- Psychisch: Glücksgefühl, aber auch Angst vor Verlust oder Fehlbildungen des werdenden Kindes, im Verlauf zunehmende Akzeptanz der Schwangerschaft, Angst vor der Geburt (Geburtsschmerz bis zur Todesangst).

Path:
- ♦ **Gametopathie**: präkonzeptionelles Fehlen oder Überzahl eines oder mehrerer Chromosomen bei Frau od. Mann (z.B. Trisomien, Mosaik) oder Chromosomenbrüche
- ♦ **Genopathie**: präkonzeptionelle Schädigung an einem Genlocus bei Frau od. Mann
- ♦ **Blastopathie**: 1.-14. Tag post conceptionem ⇨ bei Schädigung Fruchttod (50 %) oder Ersatz der geschädigten Zelle durch die zu dieser Zeit noch pluripotenten Zellen ohne Folgen oder sehr selten Doppelmissbildungen („siamesische Zwillinge")
- ♦ **Embryopathie**: 2.-9. SSW p.c., Störung der Organogenese (= Teratogenität) ⇨ schwere Organmissbildungen
- ♦ **Fetopathie**: Störung ab 9 SSW p.c. (nach Abschluss der Organogenese), somit nur noch Ausreifungsstörungen mögl.

Vulnerable Phasen der Organogenese: (angegebene SSW hier = **p.c.**)

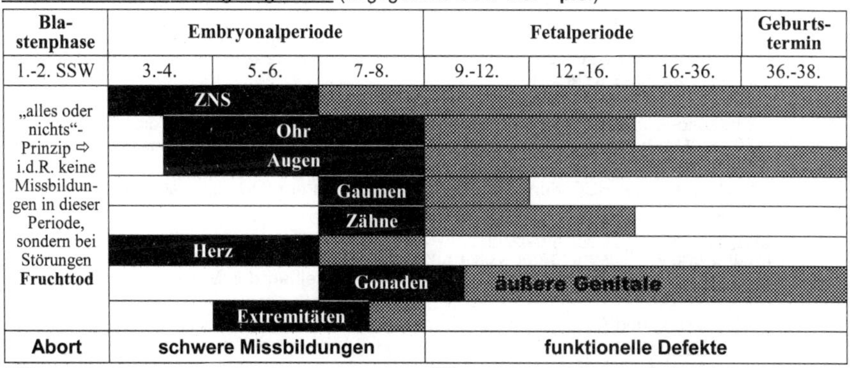

■ kritische Phase, besondere Empfindlichkeit ▒ weniger empfindliche Phase

Epid:
- ◊ Innerhalb eines Jahres kommt es bei regelmäßigem ungeschütztem Koitus bei **60-85 %** der Paare zu einer Schwangerschaft
- ◊ In ca. **1,3 %** d.F. kommt es zu einer **Mehrlingsschwangerschaft**:
  Zwillinge (Syn: Gemini) 1:85 = 1,2 % (davon 2/3 zweieiig, 1/3 eineiig), Drillinge $1:85^2$ = 0,01 %, Vierlinge $1:85^3$ = 0,0002 %, Fünflinge $1:85^4$ = 0,000002 % (HELLIN-Regel)
  Zum Zeitpunkt der Konzeption ist die Rate wesentlich höher (1:8), durch Frühabort u. Absterben eines Zwillings reduziert sich dies aber dann stark.
- ◊ Fehlbildungsrate: statistisch sind 68 Kinder mit Fehlbildungen unterschiedlichen Schweregrades (von kleinen Anomalien ohne Krankheitswert bis hin zu infausten Fehlbildungen) pro 1.000 geborene Kinder zu erwarten (= **7 % aller Neugeborenen**)
- ◊ Es wird geschätzt, dass sich insg. ca. 70 % der befruchteten Eizellen im Verlauf nicht weiterentwickeln u. beim nächsten „Menstruationszyklus" (meist unbemerkt) abgestoßen

werden od. es zu einem Frühabort kommt. Bedingt ist dies u.a. durch die hohe Rate an Chromosomenstörungen (die wohl vom Körper erkannt werden u. zur Abstoßung führen):

Die Chromosomenstörungsrate beträgt statistisch bei Oozyten 32 %, Spermien 8 %, befruchteten Eizellen 37 %, Präimplantationsembryo 20 %, Embryo im 1. Trimenon 10 % (zum Vergleich: bei termingerechten Neugeborenen nur noch in 0,8 % d.F.)

◊ Optimales Gebäralter: statistisch im **25.-30. Lj.**

Spätgebärende (≥ 35. Lj.): ihr Anteil hat in den letzten 20 J. in Deutschland von 5 auf 22 % zugenommen (und damit vermehrt höhere Risiken, bei 5 % der Kinder ist die Frau sogar >40 J.). Das durchschnittliche statistische Gebäralter in Deutschland liegt heute bei **30,9 J.** (und damit 5 J. höher als noch vor 25 Jahren). Die durchschnittliche Kinderzahl/Frau in Deutschland beträgt derzeit nur noch **1,38** (und damit ein negatives Bevölkerungswachstum), 8,4 Kinder/1.000Menschen, insg. ca. 660.000 Geburten/Jahr.

Optimaler Zeitpunkt für eine **erneute Schwangerschaft** ist eine Konzeption 18-24 Mon. nach vorangegangener Entbindung (statistisch erhöhtes Risiko für Früh- od. Mangelgeburt bei Konzeption <6 Mon. nach vorhergehender Geburt, nach Sektio sollte 1 J. gewartet werden).

30 % der Frauen in Deutschland bleiben kinderlos.

◊ Schwangerschaftsdauer (Syn: Tragezeit, engl. duration of pregnancy): wird meist in Schwangerschaftswochen **SSW p.m.** angegeben (post menstruationem = vom ersten Tag der letzten Menstruation an gerechnet, genau angegeben wird die Zeit z.B. als 4.+4 = 4. SSW plus 4 Tage, die Tage werden immer von 0-6 gezählt) und beträgt ca. 280 Tage (= **40 Wochen**, **10 Lunarmonate** zu 28 Tagen). Die eigentliche Dauer von der Konzeption (Empfängnis) an gerechnet = p.c. (post conceptionem) ist 2 Wochen kürzer.

◊ Die Schwangerschaft wird in Drittel = **Trimenon** eingeteilt: 1. Trimenon = 1.-13. SSW, 2. = 14.-26. SSW, 3. = 27.-40. SSW p.m.

◊ Geschlechtsverhältnis: es werden statistisch 48,6 % Mädchen u. 51,4 % Jungen geboren

Klin: ⇒ Sichere Schwangerschaftszeichen:

- **Ultraschallnachweis** des Embryos ab der 6. SSW p.m. (in der Vaginalsonographie ist ab der 5. SSW p.m. der Nachweis einer Chorionhöhle mit einem Durchmesser von 3-4 mm mögl.). Sicherster Befund ist der Nachweis von Herzaktionen beim Embryo (ab der 7. SSW erstmals sichtbar).
- **Kindliche Herztöne** auskultierbar (ab der 12. SSW p.m.)
- Eindeutiges Wahrnehmen von **Kindsbewegungen** (Primipara fühlen dies meist um die 20. SSW, Multipara ab der 18. SSW) oder sicheres Fühlen von Kindsteilen durch die Bauchdecke
- Nachweis hoher HCG-Konzentration im Urin od. Serum (DD: kann aber auch ein HCG-bildender Tumor sein)

⇒ Sonstige Schwangerschaftszeichen: livide violette Verfärbung des Introitus vaginae, Aufrauung und Auflockerung der Vulva und Vagina, vermehrte Sekretbildung/Ausfluss, Anstieg des pH (weniger DÖDERLEIN-Bakterien), Ausbleiben der Menstruation (sekundäre Amenorrhoe)

Vergrößerung und Auflockerung des Corpus uteri, evtl. sog. Schwangerschaftswehen

HEGAR-Zeichen (die Cervix uteri ist im Isthmusbereich in der 8.-12. SSW besonders weich und leicht komprimierbar)

GAUSS-Zeichen (Auflockerung des unteren Uterinsegments führt bei bimanueller Untersuchung zur vermehrten Beweglichkeit der Cervix uteri nach allen Seiten, ohne dass der Korpus sich mitbewegt, sog. Wackelportio)

PSCHYREMBEL-Zeichen (Syn: Stock-Tuch-Zeichen: ab der 8.-12. SSW tastbarer fester Kern in der Cervix uteri bei aufgelockertem umgebenden Gewebe)

OSIANDER-Zeichen (fühlbare Pulsation am Zervixrand in der 4.-8. SSW)

PISKACEK-Zeichen (asymmetrische Ausladung d. Uterus auf der Seite der Nidationsstelle)

Mamma: **Spannungsgefühl** und Schwellung der Brüste (Mastodynie durch vermehrte Durchblutung) sowie Bildung von Kolostrum (Sekretion von Erstmilch wird manchmal bereits ab der 6. SSW beobachtet)

⇒ Weitere mögl. allgemeine Zeichen (unsichere Zeichen): **Übelkeit** und Erbrechen (meist im 1. Trimenon und eher **morgens**), Unterbauchschmerzen, Neigung zu Obstipation, Zunahme des Bauchumfanges, Sodbrennen, Hautpigmentierungen, Striae gravidarum, Haarausfall, Pollakisurie, arterielle Hypotonie u. orthostatische Beschwerden (Kollapsneigung), nervöse Störungen, gesteigertes Hungergefühl („Gelüste"), metallischer Geschmack auf der Zunge, vermehrter Speichelfluss

Diag: 1. Anamnese: letzte Menstruation, Konzeptionstermin, Übelkeit?

Berechnung des Geburtstermines: nach der **NAEGELE-Regel**:

1. Tag d. letzten Menstruation –3 Mon. +7 Tage (+1 Jahr) = voraussichtlicher Geburtstermin

bezogen auf einen 28-Tage-Zyklus, bei kürzerem od. längerem Zyklus ± Tage rechnen (allerdings kommen nur 4 % der Kinder wirklich genau an diesem Tag zur Welt, in einem Zeitraum von 2 Wo. davor und 2 Wo. danach sind es aber insg. 80 % der Geburten)

2. Gynäkologische Untersuchung (s.u., Schwangerschaftsvorsorgeuntersuchung)

3. Labor: quantitativer **Schwangerschaftstest** durch Nachweis von **ß-HCG** (engl. human chorionic gonadotropine) im **Urin** (Antigen-Antikörper-Reaktion, nicht schwanger <20 I.E./l, sicher schwanger >50 I.E./l) od. **Serum** (RIA, sehr empfindlich, daher schon früh noch vor Ausbleiben der Menstruation einsetzbar, nicht schwanger <5 I.E./l, in der 4. SSW 100-5.000 I.E./l, Maximum in der 10. SSW bis 150.000 I.E./l)

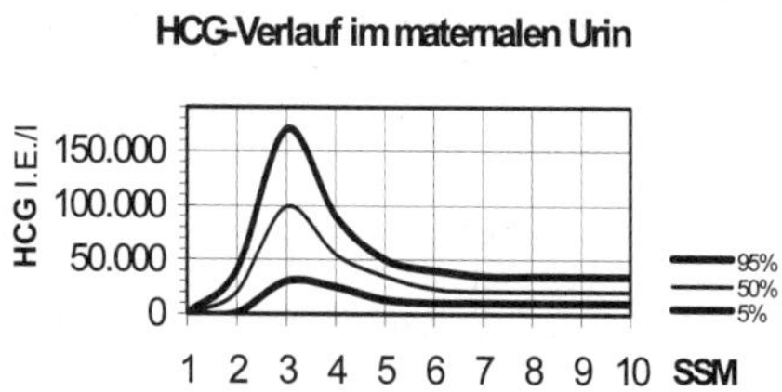

Die frei verkäuflichen (qualitativen = + od. -) Schwangerschaftstests (z.B. Femtest®, Evatest®Direct) funktionieren ebenfalls über den Nachweis von HCG im Urin und können zuverlässig ab der 4./5. SSW p.m. (= 2./3. Wo. p.c. = direkt nach Ausbleiben der normalerweise auftretenden Menstruation) eingesetzt werden.

4. Sonographie (s.u., Schwangerschaftsvorsorgeuntersuchung)

5. Größe und Gewichtsentwicklung des Embryo/Fetus (SSW p.m., 50. Perzentile):

SSW	Größe (cm)	Gewicht (g)
4.	0,02	0,000001
6.	0,3	0,05
8.	1,7	10
10.	3,4	20
12.	6	45
14.	8	60
16.	10	80
18.	13	150
20.	18	250
22.	24	390

SSW	Größe (cm)	Gewicht (g)
24.	28	530
26.	31	900
28.	34	1.100
30.	37	1.500
32.	41	1.900
34.	43	2.250
36.	46	2.850
38.	49	3.200
40.	**50**	**3.450**
41.	51	3.550

Ther:

- Schwangerschaftsvorsorgeuntersuchungen (s.u.)
- Substitution: Für Folsäure, Eisen, Jod und zum Teil für Kalzium besteht während der Schwangerschaft auch bei „gesunder" Ernährung ein erhöhter Bedarf.
  - **Folsäure:** zur Protektion von Neuralrohrdefekten (Dysrhaphiesyndrome = Spaltbildungen, z.B. Meningomyelozele) sollte direkt ab Beginn der Schwangerschaft (besser noch bei geplanter Schwangerschaft 4 Wo. **davor** beginnen = perikonzeptionell) bis zur 14. SSW 400 µg/Tag substituiert werden (Lafol®, Folsan®0,4mg), bei bekanntem Neuralrohrdefekt eines Geschwisterkindes 10fach höhere Dosis geben (Folsan®5mg).
  - **Eisen** (Bedarf 5 mg/Tag): bei Hb <11 g/dl Eisen-II-Salze oral 100-200 mg/Tag (ferro sanol®), prophylaktisch kann 30-60 mg Fe^{2+}/Tag von Beginn an gegeben werden (in dieser geringen Dosierung dann meist auch keine NW wie Übelkeit od. Obstipation).
  - **Jod** (Bedarf 300 µg/Tag): Verwendung von **jodiertem Speisesalz** und 1x/Woche Seefisch, prophylaktisch kann Jod substituiert werden (Jodid® 200 µg/Tag)

    Bei bekannter Hypothyreose L-Thyroxin (Euthyrox®) nach Bedarf (alle 6-8 Wo. fT4 u. TSH kontrollieren), meist ist der Bedarf erhöht.

- **Kalzium**: **1 Liter Milch/Tag** deckt den erforderlichen Bedarf. Ohne Milchprodukte sollte 0,5 g Kalzium/Tag substituiert werden (z.B. Calcium-Sandoz® forte).
- Sonstige Vitamine, Elektrolyte u. Spurenelemente: bei normaler Ernährung ist eine Substitution nicht erforderlich, evtl. Magnesium- u. Zink-Substitution, bei Vegetarierin ggf. Vit.-B12 (Vitamin-B12-ratiopharm®, 2 Tbl./Woche). Vorsicht bei Multivitaminpräparaten, diese können für Schwangere schädlich hohe Dosen von Vit. A u. D enthalten!
- Mehrfach ungesättigte Fettsäuren u. insb. ω-3-Fettsäuren (z.B. DHA = Docosahexaensäure) sind wichtig für Gehirn- u. visuelle Entwicklung: in fettreichem Fisch (2x/Wo. Lachs, Makrele, Thunfisch, Aal od. Hering) od. Walnuss-/Rapsöl enthalten.
- Trinkmenge: pro Tag 2 Liter empfohlen.

Kompl:
* **Blutungen** in der Schwangerschaft:
  Frühschwangerschaft: Nidationsblutung (ohne Krankheitswert), Portioblutung bei Ektopie, Polypen, Extrauteringravidität, Blasenmole, drohender Abort, Frühabort
  Spätschwangerschaft: Placenta praevia, Plazentarandblutung, vorzeitige Plazentalösung, Insertio velamentosa, Uterusruptur, vorzeitige Wehen mit Muttermunderöffnung (sog. Zeichnen)
* **Extrauteringravidität** (s.u.): Einnistung des befruchteten Eies extrauterin, z.B. in der Tuba uterina, Ovar, Peritoneum, Omentum majus
* **Mehrlingsschwangerschaft** (Zwillings-, Drillingsschwangerschaft oder höhergradige Mehrlinge): Risiko durch fetale Hypotrophie ab der 28. SSW durch intrauterine Mangelversorgung; Frühgeburtlichkeit (Häufigkeit 40-65 %), Gestose (ca. 30% d.F.), Zwillingstransfusionssyndrom bei monochorischer Plazentaanlage (ca. 20 % d.F.) insb. mit Blutvolumenverschiebungen unter der Geburt, Gefahr der vorzeitigen Plazentalösung für den zweiten Zwilling, perinatale Mortalität 10-15 % erhöht, in der Nachgeburtsperiode oft atonische Nachblutung durch starke Uterusüberdehnung
* Hyperemesis gravidarum (s.u. Kap. Gestosen): anhaltendes Erbrechen mit Stoffwechselstörung, Gewichtsabnahme, Exsikkose, Leberfunktionsstörungen bis zum Delir mögl.
* Gestose, Eklampsie, HELLP-Syndrom (s.u.)
* Plazentastörungen (s.u.): Plazentareifungsstörung, Plazentainsuffizienz, Placenta praevia, vorzeitige Plazentalösung
* **Intrauterine Wachstumsretardierung**
* **V.cava-inferior-Syndrom** = Kompression der V.cava durch den Uterus, insb. im 3. Trimenon in Rückenlage ⇨ Reduzierung des venösen Blutrückstroms zum Herzen ⇨ Verminderung des Herzminutenvolumens, Tachykardie, RR-Abfall, fetale Hypoxie (sporadische Dezeleration und Bradykardie im CTG bei Rückenlage der Mutter), Ther: Lagerung in leichter Linksseitenlage
* **Frühgeburtlichkeit**: Geburt eines lebenden Kindes vor Beendigung der 37. SSW (s.u.)
* **Übertragung** (Syn: partus serotinus, engl. postmaturity, post-date labour): echte Übertragung bei Geburtstermin >42. SSW (bei ca. 2,5 % der Schwangerschaften) oder relative Übertragung (= durch vorzeitige eingeschränkte Plazentafunktion) ⇨ Anstieg d. perinatalen Mortalität mit zunehmender Tragzeit (insb. >43. SSW durch „Alterung" der Plazenta ⇨ Plazentainsuffizienz). Ther: sonographische Überwachung, CTG, evtl. Amnioskopie und bei Gefährdungshinweisen (im Wehenbelastungstest) Einleitung der Geburt (Zervixreifung, Weheninduktion, Amniotomie)
* Abort (s.u.)

Kind:
* **Infektionskrankheiten** (TORCH-Komplex: Toxoplasmose, other [andere wie Lues, Listeriose, Tuberkulose, usw.], Röteln, Cytomegalie, Herpes simplex) s.u.
* **Trisomie 21** (Syn: DOWN-Syndrom, Mongolismus): Gesamtprävalenz in der Bevölkerung 1:700 (Risiko stark abhängig vom Alter der Mutter, s. Kap. Risikoschwangerschaft)
  Klin: Geburt mit Brachyzephalus (Kurzkopf mit abgeflachtem Hinterkopf), Epikanthus (Hautfalte am inneren Augenwinkel) u. schräge Lidspalten (s. Abb.), beim Säugling weiße, sog. BRUSHFIELD-Flecken in der Iris, Makroglossie (verdickte große Zunge), offener Mund mit vermehrter Speichelsekretion, Vierfingerfurche in den Handflächen, Sandalenlücke zw. 1./2. Zehe am Fuß, Muskelhypotonie, bei 40-60 % d.F. Herzfehler (meist AV-Septumdefekt), Minderwuchs (Endgröße

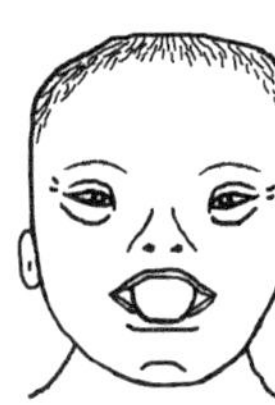

1,40-1,50 m), erhöhte Leukämierate (1 % d.F.), erhöhte Infektanfälligkeit.

Prog: Lebenserwartung ca. ½ der Normalbevölkerung, motorische und geistige Entwicklung deutlich verzögert, IQ im Kindesalter um 50 (= Debilität), später auch geringer

Selbsthilfegruppen: Arbeitskreis Down-Syndrom e.V., Gadderbaumer Str. 28, 33602 Bielefeld, Tel.: 0521 442998, Internet: www.down-syndrom.org

Deutsches Down-Syndrom InfoCenter, Hammerhöhe 3, 90207 Lauf/Pegnitz, Tel.: 09123 9821-21, Fax: -22, Internet: www.ds-infocenter.de

Down-Syndrom-Netzwerk Deutschland, Im Bracksiek 28a, 33611 Bielefeld, Tel.: 0521 871720, Hotline: 0700 00210021, Internet: www.down-syndrom-netzwerk.de

Bundesvereinigung Lebenshilfe für Menschen mit geistiger Behinderung e.V., Raiffeisenstr. 18, 35043 Marburg, Tel.: 06421 491-0, Fax: 06421 491-167, Internet: www.lebenshilfe.de

- Trisomie 18 (Syn: EDWARDS-Syndrom): Häufigkeit: 1:5.000, Geburt mit Minderwuchs, Gesichtsdefekten, Beugekontrakturen der Fingergelenke, Daumen und Kleinfinger kreuzen die anderen Finger, psychomotorische Retardierung, Herzfehler, Prog: sehr schlecht, Letalität im 1. Lj. 90 % (etwas bessere Prog. für die Mädchen)
- Trisomie 13 (Syn: Pätau-Syndrom): Häufigkeit: 1:10.000, Geburt mit multiplen Hirnfehlbildungen, Lippen-Kiefer-Gaumen-Spalte u. Gesichtsdysmorphien, Iriskolobom, Herzfehler, Zystennieren, Prog: schlecht, Jungen sterben alle bis zum 5. Lj., Mädchen bis zum 10 Lj. in 90 % d.F.
- Neuralrohrdefekte (Dysrhaphiesyndrome = Spaltbildungen, z.B. Spina bifida, Meningozele, Myelozele, Meningomyelozele, Enzephalozele od. Anenzephalie) entstehen bei Störungen während des 22.-28. Schwangerschaftstages p.c. (Verschluss des embryonalen Neuralrohres in dieser Zeit), Häufigkeit: 1,5/1.000 Neugeborene

Mutter:
- Verschlechterung vorbestehender internistischer Erkrankungen mögl.: Diabetes mellitus, **Herz-Kreislauf-Erkrankungen** (z.B. bei angeborenem Herzfehler, Kardiomyopathie, pulmonaler Hypertonie ⇨ Dekompensation mögl.), Nierenerkrankungen, chronisch entzündliche Darmerkrankungen (Colitis ulcerosa, Morbus CROHN), Hypothyreose, Lupus erythematodes (s.u.), rheumatoide Arthritis (hier häufig auch Besserung)
- **Arterielle Hypotonie** (RR syst. <110 mmHg) ⇨ Kopfschmerzen, Schwindel, Leistungsminderung, kalte Füße/Hände, orthostatische Beschwerden (RR-Abfall beim Aufstehen), eine chronische ausgeprägte Hypotonie kann auch zu fetaler Wachstumsstörung führen
- Erhöhte **Thromboseneigung** (ca. 5-10faches Risiko), tiefe Bein- und Beckenvenenthrombose (in 90 % d.F. links) ⇨ Gefahr der **Lungenembolie** (häufigste Todesursache bei schwangeren Frauen!). Außerdem vermehrte venöse Insuffizienz mit Varizenbildung. Frauen mit einem bekannten hereditären Thromboserisiko (z.B. Protein-S-, -C-, Antithrombinmangel, Faktor-V-LEIDEN-Mutation, Antiphospholipid-Syndrom, Homocysteinämie) sollten während der gesamten Schwangerschaft Kompressionsstrümpfe tragen u. ggf. auch eine Thromboseprophylaxe mit einem niedermolekularen Heparin erhalten.
- Kardiale Kompl.: Myokardinfarkt, Aortendissektion, Kardiomyopathie
- Probleme beim Erkennen von mögl. Erkrankungen: insb. **Appendizitis** (Schmerzen im re. Mittelbauch durch die Verlagerung der Appendix nach kranial) ⇨ Cave: erhöhte fetale Mortalität bei verspäteter Diagnosestellung (Perforation, Peritonitis), Ther: bei Verdacht auf akute Appendizitis immer Op. (Op.-NW: vorzeitige Wehen mögl.), Antibiose

  Asymptomatische Harnweginfektion (5-10 % aller Schwangeren betroffen): Bakteriurie ⇨ Gefahr der aszendierenden Infektion (Zystitis) bis zur Pyelonephritis gravidarum (begünstigt durch die tonogene Ureterdilatation in der Schwangerschaft), erhöhte Rate an Frühgeburten, Ther: immer **Antibiose** (Cephalosporin od. Fosfomycin-Trometamol) und Kontrolle des Urinbefundes (Uricult)

  Aufsteigende Infektion ⇨ **Amnioninfektionssyndrom**
- **Karpaltunnelsyndrom** (7-25 % der Schwangeren betroffen, insb. im 3. Trimenon) mit typischen nächtlichen Parästhesien und/oder anhaltenden Sensibilitätsstörungen im N.medianus-Versorgungsgebiet an der Hand (Dig. I-III)
- Schwangerschafts**rhinitis** (haben 20-30 % der Schwangeren, sistiert danach)
- Hämorrhoiden, Analfissuren u. perianale Thrombosen (bei 1/3 der Schwangeren durch vermehrte Obstipation u. Pressen beim Stuhlgang, bilden sich postpartal meist zurück)
- Idiopathischer Schwangerschaftsikterus (intrahepatische Schwangerschaftscholestase, 1 % aller Schwangeren betroffen) mit **Pruritus** (Ikterus eher selten), erhöhtes Risiko für

Frühgeburtlichkeit (20 %), intrauterinen Fruchttod (1 %) u. perinatale Mortalität (1-2 %). Auftreten eher im 2. od. 3 Trimenon (1. Trimenon nur 10 % d.F.).

Labor: Bilirubin ↑, AP ↑, Ther: symptomatisch mit Antihistaminika (Dimetinden [Fenistil®], Diphenhydramin [Dolestan®]), evtl. Ursodeoxycholsäure (10-15 mg/kgKG/Tag, ab dem 2. Trimenon einsetzbar, wird sonst zur Gallesteinauflösung eingesetzt, Ursofalk®) od. Ionenaustauscher Colestyramin (Quantalan®, bindet Gallensäuren im Darm, dann fettlösliche Vit. substituieren und Gerinnung kontrollieren). Die Symptome bilden sich nach der Schwangerschaft spontan zurück.

Die gleiche Symptomatik ist bei der Einnahme hormonaler Kontrazeptiva mögl. und kann bei erneuter Schwangerschaft rezidivieren.

* Akute Schwangerschaftsfettleber: sehr seltene schwere Leberfunktionsstörung (0,01 % aller Schwangeren), meist im 3. Trimenon, ausgeprägter Ikterus, abdominelle Schmerzen, Aszites, verminderte Synthese von Gerinnungsfaktoren, Kompl: disseminierte intravasale Gerinnung, Nierenversagen, Leberkoma, maternale u. fetale Mortalität 10 %, Ther: umgehende Entbindung (Sektio), intensivmedizinische Überwachung
* Auftreten einer **Karzinomerkrankung** während der Schwangerschaft (am häufigsten ist das Zervix- u. das Mammakarzinom sowie HODGKIN-Lymphome, Inzidenz: ca. 1 Tumorerkrankung auf 1.000 Schwangerschaften). Ein Übergreifen auf den Fetus kommt praktisch nicht vor (wegen der Plazentaschranke, Ausnahme ist das malignen Melanom).
* **Schwangerschaftsdepression** (bei ca. 10 % aller schwangeren Frauen, meist im 2. od. 3. Trimenon der Schwangerschaft)

  Kompl: Frühgeburtlichkeit, niedrigeres Geburtsgewicht, häufiger Drogengebrauch, Suizid, erhöhtes Risiko für eine Wochenbettdepression

  Ther: stützende Psychotherapie, bei schwerer Depression Medikation, z.B. mit Imipramin (Tofranil®) od. Amitriptylin (Saroten®), bei NW der tricyclischen Antidepressiva auch Fluvoxamin (Fevarin®) od. Paroxetin (Seroxat®, nicht im 1. Trimenon, da Risiko für Herzfehler beschrieben) mögl.
* Schwangerschaftsassoziierte Osteoporose (insb. im 3. Trimenon u. beim Stillen mögl.)
* Knochenmarködemsyndrom des Hüftgelenkes ⇨ Risiko für Schenkelhalsfraktur
* <u>Schwangerschaftsdermatosen</u> (engl. dermatoses of pregnancy) = pathologische Hautveränderungen in der Schwangerschaft mit **guter Prog.** ⇨ diese verschwinden meist mit dem Ende der Schwangerschaft und haben auch meist keinen negativen Einfluss auf den Schwangerschaftsverlauf. Ther: meist symptomatischer Einsatz von Antihistaminika (z.B. Cetirizin od. Loratadin) gegen den Juckreiz u. topische (lokale) Glukokortikoide.
  - Polymorphe Schwangerschaftsdermatose (Syn: PEP = <u>p</u>olymorphic <u>e</u>ruption of <u>p</u>regnancy, PUPPP = <u>p</u>ruritic <u>u</u>rticarial <u>p</u>apules and <u>p</u>laques of <u>p</u>regnancy): juckende Papeln und Bläschen am Bauch (nicht periumbilikal) und Oberschenkel sowie Neigung zu Striae gegen Ende der Schwangerschaft
  - Pemphigoid gestationis (Syn: Herpes gestationis): juckende Bläschenbildung periumbilikal und an den Extremitäten, meist in der 2. Schwangerschaftshälfte od. nach der Geburt, Ät: autoimmunologische Ursache mit Antikörpern gegen ein im Amnionepithel u. in d. Lamina lucida der Basalmembran vorhandenes Antigen, Ther: symptomatisch mit Antihistaminika, glukokortikoidhaltige Cremes od. Austrocknung mit Farbstoffen
  - Prurigo gestationis: juckende Papeln an den Extremitätenstreckseiten, Schulter und Bauch in der 1. Schwangerschaftshälfte, Erstmanifestation eines atopischen Ekzems.
  - Pruritus gravidarum: generalisierter Juckreiz im letzten Trimenon, vermutlich in Zusammenhang mit Cholestase (idiopathischer Schwangerschaftsikterus, s.o.)
  - Autoimmunprogesterondermatitis: juckende, akneartige (Papeln, Pusteln, Komedonen) Dermatose im 1. Trimenon, Ät: autoimmunologische zellvermittelte Reaktion auf endogenes Progesteron
  - Impetigo herpetiformis: sehr seltene und schwere Verlaufsform einer Psoriasis pustulosa (Typ ZUMBUSCH) bei Nebenschilddrüseninsuffizienz mit Hypokalzämie, submammäre und inguinale Pusteln in der 2. Schwangerschaftshälfte, Kompl: Fieber, Durchfall u. Erbrechen, tonisch-klonische Krämpfe, Ther: Glukokortikoide, Flüssigkeits- u. Elektrolytersatz; evtl. vorzeitige Geburtseinleitung erforderlich, Rezidivneigung bei erneuter Schwangerschaft
  - Papulöse Schwangerschaftsdermatose: während der gesamten Schwangerschaft auftretende, stark juckende Papeln jeweils für einige Tage, erhöhtes Abortrisiko (unbekanntes Plazentaantigen?)
  - Systemischer Lupus erythematodes: Autoimmunkrankheit (antinukleäre Ak, Anti-ds-

DNA-Ak), häufig mit Nierenschädigung, in der Schwangerschaft Symptomverstärkung (bei 1/3 auch Besserung oder Erstmanifestation) mögl., Kompl: Pfropfgestose, Wachstumsretardierung, Abort/Totgeburt, neonataler Lupus erythematodes (= durch transplazentare Übertragung maternaler Autoantikörper bedingter AV-Block III. Grades ab der 2. Schwangerschaftshälfte, Hepatitis, Hautveränderungen, Zytopenie ⇨ Rückbildung bis 6 Mon. postpartal entsprechend dem Abbau der mütterlichen IgG-Antikörper, der kongenitale Herzblock kann aber auch irreversibel sein!). Ther: Low-dose-Heparinisierung, ASS 100 mg/Tag, gute Blutdruckeinstellung (s. Kap. Gestosen). Bei aktivem SLE ist von einer Schwangerschaft abzuraten.

Proph:
- ♥ Bei geplanter Schwangerschaft sollte bereits einige Wochen vor der Konzeption mit der Gabe von 0,4 mg/Tag Folsäure (Lafol®) zur Protektion von Neuralrohrdefekten begonnen werden. Das Risiko für Neuralrohrdefekte lässt sich damit um ca. 75 % verringern. Ebenfalls wird damit das Risiko für Herzfehler (Septumdefekte), für Missbildungen der ableitenden Harnwege, Gaumenspalten und für Autismus vermindert.
- ♥ Bei geplanter Schwangerschaft sollte bereits vorab eine Titerkontrolle (u. soweit mögl. bei unzureichendem Titer eine Impfung) auf Röteln, Varizellen, Toxoplasmose, ggf. auch auf Hepatitis B u. HIV erfolgen. Routineimpfungen wie Tetanus, Diphtherie, Pertussis usw. sollten aktualisiert werden (auch beim Vater). Seit 2010 wird von der STIKO auch eine saisonale Impfung im Winter gegen **Influenza** für alle Schwangere empfohlen (Impfung ab dem 2. Trimenon, bei chronischen Vorerkrankungen ab 1. Trimenon).
- ♥ Aufklärung über **toxische Substanzen** (insb. Alkohol, Nikotin, Drogen, Medikamente usw., s.u. Kap. Risikoschwangerschaft)

SCHWANGERSCHAFTSVORSORGEUNTERSUCHUNGEN

Syn: Mutterschaftsvorsorge, Betreuung einer normalen Schwangerschaft, ICD-10: Z34.-

Epid:
- ◊ Die Angaben SSW, SSM werden in der Klinik/Praxis immer **p.m. = post menstruationem** (= von der letzten Menstruation an gerechnet) angegeben.
- ◊ Termine: 1.-4. SSM alle 4 Wochen
  5.-7. SSM empfohlen alle 3 Wo. (gem. den Mutterschafts-Richtlinien alle 4 Wo.)
  8.-9. SSM alle 2 Wo.
  Im 10. SSM möglichst wöchentlich (gem. den Mutterschafts-Richtlinien alle 2 Wo.) und ab dem errechneten Geburtstermin alle 2 Tage.
  Bei Risikoschwangerschaft sind meist individuell häufigere Termine erforderlich.

Diag:
1. Anamnese: Alter der Schwangeren, Tag der letzten Menstruation, frei verkäuflichen Schwangerschaftstest durchgeführt, sonstige allgemeine Schwangerschaftszeichen wie Übelkeit od. Mastodynie

   Frühere Schwangerschaften: Anzahl und Verlauf der Schwangerschaften, Fehlgeburten und Geburtsmodus od. Geburtskomplikationen, Behinderungen oder Erkrankungen bei den früheren Kindern

   Gynäkologische Anamnese: gynäkologische Erkrankungen od. Op, Abrasio/Kürettage, Interruptiones

   Sonstigen Erkrankungen: Diabetes mellitus, Gerinnungsstörungen, sonstige Erkrankungen u. **Medikamenteneinnahme**

   Noxen: Frage nach Alkoholkonsum, Nikotinabusus od. Drogengebrauch

   Familienanamnese: genetische Erkrankungen (auch des Partners)?

   Sozialanamnese: Beruf, besondere Belastungen im Beruf od. der Familie

   Bei jedem Termin: nach Auffälligkeiten, Allgemeinbefinden, Sorgen, Ängste oder Befürchtungen fragen
2. Gynäkologische Untersuchung: Inspektion: **Fundusstand** (1.LEOPOLD-Handgriff) ⇨ typische Marken (s. Abb.):

   12. SSW an der Symphysenoberkante, 16. SSW 3 Querfinger über der Symphyse,
   20. SSW 3 Querfinger unter dem Nabel, 24. SSW am Nabel,

28. SSW 3 Querfinger über dem Nabel,
32. SSW 3 Querfinger unter dem Processus xiphoideus,
36. SSW höchster Stand am Rippenbogen, danach sinkt der Fundusstand bis zur 40. SSW wieder etwas ab (durch Verminderung des Fruchtwassers u. Eintreten des Kopfes in das kleine Becken).

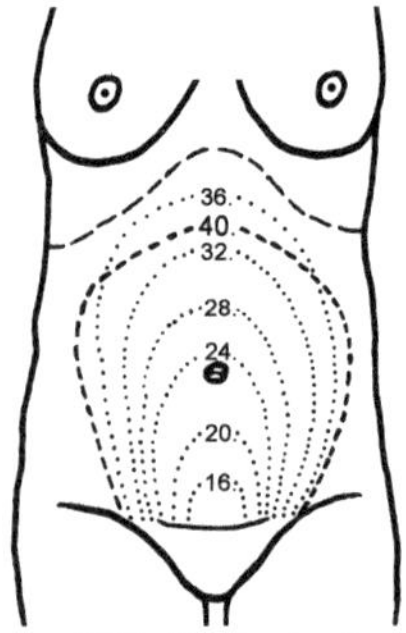

SSW - Fundusstand

Spekulumuntersuchung/Kolposkopie: Inspektion von Vulva, Vagina und Portio/Zervix auf Auffälligkeiten.

Bei der ersten Schwangerschaftsvorsorgeuntersuchung wird in Deutschland ein **Zervixabstrich** zum Nachweis von **Chlamydia-trachomatis-Antigen** durchgeführt, evtl. auch allgemeiner bakterieller Abstrich (bakterielle Vaginose?), ebenfalls meist auch ein zytologischer Abstrich (zur allgemeinen Krebsvorsorge)

Untersuchung der Brust (Ausschluss eines Tumors, Anomalien, Entzündung)

Allgemeine körperliche Untersuchung: Herz- u. Lungenbefund, Varizen u. **Ödeme**?

Bei jedem Vorsorgetermin außerdem Kontrolle von **Blutdruck** und **Körpergewicht**

3. <u>Labor:</u>
   - Bei jedem Termin **Urinkontrolle** (auf Eiweiß u. Glukose, heute meist mit Teststreifen, z.B. Combur10®Test) und Urinsediment. Bei Nachweis eines Harnweginfektes (ist meist asymptomatisch) immer Antibiose durchführen, bei pos. Glukosenachweis Blutzuckerbestimmung u. oGTT (s.u. bei Diabetes mellitus).
   - **Blutgruppenbestimmung** bei der ersten Schwangerschaftsvorsorgeuntersuchung (insb. wegen des Rhesus-Faktors, näheres s. Kap. Morbus haemolyticus fetalis) und **Antikörper-Suchtest** (auf irreguläre Antikörper = Ak gegen C,c, D, E, e, Kell, S u. Fy) bei der ersten Vorsorgeuntersuchung u. 2. Ak-Suchtest zur Kontrolle im 6. SSM
   - Hb-Bestimmung bei der ersten Schwangerschaftsvorsorgeuntersuchung (sollte >11,5 g/dl sein) u. im 6. SSM und engmaschiger um den Geburtstermin
   - Einmalige Blut**glukose**bestimmung ab der 24. SSW (soll nüchtern <100 mg/dl sein) und 50-g-oGTT in der 24.-28. SSW zur Diagnostik eines Schwangerschaftsdiabetes
   - **Lues-Serologie** (TPHA-Test) bei der ersten Schwangerschaftsvorsorgeuntersuchung
   - Bei allen Schwangeren Impfausweis auf Rötelnimpfung kontrollieren; wurde nicht geimpft, dann Bestimmung der Röteln-Ak mit **Röteln-HAH-Test** (<u>H</u>äm<u>a</u>gglutinations-<u>h</u>emmtest) ⇨ sichere Immunität bei Titer **1:16** od. mehr (bzw. >15 I.U./ml im Enzym-Immunoassay). Bei neg. Titer (<1:8) sollte bis zur 20. SSW alle 6 Wo. der Titer kontrolliert werden sowie intensive Aufklärung der Schwangeren hinsichtlich der Gefahren.
   - Untersuchung auf **Hepatitis B**-surface-Antigen (HBsAg) ab der 32. SSW (möglichst nahe am Entbindungstermin)
   - <u>Fakultative Laboruntersuchungen:</u> seit 2007 sind die Gynäkologen in Deutschland dazu **verpflichtet**, Schwangeren einen **freiwilligen HIV-Test** anzubieten (dies sollte immer wegen des Risikos der vertikalen Infektion von Mutter auf das Neugeborene und der sehr guten Schutzmöglichkeiten des Neugeborenen, wenn die Infektion der Mutter bekannt ist, durchgeführt werden, s.u. Kap. Venerologie, HIV/AIDS).
   - Ebenso sinnvoll **Toxoplasmose-Ak** (falls kein Titer vorhanden, Kontrolle alle 8-10 Wochen), weitere mögl. Untersuchungen sind Zytomegalie-Ak, Varizellen-Ak, Parvovirus-B19-Ak (Ringelröteln) u. Listeriose.

4. **<u>Sonographie:</u>**

   Routinemäßig werden in Deutschland gemäß den Mutterschafts-Richtlinien (s.u.) **drei Ultraschalluntersuchungen** in der 9.-12. SSW, 19.-22. SSW und in der 29.-32. SSW durchgeführt (Merksatz: 10-20-30er Sono). Alle folgenden biometrische Angaben der SSW entsprechen immer der **SSW p.m.** (= von der letzten Menstruation an gerechnet)

   <u>Ziele der Untersuchung:</u> Sicherung einer Schwangerschaft (Embryo sichtbar, Herzaktion, spontane Bewegungen), Nachweis der intrauterinen Lage, Berechnung des Gestationsalters und Geburtstermines, Diagnose von Mehrlingsschwangerschaft, Verlaufsbeobachtung des fetalen Wachstums, Diagnose pathologischer Veränderungen (z.B. Uterusfehlbildungen) oder fetaler Entwicklungsstörungen und Fehlbildungen, Plazentalage, -reife und Plazentafunktion, Feststellung der Kindslage, Fruchtwassermenge

Biometrie (intrauterine Kephalometrie, Thorakometrie usw.): folgende Parameter werden abhängig vom Gestationsalter zur Beurteilung der fetalen Entwicklung bestimmt (Normwerte s. auch Appendix Sonographie):

In der Frühschwangerschaft: **SSL** (**S**cheitel-**S**teiß-**L**änge, s. Diagramm) von der 6.-12. SSW sowie **CHD** (Chorionhöhlen-Durchmesser) von der 4.-10. SSW und MAD (mittlerer Amniondurchmesser) von der 8.-12. SSW und Durchmesser des Dottersacks (sekundärer) von der 6.-10. SSW (dieser sollte nicht <3 und nicht >7 mm sein)

Beurteilung von Vitalitätskriterien: **Herzaktion** u. spontane Bewegungen ab der 8. SSW

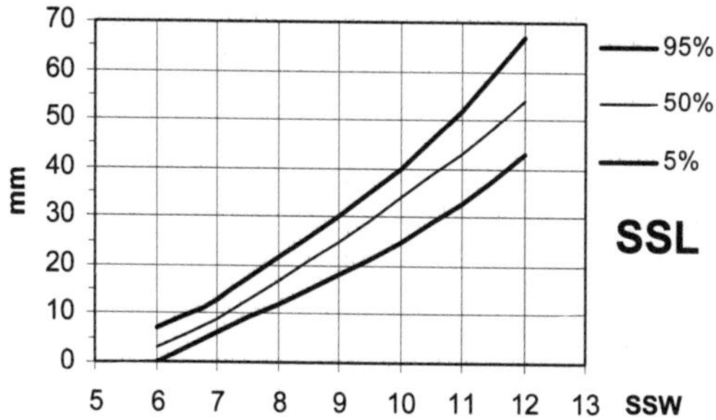

Biometrie ab der 12. SSW bis zur Geburt:

BPD (biparietaler Schädeldurchmesser, s. Diagramm): max. querer Abstand der beiden Scheitelbeine (außen-außen gemessen) oder FOD (frontookzipitaler Kopflängsdurchmesser) oder fetaler Kopfumfang (KU)

ThQ (Thoraxquerdurchmesser, s. Diagramm): Durchmesser quer durch den Thorax

ATD (abdominaler Transversaldurchmesser, s. Diagramm) od. AAPD (abdominaler anterior-posterior Durchmesser) od. **AU** (Abdomenumfang) in Höhe der Leber mit Darstellung des dorsalen 1/3 der V.umbilicalis/V.portae

FL (Femurlänge, s. Diagramm): Längenmessung der ossifizierten Femurdiaphyse

Bei der ersten Ultraschalluntersuchungen (idealerweise in der 11.-14. SSW) Beurteilung der **Nackentransparenz** (pathologisch ist eine Dicke >3 mm durch ein Nackenödem ⇨ Hinweis für eine Chromosomenstörung od. Neuralrohrdefekt)

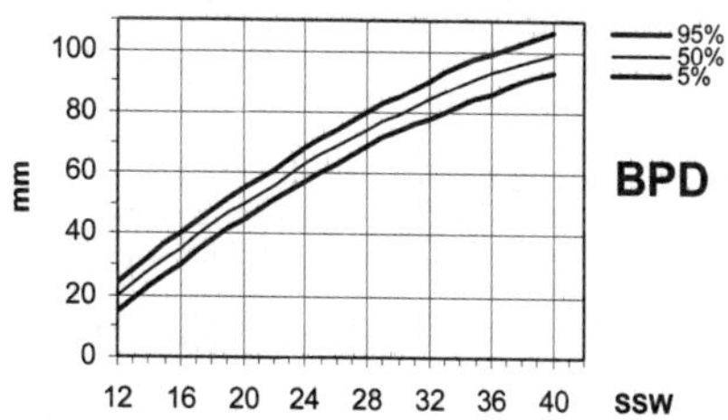

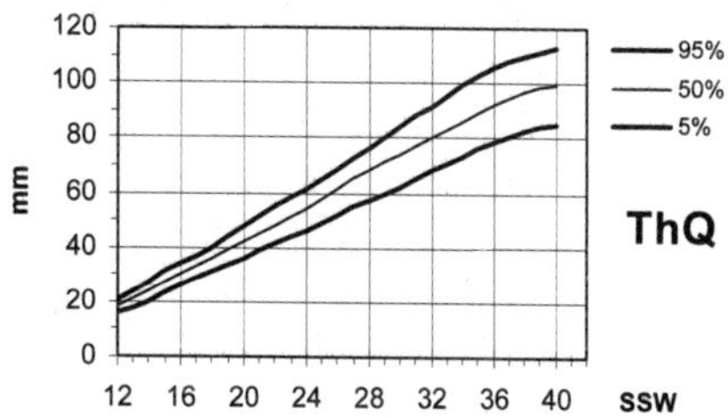

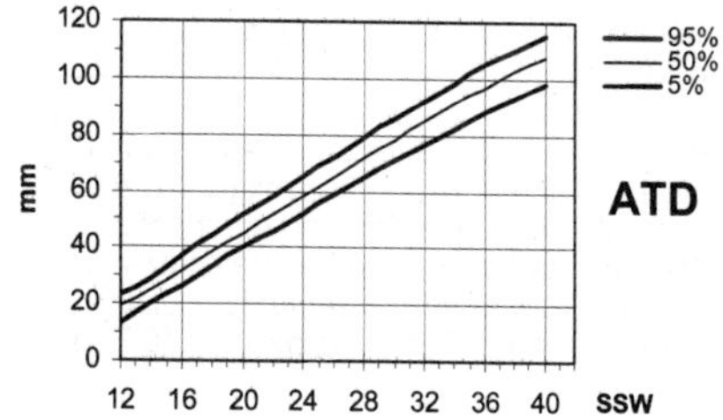

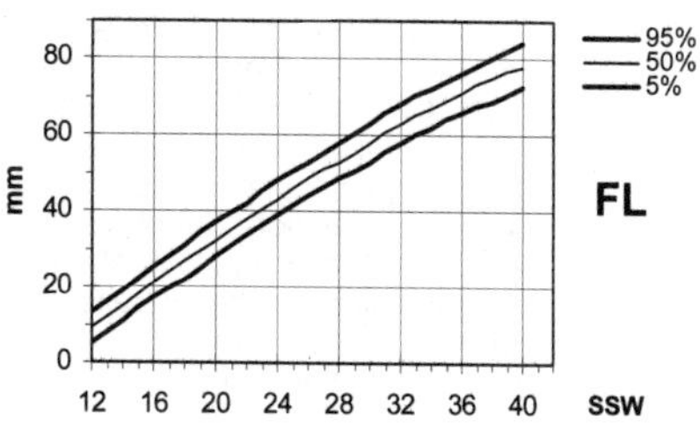

Ther:

- Die Ergebnisse der Schwangerschaftsvorsorgeuntersuchungen werden in den hellblauen **Mutterpass** eingetragen.
- Zur Beurteilung der fetalen Entwicklung werden die biometrischen Daten per Ultraschall ermittelt. Zur Einschätzung von Wachstumsverzögerungen gilt gegen Ende der Schwangerschaft ein Kopf-Thorax-Index von 1 (BPD = ThQ).

  Das voraussichtliche Geburtsgewicht lässt sich z.B. im BPD-ThQ-**Nomogramm** (s. Abb.) ablesen. Das Gegenüberstellen von voraussichtlichem Geburtsgewicht und SSW gibt ebenfalls Hinweis auf eine normales Wachstum (**zwischen der 90. und 10. Perzentile**, s. Abb.). Ein sonographisch geschätztes Gewicht unterhalb der 10. Perzentile gilt als hypotroph und erfordert eine weitere Diagnostik und ggf. Einleitung der Geburt (z.B. bei Plazentainsuffizienz). Ein Gewicht oberhalb der 90. Perzentile ist ebenfalls pathologisch (Hypertrophie), z.B. bei unerkanntem Diabetes mellitus der Mutter.

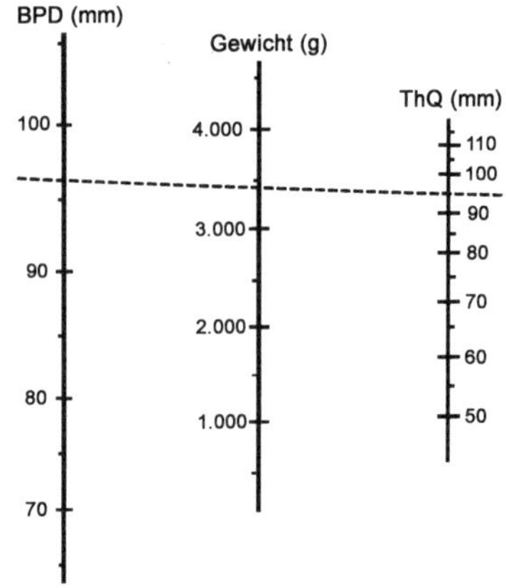

  Beispiel der Abb.: Fetus in der 38. SSW, BPD 97 mm, ThQ 96 mm, geschätztes Gewicht gem. Nomogramm 3.400 g, normale Gewichtsentwicklung (3.400 g u. 38. SSW [x] = innerhalb der 10.-90. Perzentile)

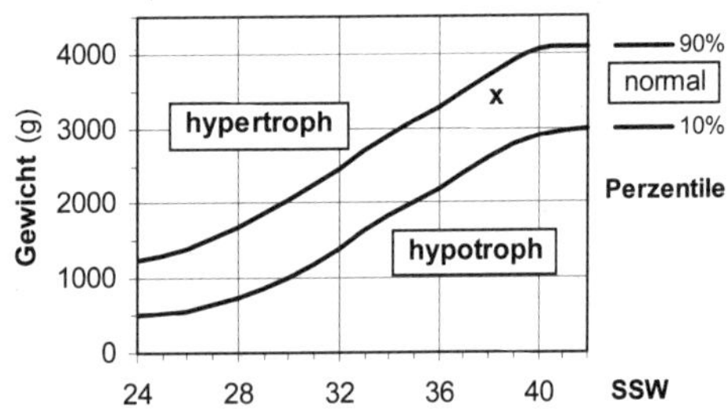

- Ergeben sich bei den routinemäßigen Schwangerschaftsvorsorgeuntersuchung Hinweise auf eine Pathologie, so ist eine weiterführende **pränatale Diagnostik** (ICD-10: Z36.9) indiziert:
  - **Ultraschallfeindiagnostik** (sog. Organultraschall, hochauflösender Ultraschall, in der 20.-22. SSW) bei besonderer Indikation, z.B. Beurteilung bei Risikoschwangerschaft, bei früher Wachstumsretardierung, bei Oligo- oder Polyhydramnion, Suche nach Missbildungen, **Echokardiographie** bei V.a. Herzfehler, **3D-Ultraschall** zur Darstellung von Lippen-Kiefer-Gaumenspalten

    Farbkodierte Duplexsonographie (dopplersonographische Blutflussmessung der A.uterina, A.umbilicalis, Aorta fetalis, A.cerebri media, Ductus venosus), z.B. bei V.a. Plazentainsuffizienz, intrauterine Wachstumsretardierung, Gestose, HELLP-Syndrom, Fetus: fetale Erythroblastose, angeborene Herzfehler
  - **Labor**: Blutzuckertagesprofil, Triple-Test und weitere Parameter (s.u. Kapitel Risikoschwangerschaft)
  - **Amniozentese** (Syn: Fruchtwasserpunktion, s.u. Kapitel Risikoschwangerschaft), Nabelschnurpunktion (Syn: Chordozentese)
- Bei (meist asymptomatischem) Harnweginfekt immer Antibiose durchführen um eine Aszension od. Übergreifen der Infektion zu verhindern: mit einem Cephalosporin oral, z.B. Cefpodoximproxetil 2 x 100 mg/Tag (Orelox®) für 7 Tage

  Eine 2-mal wöchentliche Selbstmessung des pH in der Scheide der Frau während der Schwangerschaft mit einem Indikatorhandschuh (Selfcare®) kann frühzeitig eine genitale Infektion anzeigen. Bei pH >4,4 wird eine Kontrolle beim Gynäkologen durchgeführt und ggf. eine Behandlung eingeleitet, z.B. Lactobacillus-Instillation [Vagiflor®Vaginalzäpfchen] zur Ansäuerung, bei bereits manifester Infektion Clindamycin-Creme [Sobelin®]), bei Chlamydien-Nachweis ab der 14. SSW Erythromycin 4 x 800 mg/Tag p.os für 10 Tage (+ Partnermitbehandlung).

- Bei pathologischem Zervixabstrich (ab PAP IIID) weitere Kontrollen erforderlich (s. Kap. zervikale intraepitheliale Neoplasie/Zervixkarzinom)
- Bei rh-neg. Mutter ohne nachweisbare Anti-D-Antikörper **Rh-Prophylaxe** mit 1.650 I.E. Anti-D-Immunglobulin i.m. (Partobulin®) in der 28. SSW und direkt nach der Geburt, falls zuvor nichts durchgeführt wurde und das Kind RH-pos. ist.
- **Beratung:** Aufklärung über den normalen Schwangerschafts- und Geburtsverlauf (zusätzliches Informationsmaterial wird heute von der Industrie in großer Menge kostenlos zur Verfügung gestellt), über **toxische Substanzen** (insb. Alkohol, Drogen, Nikotin, s.u. Kap. Risikoschwangerschaft) und **Medikamente** (s..u. Kap. Medikamente bei Schwangerschaft u. Stillzeit), Ernährung, evtl. **Substitution** von Folsäure, Eisen, Jod, Kalzium und ω-3-Fettsäuren (s.o. Kap. Schwangerschaftsentwicklung), Stillen u. Brustpflege, Empfehlung zur Teilnahme an einem Geburtsvorbereitungskurs (ab 6.-7. SSM)

  Sport: normaler Freizeitsport (Wandern, Nordic Walking, Radfahren, Schwimmen) ist gut, kein Leistungssport (führt zu vermindertem Geburtsgewicht), keine Kampf- od. Kontaktsportarten (auch keine Ballsportarten), kein Aufenthalt im Hochgebirge (>2.500 m), kein Ski, Tauchsport (Gerätetauchen, engl. scuba diving) u. Gewichtheben ist streng kontraindiziert. Dies alles gilt bei unkomplizierter Schwangerschaft, bei Kompl. wie Zervixinsuffizienz, Blutungen, vorzeitigen Wehen usw. grundsätzlich kein Sport. Weitere Informationen bei der Dt. Sporthochschule in Köln, Internet: www.dshs-koeln.de/psi/sus/

  Gewichtszunahme: in der Schwangerschaft wird die Zunahme in Abhängigkeit vom BMI (Body-mass-Index) empfohlen: BMI <20 kg/m² (= leicht untergewichtige Mutter vor der Schwangerschaft) Zunahme von 12,5-18 kg, BMI 20-25 kg/m² (= Normalgewicht) von **11,5-16 kg**, BMI >25 kg/m² (= übergewichtig) von 7,0-11,5 kg. Bei übergewichtigen Schwangeren sollte die Kalorienzufuhr hierzu auf 25 kcal/kgKG beschränkt werden.

  Sexualität: bei normal verlaufender Schwangerschaft gibt es keine Einschränkungen für den Koitus (K-Ind. bei Zervixinsuffizienz, Placenta praevia, Blutungen, vorzeitiger Blasensprung, vorzeitige Wehen).
- Impfungen: generell sollten erforderliche Impfungen **vor** einer (geplanten) Schwangerschaft durchgeführt werden. Während einer Schwangerschaft sind **Lebendvakzine** (Röteln, Masern, Mumps, Varizellen, Gelbfieber, Japanische Enzephalitis, Tuberkulose [BCG], Poliomyelitis oral [OPV], Pocken) **kontraindiziert**! Impfungen mit Totimpfstoffen od. Toxoiden (z.B. Tetanus) sind mögl., eine Influenzaimpfung (im 2. Trimenon, bei chronischen Vorerkrankungen ab 1. Trimenon) wird empfohlen.

  Bei Kontakt einer nicht-immunen Schwangeren mit potentiell schädigender Infektion (z.B. Röteln, Varizellen, Tetanus) ist eine sofortige passive Immunisierung (Immunglobuline) zur Prophylaxe erforderlich (s.u. Kap. TORCH-Komplex).
- **Rechtliche Aspekte** (in Deutschland):
  - **Mutterschafts-Richtlinien** des Bundesausschusses der Ärzte u. Krankenkassen (v. 10.12.1985, letzte Änderung 18.7.2013): regelt die **ärztliche** Betreuung in der Schwangerschaft als Regelleistung der gesetzlichen Krankenversicherung (GKV, § 92 SGB V u. § 196 RVO). Darin enthalten ist der Anspruch auf Feststellung der Schwangerschaft, Ausstellen einer ersten Bescheinigung für den Arbeitgeber, Schwangerschaftsvorsorgeuntersuchungen (ca. 10-12 Termine) mit o.g. Routinediagnostik, Ausstellen eines Mutterpasses (s. Abb., Quelle: Gemeinsamer Bundesausschuss (G-BA), juristische Person des öffentlichen Rechts, Wegelystr. 8, 10623 Berlin, Internet: www.g-ba.de), Ausstellen einer zweiten Bescheinigung für die Krankenkasse in der 34. SSW (mit dem ermittelten genauen Geburtstermin zur Errechnung des Beginns der Schutzfrist = 1. Tag der 35. SSW).

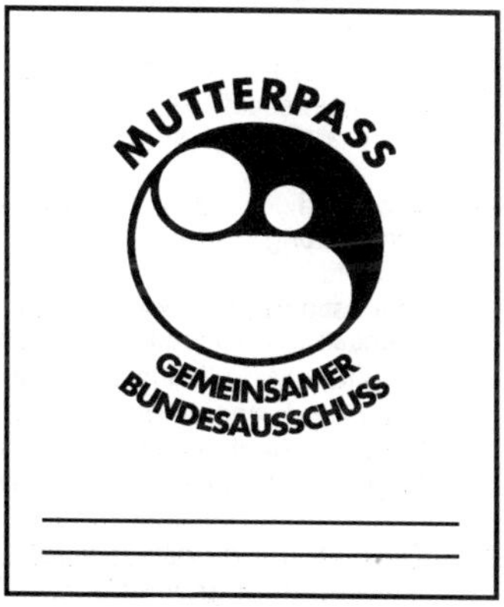

    Beratungen (ggf. auch humangenetische), Erkennung/Überwachung einer Risikoschwangerschaft u. ggf. weiterführende Untersuchungen, ggf. Anti-D-Prophylaxe, Untersuchung/Beratung der Wöchnerin (1. u. 6.-8. Wo. post partum).

Kostenfreie Verordnung von Medikamenten, Verband- u. Heilmitteln bei schwangerschaftsbedingten Beschwerden.

- **Mutterschutzgesetz** (v. 17.5.1952, letzte Änderung im Jahr 2000): regelt die **Schutzfrist**, in der ein **Beschäftigungsverbot** besteht (= 6 Wo. vor der errechneten Entbindung und 8 Wo. post partum, bei Früh- u. Mehrlingsgeburten 12 Wo. p.p., bei Frühgeburten werden zusätzlich noch die fehlenden Tage vor der Entbindung an die p.p.-Tage angerechnet), während dieser Zeit wird ein **Mutterschaftsgeld** (anteilig vom Arbeitgeber und der Krankenkasse/Bundesmitteln) bezahlt. Ein Kündigungsschutz besteht während der Schwangerschaft und bis 4 Mon. post partum. Die Mutter ist aber auch zur frühzeitigen Mitteilung der Schwangerschaft an den Arbeitgeber verpflichtet.
- Während der Schwangerschaft gesetzlich verbotene Arbeiten: Nachtarbeit, Akkordarbeit, Arbeit mit ionisierender Strahlung (z.B. Röntgengeräte, Nuklearmedizin), Arbeit mit gesundheitsgefährdenden Stoffen (z.B. Labor, Op, chemische Industrie)
- **Elternzeit** (wurde bisher Erziehungsurlaub genannt), geregelt im deutschen Bundeserziehungsgeldgesetz BErzGG v. 1.12.2000: Sonderurlaub (ohne Gehalt) bis 3 J. mit Kündigungsschutz für Arbeitnehmer/in, die/der ein Kind selbst betreut od. erzieht. Die Elternzeit kann anteilig, von jedem Elternteil allein od. von beiden Eltern gemeinsam genommen werden. Eine Erwerbstätigkeit ist in dieser Zeit bis 30 Wochenstunden zulässig. Für die Zeit von 2 J. wird je nach Einkommen ein **Erziehungsgeld** vom Staat gewährt.

• Selbsthilfegruppen: Schwangerschaftsberatung Kidnet.de, Mainzer Str. 71, 50678 Köln, Tel.: 0221 22218-75, Fax: -76, Internet: www.kidnet.de

Prog: Die Schwangerschaftsvorsorgeuntersuchungen verringern statistisch das Risiko einer Erkrankung für Mutter und Kind. Zusätzliche Termine außer zu den empfohlenen Routineterminen bringen bei normalem Verlauf jedoch keinen weiteren Vorteil.

Bei einer Risikoschwangerschaft ist vor der Anwendung von Testmethoden oder der erweiterten pränatalen Diagnostik eine **qualifizierte Beratung** erforderlich, z.B. Angabe des Risikos für eine (genetische) Anomalie. Die Schwangere muss sich für oder gegen die Tests entscheiden können (Grund, Art, Risiko der Untersuchung) und mögliche Konsequenzen sind zu besprechen, z.B. Schwangerschaftsabbruch bei schwerer Fehlbildung (würde die Schwangere bei Nachweis einer schweren Fehlbildung eine Abruptio ablehnen, so ist eine erweiterte pränatale Diagnostik auch nicht sinnvoll).

EXTRAUTERINGRAVIDITÄT

Syn: Abkürzung EU od. **EUG**, ektope Schwangerschaft, Tubenschwangerschaft, Bauchhöhlenschwangerschaft, Graviditas extrauterina, engl. extrauterine/ectopic pregnancy, tubal pregnancy, abdominal pregnancy, ICD-10: O00.9

Def: Nidation eines befruchteten Eies außerhalb des Uteruskavum durch Transport- oder Reifungsstörung.

Ät:
- Begünstigend für eine Tubargravidität: **Salpingitis** (aufsteigende Infektionen) ⇨ Tubenverwachsungen, Tubendivertikel, Endometriose, frühere EUG
- Tubendysplasie (Insuffizienz der Tunica muscularis od. Zilien der Tubenschleimhaut)
- Rauchen: Tubenmotilität u. Zilienaktivität durch Nikotin vermindert
- Iatrogen: Sterilisations-Op, Intrauterinpessar (4- bis 10fach häufiger), Z.n. chirurgischen Eingriffen im Bauchraum, Med: hormonelle Sterilitätsbehandlung

Etlg: Nach der Lokalisation (s.u. Abb.):

Tube: **Tubargravidität** (Syn: Tuben- od. Eileiterschwangerschaft), häufigste Form 98 % d.F., diese kann noch unterteilt werden in:

- **Ampulläre** Eileiterschwangerschaft (85 % d.F.)
- Isthmische Eileiterschwangerschaft

- Interstitielle Eileiterschwangerschaft im intramuralen Anteil am Übergang zum Uterus (uteriner Tubenabschnitt)
- Tuboovarialgravidität am Übergang zum Ovar

Eierstock: Ovarialgravidität (1 % d.F.)
Uterus/Vagina: tiefe Implantation in der Cervix uteri od. in der Vagina, in einem rudimentären Uterushorn
Bauchhöhle (1 % d.F.): Abdominalgravidität am Peritoneum, z.B. im DOUGLAS-Raum, Parametrien, Dünndarm, Rektum

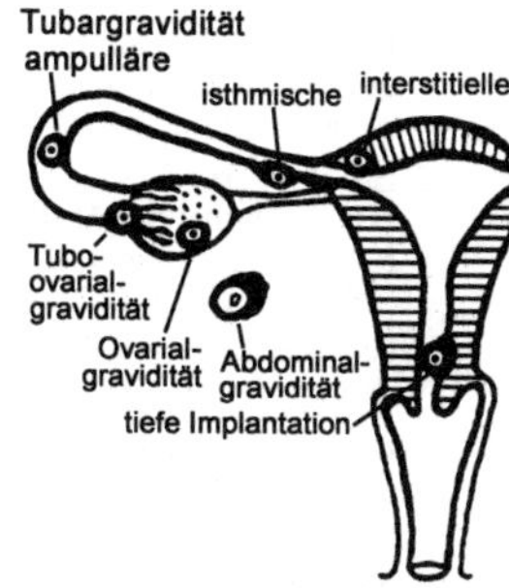

Path: Behinderung od. Verlangsamung des Eitransportes ⇨ Befruchtung und Einnistung des Implantationsembryos in der Tube, Ovar od. freien Bauchhöhle

Epid: ca. 1 auf 100 Schwangerschaften entwickelt sich ektop.

Klin: ⇒ Viele EUG sind vermutlich klinisch stumm, das Schwangerschaftsprodukt stirbt nach wenigen Tagen bis Wochen wegen der ungünstigen Nidationsbedingungen ab und wird abgestoßen/resorbiert.

⇒ Leitsymptom: einseitige/seitenbetonte wehenartige **Unterbauchschmerzen**

⇒ Fehlende Vergrößerung des Uterus trotz pos. Schwangerschaftstest

⇒ Bei ampullärer Eileiterschwangerschaft „Tubarabort" mit Blutung und Ausstoßung der Frucht aus dem Fimbrienende in die freie Bauchhöhle (innerer Fruchtkapselaufbruch) ⇨ Hämatom peritubar oder Hämatozele im DOUGLAS-Raum

⇒ Evtl. uterine **Schmierblutung** (eher dunkelrot) mit Abgang von Koagel oder Gewebeteilen, auch als Hormonentzugsblutung (durch Abfall der Schwangerschaftshormone, da sich keine funktionsfähige Plazenta ausgebildet hat)

⇒ Bild eines **akuten Abdomens** (30 % d.F.) mit plötzlichen, starken und meist seitenbetonten Schmerzen durch peritoneale Reizung und hämorrhagischem Schock bei **Tubenruptur** (äußerer Fruchtkapselaufbruch) od. Ovarialgravidität mögl., Schmerzausstrahlung bis in die Schulter mögl. (KEHR-Zeichen)

Diag: 1. Anamnese: letzte Menstruation (typischerweise zuletzt vor 6-8 Wo. od. auffällig schwächere/kürzere Regelblutung), Schwangerschaftszeichen (unsichere wie Übelkeit, Spannungsgefühl der Brüste usw.), Frage nach früheren Adnexentzündungen, Sterilitätsbehandlung od. früherer EUG

2. Gynäkologische Untersuchung: fehlende Vergrößerung des Uterus (Größe entspricht nicht dem Gestationsalter), einseitig vergrößerte Adnexe, Portioschiebeschmerz, diffuser Tumor im hinteren Scheidengewölbe bei Hämatozelenbildung, schmerzhafter DOUGLAS-Raum
3. Labor: **HCG** im Serum >5 I.E./l, trotz fehlendem sonographischem Nachweis einer intrauterinen Fruchtblase ⇨ V.a. Extrauteringravidität (z.B. HCG 1.000 I.E./l in der 6. SSW)
4. Sonographie: „leere" Uterushöhle (der vaginalsonographische Nachweis eines Schwangerschaftsproduktes im Uterus ist normalerweise ab der 5. SSW p.m. mögl.), Suche nach EUG im Bereich der Adnexe, freie Flüssigkeit im DOUGLAS-Raum.
   Cave: Ein sog. Pseudogestationssack in der Uterushöhle kann mit einer Chorionhöhle anfänglich verwechselt werden.
   Farbkodierte Duplexsonographie: zeigt den typischen, starken peritrophoblastären Blutfluss (hohe systolische + diastolische Flussgeschwindigkeit), z.B. ektop in einer Tube
5. Laparoskopie: Sicherung der Diagnose u. gleichzeitig Ther. mögl.

Ther:
- Konservativ: bei beschwerdefreier Patientin (Zufallsbefund) und geringem HCG (<2.000 I.E./l) Abwarten unter engmaschiger sonographischer u. HCG-Kontrolle (HCG sollte kontinuierlich abfallen = spontanes Absterben des Schwangerschaftsproduktes)
- Operativ: Ind: das akute Abdomen ist eine absolute Notfallindikation (kein Zeitverzug)
  - Op-Vorbereitung: Notfalllabor (BB, Gerinnung, Elektrolyte), Kreuzblut für 2 Blutkonserven, Klysma zur Darmentleerung

- Zugang: heute meist **laparoskopische Op**, bei Komplikationen/Patientin im Schock offene Op (Laparotomie)
- In frühem Stadium sonographisch kontrollierte Injektion von Methotrexat od. Prostaglandin ($PGF_{2\alpha}$) in den Trophoblasten mögl. ⇨ führt zum Absterben und Resorption des Schwangerschaftsproduktes (HCG-Abfall nach 4-8 Tagen, Kontrolle von HCG)
- Bei größerer EUG ohne Kompl. Versuch die Tube zu erhalten: am Fimbrienende Tube ausdrücken und **Absaugung** des Schwangerschaftsproduktes, bei isthmischer od. interstitieller Lokalisation Inzision der Tubenwand (Syn: Sectio tubae, Salpingotomie), Entfernung des Schwangerschaftsproduktes und mikrochirurgische Naht d. Tubenwand
- Bei unstillbarer Blutung kann aber auch eine einseitige Salpingektomie od. Adnexexstirpation erforderlich sein.
- Postoperative HCG-Verlaufskontrolle (muss auf 0 abfallen) zur Bestätigung, dass alles Trophoblastgewebe entfernt wurde

Kompl:
* Lebensbedrohliche Blutung bei Tuben- od. Ovarialruptur (durch Arrosion von Ästen der A.uterina od. A.ovarica bei perforierter isthmischer od. intramuraler Eileiterschwangerschaft), meist so um die 6.-7. SSW ⇨ Bild eines akuten Abdomen
* Evtl. intrauterine u. extrauterine Fruchtblase (= Zwillingsschwangerschaft, die EUG wird dann zuerst übersehen), Ther: Salpingektomie, intrauterine Schwangerschaft bleibt

Op:
* Blutung
* Bei EUG im Abdominalraum bei Versuch der Entfernung Arrosion des Darms mögl., evtl. ist dann eine Segmentresektion des betroffenen Darmabschnittes erforderlich
* Trophoblastenpersistenz ⇨ Ther: einmalig Methotrexat i.m. 1 mg/kgKG
* Sterilität, Risiko ca. 50 %
* Rezidivrisiko: erneute EUG nach tubenerhaltender Op in 15-20 % d.F. (auch erhöhtes Risiko der Gegenseite), nach 2 EUG in 40 % d.F.

Proph: ♥ Aufsteigende Infektionen (insb. venerische Infektionen = sexuell übertragbare Krankheiten) vermeiden.

DD:
- Gutartige Tubentumoren (sehr selten): Papillome, Fibrome, Myome, Lipome
- Zysten der Tube, gestielte Zysten der Pars ampullaris der Tube (MORGAGNI-Hydatiden), Parovarialzysten (aus Urnierenganganteilen, liegen im Lig.latum uteri), Ovarialzysten

  Endosalpingiose = sehr kleine papillär-seröse Zysten auf der Serosa der Tuben (auch auf dem Uterus od. im DOUGLAS-Raum vorkommend) ohne Krankheitswert
- Ovarialtumoren, Ovarialzysten
- Tuboovarialabszess
- Nach einer „Abortkürettage“ wird kein Trophoblast od. nur atypisches sezernierendes Drüsenepithel (ARIAS-STELLA-Phänomen) gefunden ⇨ EUG übersehen
- DD des **Akuten Abdomens** (s. Übersicht folgende Seite)

  Die häufigsten gynäkologischen Ursachen für ein akutes Abdomen sind:
  - Adnexitis
  - Ovarialzysten
  - Torsionsovar (Stieldrehung einer Ovarialzyste od. eines Ovarialtumors)
  - Extrauteringravidität

  Differentialdiagnostische Probleme bereiten während der Schwangerschaft oft intraabdominelle Erkrankungen, wie z.B. die Appendizitis u.a., weil schwangerschaftsbedingt die typische Abwehrspannung od. genau lokalisierbare Schmerzen fehlen oder die Beschwerden **uncharakteristisch** sind und an **untypischer Stelle** auftreten können. Dies kann zu einer verzögerten Diagnostik, Therapie und Komplikationen führen. Daher ist in der Schwangerschaft bei abdominellen Beschwerden immer besondere Vorsicht erforderlich!

GENERELLE PERITONITIS

Ileus (mechanisch/Briden, zirkulatorisch, paralytisch)
Perforation (Magen, Duodenum, Appendix, Gallenblase, Tumoren)
Mesenterialarterieninfarkt, Mesenterialvenenthrombose
abdominelles Kompartmentsyndrom
Tumormetastasen, Peritonealkarzinose, Pankreasnekrose
Kollagenosen: Panarteriitis nodosa, Lupus erythematodes

RECHTER OBERBAUCH

Cholezystitis, Cholelithiasis
Choledocholithiasis
Papillenstenose, Courvoisier-Zeichen
Stauungsleber, Pfortaderthrombose
Ulcus duodeni, Ulkusperforation
Nephrolithiasis, Niereninfarkt
akute Pyelitis / **Pyelonephritis**
atyp. Appendizitis, Divertikulitis
Pankreaskopftumor, Kolontumor
subphrenischer Abszess
basale Pleuritis, Pneumonie

EPIGASTRIUM

Hiatushernie
Ösophagitis
Ösophagusulkus
Ösophagustumor
Magenulkus
Magentumor
Herzinfarkt
Angina pectoris

LINKER OBERBAUCH

Milzinfarkt, Milzruptur
Magenulkus
Pankreatitis
Pankreasnekrose, Pankreastumor
kardial: Herzinfarkt, Angina pectoris
Aortenaneurysma
Nephrolithiasis, Niereninfarkt
akute Pyelitis / **Pyelonephritis**
subphrenischer Abszess
basale Pleuritis, Pneumonie

NABEL-REGION

Pankreatitis
Pankreasnekrose
Appendizitis
Nabelhernie
Aortenaneurysma
MECKEL-Divertikel

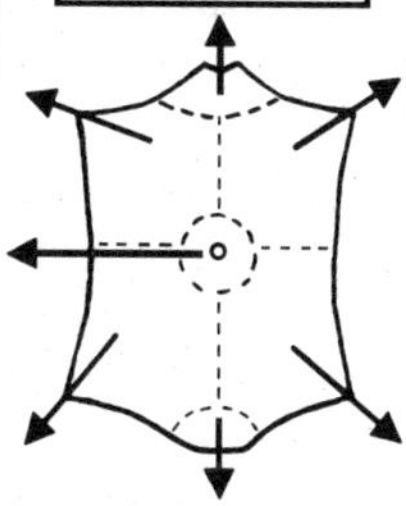

RECHTER UNTERBAUCH

Appendizitis,
perityphlitischer Abszess
Ileitis (Morbus CROHN)
Kolontumor, Divertikulitis
Torsion des großen Netzes
Adnexitis, Ovarialzysten
Torsionsovar (Stieldrehung)
Extrauteringravidität
Uretersteine
Leistenhernie

SUPRAPUBISCH

Zystitis
akuter Harnverhalt
neurologische Blasenstörungen
Erkrankungen des Uterus
Gravidität
vorzeitige Plazentalösung,
Uterusruptur, V.cava-inf.-Syndrom
septischer Abort,Dead-fetus-Synd.
Appendizitis, Divertikulitis
Sigmatumor, Rektumkarzinom

LINKER UNTERBAUCH

Divertikulitis
Kolontumor
Torsion des großen Netzes
Colitis-Komplikationen
Adnexitis, Ovarialzysten
Torsionsovar (Stieldrehung)
Extrauteringravidität
Uretersteine
Leistenhernie

PSEUDOPERITONITIS

Angina abdominalis (Angiopathie)
Diabetisches Koma (Ketoazidose)
Hyperlipidämie, Hyperkalzämie
Addison-Krise
Urämie, Porphyrie, hämolytische Krise, Leukosen
Tabes dorsalis (Lues)
abdominelle Migräne, Herpes zoster, Psychosen
Intoxikationen (z.B. Blei, Thallium)
Endometriose

NSAP (= non-specific abdominal pain): abdominelle Beschwerden ohne Nachweis einer Ursache

TROPHOBLASTÄRE SCHWANGERSCHAFTSTUMOREN

Syn: Gestationsbedingte Trophoblasttumoren, engl. gestational trophoblastic tumours

Etlg: # Benigne: Invasive hydatiforme Molen (lat. mola „verunstalteter Embryo", Syn: **Blasenmole**, Traubenmole, Mola hydatiformis, engl. cystic mole), ausgehend von den Chorionzotten der Plazenta, ICD-10: D39.2

Maligne: Trophoblastischer Plazentatumor (Syn: Chorionepitheliosis, destruierende invasive Blasenmole), ausgehend von den Synzytio- od. Zytotrophoblasten ICD-10: C58
hierzu gehört auch das **Chorionkarzinom** (Syn: malignes Chorionepitheliom, Placental-site-Tumor, endodermaler Sinustumor), ausgehend von extraembryonalen fetalen Zellen des Uterus oder auch im Ovar vorkommend, ICD-10: C58

Ät: – Blasenmole: defekte Embryonalanlage mit Persistenz pathologischer Trophoblasten und Absterben des Embryoblasten
– Chorionkarzinom: pathologische maligne Proliferation des Trophoblastgewebes

Path: ♦ Blasenmole: hydropisch-ödematöse Degeneration der Chorionzotten der Plazenta mit Ausbildung von flüssigkeitsgefüllten Bläschen (traubenförmig angeordnet), Proliferation der Zyto- u. Synzytiotrophoblasten (gehört daher auch zu den Trophoblasttumoren), Absterben der Embryonalanlage

♦ Destruierende invasive Blasenmole (Syn: Chorionadenoma destruens, Chorionepitheliose): Invasion der Trophoblasten in das Myometrium des Uterus ⇨ Blutungsgefahr

♦ Chorionkarzinom: **hoch maligne**, wächst ohne das Zottenstroma invasiv **destruierend** in das Uterusmyometrium, starke Blutungsneigung durch Einwachsen und Arrosion von Gefäßen, frühzeitige Metastasierung in die Vagina und Lungen
Lok: vom Uterus ausgehend; sehr selten auch primär als Keimzellgeschwulst im Ovar od. Hoden oder extragenital im Mediastinum

Etlg: FIGO-Stadien (Fédération Internationale de Gynécologie et d'Obstétrique) v. 2009 u. entsprechende T(N)M-Klassifikation (in Klammern, eine N-Klassifikation ist nicht vorhanden)

I	(= **T**1)	Tumor auf den Uterus beschränkt
II	(= **T**2)	Tumor breitet sich auf Vagina, Ovar, Lig.latum od. Tuba uterina aus
III	(= **M**1a)	Lungenmetastasen
IV	(= **M**1b)	andere Fernmetastasen (mit oder ohne Lungenmetastasen)

Zusätzliche Klassifikation der FIGO-Stadien in 2 Risikokategorien (**IA-IVA**, **IB-IVB**):
A = **niedriges Risiko** (≤6 Pkt.), **B** = **hohes Risiko** (≥7 Pkt.)
Die Gesamtpunktezahl wird anhand folgender Tabelle ermittelt:

Prognosefaktor / Pkt.	**0**	**1**	**2**	**4**
Alter der Patientin	<40 J.	≥40 J.		
vorausgegangene Schwangerschaft	Blasenmole	Abort	Schwangerschaft am Termin	
Diagnose in Monaten nach Schwangerschaft	<4	4-6	7-12	>12
HCG vor Ther. (I.E./l)	<1.000	1.000 bis <10.000	10.000 bis <100.000	>100.000
Tumordurchmesser	<3 cm	3-4,9 cm	≥5 cm	
Metastasen	Lunge	Milz, Niere	Verdauungstrakt	Leber, Gehirn
Metastasenzahl	keine	1-4	5-8	>8
fehlgeschlagene Chemotherapie			Rezidiv nach Monochemotherapie	Rezidiv nach Polychemotherapie

Epid: ◊ Blasenmole: Entwicklungsstörung beginnt etwa ein Monat post conceptionem, Häufigkeit: 30/100.000 Schwangerschaften (in Asien und Südamerika 10-mal häufiger)

◊ Chorionkarzinom: vor allem nach Geburten (25 % d.F.), Aborten (25 % d.F.) od. aus einer Blasenmole (50 % d.F.) hervorgehend, Häufigkeit: ca. 1/100.000 Schwangerschaften

Klin: ⇒ Blasenmole: verglichen mit dem theoretischen Gestationsalter vergrößerter Uterus, evtl. uterine Blutung mit Abgang von Bläschen, Gestosezeichen, Hyperemesis gravidarum

⇒ Chorionkarzinom: vergrößerter bzw. ungenügende Rückbildung des Uterus, anhaltende **uterine Blutung** nach Geburt/Wochenbett/Abort oder nach einer Blasenmole. Symptome bei Fernmetastasierung je nach Lokalisation (z.B. Bluthusten bei Lungenmetastasen, Ikterus bei Leberfiliae, neurologische Ausfälle bei Hirnmetastasen)

Diag: 1. Anamnese und gynäkologische Untersuchung:
- Blasenmole: vergrößerter Fundusstand (**großer weicher Uterus**), Fehlen kindlicher Herztöne
- Chorionkarzinom: ungenügende Rückbildung des Uterus, evtl. sichtbare Scheidenmetastasen (blau-rot blutende Knoten in der Scheidenwand)

2. Sonographie:
- Blasenmole: Fehlen von Kindsbewegungen und kindlicher Herzaktion, evtl. Luteinzysten im Ovar (durch die hormonelle Überstimulation), **„Schneegestöber"-Bild** der Plazenta (kleinzystisch aufgelockerte Strukturen, kein Embryo mehr sichtbar)
- Chorionkarzinom: „Schneegestöber"-Bild des Uterus, evtl. Ovarialzysten, Metastasen in Ovar od. Leber?

3. Labor: Blasenmole und Chorionkarzinom: **HCG ↑↑** (im Serum bis >500.000 I.E./l durch das pathologisch wachsende Chorionepithel), bei destruierender invasiver Blasenmole erhöhtes HPL (humanes plazentares Laktogen)
4. Röntgen: Thorax zum Ausschluss von Lungenmetastasen, evtl. CT-Schädel, Skelettszintigraphie bei V.a. auf weitere Metastasierung
5. Kürettage und Histologie zur Diagnosesicherung

Ther:
- Blasenmole: medikamentöse Austreibung mit Wehenmitteln (Prostaglandine, z.B. Gemeprost [Cergem®] 1 mg Vaginaltablette zur Zervixreifung und Sulproston-Infusion [Nalador®]) dann vorsichtige Kontrolle durch Nachtastung, ggf. Vakuumabsaugung

  HCG-Verlaufskontrolle (nach 3(-8) Wo. sollte HCG auf 0 sein) und sichere Antikonzeption (hormonale Ovulationshemmer) für ca. 1 Jahr, dann ist auch eine Schwangerschaft wieder mögl.

  Operativ:
  - Op-Vorbereitung: Kreuzblut für mind. 2 Erythrozytenkonzentrate, perioperative Antibiotikaprophylaxe (z.B. 1,5 g Cefuroxim, Elobact®)
  - Saugkürettage bei Blasenmole (bei verbliebenem Rest nach medikamentöser Austreibung)
  - Destruierende invasive Blasenmole: operative Lokalexzision, bei Durchbruch durch die Uterusserosa auch Hysterektomie
  - Bei unstillbarer Blutung ⇨ Hysterektomie
- Chorionkarzinom FIGO **A** = low risk: Monochemotherapie mit Methotrexat od. Polychemotherapie mit Methotrexat + Actinomycin D mit 3 Zyklen im Abstand von je 4 Wochen. Bei fehlendem Ansprechen Polychemotherapie wie bei B.

  Bei FIGO **B** = high risk: Polychemotherapie nach dem EMACo-Schema (Etoposid + Methotrexat + Actinomycin D + Cyclophosphamid + Vincristin)

Prog: Blasenmole: bei vollständiger Entfernung gut

Destruierende invasive Blasenmole: meist komplette Rückbildung nach Lokalexzision

Chorionkarzinom: 5-JÜR >50 % (schlechtere Prog. bei Risikokategorie FIGO **B** = Alter ≥40 Lj., Serum-HCG >100.000 I.E./l, mehrere vorausgegangene Schwangerschaften, Intervall nach vorausgegangener Schwangerschaft >6 Mon., Metastasen, Rezidiv nach vorausgegangener Chemotherapie), erneute Schwangerschaft ist bei Rezidivfreiheit n. 2-3 J. mögl.

Kompl: * Blasenmole: Infektion, Blutung, EPH-Gestose, Torsion od. Ruptur von Luteinzysten des Ovars, Risiko für Entwicklung eines Chorionkarzinoms 2 %

* Destruierende invasive Blasenmole: selten auch Metastasierung mögl.
* Chorionkarzinom: Fortleitung/Metastasierung in Vagina, Tube, Ovar
* Chemotherapie, insb. Polychemotherapie: Leukozytopenie (ggf. Gabe von koloniestimulierenden Faktoren, G-CSF), Thrombozytenabfall, Anämie, Leber- u. Nierenstörungen, Alopezie

Op: * Kürettage: **massive Blutung**, **Uterusperforation**, verbliebene Reste bei der Kürettage

Proph: ♥ Blasenmole u. destruierende invasive Blasenmole: zur Kontrolle auf verbliebene Reste und wegen des Risikos einer Entwicklung eines malignen Chorionepithelioms aus verbliebenen Resten einer Blasenmole postop. regelmäßige HCG-Kontrolle (spätestens nach 3 Monaten sollte der HCG-Titer in der Norm sein, bei anhaltend erhöhten Werte liegt verbliebenes Tumorgewebe vor)

♥ Nachsorge beim Chorionkarzinom: wiederholte HCG-Kontrollen

DD: – Partielle Blasenmole: teilweises verstärktes Wachstum der Trophoblastenanlage mit blasiger Degeneration, der Rest der Plazenta ist normal, ein Embryo/Fetus ist vorhanden, hat aber meist Fehlbildungen, die Schwangerschaft kann fortbestehen (Ät: triploider Chromosomensatz [69xxx] durch Befruchtung einer noch diploiden Eizelle)

– Molenschwangerschaft (Syn: Abortivei, Windei): Entwicklungsstörung (ist im Gegensatz zur Blasenmole kein trophoblastärer Tumor) der Zottengefäße ⇨ Absterben der Embryonalanlage, Spontanabort nach einigen Tagen, ggf. stumpfe Abrasio bei Blutung oder Resten erforderlich
– Chorioangiom, Teratom
– Extrauteringravidität
– Uterustumoren: Myome, Endometriumkarzinom
– Plazentapolyp

ABORT / INTRAUTERINER FRUCHTTOD / TOTGEBURT

Syn: Abort: Abortus, **Fehlgeburt**, engl. miscarriage, abortion, ICD-10: O03.9
Intrauteriner Fruchttod, engl. intrauterine fetal death, death in utero, ICD-10: P95
Totgeburt, engl. stillbirth, ICD-10: P95

Def: **Abort** = vorzeitiges Ende einer Schwangerschaft mit einem Fetus ohne Lebenszeichen und einem Gewicht **<500 g**

- Frühabort: bis zur 16. SSW p.m. (eher embryonale Ursache, z.B. Chromosomenanomalie)
- Spätabort: 16.-28. SSW p.m. (eher mütterliche Ursache, z.B. Zervixinsuffizienz od. Infektionen)

Intrauteriner Fruchttod = Absterben des Fetus noch im Uterus vor Geburtsbeginn (in der 2. Hälfte der Schwangerschaft)

Totgeburt = totgeborener Fetus >500 g ohne Lebenszeichen. In Deutschland besteht für Totgeborene >500 g eine standesamtliche Meldepflicht und Pflicht zur Bestattung (gem. Personenstandsgesetz v. 1994 zählen Totgeburten >500 g zu den Frühgeburten). Es gelten darüber hinaus ebenfalls die Mutterschafts-Richtlinien mit den Schutzfristen (⇨ Beschäftigungsverbot für 12 Wo. nach der Geburt).

Ät: – Häufig ist keine direkte Ursache erkennbar (50 % d.F.)

– Mütterliche Ursachen:

- **Uterusfehlbildungen** (insb. Uterusseptum), Endometriuminsuffizienz (z.B. nach vorangegangener Abrasio), **Uterusmyom**

- **Zervixinsuffizienz** (z.B. nach Konisation, Schwangerschaftsabbrüchen, Abortkürettagen)
- **Endokrinologische Störungen** (Prädiabetes, vorbestehender Diabetes mellitus, Schwangerschaftsdiabetes), mangelnde Schwangerschaftshormonproduktion (Corpus-luteum-Insuffizienz), Hypothyreose od. Hyperthyreose, Autoimmunthyreoiditis
- **Gerinnungsstörungen**: hereditäre Thrombophilien wie Antiphospholipid-Syndrom (Lupusantikoagulans, Antikardiolipin-Antikörper), APC-Resistenz/Faktor-V-LEIDEN-Mutation, Prothrombinmutation, Antithrombin-III-Mangel, Protein-S- u. -C-Mangel, erhöhtes Lipoprotein a (Lp(a) >30 mg/dl, Hyperhomocysteinämie)
- Schwere Allgemeinerkrankung, schwere Anämie, syst. Lupus erythematodes
- Psychisches Trauma, individuelle Prädisposition
- **Übertragung** (>42. SSW 4faches Risiko für intrauterinen Fruchttod)

– **Infektionen** (insb. aufsteigende ⇨ **Amnioninfektionssyndrom**), TORCH-Komplex (s.u.)
– **Plazentainsuffizienz** od. vorzeitiger Plazentalösung, Placenta praevia, Gestose
– Abortivei (sog. Windei, **Molenschwangerschaft** = Trophoblasten und Eihüllen sind vorhanden, durch die ungenügende Ausbildung der Zottengefäße stirbt aber die Embryonalanlage ab)
– **Chromosomenanomalien** (insb. bei Frühaborten finden sich im Abortmaterial häufig Trisomien, Polyploidien, Monosomien, Mosaike od. Translokalisationen), Fehlbildungen des Fetus
– Nabelschnurkomplikationen (s.u.)
– Erhöhtes Risiko auch bei Mehrlingsschwangerschaft
– Immunologisch: **Blutgruppeninkompatibilität** (Morbus haemolyticus fetalis), fehlende Bildung blockierender Ak (durch die Mutter), die eine Abstoßung des Embryos verhindern sollen (da der Embryo/Trophoblast zu 50 % väterliche Antigene trägt und diese eine Abstoßungsreaktion verursachen können)
– Trauma: stumpfes Bauchtrauma (z.B. Verkehrsunfall), Stich- od. Schussverletzung, illegal versuchter Schwangerschaftsabbruch
– Iatrogen: Amniozentese, Chorionzottenbiopsie, Fetoskopie, Abort nach (zunächst erfolgreicher) **IVF/ICSI** (10%ige Abortrate bei Alter der Frau bis 35 J., danach sprunghaft ansteigend auf >30 % bei >40. Lj und >60 % bei >44 Lj.)
– Medikamente: Zytostatika, Lebendimpfung, fertilitätsfördernde Med. (GnRH-, HMG-, FSH-, Clomifen-Gabe)
– Ionisierende Strahlung (>200 mSv)
– Weitere Risikofaktoren: **Nikotinkonsum** (bei Zigarettenrauchen Risiko 1,8fach), sehr starker Kaffeekonsum, Kokaingebrauch

Epid: ◊ Häufigkeit: es wird geschätzt, dass bis zu **50 %** der Schwangerschaften nach der Befruchtung sich nicht weiterentwickeln und beim nächsten „Menstruationszyklus" (meist unbemerkt) abgestoßen werden (sehr frühe Frühaborte). Weitere ca. 20 % gehen als Frühaborte verloren. Bei 1-4 % aller dann weiter fortgeschrittenen Schwangerschaften kommt es noch zum intrauterinen Fruchttod.
Chromosomenanomalien: 50-75 % der Frühaborte weisen Chromosomenstörungen auf. 30 % der Feten mit einer Trisomie 21 und 80 % mit einer Trisomie 18 sterben später noch zw. 12.-40. SSW ab ⇨ die hohe Abortrate bei Chromosomenstörungen ist als natürliches Regulativ der Natur zu sehen.
Bei 10 % der Aborte findet sich eine Infektion.
◊ Geschlechtsverhältnis bei Aborten: **m** > w (1,6 : 1)
◊ 5 % der Frauen haben 2 Fehlgeburten, 1 % haben 3 od. mehr Fehlgeburten

Etlg: # **Abortus imminens** = drohende Fehlgeburt (noch intakte Schwangerschaft, geschlossener Muttermund)
Abortus incipiens = beginnender Abort mit Blutung, Wehen und deutlicher Eröffnung des Muttermundes, Blasensprung
Abortus cervicalis = durch einen rigiden äußeren Muttermund verhaltener Abort (selten), mit starken krampfartigen Unterbauchschmerzen einhergehend
Abortus completus = einzeitige od. vollständige Fehlgeburt ⇨ meist **Frühabort** (bis zur

16. SSW p.m.) unter Ausstoßung von Embryo, Amnionsack und Chorionhülle in toto

Abortus incompletus = zweizeitige od. unvollständige Fehlgeburt ⇨ oft **Spätabort** (16.–28. SSW) mit Blasensprung und geburtsähnliche Ausstoßung des Fetus, Reste der Plazenta verbleiben häufig im Uteruslumen (⇨ Nachkürettage erforderlich)

Abortus febrilis = fieberhafter Abort (bis 38° C) durch Infektion:
- Unkomplizierte Endometriuminfektion
- Komplizierte fieberhafte Fehlgeburt mit Adnexitis
- Septischer Abort (Fieber >38° C) mit Pelveoperitonitis od. diffuser Peritonitis, Gefahr des Endotoxinschocks od. generalisierter Sepsis

Missed abortion = verhaltener Abort mit bis zu monatelanger Retention des abgestorbenen Fetus (intrauteriner Fruchttod) im Uterus

Abortus habitualis (**habitueller Abort**) = mind. 3-maliger Abort vor Ende der 16. SSW (Definition der European Society of Human Reproduction and Embryology) in einer Partnerschaft, z.B. durch Uterusfehlbildungen, Autoimmunerkrankungen, endokrinologische Störungen, Thrombophilien (z.B. Anti-Phopspholipid-Syndrom) od. chromosomale Störungen. Die Wiederholungswahrscheinlichkeit nach 3 Aborten für einen erneuten Abort bei einer Schwangerschaft beträgt dann 40-80 %.

Induzierter Abort = Schwangerschaftsabbruch (s.u.)

Klin: ⇒ Intrauteriner Fruchttod: fehlende Kindsbewegungen, fehlende kindliche Herztöne, sinkender Fundusstand (ca. 14 Tage nach dem intrauterinen Fruchttod durch Retentionsvorgänge und fehlendes Uteruswachstum), Verringerung des Bauchumfanges durch Abnahme der Fruchtwassermenge und Involution = missed abortion

⇒ Drohender Abort: Unterbauchschmerzen, **Blutung**
Zunehmende Wehen, vorzeitiger Blasensprung, Abgang von Koagel oder Gewebeteilen

⇒ Beim Abort fehlen die Zeichen einer Lebendgeburt: kein nachweisbarer Herzschlag, keine natürliche Lungenatmung, keine Pulsation der Nabelschnur

Diag:
1. Anamnese und gynäkologische Untersuchung
2. Sonographie: beim intrauterinen Fruchttod fehlende Lebenszeichen des Fetus (kein Herzschlag, keine Spontanbewegungen), Ablösung der Plazenta mögl.
3. Labor: bei Missed abortion in der Frühschwangerschaft fehlender HCG-Anstieg bzw. HCG-Abfall
4. Bei habituellen Aborten zur Klärung der Ursache: Hysteroskopie (Uterusfehlbildung, z.B. Septum?), genetische Untersuchung auf Chromosomenanomalien, Hormondiagnostik, Schilddrüsenuntersuchung, Abklärung von Gerinnungsstörungen

Ther:
- Bei drohendem Abort und lebendem Fetus: Bettruhe (stationär), kein Geschlechtsverkehr, Ultraschallkontrolle alle 2-3 Tg., bei nachgewiesener Corpus-luteum-Insuffizienz Hormonsubstitution (Progesteron + Estradiol, Gravibinon® od. reines Progesteron, Utrogest® bis zur 14. SSW), in der Spätschwangerschaft evtl. auch kurzzeitige Tokolyse (s. Kap. Frühgeburt)
- Operativ:
  - Bei Abortus incipiens od. komplettem Abort in der Frühschwangerschaft: Zervixdilatation und stumpfe Nachkürettage (Syn: Ausschabung, Abrasio) des Uteruslumens (zur Sicherheit auch bei „komplettem" Abort, um alle Schwangerschaftsprodukte zu entfernen)
  - Bei Abortus incipiens in der fortgeschrittenen Spätschwangerschaft, intrauterinem Fruchttod und missed abortion: Vorbehandlung mit Prostaglandin intrazervikal/vaginal (z.B. Gemeprost 1 mg) od. i.v. (Sulproston) zur Erleichterung der Zervixdilatation, Oxytocin-Infusion zur Weheninduktion und vaginale „Geburt", dann stumpfe Nachkürettage
  - Bei Abortus cervicalis: Dehnung der Zervix, Entfernung des Abortes, stumpfe Nachkürettage
  - Bei inkomplettem Abort/Totgeburt in der Spätschwangerschaft: Zervixdilatation (diese ist meist durch den „Geburtsvorgang" bereits vorgedehnt) und stumpfe Nachkürettage
  - Bei fieberhaftem Abort: Antibiose (Cefotaxim 3 x 2 g i.v. [Claforan®] + Metronidazol 2 x 0,5 g i.v. [Clont®]) bis zur Entfieberung, dann stumpfe Nachkürettage

Bei septischem Abort: gleiche Antibiose, Intensivüberwachung u. -therapie, Heparinisierung, Entleerung des Uterus (mit Sulproston i.v. 1.000 µg/1.000 ml NaCl über 10 Std.), dann schonende Kürettage

- Nachbehandlung: keine Vollbäder, kein Geschlechtsverkehr für 1-2 Wo. bzw. nach Totgeburt bis zum Ende des Wochenflusses (4-6 Wo.), Nachuntersuchung einige Tage und einige Wochen nach dem Abort

  Med: nach dem Abort/Op zur Verminderung der Blutung Methylergometrin (⇨ länger anhaltende Uteruskontraktion, Methergin® i.m. für einige Tage) und ggf. zum „Abstillen" (bei Spätabort, wenn die Brüste bereits gewachsen waren) einmalig 1 mg Cabergolin innerhalb von 24 Std. (= 2 Tbl. Dostinex®)

  Bei rh-neg. Mutter Rh-Prophylaxe mit 1.650 I.E. (= 330 µg) Anti-D-Immunglobulin i.m. (Partobulin®) nach dem Abort/Kürettage (bis max. 72 Std. danach) od. bei Blutungen in der Schwangerschaft (bei Persistenz alle 12 Wo.)

- Selbsthilfegruppen: Regenbogen - Glücklose Schwangerschaft e.V., Westring 100, 33378 Rheda-Wiedenbrück, Tel.: 05242 35297, Internet: www.initiative-regenbogen.de

  Verwaiste Eltern in Deutschland e.V., Diskaustr. 43, 04229 Leipzig, Tel.: 0341 9468884, Internet: www.veid.de

  und weitere Informationen/Chats im Internet: www.internettherapie-trauernde-eltern.de, www.muschel.net und www.schmetterlingskinder.de

Prog: Risiko nach einem Abort für eine erneute Fehlgeburt beträgt 15 %, nach 2 Aborten 25-35 %.
Optimaler Zeitpunkt für eine erneute Schwangerschaft: nach neuen Daten ist die bisherige Empfehlung nach Abort nicht <6 Mon. erneut schwanger zu werden, nicht mehr gegeben.

Kompl:
* Abortivei: bei fehlender Ausstoßung entsteht durch Blutung um das Ei und in die Eihöhle eine Blutmole ⇨ durch Organisation des Hämatoms entsteht die sog. Fleischmole, durch Kalkablagerung sehr selten eine sog. Steinmole
* Missed abortion: **Dead-fetus-Syndrom** ⇨ Gerinnungsstörungen bis zur Verbrauchskoagulopathie bei Retention (länger als 4 Wochen) des abgestorbenen Fetus im Uterus durch Freisetzung proteolytischer Enzyme und fibrinolytischer Aktivatoren

  Plazentapolyp, Chorionepitheliom
* Septischer Abort: Gefahr eines septisch-toxischen Schocks durch Bakteriämie, akutes Abdomen, akutes Nierenversagen ⇨ evtl. Hysterektomie zur (lebensrettenden) Entfernung des septischen Fokus erforderlich, die Ind. hierfür nicht zu spät stellen!
* Psychisch: längerdauernde Trauerreaktion, Wunsch nach einer baldigen neuen Schwangerschaft (bei gleichzeitiger Angst vor der neuen Schwangerschaft)

Op:
* Starke Nachblutung (eine Blutung in Menstruationsstärke für einige Tage ist normal), zu ausgedehnte Entfernung des Endometriums und nachfolgend Verwachsungen (ASHERMAN-FRITSCH-Syndrom)
* Uterusperforation

Proph:
- ♥ Schwangerschaftsvorsorgeuntersuchungen (s.o.)
- ♥ Harnweginfekte immer mit Antibiotika behandeln um eine Übergreifen der Infektion zu verhindern, mit einem Cephalosporin oral, z.B. 2 x 100 mg/Tag Cefpodoximproxetil (Orelox®) für 7 Tage
- ♥ 2-mal/Woche Selbstmessung des pH in der Scheide der Frau während der Schwangerschaft mit einem Indikatorhandschuh (Selfcare®). Bei pH >4,4 wird eine Kontrolle beim Gynäkologen durchgeführt und ggf. eine Behandlung eingeleitet (Lactobacillus-Instillation [Vagiflor® Vaginalzäpfchen], bei bereits manifester, bakterieller Infektion Clindamycin-Creme [Sobelin®]).
- ♥ Bei hereditären Gerinnungsstörungen: niedermolekulares Heparin (gewichtsadaptiert z.B. Enoxaparin, Clexane® od. Dalteparin, Fragmin®), bei Antiphospholipid-Syndrom zusätzlich noch 100 mg/Tag ASS ⇨ verringert das Risiko für Präeklampsie u. intrauterinen Fruchttod

DD: – Frühgeburt (s.u. Geburtshilfe, Kap. Frühgeburt): Geburt eines lebenden Fetus vor der abgeschlossenen 37. SSW

- Uterusgasbrand (Infektion durch gasbildenden Clostridium perfringens) ⇨ septischen Abort, Puerperalsepsis mögl.
- Blutung in der Schwangerschaft:
  Nidationsblutung (physiologisch 1-1½ Wo. p.c.),
  Verletzung (häufig Kohabitationsblutung),
  Pseudomenstruation (kommt in 1-4 % aller Schwangerschaften vor),
  Hämorrhagische Kolpitis (Vaginitis od. Vulvovaginitis),
  Zervixektopie, Zervixkarzinom,
  Abortus imminens, drohende Frühgeburt

SCHWANGERSCHAFTSABBRUCH

Syn: **Interruptio**, Abtreibung, Abruptio graviditatis, induzierter Abort, engl. induced / voluntary / artificial / therapeutic abortion, termination of pregnancy, ICD-10: O04.9

Def: Medikamentöse od. instrumentelle vorzeitige Beendigung einer Schwangerschaft (vor Erreichen der extrauterinen Lebensfähigkeit des Embryo/Fetus).

Ind: Rechtslage: in Deutschland durch das Schwangeren- und Familienhilfeänderungsgesetz v. 21.8.1995 u. das Schwangerschaftskonfliktgesetz v. 1.1.2010 geregelt. Der Schwangerschaftsabbruch ist danach (mit Ausnahme von Nidationshemmern) grundsätzlich gem. § 218 StGB (Strafgesetzbuch) strafbar, er kann jedoch gem. § 218a StGB bei Vorliegen von bestimmten Indikationen, Beratung und Fristen durch einen Arzt rechtmäßig (und somit straffrei für den Arzt und die Schwangere) vorgenommen werden.

- Beratener Schwangerschaftsabbruch (§ 218a Abs. 1), häufigste Form (97 % d.F.): Abbruch auf **Wunsch der Schwangeren**, Voraussetzung ist eine mindestens 3 Tg. zuvor stattgefundene **Beratung** gemäß § 219 durch eine anerkannte Beratungsstelle (diese stellt dann einen Beratungsschein aus), Frist: zulässig **bis zur 12. SSW p.c.** (post conceptionem).
- Medizinische Indikation (§ 218a Abs. 2): **Gefahr** für das Leben oder schwerwiegende Beeinträchtigung des körperlichen oder seelischen Gesundheitszustands **der Schwangeren** (die früher im § 218a geltende eugenische/embryopathische Indikation ist in der Gesetzesänderung von 1995 nicht mehr enthalten. Ein Schwangerschaftsabbruch wegen eines **fehlgebildeten Embryos** kann aber aufgrund der starken seelischen Belastung der Mutter, eine solche Schwangerschaft auszutragen, jetzt hierunter subsumiert werden).
  Frist: **keine zeitliche Begrenzung** für die Zulässigkeit des Abbruchs (allgemein sollte der Abbruch aber nicht später als die **22. SSW p.m.** erfolgen, da sonst der Fetus nach der „Frühgeburt" leben könnte und der Arzt dann verpflichtet wäre das Leben zu erhalten), eine Beratungspflicht und ebenfalls 3-tägige Bedenkzeit bis zum Abbruch wurde für diese Ind. im Jahr 2009 durch den Deutschen Bundestag beschlossen.
- Kriminologische Indikation (§ 218a Abs. 3): bei Vergewaltigung, sexueller Nötigung oder sexuellem Missbrauch Widerstandsunfähiger od. von Kindern (unter 14 Jahren),
  Frist: zulässig bis zur 12. SSW p.c. (post conceptionem), Feststellung der Indikation nur durch den Amtsarzt.

Epid: ◊ Inzidenz: In Deutschland 57 Abbrüche auf 10.000 Frauen/J. (jährlich ca. 103.000 (registrierte) Schwangerschaftsabbrüche) mit **sinkender Tendenz** in den letzten Jahren (auch im internationalen Vergleich ist dies ein sehr niedriges Niveau).
40 % der Frauen hatten vor dem Eingriff noch keine Lebendgeburt, 4,5 % sind <18 J. (bei <16-jährigen ist immer die Zustimmung der Eltern erforderlich).
97 % der Abbrüche werden nach der **Beratungsregelung** vorgenommen, nur 3 % wegen einer medizinischer Indikation.

◊ Für einen beratenen Schwangerschaftsabbruch besteht in Deutschland für die gesetzliche Krankenversicherung keine Leistungspflicht (bei geringem Einkommen ggf. Übernahme der Kosten durch das Sozialamt).

Bei medizinischer und kriminologischer Indikation werden die Kosten von der Krankenkasse getragen.

◊ Die Mitwirkung/Durchführung an einem beratenden Schwangerschaftsabbruch ist jedem Arzt freigestellt.

◊ Meldepflicht: jeder Schwangerschaftsabbruch ist in anonymisierter Form (= ohne Name der Patientin) an das statistische Bundesamt zu melden.

Etlg: # Medikamentös: Wehenerzeugung zur Spontanausstoßung der Frucht durch Antihormone und Prostaglandine. Applikationsmöglichkeiten: oral, intravaginal, intrazervikal, retroamnial od. intraamnial

Instrumentell: Kürettage, Saugkürettage

Diag: 1. Anamnese und gynäkologische Untersuchung der Schwangeren

2. Vor einem Schwangerschaftsabbruch ist stets auch durch den durchführenden Arzt eine **medizinische Beratung** und **Aufklärung** über den eigentlichen Eingriff vorgeschrieben (unabhängig von dem Beratungsgespräch durch eine anerkannte Beratungsstelle)
3. Sonographie: genaue Bestimmung des Gestationsalters (post conceptionem, bei der sonst üblichen Angabe der Schwangerschaftsdauer von der letzten Monatsblutung aus gerechnet = post menstruationem müssen also 2 Wo. abgezogen werden)

Ther:

- **Nidationshemmer** (Postkoitalpille, „Pille danach“, „morning after pill“, Interzeption): reines hochdosiertes Gestagen (Levonorgestrel, PiDaNa®, Levogynon®) od. Progesteronrezeptor-Modulator (Ulipristalacetat, ellaOne®), die den Eitransport und Entwicklung des Eies einschränkt sowie die Nidation der Blastozyste verhindert, 98%ige Zuverlässigkeit bei Einnahme innerhalb von max. 72 Std. (Ulipristalacetat bis 120 Std.) nach dem Koitus [PEARL-Index: 1,4-2,6]. Die Nidationshemmer sind keine Abortiva (nach § 218 StGB), da sie vor dem Ende der Nidation wirken. Sie sind in Deutschland verschreibungspflichtig. Ebenfalls mögl. ist die Einlage einer Spirale postkoital.
- Medikamentös: bis zum 71. Tag (= 10. SSW p.c.) mögl.

  Mifepriston 600 mg oral (RU 486, Mifegyne®, seit 1999 auch in Deutschland zugelassen, darf jedoch nur von Ärzten verordnet werden, die auch sonst Schwangerschaftsabbrüche durchführen) **+ Prostaglandin** (PGE_1-Analoga, Gemeprost 1 mg vaginal [Cergem® Vaginalzäpfchen] oder **Misoprostol** 400 µg oral [Cytotec®]) 48 Std. nach der Mifepriston-Einnahme zur Abstoßung

  Wirkung: Mifepriston ist ein Progesteronantagonist und führt zur Hemmung der Progesteronwirkung am Endometrium ⇨ uterine Blutung mit Ablösung des Chorions von der Uteruswand ⇨ HCG ↓ und damit kommt die Funktion der Decidua graviditatis des Uterus zum Erliegen ⇨ Absterben des Schwangerschaftsproduktes

  In Deutschland werden derzeit etwa 5 % der Schwangerschaftsabbrüche mit Mifepriston durchgeführt.
- Für Schwangerschaftsabbrüche im 2. Trimenon (bei medizinischer Indikation) erfolgt meist eine „normale“ Geburtseinleitung u. Geburt: PgE_2-Gel intrazervikal [Minprostin®] und Oxytocin i.v. [Syntocinon®] zur Weheninduktion, evtl. Ballondilatation der Zervix. Ist ein Fetozid vor dem Abort erforderlich, so wird dieser durch I.v.-Gabe von KCl-Lösung in die Umbilikalvene od. fetal-intrakardiale Injektion durchgeführt. Die Analgesiemöglichkeiten sind wie bei einer normalen Geburt (s.u. Kap. Geburt). Bei nicht vollständiger Plazentalösung ist eine stumpfe Nachkürettage erforderlich.
- Operativ:
  - Gemeprost 1 mg Vaginaltablette (Cergem®) zur Zervixreifung 3-6 Std. vor dem Eingriff
  - Op in Periduralanästhesie (od. Vollnarkose)
  - Dilatation des Zervixkanals
  - Saugkürettage: (Syn: Vakuumaspiration) durch **Absaugung** des Amnioninhaltes mit einem elektrischen Absauggerät bis zur 8 SSW p.c.

    Kürettage: operative Ausschabung mit einer gefensterten stumpfen Kürette bei >12. SSW, ggf. auch in Kombination mit einer Absaugung bis das gesamte Cavum uteri entleert ist (ggf. Nachkürettage der Tubenwinkel mit einer kleinen Kürette)

- Nachbehandlung: bei rh-neg. Mutter Rh-Prophylaxe mit 1.650 I.E. Anti-D-Immunglobulin i.m. (Partobulin®), bei Schwangerschaft >16. SSW „abstillen“ mit Cabergolin einmalig 1 mg innerhalb von 24 Std. nach dem Eingriff (= 2 Tbl. Dostinex®), keine Vollbäder, kein Geschlechtsverkehr für 1-2 Wo., über sichere Kontrazeption beraten und für einige Mon. empfehlen.
- Selbsthilfegruppen: pro familia – Bundesverband e.V., Stresemannallee 3, 60596 Frankfurt, Tel.: 069 639002, Fax: 069 639852, Internet: www.profamilia.de

Prog: Mütterliche Letalität bei operativem Schwangerschaftsabbruch heute bei 0,004 %, die Komplikationsrate liegt bei ca. 10 %

Kompl:
* Misoprostol: Übelkeit und Erbrechen, starke Blutungen, Uterus-Krämpfe bis zur -Ruptur, gastrointestinale Krämpfe, arterielle Hypotonie, Kopfschmerzen, allergische Reaktionen. Misserfolgsrate 2-8 % (daher auch 2 Wochen nach Anwendung Kontrolluntersuchung erforderlich), erfolgt keine Schwangerschaftsabstoßung besteht ein Risiko für Fehlbildungen des Embryos! (MÖBIUS-Sequenz: Hirnnervenstörungen, Fehlbildungen an Kopf und Extremitäten) ⇨ Saugkürettage
* Psychisch: Schuldgefühle, längerdauernde Trauerreaktion

Op:
* Zervixverletzung, Zervixinsuffizienz, Uterusperforation, uterine Blutung, aszendierende Infektion, Endometritis, Sterilität
* Unvollständige Entfernung des Fetus, Plazentationsstörungen bei nachfolgender Schwangerschaft
* Zu starke Kürettage ⇨ Endometrium-Verlust und Verwachsungen (ASHERMAN-FRITSCH-Syndrom) ⇨ Sterilität

RISIKOSCHWANGERSCHAFT

Syn: Risikogravidität, engl. high-risk pregnancy, ICD-10: Z35.-

Def: Schwangerschaft mit Gefährdung des Feten oder der Mutter

RF: Mütterliche Risikofaktoren:

- **Alter**: Primipara >30. Lj. oder Multipara **>35. Lj.** (in Deutschland werden bereits über 20 % der Kinder von Müttern >35 J. geboren.), deutliche Risikosteigerung >40 Lj.
  sehr junge Erstgebärende <18. Lj. (Uterus noch relativ hypoplastisch, ggf. höheres Gestose- u. Frühgeburtsrisiko, in Deutschland werden ca. 1 % der Kinder von Müttern <18 J. geboren)
- Zervixinsuffizienz, frühere Uterus-Op
- Beckenanomalien, bzw. Missverhältnis zwischen Größe des kindlichen Kopfes und dem Becken der Mutter, Kleinwüchsigkeit
- Frühere Früh- od. Totgeburten, mehrere aufeinanderfolgende Aborte, schnelle Schwangerschaftsfolge (<1 Jahr), Multipara (>4 Kinder)
- Vorherige Schnittentbindungen (Sektio) oder schwierige (operative) vaginale Entbindungen
- Schwere Schwangerschafts**anämie** der Mutter (Hb <8 g/dl), Eisenmangelanämie (Ferritin <15 µg/l), Folsäuremangelanämie, homozygote Form der Sichelzellenanämie, Thalassämie
- **Gerinnungsstörungen**: Blutungsneigung bei Hämophilie, WILLEBRAND-JÜRGENS-Syndrom, Thrombozytopenie (<50.000/µl), Thrombophilie bei APC-Resistenz (insb. bei homozygoter Faktor-V-LEIDEN-Mutation), AT-III-, Protein-S-, Protein-C-Mangel, Faktor-II-Mutation, Antiphospholipid-Syndrom, Lupusantikoagulans, Hyperhomocysteinämie, Polyzythämie, Thrombozytose
- Vorbestehende organische Erkrankungen: **Diabetes mellitus** (vorbestehend oder auch vorheriger Schwangerschaftsdiabetes), **arterielle Hypertonie** (vorbestehend od. auch schwangerschaftsbedingt, dann meist ab der 20. SSW, >140/90 mmHg), chronische Nierenerkrankung od. Hämodialyse, unbehandelte Hypothyreose od. Hyperthyreose (Morbus BASEDOW), Hypo- od. Hyperparathyreoidismus, Phäochromozytom, CUSHING-Syndrom, Morbus ADDISON (NNR-Unterfunktion), Diabetes insipidus, **angeborene Herzfehler** (meist Klappenfehler) od. rheumatische Endokarditis (bei uns selten, in Entwicklungsländern häufig), implantierte künstliche Herzklappen, koronare Herzkrankheit, Kardiomyopathie, Herzinsuffizienz, Herzrhythmusstörungen, Aortenaneurysma (MARFAN-Syndrom), **pulmonale Hypertonie**, syst. Lupus erythematodes, Porphyrie, Allergien, neurologische Erkrankungen (s.u.)
- **Adipositas** (erhöhtes Risiko für Frühgeburtlichkeit, erhöhte Fehlbildungsrate)
- Z.n. Organtransplantation: z.B. Nierentransplantation (eine Transplantation ist bei stabiler Transplantatfunktion keine prinzipielle Kontraindikation gegen eine Schwangerschaft, allerdings häufig mit fetalen u. maternalen Komplikationen behaftet, insb. Frühgeburtlichkeit [50 %] und art. Hypertonus mit Präeklampsie [30 %])
- Auftreten einer **Karzinomerkrankung** während der Schwangerschaft (am häufigsten ist das Zervix- u. das Mammakarzinom sowie HODGKIN-Lymphome), Inzidenz: ca. 1 Tumorerkrankung auf 1.000 Schwangerschaften. Aufgrund des meist schon fortgeschrittenen Stadiums und des jungen Alters ist die Prog. für die Mutter meist ungünstig. Je nach Malignität und Stand der Schwangerschaft kann bis zur 28.-30. SSW zugewartet werden, dann Geburt einleiten. Operationen sind davor meist mögl. Es kann aber auch ein Schwangerschaftsabbruch erforderlich werden, z.B. wegen notwendiger Chemotherapie (bei hochmalignem Non-HODGKIN-Lymphom od. akuter Leukämie) im ersten Trimenon.
- Prolaktinom der Mutter (Mikro- od. Makroprolaktinom) ⇨ Größenzunahme mögl. (Überprüfung des Prolaktinspiegels und Gesichtsfeldes alle 2 Mon. durchführen)

Schwangerschaftsbedingte Risikofaktoren:

- **Mehrlingsschwangerschaft** (Zwillings-, Drillingsschwangerschaft oder höhergradige Mehrlinge)
- **Blutungen** in der zweiten Schwangerschaftshälfte (>23. SSW)

- Frühgestose (Hyperemesis gravidarum), **Gestose** (hypertensive Schwangerschaftserkrankung), EPH-Gestose, HELLP-Syndrom
- **Frühgeburt** (drohende oder bereits in Gang befindliche), vorzeitige Wehen (<33. SSW)
- Übertragung (Geburtstermin >42. SSW bzw. relative Übertragung = in Relation zu einer vorzeitig eingeschränkten Plazentafunktion zu lange Schwangerschaftsdauer)
- Missverhältnis zwischen Größenzunahme des Uterus und der Schwangerschaftsdauer = intrauterine Wachstumsretardierung
- Oligohydramnion oder Polyhydramnion
- Morbus haemolyticus fetalis (fetale Erythroblastose, meist durch irreguläre Blutgruppenantikörper gegen die kindlichen Rhesus-Blutgruppen = **Rhesus-Inkompatibilität** durch eine vorherige Schwangerschaft)
- Reifungsstörungen der **Plazenta**, Plazentainsuffizienz, Placenta praevia, vorzeitige Plazentalösung
- Fehlbildungen des Fetus, die zu einem Geburtshindernis führen
- **Lageanomalien**: Beckenendlage, Querlage
- V.a./bestätigte Chromosomenaberration in der Schwangerschaftsvorsorgeuntersuchung

Infektionskrankheiten: insb. **TORCH-Komplex** (s.u.): Toxoplasmose, other (andere wie Lues, Listeriose, Tuberkulose), Röteln, Cytomegalie, Herpes simplex

Hepatitis B, C od. E, HIV, Masern, Mumps, Varizellen, Herpes zoster, Ringelröteln, Mononukleose, LCM, Chlamydia trachomatis, Gonorrhoe, Streptokokken Gruppe B, Gardnerella vaginalis (bakterielle Vaginose), Mykoplasmen, Candidose

Potentielle Noxen:
- Erforderliche (oder versehentliche) **Medikamenteneinnahme**, die ein erhöhtes Risiko für Missbildungen oder sonstigen Störungen bedingen (s. Kap. Medikamente bei Schwangerschaft u. Stillzeit), insb. Antiepileptika, Zytostatika, Kumarine, Retinoide
- **Alkoholabusus** ⇨ Alkoholembryopathie (s.u.)
- **Nikotinabusus** (s.u. Kompl.), **Drogen** (s.u. Kompl.)
- Ionisierende **Strahlung** (z.B. Bestrahlungstherapie) >100 mSv Äquivalentdosis
- **Koffein**: schädlich nur in hohen Dosen (>300 mg/Tag), normaler Konsum von Kaffee, Tee, Cola, Kakao od. Schokolade ist unbedenklich (eine Tasse Kaffee hat ca. 100 mg, eine Tasse Tee ca. 30 mg, ein Liter Cola ca. 120 mg Coffein, empfohlen werden **max. 200 mg/Tag**)
- **Lakritze**: enthält Glycyrrhizin, was beim Kind vermutlich ursächlich für stark erhöhte Cortisolspiegel ist (schon 1 g/Wo. reicht für diesen Effekt aus ⇨ keine Lakritze in der Schwangerschaft) ⇨ erhöhtes Risiko für Adipositas, Diabetes mellitus

Sonstige Risikofaktoren:
- Chromosomale Anomalien: Trisomie 21 (= DOWN-Syndrom, Mongolismus), 18 (= EDWARDS-Syndrom), 13 (= Pätau-Syndrom), 47,XXX (= Triplo-X-Syndrom), 47,XXY (= KLINEFELTER-Syndrom) oder sonstige Fehlbildungen bei einem vorherigen Geschwisterkind
- Bekannte familiäre Erkrankung, Fehlbildungen od. Stoffwechselstörungen (Mukoviszidose, Phenylketonurie, Muskeldystrophie DUCHENNE, Hämophilie, Lipidosen, Ahornsirup-Krankheit, Galaktosämie)
- Besondere psychische od. soziale/wirtschaftliche Belastungen
- Alter des Vaters >50 J.

Epid: ◊ Häufigkeit: als Risikoschwangerschaft gelten heute bis **30 % der Schwangerschaften,** Hochrisikoschwangerschaften sind 3 % d.F. (diese erfordern eine Verlegung/Behandlung in einem Perinatalzentrum)

◊ Generelles Risiko für Chromosomenaberrationen (s. Abb.): insb. abhängig vom **Alter der Mutter** ⇨ 35 J. 1 %, 40 J. 2,5 %, 45 J. 6 %, 48 J. 30 % (in diesen Zahlen sind Spätaborte mit enthalten, im Diagramm werden nur die Lebendgeborenen berücksichtigt)

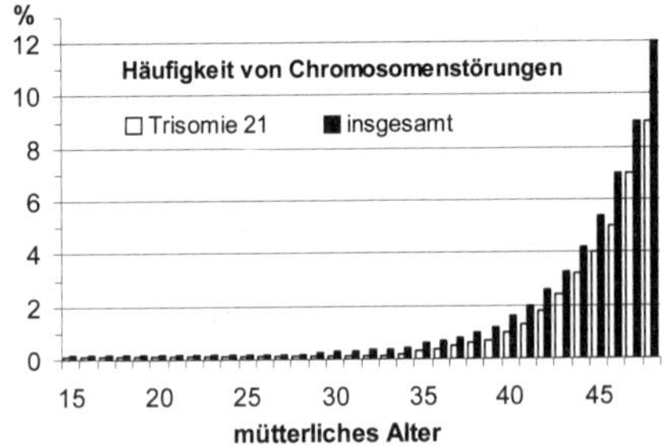

Trisomie 21: insg. 1,5/1.000 Lebendgeburten (stark abhängig vom mütterlichen Alter: Risiko im 35. Lj.: 3/1.000, 40. Lj.: 10/1.000, 43. Lj.: 25/1.000, 45. Lj. 45/1.000)

Trisomie 18: 0,2/1.000 Lebendgeburten, Trisomie 13: 0,1/1.000

Eine Risikoerhöhung für chromosomale Störungen bedingt durch den Mann ergibt sich erst bei einem Alter >45 J.

◊ Fehlbildungsrate: statistisch sind 68 Kinder mit Fehlbildungen unterschiedlichen Schweregrades (von kleinen Anomalien ohne Krankheitswert bis hin zu infausten Fehlbildungen) pro 1.000 geborene Kinder zu erwarten (= **7 % aller Neugeborenen**). Die größte Gruppe dabei sind Fehlbildungen des Herzens (8-9/1.000 Lebendgeburten). In Deutschland damit ca. 49.000 Neugeborene mit Fehlbildungen pro Jahr.

Diag: Anamnese und gynäkologische Untersuchung wie oben bei den Schwangerschaftsvorsorgeuntersuchungen. Die Termine für die Schwangerschaftsvorsorgeuntersuchungen sind aber insg. meist häufiger erforderlich.

Weiterführende pränatale Diagnostik:

1. Labor: Im ersten Trimenon (11.-13. SSW) wird zunehmend der sog. **kombinierte Test** (auch **Ersttrimester-Screening** genannt) durchgeführt: **PAPP-A** (pregnancy-associated plasma protein-A, pathologisch sind hier erniedrigte Serumwerte) und die freie ß-Untereinheit des HCG werden in speziellen Labors bestimmt + Sonographie der Nackentransparenz, s.u. (Detektionsrate für fetale Chromosomenstörungen damit um 90 %)

   Bisheriger Standard war der **Triple-Test** bestehend aus Blutabnahme und Bestimmung von α-Fetoprotein (AFP), unkonjungiertes freies Östriol (uE3) u. human chorionic gonadotropine (HCG) um die 16. SSW (erweitert auch als Quadruple-Test mit der zusätzlichen Bestimmung von Inhibin A) ⇨ Risikobeurteilung (nicht Diagnose!) in Beziehung zum Gestationsalter für fetale Chromosomenstörungen (insb. Trisomie 21 sowie 18), Neuralrohrdefekte (AFP-Erhöhung bei Spina bifida, Meningomyelozele od. Anenzephalus) u. Bauchwanddefekte (AFP-Erhöhung bei Omphalozele od. Ösophagusatresie) od. kongenitaler Nephrose (AFP-Erhöhung) mögl. Ind: mütterliches Alter >35. Lj. Pathologisch ist ein AFP >2 MoM (= Multiple of the Median), HCG <0,25 MoM. Die Spezifität des Tests ist mit ca. 65 % aber nicht hoch (= häufig falsch positiv), dies muss mit der Pat. (insb. zur Beruhigung bei pathologischem Ergebnis) besprochen werden. Bei pathologischem Ergebnis ist eine weitere Diag. indiziert.

   Neu ist ein Bluttest, der fetale DNA-Fragmente aus dem Blut der Mutter in der 12. SSW auf Trisomie 21 untersucht (Sensitivität u. Spezifität >99 %, LifeCodexx PraenaTest™, noch sehr teuer mit 1.200 EUR, spart aber für diese Indikation die Amniozentese/Chorionzottenbiopsie und deren Risiken)

2. Sonographie: Bewertung der **Nackentransparenz** (NT = nuchal translucency) des Embryos zwischen der 11. u. 14. SSW (Beurteilung ist schwierig, wird aber mittlerweile von vielen Gynäkologen u. in allen Zentren durchgeführt), pathologisch ist eine Dicke **>3 mm** der Nackenstruktur des Embryo mittsagittal durch ein Nackenödem (⇨ mögl. Hinweis für eine Chromosomenstörung, Neuralrohrdefekt oder Herzfehler). Beim kombinierten Test wird die Nackendicke in Verhältnis zur Scheitel-Steiß-Länge gesetzt (s. Abb. mit Bsp. Gestationsalter 12.+1 SSW, SSL 55 mm, NT 1,6 mm) und zusammen mit den Laborwerten ein mathematischer Risikoscore berechnet.

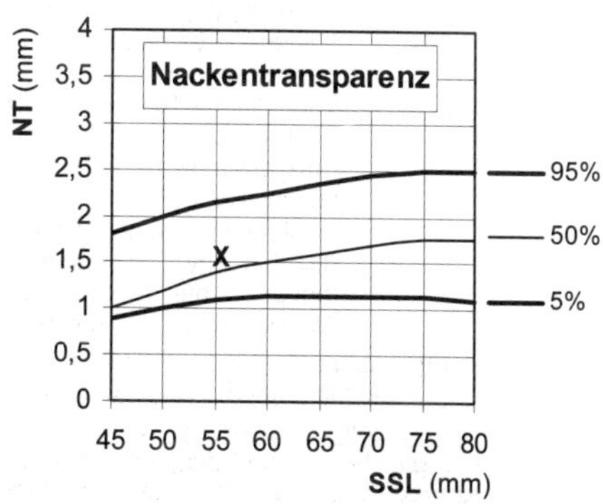

   Weitere „Soft-Marker“ als Hinweis für eine mögl. Chromosomenstörung in der „genetischen Sonographie“ sind neben der Nackentransparenz: **fehlende Nasenbeinverknöcherung** (nasal bone), Plexus-choroideus-Zyste, „white spot“ im Herzen („Golfball-Phänomen“), Kompetenz der Trikuspidalklappe, Nierenpyelektasie, hyperechogener Darm, verkürzter Humerus od. Femur, Retrogenie (frontomaxillärer Gesichtswinkel), singuläre Nabelschnurarterie, fehlende intrakranielle Translucency (= Weite des 4. Ventrikels, Zeichen für Neuralrohrdefekte). Diese können einzeln alle noch „normal“ sein, bei Nachweis mehrerer Marker steigt die Wahrscheinlichkeit für das Vorliegen einer Chromosomenstörung oder anderer Defekte aber stark an.

   Bei einer Risikoschwangerschaft sind im Verlauf neben den 3 Routine-Sonographien häufig zusätzliche Sonographien zur Verlaufskontrolle der Entwicklung von Fetus und Plazenta erforderlich.

- Dazu je nach Befund noch die **Ultraschallfeindiagnostik** (sog. Organultraschall, hochauflösender Ultraschall in der 20.-22. SSW), z.B. Suche nach Missbildungen, bei Oligo- oder Polyhydramnion, bei intrauteriner Wachstumsretardierung
- Vierkammerblick und bei V.a. Herzfehler des Fetus komplette fetale **Echokardiographie** (Darstellung von Herz, Klappen, Flussverhältnissen und Ausflusstrakt)
- 3D-Sonographie zur Darstellung von Lippen-Kiefer-Gaumenspalten
- **Farbkodierte Duplexsonographie** (dopplersonographische Blutflussmessung der A.uterina, A.umbilicalis, A.cerebri media, Ductus venosus) bei V.a. Plazentastörung, intrauterine Wachstumsretardierung, Gestose, HELLP-Syndrom, Diabetes mellitus od. Schwangerschaftsdiabetes, Fetus: angeborene Herzfehler, fetale Erythroblastose
- Bestimmung der Zervixlänge im Verlauf und Beurteilung der Stabilität des inneren Muttermundes (Trichterbildung am inneren Muttermund in Ruhe und unter Belastung) ⇨ eine verkürzte Zervix <2,5 cm Länge bzw. rasche Verkürzung, >3 cm Breite und >8 mm Zervikalkanalweite oder Trichterbildung zeigt ein erhöhtes Frühgeburtsrisiko bei vorzeitigen Wehen od. Mehrlingen an.

3. <u>Amniozentese</u> (Syn: **Fruchtwasserpunktion**) ab der 15. SSW mögl. (Frühamniozentese ab der 12. SSW wird wegen Kompl. nicht mehr empfohlen)

   Ind: Frühschwangerschaft: Vorliegen einer **genetischen Erkrankung** der Eltern od. deren direkten Verwandten, vorhergehendes Kind mit einer **Chromosomenanomalie**, mütterliches Alter >35 J. bzw. Alter des Vaters >50 Lj., pathologischer Triple-Test, pathologisches Nackenödem in der Sonographie, ICSI bei Oligospermie des Vaters
   Spätschwangerschaft: V.a. fetale Erythroblastose, V.a. urologische Erkrankung des Fetus, Lungenreifebestimmung, Diabetes mellitus der Mutter

   Durchführung: sterile transabdominelle Punktion mit einer dünnen Nadel unter Ultraschallkontrolle (Vermeidung der Punktion durch die Plazenta oder der versehentlichen Punktion des Fetus) und Aspiration von ca. 10-20 ml Fruchtwasser. Bettruhe für 2 Std. und Kontrollsonographie am Folgetag (Fruchtwassermenge und Vitalität des Fetus). Bei rh-neg. Mutter Rh-Prophylaxe mit 1.650 I.E. Anti-D-Immunglobulin i.m. (Partobulin®).

   Diagnostik: nach In-vitro-Kultivierung von enthaltenen Zellen **Chromosomenanalyse** (Karyogramm nach der DENVER-Klassifikation, dauert insg. 2-3 Wo.), ein Schnelltest auf chromosomale Störungen dauert nur 1 Tag, muss dann aber auf jeden Fall noch mit dem Karyogramm überprüft werden
   Bestimmung von **AFP** (α_1-Fetoprotein, erhöht bei Neuralrohrdefekten und Spaltbildung des Abdomens) sowie der Acetylcholinesterase
   Suche nach Enzymdefekten mögl. (z.B. Mukopolysaccharidosen)
   Erregernachweis (PCR) für Toxoplasmose und Zytomegalie mögl.
   Lecithin- u. Sphingomyelinkonzentration zur Lungenreifebestimmung mögl.
   Insulinbestimmung zum Ausschluss einer diabetischen Fetopathie
   Bilirubin bzw. photometrisches Bilirubin-Absorptionsmaximum bei 450 nm (bei pos. Antikörpersuchtest mit Titer >1:16, V.a. fetale Rh-Erythroblastose)
   Elektrolyte bei V.a. urologische Erkrankung des Fetus

   Kompl: Abortrate durch die Punktion ca. 0,5 %, Infektion, vorzeitiger Blasensprung, Verletzung des Fetus ⇨ Hautnarben beim Kind

   <u>Chorionzottenbiopsie</u> (Syn: Chorionbiopsie)

   Ind: gleiche Ind. und diagnostische Möglichkeiten der Chromosomenanalyse wie bei der Amniozentese, jedoch **früher** durchführbar (bereits ab der 10. SSW mögl.)

   Durchführung: transabdominal (od. Desinfektion der Scheide und transzervikal) eingeführter Katheter unter Ultraschallkontrolle, Aspiration von Chorionzotten des Chorion frondosum am Rand der Plazenta. Vorteil: Die Chromosomenanalyse kann sofort erfolgen, da eine In-vitro-Kultivierung der Trophoblastzellen nicht erforderlich ist. Eine Abruptio wegen einer Chromosomenanomalie könnte also 6 Wo. früher als bei einer Amniozentese erfolgen.

   Nachteil: Kompl.-Rate wesentlich höher als bei der Amniozentese ⇨ Abortrate 2,5 %, Blutungen in 10 % d.F., vaginale und aszendierende Infektion, Perforation, vorzeitiger Blasensprung

4. <u>Chordozentese:</u> transabdominale Punktion eines Nabelschnurgefäßes und Entnahme von fetalem Blut (ab 17. SSW mögl.) ⇨ Hb-Bestimmung, Blutgruppe, Hämoglobino-

pathien, Antikörpernachweis, Chromosomenanalyse, Infektionsnachweis beim Fetus (z.B. Röteln, Toxoplasmose)

Haupt-Ind: V.a. fetale Anämie ⇨ bestätigt sich diese, kann über die Nabelschnurpunktion auch direkt Blut transfundiert werden (Blutgruppe 0, rh neg.)

5. Fetoskopie: direkte Betrachtung des Fetus in utero mit einem von abdominal eingeführtem Spezialendoskop (ab 16. SSW mögl.)

   Ind: Biopsie seltener und schwerwiegender Hautkrankheiten, Diagnostik von Gesichtsfehlbildungen, Laserverödung von plazentaren Gefäßanastomosen beim feto-fetalen Transfusionssyndrom, Tracheal-Ballonverschluss bei Zwerchfellhernie (in spezialisierten Zentren), Kompl: Abortrate 2-5 %

Ther: Qualifizierte **Beratung vor der Anwendung von Testmethoden** und der erweiterten pränatalen Diagnostik (die Schwangere muss sich für oder gegen die Tests entscheiden können und mögliche Konsequenzen sind zu besprechen, z.B. Schwangerschaftsabbruch bei schwerer Fehlbildung). Die Sicherheit der Ergebnisse der Testmethoden und die Grenzen der Möglichkeiten der pränatalen Diagnostik müssen erläutert werden. Die mögliche psychische Belastung bei Vorliegen eines pathologischen Ergebnisses vorab besprechen.
Aufklärung über mögliche Komplikationen der Diagnostik (z.B. Abortrate).

Kompl:

* Alkoholabusus ⇨ **Alkoholembryopathie**, fetales Alkoholsyndrom, fetale Alkoholeffekte, (s.u. Kap. Alkoholembryopathie)
* Nikotinabusus: bei 20 Zigaretten/Tag vermindert sich das Geburtsgewicht des Neugeborenen im Durchschnitt um 250-500 g (Reifungsstörung der Plazenta, intrauteriner O_2-Mangel, Anstieg der Herzfrequenz), erhöhte Abortrate (2faches Risiko) und Frühgeburtlichkeit (2faches Risiko), vermehrt Placenta praevia und vorzeitige Plazentalösung, transplazentarer Übergang von tabakspezifischen Karzinogenen von der rauchenden Mutter auf den Fetus (erhöhtes Risiko für Lymphome u. Leukämien), erhöhte perinatale Sterblichkeit, postpartal Anstieg von Herzfrequenz/Blutdruck, 2faches Risiko für spätere Asthma-Erkrankungen, erhöhtes Risiko für späteres ADHS. Für Deutschland werden allein etwa 60 Todesfälle bei Säuglingen durch Rauchen der Mutter geschätzt.

  ⇨ Proph: **absolute Nikotinkarenz!** (es gibt keine unbedenkliche Zahl an Zigaretten, auch „nur" 1 od. 2 Zigaretten/Tag schaden bereits. Leider rauchen aber immer noch, trotz intensiver Aufklärung, ca. 25 % der Schwangeren in Deutschland)

  Säuglinge: 3fach höhere Nikotinkonzentration in der Muttermilch gegenüber dem mütterlichen Serum! (⇨ eine unbedenkliche Zahl an Zigaretten gibt es nicht, die Vorteile des Stillens überwiegen jedoch bei bis 5 Zigaretten/Tag, ab 10-15 Zigaretten/Tag nicht stillen!), höheres Risiko für plötzlichen Kindstod (SIDS), mehr Koliken

  Die inhalative Exposition (= Passivrauchen) des Säuglings führt darüber hinaus zu häufiger auftretenden Atemwegserkrankungen (also sollte auch der Vater zum Nikotinverzicht aufgefordert werden ⇨ Haushalt des Kindes = **Nichtraucherzone!**)
* Drogen: Epid: ca. 2/1.000 Schwangere nehmen in Deutschland harte Drogen
  - Opiate: Wachstumsretardierung, Frühgeburtlichkeit, Atemdepression, Fieber, Schnupfen, Hyperexzitabilität und motorische Unruhe, Tremor, zerebrale Krampfanfälle = postpartales Entzugssyndrom (Syn: neonatales Abstinenzsyndrom), ohne Ther. Beginn nach 12-48 Std. ⇨ Prophylaxe mit Phenobarbital direkt nach der Geburt beginnen und dann über Wochen ausschleichen, erhöhte perinatale Sterblichkeit, plötzlicher Kindstod

    Kein Heroin-/Opiat-Entzug der Mutter während der Schwangerschaft wegen erheblicher Gefahren für das Kind ⇨ Umstellung auf L-Polamidon (Methadon, 40 mg/Tag, Methaddict®) od. Buprenorphin (2-4 mg/Tag, Subutex®) als orale „Ersatzdroge".
  - Barbiturate können Atemdepression und Entzugserscheinungen nach der Geburt sowie Gerinnungsstörungen (Einfluss auf den Vit.-K-Metabolismus) verursachen.
  - Benzodiazepine können zur postpartalen Atemdepression u. Floppy-infant-Syndrom (Muskelhypotonie, Hypothermie, Trinkschwäche) führen.
  - Psychostimulanzien (Kokain, Amphetamine, Ecstasy): Mikrozephalie, ZNS-Störungen, Nierenschädigung, urogenitale Fehlbildungen, intestinale Störungen (Atresien), Darmnekrosen (nekrotisierende Enterokolitis), zerebrale und intestinale Infarkte, Skelettfehlbildungen, Wachstumsretardierung, erhöhte Abortrate, Abruptio placentae, Frühgeburtlichkeit, plötzlicher Kindstod, Hypertonie, Schlafstörungen, Trinkschwäche, Tachypnoe, Fieber

- LSD: möglicherweise Missbildungen von Skelett und ZNS, Chromosomenbrüche
- Cannabis: Abnahme der fetalen Herzfrequenz, erhöhte perinatale Sterblichkeit, beeinträchtigte Sprach- u. Gedächtnisleistung, 8fach höhere Konzentration in der Muttermilch gegenüber dem mütterlichen Serum! (⇨ nicht stillen)
- Schnüffelstoffe (insb. Toluol): Schäden wie beim fetalen Alkoholsyndrom mögl., bei chronischem Gebrauch ist ein Schwangerschaftsabbruch zu diskutieren.

⇨ Proph: **vor** einer „geplanten" Schwangerschaft unbedingt Entzugstherapie durchführen und absolute Drogenkarenz!

Bei bestehender Drogenabhängigkeit aber kein Drogenentzug während einer Schwangerschaft (extrem hohe Gefahr für schwerwiegende Plazentastörungen, vorzeitige Wehen, intrauterine Asphyxie od. Fruchttod), sondern Substitutionsbehandlung einleiten. Im letzten Schwangerschaftsdrittel häufigere Kontrollen auf eine Wachstumsretardierung durchführen u. ggf. vorzeitige Entbindung (ca. 20 % d.F.).

Proph: ♥ Absolute **Drogen-, Nikotin**- und **Alkoholkarenz!**

♥ Kontraindiziert sind während einer Schwangerschaft alle Lebendimpfungen: gegen Röteln, Masern, Mumps, Varizellen, Gelbfieber, Japanische Enzephalitis, Tuberkulose (BCG), OPV (Polio oral) und Pocken

MEHRLINGSSCHWANGERSCHAFT

Syn: Zwillings- (Syn: Gemini, Gemelli, engl. twins, gemini), Drillingsschwangerschaft (engl. triplets), Vierlingsschwangerschaft (engl. quadruplets) oder höhergradige Mehrlinge, engl. multiple pregnancy, plural pregnancy, polycyesis, ICD-10: O30.9

Ät:
- Familiäre Häufung
- Hormonelle Sterilitätsbehandlung (Ovarialstimulation), **Reproduktionsmedizin** (s.u.) mit IVF und Embryonentransfer (10faches Risiko)

Path:
- ♦ Bei Mehrlingsschwangerschaft kommt es in etwa 1/3 d.F. zum Absterben eines Embryos (= vanishing twin) und zur normalen Geburt des anderen (früher meist unbemerkt, heute kann dies durch die Ultraschalluntersuchung im 1. Trimenon festgestellt werden)
- ♦ Vorzeitige Verlangsamung des intrauterinen Wachstums, bei Zwillingen ab der 32. SSW, bei Drillingen od. höhergradigen Mehrlingen bereits ab der 28. SSW

Epid:
◊ Inzidenz: in **1,3-1,5 %** d.F. kommt es zu einer **Mehrlingsschwangerschaft** (die Inzidenz ist in den letzten 20 J. um 50 % angestiegen, u.a. auch durch die Sterilitätsbehandlungen)

◊ HELLIN-Regel (spontane Rate für Mehrlinge): Zwillinge 1:85 = 1,2 % (davon 2/3 zweieiig, 1/3 eineiig), Drillinge $1:85^2$ = 0,01 %, Vierlinge $1:85^3$ = 0,0002 %, Fünflinge $1:85^4$ = 0,000002 %

Zum Zeitpunkt der Konzeption ist die Mehrlingsrate wesentlich höher (geschätzt 1:8), durch Frühabort u. Absterben eines Zwillings reduziert sich dies aber dann stark.

◊ Schwangerschaftsdauer: bei Zwillingen im Durchschnitt 36 Wo., Drillinge 32 Wo., Vierlinge 30 Wo.

Etlg:
Eineiige Zwillinge (EZ, monozygot = erbgleich, 30 % aller Zwillinge): Befruchtung einer Eizellen, dann vollständige Durchschnürung des Embryoblasten im späten Entwicklungsstadium der Blastozyste, der sich dadurch in zwei gleiche Embryonalanlagen teilt ⇨ diese haben dann immer auch das gleiche Geschlecht. Sie können sich (selten, 3 % aller EZ) 1 Chorionhöhle, 1 Amnionhöhle und 1 Plazenta teilen oder getrennte Höhlen und 1 od. 2 Plazenten haben. Liegt nur eine Plazenta vor (70 % aller EZ) sind durch intraplazentare Gefäßanastomosen bei der Geburt die beiden Zwillinge meist unterschiedlich entwickelt.

Zweieiige Zwillinge (ZZ, dizygot = erbungleich, 70 % aller Zwillinge): Befruchtung zweier Eizellen ⇨ können verschiedenes Geschlecht haben u. haben immer 2 Trophoblastenanlagen mit 2 Chorionhöhlen (sog. dichorische Zwillinge), 2 Amnionhöhlen u. 2 Plazenten.

<u>**Klin:**</u> ⇒ Evtl. verstärkte Schwangerschaftsbeschwerden, wie Hyperemesis
⇒ Vermehrte Kindsbewegungen, größerer Uterus, höherer Fundusstand

<u>**Diag:**</u> 1. Anamnese und gynäkologische Untersuchung
2. <u>Sonographie:</u> ab der 8. SSW p.m. getrennte Embryos mit Herzaktionen nachweisbar, Delta- od. Lambda-Zeichen: die Amniontrennwand zieht sich in dreieckiger Form durch das Chorion bei getrennten Plazenten, eine T-förmige Ausziehung deutet auf Monochorialität hin.
Überwachung des intrauterinen Wachstums (Gewichts-/Größen**diskordanz** deutet auf eine intrauterine Mangelversorgung eines Mehrlings hin)
3. CTG: immer mit jeweils getrennter Herztöne-Ableitung für jeden Mehrling
4. Postnatale Unterscheidung ob ein- od. zweieiige Zwillinge vorliegen, ist durch Blutgruppenuntersuchung und molekulargenetisch (DNA-Fingerprint) mögl. (z.B. bei Vaterschaftsfrage, zweieiige Zwillinge können auch von zwei Vätern stammen)

<u>**Ther:**</u>
- Körperliche Schonung und frühzeitige Arbeitsunfähigkeit ab ca. 20. SSW zur Risikoreduktion der Frühgeburtlichkeit.
- Entbindung immer möglichst in einem **Perinatalzentrum** durchführen! (bei Risikofällen, z.B. Frühgeburt ⇨ pro Kind ein Geburtshelfer, eine Hebamme und ein Neonatologe)
- Bei normaler Entwicklung von Zwillingen ohne Komplikationen ca. in der 38. SSW vaginale Geburt einleiten (Voraussetzung: erster Zwilling in Schädellage).
- <u>Operativ:</u> primäre Sektio bei vorangehendem Kind in Quer- od. Beckenendlage, Placenta praevia, pathologischen CTG, geschätztem Gewicht je Kind <1.500 g und ab Drillinge
- Selbsthilfegruppen: Mehrlingstreff Willich-Schiefbahn e.V., Parkstr. 22, 47877 Willich, Tel.: 02154 8578, Internet: www.zwillingeunddrillinge.de
ABC-Club e.V. – Internationale Drillings- u. Mehrlingsinitiative, Bethlehemstr. 8, 30451 Hannover, Tel.: 0511 2151945, Internet: www.abc-club.de

<u>**Prog:**</u> Perinatale Mortalität 10-15 % erhöht sowie deutlich erhöhtes Risiko für perinatale Komplikationen (daher Geburt möglichst in einem Perinatalzentrum durchführen).

<u>**Kompl:**</u>
* Risiko durch **fetale Hypotrophie** ab der 28. SSW durch intrauterine Mangelversorgung
* **Frühgeburtlichkeit** (5fach häufiger als bei Einlingen, Häufigkeit 30-65 %), Zervixinsuffizienz, vorzeitige Wehentätigkeit, vorzeitiger Blasensprung
* **Zwillingstransfusionssyndrom** (Syn: feto-fetales Transfusionssyndrom) bei monochorialer Plazentaanlage durch plazentare Gefäßanastomosen (ca. 20 % d.F.) ⇨ die chronische Form (Manifestation zw. 18.-24. SSW) führt zu Anämie, Dehydratation, Hypotrophie u. Oligurie, Oligohydramnion beim Donator-Zwilling (evtl. auch letal) sowie Polyglobulie, Hypertonie, Ödeme, Herzinsuffizienz u. Polyurie, Polyhydramnion sowie erhöhte Nackentransparenz beim Empfänger-Zwilling (Akzeptor), akut kann es auch zu Blutvolumenverschiebungen unter der Geburt kommen.
Ther: intrauterine Laserkoagulation (Argon-Laser) der plazentaren Gefäßanastomosen, ggf. wiederholte Amniondrainage (zur Reduktion des Polyhydramnions), evtl. auch selektiver Fetozid. Ggf. vorzeitige Geburtseinleitung bzw. Sektio. Nach Geburt Aderlass u. Hämodilution (beim Akzeptor) bzw. Bluttransfusion (beim Donator) je nach kindlichem Zustand erforderlich.
* Höhere Abortrate
* Höheres Risiko für nachgeburtliches Atemnotsyndrom, nekrotisierende Enterokolitis
* Tod eines Embryos ⇨ kaum nachweisbarer Rest od. späterer intrauteriner Tod eines Fetus ⇨ Fetus papyraceus bei Geburt nachweisbar
* Reproduktionsmedizin: besonderes Risiko für Mutter und Kinder insb. bei Drillingsschwangerschaft (daher werden bei Frauen <35. Lj. auch nur noch 2 Embryonen übertragen)

<u>Mutter:</u>
* **Gestose** (ca. 30% d.F.)
* Schwangerschaftsanämie
* Vermehrt Beinödeme, Varizen, Dyspnoe (Zwerchfellhochstand)

<u>Geburt:</u>
* Verhaken der Kinder bei normaler Geburt wenn diese verdreht zueinander liegen, Gefahr der Hypoxie für den 2. Zwilling nach Geburt des ersten Zwillings ⇨ der 2. Zwilling

sollte nach Geburt des 1. möglichst schnell entbunden werden (Oxytocingabe, Dauer-CTG, ggf. Eröffnung der 2. Fruchtblase, Richtwert: Geburt innerhalb <30 Min.).

* Nabelschnurvorfall
* Gefahr für den zweiten Zwilling durch vorzeitige Plazentalösung
* Nachgeburtsperiode: **Uterusatonie** mit atonischer Nachblutung durch starke Uterusüberdehnung

<u>DD:</u> – "Siamesische Zwillinge" (Doppelfehlbildung, engl. doubling malformation, duplicitas): <u>nicht</u> vollständige Durchschnürung des Embryoblasten im späten Entwicklungsstadium der Blastozyste ⇨ Embryonen bleiben miteinander teilweise verbunden und haben ggf. einige gemeinsame Organanlagen. Formen: Verwachsung am Thorax (Thorakopagus), Bauch (Omphalopagus), Pygopagus (Steißbein), Kraniopagus (Kopf). Häufigkeit: 2/100.000 Geburten. Ther: bei Lebensfähigkeit und doppelter Anlage der lebenswichtigen Organe kann eine operative Trennung erfolgen

– Frühembryonale Ausbildung eines Acardius beim Zwillingstransfusionssyndrom = nicht-lebensfähiger Siamesischer Zwilling ohne eigenes Herz. Ther: Unterbrechung der arterio-arteriellen Gefäßverbindung zum nicht lebensfähigen Zwilling

GESTOSEN

<u>Syn:</u> Hypertensive Schwangerschaftserkrankung, **Präeklampsie**, Toxikose, Schwangerschaftstoxikose, EPH-Gestose (= <u>e</u>dema, <u>p</u>roteinuria, <u>h</u>ypertension), engl. gestosis, ICD-10: O14.9

<u>Def:</u> Als Gestosen werden schwangerschaftsbedingte Adaptationsstörungen bezeichnet (Frühgestose, Spätgestose s.u.), heute werden damit in der Klinik meist die **hypertensiven Schwangerschaftserkrankungen** bezeichnet.

<u>Phys:</u> Während der Schwangerschaft sinkt der periphere Gefäßwiderstand und es kommt zu einer relativen arteriellen Hypotonie (vom Ausgangsblutdruck ca. -10 mmHg systolisch u. diastolisch) ⇨ als Anpassung steigt das Blutvolumen an.
Eine Zunahme des ZVD, Abnahme des onkotischen Drucks und erhöhte Permeabilität der Gefäße führt zu geringen Ödemen (insb. in der unteren Körperhälfte, z.B. Knöchelödeme).
Eine Proteinurie bis 300 mg/l im 24-Std.-Urin ist während der Schwangerschaft normal.

<u>Ät:</u> – Multifaktorielles Geschehen (hormonelle Umstellung, Anpassungsstörung des Organismus, immunologische Fehlreaktion zwischen Mutter und Fetus, genetische Disposition)

– <u>Prädisposition:</u> Erstgebärende, sehr junges (<18. Lj.) od. höheres Lebensalter (>35. Lj.)
Mehrlingsschwangerschaft, Blasenmole, Polyhydramnion, Hydrops fetalis,
Präeklampsie in vorangegangener Schwangerschaft, familiäre Hochdruckdisposition, genetische Disposition (Präeklampsie der Mutter der Schwangeren),
präexistente Gefäßveränderungen bei essentieller arterieller Hypertonie, Thrombophilien,
Diabetes mellitus od. früherer Gestationsdiabetes, Adipositas (BMI: >35 kg/m²),
Hyperthyreose, chronische Nephropathie, systemischer Lupus erythematodes,
belastende sozioökonomische Faktoren,
Fertilitätstherapie mit einer Eizellspende (ist in Deutschland nicht zulässig)

<u>Etlg:</u> # <u>Frühgestosen</u> (in der Frühschwangerschaft): **Hyperemesis gravidarum** (übermäßiges Schwangerschaftserbrechen, meist im ersten Trimenon), Ptyalismus gravidarum (übermäßiger Speichelfluss, meist im 2.-4. SSM durch verstärkte Parasympathikuswirkung)

<u>Gestationshypertonie:</u> vorübergehende arterielle Hypertonie <u>ohne</u> Proteinurie, meist von der 20. SSW an bis einige Wo. nach der Geburt

<u>Spätgestose</u> (= **Präeklampsie**, Zeitpunkt: meist erst **im letzten Trimenon**, selten vor der 20. SSW): schwangerschaftsinduzierte **arterielle Hypertonie** und **Proteinurie**, häufig zusätzlich mit Ödemen (= komplette EPH-Gestose)

<u>Pfropfgestose, Pfropfpräeklampsie:</u> chronische (präexistente = **bereits vor** der Schwangerschaft bestehend) art. Hypertonie mit zusätzlicher Präeklampsie-Entwicklung = Proteinurie u. Ödeme im 3. Trimenon, vorwiegend Mehrgebärende, häufig schwerer Verlauf

Path: Präeklampsie: Uteroplazentare Durchblutungsstörung (mit nachweisbaren Veränderungen der Plazentagefäßreagibilität, Störung der Endothelfunktion, Mangel an Placental Growth Factor, PlGF) durch unvollständige Umwandlung der Spiralarterien ⇨ **plazentare Minderperfusion** (vaskulär bedingt = vaskuläre Gestose od. durch übermäßige Spannung der Uteruswand = Spannungsgestose) u. Freisetzung toxischer Substanzen in den mütterlichen Kreislauf. Es kommt in der Folge zu arterieller Hypertonie (periphere Vasokonstriktion).

⇨ Gefahren: Wachstumsretardierung des Fetus durch **Plazentainsuffizienz** (⇨ Mangelgeburt), vorzeitige Plazentalösung und **generalisierte Mikrozirkulationsstörung**

Diese kann als mütterliche Kompl. zur Gerinnungsaktivierung (DIC), zum HELLP-Syndrom, in der Niere zur Proteinurie und im ZNS zur **Eklampsie** (= Krampfanfälle) führen.

Epid: ◊ Häufigkeit: eine der häufigsten Komplikationen in der Schwangerschaft, **5-10 % aller Schwangeren** sind von hypertonen Blutdruckwerten betroffen, 2-5 % Präeklampsie

◊ 60-70 % aller Präeklampsien kommen bei **Erstgebärenden** vor, 3fach höheres Risiko bei Frauen >40. Lj., bei **Mehrlingsschwangerschaft** 6fach häufiger

◊ Zweithäufigste Todesursache in der Schwangerschaft (nach den thromboembolischen Kompl.), weltweit geschätzt 50.000 Todesfälle/Jahr

Klin: ⇒ Hyperemesis gravidarum: anhaltendes **nicht-stillbares Erbrechen** (>3-mal/Tag, meist in der 6.-8. SSW beginnend bis zur 14.-16. SSW), unabhängig von der Nahrungsaufnahme, manchmal bis zu 10x/Tag ⇨ Stoffwechselstörung: hypochlorämische Alkalose, Ketonkörper (Azeton-Foetor ex ore, Ketonurie), Hyponatriämie, Hypokaliämie, Gewichtsabnahme, Dehydrierung bis zur Exsikkose, Hämatokriterhöhung, starker Durst, Fieber, Leberfunktionsstörungen (Ikterus) , depressive Verstimmung, Benommenheit bis zum Delirium

⇒ Gestationshypertonie: vorübergehende (= transitorische) arterielle Hypertonie (systol. >140 mmHg, diastol. >90 mmHg oder Blutdruckanstieg >30 mmHg systol. od. >15 mmHg diastol.) ohne Proteinurie, meist von der 20. SSW an bis einige Wo. nach der Geburt, dann sind die Blutdruckwerte wieder normal, i.d.R. keine negativen Auswirkungen auf den Schwangerschaftsverlauf

⇒ Vollbild der EPH-Gestose (= Präeklampsie) und Pfropfgestose: **arterielle Hypertonie** (>140/90 mmHg) **+ Proteinurie** (>0,3 g/24 Std.) **+ Ödeme** (Knöchel/prätibial od. generalisiert) ⇨ je nach Schwere Gefährdung für Mutter und Kind

Schwere Präeklampsie (Blutdruck >170/110 mmHg, Proteinurie >5 g/Tag): Kopfschmerzen, Erbrechen, Licht- und Geräuschempfindlichkeit, Hyperreflexie, Oligurie (<500 ml/24 Std., drohendes Nierenversagen), Atembeschwerden (Lungenödem), starke epigastrische Schmerzen (Leberkapseldehnung), schnelle Gewichtszunahme (durch generalisierte Ödeme) ⇨ drohende Eklampsie (tonisch-klonische Krampfanfälle)

Diag: 1. Anamnese und gynäkologische Untersuchung: berechnetes Gestationsalter des Fetus, regelmäßige Blutdruckkontrolle (mehrmals täglich bis stündlich), auf **Beinödeme** achten, Gewichtskontrolle

2. Labor: Gesamtprotein im 24-Std.-Urin (wiederholte Messungen bei Schwangeren mit vorbestehender arterieller Hypertonie, um rechtzeitig eine Pfropfgestose zu erkennen), Blutbild, Harnsäure und Kreatinin, Gesamteiweiß, Leberwerte (GOT/AST, GPT/ALT, γGT, LDH, Bilirubin), Elektrolyte, Gerinnungsparameter (PTT, Thrombozytenzahl, AT-III, Fibrinogen, FSP), Schilddrüsenwerte (TSH, fT_3/fT_4), Urinstatus (Ketonurie?), VEGF, PAPP-A, Neu: **sFlt-1/PlGF-Quotient** (Cut-off Wert für Präeklampsierisiko ist >85, Elecsys®)

3. Sonographie: Überwachung der Entwicklung des Fetus (entspricht das Wachstum dem berechneten Gestationsalter?), fehlende Spontanbewegungen des Fetus und Verminderung des Fruchtwassers sind Alarmzeichen

   Farbkodierte Duplexsonographie (dopplersonographische Blutflussmessung, alle 2-3 Tage): pathologisch ist eine Abnahme der Strömungsgeschwindigkeit der uteroplazentaren (**A.uterina**, A.arcuata) und fetalen Gefäße (**A.umbilicalis**, Aorta fetalis, A.cerebri media) = Verminderung des diastolischen Flusses, frühdiastolische Inzisur (notch) bis hin zum diastolischen Stopp

4. CTG: bei Präeklampsie mehrmals täglich ableiten, pathologisch sind fehlende Akzelerationen nach Weckversuch, variable Dezelerationen

5. Augen-Konsil: bei schwerer Präeklampsie retinale Einblutungen, Papillenödem und Exsudat mögl.

Score zur Beurteilung der Schwere einer EPH-Gestose

	Ödeme (E)	Proteinurie (P)	Blutdruck (systol./diastol.)
0	nach Bettruhe keine	<500 mg/l/24 Std.	<140/90 mmHg
1	Ödeme am Unterschenkel	500-2.000 mg/l/24 Std.	140-160/90-100 mmHg
2	generalisierte Ödeme	2.000-5.000 mg/l/24 Std.	160-180/100-110 mmHg
3	starke generalisierte Ödeme	>5.000 mg/l/24 Std.	>180/110 mmHg

Score: Summe der Punkte der 3 Kriterien (max. 9 Punkte) ⇨ normal: 0 Punkte
1-3 Punkte: geringe Gefährdung für Mutter und Kind
≥ 4 Punkte: erhöhte Gefährdung für Mutter und Kind

Ther:

- Hyperemesis gravidarum: stationäre Aufnahme, Infusionen zur Volumen- und Elektrolytsubstitution, H_1-Antihistaminika mit antiemetischer Wirkung (Mittel der Wahl: Meclozin [Postadoxin®N, Agyrax®, in Deutschland kein Hersteller mehr, ist aber über Österreich, Frankreich, Spanien od. Belgien zu beziehen]) und Sedativa je nach Bedarf, langsamer Nahrungsaufbau, Vitamine, psychotherapeutische Begleitung, Vermeidung von Stress
- Gestationshypertonie: Vermeidung von Stress, ausreichend Schlaf und Ruhepausen am Tag, bei Blutdruckwerten >150/95 **Blutdrucksenkung** mit antihypertensiver Medikation (Mittel der Wahl: α-Methyldopa od. Dihydralazin, 2. Wahl im 1.+2. Trimenon auch β_1-Blocker [Metoprolol, NW: Plazentaminderperfusion])
- **Präeklampsie:** stationäre Einweisung, Stabilisierung des Krankheitsbildes bis zur Entbindung: bei Schwangerschaft >34. SSW sollte die **Entbindung** bald erfolgen, um weitere Komplikationen zu vermeiden (Geburtseinleitung mit PgE_2-Gel intrazervikal [Minprostin®] und Oxytocin i.v. [Syntocinon®]).

  Bei leichter Präeklampsie: Bettruhe in Seitenlage, Überwachung des Fetus durch tägliche CTG-Kontrolle, dopplersonographische Blutflussmessung der A.uterina und der fetalen Gefäße alle 2-3 Tage, eiweißreiche Ernährung, ausreichende Flüssigkeitszufuhr, Thromboseprophylaxe (Heparin)
  Med: **Blutdrucksenkung** mit antihypertensiver Medikation: **Dihydralazin** [Nepresol®] oral (12,5-0-12,5 bis 25-25-25 mg/Tag) od. i.v. (50 mg auf 500 ml NaCl-Lösung, bis 100 mg/Tag nach Wirkung dosieren) od. bei leichten Fällen **α-Methyldopa** 0,5-1 g/Tag [Presinol®] od. im 1.+2. Trimenon auch β-Blocker Metoprolol 50-200 mg/Tag [Beloc-Zok®]
  evtl. 100 mg/Tag ASS (Acetylsalicylsäure) oral zur Hemmung der Thromboxan-Synthese (sicherheitshalber nur bis zur vollendeten 34. SSW geben)
  evtl. Sedierung mit Diazepam (5-0-5 bis 10-10-10 mg/Tag, Valium®) und Magnesiumsulfat (s.u. Kap. Eklampsie) zur Krampfprophylaxe
  bei drohender Frühgeburtlichkeit Lungenreifeinduktion (s.u. Kap. Frühgeburt)
  Ödemausschwemmung mit vorsichtiger Diurese (insb. bei Herzinsuffizienz od. Lungenödem), bzw. Mannit-Infusion bei Oligurie

  Bei schwerer Präeklampsie: Intensivüberwachung, Dauer-CTG, je nach mütterlicher Gefährdung muss auch bei schlechtem kindlichem Reifegrad (<34. SSW) eine vorzeitige Beendigung der Schwangerschaft erfolgen (wenn mögl. Versuch einer vaginalen Entbindung in Notfallsektio-Bereitschaft)
  Med: **Diazoxid** [Hypertonalum®] zur kurzfristigen Ther. hypertoner Krisen (150 mg i.v., schneller Wirkungseintritt innerhalb von Minuten), sonst Dihydralazin i.v. (s.o.)
  Humanalbumin i.v. (3 x 50 ml 20%ig/Tag)
  Low-dose-Heparinisierung (3 x 5.000 I.E./Tag) zur Thromboseprophylaxe
  bei drohender Eklampsie antikonvulsive Medikation mit Magnesiumsulfat (s.u.)
  bei Gerinnungsstörung ggf. Substitution (s.u. HELLP-Syndrom)
- Selbsthilfegruppen: Arbeitsgemeinschaft Gestose-Frauen e.V., Postfach 12 53, 47654 Issum, Tel.: 02835 2628, Internet: www.gestose-frauen.de

Prog: Nach der Entbindung i.d.R. keine bleibenden Schäden für die Mutter.
Eine Präeklampsie hat ein Wiederholungsrisiko bei späteren Schwangerschaften (bis 7fach). Es besteht weiter ein höheres Risiko für eine spätere arterielle Hypertonie und sonstige kardiovaskuläre Erkrankungen (3- bis 6-fach).

Kompl: * Hyperemesis gravidarum: Exsikkose und Elektrolytverschiebung bis hin zum Delirium, niedriges Geburtsgewicht beim Kind

* Schwere Präeklampsie:
  Entwicklung eines **Nierenversagens**, Lungenödems, Linksherzversagens
  ⇨ **Eklampsie** (Krampfanfälle, s.u.)
  ⇨ **HELLP-Syndroms** (s.u.)
* Intravaskuläre Thrombosen, Hämolyse, Thrombozytopenie, Verbrauchskoagulopathie = **DIC** (engl. disseminated intravasal coagulation) ⇨ häufigste mütterliche Todesursache ist eine Gehirnblutung
* Notfallsektio: erhöhtes Blutungsrisiko

Fetus: * Uteroplazentare Perfusionsstörung ⇨ vorzeitige Wehen, Plazentainfarkte, vorzeitige Plazentalösung, verzögerte Reifung der Plazenta, Reifungsstörung des Fetus, intrauterine Wachstumsretardierung (Mangelgeburt), Frühgeburt, intrauteriner Fruchttod und erhöhte perinatale Mortalität

Proph: ♥ Regelmäßige Schwangerenvorsorge
♥ Bei einer vorhergehenden Schwangerschaft mit einer schweren Präeklampsie wird die prophylaktisch Gabe von (75-150) **100 mg Acetylsalicylsäure**/Tag für die gesamte Dauer einer erneuten Schwangerschaft bis zur vollendeten 34. SSW empfohlen (bei dieser Low-dose-Therapie besteht auch keine Gefahr für einen vorzeitigen Verschluss des Duct.arteriosus BOTALLI oder für Gerinnungsstörungen beim Neugeborenen).

DD: – „Normales" Schwangerschaftserbrechen: ganztägige oder nur morgendliche Übelkeit und ggf. Erbrechen im 1. Trimenon, aber ohne Beeinträchtigung der Stoffwechselfunktion. **Übelkeit** haben bis zu 80 % aller Schwangeren und Erbrechen bis zu 30 % meist von der 6.-12. SSW, ca. 10 % haben Beschwerden in der gesamten Schwangerschaft.
Ther: Aufklärung über die *Normalität* der Beschwerden, häufigere und kleine Mahlzeiten, ausreichende Flüssigkeitszufuhr, Akupressur (z.B. mit elastischem Armband, Seaband®) Pflanzliche Med: z.B. Ingwer (Zintona®), Kamille, Zitronenöl
ggf. auch Antiemetika: Meclozin (über int. Apotheke, s.o.) od. Dimenhydrinat (Vomex A®)
– Gastroenteritis mit Erbrechen, Gastritis, gastroösophagealer Reflux, Hepatitis
– Hydrops gravidarum: vermehrte Wasserretention mit Ödemen, insb. mit Labienödem (aber ohne arterielle Hypertonie od. Proteinurie)
– Schwangerschaftsunabhängige (essentielle od. organisch bedingte) arterielle Hypertonie, daher ist diese auch schon vor der 20.SSW nachweisbar (diese kann aber auch im 1.-2. Trimenon durch die physiologische schwangerschaftsbedingte Blutdrucksenkung möglicherweise kaschiert sein). Schwangere mit vorbestehender arterieller Hypertonie sollten daher wiederholt auf eine Proteinurie getestet werden, um rechtzeitig eine drohende Pfropfgestose zu erkennen.
– Transitorische arterielle Hypertonie (Gestationshypertonie): kommt bei besonderer Empfindlichkeit auch bei der Einnahme hormonaler Kontrazeptiva vor

EKLAMPSIE

Syn: Schwangerschaftskrampf, engl. eclampsia, ICD-10: O15.0

Ät: **Komplikation einer Präeklampsie** (das Auftreten von Krampfanfällen ist aber nicht unbedingt abhängig von der Schwere einer Präeklampsie)

Path: Lokale **Gefäßverengungen** (Spastik) und Störung der **Endothelfunktion** ⇨ Stase, Ödem, Fibrinablagerungen ⇨ Schädigung von Gehirn (**Hirnödem**), Niere (bis zum Nierenversagen), Leber (Leberzellnekrosen, subkapsuläre Blutungen), Mikrothrombosen und Gerinnungsaktivierung (bis zur Verbrauchskoagulopathie), Plazentastörung (hämorrhagische Infarkte, Plazentainsuffizienz)

Epid: ◊ Häufigkeit: wie bei der Präeklampsie sind in 70-80 % **Primipara** betroffen, bei Mehrlingsschwangerschaft 6fach häufiger als bei Einlingsschwangerschaft
ca. jede 10. Schwangere mit einer Präeklampsie entwickelt eine Eklampsie (bis 5/1.000 Schwangerschaften betroffen)

◊ Zeitpunkt: wie bei der Präeklampsie meist im **3. Trimenon** bis max. 48 Std. nach der Geburt auftretend

Klin: ⇒ Prodromalsymptome (Eclampsia imminens, drohende Eklampsie): schneller Blutdruckanstieg, Oberbauchschmerzen, Übelkeit, Magendruck, Erbrechen, **frontal betone Kopfschmerzen**, **Sehstörungen** (Flimmern vor den Augen, Doppelbilder, Schleiersehen), Ohrensausen, **Hyperreflexie**, Somnolenz od. motorische Unruhe

⇒ Eklampsie: blitzartig auftretende, generalisierte, **tonisch-klonische Krampfanfälle** (Eclampsia convulsiva) mit od. ohne Bewusstseinsverlust, Zungenbiss, Zyanose

Diag: 1. Anamnese und gynäkologische Untersuchung
2. Labor: wie bei der Präeklampsie
3. Sonographie: Überwachung des Fetus
4. CTG: Dauerüberwachung
5. Neurologisches Konsil: in der transkraniellen Dopplersonographie evtl. Nachweis von Spasmen der Hirnbasisarterien

Ther: • Akut: sofortige Klinikeinweisung und schonender Transport, Intensivüberwachung, Dauer-CTG, Seitenlagerung (wegen Aspirationsgefahr), evtl. Bisskeil, Intubationsbereitschaft

Med: **Anfallsbehandlung** mit **Magnesiumsulfat** mit 2-4 g als Bolus i.v. ($MgSO_4$ zeigt sehr gute antiepileptische Wirkung, Mg5-Sulfat®10%). Die Magnesiumgabe hat gleichzeitig auch einen antihypertensiven Effekt.

Bei weiteren Anfällen (od. Status epilepticus) auch Diazepam (langsam i.v. 20-40 mg bis max. 120 mg/Tag) od. Phenytoin i.v.

Zur Prophylaxe weiterer Anfälle dann Magnesiumsulfat 1-2 g/Std. i.v. (die Dosis kann anhand des Patellarsehnenreflexes titriert werden, der gerade noch auslösbar sein sollte bzw. anhand des Magnesiumspiegels im Serum: Ziel 2,0-3,0 mmol/l). Überwachung der Atmung wegen Atemdepressiver-NW des Mg (Atemfrequenz sollte >14/Min. sein).

Bei nicht ausreichender Blutdrucksenkung durch das Magnesium zusätzlich Dihydralazin 5-10 mg i.v. (Nepresol®)

Low-dose-Heparinisierung (3 x 5.000 I.E./Tag)

Nimodipin (Nimotop®) kann gegen die intrakraniellen Gefäßspasmen versucht werden

• **Vorzeitige,** möglichst **vaginale Entbindung** wegen des hohen mütterlichen Risikos (Geburtseinleitung mit PgE_2-Gel intrazervikal [Minprostin®] und Oxytocin i.v. [Syntocinon®])

Operativ: Ind: unmittelbar vitale Bedrohung der Mutter od. des Kindes ⇨ Notfallsektio

Prog: Mütterliche Letalität bei eklamptischem Anfall bis **5 %**, bei wiederholten Anfällen/Status bis zu 40 %, perinatale Letalität für das Kind bis 30 %

Kompl: * Mutter: Status epilepticus, Apnoe, Zyanose, Hirnödem ⇨ Koma

* Gerinnungsaktivierung mit Thrombosen, Verbrauchskoagulopathie = DIC (disseminated intravasal coagulation), Blutungen (insb. **intrazerebrale Blutungen**), ischämische Infarkte, akutes Nierenversagen, subkapsuläre Blutungen der Leber, Leberzellnekrosen, Herz-Kreislaufversagen, Lungenödem, Hirnödem, Amaurosis (passagere Blindheit), hirnorganisches Psychosyndrom

* Hämorrhagische Infarzierung der Plazenta, vorzeitige Plazentalösung, **Plazentainsuffizienz** mit Gefährdung des Fetus (Hypoxie, intrauteriner Fruchttod)

Op: * **Vorzeitige Entbindung** ⇨ je nach Gestationsalter noch kindliche Unreife und fehlende Lebensfähigkeit des Fetus (dies ist wegen des hohen, vital-bedrohlichen mütterlichen Risikos aber untergeordnet)

Med: * Magnesium: Atemdepression, Somnolenz, Reflexverlust, EKG-Veränderungen bis zum **Herzstillstand** mögl. (bei Serumkonzentration >7,0 mmol/l). Cave: Überdosierungsgefahr bei Oligurie, da Magnesium renal eliminiert wird (Antidot: Calciumgluconat 10%ig 10-20 ml i.v.). Bei längerer Gabe Ca^{++}-Verlust mit Entwicklung einer Osteoporose mögl.

DD: – Postpartale zerebrale Angiopathie (ähnliche klinische Symptomatik und vermutliche Pathogenese wie die Eklampsie, jedoch später nach der Geburt auftretend)

– Frauen mit vorbestehender Epilepsie (s.u. Kap. neurologische Erkrankungen)

HELLP-SYNDROM

Syn: ICD-10: O14.2

Def: Von L. WEINSTEIN (1982) definierte, sehr gefährliche **Maximalvariante einer Präeklampsie**
HELLP = **Hämolyse** (hemolysis), pathologisch **erhöhte Transaminasen** u. Bilirubinwerte (elevated liver function test), **erniedrigte Thrombozytenzahl** (low platelet count) mit erniedrigtem Fibrinogen und pos. FSP (Fibrinspaltprodukte)

Ät: Ursache bisher unklar, möglicherweise Störung im Verhältnis vasodilatatorischer zu vasokonstriktorischer Prostaglandine

Path: Endothelzellschädigung, Vasokonstriktion, Aktivierung der intravasalen Gerinnung, Mikrozirkulationsstörung, Bildung von Mikrothromben (⇨ Verbrauchskoagulopathie, spontane Blutungen), Kapillarschädigung, hypoxische Leberzellschädigung

Epid: Häufigkeit: 1-3/1.000 Schwangerschaften

Klin: ⇒ Symptome der Präeklampsie (arterielle Hypertonie, Proteinurie, Ödeme), Übelkeit/Erbrechen
⇒ **Schmerzen im rechten Oberbauch** (Kapseldehnungsschmerz der Leber)
⇒ Ausgeprägte **Anämie** (durch die Hämolyse) ⇨ blasse Haut, evtl. Ikterus

Diag:
1. Anamnese (Zeichen einer Gestose, frühere Schwangerschaft mit einer Gestose) und allgemeine gynäkologische Untersuchung, Blutdrucküberwachung
2. Labor: Kontrolle der **Gerinnungsparameter** mit Thrombozytenzahl (signifikant ist ein Abfall auf <100.000/µl), PTT, Quick (INR), AT III, Fibrinogen, FSP (Fibrinspaltprodukte), D-Dimere, Blutbild (insb. **Hb-Abfall** durch die Hämolyse, erniedrigtes Haptoglobin), CRP-Anstieg, Nierenretentionswerte (Kreatinin, Harnsäure, Harnstoff), Leberwerte (GOT/AST, GPT/ALT, γGT, AP, LDH, Bilirubin), Urinstatus (Proteinurie)
3. Sonographie: genaue Bestimmung des Alters des Fetus (wichtig zur Einleitung von Reifungsmaßnahmen für den dann frühgeborenen Fetus), pathologische Verminderung der Fruchtwassermenge
   Farbkodierte Duplexsonographie (dopplersonographische Blutflussmessung): pathologisch ist eine Abnahme der Strömungsgeschwindigkeit der uteroplazentaren und fetalen Gefäße (= Verminderung des diastolischen Flusses bis hin zum diastolischen Stopp)
4. CTG: pathologisch sind fehlende Akzeleration nach Weckversuch, Dezelerationen

Ther:
- Sofortige **intensivmedizinische Überwachung**, kontinuierliches CTG-Monitoring, Messung der Urinausscheidung
  Med: Low-dose-Heparinisierung (3 x 5.000 I.E./Tag), Gabe von FFP (fresh frozen plasma), AT III u. Thrombozytenkonzentraten je nach Gerinnungsstatus
- Nach erster Stabilisierung des mütterlichen Zustandes und zu erwartendem reifem Neugeborenem (>34. SSW) sofortige **vaginale Entbindung anstreben** (Gefahr der unstillbaren atonen Uterusblutung bei Sectio caesarea), Geburtseinleitung mit PgE_2-Gel intrazervikal (Minprostin®) und Oxytocin i.v. (Syntocinon®)
  Bei Vorliegen erheblichen Frühgeburtlichkeit und stabilisiertem Zustand der Mutter ist ein abwartendes intensivmedizinisches Vorgehen unter kontinuierlichem Monitoring und Gabe von Glukokortikoiden (Dexamethason 2-3 tgl. 10 mg) bis zur 34. SSW möglich.
- Operativ: Ind: akute Verschlechterung des kindlichen Zustandes, die eine vaginale Entbindung nicht mehr möglich macht (aber hohes Risiko für Mutter und Kind)
  - Notfallsektio (Cave: Gerinnungsstatus, Thrombozytenzahl sollte >50.000/µl sein)

Prog: Sehr ernstes Krankheitsbild für Mutter und Fetus: Letalität: bei der Mutter ca. 3,5 %, die perinatale Sterblichkeit des Kindes beträgt je nach Frühgeburtlichkeit 10-60 %!

Kompl: * Neurologisch: Kopfschmerzen, Sehstörungen und zusätzliche **Eklampsie** (tonisch-klonische Krämpfe), intrakranielle Vasospasmen

* Schwere Gerinnungsstörungen (insb. bei vorzeitiger Plazentalösung): **Verbrauchskoagulopathie** (**DIC** = disseminated intravascular coagulation), spontane z.B. intraabdominelle od. **intrazerebrale Blutung**, Sinusvenenthrombose, Cave: bei Thrombozytenzahl <20.000/µl (tödlicher Ausgang mögl.!)
* Leberinfarzierung, Lebernekrosen, akutes Leberversagen, **Leberruptur** mit intraabdomineller Blutung
* Nierenrindennekrose bis zum dialysepflichtigen akuten **Nierenversagen,** Hämolytisch-urämisches Syndrom (**HUS**)

Op: * Massive, unstillbare atone Uterusblutung nach Sektio (hohe maternale Letalität!) ⇨ bei vitaler Indikation ist ggf. eine (puerperale) Hysterektomie indiziert

DD: – Oberbauchbeschwerden: Gastroenteritis, Appendizitis, Ulcus ventriculi od. duodeni, Pyelonephritis, Peritonitis, Sepsis
– Leberfunktionsstörung: idiopathischer Schwangerschaftsikterus (intrahepatische Cholestase), akute Cholezystitis, Cholezystolithiasis (evtl. auch mit Pankreatitis), akute Schwangerschaftsfettleber, akute fulminante Hepatitis
– Gerinnungsstörung: thrombotisch-thrombozytopenische Purpura (Syn: MOSCHCOWITZ-Krankheit, thrombotische Mikroangiopathie), WERLHOF-Krankheit (idiopathische thrombozytopenische Purpura)
– Nierenfunktionsstörung: hämolytisch-urämisches Syndrom, Glomerulonephritis, akute Nierenrindennekrose, akutes Nierenversagen
– Medikamentenintoxikation

SCHWANGERSCHAFTSDIABETES

Syn: **Gestationsdiabetes**, engl. gestational diabetes, ICD-10: O24.4 oder
vorbestehender **Diabetes mellitus**, „Zuckerkrankheit", ICD-10: Typ I = E10.-, Typ II = E11.-

Ät: Einteilung nach WHO, American Diabetes Association (1997) und Expert Committee on the Diagnosis and Classification of Diabetes Mellitus (1999)

1. **Diabetes mellitus Typ I** (früher juveniler D.m. od. IDDM = insulin-dependent diabetes mellitus genannt), 10 % d.F., Destruktion der B-Zellen der LANGERHANS-Inseln
   - **autoimmunologisch**: z.B. Autoantikörper gegen Inselzellen (ICA), gegen Insulin (IAA), gegen Glutamatdecarboxylase (GAD), gegen Tyrosinphosphatase (IA2), genetische Faktoren (Assoziation mit HLA DR3, DR4, B5, B8 und anderen Autoimmunkrankheiten)
   - selten auch idiopathisch
   - Sonderformen: LADA (latent autoimmune diabetes in adults) = Diabetes Typ I mit spätem Manifestationsalter u. sich langsam ausbildendem Insulinmangel
     "Brittle-Diabetes" = extrem instabiler und damit schlecht einstellbarer Diabetes Typ I
2. **Diabetes mellitus Typ II** (früher NIDDM = non-insulin-dependent diabetes mellitus genannt) meist **mit Adipositas** (häufigste Form, mit zusätzlichem Risiko durch die Adipositas, „Wohlstandskrankheit", metabolisches Syndrom), 90 % d.F.; auch ohne Adipositas mögl. = normalgewichtiger Pat. (dies sind oft aber auch LADA-Formen)
3. Andere spezifische Formen:
   - **Genetische Defekte**/immunologisch: auf Chrom. 7, 12, 20 (alle früher MODY = maturity onset diabetes of the young bezeichnet), der mitochondrialen DNA der B-Zellen, Insulinresistenz Typ A, Anti-Insulin-Rezeptor-Antikörper, sekundäre Folge bei DOWN- (Trisomie 21), ULLRICH-TURNER- (45,X0) od. KLINEFELTER-Syndrom (47,XXY), PRADER-WILLI-Syndrom (Chrom. 15), WOLFRAM-Syndrom (DIDMOAD-Syndrom = Diabetes insipidus, Diabetes mellitus, Optikusatrophie, Deafness (Taubheit), Polyneuropathie, aut.-rez.), FRIEDREICH-Ataxie (Chrom. 9), dystrophische Myotonie (Chrom. 19), Stiff-man-Syndrom
   - **Endokrinopathien** (Ausschüttung kontrainsulinärer Hormone): CUSHING-Syndrom (Glukokortikoide), Phäochromozytom (Katecholamine), Akromegalie (STH), Hyperthyreose, Glucagonom, Somatostatinom, Aldosteronom, autoimmun-polyglanduläres Syndrom Typ 2 (SCHMIDT-Syndrom)

- Krankheiten des exokrinen Pankreas mit **Untergang von Pankreasgewebe** (chronische Pankreatitis, zystische Fibrose, Karzinom), fortgeschrittene Hämochromatose (Eisenspeicherkrankheit), Iatrogen: operative Pankreatektomie (z.B. wegen Pankreaskarzinom)
- **Infektiös**: Pankreatitis, konnatale Röteln, Zytomegalie, Parotitis epidemica (Mumps)
- **Medikamentös**: Glukokortikoide, Katecholamine/β-Sympathomimetika, Thiazid-Diuretika, Schilddrüsenhormone, Diazoxid, Phenytoin, Pentamidin, α-Interferon
- Malnutritiv-bedingter Diabetes (3. Welt, Proteinmangel)

4. **Schwangerschaftsdiabetes:** erstmals während einer Schwangerschaft auftretender Diabetes, u.a. bedingt durch hohe Exkretion kontrainsulinärer Hormone (dadurch verminderte Insulinwirkung) in der Schwangerschaft; ein erhöhtes Risiko besteht für übergewichtige Frauen (BMI >30,0 kg/m²) und bei familiärer Disposition. Habituelle Abortneigung (≥3 Aborte) kann Hinweis auf einen Gestationsdiabetes geben.

Path:
- Physiologisch: erhöhte Insulinempfindlichkeit in der Frühschwangerschaft ⇨ **BZ** ↓ (Hypoglykämiegefahr bei Diabetikerinnen), vermehrte Bildung und Einlagerung von Fett (anabole Stoffwechsellage). In der 2. Schwangerschaftshälfte **zunehmende Insulinresistenz** (durch HPL, Prolaktin, Östrogen, Glukagon), vermehrte Lipolyse der Mutter (als Glukosesparstoffwechsel), **vermehrter Insulinbedarf** (evtl. Entwicklung eines Gestationsdiabetes aus einem bisher latenten Diabetes mellitus), sehr hoher Glukoseverbrauch des Fetus und Plazenta ⇨ BZ weiterhin ↓
- Schwangerschaftsdiabetes/Diabetes mellitus (nicht/schlecht eingestellt): gesteigerte transplazentare "Glukosedauerinfusion" durch erhöhten Blutzucker der Mutter (⇨ **Polyhydramnion**, **Permeabilitätsstörung** der Plazenta ⇨ **Sauerstoffmangel**), **fetaler Hyperinsulinismus** (⇨ **Unreife** von Lunge u. Leber), verstärkte Wirkung der Steroidhormone der mütterlichen Nebennierenrinde und „Insulinmast" (⇨ fetale Makrosomie, sog. **Riesenkinder**, stammbetonte Zunahme des Fettgewebes). Eine erhebliche Gefährdung liegt ab einem Nüchtern-BZ von >120 mg/dl, bzw. HbA_{1c} ≥10 % vor.
- Eine zusätzliche Gefährdung einer Schwangeren bei einem bereits vorbestehendem Diabetes mellitus (meist jugendlicher Typ I) ist im wesentlichen von der vorliegenden Ausbildung und Ausprägung sekundärer vaskulärer u. neuropathischer Störungen und ihren Komplikationen und somit auch von der Güte der Diabeteseinstellung in der vorangegangenen Zeit abhängig (Übersicht s.u., Risikopotential).
  Eine gut eingestellte Diabetikerin hat keine verminderte Fertilität im Vergleich zu einer gesunden Frau.
- Von einer Schwangerschaft sollte wegen mögl. Kompl. (Pfropfgestose) abgeraten werden, wenn bei einer Diabetikerin bereits ausgeprägte vaskuläre Schäden (WHITE Klasse F, s.u.) vorliegen, z.B. Nephropathie mit Kreatinin-Clearance <50 ml/Min.

Übersicht über Diabetes mellitus Typ I und II

	Typ-I-Diabetikerin	**Typ-II-Diabetikerin**
Verteilung	10 % der Fälle	90 % der Fälle
Insulinmangel	absolut	relativ / Insulinresistenz
Manifestationsalter	15.-25. Lebensjahr	>40. Lebensjahr
Beginn	oft rasch	schleichend
Ätiologie	Autoimmunerkrankung, Ak gegen Inselzellen, Insulin usw., genetische Faktoren	Insulinrezeptordefekt, Insulinresistenz, Überernährung mit Adipositas
B-Zellen	auf <10 % vermindert	kaum vermindert
Körperbau	asthenisch	meist adipös / pyknisch
Plasmainsulin	niedrig bis fehlend	normal bis erhöht
Stoffwechsellage	labil	meist stabil
Ketoseneigung	hoch	gering, eher hyperosmolare Dehydratation
Komplikationen	Risiko für Embryofetopathia diabetica des Kindes, autonome Neuropathie	Hypovolämie
Insulintherapie	insulinpflichtig	nur bei Erschöpfung der Insulinreserve und perioperativ

Epid: ◊ Lebenszeitprävalenz: 7,2 % der Bevölkerung in Deutschland haben einen bekannten Diabetes mellitus (in der Altersklasse der 18- bis 39-jährigen Frauen sind es 3,7 %, Daten der DEGS1 v. 2013), in Deutschland damit etwa 6 Millionen Diabetiker.

◊ **3-5 % aller Schwangeren** entwickeln eine Schwangerschaftsdiabetes, ca. 0,75-1 % haben einen vorbestehenden Diabetes mellitus. Insg. 1 % aller Schwangeren sind od. werden insulinpflichtig.

Etlg: Risikoklassifikation eines Diabetes in der Schwangerschaft, modifiziert n. WHITE

Klasse A:	subklinischer Diabetes, pathologischer oGTT, diätetische Einstellung ausreichend, keine Insulinpflicht
Klasse B:	insulinpflichtiger Diabetes <10 J. Dauer, Beginn nach dem 20. Lj., keine Gefäßschäden
Klasse C:	insulinpflichtiger Diabetes >10 J. Dauer od. Beginn vor dem 20. Lj. oder geringer Gefäßschaden
Klasse D:	insulinpflichtiger Diabetes >20 J. Dauer od. Beginn vor dem 10. Lj. oder deutlicher Gefäßschaden (diabetische Retinopathie, arterielle Hypertonie)
Klasse E:	Arteriosklerose/Verkalkungen der Beckenarterien
Klasse F:	Nephropathie, Nierentransplantation, proliferative Retinopathie, KHK

Klin: ⇒ Die sonst typischen Symptome eines (unbehandelten) Diabetes mellitus, wie Polyurie (Glukosurie), vermehrter Durst (Polydipsie), Dehydratation, Gewichtsabnahme und Leistungsminderung **fehlen** bei einem Schwangerschaftsdiabetes meist

⇒ Der Schwangerschaftsdiabetes tritt meist **im zweiten Trimenon** auf und wegen der fehlenden Klinik sollte immer bei einer Vorsorgeuntersuchung ab der 24. SSW eine Nüchtern-BZ-Bestimmung durchgeführt werden

⇒ Sonstige Symptome und **Risiken** ergeben sich aus den möglichen Folgen eines (meist vor der Schwangerschaft bereits manifesten Typ I) Diabetes mellitus (s. Übersicht unten)

Diag: 1. Anamnese: bei einem bekannten Diabetes: Diabetesdauer, Diabeteseinstellung, Diätführung, kardiale und andere Vorerkrankungen, diabetische Komplikationen, orthostatische Probleme, nächtliche Diarrhoen, Ruhetachykardien, Hyp- oder Parästhesien (z.B. "burning feet'", Probleme bei vorhergehenden Schwangerschaften (Riesenkind, Gestose, Frühgeburtlichkeit, Fehlbildungen, Aborte), Medikamentenanamnese (Kortikosteroide, Diuretika, Schilddrüsenhormone, Östrogene)

2. Klinische Untersuchung: Gefäßstatus, trophische und Heilungsstörungen, Herzauskultation (physiologische respiratorische Arrhythmie vorhanden? nein ⇨ vegetatives Nervensystem beeinträchtigt), distaler Vibrations- u. Lagesinn gestört (Polyneuropathie)

3. Labor: In der Schwangerschaft bei **jeder Schwangerschaftsvorsorgeuntersuchung** Untersuchung u.a. auf **Glukose im Urin** (mit Teststreifen, z.B. Combur10®Test)

   Proph: Bei einer der Vorsorgeuntersuchung ab der 24. SSW **einmalig** auch die **Nüchternglukose** im **Venenblut** bestimmt (Norm: nüchtern <92 mg/dl) sowie ein **verkürzter oGTT** mit 50 g Glukose (in 200 ml Wasser gelöst) in der Zeit 24.-28. SSW (Pat. muss hierzu nicht nüchtern sein, der Test kann also immer gemacht werden, Norm: BZ-1-Std.-Wert sollte <140 mg/dl sein) durchführen (seit 2012 Kassenleistung in Deutschland).

   Bei pathologischem Wert (BZ nüchtern >90 mg/dl od. 50-g-oGTT >140 mg/dl) od. Nachweis von Glukose im Urin ⇨ vollständigen **oGTT** (**oraler Glukosetoleranztest**) durchführen: Glukosebestimmung im Venenblut nüchtern sowie 1 u. 2 Std. nach oraler Gabe von 75 g Glukose (in 300 ml Wasser gelöst); oGTT-Normwerte in der Schwangerschaft: nüchtern: <92 mg/dl, 1-Std.-Wert: <180 mg/dl, 2-Std.-Wert: <153 mg/dl.

   Bei bekannter Diabetikerin: Blutglukosewert (nüchtern, bzw. als Tagesprofil) und Uringlukose (qualitativ), **HbA_{1c}** (Kontrolle 1x/Mon., zeigt die Einstellung über die letzten Wochen an, Norm: 5-6,5 %, Ziel bei Diabetikern: <7 %), Hämoglobin und Hämatokrit (Dehydratation?), Kreatinin, Harnstoff sowie Elektrolyte, Thrombozyten, PTT, Quick, Lipidstatus

4. Sonographie: Ausschluss von Missbildungen (z.B. Herzfehler) mit hochauflösendem Ultraschall in der 20.-22. SSW. Fetometrie ab 7. SSM alle 1-2 Wo. (pathologisch: geschätztes Gewicht >90. Perzentile, fetales Hautödem), auf **Polyhydramnion** achten

   Farbkodierte Duplexsonographie (dopplersonographische Blutflussmessung) zur Beurteilung der Plazentafunktion, bzw. der mütterlichen Gefäße

5. Amniozentese: Bestimmung der Insulinkonzentration mögl. (pathologisch ist >10 µI.E./ml)
6. CTG: Überwachung ab 7. SSM in wöchentlichem Abstand
7. Bei Verdacht auf Stoffwechselentgleisung zusätzlich: Blutglukose (>300 mg/dl oder <50 mg/dl?), pH-Wert des Blutes (<7,25-7,36?), Ketonkörper (>7 mmol/l?), Osmolarität (>350 mOsm/l?), Laktat (>8 mmol/l?)
8. EKG: hypoxische Schäden, früherer Infarkt?, evtl. mit Rhythmusstreifen in tiefer In- und Exspiration (physiologischerweise vorhandene respiratorische Arrhythmie? ⇨ fehlt bei autonomer Neuropathie)
9. Ophthalmoskopische Untersuchung (Fundoskopie) zur Beurteilung des Gefäßsystems

Ther:
- Strenge **diätetische Einstellung** (30-35 kcal/kgKG, 50 % Kohlenhydratanteil, bei übergewichtigen Schwangeren [BMI >27 kg/m²] nur 25 kcal/kgKG), Beratung durch Diätassistentin/en (langsam resorbierbare Kohlenhydrate, wie in Obst, Gemüse, Vollkornbrot, Kartoffeln, ausreichend Vitamine, Calcium und Eisen), Essensverteilung auf 6 Mahlzeiten/Tag, körperliche Aktivität, **häufige Blutzuckerkontrollen** (anfangs 4 x tgl. für 2 Wo., dann mind. 1 x Tag rotierend bei diätetischer Einstellung)

  ⇨ Ziel: Blutglukosekonzentration präprandial 60-90 mg/dl, 1 Std. postprandial <140 mg/dl („Mittelwert" sollte insg. <100 mg/dl, bzw. HbA_{1c} <5,5 % sein)
- Können die Zielwerte mit diätetischen Maßnahmen nicht erreicht werden (>50 % der BZ-Werte über der Norm innerhalb von 1 Wo.), ist die Einstellung der Schwangeren auf **Insulin** erforderlich (orale Antidiabetika werden in der Schwangerschaft wegen schlechter BZ-Einstellung, fetalen Hypoglykämien, Teratogenität und beobachteter erhöhter perinataler Sterblichkeit grundsätzlich nicht verwendet!)
  - Subkutane Injektion von Insulin, i.d.R. heute nach dem **Basis-Bolus-Prinzip** (1-2 x tgl. Verzögerungsinsulin + Humaninsulin zu den Mahlzeiten). Als Anhalt werden beim Schwangerschaftsdiabetes zu Beginn insg. 0,4 (0,3-0,5) I.E./kgKG/Tag Insulin benötigt, gegen Ende der Schwangerschaft kann sich der Bedarf durch die zunehmende Insulinresistenz fast verdoppeln (0,6-1,1 I.E./kgKG/Tag Insulin).
  - Vor und 1 Std. nach den Mahlzeiten sowie nüchtern und am Abend wird der BZ-Spiegel kontrolliert (= 6-8 Messungen tgl.) und die erforderliche Insulinmenge angepasst
  - Bei vorbestehendem insulinpflichtigem Diabetes mellitus muss im 1. Trimenon durch die erhöhte Insulinempfindlichkeit die Dosis meist etwas verringert werden
- Geburt:
  - Entbindung bei gut eingestelltem Diabetes ohne Komplikationen zum normalen Zeitpunkt
  - Bei schlechter Einstellung stationäre Überwachung ab dem 8. SSM
  - Bei Geburtsterminüberschreitung sollte die Geburt eingeleitet werden
  - Während der Geburt BZ-Kontrolle alle 1-2 Std., 5%ige Glukoseinfusion und bei schlechter Stoffwechsellage Altinsulin kontinuierlich per infusionem i.v. 0,5-1 I.E./Std.
  - Bei nachgewiesener fetaler Makrosomie (⇨ Geburtsmissverhältnis): Sectio caesarea

Prog: Der Schwangerschaftsdiabetes stellt bei **korrekter Einstellung** der Glukosestoffwechsellage **kein Risiko** für Mutter und Kind dar, nach der Schwangerschaft sistiert dieser auch i.d.R. wieder. Im weiteren Verlauf ihres Lebens haben Frauen mit einem Schwangerschaftsdiabetes aber ein erhöhtes Risiko einen Diabetes mellitus Typ II zu entwickeln (50 % in 10 J., Studien zur Prävention mit dem Antidiabetikum Vildagliptin laufen derzeit).

Ein manifester (vorbestehender) Diabetes mellitus der Mutter ohne Gefäßschäden ergibt bei korrekter Einstellung (HbA_{1c} <7 %) keine Risikoerhöhung. Ein nicht erkannter oder nicht eingestellter Diabetes mellitus (insb. im 1. Trimenon) hingegen ist mit einer wesentlich erhöhten Fehlbildungsrate (s.u.) verbunden.

Kompl:
* Vermehrt **Harnweginfektionen**, Kolpitis, Pyelonephritis, Urosepsis, Blasenatonie, Überlaufblase, Niereninsuffizienz (bis zur Dialysepflicht)
* Erhöhte Neigung für die Entwicklung einer **Präeklampsie**
* **Hypoglykämien** (Blutglukosewert bei Erwachsenen <50 mg/dl, insg. selten, eher im 1. Trimenon od. bei Insulinüberdosierung): Symptome können Zittern, Hungergefühl, Kaltschweißigkeit, Blässe der Haut, Tachykardie, Koordinationsstörungen, Doppelbilder und Bewusstseinsstörungen bis zum hypoglykämischen Koma sein

  Ein verminderter Insulinbedarf (Cave: Hypoglykämien) besteht nach Sectio caesarea

* Mikrozirkulationsstörungen, thromboembolische Komplikationen, TIA – Apoplexie, Myokardinfarkt, kardiorespiratorische Insuffizienz, Gastroparese
* Progredienz einer diabetischen Retinopathie, Nephropathie od. Neuropathie während der Schwangerschaft bei vorbestehendem Diabetes mellitus
* Wundheilungsstörungen, Wundinfektion, Druckläsionen
* Dekompensierte Stoffwechsellagen: ketoazidotische Störung, hyperosmolare Störung, Laktazidose
* Med-NW: Glukokortikoide (z.B. Betamethason [Celestan®] zur Lungenreifung) und ß-Sympathomimetika zur Tokolyse (Fenoterol, Partusisten®), die bei vorzeitigen Wehen/ drohender Frühgeburtlichkeit eingesetzt werden, steigern den BZ erheblich

❶ Kontraindiziert: in der Schwangerschaft sind orale Antidiabetika, wie Sulfonylharnstoff Glibenclamid (Euglucon®N), Glukosidasehemmer Acarbose (Glucobay®) und Biguanid Metformin (Glucophage®) wegen unzuverlässiger Blutzuckerregulation u. Plazentagängigkeit (Hypoglykämie beim Fetus) sowie möglicher Fehlbildungen kontraindiziert! Bei geplanter Schwangerschaft bereits zuvor auf (humanes) Insulin umstellen.

Kind:
* **Embryofetopathia diabetica:** pränatale Entwicklungsstörung durch nicht/schlecht eingestellten Diabetes mellitus/Gestationsdiabetes der Schwangeren. Pathogenese s.o.
  - **Erhöhte Fehlbildungsrate** (= diabetische Embryopathie, 10 % d.F.): angeborene Herzfehler, Kardio-, Hepato-, Splenomegalie durch Glykogeneinlagerung, Neuralrohrdefekte, kaudale Regression (s.u.) ⇨ eine gute Stoffwechsellage bereits vor/bei Konzeption vermindert das Risiko (dies betrifft Schwangere mit vorbestehendem Diabetes mellitus)
  - Diabetische Fetopathie: in ca. 80% d.F. Geburtsgewicht des termingerechten Neugeborenen **>4.000 g** (= Geburtsgewicht über der 90. Perzentile der Standardgewichtskurve, fetale Makrosomie, sog. **Riesenkinder**, engl. LGA = large for gestational age, large for date baby) durch Hypertrophie des Pankreas mit Hyperinsulinismus (⇨ gesteigerte Lipogenese und Proteinsynthese, Hemmung der Lipolyse)
  - Weitere Risiken: **Plazentainsuffizienz**, **Polyhydramnion** (durch fetale Polyurie), vorzeitiger Blasensprung und Frühgeburtlichkeit, intrauteriner Fruchttod (3faches Risiko), Schulterdystokie, postnatale Hypoglykämien, trotz der Makrosomie gleichzeitige kindliche Unreife, **Atemnotsyndrom** durch **fehlende Lungenreife** (5faches Risiko), Hypokalzämie, Hypomagnesiämie und **Hyperbilirubinämie**, Polyzythämie, Nierenvenenthrombose, Septumhypertrophie am Herz, erhöhte perinatale Sterblichkeit (3- bis 4fach erhöht)
  - Langfristig erhöhtes Risiko für Stoffwechselstörungen (s.u. Genetik), Adipositas und kardiovaskulären Erkrankungen
  - Diag: in der Sonographie vergrößertes Abdomen (ATD >10 mm als BPD), geschätztes Gewicht >90. Perzentile, subkutane Fettschicht >4 mm mit Doppelkontur des Hautmantels (Hautödem), Herzkammerseptumdicke >4 mm als Hinweis auf fetale Kardiomyopathie, Polyhydramnion
  - Proph: Schwangerschaftsvorsorgeuntersuchung mit BZ-Bestimmung (s.o.) und bei Diabetes optimale BZ-Einstellung der Schwangeren
  - Ther. des Neugeborenen: **Frühfütterung** wegen der Gefahr postpartaler Hypoglykämien als Zusatzfütterung 6-8x/Tag mit Glukoselösung in den ersten Tagen (Hypoglykämie-Grenzwerte des BZ: Frühgeborene: <20 mg/dl, reife Neugeborene: <30 mg/dl, ab dem 2. Lebenstag: <40 mg/dl), schneller Nahrungsaufbau (idealerweise stillen), kurzfristige BZ- und Elektrolyt-Kontrollen in den ersten Lebenstagen, bei Kompl. Verlegung in ein neonatologisches Zentrum, Phototherapie bei Hyperbilirubinämie
* **Kaudale Regression** (Syn: kaudale Dysplasie): sehr seltenes bei Kindern diabetischer Mütter vorkommender Fehlbildungskomplex unklarer Genese mit Agenesie/Hypoplasie der unteren Wirbelsäule, des Beckens u. der unteren Extremitäten sowie zusätzlichen intestinalen (meist analen), urogenitalen od. kardialen Fehlbildungen (Sonderform: Sirenomelie = Fusion der Beine, Analatresie u. Nierenagenesie)
* Der Kohlenhydrat- und Mineralstoffwechsel auch eines gesunden Neugeborenen einer diabetischen Mutter ist labiler ⇨ regelmäßige BZ-Kontrolle in den ersten Lebenstagen (½, 1 u. 3 Std. p.p., 2 x tgl. an den nächsten Tagen), Bestimmung von Kalzium, Magnesium, Hb und Bilirubin. Ther: Frühfütterung und schneller Nahrungsaufbau
* Statistisch: 2fach höheres **Abortrisiko**, 10fache **Totgeburthäufigkeit**, 2fache **Neugeborenensterblichkeit** bei einem Diabetes der Mutter

* <u>Genetik</u> (polygene Vererbung): hat der Vater einen Diabetes mellitus Typ I, so beträgt das Diabetes-Risiko für das Kind ca. 5 %, Typ I bei der Mutter ⇨ Risiko 2,5 %, beide Eltern mit einem Typ-I-Diabetes ⇨ Risiko 20 %. Kinder von Vater/Mutter mit Diabetes Typ II haben ein Risiko für einen späteren Diabetes (dann ebenfalls Typ II) von bis zu 50 %.

<u>Übersicht zum Risikopotential des Diabetes mellitus</u>

DIABETES MELLITUS

MAKROANGIOPATHIE

Plazentaminderperfusion
Arteriosklerose
Arterielle Hypertonie
Myokardinfarkt
Zerebrale Durchblutungsstörungen
Periphere arterielle Durchblutungsstörungen
Gangrän („diabetischer Fuß")

MIKROANGIOPATHIE

Allgemeine Gewebsischämie, Gangrän
Nephropathie
Glomerulosklerose KIMMELSTIEL-WILSON
Mikroalbuminurie, Hypoalbuminämie
Retinopathie

HYPOGLYKÄMIEN

ELEKTROLYT- UND VOLUMENVERSCHIEBUNGEN

Polyhydramnion
Hypokaliämie, Phosphatverlust
Polydipsie, Adynamie
Osmotische Diurese
Hypovolämie, Exsikkose
Hyperviskosität
Mikrozirkulationsstörungen

HYPERGLYKÄMIE

Embryofetopathia diabetica
Makrosomie (Riesenkinder)
Proteinglykosilierung
Gesteigerte Blutviskosität
Erhöhte Gerinnbarkeit
HbA1c erhöht die Sauerstoffaffinität ⇨ Gewebehypoxie

INFEKTIONEN

Verminderte Aktivität der Infektabwehr
Harnweginfekte, Pyelonephritis, Kolpitis
Wundheilungsstörungen

KETOAZIDOTISCHE STÖRUNGEN

Metabolische Azidose, Ketonkörper
Hyperlipazidämie, Fettleber
Erhöhung der Blutviskosität
Polyurie, Hypovolämie, Oligurie
Abdominelle Beschwerden ('Pseudoperitonitis')
Bewusstseinsstörungen bis hin zum ketoazidotischen **Koma**

POLYNEUROPATHIE

<u>**Autonomes Nervensystem**</u>
Hypotonie, orthostatische Dysregulation
Kardioneuropathie mit Frequenzstarre, Ruhetachykardie
Kardiorespiratorische Insuffizienz
Ösophagusmotilitätsstörung
Gastroparese
Obstipation oder Diarrhoe
Blasenentleerungsstörungen
Blasenatonie, Überlaufblase
Potenzstörungen
Dyshidrosis, **trophische Störungen**

<u>**Sensomotorische Neuropathie**</u>
Hypästhesie u. Parästhesien (strumpfförmig)
Trophische Störungen des Integuments
Malum perforans pedis

HYPEROSMOLARE STÖRUNGEN

Exzessive Hyperglykämie
Osmotische Diurese
Polyurie, Exsikkose
Bewusstseinsstörungen
Zerebrale Krampfanfälle

DIABETISCHE LAKTAZIDOSE

Auffällige Unruhe
Gastrointestinale Beschwerden
Gefahr bei der Ther. mit Biguaniden oder bei verminderter Gewebeperfusion

<u>DD:</u> – **Schwangerschaftsglukosurie** (= erhöhte, in der Schwangerschaft physiologische Glukoseausscheidung im Harn ohne Vorliegen eines Diabetes mellitus): Zunahme der filtrierten Glukosemenge durch Erhöhung des Glomerulusfiltrats bei gleichzeitig verminderter, tubulärer Rückresorption während einer Schwangerschaft (bei normalem Blutzuckergehalt)

PLAZENTASTÖRUNGEN

<u>Anatomie:</u> Bildung, Reifung und Funktion der Plazenta s. Kap. Schwangerschaftsentwicklung

<u>Lok:</u> Die Ausbildung der Plazenta erfolgt normalerweise hoch im **Fundus uteri** an der Vorder- od. Hinterwand (Implantationsstelle der Blastozyste). Die Nabelschnur entspringt zentral aus der Plazenta.

Die scheibenförmige Plazenta erreicht im Verlauf der Schwangerschaft eine maximale Größe von 15-20 cm Durchmesser, 2-4 cm Dicke und ein Gewicht von 500 g.

<u>Etlg:</u> # **Reifungsstörung der Plazenta**, ICD-10: O43.9

Plazentainsuffizienz (akut od. chronisch, engl. placental dysfunction), ICD-10: O36.5

<u>Lageanomalien der Plazenta:</u> **Placenta praevia**, ICD-10: O44.1, s.u.

Vorzeitige Plazentalösung, ICD-10: O45.9, s.u.

Plazentainfarkt (engl. placental infarct), ICD-10: O43.8

Plazentitis, ICD-10: O41.1

<u>Formanomalien der Plazenta:</u>
- Placenta bipartita = zweigeteilte Plazenta
- Placenta succenturiata = Plazenta + einige kleine Nebenplazenten, ICD-10: O43.1

<u>Implantationsstörungen der Plazenta</u> (engl. abnormally invasive placenta):
- Placenta accreta = Plazentazotten reichen bis an das Myometrium
- Placenta increta = Plazentazotten sind in das Myometrium eingewachsen
- Placenta percreta = Plazentazotten sind durch das Myometrium bis in die Uterusserosa gewachsen, teilweise bis in Nachbarorgane (Blase, Darm)
- Placenta membranacea = Plazenta hat sich über große Teile des Chorions ausgebreitet (Chorionzotten haben sich teilweise nicht zurückgebildet)

<u>Anomalien des Nabelschnurabganges:</u>
- Insertio lateralis = seitlicher Ansatz der Nabelschnur
- Insertio marginalis = Ansatz der Nabelschnur ganz am Rand der Plazenta
- Insertio velamentosa = Ansatz der Nabelschnur außerhalb der Plazenta in den Eihäuten
- Aberrierende Nabelschnurgefäße = einige Gefäße der Plazenta laufen erst seitlich durch d. Eihäute, bis sie in der Nabelschnur münden

Plazentatumoren (Blasenmole, Chorionkarzinom, s.o. Kap. trophoblastäre Schwangerschaftstumoren)

<u>Path:</u> ♦ <u>Reifungsstörung der Plazenta:</u> vorzeitige Reifung der Trophoblasten (Maturitas praecox) bei Frühgeburtlichkeit ⇨ Plazentainsuffizienz

verzögerte Reifung der Trophoblasten (Maturitas retarda) bei Gestose, Diabetes mellitus, Antiphospholipid-Syndrom, Morbus haemolyticus fetalis ⇨ chronische Plazentainsuffizienz

<u>Chronische Plazentainsuffizienz</u> führt zur **intrauterinen Wachstumsretardierung** und **Mangelgeburt** (Geburtsgewicht <10. Perzentile der Standardgewichtskurve)

♦ <u>Akute Plazentainsuffizienz:</u> während der Geburt durch Wehensturm, vorzeitige Plazentalösung, Nabelschnurkomplikation od. Blutung ⇨ Hypoxie des Kindes und Lebensgefahr für das Kind

♦ <u>Plazentainfarkt:</u> akut kommt es zur hämorrhagischen Infarzierung, später durch Abbau der nekrotischen Bezirke zu weißlichen Fibrinknoten. Bei sehr ausgedehntem nekrotischem Bereich ⇨ Plazentainsuffizienz, intrauteriner Fruchttod mögl. (kleine Infarkte werden aufgrund der Reservekapazität der Plazenta gut kompensiert)

- Plazentitis: meist durch aszendierende Infektion bedingt (auch Lues-Infektion mögl.)
- Abnorm invasive Plazenta (Placenta accreta, increta und percreta): Nachgeburtsperiode verzögert (>30 Min.) durch erschwerte Lösung der Plazenta, Blutungsgefahr! Meist durch vorangegangene Sectio, Kürretagen oder andere uterine Operationen verursacht.
- Placenta membranacea: Blutungen und Plazentainsuffizienz mögl.
- Insertio velamentosa od. aberrierende Nabelschnurgefäße: bei der Geburt Ruptur der Gefäße mögl. ⇨ Verblutungsgefahr des Kindes

Klin: ⇒ Chronische Plazentainsuffizienz: fetale Wachstumsretardierung, Oligohydramnion

⇒ Insertio velamentosa od. aberrierende Nabelschnurgefäße: Blutung beginnt bei der Geburt bei od. kurz nach dem Blasensprung (durch Einriss der Nabelschnurgefäße) und unmittelbare Verschlechterung des CTG (es blutet das Kind)

Diag:
1. Anamnese und gynäkologische Untersuchung, keine vaginale Tastuntersuchung bei Placenta praevia wegen der Blutungsgefahr
2. Sonographie: **Lage der Plazenta**: normal = hoch im Fundus
   Ab dem 2. Trimenon lassen sich die **3 Plazentaanteile** (Chorionplatte, Plazentaparenchym und Basalplatte) voneinander abgrenzen.
   Ab der 36. SSW zeigt die Plazenta ein Bild mit echoreichen Septen und **inhomogenem Echomuster** des Parenchyms. Ein solches Bild der „reifen" Plazenta vor der 36. SSW kann ein Hinweis auf eine chronische Plazentainsuffizienz sein.
   Farbkodierte Duplexsonographie (dopplersonographische Blutflussmessung): Darstellung der Durchblutung (diastolischer Blutfluss) der uterinen, plazentaren, umbilikalen und fetalen Gefäße
3. Labor (wird heute nur noch selten kontrolliert): HPL, Estriol
4. CTG: bei Plazentainsuffizienz anhaltende Bradykardie, silenter Oszillationstyp, späte Dezelerationen
   Bei kindlicher Blutung (Einriss der Gefäße bei Insertio velamentosa, aberrierenden Nabelschnurgefäßen, vorzeitiger Plazentalösung) schwere variable Dezelerationen und schwere Bradykardie. Der Nachweis ob es sich um kindliches Blut handelt, kann mittels HbF-Färbung erbracht werden, dies dauert jedoch ca. ½ Std.

Ther:
- Akute Plazentainsuffizienz (während der Geburt, bei lebensfähigem Fetus) ⇨ sofortige Sektio
- Chronische Plazentainsuffizienz: Geburtseinleitung nach der 37. SSW (danach steigt die Rate an intrauterinem Fruchttod an)
- Abnorm invasive Plazenta: lebensbedrohliche Blutung der Mutter in der Nachgeburtsperiode mögl. ⇨ Schock, Verbrauchskoagulopathie
  - Bei geringer Blutung/kleinem Defekt u. weiterem Kinderwunsch: Keilexzision des Uterus
  - Bei lebensbedrohliche Blutung: Hysterektomie bzw. Sectio-Hysterektomie
- Insertio velamentosa od. aberrierende Nabelschnurgefäße:
  - Bei noch nicht vollständig eröffnetem Muttermund sofortige Notfallsektio
  - Bei bereits vollständig eröffnetem Muttermund schnelle vaginale Entbindung durch Forzeps- od. Vakuumextraktion

Kompl:
* Nikotinabusus: Reifungsstörung der Plazenta, vermehrt Placenta praevia und vorzeitige Plazentalösung ⇨ Proph: absolute **Nikotinkarenz** während der Schwangerschaft!
* Plazentainsuffizienz: chronisch ⇨ Mangelgeburt
  akut (während der Geburt) ⇨ Lebensgefahr für das Kind durch Hypoxie
* Insertio velamentosa od. aberrierende Nabelschnurgefäße: Verblutung des Kindes und intrauteriner Fruchttod während der Geburt (vor dem Blasensprung besteht meist noch keine Gefahr)

DD:
- Plazentahämangiom
- Plazentapolyp, Zervixpolyp
- Plazentarandblutung (= Randsinusblutung): leichte Blutung bei der Geburt durch Einriss

des Sinus circularis placentae (Plazentarandvenen)

- Vasa praevia: frei über die Eihaut verlaufende Blutgefäße, diese verbinden z.B. 2 Plazenten (Placenta succenturiata) od. münden in einer Insertio velamentosa ⇨ bei der Geburt Ruptur der Gefäße mögl. ⇨ Verblutungsgefahr für das Kind! Ther: Sektio in der 34.-36. SSW
- Uterusruptur (lebensbedrohlich!)
- Intrauterine Wachstumsretardierung: Chromosomenanomalien, Gestosen, Virusinfektion, Nikotin- od. Drogenabusus der Mutter

PLACENTA PRAEVIA

Syn: Lageanomalie der Plazenta, engl. abnormally invasive placenta, ICD-10: O44.1

Anatomie: Die Ausbildung der Plazenta erfolgt normalerweise hoch im **Fundus uteri** an der Vorder- od. Hinterwand (Implantationsstelle der Blastozyste).

Path: ♦ Placenta praevia: Sitz der Plazenta ganz oder teilweise im **unteren Uterinsegment**:

- Tiefsitzende Plazenta: die Plazenta befindet sich im unteren Uterinsegment, überragt den inneren Muttermund aber nicht (Abstand >2 cm vom inneren Muttermund)
- Placenta praevia marginalis (50 % d.F.): der untere Rand der Plazenta erreicht den inneren Muttermund, überragt diesen aber nur mit einem kleinen Teil
- Placenta praevia partialis (30 % d.F.): der innere Muttermund ist von der Plazenta teilweise bedeckt
- Placenta praevia totalis (20 % d.F.): der **innere Muttermund** ist **vollständig bedeckt** (s. Abb.), liegt die Mitte der Plazenta genau über dem Muttermund, wird dies Placenta praevia centralis genannt
- Zervixplazenta (Placenta praevia cervicalis): seltene Form der Placenta praevia mit Sitz im Halskanal der Gebärmutter

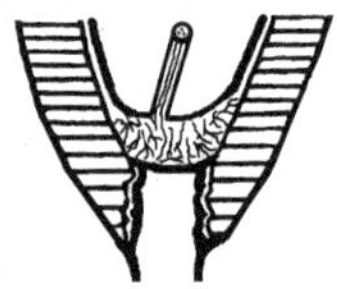

Placenta praevia totalis

Epid: ◊ Häufigkeit: 0,3 % der Geburten (Risiko eher bei Mehr- u. Vielgebärenden, nach Uterus-Op, Kürettagen od. Myomenukleation durch Schädigung der Basalis)

◊ Eine **vorherige Sectio** erhöht das Risiko für eine Placenta praevia auf mindest das Doppelte, zwei vorhergehende Sectiones bereits auf das 5fache (durch die Uterusnarben)!

Klin: ⇒ Schmerzlose Blutung ab dem 6. SSM als sog. **Ankündigungsblutung** (durch Abscheren der Plazenta bei der Entfaltung des unteren Uterinsegmentes) ⇨ dies ist eine mütterliche Blutung (daher i.d.R. keine unmittelbare Gefährdung für das Kind)

⇒ Blutung sub partu vor dem Blasensprung, beim Versuch einer normalen vaginalen Geburt lebensbedrohliche **mütterliche Blutung** durch die eröffneten intervillösen Räumen und Einreißen der Zervix (durch das Fehlen von Myometrium im unteren Uterinsegment wird die Blutung durch die Uteruskontraktionen auch nicht gestillt) und/oder lebensbedrohliche kindliche Blutung durch Zerreißung von Zottengefäßen

Diag: 1. Anamnese und gynäkologische/urologische Untersuchung

2. Sonographie: **Lage der Plazenta**: normal = hoch im Fundus
   - Tiefsitzende Plazenta = Plazenta im unteren Uterinsegment, reicht aber nicht an die Zervix heran
   - Placenta praevia partialis (lateralis) od. marginalis = Zervix zum Teil bedeckt
   - Placenta praevia totalis (centralis) = Plazenta bedeckt ganz die Zervix

Ther: • Während der frühen Schwangerschaft keine körperliche Anstrengung, kein Geschlechtsverkehr, keine vaginale Tastuntersuchungen

• Bei nachgewiesener Placenta praevia im 3. Trimenon erfolgt aufgrund des erhöhten Risikos (für Mutter und Kind) eine stationäre Überwachung ab der 28. SSW mit Bettruhe und wenn mögl. geplante Geburt nach der 37. SSW am wehenfreien Uterus per Sektio

- Bei starker Blutung od. beginnender Wehentätigkeit: Tokolyse, Lungenreifeinduktion (<34. SSW, s. Kap. Frühgeburt), Bereitstellung von Blutkonserven und Notfallsektio
- Bei Placenta praevia marginalis und tiefsitzender Plazenta kann eine normale vaginale Entbindung versucht werden (der Kopf dichtet dabei beim Tiefertreten die Plazenta ab).

Prog: Aus einer Placenta praevia im 1./2. Trimenon entsteht in 75 % d.F. im Verlauf des 3. Trimenons eine tiefsitzende Plazenta durch Wachstum und Entfaltung des unteren Uterinsegments ⇨ dann normale vaginale Geburt mögl.

Kompl:
* Eine gleichzeitige Implantationsstörung (Placenta accreta) ist häufig (s.o.)
* Lebensbedrohliche Blutung bis hin zum Verbluten der Mutter bei vaginaler Geburt
* Infektion mit Gefahr der Sepsis
* Luftembolie
* Fetale Hypoxie, posthämorrhagischer Schock od. fetaler Verblutungstod
* Zervixplazenta: lebensbedrohliche mütterliche Blutung, die aufgrund der aufgelockerten Zervix unstillbar sein kann und nur durch Hysterektomie beherrscht werden kann

VORZEITIGE PLAZENTALÖSUNG

Syn: Ablatio/Abruptio placentae, engl. premature placental separation/detachment, ICD-10: O45.9

Physiol.: Die Plazentalösung beginnt normalerweise in der Nachgeburtsperiode (Plazentation) mit **Nachgeburtswehen** zur **Ausstoßung der Plazenta** mit den Eihäuten und der Nabelschnur. Durch das Einreißen der uteroplazentaren Spiralarterien kommt es zu einem vaginalen Blutabgang (Lösungsblutung, normal ist ein Blutverlust von ca. 200-300 ml). Die Lösung der Plazenta erfolgt üblicherweise innerhalb von 30 Min. nach der Geburt.

Ät:
- In 50 % d.F. ohne erkennbare Ursache
- **Gestose** (art. Hypertonie), Kokainabusus, Rauchen
- Gerinnungsstörungen: Faktor-V-LEIDEN-Mutation, Prothrombin-Mutation, Antiphospholipidsyndrom
- Uterusanomalien, Placenta praevia, vorzeitiger Blasensprung
- Trauma (z.B. Autoauffahrunfall ⇨ mechanische Scherkräfte)
- Bei Zwillingen: nach Geburt des ersten Zwillings

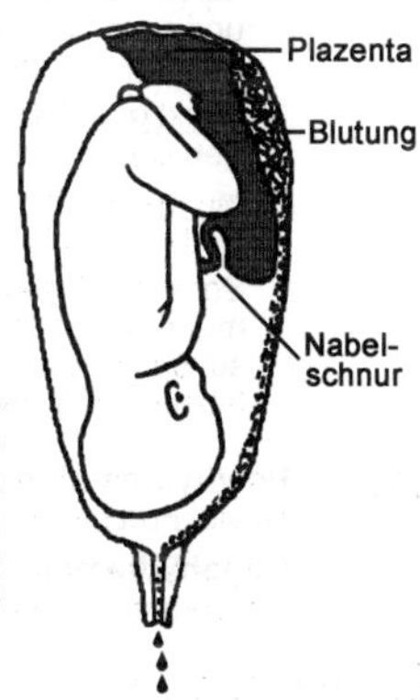

Path:
- Lösung der Plazenta von ihrer normalen Stelle. Es folgt eine **Blutung** im Bereich der uteroplazentaren Haftfläche mit Bildung eines retroplazentaren Hämatoms bei zentraler Lösung oder eine Blutung nach außen bei randständiger Lösung (s. Abb.) ⇨ Ablösung der ½ der Plazenta führt bereits zur Hypoxie des Fetus und **intrauterinem Fruchttod**, Ablösung von 2/3 od. mehr auch zur **lebensbedrohlichen Blutung** für d. Mutter!
- Tritt meist erst ab der 32. SSW auf

Epid: Eine vorzeitige Plazentalösung tritt bei 0,4-1 % der Geburten auf (eher Erstgebärende und ältere Schwangere >35. Lj. betroffen)

Klin:
⇒ In den letzten SSM oder während der Geburt (in der Eröffnungsperiode) **plötzlicher stechender Unterbauchschmerz** (durch die Einblutung in den Uterus)
⇒ Meist nur **geringe vaginale Blutung** (kann auch ganz fehlen)
⇒ Schwindel, Angstgefühl, Tachykardie, Atemnot bis hin zum **Schock**
⇒ Fehlende Kindsbewegungen

<u>**Diag:**</u> 1. Anamnese und gynäkologische Untersuchung: druckdolenter **brettharter Uterus**
2. <u>Sonographie:</u> Darstellung des **retroplazentaren Hämatoms** (zentral echodicht, randständig echoarm, Uteruswandabgrenzung ist verstrichen)
3. <u>Labor:</u> Hb, **Gerinnung** (Thrombelastographie, Quick, PTT, Thrombozytenzahl)
4. <u>CTG:</u> Bradykardie, Stresszeichen

<u>**Ther:**</u>
- Bei geringem retroplazentarem Hämatom (meist Zufallsbefund in der Sonographie) regelmäßige Kontrolle, Bettruhe und normale Entbindung
- Bei akuten Symptomen und lebendem (u. lebensfähigem) Fetus ⇨ sofortige **Sektio**
- Bei akuten Symptomen und bereits eingetretenem intrauterinem Fruchttod ⇨ Blutkonserven bereitstellen, Blutgerinnung überwachen, vaginale „Entbindung" einleiten (Eröffnung der Fruchtblase und medikamentöse Weheninduktion) od. Sektio bei akuter mütterlicher Gefährdung.

<u>**Prog:**</u> Vorzeitige Plazentalösung: mütterliche Letalität 0,4 %, perinatale Letalität 10 %, Wiederholungsrisiko bei der nächsten Schwangerschaft 5-15 %.

<u>**Kompl:**</u>
* <u>Vorzeitige Plazentalösung:</u> **retroplazentares Hämatom** kann auf bis zu 2 Liter anwachsen oder in das Myometrium einbluten (sog. COUVELAIRE-Uterus)
* Gerinnungsstörungen (Hypofibrinogenämie), hämorrhagischer Schock, **Verbrauchskoagulopathie** (DIC) durch Gewebsthromboplastinfreisetzung

STÖRUNGEN DES FRUCHTWASSERS

<u>**Anatomie:**</u> Das Fruchtwasser (Syn: Liquor amnii, Amnionflüssigkeit, engl. amniotic fluid) wird von den Amnionzellen der Amnionhöhle sezerniert. Das Fruchtwasser ist anfangs gelblich, später dann **weißlich klar** bis milchig (milchig wird das Fruchtwasser ab der 38. SSW durch Vermischung mit der Vernix caseosa [„Käseschmiere"] von der Haut des Fetus) und wird ca. alle 3 Std. einmal ausgetauscht. Die Resorption erfolgt wieder über die Eihäute und indirekt über den Respirations- u. Magen-Darm-Trakt des Fetus.

<u>Funktion:</u> Transport- u. Austauschmedium, mechanisches Polster zum Schutz des Fetus.

<u>Menge:</u> in der 10. SSW ca. 30 ml, 16. SSW ca. 150 ml, 20. SSW ca. 500 ml und am Ende der Schwangerschaft 500-1.500 ml

Sonstige Eigenschaften: spez. Gewicht: 1,007, pH 7, enthält 500 mg/dl Proteine, 22 mg/dl Glukose, 23 mg/dl Harnstoff, enthält abgeschilferte Wollhaare, Epidermisschüppchen u. Talgdrüsenreste sowie ab der 12. SSW den fetalen Urin und in den letzten SSW auch Flüssigkeit aus der fetalen Lunge.

<u>**Etlg:**</u>
Polyhydramnion (Syn: **Hydramnion**, Polyhydramnie, engl. hydramnios, ICD-10: O40) = zu viel Fruchtwasser (am Ende der Schwangerschaft >1.500 ml)
Oligohydramnion (Syn: engl. oligohydramnios, ICD-10: O41.0) = verminderte Fruchtwassermenge (am Ende der Schwangerschaft <400 ml)

<u>**Ät:**</u> <u>Polyhydramnion:</u>
- **Ösophagusatresie / Darmatresie** des Fetus (⇨ Fruchtwasser kann vom Fetus nicht verschluckt werden), 40 % d.F. mit einem Polyhydramnion
- Fehlbildungen des Fetus (insb. Dysrhaphiesyndrome = Spaltbildungen, z.B. Meningomyelozele), Anenzephalie, Chromosomenanomalien
- Mehrlingsschwangerschaft (feto-fetales Transfusionssyndrom beim Akzeptor-Zwilling)
- Diabetes mellitus der Mutter (führt zur fetalen Polyurie)
- Blutgruppeninkompatibilität (Morbus haemolyticus fetalis)
- Intrauterine Infektionen

Oligohydramnion: (in 8 % mit kindlichen Fehlbildungen assoziiert)
- Fehlbildung des **fetalen Urogenitaltraktes** (fetaler Urin wird nicht mehr in das Fruchtwasser abgegeben), z.B. Nierenagenesie, Ureterstenose, Urethrastenose
- Mehrlingsschwangerschaft (feto-fetales Transfusionssyndrom beim Donator-Zwilling)
- Intrauterine Infektionen: Zytomegalie
- Plazentainsuffizienz, intrauterine Wachstumsretardierung
- Übertragung (>42. SSW)

Klin: Polyhydramnion:

⇒ Vermehrte Beweglichkeit des Fetus ⇨ vermehrt Beckenend- od. Querlage bei Geburt, Dystokie (gestörter Geburtsverlauf)

⇒ Risiko für vorzeitigen Blasensprung, vorzeitige Wehen ⇨ Frühgeburtlichkeit

Oligohydramnion:

⇒ Verminderte Bewegungsmöglichkeit des Fetus ⇨ intrauterine Zwangshaltung, Schiefhals, Hakenfuß

⇒ erhöhtes Geburtsrisiko

Sonstige Veränderungen des Fruchtwassers:

⇒ Übertragung: getrübtes, grünliches mekoniumhaltiges bis gelblich-braun verfärbtes Fruchtwasser, fehlende Vernix-Flocken, verminderte Menge

⇒ Fetale Hypoxie: grüngefärbtes Fruchtwasser durch Mekoniumbeimengung (bei fetalem O_2-Mangel kommt es durch vermehrtes CO_2 zur Hyperperistaltik des Darmes)

⇒ Morbus haemolyticus fetalis: gelb- bis braungefärbtes Fruchtwasser (durch die Hämoglobinabbaustoffe)

⇒ V.a. intrauteriner Fruchttod: fleischwasserfarbenes Fruchtwasser

Diag:
1. Anamnese und gynäkologische/geburtshilfliche Untersuchung: bei Polyhydramnion vergrößerter Uterus mit schlecht tastbarem Kind
2. Sonographie: Beurteilung der Fruchtwassermenge insb. im 2. u. 3. Trimenon
   zur Orientierung: ein Fruchtwassersaum >2 cm über dem Rücken des Fetus ⇨ Hinweis für Polyhydramnion, <2 cm = Hinweis für Oligohydramnion
   Amniotic-fluid-Index (AFI): in den vier Quadranten des Uteruslumens wird die ventrodorsale Länge des jeweils größten Fruchtwasserdepots gemessen und addiert. Normal: 8-18 cm, Polyhydramnion >18 cm, Oligohydramnion 5-8 cm, Anhydramnion <5 cm
3. Bei Pathologie weitere Diagnostik mit Dopplersonographie, **Ultraschallfeindiagnostik** des Fetus (Suche nach Fehlbildungen), Amniozentese, CTG, Amnioskopie (s.u., Kap. Geburtshilfe), Infektionsdiagnostik, Glukosetoleranztest

Ther:
- Polyhydramnion: wiederholte Amniozentesen mit Ablassen eines Teils des Fruchtwassers können versucht werden, bringen jedoch meist keinen dauernden Erfolg und verhindern nicht die Frühgeburtlichkeit (und zusätzliches Risiko für Infektion od. vorzeitigen Blasensprung). Bei Diabetes mellitus, Morbus haemolyticus fetalis od. Infektionen siehe jeweiliges Kapitel.
- Oligohydramnion: bei reifem Kind baldige Entbindung, Amniozentesen mit Auffüllen von Fruchtwassers können versucht werden, bringen jedoch meist keinen dauernden Erfolg.

DD: – Unbemerkter vorzeitiger Blasensprung als DD zum Oligohydramnion

VORZEITIGER BLASENSPRUNG

Syn: Blasensprung, Hydrorrhoea gravidarum, engl. rupture of the fetal membranes od. premature amniorrhexis, ICD-10: O42.9

<u>**Anatomie:**</u> Der **regelrechte/rechtzeitige Blasensprung** erfolgt unter der Geburt am Ende der Eröffnungsperiode (= Zeitraum vom Wehenbeginn bis zur vollständigen Eröffnung des Muttermundes. Die Eröffnungsperiode dauert bei Erstgebärenden 12-18 Std., bei Multipara 6-9 Std.) durch die Eröffnungswehen. Danach beginnt die Austreibungsperiode der Geburt.

<u>**Def:**</u> Blasensprung = Einriss od. Zerreißung der Eihäute mit nachfolgendem Abfließen des Fruchtwassers

<u>**Ät:**</u>
- **Aszendierende Infektion**
- Uterine Blutungen während der Schwangerschaft
- Polyhydramnion
- Mehrlingsschwangerschaft
- Uterusfehlbildungen, Querlage
- <u>Iatrogen:</u> Amniozentese, Chorionzottenbiopsie, Cerclage, Fetoskopie
- <u>Traumatisch:</u> z.B. Verkehrsunfall mit kurzfristiger hoher Kompression des Abdomens

<u>**Path:**</u>
- ♦ Aszendierende Infektion führt zur Aktivierung des Arachidonsäuresystems mit Prostaglandinfreisetzung ⇨ Erweichung der Eihäute und Weheninduktion ⇨ vorzeitiger Blasensprung, Chorioamnionitis, Abort/Frühgeburt
- ♦ <u>Keime:</u> häufig **ß-hämolysierende Streptokokken** Gruppe B, E.coli, Enterokokken, Staphylokokken, bakterielle Vaginose und Anaerobier

<u>**Epid:**</u>
- ◊ Ein vorzeitiger Blasensprung bei reifem Kind (>34. SSW) betrifft ca. 10 % aller Schwangerschaften. Die Geburt beginnt dann in 90 % d.F. innerhalb von 24 Std. spontan.
- ◊ Bei zunächst sterilem vorzeitigem Blasensprung weisen nach 1 Tag 4 % der Kinder eine Infektion auf, nach 2 Tagen bereits 20 %

<u>**Etlg:**</u> **Nach dem Zeitpunkt werden unterschieden:**

<u>Vorzeitiger Blasensprung:</u> Amnionruptur vor dem Einsetzen der Wehen
früher vorzeitiger Blasensprung = <37. SSW (auch unzeitiger Blasensprung genannt)

<u>Frühzeitiger Blasensprung:</u> während der Eröffnungsperiode der Geburt
Vorwasser: Teil des Fruchtwassers, das während der Wehen in den unteren Eipol gedrückt wird und beim Blasensprung dann zuerst abfließt, der größere Teil verbleibt durch den engen Kontakt des kindlichen Kopfes mit der Uteruswand im oberen Anteil der Amnionhöhle

<u>Verspäteter Blasensprung:</u> Blasensprung erst in der Austreibungsperiode od. erst nach der Geburt (= Kind befindet sich noch in den Eihäuten, sog. „Geburt in der Glückshaube" ⇨ Ther: sofortiges Einschneiden erforderlich)

Sonstige Formen des Blasensprungs:

<u>Hoher Blasensprung:</u> Blasensprung oberhalb des unteren Eipols (Vorblase)

<u>Zweizeitiger Blasensprung:</u> zuerst hoher Blasensprung, dann später Blasensprung der Vorblase

<u>Falscher Blasensprung:</u> Entleerung von wenig Fruchtwasser, das zwischen die Eihäute gelangt und sie nacheinander einreißt (zuerst Chorion, dann Amnion)

<u>**Klin:**</u>
- ⇒ Bei Infektion: Fieber mögl., wehenähnliche Schmerzen schon über Tage
  weiterer Temperaturanstieg der Mutter und fetale Tachykardie ⇨ V.a. Amnioninfektionssyndrom
- ⇒ Plötzlicher Abgang des Fruchtwassers (meist verbunden mit Unterleibsschmerzen durch die Wehentätigkeit)
- ⇒ Ein vorzeitiger Blasensprung vor der 37. SSW führt zur Frühgeburt

<u>**Diag:**</u>
1. Anamnese und gynäkologische Untersuchung: bei Infektion fötide riechendes Fruchtwasser. Möglichst <u>keine</u> digitale vaginale Untersuchung (kann zur Wehenförderung führen und verkürzt damit die Latenzzeit bis zur Geburt sowie Gefahr der aszendierenden Infektion) bis zum Wehenbeginn. Mind. 2 x tgl. Temperaturkontrolle.

Kolposkopie (evtl. mit Amnioskopie) mit Vaginal- und **Zervixabstrich** zur Erreger- u. Resistenzbestimmung (insb. auf Chlamydien, bakterielle Vaginose, Streptokokken B, Ureaplasmen)

2. Labor: im BB **Leukozytose, CRP ↑** (>5 mg/dl od. Anstieg von Tag zu Tag)
   Der Nachweis bei abgehender Flüssigkeit, ob dies tatsächlich Fruchtwasser ist, kann mit einem Schnelltest durchgeführt werden (Nachgewiesen wird das in der gesamten Schwangerschaft in der Amnionflüssigkeit vorkommende IGFBP-1 = Insulin-like Growth Factor Binding Protein-1, z.B. Amni-Check®, Actim®PROM)
3. Sonographie: Messung der **verbliebenen Fruchtwassermenge**, Größe des Fetus und sonographische Gewichtsschätzung (Gestationsalter, Reife des Kindes)
   Farbkodierte Duplexsonographie (dopplersonographische Blutflussmessung der uterinen und fetalen Gefäße) zum Ausschluss einer Minderperfusion
4. CTG: fetale Tachykardie (>160/Min.) bei Infektion

Ther:
- Vorzeitiger Blasensprung <20-23. SSW: abwarten für ca. 1 Wo. und ggf. prophylaktische Antibiotikagabe. Kommt es nach dieser Zeit nicht zu einem spontanen Wiederverschluss des Amnions ⇨ Abortinduktion (bei sicherem Amnioninfektionssyndrom sofortige Beendigung der Schwangerschaft)
- Bei vorzeitigem Blasensprung zwischen der 24. und 32. SSW:
  - **Lungenreifeinduktion** (2 x 12 mg Betamethason i.m. innerhalb von 24 Std., weiteres s.u. Kap. Frühgeburt)
  - Bei bereits begonnener Wehentätigkeit Tokolyse für max. 48 Std. (ist eine Geburt dann nicht weiter aufzuhalten ⇨ operative Entbindung [Sectio caesarea] und Übergabe des Kindes an den Neonatologen). Die Tokolyse wird durchgeführt, um die Lungenreife zu erreichen, eine generelle und längere Tokolyse wird heute nicht mehr empfohlen
  - 12 Std. nach vorzeitigem Blasensprung **prophylaktische Antibiotikagabe** beginnen (z.B. Ampicillin + Erythromycin i.v. für 2 Tage, dann Amoxicillin + Erythromycin oral noch für 1 Woche)
  - Überwachung der Schwangeren (regelmäßig BB-, CRP-, CTG- u. Temperaturkontrollen)
  - Eine Wiederauffüllung der Amnionhöhle mittels Amniozentese kann versucht werden

  ⇨ Ziel aller Maßnahmen ist das Erreichen der 30.-32. SSW zur Entbindung
- Vorzeitiger Blasensprung >34. SSW: nach Ablauf von 12 Std. (vaginale) Geburt einleiten, falls keine spontanen Wehen auftreten
  bei V.a. auf Amnioninfektionssyndrom sofortige Antibiotikagabe und rasche Entbindung
- Ein operativer Verschluss der Zervix od. die Fibrinklebung des Amnions haben keinen Erfolg erbracht.

Prog: Bei vorzeitigem Blasensprung <34. SSW s.u. Kap. Frühgeburt, >34. SSW und guter geburtshilflicher Überwachung und Ther. meist keine Folgeschäden.

Kompl:
* Vorzeitiger Blasensprung: **Amnioninfektionssyndrom** (Chorioamnionitis mit Infektion des Restfruchtwassers, der Eihäute, der Plazenta und evtl. des Fetus), Keime: insb. Streptokokken und gramnegativen Stäbchenbakterien
  Bei Übergriff der Infektion auf den Feten ⇨ Fetopathie mit hämatogener Streuung (Sepsis), fetale Tachykardie, Pneumonie, Pyodermien, Meningitis und Gefahr für Frühgeburt od. Totgeburt, bei Überleben des Kindes postnatal respiratorische Adaptationsstörung des Kindes, Atemnotsyndrom, psychomotorische Entwicklungsstörungen
  Die Antibiotikagabe beim vorzeitigen Blasensprung kann eine kindliche Infektion verschleiern, daher tägliche klinische und Laborkontrolle auf Infektparameter
* Durch fehlendes Fruchtwasser bei frühem vorzeitigem Blasensprung Gefahr der **Lungenhypoplasie** u. von **Gelenkkontrakturen** (Arthrogryposis) bei längerem Verbleiben des Fetus in der Fruchthöhle (was aber erforderlich sein kann für die Lungenreifeinduktion) ⇨ überlebende Kinder entwickeln dann häufig eine bronchopulmonale Dysplasie
* **Frühgeburt** (erfolgt letztlich unweigerlich nach einem vorzeitigen Blasensprung vor der 37. SSW) od. Vorfall von Extremitäten (z.B. Arm) je nach Geburtslage
* Gefahr des **Nabelschnurvorfalles** nach Blasensprung (fehlende "Abdichtung" bei noch nicht in den Beckeneingang eingetretenen Kopf)

Mutter:
* Endometritis postpartal bis zur Puerperalsepsis der Mutter (septischer Schock)

DD: **Oligohydramnion**: Verminderung des Fruchtwassers <400 ml in der 2. Schwangerschaftshälfte, z.B. durch zu geringe od. fehlende fetale Urinausscheidung (Anurie mit Lungenhypoplasie und typischem Gesicht wird POTTER-Sequenz genannt), Plazentainsuffizienz, Zwillingstransfusionssyndrom beim Donator-Zwilling

MORBUS HAEMOLYTICUS FETALIS

Syn: Fetale Erythroblastose, fetomaternale Blutgruppeninkompatibilität, meist **Rhesus-Inkompatibilität**, ICD-10: P55.9

Path:
- Rhesus-Inkompatibilität: Mütterliche, meist durch eine vorherige Rhesus-inkompatible Schwangerschaft gebildete **irreguläre Blutgruppenantikörper** (Typ IgG) gegen kindliche **Rhesus-Blutgruppen-Antigene** (meist **Anti-D** mit schwerem Verlauf, Anti-c ebenfalls schwerer Verlauf, Anti-E u. Anti-C meist milderer Verlauf, Anti-e sehr selten) ⇨ **Hämolyse** der fetalen Erythrozyten, Anämie und fetale Erythroblastose durch gesteigerte Erythrozytenregeneration zur Kompensation

  Selten auch durch andere irreguläre maternale Alloantikörper verursacht: **Anti-Kell** (K), Anti-Duffy (Fy), Anti-Kidd (Jk), Anti-M/N/S/s, Anti-Lewis (Le), Anti-Diego (Di) ⇨ meist dann nur leichte Symptome

  AB0-Inkompatibilität: Eine Klinik durch Ungleichheit im AB0-System kommt nur selten vor, da die A/B-Oberflächenantigene der kindlichen Erythrozyten erst gegen Ende der Schwangerschaft ausgebildet werden und die regulären Anti-A/B-Ak zur Klasse der nicht-plazentagängigen IgM-Ak gehören (Frauen mit der Blutgruppe 0 können aber auch nach Sensibilisierung irreguläre IgG-Ak gegen A od. B bilden).
- Die „Immunisierung" der Mutter erfolgt bei Inkompatibilität durch fetomaternale Transfusion fetaler Erythrozyten **meist bei der ersten Geburt** (durch Gefäßeinrisse in der Plazenta, außerdem auch bei Abort, Interruptio, Extrauteringravidität, Amniozentese/Chorionzottenbiopsie oder auch durch eine Bluttransfusion mögl.), es reicht zur Sensibilisierung eine Menge von nur 0,1 ml fetalen Bluts! Das erste Kind ist daher meist gesund.

  Bei erneuter Schwangerschaft kommt es dann zum Booster-Effekt und somit zu frühzeitig einsetzenden fetalen Symptomen, da das mütterliche **IgG plazentagängig** ist.

Epid: 85 % sind Rh-pos. (DD od. Dd), 15 % rh-neg. (dd), statistisch liegt bei 12 % der Paare eine rh-neg. Mutter mit einem Rh-pos. Mann vor. Rh-pos. Kinder treten aber nur in 10 % d.F. auf (wegen mögl. heterogenem Genotypus des Mannes (= Dd) ⇨ Kind hat dann eine Wahrscheinlichkeit von 50 % rh-neg. zu sein). Durch manchmal fehlende Ak-Bildung (oder durch Zerstörung übergetretener fetalen Erythrozyten bei Inkompatibilität im AB0-Blutgruppensystem durch die regulären Anti-A/B-Ak) liegt das Rhesussensibilisierungsrisiko tatsächlich nur bei 8 % der Schwangerschaften und kann durch die Anti-D-Prophylaxe um mindestens 90 % auf **0,8 %** gesenkt werden.

Klin: Fetale Risiken/Symptome:
- ⇒ Hämolyse ⇨ **Ikterus** (Bilirubin >20 mg/dl, Icterus gravis)
- ⇒ Anämie ⇨ **Hypoxie**, kann zu Herzversagen, intrauterinem Fruchttod führen
- ⇒ Reaktive Steigerung der fetalen Erythropoese ⇨ Leber- und Milzvergrößerung durch die Blutbildungsherde
- ⇒ Schwerste Verlaufsform: **Hydrops fetalis** (Syn: Hydrops congenitus universalis) = Flüssigkeitseinlagerung in die Plazenta, Polyhydramnion und Ergussbildung/Ödeme beim Fetus durch Hypoproteinämie und Hypoxie ⇨ führt unbehandelt innerhalb weniger Tage zum intrauterinen Fruchttod

Postpartal = Morbus haemolyticus neonatorum:
- ⇒ Anämie, **Hyperbilirubinämie** ⇨ Icterus praecox (sichtbarer Ikterus bereits am ersten Lebenstag), **Icterus gravis** und Gefahr des sog. **Kernikterus** in den Hirnstammganglien
- ⇒ Psychomotorische Entwicklungsstörung

Diag:
1. Anamnese und gynäkologische Untersuchung
2. Labor: **Blutgruppenbestimmung** bei der ersten Schwangerschaftsvorsorgeuntersu-

chung ⇨ ABO-Blutgruppe und Rhesusfaktor (bei rh-neg. Frauen und CE, zusätzliche Bestimmung v. D^{weak} = schwache Rh-pos. Ausprägung)
und **Antikörper-Suchtest** bei der ersten Schwangerschaftsvorsorgeuntersuchung und 2. Antikörper-Suchtest zur Kontrolle im 6. SSM (Ak-Screening auf irreguläre IgG-Ak gegen C, c, D, E, e, Kell, S u. Fy). Werden Anti-D-Ak nachgewiesen muss noch der Titer bestimmt werden, pathologisch ist ein Titer >1:8.

3. Sonographie: verdickte Haut durch die Ödeme (Galeaödem) beim Hydrops fetalis, weitere Zeichen können Aszites, Pleuraerguss/Hydrothorax, Kardiomegalie, Hepatosplenomegalie, verdickte Plazenta und Polyhydramnion sein
   Farbkodierte Duplexsonographie (dopplersonographische Blutflussmessung) der fetalen Gefäße ⇨ bei Anämie pathologisch erhöhte, systolische Flussgeschwindigkeit
4. Die Beurteilung der fetalen Gefährdung bei V.a. fetale Erythroblastose muss mittels **Amniozentese** (Syn: Fruchtwasserpunktion) erstmals in der 20.-23. SSW erfolgen (bei positivem Antikörpersuchtest mit Titer >1:16 bzw. >1:32 bei den modernen Gel-Testverfahren) und dann je nach Befund alle 4 Wo.
   ⇨ Bestimmung des Bilirubins bzw. des photometrischen Bilirubin-Absorptionsmaximums bei 450 nm (normal: ΔE_{450nm} 24.SSW <0,1, 30. SSW <0,05, 36.SSW <0,03)
   PCR zur Bestimmung der fetalen Blutgruppe (Fetus ist bei heterogenem Genotypus des Mannes = Dd mit einer Wahrscheinlichkeit von 50 % rh-neg. und dann besteht keine Gefährdung)
   Bei rh-neg. Mutter Rh-Prophylaxe direkt nach der Amniozentese, s.u. Proph.
5. Nabelschnurpunktion: zur Anämiediagnostik (niedriger Hb, erhöhte Retikulozyten- und Erythroblastenzahl) und gleichzeitig zur Ther. ⇨ eine erforderliche Bluttransfusion ist in gleicher Sitzung mögl.

<u>**Ther:**</u>
- <u>Pränatal:</u>
  - Bei leichter Hämolyse (ΔE_{450nm} für Bilirubin 24. SSW 0,1-0,3, 30. SSW 0,05-0,2, 36. SSW 0,03-0,1): Überwachung mittels Amniozentese alle 2 Wo. und geplante vaginale Entbindung ca. in der 34.-36. SSW
  - Beim Nachweis einer schweren fetalen Hämolyse (ΔE_{450nm} für Bilirubin 24. SSW >0,3, 30. SSW >0,2, 36. SSW >0,1): **intrauterine fetale Bluttransfusion** in die Nabelschnurvene (nur in spezialisierten Zentren mögl.) mit Spenderblut der Blutgruppe 0 rh-neg., Menge als Anhalt: (SSW - 20) x 10 = ml, bis zur Geburt meist mehrfach erforderlich
    Bei Erreichen der 32. SSW (und vorheriger Lungenreifeinduktion) Entbindung mittels Sektio
- <u>Geburt:</u> Sofortabnabelung nach Entwicklung des Kindes
- <u>Postpartal:</u>
  - Übergabe des Kindes an den Pädiater/Neonatologen und Überwachung, nach der Geburt Blutentnahme zur Bestimmung von Anti-D-Ak, Blutgruppe, Hb, pH, Blutgase, Bilirubin und Blutzucker zur Beurteilung des Ausgangszustandes
  - in den Folgetagen wiederholte Laborkontrollen auf Bilirubin ⇨ bei Hyperbilirubinämie:
    Phototherapie (bei Bilirubin über der physiologischen Grenze (s.u. DD) aber noch unter 1/10 des Körpergewichts in µmol/l bzw. Obergrenze bis 340 µmol/l = <20 mg/dl): Lichttherapie mit 425-475 nm Wellenlänge ⇨ durch das Licht entsteht aus dem wasserunlöslichen unkonjugierten Bilirubin durch Isomerisierung in der Haut hydrophiles und damit leicht ausscheidbares Photobilirubin, das auch nicht hirntoxisch ist. Bei der Phototherapie Augenbinde und nur eine kleine Windel verwenden sowie den vermehrten Flüssigkeitsbedarf (20 ml/kgKG) durch Perspiratio insensibilis ausgleichen, häufige Temperaturkontrollen.
    In schweren Fällen (Bilirubin >340 µmol/l = >20 mg/dl bzw. >1/10 des Körpergewichts in µmol/l bei Gewicht unter 3.400 g) **Austauschtransfusion**: Zugang über die Nabelgefäße unter sterilen Bedingungen, Gabe von Blutgruppe 0 rh-neg., es ist dabei das 2- bis 3fache der kindlichen Blutmenge erforderlich (kindliche Blutmenge ca. 90 ml/kgKG) um die Mehrzahl der Antikörper-besetzten kindlichen Erythrozyten zu entfernen (Austauscheffekt 90 %)

<u>**Prog:**</u> Bei stets sorgfältiger Rh-Prophylaxe sollte es nur noch selten zu einer Sensibilisierung kommen und durch die zusätzliche eingeführte Rh-Prophylaxe in der 28. SSW zusammen

mit der Anti-D-Gabe direkt nach der Geburt wird heute eine **Risikoreduktion um 99 %** erreicht. Unbehandelt bei Zeichen eines Hydrops fetalis ist die Prog. schlecht.

Kompl: * Postpartale Hypoglykämieneigung

* **Kernikterus** (Syn: Bilirubinenzephalopathie, ICD-10: P57.0): Einlagerung des zytotoxisch wirkenden unkonjugierten (= indirekten) Bilirubins (bei Werten >20 mg/dl) in die Hirnstammganglienzellen beim Neugeborenen, verstärktes Risiko bei Hypoxie, Azidose, Hypalbuminämie, Sepsis und Frühgeburtlichkeit

  Klin: Ikterus, schrilles Schreien, Trinkschwäche, Muskelhypotonie, Schläfrigkeit, häufiges Gähnen, Hyperreflexie, Krampfanfälle, später Rigidität, Opisthotonus, Dyspnoe bis Apnoe

  Kompl: bei Überleben des Neugeborenen Störungen im extrapyramidalen System mit Choreoathetose od. infantiler Zerebralparese, motorischer und geistiger Retardierung, Sprachstörungen, Hörstörungen bis zur Taubheit

  Ther: zur Prophylaxe eines Kernikterus Phototherapie und Austauschtransfusion (s.o.), evtl. auch Enzyminduktion mit Phenobarbital (dies dauert aber 3-4 Tage)

Op: * Amniozentese: kann zur Boosterung der Antikörper führen

* Intrauterine Bluttransfusion: Abortrisiko, Fehlpunktion, Infektion durch das Spenderblut (getestet wird auf Hepatitis B/C, Zytomegalie, HIV, es bleibt jedoch ein Restrisiko, z.B. für HIV v. 1:1.100.000)

* Postpartale Austauschtransfusion: Blutdruckschwankungen, Volumenüberladung, Gerinnungsstörungen, Thrombose, Azidose, Hyperkaliämie, Hypokalzämie, Sepsis

Proph: ♥ Bei rh-neg. Mutter ohne nachweisbare Anti-D-Antikörper: **Rh-Prophylaxe** (Syn: Anti-D-Prophylaxe) mit 1.650 I.E. (= 330 µg) Anti-D-Immunglobulin i.m. (Partobulin®) in der 28. SSW (zur Verhinderung einer Sensibilisierung während der Schwangerschaft) und in der 40. SSW bzw. direkt nach der Geburt od. Abort/Schwangerschaftsabbruch/Extrauteringravidität (bis max. 72 Std.) sowie immer nach einem diagnostischen Eingriff (Amniozentese, Chorionzottenbiopsie) od. bei Blutungen in der Schwangerschaft (bei Persistenz alle 12 Wo.)

DD: – Icterus neonatorum = **physiologische Hyperbilirubinämie** mit einem Maximum meist um den **3.-6. Tag p.p.** (Bilirubin gesamt bis max. 13 mg/dl = 220 µmol/l) für 1-2 Wochen durch Abbau von HbF und wegen der vorübergehenden Unreife der Leber (verminderte Aktivität der Glukuronyltransferase). Die Hyperbilirubinämie ist noch etwas verstärkt bei gestillten Kindern (Normal dann bis max. **15 mg/dl** = 250 µmol/l). Im Durchschnitt wird ein Gesamtbilirubinwert von **7-8 mg/dl** erreicht. Für Frühgeborene gilt ein Grenzwert von max. 10 mg/dl.

– Hyperbilirubinämie des Neugeborenen (Gesamtbilirubin >13-15 mg/dl):

  Morbus haemolyticus neonatorum (s.o.)

  Belastungsikterus nach protrahiertem Geburtsverlauf

  Resorption von Blutungen od. Hämatomen (Kephalhämatom od. Caput succedaneum, z.B. nach Forzeps- od. Vakuumentbindung)

  Frühgeburtlichkeit (Grenze: >10 mg/dl): verminderte Glukuronidierung des Bilirubins

  CRIGLER-NAJJAR-Syndrom (aut.-rez. erblich, Chrom. 2, Fehlen od. verminderte Aktivität der UDP-Glukuronyltransferase der Leber), LUCEY-DRISCOLL-Syndrom (aut.-dom., pathologische Inhibition des UDP-Glukuronyltransferasesystems)

  Hypothyreose

  Hereditäre Sphärozytose, Glukose-6-phosphat-Dehydrogenasemangel

  Verstärkte Bilirubinrückresorption bei intestinaler Stenosen od. Mangelernährung

  Galaktosämie

  Gallengangatresie od. extrahepatische Einengung der Gallenwege, zystische Fibrose, α_1-Antitrypsinmangel, Gallepfropfsyndrom (Abflussbehinderung durch eingedickte Galle)

  Diabetes mellitus od. Schwangerschaftsdiabetes (der Mutter)

  Infektionen: Hepatitis, Toxoplasmose, Röteln, Listeriose, Zytomegalie, Lues, Sepsis

– Morbus haemorrhagicus neonatorum: durch Verminderung der Vit.-K-abhängigen Gerinnungsfaktoren (Faktor II, VII, IX, X) hämorrhagische Diathese des Neugeborenen (z.B. bei Vitamin-K-Malabsorption bei zystischer Fibrose, Leberparenchymschaden, Gallengang-

atresie, Stillen [Muttermilch hat wenig Vitamin K], Antibiotikatherapie). Die Blutungen sind an der Haut, Schleimhaut-, Nasenbluten, Blutstuhl [Melaena neonatorum vera] durch Darmblutung, Kephalhämatom, intrakranielle od. intraabdominelle Blutungen.
Ther: 0,4 mg/kgKG Vit. K i.v., ggf. Substitution von Gerinnungsfaktoren
Proph: alle Neugeborenen erhalten unmittelbar nach Geburt 2 mg Vit. K oral und noch einmal bei der U2 u. U3; bei Neugeborenen mit schweren Erkrankungen wird 1 mg Vit. K i.m. verabreicht, bei Frühgeborenen 0,2 mg/kgKG Vit. K i.m.

- Neonatale Alloimmunthrombozytopenie (NAIT, Häufigkeit: 0,5/1.000): Inkompatibilität von mütterlichen und fetalen Thrombozytenallogenen (z.B. Mutter HPA1a-neg. = human platelet antigen, Fetus HPA1a-pos.) ⇨ fetale Thrombozytopenie durch plazentagängige IgG-Antikörper der Mutter führt beim Fetus/Neugeborenen zu petechialen Blutungen bis hin zur schweren intrazerebralen Blutung (die Sensibilisierung kann bereits während der 1. Schwangerschaft erfolgen und zu Symptomen beim Fetus führen). Ther: intrauterine Transfusion von HPA1-neg-Thrombozytenkonzentraten, postnatal auch 7S-Immunglobuline

NEUROLOGISCHE ERKRANKUNGEN UND SCHWANGERSCHAFT

Etlg: # Vorbestehende neurologische Erkrankungen, die sich während einer Schwangerschaft **verschlechtern** (oder aber auch verbessern) können oder/und zu Komplikationen des Schwangerschaftsverlaufs/Geburt führen können: Epilepsie, Myasthenia gravis, dystrophische Myotonie, Migräne, Multiple Sklerose, Neurofibromatose
oder neurologische Erkrankungen, die zufällig auch während der Schwangerschaft unabhängig auftreten können: Guillain-Barré-Syndrom, Hirntumoren

Erkrankungen mit **erhöhter Inzidenz** in der Schwangerschaft: Kopfschmerzen, **intrazerebrale Blutungen** (bei Eklampsie, HELLP-Syndrom und auch im Wochenbett), zerebrovaskuläre Insuffizienz (**ischämischer Insult** (Apoplex), auch im Wochenbett), **Subarachnoidalblutung** (ca. 5fach höheres Risiko), **Sinusvenenthrombose** (meist im Wochenbett), neurovaskuläre Engpasssyndrome (insb. **Karpaltunnelsyndrom** des N.medianus und Meralgia paraesthetica des N.cutaneus femoris lat. in der Leiste), Restless-Legs-Syndrom, **Chorea gravidarum** (meist während der ersten Schwangerschaft, 12.-20. SSW, Erwachsenenform der Chorea minor)

Schwangerschaftsspezifische Erkrankungen mit neurologischen Symptomen:
- **SHEEHAN-Syndrom**: postpartale Störung/Ausfall der Hypophysenvorderlappenfunktion durch Gewebehypoxie (z.B. bei Massenblutung durch geburtshilfliche Komplikationen ⇨ hypovolämischer Schock führt zur ischämischen Nekrose des HVL) ⇨ akute **Hypophysenvorderlappen-Insuffizienz** (= postpartaler Hypopituitarismus)
- **Präeklampsie** + epileptische Anfälle = **Eklampsie** (s.o.)
  Postpartale zerebrale Angiopathie (ähnliche klinische Symptomatik wie die Eklampsie, jedoch später nach der Geburt auftretend)
- **HELLP-Syndrom** (s.o.)
- **Fruchtwasserembolie** (s.u.)

Klin: ⇒ Kopfschmerzen: im ersten Schwangerschaftsdrittel häufig durch die Anpassung des Organismus auf die Schwangerschaft (hormonelle Umstellung, arterielle Hypotonie, Vasodilatation der Zerebralgefäße ⇨ vasomotorischer Kopfschmerz)

⇒ Migräne: in 60-80 % d.F. haben die Frauen keine oder deutlich **seltener** Kopfschmerzattacken (vermutlich durch den hohen Östrogenspiegel) während einer Schwangerschaft. Eine Migräne kann aber auch erstmals in der Schwangerschaft auftreten.

⇒ Epilepsie: Konstanz (65-80 % d.F.), Zunahme (15 %), aber auch Abnahme der Anfallshäufigkeit mögl., in der Schwangerschaft erhöhte Rate an Blutungen u. Präeklampsie, erhöhte Missbildungsrate (auch ohne Antikonvulsiva ca. 2fach höheres Risiko)

⇒ Myasthenia gravis: Verbesserung, Verschlechterung oder gleiche Symptomatik mögl., Neugeborenen-Myasthenie (= Myasthenie bei Neugeborenen Myasthenie-erkrankter Mütter): nach der Geburt Trinkschwäche, wenig Spontanbewegungen, schlaffer Muskeltonus, flache Atmung, nur leises Schreien, Aspirationsgefahr (Path: Symptome sind bedingt durch transplazentare Übertragung der Acetylcholin-Rezeptor-Ak ⇨ Rückbildung nach 4-

8 Wochen entsprechend dem Abbau der maternalen Ak)

⇒ Dystrophische Myotonie: Fehlgeburten, Frühgeburtlichkeit, Präeklampsie, Polyhydramnion mögl.

⇒ Multiple Sklerose: **Schubrate vermindert** sich meist während einer Schwangerschaft, unmittelbar post partum ist das Schubrisiko transient erhöht und erreicht dann wieder das Normalniveau (insg. reduzieren Schwangerschaften das Risiko für eine MS)

⇒ Subarachnoidalblutung: akute extreme Kopfschmerzen, Übelkeit und Erbrechen, Meningismus, Bewusstseinsstörungen

⇒ Meningeome: beschleunigtes Wachstum während einer Schwangerschaft mögl.

⇒ Karpaltunnelsyndrom: typische nächtliche Kribbelparästhesien der Finger I-III der Hände (entstehen durch Flüssigkeitseinlagerung im Karpaltunnel unter dem Lig.carpi transversum), häufig auch Beschwerden tagsüber, 7-25 % der Schwangeren betroffen, insb. im letzten Trimenon. Die Beschwerden bilden sich meist innerhalb von 3-12 Monaten nach der Schwangerschaft von alleine wieder zurück.

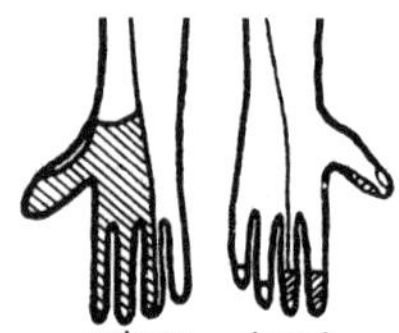

⇒ Meralgia paraesthetica: mechanische Kompression des N.cutaneus femoris lat. in der Leiste ⇨ Schmerzen u. Dysästhesien an der Vorderaußenseite des Oberschenkels insb. bei Streckung im Hüftgelenk, bildet sich nach der Schwangerschaft meist spontan zurück

⇒ Restless-Legs-Syndrom: in Ruhe und insb. abends/nächtlich auftretender Bewegungsdrang der Extremitäten, bis 20 % der Schwangeren betroffen

⇒ Chorea gravidarum („Veitstanz"): häufig nur einseitige Hyperkinesen im Bereich der Kopf- und distalen oberen Extremitätenmuskulatur (kurze, arrhythmische Zuckungen und schleudernde Bewegungen), schlaffer Muskeltonus, Affektlabilität, Ängstlichkeit, Verstärkung durch emotionale Erregung

⇒ SHEEHAN-Syndrom: fehlende Milchproduktion (Agalaktie), evtl. Sehstörungen, Okulomotoriuslähmung durch Raumforderung im Bereich der Hypophyse, ADDISON-Krise (Gluko- und Mineralokortikoidmangel durch Ausfall des ACTH) ⇨ Elektrolytstörungen, Hypoglykämie, Hypothyreose mit Adynamie, Zyklusstörungen/Amenorrhoe, Sterilität, Sklerodermie-ähnlichen Hautveränderungen, Pigmentmangel der Haut

Diag:
1. Anamnese: Schwangerschaftswoche, frühere Schwangerschaftskomplikationen, vorbestehende neurologische Erkrankungen ⇨ neurologisches Konsil und enge Zusammenarbeit zwischen Gynäkologen und Neurologen
2. Röntgen: ist nach kritischer Indikationsprüfung eine Röntgen- od. CT-Untersuchung (z.B. V.a. intrazerebrale Blutung) erforderlich und nicht durch ein **MRT** zu ersetzen, sollte diese immer mit großer abdomineller Bleischürze durchgeführt werden
3. Bei erstmaligem Auftreten epileptischer Anfälle in einer Schwangerschaft EEG, MRT zum Ausschluss/Nachweis organischer Ursachen (z.B. Hirntumor, Sinusvenenthrombose, Fruchtwasserembolie) bzw. einer Eklampsie

Ther:
- Epilepsie: Bei langjähriger Anfallsfreiheit sollte vor einer geplanten Schwangerschaft ein **Auslassversuch** der Antiepileptika-Medikation gemacht werden. Ist dies nicht mögl., sollte eine **Monotherapie in niedriger Dosis** angestrebt werden [teratogenes Risiko ist dosisabhängig u. vervielfacht! sich bei Kombinationstherapie auf bis zu 50 %], **Retardpräparate** verwenden (Vermeidung von Serumkonzentrationsspitzen), regelmäßige Spiegelkontrollen (mind. monatlich, bei gleichbleibender Dosierung sinken die Spiegel meist im Schwangerschaftsverlauf ⇨ Dosisanpassung erforderlich), Spiegel möglichst nahe dem unteren Grenzbereich einstellen, ggf. Umstellung auf **Lamotrigin** (hat von allen das geringste teratogene Risiko, ebenfalls gering bei Levetiracetam). Substitution von Folsäure (Folsan® 5 mg/Tag) im 1. Trimenon.

  Erweiterte **pränatale Diagnostik** mit Bestimmung von α-Fetoprotein in der 16. SSW zum Nachweis v. Neuralrohrdefekten u. Ultraschallfeindiagnostik in der 20. SSW durchführen.

  2 Wochen vor Geburt Gabe von Vit. K (20 mg/Tag) wegen der erhöhten Blutungsneigung des Neugeborenen bei Epileptikamedikation der Mutter (bei Carbamazepin, Phenytoin, Phenobarbital, Primidon)

  In Europa gibt es ein Zentralregister für Schwangere, die eine Antiepileptika-Medikation erhalten (EURAP – European Registry of Antiepileptic Drugs and Pregnancy in Mailand, in Deutschland an der Charité in Berlin, Internet: www.eurap.de, E-Mail: eurap.germany@charite.de)

Eine Liste spezialisierter Schwerpunktzentren findet sich bei der Dt. Gesellschaft für Epileptologie, Internet: www.dgfe.info

- Myasthenia gravis: Pyridostigmin und Glukokortikoide sind mögl., vor geplanter Schwangerschaft immunsuppressive Ther. absetzen, bei akuter Exazerbation I.v.-Immunglobuline und ggf. Plasmapherese. Normale Geburt anstreben (wenn mögl. keine Sectio caesarea), Stillen ist mit normaler Medikation mögl. (nicht bei immunsuppressiver Ther.)
- Multiple Sklerose: ein akuter Schub im 2. od. 3. Trimenon kann mit einer Glukokortikoid-Stoßtherapie behandelt werden. Immunsuppressiva sind kontraindiziert und sollten 3 Monate vor geplantem Kinderwunsch abgesetzt werden. Sind Immunsuppressiva postpartal erforderlich ⇨ nicht stillen.
- Migräne: autogenes Training, Muskelrelaxationstraining nach JACOBSON, sind Schmerzmittel erforderlich, können 1.000 mg Paracetamol + Antiemetikum (Dimenhydrinat) eingesetzt werden. Triptane (z.B. Sumatriptan, Imigran®) sind als 2. Wahl ebenfalls mögl.

  Ist eine Prophylaxe erforderlich (häufige Attacken): Propranolol 40-160 mg/Tag od. Magnesium (alle übrigen, sonst gebräuchlichen Medikament sind kontraindiziert)
- Guillain-Barré-Syndrom: Plasmapherese und I.v.-Immunglobulin-Gabe mögl.
- Hirnödem bei Hirntumoren: Glukokortikoide, bevorzugt initial 100 mg/Tag dann langsam reduzieren, ist der Hirntumor wenig maligne kann mit der Entfernung meist bis nach dem Ende der Schwangerschaft abgewartet werden. Bei hochmalignen, schnell wachsenden Tumoren (Glioblastome) primär Operation, ggf. auch Radiatio.
- Ischämischer Insult/Apoplex und Sinusvenenthrombose: Heparin (ist nicht plazentagängig), 24 Std. vor der Geburt absetzen, bei frischer Sinusvenenthrombose Entbindung mittels Sektio (bei normaler Geburt kann das Pressen zur Verschlechterung führen)
- Subarachnoidalblutung: operative Ausschaltung des Aneurysmas durch Clipanlage
- Karpaltunnelsyndrom: volare Unterarmschiene zur Nacht und lokale Glukokortikoidinjektionen in den Karpaltunnel, auf eine nicht übermäßige Gewichtszunahme während der Schwangerschaft achten, ggf. auch Op in Lokalanästhesie (Op meist dann erforderlich, wenn schon vor der Schwangerschaft Beschwerden bestanden)
- Meralgia paraesthetica: Infiltration der Leistenregion mit Lokalanästhetika, ggf. zusätzlich mit Glukokortikoiden kurz unterhalb der Spina iliaca ant. sup.
- Chorea gravidarum: Ruhe, evtl. leichte Sedierung mit Diazepam, ggf. Haloperidol, evtl. Einleitung der Geburt (bei entsprechender Reife des Fetus) bei drohenden Komplikationen, hat eine gute Prognose und sistiert i.d.R. spontan nach der Schwangerschaft
- SHEEHAN-Syndrom mit Addison-Krise: Elektrolytausgleich, Rehydrierung, Azidoseausgleich, Intensivüberwachung und Glukokortikoidsubstitution (1. Tag 3 x 100 mg Cortisol), bei bleibendem Ausfall Substitution von Gluko- und Mineralokortikoiden, z.B. Cortisol (Hydrocortison®) 15 - 10 - 5 mg/Tag + Fludrocortison (Astonin®H) 0,1 mg/Tag sowie L-Thyroxin und Östrogen/Progesteron nach Bedarf.

Kompl:
* Antiepileptika: 2- bis 3faches Risiko für **Missbildungen** (= ca. 10 %), **bei Kombinationstherapie Risiko bis 50 %**, z.B. Herzfehler, Lippen-Kiefer-Gaumenspalte, Mikrozephalie und Gesichtsschädelanomalien, Extremitätenfehlbildungen, Spina bifida. Besonders hohes Risiko für die Neuralrohrdefekte (10- bis 20faches Risiko) bei Valproinsäure u. Carbamazepin.

  Trotzdem sollten Antiepileptika bei eingetretener Schwangerschaft nicht abgesetzt werden, da dann auftretende Anfälle durch die iktale Hypoxie ebenfalls zu Schäden führen (es ist aber wegen des Missbildungsrisikos unbedingt eine **Monotherapie** anzustreben)
* Chorea gravidarum: Fehlgeburt, Rezidiv bei erneuter Schwangerschaft
* Guillain-Barré-Syndrom: häufig frühere und längere Beatmung erforderlich, doppelt so hohe Letalität während einer Schwangerschaft

K-Ind: Epilepsie: vermeiden einer medikamentösen **Kombinationstherapie**, insb. mit Carbamazepin, Valproinsäure, Phenytoin oder Phenobarbital (das **Risiko für Missbildungen** vervielfacht sich bei Kombinationstherapie auf bis zu **50 %**)

- Myasthenia gravis: kein Einsatz von Muskelrelaxanzien (daher möglichst bei diesen Pat. keine Vollnarkose, falls z.B. eine Sectio caesarea erforderlich ist), keine Immunsuppressiva wie z.B. Cyclophosphamid wegen teratogener Effekte
- Multiple Sklerose: keine Immunsuppressiva wie z.B. Cyclophosphamid wegen teratogener Effekte, Immunmodulatoren wie ß-Interferon und Copolymer-1 sollten wegen bisher fehlenden Erfahrungen mit diesen Substanzen (noch) nicht eingesetzt werden
- Migräne: keine Acetylsalicylsäure (Aspirin®) wegen mögl. vorzeitigem Verschluss des Duct.arteriosus BOTALLI, keine Ergotaminpräparate wegen mögl. Gefäßspasmen od. Kontrakturen des Uterusmyometriums

Proph: ♥ Substitution von Folsäure (0,4 mg/Tag, Lafol®) im ersten Trimenon zur Prophylaxe von Neuralrohrdefekten (bei geplanter Schwangerschaft schon 4 Wo. vor Konzeption beginnen = perikonzeptionell)

ALKOHOLEMBRYOPATHIE

Syn: Embryofetopathia alcoholica, **fetales Alkoholsyndrom** (**FAS**), ICD-10: Q86.0 (*Alkohol-Embryopathie mit Dysmorphien*), O35.4 Betreuung der Mutter bei (V.a.) Schädigung des Feten durch Alkohol, fetale Alkohol-Spektrum-Störungen

Path:
- Ein Alkoholabusus während der Schwangerschaft im **1. Trimenon** ist besonders kritisch
- Alkohol und seine Metabolite, wie z.B. Acetaldehyd sind plazentagängig, der Embryo / Fetus kann diese Stoffe aber nur verzögert abbauen.
- Erste Entwicklungsstörungen finden sich bereits ab 15 g Alkohol/Tag (= 0,4 Liter Bier). Es gibt aus wissenschaftlicher Sicht keine unkritische Schwellendosis für Alkohol ⇨ Schwangerschaft = **Alkoholverbot!**

Epid:
◊ Häufigkeit: 1-3/1.000 Neugeborene
◊ Für Deutschland werden jährlich ca. 500 Kinder mit schwerwiegenden Organschäden und ca. 3.000-4.000 psychomotorisch od. kognitiv entwicklungsgeschädigte Kinder durch fetale Alkohol-Spektrum-Störungen geschätzt.

Klin:
⇒ Es sind einfache und komplexe Fehlbildungen an vielen Organsystemen mögl.
⇒ Allgemein: vermindertes Geburtsgewicht, Muskelhypotonie
⇒ ZNS: **Mikrozephalie**, Hydrozephalus internus, **geistige Retardierung**
⇒ Herzfehler (insb. Herzscheidewanddefekte) und andere kardiale Fehlbildungen
⇒ **Gesichtsfehlbildungen:** niedrige Stirn, verengte Lidspalten, Ptosis, Epikanthus (sichelförmige Hautfalte vom Ober- zum Unterlid an der Nasenseite), verkürzter Nasenrücken, flaches Philtrum (Rinne über der Oberlippe), Maxillarhypoplasie, verstärkte Nasolabialfalten, schmale Oberlippe, Retrogenie (zurückliegender Unterkiefer), kleiner Mund
⇒ Postnataler Minderwuchs
⇒ Im Säuglingsalter Ess- und ausgeprägte Schlafstörungen, motorische Unruhe
⇒ **bleibendes Intelligenzdefizit** (mittlerer IQ zwischen 90 und 65), Merk- und Gedächtnisschwäche, Lernstörungen, sehr häufig ADHS (Aufmerksamkeitsdefizit-Hyperaktivitäts-Syndrom)
⇒ Im Erwachsenenalter häufig Arbeitslosigkeit, Notwendigkeit bei der Unterstützung in der Lebensführung, vermehrt kriminelle Straftaten, vermehrt Depressionen

Diag:
1. Bei der Anamnese in den Schwangerschaftsvorsorgeuntersuchungen immer nach dem Alkoholkonsum fragen
2. Sonographie: intrauterine Wachstumsretardierung, bei bekanntem Alkoholabusus Ultraschallfeindiagnostik (sog. Organultraschall, in der 20.-22. SSW)

Ther:
- Bei manifester Alkoholkrankheit (= Alkoholabhängigkeit) der Mutter ist ein Schwangerschaftsabbruch zu diskutieren.

- Selbsthilfegruppen: FASD Deutschland e.V., Hügelweg 4, 49809 Lingen, Tel.: 0591 7106700, Internet: www.fasd-deutschland.de
  Informationsmaterial gibt es kostenlos bei der Bundeszentrale für gesundheitliche Aufklärung, Ostmerheimerstr. 220, 51101 Köln, Tel.: 0221 8992-0, Fax: -257, Internet: www.bzga.de

Prog: Die Gesichtsfehlbildungen verlieren sich mit dem Alter, die Intelligenzdefizite bleiben jedoch dauerhaft. Zusätzlich finden sich später vermehrt psychiatrische Störungen.

Proph: ♥ **Aufklärung** über die verbundenen Risiken eines Alkoholkonsums bei den Schwangerschaftsvorsorgeuntersuchungen ⇨ in der Schwangerschaft **absolute Alkoholkarenz**, dies gilt auch für die Stillperiode

DD: Störungen geringen Ausmaßes (z.B. psychomotorische od. kognitive Entwicklungsstörungen) werden **fetale Alkoholeffekte** (ICD-10: P04.3) genannt, der Übergang zwischen FAS und fetalen Alkoholeffekten ist fließend.

TORCH-KOMPLEX

Def: Bezeichnung für die wichtigsten **pränatalen Infektionen** (engl. prenatal infection) des Menschen: **TORCH** = **Toxoplasmose**, other (andere wie Varizellen, Lues, Listeriose, Tuberkulose usw.), **Röteln**, **Cytomegalie**, **Herpes simplex** [zu den einzelnen Erkrankungen s.u. und im Abschnitt Venerologie]

Path: Infektionswege: pränatal: **hämatogen** über die Plazenta (transplazentar, vertikale Infektion) durch systemische Infektion der Mutter (diese muss dabei nicht klinisch erkrankt sein), **aszendierend** (meist nach Blasensprung) od. selten deszendierend über die Eileiter
Infektion sub partu (intranatal): = während der Geburt durch Keime im **Geburtskanal**
postnatal: durch Erkrankung der Mutter od. dem Umfeld (weitere Bezugspersonen, Klinik)

Epid: ◊ Inzidenz: insg. 0,1/100.000/Jahr ⇨ ca. 100 Fälle/Jahr in Deutschland (je 1/3 **Toxoplasmose**, **Zytomegalie** und **Listeriose**, der Rest ist noch seltener)
◊ Verschieden prä-/perinatale Infektionen aus dem TORCH-Komplex sind in Deutschland gem. IfSG **meldepflichtig** (namentliche bzw. nichtnamentliche Meldung durch das Labor, s.u. bei den einzelnen Erkrankungen)
◊ Erkrankung und typische Risikoperioden für eine Infektion:

	pränatal	intranatal	postnatal
Toxoplasmose	+	-	-
Röteln	+	-	-
Zytomegalie	+	+	+
Listeriose	+	+	o
Herpes simplex	o	+	o
Varicella-Zoster	+	o	o
Ringelröteln	+	-	-
Hepatitis B	o	+	o
Lues	+	+	-
HIV	+	+	o (stillen)

+ häufige Infektionsperiode, o selten, - Erregerübertragung unwahrscheinlich

Weitere Erkrankungen mit prä-/perinatalem Infektionsrisiko

- Geschlechtskrankheiten: **Lues, Gonorrhoe, Chlamydien, Mykoplasmen, Condylomata acuminata durch HPV** und **HIV-Infektion/AIDS** s.u. Kap. Venerologie
- **Varizellen** (Windpocken), Herpes zoster (Gürtelrose): Durchseuchungsrate 96-97 %, Tröpfcheninfektion; bei Kontakt einer Schwangeren mit Varizellen-Erkrankten Laboruntersuchung auf Varizellen-IgG (Titer sollte >1:128 bzw. >100 I.U./l sein, dann keine Gefahr u. keine Ther. erforderlich) ⇨ Proph: bei seronegativen Frauen und Kontakt mit einem Varizellen-Erkrankten Gabe von Varizella-Zoster-Immunglobulin (0,5 ml/kgKG i.m., Varicellon®) innerhalb von 96 Std. Frauen, die während der Schwangerschaft an Varizellen erkranken, haben ein hohes Risiko für die Entwicklung einer Varizellenpneumonie (insb. im 3. Trimenon, mit Letalität unbehandelt bis 45 %!).

  Eine diaplazentare Übertragung ist in der Schwangerschaft bei Erstinfektion mit Varizellen-Viren bis zur 24. SSW mögl. ⇨ Spontanabort, Gliedmaßenhypoplasie, zerebrale Defekte, Enzephalitis, Katarakt, Chororetinitis, Optikusatrophie, Hautnarben, erniedrigtes Geburtsgewicht mögl. (= **fetales/konnatales Varizellen-Syndrom**, Risiko 1-2 %, dann Letalität für das Kind bis 30 %). Eine Abruptio ist aufgrund des geringen Gesamtrisikos jedoch nur bei nachgewiesenen schweren Fehlbildungen indiziert.

  Bei perinataler Infektion bis 5 Tage vor Geburt durch den gleichzeitigen IgG-Transfer von der Mutter ohne Folgen für das Neugeborene. Bei Infektion der Mutter <5 Tage vor und bis 2 Tage nach Geburt **neonatale Varizellen** mit einer Letalität bis 20 % mögl. ⇨ Ther: Gabe von Varizella-Zoster-Immunglobulin + Aciclovir (Acic®) an die Mutter, Versuch die Geburt auf >5 Tage zu verschieben (Tokolyse). Varizella-Zoster-Immunglobulin für das Neugeborene (2 ml) direkt post partum, stationäre Beobachtung für 2 Wochen, bei geringstem V.a. neonatale Varizellen zusätzlich Aciclovir 3 x 10 mg/kgKG i.v. für 1 Woche.

  Proph: eine **Schutzimpfung** ist möglich und wird empfohlen (Ind: bei seronegativen Frauen vor einer geplanten Schwangerschaft, 2 x im Abstand von 6 Wo. [Varilrix®], während der Schwangerschaft ist die Lebendimpfung kontraindiziert!), seit 2004 ist die Varizellenimpfung für alle Kinder empfohlen (wird heute als Kombinationsimpfstoff zusammen mit der Masern-Mumps-Röteln-Impfung gegeben = MMRV)

  Ein Herpes zoster während der Schwangerschaft oder perinatal hat keine Folgen (es ist keine Neuinfektion, sondern eine endogene Reinfektion persistierender Varizellen-Viren aus den Spinalganglien. Das Kind ist daher auch durch maternale Ak geschützt.).
- Pocken: seit 1980 offiziell ausgerottete Erkrankung, in Deutschland seit 1979 keine Impfpflicht mehr. Wegen des Terrorismus wieder in der Diskussion (das Virus ist noch in einigen Laboren vorhanden). Die Erkrankung verlief bei Infektion in der Schwangerschaft in 30-50 % d.F. primär hämorrhagisch und war dann mit einer Letalität von 90 % verbunden und gleichzeitig erhöhtes Abort-/Totgeburtrisiko sowie Frühgeburtlichkeit. Der vorhandene Lebendimpfstoff (der Einsatz würde politisch beschlossen) kann bei Gabe während der Schwangerschaft auf den Embryo / Fetus übergehen und einen Fruchttod verursachen, daher strikte Kontraindikation! (ggf. Schwangerschaftstest vor Impfung). Eine Schwangere sollte auch den Kontakt zu kürzlich mit Vacciniavirus geimpften Personen meiden, da auch das Impfvirus infektiös ist und damit von Mensch zu Mensch übertragen werden kann.
- Masern: bei Infektion in der Schwangerschaft (sehr selten, da ca. 95%ige Durchseuchung, Tröpfcheninfektion) erhöhtes Abort- und Frühgeburtsrisiko, bei perinataler Infektion schwere Masern des Neugeborenen mögl. ⇨ Ther: Gabe von Immunglobulinen, meldepflichtig gem. IfSG
- Mumps: bei Infektion in der Schwangerschaft (sehr selten, da ca. 90%ige Durchseuchung, Tröpfchen- u. Schmierinfektion) keine Schädigung bekannt, Spontanabort im 1. Trimenon mögl., bei perinataler Infektion schwerer Mumps des Neugeborenen mögl. ⇨ Ther: Gabe von Immunglobulinen
- Mononukleose: (Syn: PFEIFFER-Drüsenfieber durch das EPSTEIN-BARR-Virus) Durchseuchungsrate 60-90 %, Tröpfchen- u. Kontaktinfektion („Kussfieber"), bei Infektion in der Schwangerschaft keine Schädigung bekannt
- Ringelröteln (Syn: Erythema infectiosum acutum, Exanthema variegatum, Megalerythema epidemicum sive infectiosum, sog. „fünfte Krankheit", verursacht durch Parvovirus B19): Durchseuchungsrate 50-70 %, Tröpfcheninfektion. Bei Infektion in der Schwangerschaft in 10-20 % d.F. transplazentarer Übergang auf den Fetus. Bei Infektion zw. 9.-16. SSW Gefahr der Zerstörung von fetalen Erythrozytenvorläufern, schwere Anämie bis zum **Hydrops fetalis** mit Ödemen (verdickte Haut in der Sonographie), anämiebedingter Hypoxie (Dopplersonographie ⇨ Flussgeschwindigkeitserhöhung über dem Aortenbogen), Hypoproteinämie, Pleuraerguss, Aszites,

Hydroperikard, Myokarditis, Spontanabort od. intrauteriner Fruchttod (Letalität unbehandelt bis 90 %), Ther: sonographische Überwachung auf Ödeme, Nabelschnurpunktion (Hb-Bestimmung) und ggf. intrauterine Bluttransfusion/Blutaustauschtransfusion (Hb <8 g/dl), Immunoglobuline für die Mutter

- Hepatitis A: Schmierinfektion, nur seltene fetale Auswirkungen bekannt (Hydrops fetalis), bei Infektion der Mutter peripartal oder puerperal sollte eine passive Immunisierung des Kindes erfolgen und nicht gestillt werden (Virus in der Muttermilch nachweisbar).

  Hepatitis B: eine fetale Übertragung des Virus ist bei chronischer Virusträgerin oder Infektion in der Schwangerschaft insb. unter der Geburt möglich. Dann fulminante u. insb. häufiger **chronische Hepatitis** (20 % d.F.) od. chronischer („gesunder") Trägerstatus beim Kind mögl., Hyperbilirubinämie des Neugeborenen mit Gefahr eines Kernikterus, Risiko für spätere Leberzirrhose und Leberzellkarzinom ⇨ Proph: bei allen Schwangeren Untersuchung auf Hepatitis-B-surface-Antigen (HBs-Ag) ab der 32. SSW.

  Bei pos. Hepatitis-B-Status (HBs-Ag pos.) der Mutter normale Geburt, dann wird dem Neugeborenen unmittelbar post partum 1 ml Hyperimmunglobulin (Hepatect®, Fovepta®) + eine aktive Hepatitis-B-Impfung (Gen H-B-Vax K®) gegeben, Wiederholung der aktiven Impfung nach 4 Wo. u. 6 Monaten, damit können 95 % der Infektionen verhindert werden (Titerkontrolle zur Bestätigung des Impferfolges erforderlich).

  Bei unbekanntem Hepatitis-B-Status der Mutter wird dem Neugeborenen unmittelbar post partum (spätestens innerhalb von 12 Std.) eine aktive Hepatitis-B-Impfung (Gen H-B-Vax K®) gegeben. Bei der Mutter sollte schon sofort bei der Aufnahme in die Klinik eine HBs-Ag-Bestimmung durchgeführt werden. Stellt sich dann ein pos. HBs-Ag-Befund heraus, muss dem Neugeborenen noch möglichst innerhalb 48 Std. post partum (maximal innerhalb der ersten 7 Lebenstage) zusätzlich Hyperimmunglobulin (Hepatect®, Fovepta®) gegeben werden.

  Hepatitis C: Bei Nachweis einer Hepatitis-C-Infektion der Mutter ist bisher keine postpartale Therapie etabliert, ggf. Standardimmunglobulingabe für das Neugeborene post partum. Ein Risiko für Missbildungen oder Frühgeburtlichkeit besteht nicht. Eine Virusübertragung (vertikale Transmission) erfolgt in ca. 4 % d.F. bereits im Mutterleib (eine Sectio ist nicht indiziert). Beim Stillen wurde in allen Studien kein erhöhtes Infektionsrisiko gefunden (wenngleich eine Übertragung von HCV über die Muttermilch theoretisch mögl. ist), daher ist Stillen mögl.

  Eine Ther. der Mutter mit α-Interferon (Intron A®, Roferon A®) und Ribavirin (Rebetol®) ist in der Schwangerschaft kontraindiziert.

  Hepatitis-E: Bei akuter Infektion in der Schwangerschaft (Infektion der Mutter durch fäkal kontaminiertes Trinkwasser, z.B. in Afrika, Asien od. Südamerika) besteht ein hohes Risiko für die Entwicklung einer fulminanten Hepatitis (insb. im 3. Trimenon mit Leberversagen, hämorrhagischem Syndrom, Enzephalopathie, Nierenversagen und einer Letalität bis 20 %). Das Hepatitis-E-Virus kann intrauterin übertragen werden, erhöhtes Risiko für das Kind durch Frühgeburtlichkeit, intrauteriner Fruchttod. Übertragung mit der Muttermilch mögl., daher wird stillen nicht empfohlen.

  Hepatitis G: Die intrauterine Transmission bei HGV-infizierter Schwangeren ist häufig, bis heute aber keine Krankheitsverläufe beobachtet.

- LCM: (= lymphozytäre Choriomeningitis, Syn: ARMSTRONG-Krankheit, RNA-Virus aus der Familie der Arena-Viren, wird von Nagetieren übertragen, z.B. Hausmaus, Goldhamster) bei Infektion in der Schwangerschaft und bei perinataler Infektion sind Abort, Chororetinitis, Hydrozephalus und Hyperbilirubinämie mögl.

- **Streptokokken Gruppe B:** Infektion des Neugeborenen im Geburtskanal möglich (es wird auch ein erhöhtes Frühgeburtsrisiko, vorzeitiger Blasensprung und Fieber unter der Geburt bei pränatal aszendierender Infektion beobachtet). 5-25 % d. Frauen sind Träger von Streptokokken B in der Vagina (und dabei meist klinisch stumm). Bei Infektion des Neugeborenen nach 1-3 Tagen schwerer Infektionsverlauf mit Sepsis (Early-onset-Sepsis), Pneumonie und Meningitis (mit hoher Letalität, bzw. neurologischen Langzeitschäden) mögl. ⇨ Ther/Proph: bei Nachweis einer Infektion der Mutter (od. Fieber >38 °C unter der Geburt, vorzeitiger Blasensprung mit Dauer >18 Std.) antibiotische Prophylaxe zu Beginn der Geburtsphase (Ampicillin i.v. 2 g, dann alle 4 Std. 1 g bis zum Ende der Geburt, bei Penicillin-Allergie Erythromycin od. Vancomycin).

  Eine Impfung gegen Streptokokken Gruppe B befindet sich in der Erprobung.

- **Influenza:** Erhöhtes Erkrankungsrisiko für Schwangere und schwere bis tödliche Verläufe mögl. Kind: erhöhtes Risiko für Totgeburt u. neonatale Sterblichkeit. Daher wird seit 2010 von der STIKO die saisonale Influenzaimpfung im Winter für alle Schwangere empfohlen (Impfung ab dem 2. Trimenon, bei chronischen Vorerkrankungen ab 1. Trimenon), mit einem Totimpfstoff (saisonaler Impfstoff = wird jährlich angepasst, z.B. Influsplit SSW®, Xanaflu®). Neugeborene u.

Säuglinge haben dann auch einen Nestschutz = maternale Ak.

- Tuberkulose: während der Schwangerschaft und im Wochenbett Gefahr der Exazerbation bei der Mutter, diaplazentare Übertragung mögl. (selten), eher postpartale Infektion des Neugeborenen bei offener TBC der Mutter. Ther. auch während der Schwangerschaft mit Antituberkulotika mögl. und indiziert, Mittel der Wahl sind Isoniazid (+ Vit.-B6-Gabe) + Rifampicin. Bei offener TBC Trennung von Mutter und Kind nach der Geburt und Stillverbot. Eine Impfung wird mit dem derzeitigen BCG-Impfstoff nicht empfohlen.
- Trichomonaden: bei der Frau vor allem Kolpitis u. Urethritis ⇨ erhöhtes Risiko für Frühgeburtlichkeit, Ther: einmalig 2 g Metronidazol (Clont®) oral nach dem 1. Trimenon
- Candida albicans: bei einer floriden Vulvovaginitis candidomycetica der Mutter (bei 10 % aller Schwangeren) Infektion des Neugeborenen im Geburtskanal mögl., kann lokal (Mund- od. Anogenitalcandidose) aber auch generalisiert zum (Organ-)Soor bis zur Kandidasepsis bei Frühgeborenen führen ⇨ lokale Ther. der Mutter bei Nachweis einer Kandida-Infektion (Nativpräparat od. Kultur ab der 34. SSW) mit Clotrimazol (Canifug®-Cremolum®200 Vaginalzäpfchen und Canifug®Creme ab dem 2. Trimenon) für 3-7 Tage.
- Malaria: Schwangere haben wegen ihrer verminderten Immunabwehr ein 4fach höheres Risiko an Malaria zu erkranken (Problem insb. in der 3. Welt). Gefahr für das Kind (Fehl-, Frühgeburt, Wachstumsverzögerung) durch Anämie der Mutter (Hypoxie der Plazenta ⇨ Plazentainsuffizienz). Ther: mit Chloroquin (Malaria tertiana und quartana) u. Chinin (Malaria tropica) mögl.
  Proph: Schwangeren sollte von einer Reise in Malaria-Endemiegebiete abgeraten werden. Bei unvermeidbarer Reise Prophylaxe mit Chloroquin (+ Proguanil in Resistenzgebieten) od. Mefloquin mögl. sowie Schutz vor den Mücken (geschlossene Kleidung, Netze, Repellents)
- Zika-Virus: In Uganda und Südamerika (insb. Brasilien) vorkommende Infektionskrankheit, Übertragung durch Moskitos (Aedes). Bei Infektion in der Schwangerschaft Risiko für Schädelfehlbildungen (Mikrozephalie) für den Fetus.

TOXOPLASMOSE

Syn: Engl. toxoplasmosis, ICD-10: B58.9, pränatal: P37.1

Ät: **Toxoplasma gondii** (Sporozoa aus der Gattung der Protozoen)
- Erworbene Infektion: **Katzenkot** (kontaminierte Erde) od. Nahrungsmittel (**rohes Fleisch**)
- Pränatale Infektion: **diaplazentare Infektion** erfolgt meist im 2. od. 3. Trimenon, Übertragung aber nur bei einer **Erstinfektion** der Mutter während der Schwangerschaft mögl.
  Infektionsrisiko im 1. Trimenon 5-25 % (führt dann meist zum Abort), im 2. Trimenon 40 % (dann schwere Schäden mögl.), im 3. Trimenon 60-100 % (dann aber meist nur leichte Schäden oder Spätschäden)
- Reaktivierung einer früheren Infektion bei Immunschwäche (dann aber keine diaplazentare Infektionsgefahr)

Path:
- Überträger: **Katzen** (Hauptwirt mit Besiedlung des Dünndarmepithels und Ausscheidung der Oozysten über den Kot), Hunde, Kaninchen, Mäuse, rohes Fleisch, Milch, Mensch
- Histo: intrazelluläres Wachstum, herdförmige Entzündungen und Nekrosen vor allem in der grauen Substanz perivaskulär und Bildung von Granulationsgewebe
- Bildung von Pseudozysten (nur von Bindegewebe umgeben, keine echte Kapsel) bei normaler Immunlage, der Mensch (und andere Tiere) ist Zwischenwirt. Die Infektion bleibt latent lebenslang bestehen und bei normaler Immunlage kommt es zu keinen Folgen.
- ZNS-Affinität insb. bei pränataler Infektion hoch
- Prädisp: Immunschwäche durch **HIV-Infektion** (ICD-10: B20.8), Immunsuppression, Transplantationen, konsumierende Prozesse, Kortison- oder Zytostatikatherapie

Epid:
- ◊ Durchseuchungsrate: regional bis 70 % der Bevölkerung, in Deutschland besitzen 25-50 % der Frauen im gebärfähigen Alter eine spezifische Immunität
- ◊ Inzidenz: für eine Erstinfektion während einer Schwangerschaft ca. 0,5 %, Infektionsrisiko für den Embryo/Fetus dann 14-59 % (s.o.)

◊ Inkubationszeit: 3-10 Tage

◊ **Meldepflichtig** gem. IfSG (nichtnamentliche Meldung durch das Labor) bei konnataler Infektion, in Deutschland ca. 20 Fälle/Jahr (hohe Dunkelziffer vermutet)

Klin: ⇒ Die Primärinfektion bei gesunden immunkompetenten Erwachsenen ist in der Mehrzahl der Fälle **asymptomatisch** und hinterlässt meist eine lebenslange Immunität

⇒ Bei symptomatischem Verlauf: Lymphknotenschwellung, Lymphadenitis (insb. am Hals), grippeähnliche Symptome u. subfebrile Temperaturen, Angina, Kopf- und Muskelschmerzen, Müdigkeit, Schwäche, Unlust

⇒ Nicht juckendes makulopapulöses Exanthem

⇒ Organmanifestationen bei Immuninsuffizienz (z.B. HIV-Infektion, Immunsuppression bei Transplantation): Lymphknoten, Leber, Milz, Lunge (Pneumonie), ZNS (Meningoenzephalitis mit Meningismus bei schwerem akutem Verlauf), Auge (Iridozyklitis, **Chororetinitis** mit Narbenbildung), Nebennieren, Herz (Myokarditis), Myositis

⇒ Pränatale Infektion: **Abort** (1. Trimenon), Frühgeburt, **Hydrozephalus**, Iridozyklitis, **Chororetinitis**, Katarakt, Nystagmus u. Strabismus (Schielen durch Augenmuskellähmung), Mikrophthalmie, Meningoenzephalitis, **intrazerebrale Verkalkungen**, Krampfanfälle, Trinkfaulheit, prolongierter Ikterus (Hyperbilirubinämie), Fieber, Athetosen, Rigidität der Extremitäten, Paresen, Schwerhörigkeit, Hepatosplenomegalie, geistige Retardierung

Ein infiziertes Neugeborenes kann bei Geburt aber auch keine Symptome zeigen und erst im Verlauf o.g. Symptome als Spätschäden (bis zu 20 Jahre) entwickeln.

Diag:
1. Anamnese (Haustiere, insb. Katzen, Essen von rohem Fleisch?)
2. Neurologische Untersuchung
3. Labor: IgG- und **IgM-Nachweis** mittels ELISA, KBR, Immunfluoreszenztest, Hämagglutinationstest od. SABIN-FELDMANN-Serofarbtest

   Bei Verdacht auf Infektion in der Schwangerschaft Laborscreening ⇨ falls kein Titer vorhanden ist, Kontrolle alle 8-12 Wochen und auch bei einer erneuten Schwangerschaft

   Bei Infektion in der Schwangerschaft und fraglicher konnataler Übertragung Toxoplasma-spezifische-**PCR** und Tierversuch (Maus-Inokulationstest) aus dem **Fruchtwasser** mögl. (= Amniozentese; die Nabelschnurpunktion = Chordozentese hat eine höhere Spontanabortrate und wird daher hier nicht mehr empfohlen)
4. Sonographie: pränatale Suche auf kindliche Schädigung
5. Röntgen: CCT zeigt bei fetaler Infektion multiple **intrazerebrale Verkalkungen**, bei AIDS-Pat. ringförmiges Enhancement (mit KM)
6. Liquorpunktion: klarer od. xanthochromer Liquor, leichte Eiweißvermehrung und Pleozytose, direkter Erregernachweis evtl. mikroskopisch od. mit monoklonalen Ak mögl.

Ther:
- Konservativ: Med.: Pyrimethamin (2 x 25 mg/Tag, Daraprim®) + Sulfonamid (4 x 1 g/Tag, Sulfadiazin-Heyl®) für 3-4 Wo., bei Sulfonamid-Allergie Clindamycin (Sobelin®) od. Spiramycin (Selectomycin®), bei ZNS-Befall zusätzlich Atovaquon (Wellvone®)
  - Bei AIDS-Pat. zur Prophylaxe einer Toxoplasmose-Enzephalitis: Cotrimoxazol (Cotrim® 3 x pro Woche) bei pos. Serum-IgG und CD4-Zell-Zahl <200/µl
  - Bei ZNS-Beteiligung Glukokortikoide (1-2 mg/kgKG/Tag Prednisolon, Solu-Decortin®H, Decortin®H) zur Symptomreduktion
- Bei Verdacht auf Infektion in der Schwangerschaft: bis zur 16. SSW **Spiramycin** (ist ein Makrolid-Antibiotikum [= Erythromycin-Derivat], Selectomycin®750) 6 Mio. I.E./Tag in 2-4 Einzelgaben p.os für 4 Wochen. Nach der 16. SSW ist auch Pyrimethamin (Folsäureantagonist, daher nicht vor der 16. SSW anwenden) + Sulfadiazin (ist ein Sulfonamid) + Folsäuresubstitution p.os mögl. Bestätigt sich die Infektion sollten die beiden Therapiemöglichkeiten in 4-wöchigem Wechsel bis zum Ende der Schwangerschaft fortgeführt werden. Damit lässt sich das Risiko für eine konnatale Toxoplasmose um 50-90 % senken.

Prog: Pränatale Infektion: **Letalitätsrisiko für den Fetus 20 %**, bei Überleben fast immer bleibende Schäden.

Proph: ♥ Serologische Untersuchung auf Toxoplasmose-Ak vor einer Schwangerschaft od. zumindest bei der ersten Schwangerschaftsvorsorgeuntersuchung (bisher in Deutschland keine Routine, wird aber empfohlen)

♥ In der Schwangerschaft insb. bei negativer Serologie Katzen und Katzenkot nicht berühren, kein rohes Fleisch (Schwein, Schaf, Lamm, Ziege) essen, keine nicht pasteurisierte Milch trinken. Obst und Gemüse gut waschen, nach Gartenarbeit (mit Gummihandschuhen) oder Zubereitung von Fleisch (mit Handschuhen) Hände gründlich reinigen.

Kompl:
* Reaktivierte Toxoplasmose (bei schlechter Immunlage): Ruptur der Pseudozysten und Dissemination/Generalisierung der Toxoplasmose
* Chronischer Verlauf der erworbenen Form: rezidivierende Enzephalomyelitis mit organischen Psychosen, Krampfanfällen, extrapyramidalen Symptomen und Herdsymptomen

LISTERIOSE

Syn: engl. listeriosis, ICD-10: Erwachsenenlisteriose A32.9, fetaler Schaden durch Infektion der Mutter P00.2, Neugeborenenlisteriose P37.2

Ät:
- **Listeria monocytogenes** (grampositives, nicht-sporenbildendes, peritrich begeißeltes Stäbchenbakterium, fakultativ anaerob), ist eine Zoonose, kommt insb. in mit tierischen Ausscheidungen verunreinigtem Wasser und im Erdreich vor (Wirte sind Rind, Schaf, Ziege, Schweine, Hühner u. Nager), insb. Typ 4b, 1/2a u. 1/2b (insg. 13 Serovare bekannt)
- Listeria seeligeri, ivanovii u. welshimeri sind nur extrem selten humanpathogen

Path:
♦ Übertragung: insg. selten auf den Menschen, durch engen Kontakt mit Vieh od. Haustieren, fäkal-oral durch gesunde Ausscheider (kann Bestandteil normaler Darmflora sein), Genuss von Fleisch, (nicht-pasteurisierter) Rohmilch und -weichkäse (Vermehrung noch im Kühlschrank mögl.) sowie **diaplazentar** und während der Geburt mögl.

♦ Pathogenitätsfaktoren: Listeria monocytogenes produziert Hämolysin ⇨ hämolytisch, intrazellulär vermehrungsfähig ⇨ Übergang von Zelle zu Zelle mögl. (anatomische Barrieren können somit überwunden werden)

Epid:
◊ Inzidenz: in Deutschland pränatale Listerien-Infektion 0,04/100.000/Jahr = 30-40 Fälle/J.

◊ Inkubationszeit: kurz, ca. 1-7 Tage

◊ **Meldepflichtig** gem. IfSG (namentliche Meldung durch das Labor) bei konnataler Infektion

Klin:
⇒ Bei gesunden (immunkompetenten) Erwachsenen **meist klinisch stumm**

⇒ Opportunistische Infektion = **bei verminderter Resistenz** (konsumierender Prozess, HIV-Infektion, Immunsuppression, Schwangerschaft, Neugeborene): Symptome eines grippalen Infektes mit Monozytenangina, Fieber, Muskelschmerzen, Erbrechen, Durchfall, evtl. leichte Meningoenzephalitis, lokal als Keratokonjunktivitis (okuloglanduläre Listeriose)

⇒ Schwangerschaft: Zystopyelitis oder Myometritis des Uterus

⇒ Diaplazentare Infektion: Übertritt der Erreger von der infizierten Schwangeren auf den Fetus in den letzten Schwangerschaftswochen (Amnioninfektionssyndrom) mögl. ⇨ **Fetopathie** mit hämatogener Streuung (Sepsis) und mit der Gefahr für **Frühgeburt** od. Totgeburt

⇒ Neugeborenenlisteriose (lebende, diaplazentar infizierte Neugeborene mit Symptomen noch in der 1. Woche [Frühform] oder Infektion während der Geburt ⇨ Symptome meist in der 2. Lebenswoche [Spätform]): **Granulomatosis infantiseptica** (granulomatösen Gewebereaktionen in den Organen) ⇨ papulöse Effloreszenzen der Haut (kutane Listeriose), **Granulome** im Nasen-Rachenraum, eitrige **Meningoenzephalitis** mit meningitischen Zeichen (Kopfschmerzen, Übelkeit und Erbrechen, Benommenheit, Krampfanfälle, Atemstörung bis hin zum Atemstillstand bei Rhombenzephalitis), **Hepatosplenomegalie**, Icterus gravis prolongatus (Hyperbilirubinämie)

Diag: 1. Anamnese und gynäkologische Untersuchung, neurologische Untersuchung

2. Labor: mikroskopischer und kultureller Erregernachweis im Stuhl, Urin, Nasen-, Rachenabstrich, Blut od. Liquor des Neugeborenen, evtl. im Fruchtwasser (schmutzig gefärbt), Urin, Blut, Lochialsekret, Zervixabstrich od. Abrasionsmaterial der Mutter mögl.
   Konsiliarlaboratorium ist das Institut für Medizinische Mikrobiologie und Hygiene der Uni Heidelberg in Mannheim

Ther:
- Antibiose: Schwangere: **Ampicillin** (3 x 2 g) für 14 Tage
- Neugeborene: Ampicillin (2 x 100 mg/kgKG) + Aminoglykosid (z.B. 2 x 2-3 mg/kgKG Gentamicin, Refobacin®) für 14 Tage bis 4 Wochen i.v.

Prog: Hohe Letalität in der Neugeborenenperiode (Frühform ca. 50%), häufig Spätschäden (geistige Entwicklungsstörungen)

Kompl:
- ∗ Listerien-Meningitis
- ∗ Listerien-Sepsis

Proph:
- ♥ Kein rohes Fleisch essen
- ♥ Keine frische (nicht-pasteurisierter) Milch und keine Rohmilchprodukte in der Schwangerschaft verzehren

DD: Mononukleose

RÖTELN

Syn: Rubeola, Rubella, engl. rubella, German measles, ICD-10: B06.9
in der Schwangerschaft O98.5
Rötelnembryopathie, konnatales Röteln-Syndrom, Embryopathia rubeolosa, GREGG-Syndrom, ICD-10: P35.0

Ät: Röteln-Virus (rubella virus, ein RNA-Virus): Genus Rubivirus aus der Familie der Togaviridae

Path:
- ♦ Normalerweise harmlose Virusinfektion im Kindesalter
- ♦ Übertragung: aerogene **Tröpfcheninfektion** über den oberen Respirationstrakt und **diaplazentar** auf den Embryo/Fetus in der Schwangerschaft mögl.
- ♦ Infektiosität: 2-7 Tage vor Ausbruch bis zu 1 Wo. nach dem Ende des Exanthems (Kontagionsindex ist aber relativ gering, insg. weniger kontagiös als die Masern)
- ♦ Hohe Gefährdung des Embryo/Fetus in utero insb. während der **ersten 3 SSM** bei Infektion der Mutter

Epid:
- ◊ Prädisp.alter: Infektion bei ungeimpften Kindern erfolgt meist zwischen dem 3. u. 10. Lj. Die Durchseuchung beträgt ca. 90 % in Deutschland, bei den 18- bis 30jährigen Frauen sind bei 97-99 % Ak nachweisbar.
- ◊ Inkubationszeit: 2-3 Wochen
- ◊ Inzidenz der Rötelnembryopathie: 0,005/100.000/Jahr = ca. 5 Fälle/Jahr in Deutschland
- ◊ **Meldepflichtig** gem. IfSG (nichtnamentliche Meldung durch das Labor) ist nur eine konnatale Infektion
- ◊ Ziel der WHO war es bis 2010 das konnatales Rötelnsyndrom in Europa zu eliminieren.

Klin:
- ⇒ 50 % der Infektionen im Kindesalter verlaufen asymptomatisch
- ⇒ Kind/Erwachsene: **harmlose** Virusinfektion mit folgenden Stadien:
  - Kurzes evtl. fieberhaftes Prodromalstadium für 2 Tage mit **katarrhalischen Symptomen** im Rachenraum und beginnende **Lymphknotenschwellung nuchal** u. **retroaurikulär**, später auch generalisiert mögl., evtl. subfebrile Temperaturerhöhung

- Danach Auftreten des **Exanthemstadiums** zuerst im Gesicht, dann auf den Rumpf übergehend in Form eines **kleinfleckigen**, wenig erhabenen und nicht konfluierenden, roten Exanthems (evtl. mit hellem anämischem Hof) für 2-3 Tage, im Rachen ebenfalls mittelfleckiges Enanthem, evtl. Konjunktivitis
- Fieber meist nur um 38 °C für einige Tage, Splenomegalie in 50 % d.F.
- I.d.R. keine wesentliche Beeinträchtigung des Allgemeinbefindens

⇒ Rötelnembryopathie: Risiko und Symptome richten sich nach dem Zeitpunkt der mütterlichen Rötelninfektion ⇨ möglich sind Spontanabort, **Cataracta congenita**, Glaukom, Mikrophthalmie, hochgradige Myopie, Augenhintergrundveränderungen (Pseudoretinitis pigmentosa), **Ductus arteriosus apertus**, **Pulmonalstenose**, Aortenklappenstenose, Herzscheidewanddefekte, Mikrozephalie, psychomotorische Retardierung, Bewegungsstörungen, epileptische Anfälle, **Innenohrschwerhörigkeit**, Risiko für Frühgeburt

Je früher die Infektion umso höher das Risiko und umso schwerere Fehlbildungen:

- 1. SSM: 60%iges Risiko für die Entwicklung einer Embryopathie, häufig Vollbild der Erkrankung (GREGG-Syndrom: **Herz-Auge-Ohr-Trias** aus Ductus arteriosus apertus + Katarakt + Innenohrtaubheit) und vermehrt Augenanomalien
- 2. SSM: 25%iges Risiko, vermehrt Herzvitien u. ZNS-Anomalien (Mikrozephalie, Oligophrenie)
- 3. u. 4. SSM: 10-15%iges Risiko, vorwiegend Innenohrschädigung
- ab 18. SSW nur noch 3,5%iges Risiko (Fetopathia rubeolosa)
- Neugeborenes = floride Infektion bei Geburt: niedriges Geburtsgewicht, Hepatosplenomegalie, thrombozytopenische Purpura, hämolytische Anämie, Hyperbilirubinämie
- Persistierende Infektiosität des Säuglings dann noch für bis zu 2 J. mögl.

Diag:
1. Anamnese (Kontakt zu Erkrankten?) u. gynäkologische Untersuchung, typisches Exanthem und nuchale/retroaurikuläre Lk-Schwellung, genaue Bestimmung des Gestationsalters (sonographische Biometrie)
2. Labor: Rötelnvirus-Antikörper sind bereits 2-3 Tage nach Exanthembeginn nachweisbar, bei akuter Infektion Röteln-spezifische **IgM**-Antikörper im Serum bestimmen
   Blutbild zu Beginn Leukozytose, während des Exanthems **Leukopenie** mit relativer **Lymphozytose** (bis 80 %) und Plasmazellvermehrung
   Neugeborene: Nachweis von IgM-Antikörpern oder Virusnachweis aus dem Rachen oder von der Kornea (mittels Zellkultur)
3. Sonographie: Hepatosplenomegalie od. Splenomegalie mögl.
4. Bei V.a. pränatale Infektion: Chorionzottenbiopsie od. Entnahme von Fruchtwasser od. Nabelschnurblut zum Virusnachweis mittels Zellkultur od. PCR
5. Liquorpunktion: bei V.a. Enzephalomyelitis ⇨ Pleozytose (erhöhte Leukozytenzahl), Eiweißerhöhung, Virusnachweis mögl.

Ther:
- Keine kausale Ther. mögl.
  Symptomatische Behandlung ggf. mit fiebersenkenden Mitteln (z.B. Paracetamol)
- Gabe von Immunglobulin bei immunsupprimierten Pat. u. Schwangeren (s.u.)
- Bei nachgewiesener Infektion (IgM-Nachweis) im 1.-3. SSM ist ein **Schwangerschaftsabbruch** anzuraten, wenn eine fetale Infektion nachgewiesen wird. Eine spätere Infektion (>13. bis 17. SSW) ist nur noch eine relative Indikation für eine Interruptio und nach der 18. SSW ist das Risiko für Fehlbildungen sehr gering.

Prog: Der Verlauf ist bei Kindern fast immer komplikationslos, Jugendliche/Erwachsene können eher Komplikationen entwickeln.

Wegen der Gefahr einer Rötelnembryopathie bei Infektion während einer Schwangerschaft sollten alle Mädchen spätestens bis zum Erreichen der Pubertät ausreichend geimpft sein. Das größte Risiko für Fehlbildungen (bis 50 %) besteht bei einer Infektion von der 1.-6. SSW. Die Gesamtletalität bei konnatales Rötelnsyndrom beträgt 15-20 %.

Kompl: Mit zunehmendem Lebensalter kann eine Infektion beim Erwachsenen häufiger und auch zu schwereren Kompl. führen:

* Thrombozytopenische Purpura

* Rötelnenzephalomyelitis
* Rötelnarthropathie mehrerer Gelenke mit Arthralgie und Schwellung
* Bronchitis, Rötelnpneumonie, Otitis
* Myo- und Perikarditis
* In Einzelfällen wurde mit einer Latenz von mehreren Jahrzehnten (vor allem nach konnataler od. frühkindlicher Rötelninfektion) eine progressive Rötelnenzephalitis mit Myoklonien, zerebralen Krämpfen, zerebellarer Ataxie beobachtet, vermutlich Form einer Slow virus infection mit schlechter Prog.

Proph: ♥ **Schutzimpfung:** in Deutschland seit 1981 für alle Kinder empfohlene Impfung, heute als 3fach-Kombination **MMR**, Priorix® (= Lebendimpfstoff gegen Masern + Mumps + Röteln), bzw. **4fach-Kombination MMRV**, Priorix-Tetra® (= zusätzl. noch gegen Varizellen) 1. Impfung im 12.-15. Lebensmonat mit getrenntem Impfstoff (MMR + getrennt V), die 2. Impfung dann als kombinierte MMRV kann bereits 4. Wochen nach der 1. Impfung erfolgen und sollte möglichst bis zum Ende des 2. Lj. erfolgt sein (spätestens aber bis zum Schuleintritt im 6. Lj.)

Seronegative Frauen mit Kinderwunsch **vor** (geplanter) Schwangerschaft impfen (und sichere Kontrazeption für 3 Monate), eine Impfung mit dem Lebendimpfstoff während der Schwangerschaft ist kontraindiziert! (das Risiko für eine Rötelnembryopathie durch eine Impfung bei übersehener Schwangerschaft ist aber insg. sehr gering (ca. 1-2 %) und keine Ind. für einen Schwangerschaftsabbruch)

♥ Bei allen Schwangeren Impfausweis auf Rötelnimpfung kontrollieren; wurde nicht geimpft, dann Bestimmung der Röteln-Ak mit **Röteln-HAH-Test** (Hämagglutination-Hemmtest) ⇨ sichere Immunität bei Titer **1:16** od. mehr (bzw. >15 I.U./ml im Enzym-Immunoassay). Bei neg. Titer (<1:8) sollte bis zur 20. SSW alle 6 Wo. der Titer kontrolliert werden.

Fehlen Röteln-Antikörper im Serum bei einer bereits schwangeren Frau und hat diese Kontakt zu einer an Röteln erkrankten Person ist eine passive Immunisierung mit Immunglobulinen [Beriglobin®] innerhalb von 48 Std. nach Exposition möglich (das früher verwendete spezifische Rötelnhyperimmunglobulin [Roeteln-Immunglobulin-Behring®] ist nicht mehr erhältlich), NW: Überempfindlichkeitsreaktionen. Dies stellt aber keinen sicheren Schutz vor einer Rötelnembryopathie dar. Eine Kontrolle des Erfolges der Immunisierung ist durch fehlenden IgM-Nachweis mögl.

DD: Andere Erkrankungen mit einem Exanthem:
- **Masern:** konfluierendes Exanthem, weißliche KOPLIK-Flecken an der Wangenschleimhaut u. GUMANN-Flecken auf den Tonsillen
- **Ringelröteln** (Parvovirus B19): schmetterlingsförmiges Erythem im Gesicht mit perioraler Aussparung und dann ring-/girlandenförmige rote Flecken an den Extremitätenstreckseiten, später auch an den Beugeseiten und am Stamm
- **Scharlach:** kleinstfleckiges Exanthem mit perioraler Aussparung, Himbeerzunge
- **Exanthema subitum:** Dreitagefieber durch humanes Herpes-Virus Typ 6 (HHV-6) mit flüchtigem Exanthem an Rumpf und Extremitäten
- **Mononukleose** (EPSTEIN-BARR-Virus): kurzes, kleinfleckiges Exanthem, pseudomembranöse Beläge der Tonsillen, starke zervikale Lk-Schwellung, typisches starkes Exanthem bei Ampicillingabe mögl. (das Ampicillin ist eigentlich nicht indiziert, wird aber häufig wegen der (falschen) Verdachtsdiagnose eitrige Tonsillitis wegen der Beläge auf den Tonsillen gegeben)
- **Varizellen:** Flecken, Papeln, Bläschen, Pusteln und Krusten gleichzeitig in verschiedenen Stadien, sog. (HEUBNER-)„Sternenkarte“
- **Herpes zoster** (Gürtelrose): Reaktivierung des in den Spinalganglien persistierenden Varicella-Zoster-Virus bei schlechter Abwehrlage (Immunsuppression, alte Pat.) mit meist einseitiger, segmentaler Bläschenbildung im betroffenen Innervationsgebiet
- Arzneimittelallergie, postvakzinales Exanthem,
- Urtikaria, Vaskulitis

ZYTOMEGALIE

Syn: Speicheldrüsenviruskrankheit, Einschlusskörperchenkrankheit, eng. cytomegaly, ICD-10: B25.9, pränatale Infektion (konnatale Zytomegalie) P35.1

Ät: Cytomegalie-Virus (= **CMV**, DNS-Virus aus der Familie der Herpesviridae)

Path:
- Übertragung: Schmier- u. Tröpfcheninfektion (vor allem peri- u. postnatal durch **Muttermilch** od. Speichel), diaplazentar (vertikale Transmission), Blut, Harn, sexuelle Kontakte, iatrogen (Transplantation, Bluttransfusion)
- Die primäre Infektion und Virusvermehrung verursacht in fast allen Organen eine lymphozytäre-plasmazelluläre interstitielle Entzündung mit Riesenzellbildung im Kern und Zytoplasma mit Einschlusskörperchen (Eulenaugenzellen), vorübergehende Depression der zellulären Immunität (bildet sich in der Rekonvaleszenz zurück)
- Das **Virus persistiert** in den CD_{34}+-Stammzellen im Knochenmark und kann bei Resistenzminderung (Immunsuppression, Schwangerschaft) **reaktiviert** werden. Die Primärinfektion verläuft dabei klinisch eher schwerer als eine reaktivierte Infektion. Es wird geschätzt, dass es bei 10 % der Schwangeren zu einer Reaktivierung kommt, die aber meist klinisch stumm bleibt.
- Eine Gefährdung für den Embryo/Fetus besteht nur bei einer **Erstinfektion** der Mutter **während der Schwangerschaft** (das Risiko bei reaktivierter Infektion beträgt max. 1 %). Das vertikale Transmissionsrisiko von Mutter auf den Embryo/Fetus beträgt ca. 40 %.

Epid:
- ◊ Inzidenz der pränatalen Zytomegalie-Infektion: 0,03/100.000/Jahr = ca. 25 dokumentierte Fälle/Jahr in Deutschland (**häufigste Pränatalinfektion**)
  0,2-1,5 % aller Feten werden innerhalb der ersten 6 SSM pränatal infiziert, von diesen haben aber nur ca. 10 % bei Geburt (zum Teil schwere) Symptome
- ◊ Durchseuchung: in Europa ca. 50 %, Dritte Welt >90 % aller Erwachsenen
- ◊ Inkubationszeit: 4-6 Wo. bei Primärinfektion

Klin:
- ⇒ Erwachsene: bei immunkompetenten Organismus (und auch bei den Schwangeren) meist **asymptomatisch** od. mit lokalisierter Symptomatik (z.B. Zeichen eines katarrhalischen Infektes)
- ⇒ Abwehrgeschwächte Personen (konsumierender Prozess, maligne Tumoren, Immunsuppression, HIV-Infektion, Organtransplantierte): schwerer (auch letaler) generalisierter Krankheitsverlauf mögl.
  Symptome sind Fieber, Myalgien, Arthralgien, Beteiligung von Leber (Hepatitis), Darm (Kolitis), Lunge (interstitielle Pneumonie) u. ZNS (Enzephalitis, Radikulomyelopathie), (Choro-)Retinitis, Immunkomplex-Glomerulonephritis
- ⇒ Neugeborene mit symptomatischer, diaplazentarer Infektion (konnatale Zytomegalie): **Hörschädigung** (Labyrinthitis), (Choro-)Retinitis, Mikrozephalie, Porenzephalie, Hydrozephalus, Enzephalitis/Meningitis, Hepatosplenomegalie, Hepatitis, Ikterus (Hyperbilirubinämie), Mangelgeburt, Thrombozytopenie, Anämie, petechiale Blutungen, Pneumonie, Sepsis, Krampfanfälle, selten Gallengangatresie, geistige und körperliche Retardierung
- ⇒ Peri- od. postnatale Infektion des Neugeborenen: meist nur lokalisierte Symptomatik (Mononukleose-ähnliches Krankheitsbild), Fieber, evtl. Hepatitis, Pneumonie, Retinitis, Sepsis. Bei Frühgeborenen erhöhtes Risiko für schweren Krankheitsverlauf.

Diag:
1. Anamnese und gynäkologische Untersuchung
2. Labor: serologischer **Antikörpernachweis** (IgM-Antikörper sind aber auch bei schwerer Symptomatik nur in 50 % d.F. nachweisbar), IgM- u. IgG-Titer im Verlauf bestimmen
   Zytologie (Urin, bei Säuglingen auch Speichel): Einschlusskörperchen in Epithelzellen, sog. „**Eulenaugenzellen**", weitere Methoden bei unklarem Befund sind Immunfluoreszenz, Virusanzüchtung in Zellkulturen, Hybridisierung (direkter **Virusnachweis** mittels nPCR)

3. Pränatale Sonographie: Zeichen einer Infektion sind intrazerebrale Verkalkungen, Ventrikulomegalie, intraabdominelle Verkalkungen, Hepatosplenomegalie, hyperechogener Darm, unspezifische Zeichen sind Oligohydramnion, Wachstumsverzögerung Plazentamegalie ⇨ bei V.a. Infektion Amniozentese und Virusnachweis u. Viruslast im Fruchtwasser bestimmen
4. Röntgen: intrazerebrale **periventrikuläre Verkalkungen** durch die Enzephalitis (DD: Toxoplasmose)
5. Augen-Konsil: Beurteilung der Retina (Retinitis?)

Ther:
- Bei abwehrgeschwächten Personen: Immunglobuline, Interferon und Virustatika: Ganciclovir (2 x 5 mg/kgKG/Tag i.v., Cymeven®) od. Valganciclovir (oral, 2 x 15 mg/kgKG, Valcyte®) für 2-3 Wo., ggf. Virustatika in halber Dosierung auf Dauer (oral).

  Bei Zytomegalie-Retinitis auch Cidofovir (i.v., VISTIDE®, NW: nephrotoxisch) oder bei sonstigen Komplikationen Foscarnet (2 x 90 mg/kgKG/Tag i.v., Foscavir®).

  In der Erprobung ist auch das neue Virostatikum Letermovir.
- Bei sicherer Primärinfektion der Mutter während der Embryonalzeit (1.-3. SSM) und sonographisch nachweisbaren Schäden ist ein Schwangerschaftsabbruch zu diskutieren.

  Bei V.a. Primärinfektion wird die monatliche Gabe von Hyperimmunglobulin (200 I.E./kgKG i.v.) in Studien versucht ⇨ verminderte Transmissionsrate. Virustatika werden nicht empfohlen.
- Selbsthilfegruppen: Frühgeborene mit Zytomegalie-Infektion, Kruseweg 6, 12279 Berlin, Tel./Fax: 030 7539118, Internet: www.cmv-selbsthilfegruppe.de

Prog: Bei pränataler Infektion des Embryo/Fetus ⇨ je früher die Infektion, desto schlechter die Prog. Bei Geburt symptomatische Neugeborene behalten in 90 % d.F. Schäden zurück.

Kompl:
* Auch bei Geburt unauffällige (infizierte) Neugeborenen können noch nach Jahren **Innenohrschwerhörigkeit**, Sehstörungen, Sprachstörungen, Zeichen eines frühkindlichen Hirnschadens mit geistiger Retardierung entwickeln (wird für ca. 10 % der infizierten Neugeborenen geschätzt)
* Neonatale Asphyxie durch eine interstitielle Pneumonie
* Bei Infektion in der Frühschwangerschaft Abort mögl.
* Entwicklung eines GUILLAIN-BARRÉ-Syndroms (Polyradikuloneuropathie)
* Prädisposition für andere Infekte

Proph:
- ♥ Schwangere, bzw. vor geplanter Schwangerschaft: CMV-Antikörperstatus bestimmen (ist allerdings bisher keine Kassenleistung).
- ♥ Seronegative Patienten sollen nur Blut u. Organe seronegativer Spender erhalten (Blutkonserven und Organspender werden heute in Deutschland generell auf Zytomegalie getestet). Bei neg. CMV-Serostatus des Empfängers einer Organtransplantation sollte ggf. ein CMV-Prophylaxe für 3 Mon. gegeben werden (Ganciclovir, Cymeven®)
- ♥ Eine CMV-Schutzimpfung war in Erprobung, Impfstoffeffektivität ca. 50 % und auch vermehrt unerwünschte Nebenwirkungen, daher derzeit kein Impfstoff in Aussicht.

DD:
- Embryopathie: Toxoplasmose, Röteln, Listeriose, Lues, Morbus haemolyticus neonatorum
- Peri- u. postnatale Infektion: Mononukleose, akute Hepatitis, Posttransfusionssyndrom, Thrombozytopenie, Sepsis

GEBURTSHILFE

Geburtshilfliche Anamnese

Die **Aufnahme in den Kreißsaal** sollte bei regelmäßigen Wehen ≤ alle10 Min., Blasensprung, vor geplanter Sektio od. bei Blutung in der Spätschwangerschaft erfolgen.

Einsicht in den **Mutterpass**, hier sind (od. sollten) alle Ergebnisse der Schwangerschaftsvorsorgeuntersuchungen und sonstige wichtige Befunde vermerkt.

- Zeitpunkt der letzten Regelblutung ⇨ Errechnen der Schwangerschaftswoche (SSW) und Überprüfung mit dem jetzigen Geburtstermin, Gewichtsveränderung, Alter der Gebärenden
- Geburtshilfliche Anamnese: Anzahl der **bisherigen Geburten** (Nulli- [= 0], Primi- [= 1] od. Pluri-/Multipara [= mehrere]), Entbindungsmodus bisheriger Geburten (normal, Vakuum, Zange, Sektio), Fehlgeburten, Frühgeburten, Abtreibungen und **geburtshilfliche Komplikationen** bei den bisherigen Geburten (z.B. Nachblutung, unvollständige Plazentalösung), Rh-Konstellation (Blutgruppenunverträglichkeit), Gestose, Eklampsie, Schwangerschaftsdiabetes
- Frühere Anamnese: **Operationen** (Uterus-Op, Kürettagen), Verletzungen im Genitourethraltrakt, Extrauteringravidität, Schwangerschaftsabbrüche, Sterilitätsbehandlung
- Vorerkrankungen: bekannte Anomalien, venerische Infektionen (= Geschlechtskrankheiten), rezidivierende Harnweginfekte, bekannte Nierenerkrankungen, Diabetes mellitus, Epilepsie, arterielle Hypertonie, Hepatitis, HIV-Infektion
- Bekannte Allergien
- Miktionsstörungen: Pollakisurie (häufiges Wasserlassen), Nykturie (nächtliches Wasserlassen), Dysurie (erschwertes, schmerzhaftes Wasserlassen), Hämaturie, Oligo-/Anurie, Polyurie, Inkontinenz für flüssigen/festen Stuhl - für Luft, für Harn
- Änderung der Stuhlgewohnheiten
- Medikamentenanamnese: Schmerzmittel, Schlafmittel, Laxanzien, Neuroleptika, Antibiotika
- Nikotinabusus, Alkohol, Drogen?
- Familienanamnese: Erbkrankheiten
- Soziale Anamnese: Berufstätigkeit während der Schwangerschaft, psychosoziale Belastungen
- Sonstige Erkrankungen während der jetzigen Schwangerschaft und **aktuelle Beschwerden** mit Beginn, Dauer, Lokalisation, Blutungen, Fieber, Ödeme, Schmerzen, Schmerzcharakter, vorzeitige Wehentätigkeit, drohende Frühgeburt, Gestose, Tokolyse, Cerclage?

Klinische Untersuchung

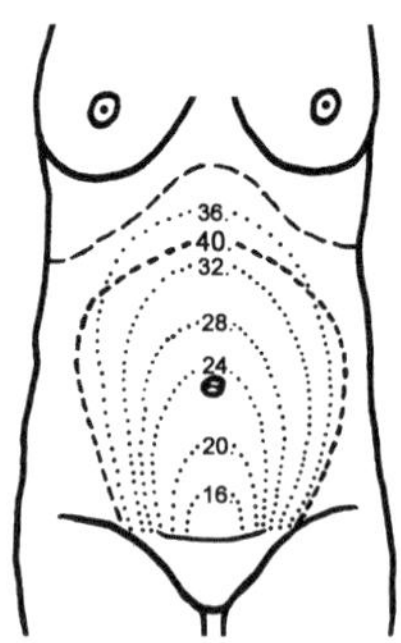

SSW - Fundusstand

1. Allgemeine körperliche Untersuchung: Auskultation von Herz und Lungen, Nierenlager klopfschmerzhaft, Inspektion auf Ödeme/Varizen der unteren Extremität, Blutdruck, Puls, Temperatur
2. Gynäkologische Untersuchung:

   LEOPOLDsche-Handgriffe zur Feststellung von Fundusstand, Kindslage und Höhenstand des vorausgehenden Kindsteils (s. Abb. unten)

   1. LEOPOLD-Handgriff: Untersuchung im Liegen durch Umfassen des Fundus von oben mit beiden Händen ⇨ **Fundusstand** (der höchste Stand findet sich in der 36. SSW, danach sinkt der Fundusstand bis zur 40. SSW wieder etwas ab, s. Abb.)
      Lage des Kindes (Längslage, Schräg- od. Querlage [bei der Querlage fühlt sich der Fundus „leer" an] im Uterus)
   2. LEOPOLD-Handgriff: Untersuchung durch seitliches Tasten am Uterus mit der flachen Hand ⇨ Stellung des **kindlichen Rückens**
      I. Stellung: Rücken links seitlich
      II. Stellung: Rücken rechts seitlich (Merksatz: Rücken rechts = **2 x R** = **II.** Stellung)

es kann noch zusätzlich a od. b angegeben werden (a = Rücken li./re. schräg vorne, b = Rücken li./re. schräg hinten)
oder bei Querlage Tasten des Kopfes

3. LEOPOLD-Handgriff: Tasten im Bereich des unteren Uterinsegments oberhalb der Symphyse ⇨ Poleinstellung (Art) des **vorangehenden Kindsteils**: Schädellage (SL, fühlt sich eher hart und rund an und ist beweglicher) od. Beckenendlage (BEL)
4. LEOPOLD-Handgriff: Tasten von kranial nach kaudal seitlich am Uterus oberhalb des Leistenbandes ⇨ Höhenstand des vorangehenden Kindsteils in Beziehung **zum Beckeneingang** (Kind noch nicht oder bereits in das kleine Becken eingetreten)

ZANGEMEISTER-Handgriff (5. LEOPOLD-Handgriff): Tasten des Verhältnisses Kopf zu Symphyse (aussagekräftig nur nach gesprungener Fruchtblase) ⇨ Missverhältnis zwischen kleinem Becken und vorangehendem Kindsteil (normal: Kopf überragt die Symphyse nicht nach vorne, pathologisch: Kopf überragt die Symphyse deutlich = ZANGEMEISTER positiv, z.B. bei zu engem Becken)

Betrachtung der MICHAELIS-Raute: am Rücken zur Abschätzung der Beckengröße (die Raute bildet sich zwischen den Spinae iliacae post. sup., LWK 4 u. dem oberen Ende der Analfurche) ⇨ eine quadratisch Raute ist normal, eine in Längsachse längliche und spitze Raute ist Hinweis auf ein verengtes Becken, eine Raute in Drachenform ist Hinweis auf ein plattrachitisches Becken

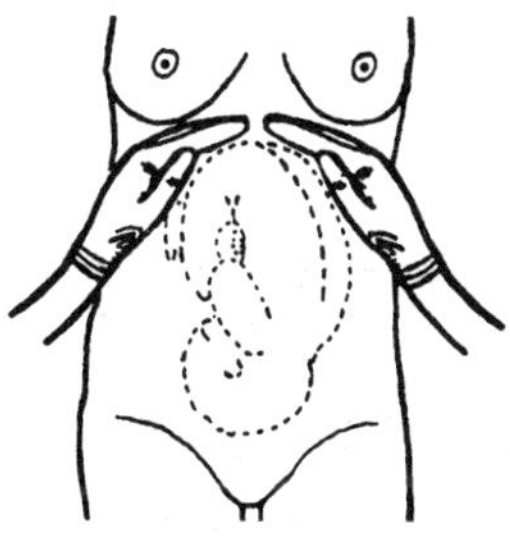
1. LEOPOLD-Handgriff

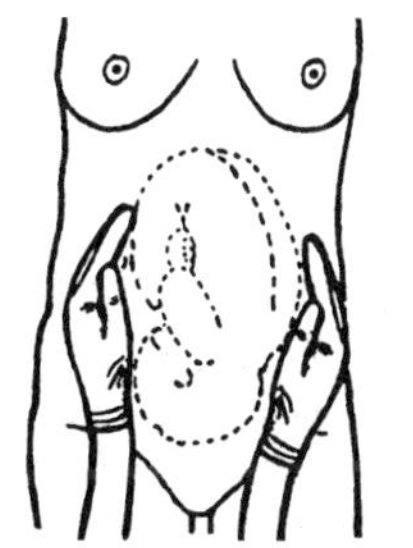
2. LEOPOLD-Handgriff

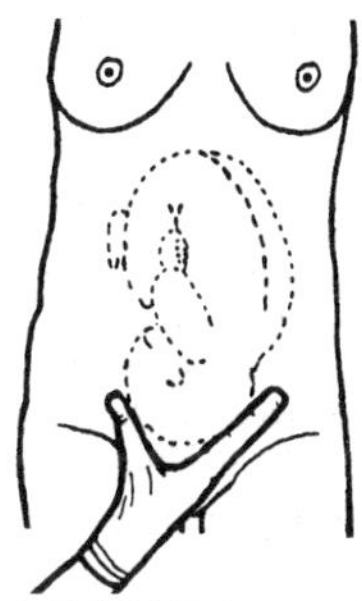
3. LEOPOLD-Handgriff

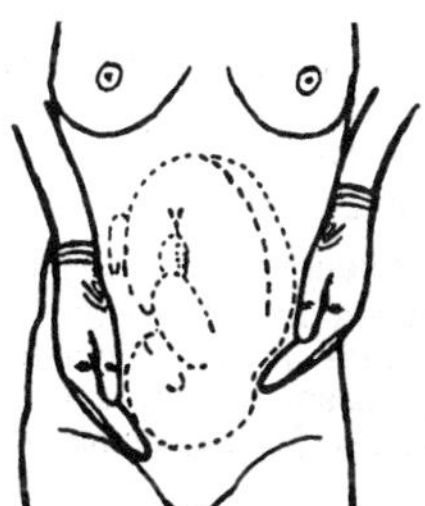
4. LEOPOLD-Handgriff

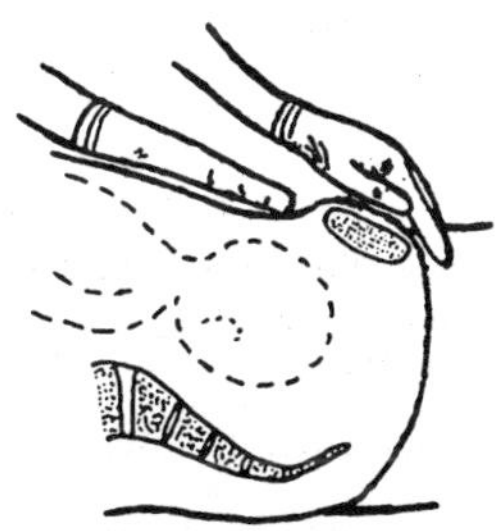
ZANGEMEISTER-Handgriff

Beschaffenheit des Beckens:
Conjugata externa (Messung mit dem Beckenzirkel mögl., wird heute aber kaum noch durchgeführt, s. Abb.): oberer äußerer Rand der Symphyse bis Lendenwirbeldorn L5 (18-21 cm, weitere Maße s.u. Kap. Geburt).

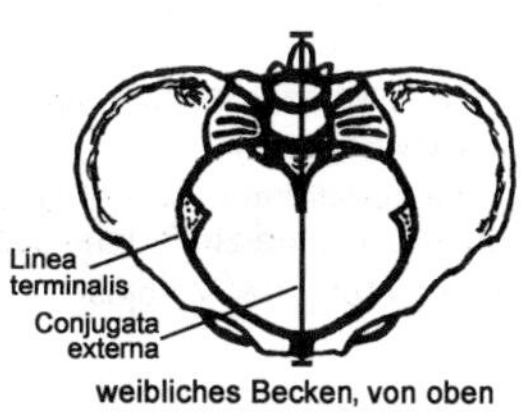

weibliches Becken, von oben

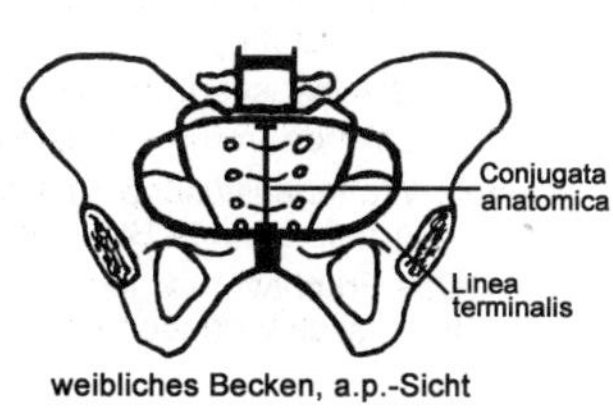

weibliches Becken, a.p.-Sicht

Damit kann in etwa auf die inneren Beckenmaße geschlossen werden, mit der Enge zwischen Promontorium und Symphyse (Conjugata anatomica am Oberrand der Symphyse an der Linea terminalis mit 11,5 cm und etwas tiefer die engste Stelle an der Symphyse = Conjugata vera mit 11 cm)

Vaginale Untersuchung: Desinfektion des äußeren Genitales (z.B. Octenisept®-Spray) und Einmalhandschuhe zur Untersuchung verwenden. Beurteilt werden:

- Zervix: Lage (sakral, mediosakral, zentriert), Länge (noch erhalten >2 cm, verkürzt od. verstrichen) und Konsistenz (weich od. derb)
- **Weite des Muttermundes** (geschlossen, fingerdurchgängig od. in cm offen, der vollständig geöffnete Muttermund = ca. 10 cm ist dann als solcher auch nicht mehr tastbar)
- Fruchtblase/Vorblase (erhalten und im Bereich des inneren Muttermundes zu tasten oder gesprungen), bei Fruchtwasserabgang (Blasensprung) Beurteilung der Farbe (farblos bis leicht milchig-trüb durch Vernixflocken-Beimengung)
- Tasten der Beckenwände und von Kreuz- u. Steißbein ⇨ Weite und Form des Beckens beurteilen
- Höhenstand des vorangehenden Kindsteils tasten, Beurteilung der Rotation des Kindskopfes durch Tasten der Fontanellenlage/Pfeilnaht bei bereits fortgeschrittener Geburt

Inspektion und Palpation der Mammae: Größe, Konsistenz, Vormilchsekretion, Entzündungszeichen

Apparative Diagnostik

1. **Sonographie:** im Kreißsaal nur noch **orientierende Untersuchung**: fetale Herzaktion, BIP, Schätzung des Geburtsgewichts, Plazentalage und –reife, Fruchtwassermenge, kindliche Lage, ggf. Zervixlänge (bei drohender Frühgeburtlichkeit)

   Farbkodierte Duplexsonographie (dopplersonographische Blutflussmessung) der uterinen und fetalen Gefäße zur intrapartalen Überprüfung der fetalen Durchblutung mögl.

2. **CTG** (engl. cardiotocogram, Kardiotokographie): Standardverfahren zur Überwachung des fetalen Zustandes und der Wehentätigkeit in der Geburtshilfe, s.u.

3. Mikroblutuntersuchung (MBU, Syn: Mikroblutanalyse, FBA **Fetalblutanalyse**, fetale Blutgasanalyse): Ind: Überwachung des Kindes unter der Geburt bei Geburtskomplikationen, z.B. V.a. intrauterine Hypoxie (⇨ respiratorische Azidose)

   Durchführung: Entnahme von Blut aus dem vorangehenden Kindsteil (meist der Kopfhaut), Bestimmung des pH-Werts ⇨ normal ist ein pH >7,30

   Pathol: pH 7,29-7,20 = Präazidose ⇨ Kontrolle nach 5 Min.
   pH <7,20 = Azidose ⇨ sofortige (ggf. operative) Entbindung

4. Amnioskopie (Fruchtwasserspiegelung): wird nur noch sehr selten durchgeführt

   Durchführung: Beurteilung des Fruchtwassers bei schon durchgängigem Muttermund (vor Blasensprung, Kontraindikation: Placenta praevia) durch die intakten Eihäute hindurch mit einem Amnioskop ⇨ normal ist klares bis milchiges Fruchtwasser (milchig wird das Fruchtwasser ab der 38. SSW durch Vermischung mit der Vernix caseosa [„Käseschmiere"] von der Haut des Fetus)

   Pathol: grüngefärbtes Fruchtwasser durch Mekoniumbeimengung (bei fetalem O_2-Mangel kommt es durch vermehrtes CO_2 zur Hyperperistaltik des Darmes)
   gelb- bis braungefärbtes Fruchtwasser bei Morbus haemolyticus fetalis (Hämoglobinabbaustoffe)
   fleischwasserfarbenes Fruchtwasser bei V.a. intrauterinem Fruchttod
   fehlende Vernix-Flocken bei Übertragung

   Kompl.: Wehenauslösung (um den Geburtstermin od. bei Übertragung durchaus erwünscht), Amniotomie (= Blaseneröffnung), schmerzhaft, Infektionsgefahr

   Cave: Das Fruchtwasser kann bei Betrachtung der Vorblase normal aussehen, aber bereits pathologisch verändert sein.

CTG

Syn: engl. cardiotocogram, **Kardiotokographie**, ICD-10: pathologischer CTG-Befund O26.9

Def: Das CTG ist das Standardverfahren zur Überwachung der **fetalen Herzfrequenz** und der **Wehentätigkeit** in der Spätschwangerschaft (antepartuales CTG) und während der Geburt (subpartuales CTG).

Ableitung der fetalen Herztätigkeit (**Kardiographie**): extern mit einem Doppler-Ultraschall-transducer am P.m. der fetalen Herztöne (selten auch direkte Messung am Fetus mit einer EKG-Elektrode am Kopf od. Steiß nach Eröffnung der Fruchtblase). Die **Herzfrequenz** wird aus dem zeitlichen Abstand zwischen den Signalen berechnet und registriert.

Ableitung der Wehentätigkeit (**Tokographie**): indirekte Messung extern mit einem mechano-elektrischen Wehentaster an der Bauchdecke über dem Bereich des Fundus uteri (selten auch interne Messung mit einem wassergefüllten Katheter im Uteruskavum). Registriert und beurteilt wird die Häufigkeit der Wehen (**Wehenfrequenz**) und die etwaige Stärke der Wehen (eine genaue Beurteilung der Stärke der Wehen ist nicht mögl., dies ist nur bei der internen Messung mögl., die z.B. bei protrahiertem Geburtsverlauf eingesetzt werden kann).

Die Ableitungen werden auf einem 2-Kanal-Schreiber registriert.

CTG-Streifen immer mit Name, Datum, Uhrzeit beschriften!

Papiergeschwindigkeit: i.d.R. **1 cm/Min.**

Anatomie: Die Ableitung der fetalen Herztätigkeit mit dem Doppler-Ultraschalltransducer erfolgt am **P.m.** (**P**unctum **m**aximum) der fetalen Herztöne (⇨ Auskultation mit dem geburtshilflichen Stethoskop mögl.). Das P.m. der Herztöne ist abhängig von der Lage des Fetus, s. Abb.

Klin: ⇒ Die Überwachung der fetalen Herztätigkeit mit dem CTG vor und während der Geburt ist das Standardverfahren zur Erkennung einer **fetalen Hypoxie**.

⇒ Zeitpunkt: im letzten SSM wöchentlich bis mehrfach täglich unmittelbar antepartual,
Geburtsphase: bei Aufnahme in den Kreißsaal CTG über 30 Min, dann engmaschige CTG-Kontrollen in der Eröffnungsphase durchführen und nach Blasensprung in der Austreibungsphase od. bei Risikoschwangerschaft mit Beginn der regelmäßigen Wehen Dauer-CTG.

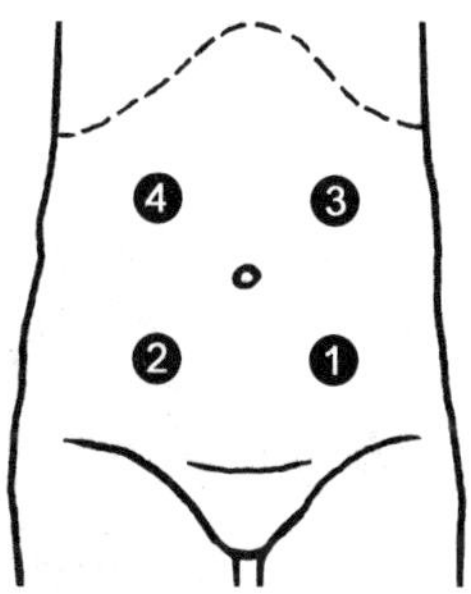

P.m. der fetalen Herztöne
❶ bei linker Schädellage (I. SL)
❷ bei rechter Schädellage (II. SL)
❸ bei linker Beckenendlage (I. BEL)
❹ bei rechter Beckenendlage (II. BEL)

⇒ Bei Mehrlingsschwangerschaft immer gleichzeitig jeweils eine Herztonableitung für jedes Kind.

Diag: Bewertungskriterien: (Normalbefunde in Klammern)

1. **Basalfrequenz** = mittlere **fetale Herzfrequenz** in der Wehenpause, sog. Baseline (normal: 120-160/Min.)
2. **Oszillationen** = **Schwankung** der basalen Herzfrequenz um die mittlere Herzfrequenz, sog. **Bandbreite** od. Oszillationsamplitude (normal 10-30/Min.) = undulatorische Kurve
3. **Oszillationsfrequenz** (Langzeitschwankungen): **Nulldurchgänge** der Schwankungen der Herzfrequenz pro Minute durch eine gedachte Linie entlang der Basalfrequenz (normal: >6/Min.)
4. **Akzeleration**: normal sind sporadische Akzelerationen (= **Beschleunigung** der Herzfrequenz um 10-15/Min. für 10-30 Sek., z.B. bei aktiven Bewegungen des Fetus = sog. antepartualer **Non-Stresstest**)
5. **Dezeleration**: normal sind keine oder sporadische DIP 0 (= **Frequenzabfall** <30 Sek. unabhängig von der Wehentätigkeit)
6. **Wehenfrequenz** = Häufigkeit der Wehen pro Std., bzw. Angabe in **Wehen/10 Min.** od. Wehen alle "x" Min. (gemessen wird die Zeit vom Höhepunkt einer Wehe (Wehenakme) bis zum Höhepunkt der nächsten Wehe, normal: Eröffnungsperiode 1-3 Wehen/10 Min., Austreibungsperiode 3-4 Wehen/10 Min.)

Die Bewertung eines CTG erfolgt mit Hilfe verschiedener semiquantitativer CTG-Scores, z.B. KUBLI-, HAMMACHER- od. FISCHER-Score (s. Tab.)

FISCHER-Score für die antepartuale CTG-Beurteilung

	Basalfrequenz	Bandbreite	Nulldurchgänge	Akzelerationen	Dezelerationen
0	<100 od. >180	<5	<2	keine	späte, ungünstige variable
1	100-120 160-180	5-10 od. >30	2-6	periodische	variable
2	120-160	10-30	>6	sporadische	keine od. sporadische DIP 0

Score: CTG über 30 Min. ableiten, das jeweils ungünstigste Kriterium wird bewertet und die Summe der Punkte gebildet ⇨ normal **8-10** Punkte, 5-7 Punkte: Hinweis für fetalen Belastungszustand
≤4 Punkte: bedrohliche Gefährdung des Kindes ⇨ Maßnahmen erforderlich

Abb.: normales subpartuales CTG (Beispiel: Basalfrequenz 136/Min., Oszillation 15/Min. = undulatorische Kurve, 7 Nulldurchgänge/Min., wehensynchrone Akzelerationen, keine Dezelerationen, Wehenfrequenz 3/10 Min.), FISCHER-Score 10 Punkte (Abb. im Originalmaßstab, Papiergeschwindigkeit 1 cm/Min.)

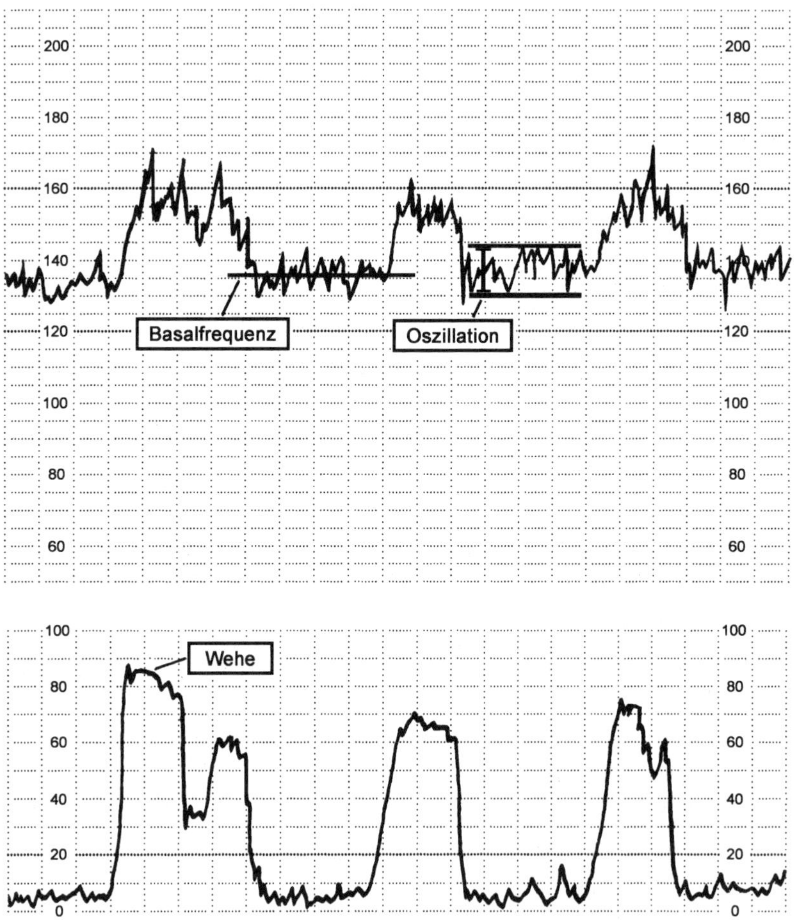

Weckversuch: zeigen sich über einen Zeitraum von mind. 30 Min. keine spontanen Akzelerationen, kann ein Weckversuch durchgeführt werden, z.B. durch äußeren Reiz, vaginale Untersuchung, Lagewechsel der Mutter, Klingelgeräusch ⇨ es sollte dann wieder zu spontanen Akzelerationen kommen. Die Registrierung der fetalen Herztätigkeit ohne Wehen wird als antepartualer **Non-Stresstest** bezeichnet.

Stresstest (Syn: Wehenbelastungstest, Oxytocinbelastungstest, antepartual ab 32.-34. SSW mögl.): Oxytocin-induzierte Wehen (2 Sprühstöße á 4 I.E. Oxytocin-Nasenspray alle 10 Min. [Syntocinon®] od. mit Oxytocin-Infusion) zur Beurteilung des fetalen Zustandes (Beurteilt werden Oszillationstyp und Dezelerationen). Normal sind keine Dezelerationen bei 3 Wehen/10 Min., pathologisch sind DIP II od. variable Dezelerationen (s.u.) und zeigen eine fetale Gefährdung an.
K.-Ind. für den Stresstest: Placenta praevia, Querlage, drohende Frühgeburt. Insg. wird der Test zunehmend seltener durchgeführt, da er ein zusätzliches Risiko für Mutter und Kind beinhaltet und alternativ eine farbkodierte Duplexsonographie evtl. bessere Aussagen (ohne Risiko) liefert.

Pathol: Eine **fetale Hypoxie** führt zu pathologischen Veränderungen der Herztätigkeit des Fetus.

- Basalfrequenz: 160-180/Min. = leichte Tachykardie, **>180/Min.** = schwere Tachykardie
  120-100/Min. = leichte Bradykardie, **<100/Min.** = schwere Bradykardie
  Eine fetale Hypoxie kann zu Bradykardie od. Tachykardie führen und ist meist mit weiteren pathologischen CTG-Veränderungen verbunden ⇨
- Bandbreite (Oszillationstypen, s. Abb.):
  Oszillationstyp 0 = **silente Kurve**, Schwankungen der basalen Herzfrequenz <5/Min. (z.B. fetaler Hypoxiezustand, fetale Kreislaufzentralisierung, zentralsedierende Medikamente), evtl. in Kombination mit langsamen sinusoidalen Oszillationen mit geringer Amplitude und Frequenz (wenige Nulldurchgänge)
  Oszillationstyp 1 = eingeengt undulatorische Kurve, 5-10/Min. (z.B. schlafender Fetus)
  Oszillationstyp 2 = undulatorische Kurve, 10-25/Min. (Normalbefund, aktives Kind)
  Oszillationstyp 3 = **saltatorische Kurve**, >25/Min. (V.a. Nabelschnurabklemmung)

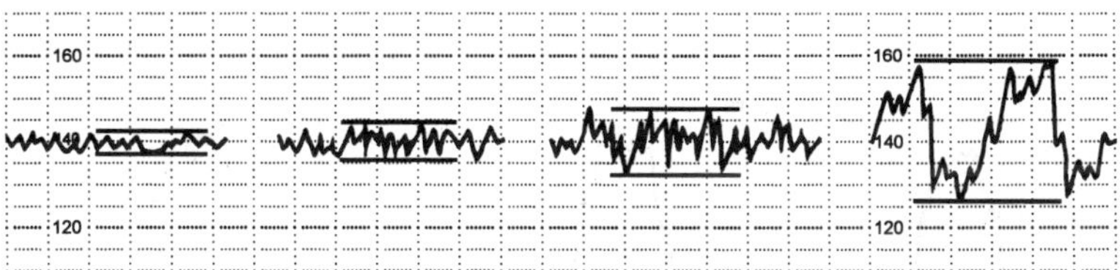

Typ 0 (silent) **Typ 1 (eing. undulat.)** **Typ 2 (undulatorisch)** **Typ 3 (saltatorisch)**

- Nulldurchgänge (Oszillationsfrequenz):
  <2/Min. = Zeichen fetaler Gefährdung (die gleichförmige Frequenz entsteht durch konstante kardiale Blutmenge bei fetaler Kreislaufzentralisation, z.B. bei anhaltendem Sauerstoffmangel)
- Akzelerationen: fehlende Akzelerationen über einen Zeitraum von mind. 30 Min. sind pathologisch (Kind kann aber auch schlafen ⇨ Weckversuch durchführen)
- Dezelerationen:
  Periodische Dezelerationen sind Herzfrequenzabfälle in Zusammenhang mit einer Wehe

  DIP I = frühe Dezeleration: wehensynchroner Abfall der fetalen Herzfrequenz >20/Min. beim Höhepunkt der Wehe (Wehenakme genannt) und schnelle Rückkehr zur Basalfrequenz am Ende der Wehe (DIP I müssen nicht pathologisch sein und kommen z.B. beim Eintreten des Kopfes in das kleine Becken vor)

  DIP II = **späte** Dezeleration: Abfall der fetalen Herzfrequenz erst nach dem Höhepunkt der jeweiligen Wehe (>15 Sek. nach dem Maximum der Wehe) ⇨ Zeichen fetaler Hypoxie

  Variable Dezelerationen = Kombination von DIP I u. II, aber auch **unabhängig von der Wehentätigkeit** vorkommende Dezelerationen (= sporadische) ⇨ V.a. Nabelschnurabklemmung

Zusätzliche **ungünstige Zeichen**: prolongierte Dezeleration („Badewannen"-Form der Frequenzkurve über mehrere Minuten), Abflachung der Anstiegssteilheit, Oszillationsverlust in der Dezeleration, silenter Oszillationstyp (Typ 0), keine Akzeleration vor der Dezeleration, gedoppelte Dezeleration, Nicht-Erreichen der Ausgangsfrequenz oder Fortbestehen der kompensatorischen Akzeleration nach der Dezeleration

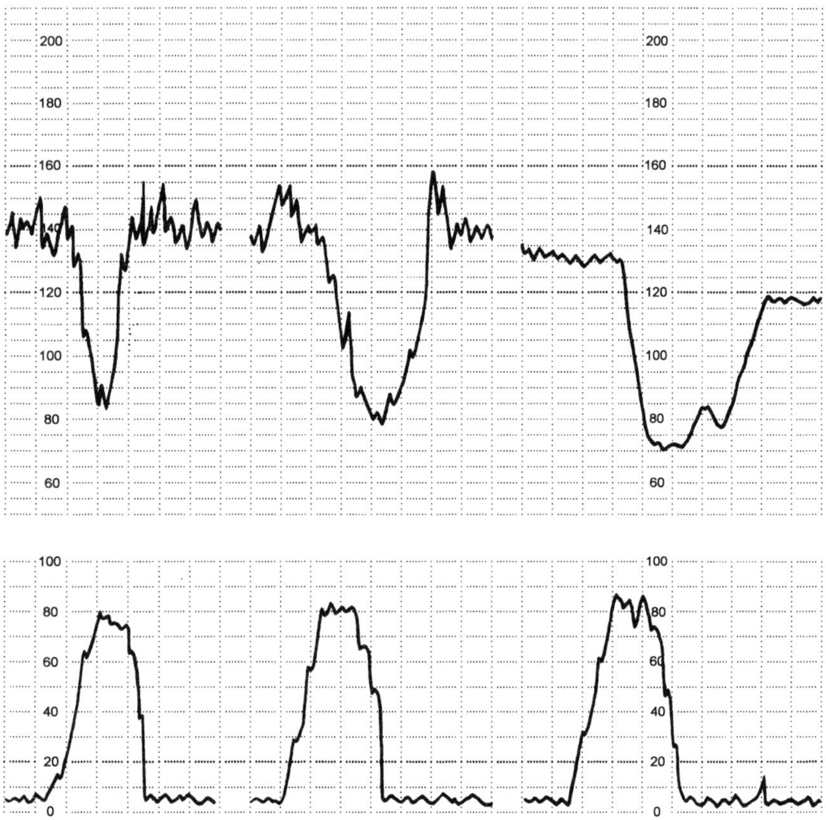

DIP I (frühe) **DIP II (späte)** **variable Dezeleration, ungünstige**

Ther: Ungünstige prognostische Zeichen im CTG, wie andauernde Brady- od. Tachykardie, silente Kurve, langsame sinusoidale Oszillationen mit geringer Amplitude und Frequenz, variable Dezelerationen und die o.g. zusätzlichen ungünstigen Zeichen erfordern je nach klinischer Situation weitergehende Maßnahmen ⇨ Tokolyse, weitere Diagnostik (z.B. wiederholte fetale Blutgasanalyse, Sonographie und insb. farbkodierte Duplexsonographie, Amnioskopie) und ggf. Einleitung der Geburt bis zur Notfallsektio.

Prog: Alle (pathologischen) CTG-Veränderungen müssen immer im Zusammenhang mit der klinischen Situation der Mutter bewertet werden und verlangt vom Untersucher große Erfahrung in der Auswertung.

DD: – Amnioninfektionssyndrom: im CTG schwere andauernde Tachykardie (≥180/Min.)
– Störung der kardialen Reizleitung beim Fetus ⇨ andauernde Bradykardie mögl.

GEBURT

Syn: Partus, engl. delivery, birth, labour, parturition, ICD-10: Einlings- Z38.2, Zwillings- Z38.4, Mehrlingsgeburt Z38.8

Def: Die normale Geburt wird regelhafte/regelrechte Geburt genannt. Treten Komplikationen auf, so wird von einer regelwidrigen Geburt gesprochen.

Epid: ◊ In Deutschland ca. 650.000 Geburten/Jahr (mit jährlich gering fallender Tendenz)

◊ Statistisch werden in Deutschland **1,38 Kinder** pro Frau geboren (hieraus erklärt sich auch der Bevölkerungsrückgang und die Überalterung in Deutschland, da rechnerisch 2,2 Kinder/Familie zur Konstanz der Bevölkerung notwendig wären), weltweit sind es 2,5 Kinder/Frau, in Afrika mit 4,7 am meisten (Dt. Stiftung Weltbevölkerung, 2014).

Anatomie: Das reife Neugeborene ist im statistischen Mittel 51 cm lang, 3,4 kg schwer und hat einen Kopfumfang von 34 cm (Circumferentia frontooccipitalis = sog. Hutmaß). Der **kindliche Kopf** ist das größte Geburts“hindernis“, da er am größten und wenig verformbar ist. Folgende Maße sind bei regelrechter Geburt zu finden (s. Abb.):

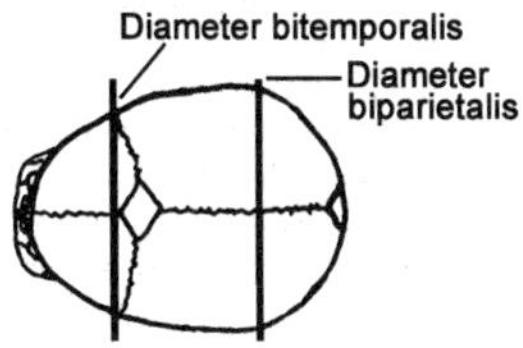

- Diameter bitemporalis: kleiner querer Durchmesser (8,5 cm)
- **Diameter biparietalis**: großer querer Durchmesser (9,5 cm)
- Planum mentooccipitale: mit einem großen schrägen Durchmesser von 13,5 cm und einem Umfang v. 35-36 cm, Durchtrittsebene (= Durchtrittsplanum) bei Geburt aus Stirnlage
- Planum frontooccipitale: mit geraden Durchmesser von 12 cm und einem Umfang v. 34 cm (sog. Hutmaß), Durchtrittsebene bei Geburt aus Vorderhauptlage
- **Planum suboccipitobregmaticum**: mit einem kleinen schrägen Durchmesser von 9,5 cm und einem Umfang v. **32 cm**, Durchtrittsebene bei normaler Geburt aus **vorderer Hinterhauptslage**

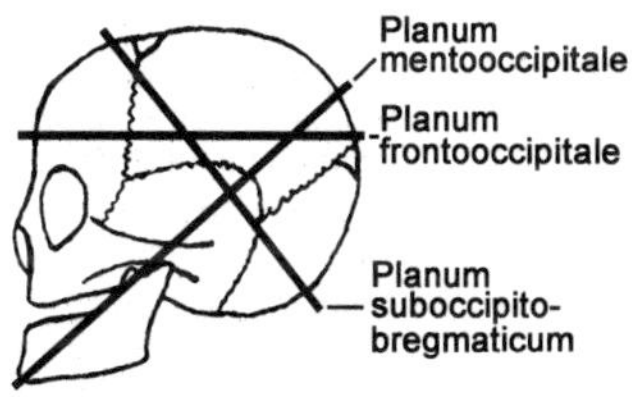

Beim Durchtritt des kindlichen Kopfes können die Fontanellen und Schädelnähte zur Orientierung benutzt werden (s. Abb.):

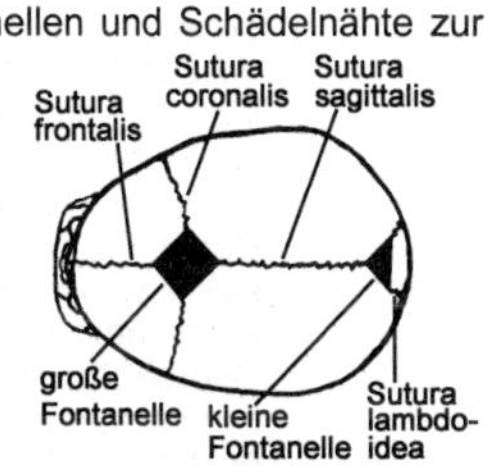

- Fonticulus anterior: große rautenförmige (viereckige) Fontanelle zwischen Stirn- u. Scheitelbeinen
- **Fonticulus posterior**: kleine dreieckige Fontanelle zwischen Scheitel- u. Hinterhauptbein, diese ist bei regelrechter Geburt (vordere Hinterhauptslage) die *Leitstelle* (= tiefster Punkt des vorangehenden Kindsteils)
- Sutura frontalis (Stirnnaht) zwischen den beiden Ossa frontalia (Stirnbein)
- Sutura coronalis (Kranznaht) zwischen Os frontale u. Os parietale (Scheitelbein)
- Sutura sagittalis (Pfeilnaht) zwischen den beiden Ossa parietalia
- Sutura lambdoidea (Lambdanaht) zwischen Ossa parietalia u. Os occipitale (Hinterhauptsbein)

Der **mütterliche Geburtskanal** wird gebildet aus:

- Dem knöchernen kleinen Becken (= knöcherner Geburtskanal), kaudalwärts beginnend ab der Linea terminalis (trennt großes und kleines Becken voneinander, s. Abb.) = dem querovalen Beckeneingang, der Beckenhöhle und dem längsovalen Beckenausgang und dem weichen Geburtskanal, bestehend aus

- dem unteren Uterinsegment und der Cervix uteri
- und dem sog. Weichteilansatzrohr aus Scheide, Vulva und der Beckenbodenmuskulatur.

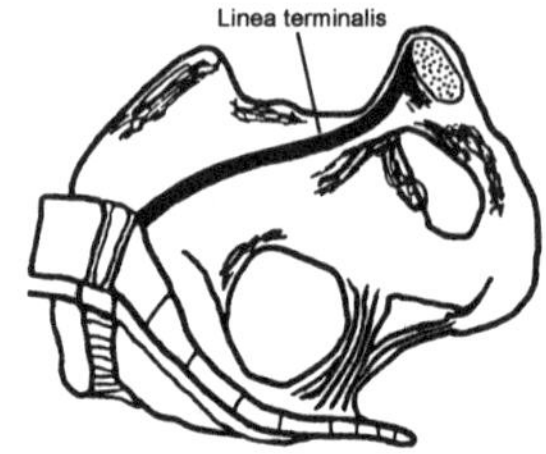

Geburtsmechanisch werden 3 Kompartimente unterschieden. Durch die ovale Form des kindlichen Kopfes und der Schulterregion muss das Kind beim Durchtritt durch das Becken Drehbewegungen ausführen (s.u. Abb. zur Austreibungsperiode).

1. **Querovaler Beckeneingangsraum**: er enthält die Linea terminalis, Conjugata anatomica, Conjugata vera, Diameter transversa, Diameter obliqua (s. Abb. schraffierter Bereich)
2. Beckenhöhle (kreisförmige **Beckenmitte**)
3. **Längsovaler Beckenausgangsraum** und das Weichteilansatzrohr (dieses verlängert sich insb. im dorsalen Bereich unter der Geburt von 5 auf 15 cm Länge)

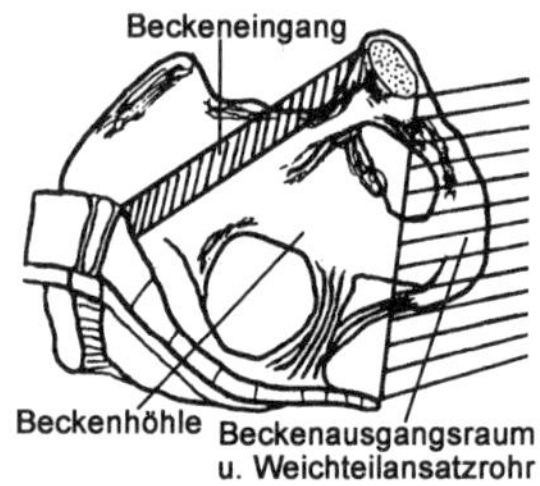

Als **Führungslinie** wird die gedachte Linie bezeichnet, dem das Kind bei der Geburt folgen muss. Sie wird gebildet aus dem Mittelpunkt aller Längs- (u. Querdurchmesser) und hat eine gebogene Form um die Symphyse (s. Abb.)

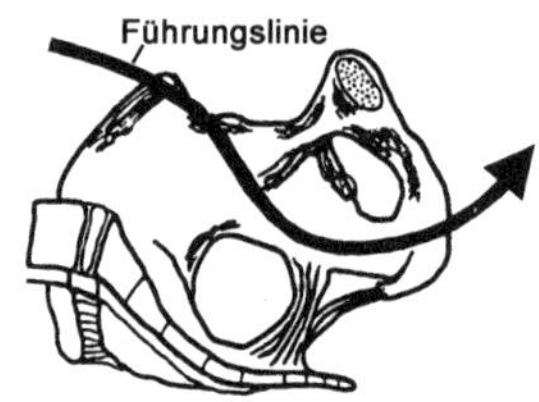

Beckenmaße: (engl. pelvic measurements): am mütterlichen knöchernen Becken gibt es **innen** folgende Abstände (s. Abb.), die aber letztlich nur durch Röntgen od. bei einer Sektio bestimmt werden können:

- Conjugata anatomica = Abstand zwischen Promontorium und Symphysenoberrand: ca. 11,5 cm
- **Conjugata vera** (obstetrica) = engste Stelle des Beckeneingangs zwischen Promontorium u. d. am weitesten vorstehenden Teil der Symphyse: **11 cm**
- Conjugata diagonalis = Abstand zwischen Promontorium und unterstem Rand der Symphyse: 12,5 cm (s.u. Diag.)
- Diameter obliqua (schräger Durchmesser) = Abstand zwischen Articulatio sacroiliaca u. Eminentia iliopubica der Gegenseite: 12,5 cm (Diameter obliqua I = von re. hinten n. li. vorne, Diameter obliqua II = von li. hinten n. re. vorne)

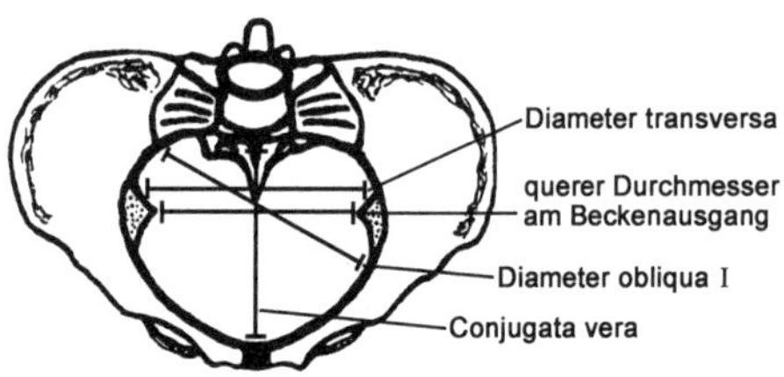

- Diameter transversa (querer Durchmesser) = größter Abstand zwischen beiden Lineae terminales: 13-13,5 cm

  Querer Durchmesser am Beckenausgang = zwischen den beiden Spinae ossis ischii (**Interspinallinie**): 10,5-11 cm ⇨ **engste Stelle**
- Gerader Durchmesser am Beckenausgang: 11 cm, dieser erweitert sich um +1 bis +2 cm durch Elevation des Steißbeines nach dorsal

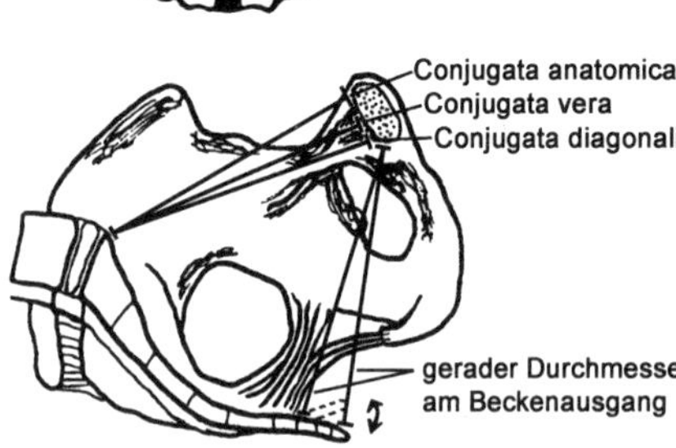

Phys: ♦ Allgemeine Voraussetzungen für eine regelrechte Geburt sind normal großes Kind und (passendes) normal großes Becken der Mutter sowie ausreichend Wehen

♦ Geburtslagen:

- **Lage** des Kindes (1. LEOPOLD-Handgriff): **Längslage** (99 % d.F. durch die physiologische längsovale Form des Uterus), Schräg- od. Querlage
- **Stellung** des **kindlichen Rückens** (2. LEOPOLD-Handgriff):
  I. Stellung: Rücken links seitlich, II. Stellung: Rücken rechts seitlich, es kann noch zusätzlich a od. b angegeben werden (a = Rücken li./re. schräg vorne, b = Rücken li./re. schräg hinten), am häufigsten **Ia. Stellung** (durch physiologische leichte Rotation der Uteruskante nach links vorne)
- **Poleinstellung des vorausgehenden Kindsteils** (3. LEOPOLD-Handgriff): in 95 % d.F. erfolgt die Geburt aus einer **Schädellage**: **vordere Hinterhauptslage** (90 %), hintere Hinterhauptslage (= Gesicht liegt zur Symphyse, 4-5 %) od. Streckhaltung (Deflexionslage ⇨ Vorderhaupts-, Stirn- od. Gesichtslage, 1 %)
  in 3-5 % aus einer Beckenendlage (Steißlage, Fußlage, Steiß-Fußlage, Knielage)
  in 0,5-1 % aus Quer-/Schräglage (absolut geburtsunmögliche Lage!)
- Haltung des Kindes (Tasten der Fontanellen, vordere viereckig, hintere dreieckig): Beugehaltung (Hinterhauptshaltung) im Beckeneingang/Beckenhöhle, Deflexionshaltung (Überstreckung des Kopfes um die Symphyse herum) im Beckenausgang
- Einstellung und Rotationsgrad des vorausgehenden Kindsteils im Geburtskanal (Tasten der Pfeilnaht): hoher Querstand im Beckeneingang, tiefer Geradstand in der Beckenhöhle/Beckenausgang

♦ **Ablauf einer normalen Geburt** (aus **I. vorderer Hinterhauptslage**):

- Vor Beginn der Wehentätigkeit befindet sich der Kopf in Mittelstellung (hoher Querstand) und ragt noch vorne über die Symphyse über (bei Erstgebärenden kann der Kopf durch die straffe Bauchdecke schon in der 37.-38. SSW in das Becken eintreten, bei Mehrfachgebärenden meist erst mit den Vorwehen, bei sehr viel Fruchtwasser auch manchmal erst in der Austreibungsperiode nach dem Springen der Fruchtblase). Der Muttermund ist geschlossen.
- Phasen: Vorgeburts-, Eröffnungs-, Austreibungs-, Nachgeburtsperiode
- Geburtswehen:
  1. Als Anzeichen der beginnenden Geburt (Vorgeburtsperiode) kommt es zu **Vorwehen** (Syn: Stell- od. **Senkwehen**), diese führen zum Tiefertreten des Kindes in den Beckeneingang und Helfen bei der **Zervixreifung** (Erweichung des zervikalen Bindegewebes, Verkürzung [Retraktion] und dadurch gleichzeitige Erweiterung des inneren Muttermundes = Verstreichen der Zervix), es kommt aber meist noch zu keiner Eröffnung des (äußeren) Muttermundes.
  2. **Eröffnungswehen**: rhythmische Wehen des Corpus uteri (Stärke: 50 mmHg, 1-3 Wehen/10 Min. jeweils 30-45 Sek.), die zur weiteren Öffnung der Zervix (Distraktion), Vorwölbung der Fruchtblase im Bereich des inneren Muttermundes (diese wird dann auch als sog. **Vorblase** bezeichnet) und Eröffnung des passiven (enthält kein Myometrium) äußeren Muttermundes führen, geringer Blutabgang (Einriss kleiner Zervixgefäße und Ausstoßung des Zervixschleimpfropfs) = sog. **Zeichnen**.
  3. **Austreibungswehen** (Stärke: >60 mmHg, Wehenfrequenz: 3-4 Wehen/10 Min.) und zuletzt **Presswehen** (reflektorische Mitwirkung der Bauchmuskulatur während der Austreibungswehen = Bauchpresse [FERGUSON-Reflex], Stärke: bis über 200 mmHg, während dieser Zeit sind die uterinen und Plazentagefäße aufgrund des Druckes komprimiert, daher sollte die Zeit der Pressperiode auch max. nur ½ Std. dauern) in der Austreibungsperiode.
- Gegen Ende der Eröffnungsperiode, die bei Erstgebärenden im Durchschnitt 7-10 Std. und bei Mehrgebärenden 4 Std. dauert, kommt es zum **Springen der Fruchtblase** (⇨ zeitgerechter Abgang des Fruchtwassers, rechtzeitiger Blasensprung) und damit beginnt bei jetzt vollständiger Eröffnung des äußeren Muttermund die Austreibungsperiode.
- Austreibungsperiode (s. folgende Abb.):
  a. Eintrittsmechanismus: beim **Eintritt** in den **Beckeneingang** verläuft die Pfeilnaht (Sutura sagittalis) **quer**, kleine und große Fontanelle sind noch tastbar (Kopf noch nicht gebeugt). Das vordere Scheitelbein führt dabei etwas (physiologischer vorderer Asynklitismus od. NAEGELE-Obliquität genannt).

b. **Durchtrittsmechanismus**: zunehmende Beugehaltung des Kopfes (**Flexion** = Kinn auf die Brust) und **Drehung** des Kopfes mit dem Hinterhaupt nach vorne in der Beckenmitte ⇨ das Hinterhaupt mit der **kleinen Fontanelle** als **Leitstelle** führt (= vordere Hinterhauptslage, das Gesicht liegt dem Kreuzbein auf, Durchtritt mit d. Planum suboccipitobregmaticum, Pfeilnaht steht jetzt **längs**). Der Kopf wird danach auch in der Vulva sichtbar = sog. **Einschneiden**, ab jetzt ist der Dammschutz (s.u.) wichtig und die Schwangere sollte zum aktiven Mitpressen aufgefordert werden. Der Kopf des Kindes kann im Geburtskanal verformt werden (Konfiguration), da die Schädelnähte noch nicht verknöchert sind und erleichtert damit den Durchtritt. Die Vagina und die Beckenbodenmuskulatur sind jetzt maximal gedehnt.

c. **Austrittsmechanismus**: Streckung des Kopfes um die Symphyse herum (Deflexion), es wird in der Reihenfolge das Hinterhaupt, das Vorderhaupt und zuletzt das Gesicht über den Damm (der sich als Weichteilansatzrohr erheblich verlängert hat, sog. Auswalzung des Vaginalrohrs und Weitstellung des Anus) entbunden. Evtl. Absaugen von Mund, Rachen und Nase des Kindes.

d. **Rückdrehung** des Kindskörpers bei einer der nächsten Wehen (bzw. mit Hilfe von außen durch Drehung des Kopfes), sodass die Schultern im Beckenausgang wieder längs stehen (der Rücken steht wieder nach links) ⇨ zuerst Geburt der **vorderen Schulter** an der Symphyse vorbei durch Zug am Kopf nach dorsal, dann der hinteren Schulter über den Damm durch Anheben des Kopfes, der restliche Körper rutscht dann ohne große Anstrengung sofort nach.

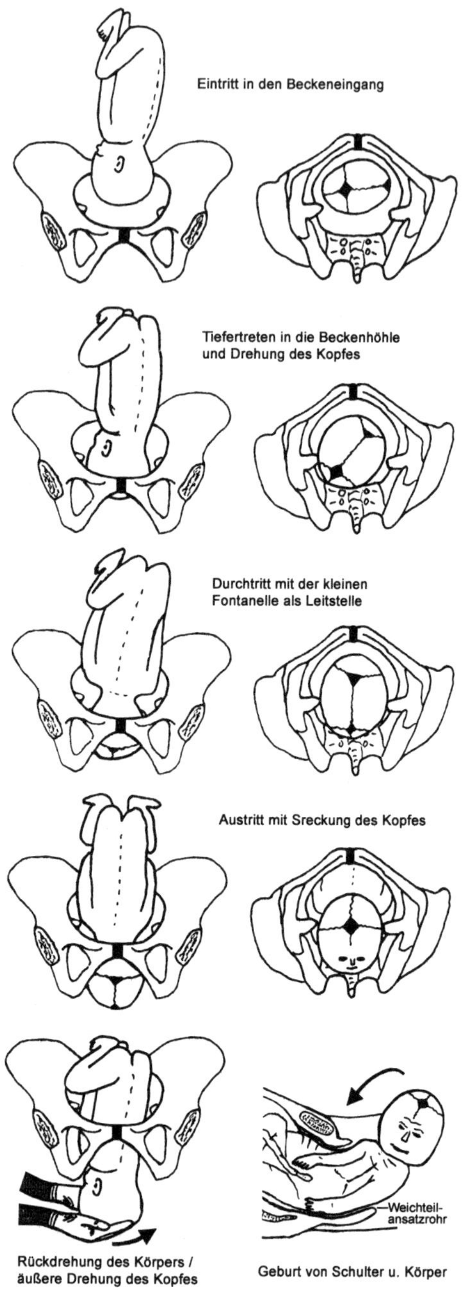

- Es erfolgt dann die Abnabelung des Kindes und es beginnt darauf hin die Nachgeburtsperiode (Plazentation):

  Nachgeburtswehen zur **Ausstoßung der Plazenta** mit den Eihäuten und der Nabelschnur. Durch das Einreißen der uteroplazentaren Spiralarterien kommt es zu einem vaginalen Blutabgang (Lösungsblutung). Geringere Blutung bei randständiger Lösung der Plazenta [Modus nach DUNCAN] oder größere Menge auf einmal, wenn sich die Plazenta zentral löst [Modus nach SCHULTZE] und sich dabei das gebildete retroplazentare Hämatom zusammen mit der Plazenta entleert), normal ist ein Blutverlust von ca. 200-300 ml.

  Weitere Lösungszeichen sind das Aufsteigen des Fundus, eine zunehmende Nabelschnurlänge und Verlust des Tonus der Nabelschnurgefäße. Die Lösung der Plazenta erfolgt normalerweise innerhalb von 30 Min.

♦ Nachwehen und Stillwehen (durch den Saugreiz) im Wochenbett: diese dienen der intrauterinen Blutstillung und der Uterusinvolution

Klin: ⇒ Maximal zulässige Geburtsdauer: Eröffnungsperiode: 12 Std. (Mehrgebärende: 8 Std.),
Austreibungsperiode: 1 Std.,
Pressperiode: ½ Std.,
Nachgeburtsperiode: 1 Std.

⇒ Bei einer gut geleiteten Geburtshilfe ist die erreichbare Gesamtdauer der Geburt: bei Erstgebärender 6 Std., bei Mehrgebärender 3-4 Std

Diag: 1. Geburtshilfliche Anamnese, klinische und gynäkologische Untersuchung bei Aufnahme in den Kreißsaal s.o.

2. Beckenmaße: die am mütterlichen knöchernen Becken **außen** mit dem Beckenzirkel gemessen werden können (s. Abb.). Dies sind Maße des großen Beckens, sie geben Hinweise auf die vermutlichen Größenverhältnisse des kleinen Beckens (die Messung wird heute nur noch selten durchgeführt):

   - Distantia intercristarum = maximaler Abstand der beiden Darmbeinkämme: 28-29 cm
   - Distantia interspinosa od. spinarum = Abstand zwischen beiden Spinae iliacae anterior superior: 25-26 cm
   - Distantia intertrochanterica = äußerer Abstand zwischen beiden Trochanteren des Oberschenkels: 31-32 cm

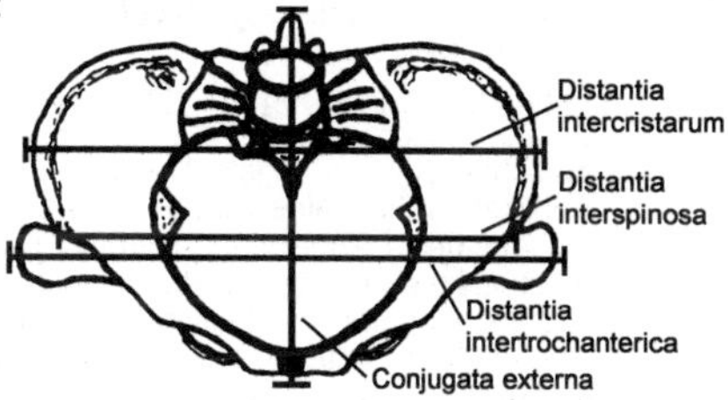

   - Conjugata externa (Syn: Diameter BAUDELOCQUE) = oberer Rand der Symphyse bis letzter Lendenwirbeldorn 18-21 cm.

   Zusätzlich kann die Conjugata diagonalis (s.o. Anatomie) als Verbindungslinie vom Promontorium bis zum untersten Rand der Symphyse durch Einführen von Zeige- und Mittelfinger in die Vagina und Tasten des Promontoriums sowie Markieren des Berührungspunktes der Symphyse am Handrücken (mit einem Finger der anderen Hand) ertastet werden: 12,5 cm (Conjugata diagonalis – 1,5 cm = Conjugata vera)

   Durch die Vagina kann auch die Höhenbeurteilung (Beckeneingang, Beckenmitte) des vorangehenden Teiles (Kopf bei SL, Becken bei BEL) ertastet werden (Lage der Pfeilnaht, Höhe des Kopfes im Verhältnis zur Interspinalebene = gedachte Linie zwischen beiden tastbaren Spinae ischiadicae in der Beckenmitte) und die Öffnung des äußeren Muttermundes bestimmt werden.

3. **CTG** (engl. cardiotocogram, Kardiotokographie): das Standardverfahren zur Überwachung der **fetalen Herzfrequenz** und der **Wehentätigkeit** in der Spätschwangerschaft und während der Geburt, Durchführung und Beurteilung s.o.

4. Legen eines **venösen Zuganges** und **Blutentnahme** (BB, Thrombozytenzahl, Quick, PTT, Elektrolyte)

5. Beurteilung der **Zervixreife** (nach BISHOP)

Befund / Punkte	1	2	3
Zervixstand	kreuzwärts	nahe der Führungslinie	in Führungslinie
Zervixlänge	>2 cm	1 cm	flach
Zervixkonsistenz	derb	mittel	weich
Muttermundweite	geschlossen	1-2 cm	2-3 cm
Höhenstand des vorangehenden Kindsteils	Beckeneingang	in Höhe der Interspinallinie	unterhalb der Interspinallinie

Der BISHOP-Score wird durch Addition der einzelnen Pkt. ermittelt. Bei einem Wert >10 Pkt. ist die Zervixreife erreicht und die Geburt kann beginnen, bzw. eine Geburtseinleitung ist erfolgversprechend.

Ther:

- Geburtsvorbereitung: durch die Hebamme und den Geburtshelfer Aufklärung der Schwangeren über den voraussichtlichen Geburtsverlauf und über die Möglichkeiten der Anästhesie,
  evtl. Darmentleerung mit einem Klysma,
  vor der Austreibungsperiode Entleerung der Harnblase (ggf. mit Einmalkatheterismus).
- Heute gebräuchliche Lagerungsmöglichkeiten zur Geburt:
  - **Geburt im Liegen** (anfänglich meist seitliche Lagerung entsprechend der Stellung des kindlichen Rückens = I. ⇨ links, II. ⇨ rechts [Lagerungsregel] bzw. wie es für die Mutter angenehm ist) und **halbsitzend** während der Pressphase
  - Geburt im Sitzen od. in der Hocke mit einem Gebärhocker
  - Geburt unter Wasser (in einer Geburtsbadewanne)
  - Operative Entbindung (s.u. Kap. Sectio caesarea)
- Anleitung zur Entspannung in den Wehenpausen und zum Einsatz der Atmung (Geburtsschmerz „wegatmen", Bauchatmung, Hechelatmung), Anwesenheit/Mithilfe des Partners im Kreißsaal, Aromatherapie (Massage od. Duftlampen mit Rosenöl od. Lavendelöl) ⇨ dient der Verhinderung/Besserung des psychischen Circulus vitiosus Schmerz-Angst-Verspannung
- Schmerzausschaltung mit **Periduralanästhesie** (PDA, Syn: Epiduralanästhesie): extradurale Ausschaltung der Nervenwurzeln über eine feinen Periduralkatheter (der in Höhe zwischen LWK3 u. 4 gelegt wird) ⇨ Vorteil: gute Steuerung durch Nachinjektionen (oder Applikation über eine Pumpe) des Lokalanästhetikum möglich. In der Geburtshilfe wird zur Analgesie Ropivacain [Naropin®] angewendet, da es nur eine geringere motorische Blockade bewirkt. Dieses kann noch kombiniert werden mit einem Opioid (Sufentanil), sodass bei guter analgetischer Wirkung die motorische Blockade so gering ist, dass die Kreißende in Begleitung umhergehen kann ("walking epidural"). Voraussetzung: die Geburtswehen müssen begonnen haben. Durch die PDA ergibt sich ein positiver Geburtsverlauf, da durch die Schmerzhemmung die Stresshormone vermindert werden und dies wehenunterstützend wirkt (Stresshormone wirken an den ß2-Rezeptoren des Myometriums wehenhemmend). Kompl: Blutdruckabfall (daher ausreichende Infusion von Elektrolytlösung), temporäre Wehenschwäche (Wehenunterstützung durch Oxytocin-Gabe).
  Alternativ **Pudendusblock**: beidseitige Injektion eines Lokalanästhetikums (je Seite ca. 10 ml Mepivacain 1%ig, Scandicain®) mit einer speziellen Nadel mit Führungshülse (sog. IOWA-Trompete, JUNG-Führungshülse od. KOBAK-Nadel) durch die Seitenwand der Vagina in den Bereich des Verlauf des N.pudendus an der Spina ischiadica (Schmerzausschaltung im Bereich der gestrichelten Linie, s. Abb.).

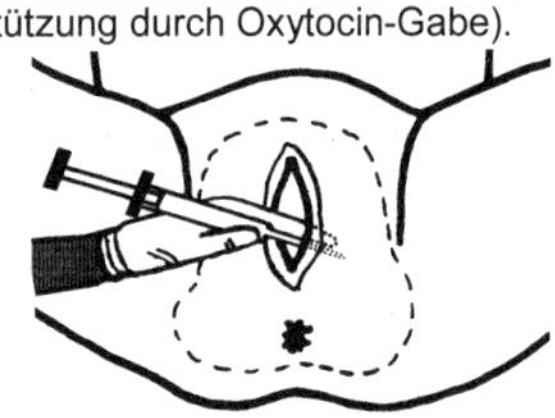

  Lokalanästhesie: fächerförmige **Damminfiltration** mit 15-20 ml Mepivacain 0,5%ig (Scandicain®) von der hinteren Vulvakommissur aus, z.B. für die Episiotomie od. zur Wundversorgung bei einem Dammriss (keine Wirkung auf die Wehenschmerzen).
  Evtl. Spasmolyse bei schmerzhaften, kurz aufeinanderfolgenden Wehen mit Butylscopolamin (Buscopan®) als Suppositorium, i.m. od. auch i.v.
  Bei starken Schmerzen kurzfristiger Einsatz von Opiaten, z.B. Meptazinol (100 mg, Meptid®) oder Pethidin (50-100 mg, Dolantin®) i.m. od. i.v.

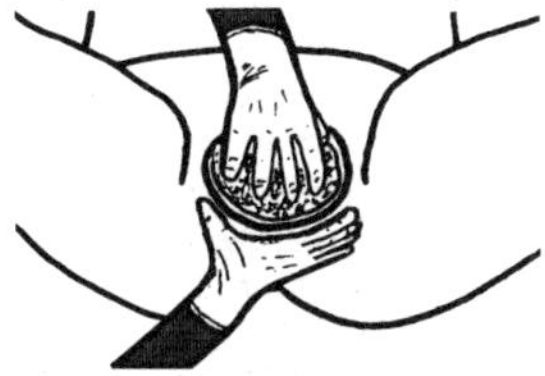

- Dammschutz: mit einer Hand zirkulär von kaudal die Vulva stützen, die andere Hand umfasst den kindlichen Kopf und verhindert ein zu plötzliches Herausrutschen des Kopfes (s. Abb.). Im Moment des Austritt des Kopfes sollte die Schwangere nicht aktiv pressen (Hechelatmung) um den Damm zu entlasten. Ebenso sollten die Schultern nur vorsichtig entwickelt werden.
  Droht der Damm einzureißen, so sollte ein **Dammschnitt** (Episiotomie) durchgeführt werden (s.u.).
- Neugeborenes: **Abnabelung** des Kindes durch proximales und distales Abklemmen der Nabelschnur mit Nabelschnurklemmen ca. 10 cm vom Kind entfernt und Durchtrennen der Nabelschnur dazwischen (durch den hoffentlich noch auf den Beinen befindlichen und stolzen! Vater).
  Zeitpunkt: bei reifen Neugeborenen 2-3 Min. nach der Geburt (sog. Spätabnabelung), damit plazentares Blut noch in den kindlichen Kreislauf gelangen kann (der richtige Zeitpunkt ist durch Kollabieren der Nabelschnur zu erkennen = sistieren der Nabelschnurpulsation, bis dahin sollte das Kind unter dem Plazentaniveau gehalten werden).
  Absaugen von Mund, Rachen und Nase nach Austritt des Kopfes und ggf. noch einmal wenn der gesamte Körper geboren ist.
  Erste orientierende Untersuchung des Neugeborenen u. **APGAR-Score** bestimmen (s.u. Kap. Neugeborene), pH-Wert- und Blutgasanalyse aus dem Nabelschnurarterienblut.
  Abtrocknen und Einwickeln des Kindes in vorgewärmte Tücher und der Mutter auf/an die Brust legen.
  Silbernitrat-Augenprophylaxe (1%ige $AgNO_3$-Lösung, wirksam gegen eine Infektion mit Chlamydien od. Gonorrhoe = CREDÉ-Prophylaxe): soll direkt nach der Geburt in den Bindehautsack des Neugeborenen getropft werden (wird zumindest in Deutschland aber kaum noch durchgeführt).
- Nachgeburtsperiode: die Plazentalösung kann durch leichten Zug an der Nabelschnur (Cord traction) und Stützen des Fundus uteri (damit dieser sich durch den Zug nicht einstülpt) unterstützt werden.
  Handgriff nach CREDÉ: Umfassen des Uterus (Daumen an der Vorderseite, die 4 Finger umfassen den Fundus an dessen Rückseite), dann Uterus und Plazenta wehensynchron sakralwärts drücken (kann auch bei atoner Uterusblutung angewendet werden).
  Medikamentös wird die Plazentalösung mit **Oxytocin** [Syntocinon®] 3 I.E. als I.v.-Bolus (Cave: arterielle Hypotonie) od. besser als Infusion (10 I.E. auf 500 ml 5%ige Glukose mit 100 Tropfen/Min.) unterstützt. Nach der Plazentalösung Infusion noch mit 20-30 Tropfen/Min. zur Atonieprophylaxe und Minimierung des Blutverlustes fortführen.
  Plazenta nach der Lösung auf Vollständigkeit kontrollieren! ⇨ ist diese unvollständig oder liegt eine starke Blutung vor, muss eine Entfernung in Narkose erfolgen (Cave: Blutkonserven bereitstellen wegen Gefahr der Blutung)
  Die Mutter sollte nach der Geburt zur Kontrolle noch für insg. 2-3 Std. im Kreißsaal (auf Blutung u. Harnverhalt achten) bleiben.

Prog: Mütterliche Letalität bei normaler vaginaler Entbindung heute bei 0,002 %

Kompl:
* Enges Becken = cephalopelvines Missverhältnis: funktionell = zu großes Kind od. anatomisch = Beckenverengung/-anomalie der Mutter)
  ⇨ Geburtsverzögerung oder **Geburtsstillstand**
* Blasensprung (s. auch oben Kap. vorzeitiger Blasensprung): **verspäteter Blasensprung**: Geburt des Kindes in den Eihäuten („Glückshaube") ⇨ Ther: die Eihaut über dem Kopf des Kindes muss sofort eingeschnitten werden, Proph: ist am Ende der Eröffnungsperiode (vorangehender Kindsteil in das kleine Becken eingetreten) die Vorblase noch nicht gesprungen, sollte diese inzidiert werden (Amniotomie)
  frühzeitiger Blasensprung: zu Beginn od. während der Eröffnungsperiode der Geburt ⇨ prophylaktische Antibiotikagabe nach Ablauf von 12 Std. beginnen u. Geburt einleiten
* **Harnverhalt** während der Geburt ⇨ Einmalkatheterismus erforderlich
* Protrahierter Geburtsverlauf od. **Geburtsstillstand** ⇨ je nach Ursache geburtshilfliche Maßnahmen od. operative Beendigung der Geburt (Forzeps-, Vakuumextraktion od. Sektio) erforderlich

Mutter: * **Überdehnung des Beckenbodens** (daher ist der Dammschutz so wichtig), Dammriss bis hin zum analen Sphinkterdefekt (Dammriss III. Grades, s.u.)

* Unabhängig vom Geburtsmodus erhöhte Rate von **Harninkontinenz**, höchstes Risiko bei vaginal-operativer Entbindung (insb. Zangengeburt, s.u.), geringstes nach Sektio
* Fruchtwasserembolie (s.u.)
* Plazentaretention bei nicht vollständiger Plazentalösung ⇨ Atonie-, Blutungs- und Infektionsgefahr
* Mütterliche Letalität: Gestose/Eklampsie/HELLP-Syndrom, Thromboembolie, Fruchtwasserembolie, geburtshilfliche Blutung, Uterusruptur, atone Nachblutung (Uterusatonie), disseminierte intravasale Verbrauchskoagulopathie (DIC), subarachnoidale od. intrazerebrale Blutung, Amnioninfektionssyndrom, peri-/postpartale Kardiomyopathie

Med: * Periduralanästhesie: epidurale Blutung (daher immer vor PDA Gerinnung kontrollieren und absolute K-Ind. bei Gerinnungsstörungen, K-Ind. bei Gabe von gerinnungshemmenden Med.: ASS <3 Tage, Heparin <8-24 Std.) ⇨ Kompression des Myelons. Epiduraler Abszess (noch nach Wochen mögl.)

* Opiate: Atemdepression des Neugeborenen ⇨ Ther: Opiatantagonist Naloxon als Antidot, initial 0,01 mg/kgKG s.c. od. i.v., ggf. alle 3-5 Min. bis zur Atemnormalisierung wiederholen.

Proph: ♥ Der Nutzen einer Nabelschnurblutspende (= Plazentarestblut) direkt nach der Geburt und Gewinnung von Stammzellen daraus, die dann kryokonserviert werden und bei späterer Erkrankung des eigenen Kindes (z.B. Leukämie) transplantiert werden sollen, ist fraglich (da ja eigene Zellen mit mögl. krankmachenden Genen replantiert würden und über künftige Therapien nur spekuliert werden kann). Dieser "Service" wird von kommerziellen Firmen angeboten (z.B. Vita 34, Seracell, Cryo-Save, Dt. Stammzellenbank).

Daneben gibt es öffentliche (kostenlose) Stammzellbanken, die Nabelschnurblut aufbewahren und dann meist unverwandt oder (selten) verwandt (z.B. für ein Geschwisterkind) zur Transplantation zur Verfügung stellen (Internet: www.netcord.org).

DD: – Schwangerschaftswehen: in den letzten Wochen vor der Geburt auftretende physiologische Myometriumkontraktionen (BRAXTON-HICKS-Kontraktionen), diese können die gleichen Schmerzen verursachen wie die Geburtswehen

– Krampfwehen: Dauerkontraktionen (Tetanus uteri) bzw. sehr rasch aufeinanderfolgende Einzelkontraktionen (Clonus uteri) ⇨ Hypoxiegefahr für das Kind

GEBURTSKOMPLIKATIONEN

Syn: **Dystokie**, gestörter Geburtsverlauf, **regelwidrige Geburt**, pathologische Geburt, ICD-10: O66.9

RF: – Sehr großes Kind, **Riesenkind** (Makrosomie), z.B. bei **Übertragung**, diabetische Fetopathie

– **Mehrlingsschwangerschaft**

– Haltungs-, Einstellungsanomalien und Anomalien der Poleinstellung:

- Haltungsanomalien (= Beziehung des kindlichen Kopfes zum kindlichen Körper):
  Deflexionslagen (Streckhaltung): Scheitel-, Vorderhaupt-, Stirn- od. Gesichtslage des Kopfes
  Zu starke Beugung des Kopfes bei vorderer Hinterhauptslage (ROEDERER-Kopfhaltung durch einen verengten Beckeneingang)
- Einstellungsanomalien (= Beziehung des vorangehenden Kindsteil zum Geburtskanal): hoher Geradstand, hintere Scheitelbeineinstellung im Beckeneingang (hinterer Asynklitismus od. LITZMANN-Obliquität genannt), hintere Hinterhauptslage (Kopf ist stark gebeugt, Gesicht steht zur Symphyse, daher ist eine Streckung des Kopfes um die Symphyse herum beim Austritt auch nicht mögl.), tiefer Querstand

- Anomalien der Poleinstellung (= vorausgehender Kindsteil):
  Beckenendlage (Steißlage, Fußlage, Steiß-Fußlage, Knielage, Einzelheiten s.u.)
  Quer-/Schräglage (absolut geburtsunmögliche Lage!)

– Enges Becken:
- Allgemein **verengtes Becken**: alle Conjugata und Diameter sind gleichmäßig zu klein
- Rachitisches Becken (heute bei uns kaum noch zu finden): plattes Becken = Conjugata verkleinert, querer Durchmesser normal/vergrößert
- Trichterbecken: Becken ist am Beckenausgang zu klein

– Nabelschnurkomplikationen (Einzelheiten s.u.):
Nabelschnurumschlingung, Nabelschnurknoten, **Nabelschnurvorfall**, Nabelschnurgefäßeinriss, kompletter Nabelschnurriss während der Geburt

– Uterusfehlbildungen

– Zervixdystokie: **Verengung der Zervix**/Portio, z.B. durch Vernarbungen (nach Konisation, Zervixriss, Entzündungen), Cerclage-Op in der Frühschwangerschaft, Adhäsionen

– Störungen der Wehentätigkeit (**Wehendystokie**, Einzelheiten s.u.):
Wehenschwäche, unkoordinierte Wehentätigkeit od. hyperaktive Wehen bis zum Wehensturm

– Tumoren im Bereich des mütterlichen Geburtskanales:
- Uterusmyome: ein direktes Geburtshindernis beim Zervixmyom, andere Myome können eine Wehendystokie verursachen
- Ovarialtumoren (liegen häufig im DOUGLAS-Raum): funktionelle Ovarialtumoren bilden sich meist bis zum 2. Trimenon zurück. Bei Persistenz müssen Ovarialtumoren operativ entfernt werden, Op um die 16. SSW (ab ca. 14. SSW wird die hormonelle Corpus-luteum-Funktion von der Plazenta übernommen)
- Zervixkarzinom: wird beim Abstrich in der ersten Schwangerschaftsvorsorgeuntersuchung ein Zervixkarzinom entdeckt, muss dieses operativ entfernt werden. Bei FIGO Ia Schwangerschaft austragen, Sektio und Hysterektomie in einer Sitzung, bei höheren Stadien frühzeitige Sektio (je nach Reife des Fetus im 3. Trimenon) oder im 1.-2. Trimenon Abbruch der Schwangerschaft und WERTHEIM-MEIGS-Op

– Verengung im Bereich der Vulva durch rituelle Beschneidung (Genitalverstümmelungen, insb. bei Afrikanerinnen)

– Fehlbildungen des Kindes:
- Hydrozephalus (Ventrikel-Hemisphären-Index >0,5 im 3. Trimenon)
- Fetale Tumoren: Meningomyelozele, Steißbeinteratom, abdominelle Raumforderung durch intraabdominelle Zysten, Harnstauung, Mekoniumperitonitis

– Vorfall kleiner Teile: Hand od. ganzer Arm liegen vor dem Kopf und gehen voran

– Schulterdystokie (engl. shoulder dystocia, 0,2-0,5 % der Geburten): nach Geburt des Kopfes bleibt die vordere Schulter an der Symphyse hängen, insb. bei Makrosomie (Risiko dann 3-10 %, daher wird bei geschätztem Gewicht >4.000 g evtl. eine primäre Sektio durchgeführt)

– Iatrogen: hyperkinetische Wehendystokie bei Oxytocin-Überdosierung

– Störung der Nachgeburtsperiode: **Plazentaretention** (keine Plazentalösung = Retentio placentae totalis od. unvollständige Plazentalösung >30 Min. nach der Geburt des Kindes) durch Wehenschwäche, Lösungsstörung wegen Anomalien der Plazenta (Placenta accreta, increta od. percreta, s. Kap. Plazentastörungen), Infektion (Plazentitis)

Path:
♦ Ein protrahierter Geburtsverlauf od. Geburtsstillstand bei fortgesetzter Wehentätigkeit führt zur **fetalen Minderdurchblutung**, da der sich aufbauende intrauterinen Druck die uteroplazentaren Gefäße komprimiert. In der Folge kommt es zur **fetalen Hypoxie** mit CO_2-Anstieg, metabolischer Azidose und Erschöpfung der Glykogenreserven (Syn: **intrauterine Asphyxie**, **fetal distress**). Persistiert dieser Zustand über längere Zeit folgt ein hypoxischer Hirnschaden und intrauteriner Fruchttod.

♦ Kommt es trotz guter Wehentätigkeit zum Geburtsstillstand, so muss von einem **mechanischen Problem** (enges Becken, zu großes Kind, gebärunfähige Lage) ausgegangen werden ⇨ Ind. zur sofortigen operativen Geburtsbeendigung (Sektio)

Epid:
◊ In Deutschland werden 12-15 % der Geburten eingeleitet.

◊ Op: **Sektio-Rate** liegt bei ca. **30 %** der Geburten (Tendenz zunehmend), Episiotomie-

Rate ca. 25 % der Geburten (Tendenz abnehmend)

Klin: ⇒ Streckhaltung (Vorderhaupts-, Stirn- od. Gesichtslage des Kopfes) ⇨ um die Geburt durch den Beckenausgang/Weichteilansatzrohr zu ermöglichen, wird der Kopf des Kindes gestreckt (d. Hinterhaupt schiebt sich am Kreuzbein entlang, s. Abb.).

Das Durchtrittsplanum (Planum frontooccipitale bei Geburt aus Vorderhauptlage, Planum mentooccipitale bei Geburt aus Stirn- od. Gesichtslage) ist größer ⇨ die Austrittsperiode ist deutlich verlängert, der Damm wird erheblich mehr belastet (Dammriss mögl.). Vaginal ist die große (rautenförmige) Fontanelle (Fonticulus anterior) als Leitstelle tastbar.

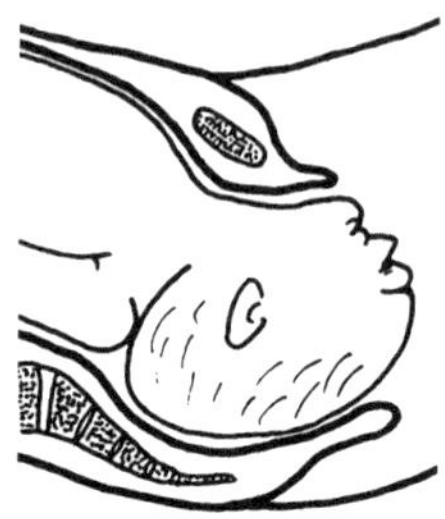

Eine Gesichtslage, bei der das Gesicht zum Kreuzbein der Mutter sieht (dorsoanteriore mentoposteriore Gesichtslage), ist eine geburtsunmögliche Lage ⇨ Sektio erforderlich.

⇒ Hoher Geradstand: Kopf steht am Beckeneingang nicht quer sondern längs ⇨ Spasmolyse und Seitenlagerung, damit sich der Kopf drehen kann und somit durch den querovalen Beckeneingang passt. Gelingt dies nicht muss durch Sektio entbunden werden.

⇒ Scheitelbeineinstellung: bei verengtem Beckeneingang übertriebene Lateralflexion des kindlichen Kopfes (⇨ im Geburtskanal Verkippung nach dorsal od. ventral)

Verstärkte Naegele-Obliquität = verstärkte vordere Scheitelbeineinstellung (durch die geringe Verschiebung der Scheitelbeine des Kindes gegeneinander kann das Vorschieben des Kopfes um das Promontorium bei einem engen Becken damit erleichtert werden).

Hintere Scheitelbeineinstellung (Syn: hinterer Asynklitismus, LITZMANN-Obliquität) = das hintere Scheitelbein führt, die Pfeilnaht ist an der Symphyse zu tasten, der Kopf od. die Schulter können sich hinter der Symphyse festhaken ⇨ Spontangeburt nicht mögl., Ind. zu Sektio.

⇒ Tiefer Querstand: Kopf steht am Beckenausgang nicht in Längsposition sondern quer (meist durch Wehenschwäche bedingt) ⇨ Wehenunterstützung mit Oxytocin und Seitenlagerung auf die Seite des kindlichen Rückens führt zur Kopfdrehung, falls nicht Entbindung mit Zangen- od. Vakuumextraktion.

⇒ Quer-/Schräglage: das Kind liegt quer im Uterus, dadurch tritt nach Beginn der Wehen meist eine Schulter in den Beckeneingang ein und ein Arm fällt vor. Werden die Wehen jetzt nicht spätestens gestoppt, würde das Kind sich im Beckeneingang verkeilen (verschleppte Querlage) und der Uterus kann durch die Wehenstürme rupturieren ⇨ primäre Ind. für eine Sektio.

⇒ Beckenendlagen: s.u.

Diag:
1. Anamnese und geburtshilfliche Untersuchung s.o.
2. Inspektion des Fruchtwasser: grün gefärbt durch Mekoniumbeimengung bei fetalem O_2-Mangel (durch erhöhtes CO_2 kommt es zur Hyperperistaltik des Darmes mit Mekoniumabgang in das Fruchtwasser)
3. CTG: bei Nabelschnurkomplikation mit Zirkulationsstörung ⇨ anhaltende Bradykardie und saltatorischer Oszillationstyp (Typ 3) mit einer Bandbreite >25/Min. sowie variable Dezelerationen mögl. (daher nach Blasensprung immer im CTG auf Bradykardien achten, Tachykardie kann bei beginnender Infektion auftreten)
4. **Fetale Blutgasanalyse** (Syn: Mikroblutuntersuchung, Mikroblutanalyse, Fetalblutanalyse): Ind: Überwachung des Kindes bei. V.a. intrauterine Hypoxie (respiratorische Azidose). Durchführung: Entnahme von Blut aus dem vorangehenden Kindsteil (meist der Kopfhaut, Voraussetzung: erfolgter Blasensprung), Bestimmung des pH-Werts ⇨ normal ist ein pH **>7,30**
   Pathol: pH 7,29-7,20 = Präazidose ⇨ Kontrolle nach 5 Min.
   pH <7,20 = Azidose ⇨ sofortige (ggf. operative) Entbindung
   pH <7,10 = schwere Azidose mit vitaler Gefährdung des Kindes

Ther:
- Amniotomie: wenn am Ende der Eröffnungsperiode (vorangehender Kindsteil in das kleine Becken eingetreten) die Vorblase noch nicht gesprungen, sollte diese inzidiert werden = iatrogene Blasensprengung, hierdurch werden auch weitere Wehen induziert

- Zervixdystokie: manuelle Dehnung des Muttermundes mit dem Finger
- Streckhaltungen (Vorderhaupts-, Stirn- od. Gesichtslage des Kopfes): bei Vorderhaupts- od. mentoanteriore Gesichtslage ist eine wenn auch verzögerte und schwierige normale Geburt mögl. (große Episiotomie, evtl. Vakuumextraktion, bei frühzeitiger Geburtsverzögerung großzügige Ind. für sekundäre Sektio), bei Stirnlage (Durchtrittsplanum 36 cm) od. mentoposteriore Gesichtslage ist eine Sektio erforderlich.
- Vorfall kleiner Teile: liegen bei gesprungener Fruchtblase eine Hand od. der Arm vor ⇨ Beckenhochlagerung, Narkose, manueller Versuch den Arm bis zum Hals des Kindes zurückzudrängen, dann normale Geburt. Ist ein Zurückdrängen nicht mögl. ⇨ Notfallsektio
- Schulterdystokie: Tokolyse, große Episiotomie, **McRobert-Manöver** (Beugung und Streckung der Beine der Mutter, 2 mal), äußere Drehung des Kopfes ⇨ falls die Schultern sich so nicht entwickeln lassen, manuelle Entbindung der Schultern durch internes Drehen des kindlichen Körpers mit der Hand des Geburtshelfers, ggf. in Narkose. Kann die Dystokie nicht innerhalb v. 5 Min. gelöst werden ⇨ Notfallsektio
- **Medikamente zur Geburtseinleitung:**
  - Zur Zervixreifung: Prostaglandin-E_2 als Gel intrazervikal [Dinoproston, Prepidil®] od. intravaginal als Gel. [Minprostin®E2] od. Tbl. [Prostin®E2], dies ist auch gleichzeitig weheninduzierend,
    alternativ kann eine Zervixreifung auch durch manuelle Maßnahme erreicht werden (in Entwicklungsländern gebräuchliche Methode): Aufdehnung des Zervixkanales mit dem Ballon eines Foley-Blasenkatheters über 12(-24) Std. (nicht bei tiefsitzender Plazenta!)
  - Bei **Wehenschwäche**: Wehenunterstützung mit Oxytocin [Syntocinon®, Orasthin®] als Infusion, beginnend mit 1-2 mI.E./Min. und alle 15-30 Min. steigern. Meist reicht eine Dosis von 5 mI.E./Min. für eine effektive Wehentätigkeit, evtl. dann Dosis wieder im Verlauf etwas reduzieren.
  - Zur kurzfristigen **Tokolyse**: Beta$_2$-Sympathomimetikum Fenoterol i.v. [Partusisten®] als wiederholte Bolusinjektion, z.B. bei hyperkinetischer Dystokie od. Überstimulation durch die Med. zur Geburtseinleitung.
- Bei Geburtsverzögerung in der Austreibungsphase (Presswehen über 15-20 Min. ohne dass es zum Durch-/Austritt des Kopfes gekommen ist): die Geburt sollte dann durch unterstützende Maßnahmen beendet werden (sonst Hypoxiegefahr für das Kind):
  - **Kristeller-Handgriff** (wird in der Klinik häufig auch „kristellern" genannt): von einer Hilfsperson wird Druck mit beiden Händen oder dem Unterarm auf den Fundus uteri von oben ausgeübt um das Kind wehensynchron während den Presswehen aus dem Beckenausgang zu leiten.

  Vaginal-operative Entbindungstechniken:
  - **Vakuumextraktion** (bei Wehenschwäche in der Austreibungsperiode, engem Weichteilrohr ⇨ Geburtsverzögerung mit drohender Asphyxie), Voraussetzung: Schädellage und Kopf befindet sich sichtbar am Beckenausgang:
    meist mit Episiotomie (und Lokalanästhesie/Pudendusblock, wenn nicht schon eine Periduralanästhesie vorliegt), möglichst **große Saugglocke** nehmen (es gibt 40, 50, u. 60 mm Glocken), Ansetzen der Saugglocke am kindlichen Kopf, Unterdruck über 1 Min. bis auf 8 m Wassersäule (= 0,8 kg/cm^2) erhöhen, wehensynchroner Zug und Extraktion des Kindskopfes (gleichzeitig Kristeller-Handgriff durch einen Assistenten und Dammschutz) entlang der Führungslinie, nach der Geburt langsames Ablassen des Unterdruckes über ½-1 Min.
  - **Zangenextraktion** (Syn: Forzeps-Entbindung): meist mit Episiotomie, **getrenntes** Einführen zuerst des li. dann des re. Zangenlöffels (Naegele-Zange) unter Führung eines Fingers zwischen Zange und Vaginalwand (zur Überprüfung, damit keine mütterlichen Weichteile mitgefasst werden), Zusammenbringen der beiden Zangenlöffel und Schließen des Zangenschlosses. Überprüfung des Zangensitzes (mit Finger tasten), wehensynchroner Zug und Extraktion des Kindskopfes (gleichzeitig kristellern durch einen Assistenten und Dammschutz) entlang der Führungslinie. Dann Entfernung der Zange und nachfolgende Geburt des restlichen Körpers wie bei normaler Geburt. Danach immer Spiegeleinstellung zum Ausschluss von Scheidenverletzungen.
- Nachgeburtsverzögerung (keine Plazentalösung >30 Min.):
  - Handgriff nach Credé: Umfassen des Uterus (Daumen an der Vorderseite, die 4 Finger umfassen den Fundus an dessen Rückseite durch die Bauchdecke), dann Uterus und

Plazenta wehensynchron sakralwärts drücken. Zur Erleichterung sollte die Harnblase zuvor entleert werden (Einmalkatheter).

- Weheninduktion mit Oxytocin [Syntocinon®] 3 I.E. als I.v.-Bolus (Cave: arterielle Hypotonie) od. besser als Infusion (10 I.E. auf 500 ml 5%ige Glukose mit 100 Tropfen/Min.), nach erfolgter Plazentalösung Infusion noch mit 20-30 Tropfen/Min. zur Atonieprophylaxe und Minimierung des Blutverlustes fortführen.

• Operativ:

– **Mediolaterale Episiotomie** (Syn: Scheidendammschnitt, Dammschnitt):

Ind: zur Erleichterung der Geburt, wenn der Kopf sich bereits im Beckenausgang befindet ⇨ Erweiterung des Weichteil-Geburtskanales, insb. bei vaginal-operativen Techniken zur Prophylaxe eines Dammrisses, bei Frühgeburt (um die Geburt zu erleichtern)

Op: Schnitt direkt von der hinteren Kommissur der Vagina/Vulva in Richtung auf das Tuber ossis ischii während dem Höhepunkt einer Wehe (ist dann weniger schmerzhaft). Bei einer Episiotomie ohne größere Wehen (z.B. bei Frühgeburtlichkeit od. vaginal-operativer Entbindung) sollte zuvor eine Damminfiltration od. Pudendusblock durchgeführt werden.

(daneben gibt es noch die mediane Episiotomie mit Schnitt genau in der Mittellinie in Richtung Anus ⇨ Cave: Weiterreißen in den Anus mögl. (daher kaum noch eingesetzt) und die laterale Episiotomie mit Schnitt 1-2 cm von der Mittellinie entfernt in Richtung auf das Tuber ossis ischii)

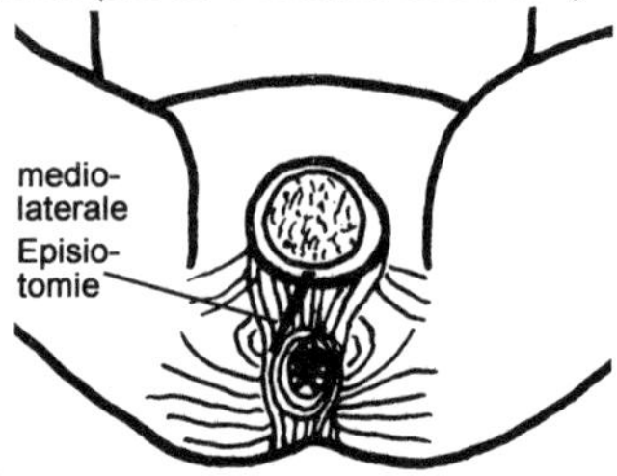

Nach der Geburt vernähen des Schnittes im Bereich der Vagina und der tiefen Dammschichten mit 3-0 Einzelknopfnähten und resorbierbarem Fadenmaterial (synthetische Polyglycolsäure, Vicryl®), die Haut am Damm mit Intrakutannaht.

Der tatsächliche Nutzen der "Routine"-Episiotomie ist mittlerweile umstritten, da Dammrisse Grad I u. II genauso behandelt werden wie die Episiotomie-Wunde und Dammrisse III. Grades durch die Episiotomie nicht sicher vermieden werden können.

– Ind. und Durchführung einer **Sectio caesarea** s.u.

– Unvollständige Plazentalösung: Vollnarkose, manuelle Nachtastung (mit der ganzen Hand im Uterus) und Lösung der Plazenta durch Vorschieben der Hand zwischen Uteruswand und Plazenta und/oder gleich operative Entfernung durch Kürettage der Plazentareste aus dem Cavum uteri, wegen der Blutungsgefahr ausreichend Blutkonserven bereitstellen!, postop. Oxytocin-Infusion (10-20 I.E. auf 500 ml 5%ige Glukose), bei Versagen Prostaglandin PGE_2-Analogon (Sulproston i.v.)

Bei Placenta increta/percreta evtl. Hysterektomie erforderlich, da eine Lösung nicht mögl. und die Blutung unstillbar sein kann.

Prog: **Müttersterblichkeit** (= schwangerschaftsbedingter Tod während der Schwangerschaft bis max. 42 Tage nach Entbindung) in Deutschland insg. **0,002 %** (= 1/50.000 Lebendgeburten)

Perinatale Mortalität (Zahl der kindlichen Todesfälle bis zum 7. Lebenstag nach der Geburt, gilt für alle [Lebend- od. Tot-]Geburten >500 g) in Deutschland insg. **0,6 %** (= 6/1.000 Geborene), 2/3 der Todesfälle sind direkt od. indirekt durch Frühgeburtlichkeit bedingt, ca. 20 % durch Infektionen.

Kompl: * Hauptrisiko für das Kind durch Geburtskomplikation ist die **fetale Hypoxie**, die bei längerer Persistenz zum **hypoxischen Hirnschaden** od. **intrauterinen Fruchttod** führt.

* Schulterdystokie: fetale Hypoxie durch die Geburtsverzögerung (Nabelschnurkompression ⇨ Minderperfusion bis zum Tod), Klavikulafraktur (meist Grünholzfraktur mit nur geringer Dislokation ohne Therapienotwendigkeit), Schädigung des Plexus brachialis (obere [C5-C6, ERB-DUCHENNE] od. untere Plexuslähmung [C7-C8, KLUMPKE-DÉJERINE], evtl. mit N.phrenicus-Parese (C4) bei der oberen Plexusläsion) ⇨ im allgemeinen gute Prog., 90 % erholen sich vollständig
* Bei intrauterinem Hydrozephalus Gefahr der Uterusruptur ⇨ primäre Sektio

Mutter: * **Peripartale** und **postpartale Blutung**: erhöhtes Risiko bei Mehrlingsschwangerschaft, Geburtseinleitung, Plazentaretention, Uterusatonie, Uterusruptur und ca. doppeltes Risiko nach Sectio. Ein Blutverlust von 500-1.000 ml wird meist ohne Schocksymptomatik toleriert.

* **Dammriss** (engl. perineal laceration), Häufigkeit: 0,5-7 % der vaginalen Geburten, Einriss des Dammes zwischen hinterer Kommissur der Vulva/Vagina und dem Anus

  Einteilung in 3 Grade:

  I. Grades: Hauteinriss an der hinteren Kommissur

  II. Grades: zusätzlich Einriss der Dammmuskulatur bis an den M.sphincter ani. ext.

  III. Grades: zusätzlich Einriss des M.sphincter ani. ext., evtl. mit der Rektumvorderwand (wird manchmal auch als Dammriss IV. Grades bezeichnet)

  ⇨ Gefahr der Stuhlinkontinenz, bei sichtbarer und insb. auch bei nicht erkannter Verletzung des Schließmuskels des Enddarmes (M.sphincter ani. ext. und/oder int. = Dammriss III. Grades) und der analen Schleimhaut, evtl. mit Einriss der Vorderwand des Rektums . Eine Schädigung des N.pudendus erfolgt oft gleichzeitig.

  Diag: äußerer Aspekt, Nachweis mit analer od. transvaginaler Sonographie mögl.

  Ther: bei Dammriss I u. II. Grades Naht wie nach Episiotomie, bei Dammriss III. Grades zusätzlich zuerst operative Rekonstruktion des Schließmuskelapparates (Anal-Repair durch überlappende Anastomosierung der Muskelbäuche mit resorbierbarem synthetischem Nahtmaterial), Nachbehandlung mit Stuhlregulierung (weicher Stuhl), z.B. mit milden Laxanzien (z.B. pflanzlich: Senna + indischer Flohsamen, Agiolax® Granulat)

* Infralevatorisches Hämatom: Einblutung kaudal des M.levator ani (aus der A.pudenda) im Bereich der großen Schamlippen und des Dammes, durch Geburtsverletzung, Dammriss, Nachblutung nach Episiotomienaht. Ther: Eröffnung und Ausräumung des Hämatoms und Umstechung des blutenden Gefäßes. Einlage einer REDON-Drainage

* Supralevatorisches Hämatom: Einblutung in das Retroperitoneum aus der A.uterina, Ther: operative Versorgung per Laparotomie

* Tiefer Zervixriss (ein seitlicher Einriss ist bei der Geburt normal) ⇨ plötzlich einsetzende starke Blutung aus dem R.descendens der A.uterina direkt nach der Geburt des Kindes, Ther: operative Naht in Narkose

* **Uterusruptur** durch Wehensturm, erhöhtes Risiko auch bei Z.n. vorheriger Sektio (in 0,5 % d.F.) od. Überstimulation durch die Med. (Prostaglandin PGE_2, Oxytocin) zur Geburtseinleitung (2,5 % d.F.). Eine relative Kontraindikation zur medikamentösen Geburtseinleitung ist wegen der erhöhten Gefahr für eine Uterusruptur daher auch eine vorherige Sektio ⇨ Empfehlung zur erneuten Sektio-Entbindung. Ebenfalls nicht kristellern nach einer vorherigen Sektio.

  Kompl: lebensbedrohliche (intrauterine) Blutung für Mutter und Kind!

  Ther: sofortige Tokolyse und Notfallsektio, Vernähen der Ruptur, bei ausgedehntem Befund kann auch eine Hysterektomie erforderlich sein (ca. 1/3 d.F.)

* Beckenringlockerung, Symphysenzerrung, Symphysenruptur (sonographisch Symphysenspalt >14 mm), Steißbeinfraktur ⇨ schmerzhafte Pelvipathia, Ther: konservativ mit Stützmieder, Analgetika, Schonung

* ALLEN-MASTERS-Syndrom: Schädigung des Beckenbindegewebes, kleine Einrisse des Lig.latum uteri, Klin: abdominale und Kreuzschmerzen, Kohabitationsschmerzen. Ther: evtl. Naht der Peritonealverletzung

* Fistelbildung des Septum vesicovaginale

* Plazentaretention (unvollständige Plazentalösung) ⇨ postpartale Blutungen, aszendierende Infektion im Wochenbett

* Postpartaler Harnverhalt ⇨ wenn 6 Std. nach der Geburt noch keine Miktion erfolgt ist sollte der Urin mittels Einmalkatheterismus entleert werden

* **Harninkontinenz** (insb. eine Belastungsinkontinenz, z.B. beim Husten, Laufen, Springen), insb. nach vaginal-operativer Entbindung in ca. 20 % d.F. ⇨ wichtig Rückbildungsgymnastik!

* Peripartale Kardiomyopathie mit Herzinsuffizienz (in schweren Fällen bis zum transplantationspflichtigen Herzversagen)

* Spätkomplikation: Begünstigung eines Descensus oder Prolaps genitalis ⇨ wichtig! Rückbildungsgymnastik

Op: * Episiotomie: Schmerzen, Blutung, Hämatom, Infektion, Nahtinsuffizienz, Wundheilungsstörung, Dyspareunie, zusätzlicher Dammriss mögl.

* Vakuumextraktion: Kopfhautödem (bildet sich innerhalb von 24 Std. spontan zurück),

Caput succedaneum (Sero-Hämatom oberhalb des Periost im Subkutangewebe, bildet sich innerhalb von Tagen zurück), **Kephalhämatom** (Hämatom zwischen Periost und Knochen, daher ist das Kephalhämatom auch meist über einem Schädelknochen beschränkt und die Schädelnähte werden nicht überschritten ⇨ keine Ther. erforderlich, insb. keine Punktion wegen der Infektionsgefahr, die Resorption des Hämatoms erfolgt von alleine innerhalb von 2-4 Monaten), intrakranielle Blutung

* Zangenextraktion: Fazialisparese (Ther: bildet sich meist von alleine zurück, bis dahin Uhrglasverband und Augentropfen auf der betroffenen Seite, da der Lidschluss eingeschränkt/aufgehoben ist = Lagophthalmus), Schädelfraktur, Schädigung des Plexus brachialis

WEHENDYSTOKIE

Syn: Abnorme Wehentätigkeit, Wehenanomalien, pathologische Wehenformen, engl. contraction anomalies, ICD-10: O62.9

Etlg: # Wehenschwäche (Syn: hypokinetische Dystokie, engl. tedious labour): Wehenfrequenz <3/10 Min. und zu kurz, Stärke <30 mmHg und niedriger Basaltonus
- Primär: vermindertes (endogenes) Oxytocin, zu großes Kind, Mehrlinge oder Polyhydramnion verhindern die Wehenwirkung
- Sekundär: verzögerte/verlängerte Eröffnungsperiode (>12 Std.) führt zur **Ermüdungswehenschwäche**

Unkoordinierte Wehentätigkeit: bei **dystoper Erregungsbildung** (physiologisch beginnen Wehen von einer Tubenecke aus im Fundus uteri) ⇨ unkoordinierter und uneffektiver Wehenablauf, kann in einen Tetanus uteri übergehen. Im CTG im Tokogramm verschieden hohe Ausschläge (sog. „Kamelwehen")

Hyperkinetische Dystokie:
- **Hyperaktive Wehen** (uterine Hyperaktivität): zu starke (intraamnialer Druck >80 mmHg, am CTG >50 mmHg) od. zu häufige Wehen (>5 Wehen/10 Min. = Tachysystolie), z.B. bei Zervixdystokie ⇨ als Maximalform der **Wehensturm** (kann zur Uterusruptur führen)
  Iatrogen: Oxytocin-Überdosierung
- Uterine Hypertonie: Ruhetonus der Uterusmuskulatur in den Wehenpausen erhöht (>12 mmHg), z.B. bei passiver Überdehnung, bei uterinem muskulärem Hypertonus, bei Tachysystolie

Ther:
- Bei Wehenschwäche: Wehenunterstützung mit **Oxytocin** [Syntocinon®, Orasthin®] als Infusion, beginnend mit 1-2 mI.E./Min. und alle 15-30 Min. steigern. Meist reicht eine Dosis von 5 mI.E./Min. für eine effektive Wehentätigkeit aus, evtl. dann Dosis wieder im Verlauf etwas reduzieren.
- Bei hyperkinetischer Dystokie: kurzfristige **Tokolyse** mit $Beta_2$-Sympathomimetikum i.v. (Fenoterol, Partusisten®) als wiederholte Bolusinjektion

Kompl: * **Hyperkinetische Dystokie** ⇨ Gefahr der fetalen Hypoxie
- Wehensturm bei gleichzeitigem Geburtsstillstand ⇨ Gefahr der **Uterusruptur**
  Diag: klinisch steigt durch die Überdehnung des unteren Uterinsegmentes der Kontraktionsring (sog. BANDL-Furche) am Übergang Zervix-Korpus nach oben
  Ther: sofortige Tokolyse, Entbindung durch Sektio wenn der Wehensturm durch Tokolyse nicht aufzuheben ist
- Uterusruptur: Kind wird ggf. in die Bauchhöhle „geboren", lebensbedrohliche Blutung für Mutter und Kind, Volumenmangelschock
  Ther: sofortige Tokolyse und Notfallsektio sowie Versorgung des Uterus (bei nicht stillbarer, lebensbedrohlicher Blutung kann auch eine Hysterektomie erforderlich sein)

* **Uterusatonie** ⇨ lebensbedrohliche **atone Nachblutung** in der Nachgeburtsphase durch Kontraktionsschwäche des Myometriums (nach Ausstoßung der vollständigen Plazenta weiterer Blutverlust >500 ml).
  Ther: Ausdrücken und Halten des Uterus mit dem Handgriff nach CREDÉ, Blase entlee-

ren, Schnellinfusion von Oxytocin (10-20 I.E. auf 500 ml 5%ige Glukose), bei Versagen Prostaglandin PGE_2-Analogon Sulproston als Infusion 500 µg in 500 ml NaCl über 1 Std. [Nalador®], Eisblase, Intensivüberwachung und vorbeugende Schocktherapie (Substitution von Erythrozytenkonzentraten u. Gerinnungsfaktoren, Überwachung des Gerinnungsstatus), evtl. Einlage eines intrauterinen Ballons. Bei konservativ unstillbarer Blutung kann eine operative Hysterektomie per Laparotomie erforderlich sein.

BECKENENDLAGE

<u>Syn:</u> Abkürzung **BEL**, engl. breech presentation, ICD-10: O32.1

<u>Def:</u> Regelwidrige Poleinstellung des vorausgehenden Kindsteils bei der das Beckenende und nicht der Kopf vorausgeht.

<u>Ät:</u>
- Kann ohne erkennbare Ursache sein
- **Frühgeburt** (Drehung des Kindes noch nicht erfolgt), intrauteriner Fruchttod
- **Mehrlingsschwangerschaft** (bei Zwillingen liegen in 1/3 d.F. die beiden verdreht zueinander ⇨ ein Zwilling in Schädellage und der andere in BEL, in 10 % d.F. beide in BEL)
- <u>Ausbleiben der kindlichen Drehung</u> in utero durch verminderte Kindsbewegungen, Wachstumsretardierung od. sehr großes Kind, Oligohydramnion, ältere Erstgebärende (>35. Lj. ⇨ straffer Fruchthalter), Uterusanomalie (Uterus subseptus, septus, bicornis od. duplex), Uterusmyom, tief sitzende Plazenta, Placenta praevia, Plazenta in der Tubenecke, verengtes Becken, Tumoren im kleinen Becken, Beckenniere
- Vermehrte Kindsbeweglichkeit bei Polyhydramnion, Mehrgebärende (schlaffer Fruchthalter)
- Fetus: abnorme Kopfform (Dyszephalie, Anenzephalie, Hydrozephalus), Fehlbildungen

<u>Path:</u>
- ♦ Schlechtere Dilatation des Weichteilansatzrohres (Kopf ist weniger nachgiebig und hat eine bessere Form für die Erweiterung des Geburtskanales) ⇨ Geburtsverlauf insg. verlangsamt aber bei Steißlage noch gut mögl.
- ♦ Zur Entwicklung des Kopfes ist bei vaginaler Entbindung Druck und Zug erforderlich, dies kann zu neurologischen Auffälligkeiten führen
- ♦ Der Kopf kann stecken bleiben ⇨ Hypoxiegefahr für das Kind, Lebensgefahr

<u>Epid:</u> Eine Beckenendlage findet sich bei **5 % aller Geburten** mit regelrechtem Termin, bei Frühgeburten bis 15 %, bei Mehrlingsschwangerschaft in 25 % d.F.

<u>Etlg:</u>
Steißlage (60-70 %d.F., Beine liegen ausgestreckt vor dem Abdomen, 'extended legs', Hüftumfang ca. 27 cm)
Steiß-Fußlage (20 % d.F., Fetus „sitzt" mit angezogenen Beinen, Hüftumfang ca. 32 cm)
Fußlage (15 % d.F., Hüft-/Rumpfumfang ca. 24 cm): vollkommene = beide Beine gehen ausgestreckt voran
unvollkommene Fußlage = nur ein Fuß in Fußlage, der andere liegt vor dem Abdomen
Knielage (1 % d.F., Hüft-/Rumpfumfang ca. 24 cm): Knie gehen voran, nur die Unterschenkel sind angezogen

<u>Diag:</u>
1. Anamnese und geburtshilfliche Untersuchung: 1. LEOPOLD-Handgriff: Lage des Kindes (Längslage) und **Kopf im Fundus uteri** zu tasten, 3. LEOPOLD-Handgriff: Poleinstellung des vorangehenden Kindsteils: weiches Ende des Kindes am Beckeneingang bei der Beckenendlage
   Bei der vaginalen Untersuchung kann nicht der (harte) Kopf (mit Fontanellen und Schädelnähten) getastet werden sondern der weiche Steiß oder ein Fuß mit fühlbaren Zehen geht voran.
2. <u>Sonographie:</u> sicherer Nachweis der BEL mögl., diese wird meist in der 3. Ultraschalluntersuchung der Schwangerschaftsvorsorge in der 29.-32. SSW gesichert (eine Dre-

hung ist zu diesem Zeitpunkt aber noch sehr wahrscheinlich)
Vor Geburt Schätzung des **Geburtsgewichts** wichtig (für eine vaginale Entbindung sollte dies nicht >3.500 g sein, bzw. bei Multipara nicht mehr als 500 g über dem schon auf normalem Weg von der Frau früher geborenen Kindes)

3. CTG/Auskultation: die kindlichen Herztöne haben ihr P.m. in Nabelhöhe oder oberhalb des Nabels. Während der Geburt immer Dauer-CTG-Überwachung

Ther:
- Allgemein: eine Entwicklung aus einer Beckenendlage sollte immer in der Klinik in Anästhesie- und Sektio-Bereitschaft erfolgen. Aufklärung d. Eltern über mögl. Komplikationen.
- Versuch der **äußeren Wendung** (Voraussetzung: intakte Schwangerschaft ≥37. SSW, Dauer-CTG, Sektio-Bereitschaft): Tokolyse und Wendung des Kindes in utero mit äußeren Handgriffen durch den Geburtshelfer (Erfolgsquote ca. 1/3 d.F. bei Erstgebärenden, 2/3 d.F. bei Mehrfachgebärenden) ⇨ Kind befindet sich danach in Schädellage und kann normal geboren werden
  Zur Wendung werden auch alternative u. naturheilkundliche Verfahren versucht, z.B. Akupunktur, Moxibustion (Räuchern), ZILGREI-Methode, indische Brücke
- Vaginale Entbindung mit **Manualhilfe** (spezielle geburtshilfliche Handgriffe): bei vaginaler Entbindung immer große Episiotomie, Periduralanästhesie, Dauer-CTG-Überwachung (nach Eröffnung der Fruchtblase mit direkter EKG-Ableitung am Steiß), Wehenunterstützung mit Oxytocin
  - Einzeitige Manualhilfe nach BRACHT bei Steißlage (s. Abb.): der tastbare Steiß wird in der Austreibungsperiode solange zurückgehalten bis sehr starke Presswehen einsetzen. Jetzt wird der Rücken u. die hochgeschlagenen Beine als vortretende Teile des Kindes vom Geburtshelfer umfasst und gleichzeitig wird von oben abdominal von einer anderen Person kräftig gedrückt (KRISTELLER-Handgriff) und der Körper und Kopf des Kindes wird um die Symphyse rotierend in einer einzigen Bewegung auf den Bauch der Mutter geboren. Zusätzlich Dammschutz beim Durchtritt des Kopfes durch die Hebamme. Durch den Druck von oben wird auch ein Zurückschlagen der Arme vor den Kopf verhindert.

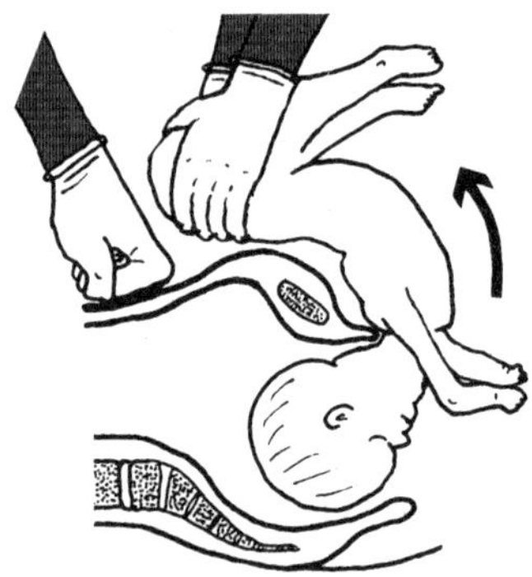

  - Ist eine einzeitige Entwicklung nicht möglich, dann zuerst Entwicklung des Körpers mit den Schultern und dann Entwicklung der Arme (Armlösung nach LÖVSET od. BICKENBACH od. klassische Armlösung ⇨ durch Drehbewegungen des Körpers des Kindes werden die Arme in eine Position gebracht von der aus sie durch den Geburtshelfer herausgestrichen werden können) und danach Entwicklung des Kopfes (VEIT-SMELLIE-Handgriff: eine Hand greift über die Schultern des Kindes, der Zeigefinger der anderen Hand greift in den Mund des Kindes und senkt das Kinn auf die Brust, wobei der Rumpf bäuchlings auf dem Unterarm liegt, so wird der Kopf dann aus dem Geburtskanal herausgeführt).
- Operativ: Ind: primäre Sektio bei Kind >3.500 g, Frühgeburtlichkeit (<35. SSW), vollkommene Fußlage, Erstgebärende (>35. Lj.), Placenta praevia, Nabelschnurvorfall, vorzeitiger Blasensprung
  sekundäre Sektio bei Verschlechterung des kindlichen Zustandes während vaginaler Entbindung einer BEL (in ca. 1/3 d.F. erforderlich)
  - Gemäß den Ergebnissen der International Randomized Term Breech Trial (v. 2002) wird heute bei allen Beckenendlagen eine **primäre Sektio** empfohlen, da die perinatale Mortalität für das Kind deutlich niedriger liegt und die Rate an postpartaler Harninkontinenz der Frau um 50 % niedriger ist.
  - Anästhesie und Durchführung der Sektio s.u.

Prog: Ist eine vaginale Entbindung z.B. durch äußere Wendung mögl. oder bei kleinem Kind in Steißlage bei Mehrfachgebärender vermutlich ohne großes Risiko für Mutter und Kind durchführbar, so kann ggf. auf eine primäre Sektio verzichtet werden.

Die Sektio-Rate bei BEL steigt bei uns kontinuierlich an und liegt derzeit bei Erstgebärenden bei 95-100 % (Mehrfachgebärende 80-90 %) und ist u.a. bedingt durch rechtliche Bedürfnisse nach Sicherheit, da der Geburtshelfer bei eintretender Schädigung nachweisen muss (und dies meist nicht kann), dass es auf anderem Geburtswege nicht zur Schädigung gekommen wäre. Zudem ist das Risiko durch Anästhesie und Sektio = Op bei uns heute extrem gering geworden (s.u.).

Kompl:
* Vorzeitiger Blasensprung (insb. bei Fußlagen), vorzeitige Plazentalösung
* Nabelschnurvorfall (der Steiß „dichtet" schlechter ab als der Kopf bei Schädellage und es kommt dadurch eher zu einem Vorfall der Nabelschnur in den Geburtskanal)
* **Nabelschnurabklemmung** in der Austreibungsperiode (während des Durchtritts des Kopfes wird die Nabelschnur zwischen Becken der Mutter und dem kindlichen Kopf zwangsweise eingeklemmt ⇨ Kopf muss wegen der lebensbedrohlichen Hypoxiegefahr zügig entbunden werden)
* Wehenschwäche
* Bei zu frühem Zug durch den Geburtshelfer Gefahr des Hochschlagens der Arme ⇨ Unmöglichkeit für den Durchtritt des Kopfes, es kann dann noch eine Armlösung nach LÖVSET (s.o.) versucht werden

Kind:
* Erhöhtes Risiko für spätere Hüftgelenksluxation
* Torticollis (Schiefhals, Caput obstipum) durch Verletzung/Hämatom in einem M.sternocleidomastoideus
* Armlösung: Oberarmfraktur (Epiphysenfraktur), Schädigung des Plexus brachialis

Mutter:
* Vaginale Entbindung: Weichteilverletzung des Geburtskanales und postpartale Harninkontinenz der Mutter häufiger

NABELSCHNURKOMPLIKATIONEN

Syn: ICD-10: O69.9, fetaler Blutverlust durch rupturierte Nabelschnur ICD-10: P50.1

Klin:
⇒ **Nabelschnurumschlingung** um den Hals bei der Geburt (kommt häufig vor, 20-30 % d.F.)

⇒ **Nabelschnurknoten**: der Fetus ist durch Drehung und Bewegung durch eine Nabelschnurschlinge hindurchgetreten ⇨ echter Knoten (1 % d.F.)
Nabelschnurverschlingung: bei monamniotischen Zwillingsschwangerschaften mögl.

⇒ **Nabelschnurvorfall** (nach dem Blasensprung in 0,5 % d.F., bei noch geschlossener Fruchtblase wird dies Vorliegen der Nabelschnur genannt) ⇨ **Nabelschnurabklemmung** in der Austreibungsperiode (während des Durchtritts des Kopfes wird die Nabelschnur zwischen Geburtskanal/Becken der Mutter und dem kindlichen Kopf eingeklemmt), lebensbedrohliche Hypoxiegefahr!

⇒ **Einriss** der Nabelschnurgefäße bei Insertio velamentosa an der Plazenta (die Nabelschnurgefäße entspringen seitlich der Plazenta an den Eihäuten) od. bei aberrierenden Plazentagefäßen ⇨ lebensbedrohliche **Blutung** des Kindes

⇒ Kompletter Riss der Nabelschnur während der Geburt ⇨ Verbluten des Kindes, meist letal

Diag:
1. Geburtshilfliche Untersuchung: nach Springen der Fruchtblase auf Nabelschnurvorfall achten
2. CTG: Zeichen einer Nabelschnurabklemmung können saltatorische Oszillationen (>25/Min.), variable und spontane (Wehen-unabhängige) Dezelerationen sein

Ther:
• Nabelschnurumschlingung um den Hals (nach Durchtritt des Kopfes): zuerst Nabelschnurdurchtrennung und dann erst Entwicklung der Schultern, damit es nicht zu einer (weiteren) Zirkulationsstörung kommt. Kommt es zuvor zu einer Durchblutungsstörung in der Austreibungsperiode, so muss diese durch Forzeps- od. Vakuumextraktion beschleunigt werden bzw. eine Sektio durchgeführt werden.

- Nabelschnurvorfall: kann ein Nabelschnurvorfall vaginal getastet werden, so wird der vorangehende Kindsteil zurückgedrängt + sofortige Tokolyse, Beckenhochlagerung und Notfallsektio durchführen

Kompl: * Risiko jeder Art von Nabelschnurkomplikation ist die **fetale Hypoxie**, die bei längerer Persistenz zum **hypoxischen Hirnschaden** od. intrauterinen Fruchttod führen kann.

* Blutung durch Nabelschnureinriss/-riss: dies ist eine fetale Blutung! ⇨ Lebensgefahr für das Kind (keine Gefahr für die Mutter)

DD: Unechter Nabelschnurknoten: Gefäßknäuel im Verlauf der Nabelschnur mit vermehrter WHARTON-Sulze (sieht aus wie ein Knoten ist aber keiner und macht auch keine Symptome)

SECTIO CAESAREA

Syn: **Schnittentbindung**, Kaiserschnitt, meist nur **Sektio** genannt, engl. caesarean operation/ section, ICD-10: O82.9

Def: Beendigung einer Schwangerschaft durch **operative** Eröffnung des Uterus bei hohem mütterlichem od. kindlichem Geburtsrisiko

Ind: Risikoschwangerschaft mit fetaler Gefährdung:
- Absolutes Missverhältnis (**Makrosomie**, **enges Becken**) od. relatives Missverhältnis mit einem **protrahierten Geburtsverlauf**, fetal distress od. **Geburtsstillstand** unter der Geburt (z.B. bei Schulterdystokie)
- Geburtsunmögliche Lage: **Quer-/Schräglage** und heute auch die **Beckenendlage**
- Placenta praevia, vorzeitige Plazentalösung
- **Nabelschnurvorfall**
- Uterusfehlbildungen, insb. Z.n. operativer Metroplastik (= Vereinigung der beiden Uteri zu einer einheitlichen Höhle bei Uterus bicornis od. Uterus duplex)
- Frühe **Frühgeburtlichkeit** (zur Verminderung des Geburtsstresses für den Fetus)
- Fehlbildungen des Kindes: Hydrozephalus, Neuralrohrdefekt (Meningozele, Myelozele, Meningomyelozele), Omphalozele, Gastroschisis, großes Steißbeinteratom,
- Wehensturm, drohende Uterusruptur
- Mehrlingsschwangerschaft je nach Geburtslage (erster Zwilling in Beckenendlage) und Reifegrad der Feten
- Kreislaufstillstand der Schwangeren (z.B. Schock), frische Sinusvenenthrombose
- Mehr als eine **vorausgegangene Sektio** (Risiko der Uterusruptur)
- Z.n. Op eines intramuralen Uterusmyoms

Epid: ◊ Die Sektio-Rate hat sich in Deutschland in den letzten 20 Jahren fast verdoppelt und liegt derzeit bei **32 % der Geburten** (in perinatologischen/universitären Zentren bis 40 % durch den hohen Anteil von Risikoschwangerschaften). Geschätzt bis 10 % der Sektiones sind in Deutschland „Wunsch-Kaiserschnitte“ ohne zwingende medizinische Indikation.

◊ Über die Vor- und Nachteile einer Sektio muss **aufgeklärt** werden:
Risiken: operativer Eingriff, Anästhesie-Risiko, Uterusverletzungen, Thromboembolie, fetales Wet-lung-Syndrom, häufiger spätere Notwendigkeit einer erneuten Sektio bei weiteren Geburten, Plazentastörungen u. höhere Totgeburtrate bei erneuter Schwangerschaft
Vorteile: Rate an Harninkontinenz ca. 2fach geringer als bei vaginaler Geburt (die Rate ist dann statistisch ab dem 50. Lj. aber wieder gleich) und geringere Stuhlinkontinenzrate, keine Schmerzen bei der Geburt, bei Vorliegen einer fetalen Gefährdung (z.B. Frühgeburtlichkeit) weniger Spätschäden

Etlg: # Primäre Sektio: (geplante) Durchführung vor Geburtsbeginn bei vorhersehbarer Unmöglichkeit einer normalen Geburt

Sekundäre Sektio: Notwendigkeit einer Schnittentbindung ergibt sich während der Geburt aufgrund von eintretenden Komplikationen (patholog. CTG-Veränderungen, Geburtsstill-

stand, Nabelschnurvorfall) = **Notfallsektio** ⇨ gefordert wird heute eine Entscheidungs-Entwicklungszeit (EE-Zeit) von max. 20 Min. (Zeit zwischen Treffen der Indikationsentscheidung und Zeitpunkt bis das Kind entbunden ist). Die eigentliche Op-Zeit (Beginn der Narkose bis Entwicklung des Kindes) sollte max. **5 Min.** betragen.

Diag: 1. Anamnese und geburtshilfliche Untersuchung s.o.
2. Labor: Blutbild, Gerinnung, Elektrolyte und Blutgruppe

Ther:
- **Aufklärung** über den Eingriff, Indikation, seine Risiken und mögl. Alternativen ⇨ schriftliches Einverständnis einholen (im Notfall reicht auch eine kurze mündliche Aufklärung mit einem Zeugen)
- Operativ:
  - Anästhesie: **Periduralanästhesie** mit Ropivacain [Naropin®] oder **Spinalanästhesie** über eine Lumbalpunktion (schneller Wirkungseintritt) mit Bupivacain 0,5%ig hyperbar [Carbostesin®], evtl. + Opioid Sufentanil [2,5-5 µg, Sufentanil®]
    oder **Vollnarkose** (Intubationsnarkose), insb. bei der **Notfallsektio** (geht schneller), bevorzugt werden zur Narkoseinduktion Thiopental [max. 4-5 mg/kgKG, Trapanal®] und als Inhalationsanästhetika Sevofluran [Sevorane®] od. Desfluran [Suprane®],
    Lagerung: leichte **Linksseitenlagerung** (Verhinderung eines V.cava-inferior-Syndroms = Kompression der V.cava inf. durch den Uterus, insb. in Rückenlage, mit Reduzierung des venösen Blutrückstroms zum Herzen und Verminderung des Herzminutenvolumens), Blasenkatheter
  - **Sectio caesarea** (Syn: Kaiserschnitt, Schnittentbindung) wird heute meist als **intraperitoneale suprazervikale** Schnittentbindung in folgenden Schritten durchgeführt:
    suprasymphysärer Unterbauchquerschnitt der Haut nach PFANNENSTIEL,
    stumpfes/scharfes Auseinandertrennen der Faszie des re./li. M.rectus abdominis,
    Inzision des Peritoneums,
    stumpfes Abpräparieren der Harnblase von der vorderen Uteruswand,
    bogenförmigen Querinzision im unteren Uterinsegment (Hysterotomie), stumpfes Erweitern der Uterotomie nach beiden Seiten mit den Fingern, Absaugen des Fruchtwassers, manuelle Entwicklung des Kindes (ggf. mit der Saugglocke) aus der Uterusöffnung.
  - Absaugen des Kindes, mehrfaches Ausstreichen der Nabelschnur in Richtung Kind vor dem Abnabeln, damit Blut aus der Plazenta noch in den kindlichen Kreislauf gelangen kann.
  - Abwarten der spontanen Plazentalösung (erfolgt meist innerhalb v. 5 Min.) od. manuelle Plazentalösung mit den Eihäuten und manuelle Austastung des Uterus auf Plazentareste (ggf. stumpfe Kürettage in gleicher Sitzung)
  - **Sorgfältige Blutstillung** und schichtweiser Wundverschluss (Allschichtnaht der Uteruswand, dann Peritoneum, Muskelfaszie, Haut), Einlage einer REDON-Drainage unter der Muskelfaszie
  - Perioperative Antibiotikaprophylaxe mit einem Cephalosporin (nach dem Abklemmen der Nabelschnur geben), Thromboseprophylaxe mit Antithrombosestrümpfen und Frühmobilisation (niedermolekulare Heparine s.c. zusätzlich bei Risiken, wie Pat. >35 J., >80 kg oder bei bekannter Gerinnungsstörung)
    Bei rh-neg. Mutter ohne nachweisbare Anti-D-Antikörper Rh-Prophylaxe mit 1.650 I.E. Anti-D-Immunglobulin i.m. (Partobulin®) nach der Op falls das Kind RH-pos. ist
  - Postoperativ: Oxytocin [Syntocinon®] als Infusion (10-20 I.E. auf 500 ml 5%ige Glukose) für 12 Std. zur Atonieprophylaxe und Minimierung des Blutverlustes

Prog: Ein durch Sektio geborenes Kind gilt als **Risikoneugeborenes** (die neonatale Mortalität ist bei reifen, gesunden Kinder 2fach höher als nach vaginaler Geburt).

Mütterliche Letalität bei Entbindung durch Sektio heute bei 0,004 % (und damit ca. 2,3fach höher als bei normaler vaginaler Entbindung ohne Risikofaktoren). Nach besonders sorgfältiger Aufklärung kann eine Wunsch-Sektio (= ohne medizinische Indikation) aber durchaus durchgeführt werden (Selbstbestimmungsrecht der Frau). Ein erhöhtes Risiko für ein Atemnotsyndrom besteht jedoch für das Kind. Ein Arzt ist nicht verpflichtet eine „Wunsch-Sektio" durchzuführen.

Entlassung aus der stationären Behandlung nach Sektio: meist 8 Tage p.p.

Kompl: * Spinalanästhesie: Vorsicht bei Störungen der Blutgerinnung (z.B. HELLP-Syndrom od. Antikoagulation) ⇨ Gefahr einer Blutung im Bereich des Rückenmarkkanals, daher zuvor Thrombozytenzahl bestimmen (sollte >80.000/µl sein) und Heparin 6-12 Std. davor absetzen. Sympathikolyse-bedingte arterielle Hypotonie ⇨ i.v. Volumengabe präoperativ. Postpunktioneller Kopfschmerz ⇨ Proph: spezielle Nadeln verwenden (Pencil-Point-Nadel)

* Sektio-Syndrom: Störungen beim **Neugeborenen** durch die Sektio, z.B. gehäuftes Auftreten von Trinkschwäche, Surfactant-Mangelsyndrom, Wet-lung-Syndrom („nasse Lunge“, verbleibende Flüssigkeit in der Lunge durch die fehlende Kompression des Thorax, die bei einer normalen vaginalen Entbindung entsteht) ⇨ **Atemnotsyndrom!** (das Risiko ist 6- bis 7-fach höher als nach vaginaler Entbindung, dies spricht gegen „Wunsch-Kaiserschnitte“. Eine Wunsch-Sektio sollte nicht vor der 39. SSW durchgeführt werden.). Ein erhöhtes Risiko für die Entwicklung eines Asthmas wird diskutiert.

Op: * **Nachblutung** ⇨ Ther: gründliche Blutstillung vor dem Verschluss der einzelnen Schichten, Inspektion und Ausspülung der Bauchhöhle vor dem Verschluss des Peritoneums

* Postpartale Blutung (doppelt so häufig wie nach vaginaler Entbindung)
* Plazentalösungsstörung nach der Sektio
* Fruchtwasserembolie (s.u.)
* Erhöhtes Risiko für venöse Thrombose und Lungenembolie
* Blasen-Zervix-Fistel durch Läsion der Harnblase bei der Lösung von Verwachsungen zur Harnblase bei Re-Sektio
* Erhöhtes Risiko für Extrauteringravidität, Fehlgeburten, Plazentastörungen (Placenta praevia, Placenta accreta) od. Uterusruptur bei **erneuter Schwangerschaft** (3- bis 12fach erhöht) ⇨ Proph: sorgfältige Naht des Myometriums, genaue Kontrolluntersuchungen bei erneuter Geburt

Proph: ♥ Kontrolluntersuchung beim Gynäkologen 4 Wo. p.p. (bei Beschwerden jederzeit)

♥ Nach Sektio wird eine Kontrazeption für 1 Jahr empfohlen (damit die durchtrennte Uteruswand wieder vollständige Festigkeit erlangen kann).

FRÜHGEBURT

Syn: Partus praematurus, engl. preterm delivery, premature birth, ICD-10: P07.3

Def: Geburt eines lebenden Kindes vor Beendigung der **37. SSW** (<259 Tag p.m., in Deutschland gem. Personenstandsgesetz v. 1994), frühere Definition war Geburtsgewicht <2.499 g (dadurch wurden aber auch Mangelgeborene fälschlich als Frühgeborene klassifiziert)

Als **frühe Frühgeborene** gelten Kinder mit einem Geburtsgewicht **<1.500 g**.

Ät: – **Infektionen** (50 % d.F.): Gardnerella vaginalis (**bakterielle Vaginose**, anaerobe Keime, das Risiko steigt an ab einem pH >4,4 in der Scheide), Trichomonas vaginalis, Streptokokken Gruppe B ⇨ vorzeitiger Blasensprung, vorzeitige Wehen

– **Mehrlingsschwangerschaft** (Zwillinge, Mehrlinge; 5- bis 10faches Risiko)
– Uterusfehlbildungen (s. Kap. kongenitale Anomalien des Uterus), Myome, Zervixinsuffizienz, Endometriuminsuffizienz
– Lageanomalien des Fetus
– Polyhydramnion (Fruchtwasser >1.500 ml)
– Uterine Blutung, Placenta praevia, Plazentainsuffizienz
– **Gestose**, Eklampsie
– **Adipositas**
– Endokrinologische Störungen (z.B. Diabetes mellitus, Autoimmunthyreoiditis, Hyperthyreose)
– Schwere Anämie der Schwangeren

- Körperliche Überforderung, hohe Arbeitsbelastung, insb. langes Stehen
- Psychische Überforderung der Schwangeren, Stress
- Trauma: stumpfes Bauchtrauma, z.B. Verkehrsunfall, Stich- od. Schussverletzung
- Anamnestisch: **vorausgegangene Frühgeburten** (7- bis 10-faches Risiko), vorausgegangene Aborte, Schwangerschaftsabbrüche
- Kindliche Ursachen: intrauterine Wachstumsretardierung, intrauterine Asphyxie, Anämie, Chromosomenanomalien, **Fehlbildungen** (Fehlbildungen finden sich bei 15-30 % der Frühgeburten)
- Iatrogen: **In-vitro-Fertilisation** (⇨ insb. bei Zwillings- od. Drillingsschwangerschaft), Konisation, Geburtseinleitung wegen mütterlicher od. fetaler Gefährdung
- Weitere Risikofaktoren: **Alter der Mutter <17 od. >38 J.**, Gewichtszunahme <7 kg, **Zigarettenrauchen**, Drogenkonsum, niedriger sozialer Status, alleinstehende Mutter, Parodontitis

Path:
- ♦ Infektion: die anaeroben Keime bilden selbst Prostaglandine od. setzen die Prostaglandinkaskade in Gang ⇨ Auslösung von vorzeitigen Wehen, vorzeitiger Blasensprung, Fehl-/Frühgeburt
- ♦ Uterusfehlbildungen: führen durch das Wachstum des Fetus zur intrauterinen Enge ⇨ Auslösung von Wehen und vorzeitiger Blasensprung

Epid:
- ◊ Häufigkeit: in Deutschland etwa **9 %** der Geburten vor der 37. SSW, 1 % haben ein Geburtsgewicht von <1.500 g (frühe Frühgeborene) = ca. 8.000 Problemfrühgeburten/Jahr (<32. SSW) in Deutschland.
- ◊ Das Wiederholungsrisiko für eine Früh- od. Mangelgeburt ist bei erneuter Konzeption <6 Mon. nach vorhergehender Geburt erhöht (optimaler Zeitpunkt für eine erneute Schwangerschaft ist eine Konzeption 18-24 Monate nach einer vorangegangenen Entbindung)
- ◊ Das Risiko für das Kind zu sterben ist bei Frühgeburtlichkeit 120fach höher als bei Termingeborenen.

Klin:
- ⇒ Bakterielle Vaginose: zu Beginn meist keine klinischen Symptome, Frühzeichen ist ein steigender pH-Wert in der Scheide (normaler pH-Wert ≤4,5), Fluor mit Amingeruch
- ⇒ Beginnende **vorzeitige Wehen** (>5 Wehen pro Stunde), vorzeitige Zervixreifung (Wehen sind zervixwirksam)
- ⇒ **Vaginaler Blutabgang**
- ⇒ **Vorzeitiger Blasensprung**
- ⇒ Als (gesetzliche) Lebenszeichen beim frühgeborenen Kind gelten: schlagendes Herz, pulsierende Nabelschnur, Einsetzen der Spontanatmung
- ⇒ Kind: relative Makrozephalie, dünne Haut mit sichtbaren Gefäßen, wenig subkutanes Fettgewebe, dünne und kurze Kopfhaare, Augenbrauen fehlen, Fußsohlen sind nicht od. nur im vorderen 1/3 gefurcht, Nasen- u. Ohrenknorpel weich, Brustwarze klein und Areola nicht erhaben, ♂: Hoden noch nicht deszendiert, ♀: die große Labien bedecken nicht die Klitoris und die kleinen Labien

Diag:
1. Anamnese (frühere Frühgeburten) und gynäkologische Untersuchung: Zervixstatus
2. Sonographie: Bestimmung des **Gestationsalters** des Fetus, Lebenszeichen des Fetus, Trichterbildung am inneren Muttermund sowie Bestimmung der **Zervixlänge** im Verlauf für die Beurteilung des Frühgeburtsrisikos bei Frauen mit vorzeitigen Wehen (eine verkürzte Zervix <2,5 cm Länge, >3 cm Breite und >8 mm Zervikalkanalweite und aufgeweiteter Trichter zeigt ein hohes Risiko für eine drohende Frühgeburt an)
3. CTG: vorzeitige Wehentätigkeit
4. Labor: Bestimmung des fetalen Fibronektins od. ph-IGFBP-1 im Zervikal-/Vaginalsekret (ein pos. Nachweis ergibt ein hohes Risiko für eine drohende Frühgeburt)
   pH-Wert in der Scheide >4,5 als Hinweis für eine Infektion, Vaginalabstrich
5. Amniozentese (Fruchtwasserpunktion): wurde früher zur Lungenreifediagnostik benutzt, es wurde die Lezithinkonzentration u. der Quotienten aus Lezithin u. Sphingomyelin (sog. L/S-Ratio) bestimmt ⇨ Lezithin >4,4 µmol/l (>3,0 mg/dl) und eine L/S-Ratio >2,0 bei ausreichender Lungenreife. Heute wird generell eine Lungenreifeförderung durchgeführt (s.u.).

6. <u>Nach der Geburt:</u> Beurteilung von Aussehen, Genitalien, Körperhaltung, Muskeltonus, Reaktionen auf passive Bewegungen (körperliche und neuromuskuläre Reifescores, z.B. n. DUBOWITZ, n. PETRUSSA od. n. BALLARD) zur Bestimmung des Gestationsalters (s. spezielle Kinderheilkundebücher). Der APGAR-Score ist bei Frühgeburtlichkeit nicht/nur eingeschränkt anwendbar.

<u>Ther:</u>

- Drohende Frühgeburt und lebender Fetus (s. auch o. Kap. vorzeitiger Blasensprung): Bettruhe, kurzzeitige Tokolyse, bei Zervixinsuffizienz ggf. Einlage einer Cerclage um die Portio (Naht od. Pessar nach ARABIN), bei Infektionszeichen I.v.-Antibiose, ggf. vaginale Lokaltherapie mit Salbe od. Supp. (Antibiose und Ansäuerung)
- Durch die Fortschritte in der Neonatologie ist es heute möglich, Frühgeborene ab einem Geburtsgewicht von 500 g am Leben zu erhalten (≅ 24. SSW), dies kann jedoch nur von hochspezialisierten neonatologischen Zentren geleistet werden. Ist eine Geburt für längere Zeit nicht mehr aufzuhalten, so ist die Lungenreifeförderung und die **Verlegung** in ein spezialisiertes Zentrum (Perinatalzentrum Level 1) erforderlich:
  - **Lungenreifeförderung** (Syn: Lungenreifeinduktion): pränatale Gabe von Glukokortikoiden mit 2 x 12 mg Betamethason [Celestan®] i.m. innerhalb von 24 Std. an die Mutter zur Stimulierung der Synthese von Surfactant in der fetalen Lunge (bei allen drohenden Frühgeburten <34. SSW indiziert, die früher durchgeführte routinemäßige Wiederholung der Kortikoidgabe alle 10 Tage wird nicht mehr empfohlen, allenfalls 1-2 Wiederholungen)

    Ggf. auch Infusion von Ambroxol (1.000 mg/Tag, Mucosolvan®) für 4-5 Tage (ist aber nicht so wirksam)

    Die notwendige Zeit für die Lungenreifeförderung wird durch Wehenhemmung = **Tokolyse** erreicht: $ß_2$-Sympathomimetikum **Fenoterol** (Partusisten®) als wiederholte Bolustokolyse oder Dauerinfusion für 48 Std., eine kombinierte Tokolyse mit Magnesium i.v. (2-4 g/Std.) ist ebenfalls mögl. Bei NW kann alternativ zu Fenoterol auch der Oxytocin-Rezeptorantagonist **Atosiban** (Tractocile®) für 48 Std. gegeben werden (bessere Verträglichkeit und Wirksamkeit, allerdings auch viel teurer).
  - <u>Geburt:</u> frühzeitige Entbindung bei drohender Geburt mittels **Sektio** (Verhinderung einer fetalen Azidose durch den "vaginalen Geburtsstress". Die Sektio wird heute aber nicht mehr grundsätzlich empfohlen, sondern es sollte je nach Einzelfall entschieden werden), **späte Abnabelung** und Übergabe des Feten an den Pädiater des **neonatologischen Zentrums** (dies sollte sich möglichst im gleichen Haus befinden, ein notwendiger Transport vermindert die Überlebenschancen erheblich! ⇨ bei drohender Frühgeburt frühzeitige Verlegung der Schwangeren in ein Zentrum)
  - Eine pränatale Gabe von Magnesium und des Kalziumantagonisten Flunarizin zur Reduktion von Hirnschäden wird derzeit erforscht, ebenso eine postpartale Gabe von Sauerstoffradikalfängern.
- Nach der Geburt: Pflege im **Inkubator** (Temperatur: 30-36 °C), kontinuierliche **Überwachung** mit EKG-/Atemfrequenzmonitor und Pulsoxymeter (misst die O_2-Sättigung), atraumatische Pflege („minimal handling")
  - Bei infektiöser Ursache der Frühgeburt prophylaktische Antibiose i.v. mit Ampicillin + Tobramycin (Gernebcin®)
  - Nasales **CPAP** (continuous positive airway pressure) od. Intubation und **Beatmung** je nach kindlichem Zustand, postpartale Instillation von synthetischem **Surfactant** in das Bronchialsystem des Kindes bei Atemnotsyndrom, Gabe von **Koffein** bei unregelmäßiger Spontanatmung (zur Verminderung von Apnoen)
  - Ernährung über Infusion (initial 10%ige Glukose-Lösung, dann vollständige parenterale Nährlösung) und weiter über Magensonde (idealerweise mit abgepumpter Milch der Mutter, die bei frühen Frühgeborenen zusätzlich mit Nährstoffen angereichert wird), Vit.-K-Prophylaxe bei Geburt (Phytomenadion 0,2 mg/kgKG i.m. od. s.c., Konakion®MM) und später nach Gerinnungsstatus (Kontrolle des Quick-Wertes)
  - Die Eltern sollen intensiven Kontakt zum Frühgeborenen haben (Streicheln, Hautkontakt, Liegen auf der Brust von Mutter und Vater, sog. "Känguruen", Mithilfe bei der Pflege des Frühgeborenen, keine Beschränkung der Besuchszeit)
  - Eine Entlassung aus der stationären neonatalen Behandlung nach Hause kann bei einem erreichten Gewicht von 2.500 g erfolgen

- Impfungen: werden entsprechend wie bei termingerecht geborenen Säuglingen durchgeführt = nach dem chronologischen Alter (einige Kliniken impfen aber erst bei einem erreichten Gewicht von mindestens 2.000 g oder nur unter stationärer Überwachung wegen des Risikos von postvakzinalen Apnoen).

• Selbsthilfegruppen: Das frühgeborene Kind e.V., Speyerer Str. 7, 60327 Frankfurt, Tel.: 0180 5 875877, Internet: www.fruehgeborene.de

Prog: Überlebensraten von extrem unreifen Frühgeborenen: 22. SSW 10 %, 23. SSW 20 %, 24. SSW 60 %, 25.-26. SSW 80 %. Weitere Prognose: 1/3 der überlebenden, extrem unreifen Frühgeborenen haben jedoch bleibende, schwere körperliche und/od. geistige Behinderungen, 1/3 haben leichte Schäden und 1/3 entwickeln sich normal.

Bei einem Geburtsgewicht von 1.000-1.500 g (frühe Frühgeborene) steigt die Überlebensrate auf 95 % und das Risiko für Behinderungen sinkt auf unter 10 %. Ab der 34. SSW (>2.000 g) besteht kaum noch ein Unterschied zu Termingeborenen.

Die Hälfte der Säuglingssterblichkeit (engl. infant mortality) in Deutschland von derzeit 0,35 % (w = 3, m=4/1.000 Lebendgeborene) ist durch Frühgeburtlichkeit bedingt.

Kompl: * Geburtskomplikationen: gehäuftes Vorkommen regelwidriger Kopfhaltung, regelwidriger Kindslagen und Nabelschnurkomplikationen

Mutter: * Tokolyse mit ß-Sympathomimetika: Lungenödem, Herzrhythmusstörungen, Herzinsuffizienz, Myokardischämie, Blutzuckerentgleisungen. Zur Minderung der NW kann ein $ß_1$-Blocker, z.B. Metoprolol (Beloc-Zok®) gegeben werden.

Kind: * Lunge: **Lungenfunktionsstörung** des Frühgeborenen (Syn: **Surfactant-Mangel-syndrom**, Krankheit der hyalinen Membranen, idiopathisches Atemnotsyndrom): zunehmende Atemnot, interkostale Einziehungen, da sich durch den Surfactantmangel die Alveolen nicht entfalten ⇨ Proph: Lungenreifeförderung und postpartale Instillation von synthetischem Surfactant (s.o.), Geburt mittels Sektio, sofortige Übergabe an den Neonatologen, frühzeitige Atmungsunterstützung od. Beatmung (mit PEEP)

Bei spontaner Atmung Apnoen durch **Unreife des Atemzentrums** mögl.,

Aspirationsneigung durch insuffizienten Schluck- und Hustenreflex,

Pneumothorax od. Pneumonie durch die Beatmung,

Langzeitbeatmung: retrolentale Fibroplasie bis zur Erblindung, **bronchopulmonale Dysplasie**, tracheale Drucknekrosen ⇨ Stimmbandschädigung

* **Infektionsrisiko** erhöht (Übertragung intra partum), z.B. durch ß-hämolysierende Streptokokken ⇨ Pneumonie, Atemnotsyndrom, Meningitis, Sepsis, Verbrauchskoagulopathie

* **Intrakranielle Blutung** (10-40 % d.F.): Lok: subependymal, im Plexus choroideus, intraventrikulär und/od. in das Parenchym. Bei den extrem unreifen und frühen Frühgeborenen ist dies durch die noch **fehlende zerebral-vaskuläre Autoregulation** bedingt, bei der es bei Hypoxie zu keiner Vasodilatation kommt und die O_2-Versorgung dadurch noch schlechter wird. Bei Wiederanstieg des Blutdruck kommt es dann zu Einrissen des durch Hypoxie und Sauerstoffradikale geschädigten Kapillarendothels.

  Diag: Sonographie durch die große Fontanelle (echoreiche Raumforderung periventrikulär)

  Klin: Atemstörungen, Krampfanfälle, Erbrechen, Benommenheit, Atemstörungen

  Ther: symptomatisch je nach Klinik

  Kompl: Ventrikeltamponade ⇨ posthämorrhagischer Hydrozephalus occlusus internus durch Verklebung der Liquorabflusswege, Ther: Liquordrainage

  Leukomalazie, bleibende Nekrosen, Zysten bis zur Porenzephalie

* **Zerebrale Ischämie**, bzw. hypoxisch-ischämischer Insult, insb. bei den frühen Frühgeborenen in 5 % d.F. (führen zur **periventrikulären Leukomalazie** = Schädigung der weißen Substanz) ⇨ spastische Paresen (Zerebralparese), Choreoathetosen, Ataxien, mentale Entwicklungsverzögerung

* **Frühgeborenen-Retinopathie** (Syn: Retinopathia praematurorum, im Endstadium retrolentale Fibroplasie, engl. ROP = retinopathy of prematurity): Netzhautschädigung durch Proliferation abnormer Blutgefäße durch O_2-Toxizität, ca. 4 Wo. p.p. beginnend mit Maximum um den eigentlichen Geburtstermin

Diag: ophthalmologische Kontrollen (beginnend ab der 6. Lebenswoche)

Proph.: bei Beatmung/Sauerstoffgabe Vermeidung von Hyperoxämie (Ziel: paO_2 60-70 mmHg) u. der Sauerstoffsättigung (Ziel: 90-95 %)

Kompl: verminderter Visus bis zur Erblindung, Kurzsichtigkeit, Schielen, Glaukom, spätere Netzhautablösungen (typischerweise in der Pubertät)

Ther: Laserkoagulation der äußeren Netzhaut bei Proliferation, in Erprobung ist die Injektion eines VEGF-Inhibitors (Bevacizumab, Avastin®) in das Auge, bei Netzhautablösung ggf. Glaskörperentfernung (Vitrektomie) und Wiederanlage der Netzhaut.

Kompl: verminderter Visus bis Erblindung bei vollständiger Netzhautablösung (ca. 5 % d.F.), Kurzsichtigkeit, Schielen u. Amblyopie, Makulaektopie, Pseudostrabismus, Glaukom, spätere Netzhautablösungen (typisch in der Pubertät) ⇨ regelmäßige Kontrollen

* Hypoxische Myokardschädigung
* Persistierender Ductus arteriosus BOTALLI ⇨ Links-rechts-Shunt mit pulmonaler Hypertension und Lungenstauung (Ther: Ibuprofen i.v)
* Arterielle Hypotonie ⇨ Nierenversagen
* Icterus prolongatus (>2 Wo.) = Hyperbilirubinämie durch die längere Unreife der Leber (verminderte UDP-Glukuronyltransferase) als bei reifgeborenen Kindern
* Nekrotisierende Enterokolitis (durch intestinale Ischämie besondere Vulnerabilität der Darmschleimhaut für Infektionen) ⇨ Durchwanderungsperitonitis, Darmperforation mögl.
* Leistenhernie
* Temperaturregulationsstörung (Hypothermie), Trinkstörungen, erhöhtes allgemeines Infektionsrisiko
* Häufige Blutabnahmen können bei frühen Frühgeborenen zum Volumenmangel, Anämie und arterieller Hypotonie führen.
* Erhöhtes Risiko für den plötzlichen Kindstod (engl. sudden infant death syndrome, SIDS) im 1. Lj.

Proph:
- ♥ Nikotinverzicht, Vermeidung von Stress u. körperlicher Belastung
- ♥ Bei wiederholten (habituellen od. febrilen) Aborten/Frühgeburten engmaschige Kontrolle der Zervixlänge, bei Verkürzung <25 mm prophylaktischer Zervixpessar (Silikonring) oder Cerclage des Muttermundes in der 14. SW, vaginale Progesterongabe und ggf. intermittierende Antibiotikagabe
- ♥ 2-mal wöchentliche vaginale pH-Selbstmessung während der Schwangerschaft zw. 12. u. 32. SSW mit einem Indikatorhandschuh (Selfcare®). Bei pH >4,4 wird eine Kontrolle beim Gynäkologen durchgeführt und ggf. eine Behandlung eingeleitet (Lactobacillus-Instillation [Vagiflor® Vaginalzäpfchen] u. Vit.-C-Gabe [Vagi-C® Vaginaltabletten], bei bereits manifester Infektion konsequente und frühzeitige Behandlung, Clindamycin-Creme [Sobelin®]). Ein Nutzen ist aber nicht bewiesen.

DD:
- Fehlgeburt: totgeborenes Kind mit Geburtsgewicht <500 g, ein totgeborenes Kind mit Geburtsgewicht >500 g gilt gem. Personenstandsgesetz in Deutschland als Frühgeburt
- Mangelgeburt: <10. Perzentile der Gewichtskurve, z.B. 2.400 g bei Geburt in der 38. SSW

FRUCHTWASSEREMBOLIE

Syn: Amnioninfusionssyndrom, engl. amniotic fluid embolism/syndrome, ICD-10: O88.1

Def: Übergang von Fruchtwasser in die **Blutbahn der Mutter** während od. kurz nach der Geburt über eröffnete uterine Venen im Bereich der Plazentahaftstelle, des Plazentarandes, des Myometriums oder der Zervix.

Ät:
- Eröffnung des mütterlichen Gefäßsystems bei geburtshilflicher Op: Schnittentbindung (Sektio), intrauteriner Eingriff

- Vorzeitige Plazentalösung, Placenta praevia, unvollständige Plazentalösung
- Hoher Scheiden- od. Zervixriss
- Tetanus uteri, Uterusruptur
- Iatrogen: verstärkte Wehentätigkeit bei Oxytocinüberdosierung, zu starker KRISTELLER-Handgriff

Path: Fruchtwasser enthält abgeschilferte Wollhaare, Epidermisschüppchen, Talgdrüsenreste, Vernix caseosa [„Käseschmiere"], Mekonium des Fetus sowie gerinnungsaktivierendes Thromboplastin ⇨ bei Übergang in den Kreislauf der Mutter Aktivierung **intravasaler Gerinnung**, Vasokonstriktion, anaphylaktische Reaktion, Verlegung der Lungenkapillaren

Epid: ◊ Insb. bei Multipara >30. Lj.
◊ Häufigkeit: selten, Inzidenz von 1-15/100.000 Geburten

Klin: ⇒ Während der Entbindung akut einsetzende **Dyspnoe**, Zyanose
⇒ Übelkeit, Erbrechen, Angstgefühl
⇒ Arterielle Hypotonie ⇨ im weiteren Verlauf innerhalb von wenigen Minuten bis einige Stunden **Schocksymptomatik**, Blutgerinnungsstörungen durch Afibrinogenämie mit erhöhter fibrinolytischer Aktivität, Thrombozytenzahlerniedrigung bis hin zur **Verbrauchskoagulopathie** (multiple Schleimhaut- und gastrointestinale Blutungen, petechiale oder großflächige Hautblutungen), **Multiorganversagen**
⇒ Krampfanfälle

Diag: 1. Anamnese und gynäkologische Untersuchung: akute Dyspnoe u. Schocksymptomatik
2. Labor: Gerinnungsüberwachung

Ther:
- Intensivmedizinische Überwachung, Sauerstoffgabe (ggf. Beatmung), Volumensubstitution, ggf. kreislaufunterstützende Maßnahmen (Dopamin, Herzglykoside) u. Glukokortikoide (1.000 mg Prednisolon, Solu-Decortin®H)
- Bei beginnender Verbrauchskoagulopathie: Heparin i.v. (5.000-10.000 I.E./Tag, Ziel: PTT 2fache der Norm), Substitution von AT III (3.000-5.000 I.E./Tag) und Gerinnungsfaktoren (FFP und Thrombozytenkonzentrate), Volumengabe.
- Ggf. extrakorporale Membranoxygenierung, wenn trotz Beatmung keine ausreichende Oxygenierung gelingt.

Prog: Sehr ernstes Krankheitsbild, mütterliche Letalität bis 50 %, bei Überleben in 85 % d.F. bleibende neurologische Defizite

Kompl: * Aktivierung intravasaler Gerinnung, reaktive Hyperfibrinolyse ⇨ **Verbrauchskoagulopathie**, anaphylaktische Reaktion, Schock, bleibende neurologische Defizite
* Nierenrindennekrosen, Nierenversagen, Anurie
* Vasokonstriktion der Lungengefäße ⇨ akute pulmonale Hypertonie, Herz-Kreislauf-Versagen

DD:
- **Lungenembolie** (Thromboembolie aus der unteren Körperhälfte) während der Entbindung/Schwangerschaft od. im Wochenbett (puerperal)
- Luftembolie od. Fettembolie bei der Entbindung
- Akutes Herzversagen aufgrund anderer Ursachen, Pneumothorax

PUERPERIUM (WOCHENBETT)

Def: Das Puerperium (Syn: Wochenbett, Kindbett, Wöchnerin) ist der Zeitraum von der Entbindung bis zur Rückbildung (**Involution**) der Schwangerschaftsveränderungen der Mutter und dauert **6 Wo.** (als Frühwochenbett werden die ersten 7 Tage p.p. definiert).

Physiologische Anpassungen des mütterlichen Organismus im Wochenbett

- Hormonelle Umstellung: Starker Abfall von HCG, Östrogenen und Progesteron, **Anstieg des Prolaktin** (wird nicht gestillt fällt das Prolaktin innerhalb von 4 Wo. auf den Ausgangswert ab), Normalisierung von T_3, T_4 u. TBG sowie von Cortisol u. Aldosteron.
- Uterus: Rückbildung der Gebärmutter durch Uteruskontraktionen und Abbau von Myometrium und Regeneration des Endometriums (s.u. Kap. Subinvolutio uteri).

  Menstruationszyklus: Bei nicht stillender Wöchnerin kommt es zur ersten Menstruation 6-10 Wo. p.p. (große Streuung). Der 1. Zyklus ist dabei meist noch anovulatorisch.

  Wird gestillt, so kommt es zum 1. Zyklus meist gegen Ende der Stillzeit um die 30. Woche p.p. Durch neg. Rückkoppelung durch das Prolaktin auf Hypothalamus und Hypophyse bleibt die Ovulation u. Menstruation i.d.R. während des Stillens aus (physiologische Laktationsamenorrhoe, Stillamenorrhoe) und es kommt zu keiner Schwangerschaft in dieser Zeit (dies ist aber kein sicherer Konzeptionsschutz).

  Zervix: Weitgehender Verschluss des inneren Muttermundes innerhalb von 8 Tagen.
- Mammae: Bei Stillbereitschaft der Mutter beginnt die **Stillzeit** des Neugeborenen noch im Kreißsaal mit dem Anlegen kurz nach der Geburt (s.u. Kap. Stillen).
- Gewichtsabnahme: Vor allem in den ersten Tagen nach der Geburt durch Ausscheidung der schwangerschaftsbedingten Flüssigkeitseinlagerung (im Frühwochenbett 2 l Urin/Tag).
- Blut: Leukozytose (15-20.000/µl) mit Linksverschiebung für 1-2 Wo. (durch die Wundheilungsvorgänge), der erniedrigte Hb normalisiert sich in dieser Zeit ebenfalls. Erhöhte Koagulabilität durch vermehrte Wasserausscheidung, erhöhte Thrombozytenzahl und -aggregation ⇨ stark erhöhtes Risiko für **Thrombosen** (Becken-/Beinvenen) u. **Thromboembolien** (Lungenembolie)!
- Beckenboden: Verfestigung der Muskulatur und des Bandapparates ⇨ Schließfunktion normalisiert sich wieder.
- Bauchmuskulatur: Strafft sich wieder, eine Rektusdiastase bildet sich über Wochen zurück, kann bei Multipara aber auch verbleiben.
- Haut: Während der Schwangerschaft entstandene Hyperpigmentierungen bilden sich während des Wochenbettes langsam zurück.
- Psyche: Eine leichte depressive Verstimmung (z.B. mit plötzlichen Tränenausbrüchen, Niedergeschlagenheit, Erschöpfung, Konzentrationsschwäche), sog. „**Heultag**" (od. „Wochenbett Blues", „Baby Blues", Syndrom des 3. Tages, engl. maternity blues) am 2.-5. Tag im Wochenbett ist häufig (25-50 % aller Wöchnerinnen) und ist vermutlich bedingt durch den Abfall der Sexualhormone und Anstieg des Enzyms MAO-A. Die Symptome sistieren einige Tage später von alleine.

PUERPERALE STÖRUNGEN

Etlg: # **Plazentaretention** (Plazentarest) ⇨ Blutungen, Plazentapolyp
Uterusrückbildungsstörung (s.u. Kap. Subinvolutio uteri)
Lochialstauung (Syn: Lochiometra, ICD-10: O90.8)
Laktationsstörungen (s.u.), **Mastitis puerperalis** (s. auch Kap. Mastitis, ICD-10: O91.2)

Aszendierende Infektion (**Endometritis puerperalis**) ⇨ **Puerperalfieber** (Syn: Wochenbettfieber, Kindbettfieber, engl. childbed fever, ICD-10: O85)

Wochenbettpsychose (Syn: postpartale Psychose, ICD-10: F53.9), Epid: 1/1.000 Geburten, meist affektive Psychosen (Depression, manisch-depressive Episoden)

Ät: – Vaginale Blutung im Wochenbett: im Uterus verbliebener Plazentarest (Plazentapolyp = falscher Polyp durch Plazentareste, die durch Ummantelung mit vielen Schichten geronnenen Blutes polypös aussehen), nicht erkannte Geburtsverletzung (z.B. Zervixriss, Uterusruptur), Endometritis, Gerinnungsstörungen od. funktionell (= durch glandulär-zystische Hyperplasie des Endometriums)

– Lochialstauung: Blutkoagel und/oder Eihautreste im Zervikalkanal. Nach Sectio caesarea, wegen fehlender ausreichender Muttermundöffnung durch den operativen Geburtsmodus (daher wird bei einer Sektio heute die Zervix oft noch dilatiert)

– Mastitis puerperalis: im Wochenbett oder beim Stillen begünstigt durch Milchstau, Rhagaden der Mamille/Areola, ungenügende Stillhygiene ⇨ Entzündung der Brustwarze (= Thelitis), dann ins Parenchym über die Lymphbahnen ausbreitend, meist Staph. aureus

– Puerperalfieber: begrenzte aszendierende Infektion (Endometritis puerperalis) durch den offenen Zervikalkanal ⇨ von der infizierten Wunde (meist die Plazentahaftfläche) ausgehend als Kompl. *hämatogene* **Puerperalsepsis** mögl., die Lochien sind als infektiös anzusehen

Epid: ◊ Mastitis puerperalis: entwickelt sich in ca. 1 % der Schwangerschaften und ist eine der häufigsten Komplikation des Wochenbettes, meist 1-2 Wo. nach der Geburt

◊ Puerperalfieber: Letalität insg. 2-3/100.000 Geburten durch Puerperalsepsis

◊ Wochenbettpsychosen treten meist 1-4 Wo. p.p. auf (im Gegensatz zur depressiven Verstimmung, dem sog. „Heultag", der am 2.-4. Tag häufig ist)

Klin: ⇒ Hautveränderungen: haben sich ab der 2. Schwangerschaftshälfte roten Striae gravidarum gebildet, so verbleiben diese meist und werden zu weißen Narbenstreifen

verstärkter Haarausfall im Wochenbett und auch noch Monate danach mögl.

⇒ Lochialstauung: geringer od. kein Abgang mehr von Lochien (typisch 4-7 Tage p.p.), fötide riechende Lochien, druckschmerzhafter Uterus, erhöhter Fundusstand, Fieber und Kopfschmerzen

⇒ Mastitis puerperalis: Schmerz, Schwellung, Rötung, Überwärmung der Brust, schmerzhafter Stillvorgang, Fieber, Schüttelfrost, frühzeitige axilläre Lk-Schwellung, später bei Gewebeeinschmelzung (= mastitischer Abszess) auch tastbare Fluktuation, evtl. gelblich-eitrige Mamillensekretion

⇒ Puerperalfieber: bei begrenzter Infektion geringes, bei Ausbreitung der Infektion hohes remittierendes Fieber, Schüttelfrost, Tachykardie, Tachypnoe, Anämie, Leukozytose mit Linksverschiebung, druckschmerzhafter Uterus, stark beeinträchtigtes Allgemeinbefinden, Unruhe

⇒ Wochenbettpsychose: starke (endogene) Depression, Antriebslosigkeit, Interessenslosigkeit, Schlafstörungen (häufiges Erwachen bereits vor dem Kind), Appetitstörung aber auch Verwirrtheit, Desorientiertheit und Unruhe mögl., evtl. auch Suizidgedanken

Diag: 1. Anamnese und gynäkologische Untersuchung, regelmäßige Temperaturkontrolle und Kontrolle der Ausfuhr in den ersten 2-3 Tagen

2. Labor: Differentialblutbild, BSG, CRP, Gerinnung, bei V.a. Puerperalsepsis Blutkultur (vor Beginn der Antibiotikatherapie abnehmen + Abstrich aus der Zervix/Cavum uteri) ⇨ Erreger- und Resistenzbestimmung

3. Sonographie: Größe des Uterus, Plazentareste, Lochialsekret intrauterin?

Ther: • Allgemein: Wochenbettgymnastik (sog. **Rückbildungsgymnastik** zur Stärkung des Beckenbodens und Prophylaxe eines Descensus der Genitalorgane) für mindestens 6 Wo., regelmäßige Blasen- und Darmentleerung

Beratung: Mastitissymptome erklären, Stilltechnik erklären

Hygiene: Duschen sofort erlaubt, keine Vollbäder und kein Geschlechtsverkehr für 4-6 Wo. (bis zum Ende des Lochialflusses)

Thromboseprophylaxe: **frühzeitige Mobilisation**, Kompressionsstrümpfe

Hilfeleistungen durch die Hebamme werden in Deutschland bis 10 Tage p.p. von der Krankenkasse übernommen.

- Plazentareste: vorsichtige Kürettage unter sonographischer Kontrolle, Antibiose
- Lochialstauung: Eisblase, Wehen induzieren durch Massage des Uterusfundus, Kontraktionsmittel Oxytocin (Syntocinon®) od. Oxytocin + Methylergometrin (Syntometrin®), Spasmolytikum bei verengtem Zervikalkanal (Butylscopolamin, Buscopan®), evtl. Dilatation des Muttermundes
- Mastitis puerperalis: Kühlung und Ruhigstellung der betroffenen Brust (Abpumpen der Milch, Hochbinden der betroffenen Brust), mit der nicht betroffenen Brust weiterstillen oder abstillen (s.u.)

  Med: Antiphlogistika (z.B. Ibuprofen), **Antibiose**: mit einem penicillinasefesten Penicillin, z.B. Flucloxacillin (Staphylex®) od. Erythromycin

  Im Spätstadium (Abszessbildung): Abszessspaltung durch radiäre Inzision (Schonung der Milchgänge), Spülung/Instillation mit antibiotischer Lösung, Drainage der Abszesshöhle
- Endometritis puerperalis: Ampicillin + Kontraktionsmittel (Oxytocin u. Methylergometrin [Syntometrin®]), bei schwerem Verlauf mit Cephalosporin (Cefuroxim, Elobact®) + Metronidazol (Clont®) + Aminoglykosidantibiotikum (Gentamicin, Refobacin®) i.v., bzw. nach Erreger- und Resistenzbestimmung gezielt (bei Metronidazol-Gabe nicht stillen und die Milch vorübergehend abpumpen, damit anschließend wieder gestillt werden kann)

  Bei beginnender Puerperalsepsis zusätzlich **Intensivüberwachung** und -therapie (Schockbehandlung, Transfusionen, Gerinnungssubstitution, Ein- und Ausfuhrkontrolle, Hämodialyse bei Nierenversagen). Bei Therapieresistenz evtl. auch Hysterektomie zur Elimination des Sepsisherdes erforderlich.
- Bei depressiver Verstimmung stützende Psychotherapie, stationäres Rooming-in mit dem Kind

  Wochenbettdepression: bei ausgeprägten Symptomen **Antidepressiva**, z.B. mit Imipramin (Tofranil®) od. Amitriptylin (Saroten®), bei NW der tricyclischen Antidepressiva auch Fluvoxamin (Fevarin®) od. Paroxetin (Seroxat®) mögl., Stillen ist mögl. (kann je nach Ausprägung der Psychose aber auch unmöglich sein)
- Selbsthilfegruppen: Schatten & Licht - Krise nach der Geburt e.V., Obere Weinbergstr. 3, 86465 Welden, Tel.: 08293 9658-64, Fax: -68, Internet: www.schatten-und-licht.de

Kompl:
* **Harnentleerungsstörungen** (Ischuria puerperalis, bis 10 % der Wöchnerinnen) ⇨ Ther: steriler Einmalkatheterismus, evtl. kann vorübergehend auch einmal ein Dauerkatheter erforderlich sein, sistiert meist nach wenigen Tagen
* Harnweginfektionen, Zystitis durch Keimaszension, Pyelonephritis
* Plazentaretention (unvollständige Plazentalösung, Plazentapolyp) ⇨ postpartale Blutungen (auch nach symptomfreiem Intervall), aszendierende Infektion
* Lochialstauung ⇨ Endometritis puerperalis
* Endometritis puerperalis ⇨ Ausbreitung der Infektion: Endomyometritis, Salpingitis, Adnexitis, Ovarialvenenthrombophlebitis, Parametritis, parametrane Abszesse, Pelveoperitonitis mit Darmatonie und akutem Abdomen, **Puerperalsepsis** mit sekundären Absiedlungen (Lungen-, Nieren-, Milzabszesse, Endokarditis, Arthritis) bis zum Herz-Kreislaufversagen und Tod im septischen Schock (Endotoxinschock)!
* Mastitis puerperalis: Einschmelzung und Abszessbildung, Nekrotisierung von Drüsengewebe, chronische Mastitis mit Fistelbildung
* Wochenbettpsychose: Stillprobleme, Gefühllosigkeit gegenüber dem Kind, erhöhte Suizidalität, vollendeter Suizid
* Erhöhte **Thromboseneigung** (ca. 10-20faches Risiko im Puerperium), tiefe Bein- und Beckenvenenthrombose ⇨ Gefahr der **Lungenembolie** (häufigste Todesursache für schwangeren Frauen in den westlichen Ländern). Bei Frauen mit einem bekannten hereditären Thromboserisiko (z.B. Protein-S-, -C-, Antithrombinmangel, Faktor-V-LEIDEN-Mutation) Thromboseprophylaxe p.p. für 6-8 Wo. mit niedermolekularem Heparin (gewichtsadaptiert, z.B. Enoxaparin, Clexane® od. Dalteparin, Fragmin®) durchführen.
* Vermehrte Varizenbildung und oberflächliche Thrombophlebitis

* Post-partum-Thyreoiditis (Autoimmunthyreoiditis, meist im ersten Jahr p.p.) mit vorübergehender Hyperthyreose und spontaner Remission od. 1/3 d.F. anschließende Hypothyreose (dann Schilddrüsenhormonsubstitution erforderlich)
* Postpartale Kardiomyopathie: kann bis 6 Mon. nach der Geburt auftreten. Klin: Symptome einer Herzinsuffizienz (in schweren Fällen bis zur Notwendigkeit einer Herztransplantation), Ther: nicht stillen, Bromocriptin, ACE-Hemmer, Betablocker, Diuretika, Aldosteron-Antagonisten, Letalität: bis zu 10 %. Patientinnen mit dieser schweren Komplikation sollte keine weitere Schwangerschaft empfohlen werden.

Op: * Infektion, Nahtinsuffizienz od. Wunddehiszenz der Episiotomiewunde, Vulva- od. Scheidenhämatom

Proph: ♥ Mastitis puerperalis: Hygiene beim Stillen beachten, richtige Stilltechnik, ggf. Stillhütchen zur Schonung der Mamillen benutzen

STILLEN / LAKTATIONSSTÖRUNGEN

Syn: Stillzeit, Laktationsperiode, engl. lactation period

Verminderte Laktation, Abstillen (primäres Abstillen = Stillen wurde nie begonnen od. sekundäres = Abstillen nach einer Stillperiode), ICD-10: O92.5

Anatomie: Während der Schwangerschaft erfolgt das Wachstum und die Ausreifung des Brustdrüsengewebes (Laktogenese) durch die Plazentahormone und Prolaktin.

Durch den abrupten Abfall der Plazentahormone (Östrogen u. Progesteron) + Anstieg des Prolaktins (zusammen mit Cortisol) erfolgt der **Milcheinschuss** (Galaktogenese). Die ersten 2-4 Tage post partum wird die Vormilch = **Kolostrum** gebildet (enthält mehr Eiweiß und Antikörper). Danach bildet sich für ca. 2 Wo. eine Übergangsmilch mit erhöhtem Fettgehalt, dann wird “reife“ Frauenmilch sezerniert. Der Energiegehalt beträgt dann ca. 65-70 kcal/100 ml.

Durch **Prolaktin** (kontinuierliche Sekretion mit Tag-Nacht-Rhythmus aus der Adenohypophyse = Hypophysenvorderlappen) wird die Milchsekretion (Galaktopoese) aufrechterhalten. Durch **Oxytocin** (Sekretion aus der Neurohypophyse, produziert in Hypothalamuskerngebieten) wird vor allem auf taktilen Reiz an der Mamille die Entleerung der Milch (Galaktokinese) durch Kontraktion der Myoepithelzellen der Ausführungsgänge stimuliert (gleichzeitig kommt es auch zu einer Stimulation des Uterusmyometriums ⇨ fördert die Uterusrückbildung)

Durch neg. Rückkoppelung von Prolaktin auf Hypothalamus und Hypophyse bleibt die Ovulation u. Menstruation während des Stillens aus (physiologische Laktationsamenorrhoe, **Stillamenorrhoe**) und es kommt i.d.R. zu keiner Schwangerschaft in dieser Zeit (dies ist aber kein sicherer Konzeptionsschutz). Der erste Zyklus tritt meist gegen Ende der Stillzeit um die 30. Woche p.p. auf.

Wird nicht gestillt, so kommt es zur ersten Menstruation 6-10 Wo. p.p. Bei Blutungen vor der 8. Wo. p.p. handelt es sich beim 1. Zyklus meist noch um eine anovulatorische Blutung.

Muttermilch ist industriell hergestellter Ernährung (Flaschennahrung) **vorzuziehen**, Vorteile:

- **Ideale Nährstoffzusammensetzung**, bessere Verdaubarkeit, bessere Resorption von Vitaminen und Spurenelementen
- Enthält **Immunglobuline** (IgA), unspezifische Abwehrstoffe (Lysozym, Laktoferrin, Komplement) und zelluläre Abwehrbestandteile (Granulozyten, Makrophagen, Lymphozyten)
- Protektiver Effekt auf die Entwicklung atopischer Erkrankungen (statistisch **geringere Allergierate**, wie atopische Dermatitis, Heuschnupfen, Asthma bronchiale, Sensibilisierung auf Fremdeiweiße) und Verminderung des Risikos für spätere Fettleibigkeit
- Relativ keimarm
- Enthält epidermale Wachstumsfaktoren ⇨ Anregung des Epithelzellenwachstums des Darms

Nachteile: Vater kann nicht stillen (aber Abpumpen der Brustmilch mögl. ⇨ dann kann der Vater, z.B. nachts zur Entlastung der Mutter, ein Fläschchen geben, s.u.), etwas höheres Bilirubin in den ersten Lebenstagen, Übergang von Umweltchemikalien (lipophile Substanzen wie PCB, Dioxine od. Pestizide werden im Fettgewebe der Mutter teilweise über Jahre gespeichert) in die Muttermilch (dies wiegt aber keinesfalls die Vorteile der Muttermilch auf und die Substanzen haben sich in den vergangenen 15 J. auch deutlich verringert).

Ät: Ursachen für Laktationsstörungen od. Stillhindernisse:

- **Fehlbildungen** der Mamille (Hohl-, Spalt-, Flachwarzen, Athelie) oder der Mammae (Mikromastie, Amastie)
- **Mastitis puerperalis** (s.o.), mastitischer Abszess, ungenügende Hygiene
- Hypo- oder Agalaktie
- SHEEHAN-Syndrom (= postpartale Hypophysenvorderlappen-Insuffizienz) ⇨ Agalaktie
- Verspäteter Milcheinschuss
- Psychisch: Unsicherheit, fehlende Bereitschaft zum Stillen, Wochenbettpsychose
- Allgemein: konsumierender Prozess bei der Mutter (Karzinom), mit der Muttermilch übertragbare Infektionen (HIV, Hepatitis B, Zytomegalie, Tuberkulose)
- **Medikamenteneinnahme** (die eine Kontraindikation für das Stillen darstellen) der Mutter
- Kindliche Ursachen (⇨ dann aber immer noch Abpumpen der Milch mögl., s.u.): Frühgeburtlichkeit, Fehlbildung im Hals-, Nasen- od. Rachenraum (Lippen-Kiefer-Gaumenspalte, Hasenscharte, Choanalatresie, Ösophagusatresie), Geburtstrauma, Infektionen

Epid: ◊ Die Stillfähigkeit der Mutter ist in 90 % d.F. gegeben

◊ Kontraindikationen: absolute sind gegen das Stillen nur selten gegeben (konsumierender Prozess bei der Mutter, notwendige Chemotherapie nach der Schwangerschaft, HIV-Infektion sowie einige Medikamente, **Drogen** od. Alkoholabusus usw., s.u. Kap. Medikamente. Beim Kind eine Phenylketonurie, s. Pädiatrie-Buch).

Die häufigste relative mütterliche "Kontraindikation" ist bei uns leider der **Nikotinabusus** (Cave: 3fach höhere Nikotinkonzentration in der Muttermilch gegenüber dem mütterlichen Serum!). Der Mutter sollte das Stillen empfohlen werden mit Aufgabe des Nikotinkonsums od. zumindest bei einer Reduktion auf 5 Zig./Tag.

Klin: ⇒ Überwärmung der Mammae, schmerzhafte Spannung beim Milcheinschuss post partum, ggf. auch Fieber bis 38° C für 1-2 Tage

⇒ Schmerzhafte, gerötete Mamille während der Stillzeit (mechanische Reizung)

⇒ Beim Stillen kann es zu Unterleibsschmerzen (Oxytocin-Wirkung am Myometrium, "Reizwehen") kommen

⇒ Kind: nach der Geburt nimmt das Neugeborene bis 10 % des Gewichtes ab, dann nimmt es dies aber in den ersten 2 Lebenswochen wieder zu

Ther: • Allgemein: möchte die Mutter stillen, so sollte sie das Neugeborene noch im Kreißsaal **kurz nach der Geburt bereits anlegen**. Hygiene beachten: Brustwarzen nach dem Stillen an der Luft trocknen lassen, Stilleinlagen wechseln. Insb. in den ersten Lebenstagen ist viel Geduld erforderlich, bis der Säugling mit dem Mund den ganzen Warzenhof erfasst und kräftig saugt. Bei jedem Stillvorgang beide Brüste geben, nicht länger als 10 Min. pro Seite anlegen (zur Schonung der Brustwarzen).

Zeitlicher Ablauf des Stillens: bei Wunsch des Kindes = *feeding on demand* und eine Spätmahlzeit um ca. 22 Uhr. Gewichtskontrolle des Neugeborenen in den ersten Wochen täglich, später einmal pro Woche.

Ernährung der Mutter: ca. 500 kcal/Tag zusätzlich zum Grundumsatz für das Stillen hinzurechnen (keine Diät während dieser Zeit durchführen), ca. 1,5 g Kalzium/Tag, ggf. 200 µg Iod/Tag (1 Tbl. Jodid®200) supplementieren, ggf. Eisensubstitution bei Hb <12 g/dl

Stilldauer: **alleiniges Stillen** wird von der Nationalen Stillkommission für **4-6 Monate** empfohlen, danach wird der Säugling nur noch teilweise weitergestillt und Beikost zugefüttert (s.u. Kap. Ernährung). Gegen Ende des ersten Lebensjahres erfolgt das Abstillen dann meist von alleine.

- Bei Fehlbildungen der Mamille: **Saughütchen** od. falls dies nicht zum Erfolg führt, kann auch die Milch aus den Brüsten **abgepumpt** und dann mit einem Fläschchen geben werden. Strikte Hygiene beachten (Aufbewahren bei 4 °C, alle Geräte/Fläschchen nach jedem Gebrauch auskochen/sterilisieren)
- Verspäteter Milcheinschuss: häufiges Anlegen (regt die Prolaktinsekretion an), viel Flüssigkeit trinken, ggf. Oxytocin (Syntocinon® Nasenspray)
- Bei offener Tuberkulose Trennung von Mutter und Kind nach der Geburt und Stillverbot
- Stillhindernis durch kindliche Ursache: Abpumpen der Milch und Verabreichung über eine Magensonde, bei Fehlbildungen ggf. frühzeitige operative Korrektur
- Kontrazeption ist mit Gestagen-Monopräparate (sog. „Minipillen“, z.B. 30 µg Levonorgestrel, Microlut®) ab etwa 6-8 Wo. postpartal mögl. (diese beeinträchtigen die Milchproduktion kaum) od. Barrieremethode verwenden (Stillen alleine ist kein sicherer Konzeptionsschutz).
- <u>Abstillen:</u>
  - Am Ende der Stillzeit konservativ: das Kind zunehmend seltener anlegen, Flüssigkeitsrestriktion, Brüste kühlen, straffer BH od. Brüste hochbinden
  - Med: soll primär abgestillt werden, dann **Dopaminagonist** Cabergolin einmalig 1 mg innerhalb von 24 Std. nach der Geburt (= 2 Tbl. Dostinex®) od. Bromocriptin (Pravidel® 2 x 2,5 od. besser 4 x 1,25 mg/Tag wegen NW: Kreislaufdysregulation) für 14 Tage
- Selbsthilfegruppen: Arbeitsgemeinschaft freier Stillgruppen e.V., Wallfriedsweg 12, 45479 Mülheim an der Ruhr, Hotline-Tel.: 0228 92959999, Internet: www.afs-stillen.de
- Broschüren mit Stilltipps gibt es in verschiedenen Sprachen bei der Nationalen Stillkommission, Fax: 030 84123715, E-Mail: stillkommission@bfr.bunde.de

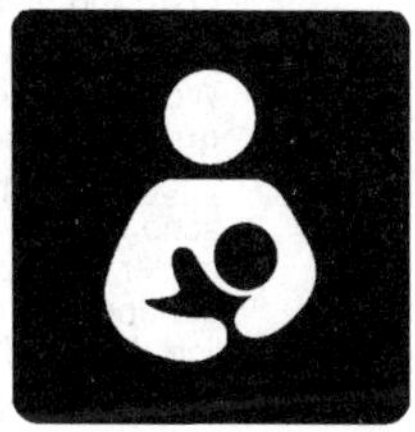

<u>**Prog:**</u> Stillen ist die ideale Ernährung des Neugeborenen/Säuglings, Muttermilch ist jederzeit "verfügbar" und das Stillen verbessert die psychische Bindung von Kind und Mutter.

<u>**Kompl:**</u>
* Rhagaden der Mamille durch die mechanische Reizung beim Stillen
* Verstärkter Milcheinschuss (Ther: weniger trinken, warme Umschläge, ggf. für 1-2 Tg. niedrigdosiert Prolaktinhemmer Bromocriptin geben)
* Galaktorrhoe der kontralateralen Mamma während des Stillens (lässt sich nicht behandeln, häufig Stilleinlagen wechseln)
* Thelitis (= Entzündung der Brustwarze), Mastitis puerperalis, Brustdrüsenabszess
* CHIARI-FROMMEL-Syndrom nach Gravidität: postpartal persistierende Laktation (nach dem „Abstillen“ noch über Monate bis Jahre) ⇨ Uterusatrophie (sog. Laktationsatrophie) u. sekundäre Amenorrhoe bei unterdrückter Ovarialfunktion (Prolaktin ↑, FSH ↓, Östrogen u. Gestagen ↓) durch Regulationsstörung im Zwischenhirn-Hypophysen-System, Ther: Dopaminagonist Cabergolin (Dostinex®) od. Bromocriptin (Pravidel®), DD: prolaktinproduzierender Hypophysentumor

<u>Kind:</u>
* gestillte Kinder haben eine höhere physiologische Hyperbilirubinämie = Icterus neonatorum durch die erhöhte Taurinkonzentration der Muttermilch, die nach Umbau zu Taurocholsäure die Bilirubinrückresorption aus dem Darm fördert. Diese bedarf jedoch meist noch keiner Ther., evtl. kurzzeitige Phototherapie (bei Bilirubin >15 mg/dl).
* Neugeborene/Säuglinge **HIV-infizierter Mütter** (Infektionsrisiko beim Stillen insb. >5. Lebensmonat) sollten in den Industriestaaten <u>nicht gestillt</u> werden. Ebenso bei aktiver Hepatitis B, Zytomegalie und Tuberkulose. Eine erhöhtes Infektionsrisiko für das Hepatitis-C-Virus beim Stillen ist hingegen bisher nicht beobachtet worden.

<u>**Proph:**</u> ♥ Positiver Nebeneffekt des Stillens über einen längeren Zeitraum ist die statistische Risikoreduktion für die Entwicklung eines Mammakarzinomes bei der Mutter

SUBINVOLUTIO UTERI

Syn: Uterusrückbildungsstörung im Wochenbett, engl. chronic subinvolution of uterus, ICD-10: O90.8

Anatomie: Nach der Geburt hat der Uterus ein Eigengewicht von 1.000-1.500 g und eine Länge von 16-18 cm.

Involutio uteri: die physiologische Rückbildung der Gebärmutter erfolgt über einen Zeitraum von insg. ca. **6 Wo.** nach der Geburt im Wochenbett. Das Stillen fördert durch vermehrte Oxytocin-bedingte **Uteruskontraktionen** ("Reizwehen") die Rückbiidung u. vermindert den Blutverlust im Bereich der Plazenta-Wundfläche. Die Wundfläche verkleinert sich durch die Kontraktionen um mehr als die Hälfte und beugt Infektionen vor.

Durch den Abbau von Myometrium entspricht der erreichbare Rückbildungszustand des Uterus dann meist den Verhältnissen vor der Schwangerschaft (ca. 7-10 cm lang und 50-100 g schwer). Nach 10-14 Tagen ist das Cavum uteri von einer regenerierten Endometriumschicht überzogen.

Der Fundusstand entwickelt sich post partum schnell zurück und erreicht um den 10. Tag p.p. bereits den Symphysenoberrand (s. Abb.).

Die seitlichen Einrisse der Cervix uteri heilen innerhalb einer Woche ab und es verbleibt der nach einer Geburt normale **quergespaltene** Muttermund.

Lochien (sog. Wochenfluss) entstehen durch die physiologische uterine Wundsekretion im Bereich des Plazentabettes: in der 1. Wo. p.p. blutig (Lochia rubra od. Lochia cruenta genannt), in der 2. Wo. bräunlich (Lochia fusca) dann gelblich (Lochia flava) und ab der 3. bis zur 6. Wo. bis zum Abschluss der uterinen Wundheilung weißlich (Lochia alba)

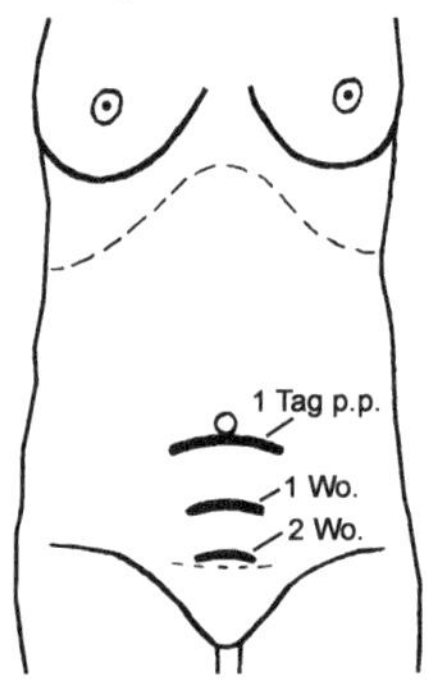

Uterusrückbildung

Ät:
- Überdehnung des Uterus: Mehrlingsschwangerschaft, Polyhydramnion
- Allgemeine Wehenschwäche
- Vielgebärende, Z.n. Sectio caesarea
- Nicht stillende Mutter (verminderte Uteruskontraktionen durch das fehlende Oxytocin)

Klin:
⇒ Lochienfluss ist vermindert bis zum Lochialverhalt
⇒ Aufgetriebenes Abdomen

Diag:
1. Anamnese und gynäkologische Untersuchung: **Palpation** des Fundusstandes (Hochstand?), Druckschmerzhaftigkeit des Uterus, Beurteilung der Lochien (Menge, Aussehen, Geruch), Spekulumeinstellung (Kontrolle des Zervixverschlusses)
2. Sonographie: Länge des Uterus, Reste im Uteruskavum?

Ther:
- Allgemein: auf regelmäßige Blasen- und Mastdarmentleerung achten, Eisblase
- Med: Kontraktionsmittel Oxytocin (Syntocinon®)

Kompl:
* Lochien sind durch die Scheidenbakterien sehr keimhaltig (meist aber nur apathogene Keime) ⇨ **aszendierende Uterusinfektion** mögl.

MEDIKAMENTE BEI SCHWANGERSCHAFT U. STILLZEIT

Anm: Die Auflistung stellt keinen Anspruch auf Vollständigkeit, die aufgeführten Präparate (®) sind lediglich gebräuchliche Beispiele für die vielen zugelassenen Handelspräparate.

Vor **jeglicher Medikation** während der Schwangerschaft oder in der Stillzeit ist die **Indikation sorgfältig zu prüfen** und insb. **andere Behandlungsmethoden** sind zu erwägen.

Die Beipackzettel der Hersteller sind zu beachten (dies ist insbesondere wichtig bei selten verwendeten Präparaten oder solchen, die neu auf den Markt gebracht worden sind). Es sollten Medikamente eingesetzt werden, die schon **seit vielen Jahren erprobt** sind.

Eine **Monotherapie** ist anzustreben. Die Dosis sollte so **niedrig** wie therapeutisch möglich eingestellt werden.

Das größte Risiko für schwerwiegende teratogene Schäden liegt zwischen dem 14. und 60. Tag post conceptionem (≅ 4.-11. SSW p.m.).

Bei seltenen Erkrankungen od. in Zweifelsfällen sollte die Medikamentenauswahl unter Mithilfe eines Beratungszentrums (s.u. Ther.) erfolgen. Weitergehende ausführliche Bewertungen gibt es in spezieller Literatur zu diesem Thema (s.u. Ther.).

Epid: Die **Spontanrate** von schweren Fehlbildungen liegt bei **2-3 %**. Dies ist bei der Beurteilung teratogener Effekte von Medikamente zu berücksichtigen (daher ist eine Bewertung der Risiken insb. bei kleinen Fallzahlen nicht immer einfach und zuverlässig).

Def:
- **1. Wahl:** Im allgemeinen **gut verträgliche** Medikamente während der Schwangerschaft und in der Stillzeit.
- **2. Wahl:** Medikament nur wählen, wenn andere Therapiemöglichkeiten ausgeschöpft sind oder versagt haben (bisher meist wissenschaftlich **unzureichende Erprobung**).
- **Einzel:** Eine Einzeldosis (bis max. 3 Tage) ist möglich.
- **toxisch:** Potentiell **toxisches Medikament** (und somit kontraindiziert), Anwendung nur in begründeten! (z.B. lebensbedrohliche Erkrankung der Mutter, die auf andere Medikamente nicht anspricht) Ausnahmefällen erlaubt, dann ggf. erweiterte pränatale Diagnostik auf mögliche Fehlbildungen erforderlich.
- **KI:** Absolut kontraindiziert wegen **embryotoxischer (teratogener) / fetotoxischer Wirkung** oder Unverträglichkeit in der Stillzeit. Bei versehentlicher oder unwissender Anwendung ggf. erweiterte pränatale Diagnostik auf mögliche Fehlbildungen durchführen.

Verschiedene andere Klassifikationen werden darüber hinaus benutzt, z.B. durch die FDA, FASS oder in der Roten Liste (mit Kürzeln für Schwangerschaft = Gr1-11 u. Stillzeit = La1-5), um das Risiko von Medikamenten in der Schwangerschaft/Stillzeit anzugeben. Eine ausführliche und formulierte Risikobewertung in den Fachinformationen zu den Medikamenten sollte jedoch **bei jeder Verordnung** hinzugezogen und diesen Verallgemeinerungen vorgezogen werden.

Arzneimittel	**Embryonalperiode**	**Fetalperiode**	**Stillzeit**	**Bemerkungen, Risiken**
Acarbose (Glucobay®)	KI	KI	KI	durch Insulin ersetzen
ACC (Acetylcystein)	1. Wahl	1. Wahl	1. Wahl	zur Mukolyse besser viel trinken u. inhalieren
ACE-Hemmer u. Angiotensin-II-Blocker (Sartane)	KI	KI	KI	Oligohydramnion, fetale Hypotension, Nierenfunktionsstörung bis zur dialysepflichtigen Anurie
Aciclovir (Acic®, Zovirax®)	2. Wahl	2. Wahl	2. Wahl	äußerliche Anwendung unproblematisch, systemisch nur bei vitaler Bedrohung
Allopurinol (Zyloric®)	2. Wahl	2. Wahl	2. Wahl	besser Probenecid verwenden
α-Methyldopa (Presinol®)	1. Wahl	1. Wahl	1. Wahl	Antihypertensivum der Wahl
Ambroxol (Mucosolvan®)	1. Wahl	1. Wahl	1. Wahl	zur Mukolyse besser viel trinken u. inhalieren
Aminoglykosid-Antibiotika	toxisch	toxisch	2. Wahl	Ototoxizität, nephrotoxisch

Arzneimittel	Embryonalperiode	Fetalperiode	Stillzeit	Bemerkungen, Risiken
Amitriptylin (Saroten®)	1. Wahl	1. Wahl	1. Wahl	toxisch in der Peripartalperiode (Entzugssymptomatik)
Amphotericin B (Ampho-Moronal®)	2. Wahl	2. Wahl	2. Wahl	äußerliche Anwendung unproblematisch, systemisch nur bei vitaler Bedrohung
Antazida	Mittel der Wahl sind einfache Antazida wie Magaldrat (Riopan®), Sucralfat (Ulcogant®)			
Antidepressiva, trizyklische (Imipramin, Amitriptylin)	1. Wahl	1. Wahl	1. Wahl	Monotherapie anstreben, Entzugssymptomatik beim Neugeborenen mögl.
Antidiabetika, orale	KI	KI	KI	durch Insulin ersetzen
ASS (Acetylsalicylsäure)	Einzel	toxisch	Einzel	Low dose unbeschränkt, ab 28. SSW vorzeitiger Verschluss des Duct.arteriosus mögl.!, Blutungsneigung (daher ab 37. SSW KI), Wehenhemmung
Astemizol (Hismanal®)	2. Wahl	2. Wahl	2. Wahl	besser Dimetinden benutzen
Atropin	Einzel	Einzel	Einzel	Herzfrequenzanstieg beim Feten
Barbiturate (Phenobarbital, Primidon)	toxisch	2. Wahl	toxisch	Atemdepression und Entzugserscheinungen, Gerinnungsstörungen (Einfluss auf den Vit.-K-Metabolismus)
Benzodiazepine (Diazepam, Oxazepam usw.)	2. Wahl	Einzel	toxisch	postpartale Atemdepression, Floppy-infanrt-Syndrom (Muskelhypotonie, Hypothermie, Trinkschwäche)
β-Blocker (z.B. Metoprolol)	2. Wahl	2. Wahl	2. Wahl	Verstärkung vorzeitiger Wehentätigkeit mögl., Minderperfusion der Plazenta ⇨ Wachstumsretardierung
β_2-Sympathomimetika als Dosieraerosol (Salbutamol)	1. Wahl	1. Wahl	1. Wahl	können im 2./3. Trimenon wehenhemmend sein
Benzylbenzoat (Antiscabiosum®)	1. Wahl	1. Wahl	1. Wahl	Mittel der Wahl gegen Scabies (wird äußerlich angewendet)
Budesonid (Pulmicort®)	1. Wahl	1. Wahl	1. Wahl	als inhalatives Kortikoid
Butylscopolamin (Buscopan®)	2. Wahl	2. Wahl	2. Wahl	Herzfrequenzanstieg mögl.
Carbamazepin (Tegretal®)	toxisch	2. Wahl	toxisch	Dysrhaphien (Spina bifida), Mikrozephalie, Endphalangenfehlbildungen, in der Stillzeit potentiell Lebertoxisch
Carbimazol	2. Wahl	2. Wahl	2. Wahl	evtl. Hypothyreose u. Struma beim Neugeborenen, Propylthiouracil als Thyreostatikum bevorzugen
Cephalosporine	1. Wahl	1. Wahl	1. Wahl	Präp. der ersten Generation, z.B. Cefaclor, Cefalexin
Chinin	2. Wahl	2. Wahl	2. Wahl	nur zur notwendigen Ther. einer Malaria tropica
Chloramphenicol (Paraxin®)	toxisch	toxisch	toxisch	Agranulozytose, Grey-Syndrom (graue Haut, Erbrechen, Trinkschwäche, Atemstörung, Kreislaufversagen)
Chloroquin (Resochin®)	1. Wahl	1. Wahl	1. Wahl	(bei Reisen in Malariaresistenzgebiete + Proguanil)
Chlorpromazin	2. Wahl	2. Wahl	2. Wahl	extrapyramidale Symptome nach Geburt mögl.
Cimetidin	2. Wahl	2. Wahl	2. Wahl	indiziert wenn einfache Antazida nicht ausreichen
Ciprofloxacin (Ciprobay®)	2. Wahl	KI	2. Wahl	Knorpel- u. Knochentoxizität
Clemastin (Tavegil®)	1. Wahl	1. Wahl	2. Wahl	besser Dimetinden, Loratadin od. Cetirizin als Antihistaminika benutzen
Clomethiazol (Distraneurin®)	2. Wahl	2. Wahl	2. Wahl	(unzureichende Erprobung)
Clonidin (Catapresan®)	2. Wahl	2. Wahl	2. Wahl	vorübergehende Hypertension beim Neugeborenen
Clotrimazol (Canifug®)	2. Wahl	1. Wahl	1. Wahl	Spontanabortrisiko im 1. Trimenon bei vaginaler Anwendung
Codein (Codipront®)	Einzel	Einzel	Einzel	bei längerer Einnahme Entzugserscheinungen und Atemdepression beim Neugeborenen
Colchicin	2. Wahl	2. Wahl	2. Wahl	bei Gichtanfall besser Ibuprofen verwenden
Cotrimoxazol (Cotrim®)	2. Wahl	2. Wahl	2. Wahl	wegen des Sulfonamidanteils 2. Wahl, Hyperbilirubinämie beim Neugeborenen
COX-2-Inhibitoren	KI	KI	KI	Nierenversagen
Cromoglicinsäure (Intal®)	1. Wahl	1. Wahl	1. Wahl	
Cyproteron (Diane®-35)	KI	KI	KI	Antiandrogen kontraindiziert
Dextrane (Macrodex®)	2. Wahl	2. Wahl	2. Wahl	nur einsetzen wenn Ringer-Lösung nicht ausreicht
Dextromethorphan (Silomat®)	1. Wahl	1. Wahl	Einzel	zur Hustenreizstillung
Diazepam (Valium®)	1. Wahl	Einzel	toxisch	postpartale Atemdepression, Floppy-infanrt-Syndrom (Muskelhypotonie, Hypothermie, Trinkschwäche)

Arzneimittel	Embryonalperiode	Fetalperiode	Stillzeit	Bemerkungen, Risiken
Diclofenac (Voltaren®)	1. Wahl	toxisch	Einzel	ab 28. SSW vorzeitiger Duct.arteriosus-Verschluss mögl.
Digoxin, Digitoxin	1. Wahl	1. Wahl	1. Wahl	
Dihydralazin (Nepresol®)	1. Wahl	1. Wahl	1. Wahl	Antihypertensivum der Wahl
Dihydroergotamin (DET®)	2. Wahl	2. Wahl	2. Wahl	nicht peripartal wegen mögl. Wehenauslösung
Diphenhydramin (Dolestan®, Emesan®)	2. Wahl	2. Wahl	Einzel	Antihistaminikum mit antiemetischer und stark sedierender Wirkung (daher eher als Sedativum genutzt)
Dimenhydrinat (Vomex A®)	2. Wahl	2. Wahl	Einzel	Wehenfördernd, fetale Hypoxie, als Antiemetikum besser Meclozin benutzen
Dimetinden (Fenistil®)	1. Wahl	1. Wahl	1. Wahl	Antihistaminikum (sedierend) der Wahl
Doxepin (Aponal®)	2. Wahl	2. Wahl	toxisch	Entzugssymptomatik beim Neugeborenen mögl., Atemdepression in der Stillzeit
Efavirenz (Sustiva™)	KI	KI	KI	Neuralrohrdefekte
Ergotamin	toxisch	toxisch	toxisch	Uteruskontraktion, Plazenta-Durchblutungsstörung bis Fruchttod, Verminderung d. Milchproduktion, Ergotismus (Zyanose, Gefäßspasmen, Paresen, Erbrechen)
Erythromycin (Erythrocin®)	1. Wahl	1. Wahl	1. Wahl	
Etilefrin (Effortil®)	2. Wahl	2. Wahl	2. Wahl	verminderte Uterusdurchblutung
Fentanyl	1. Wahl	1. Wahl	2. Wahl	peripartal ⇨ Atemdepression mögl.
Fibrate (Triglyzeridsenker)	2. Wahl	2. Wahl	2. Wahl	(unzureichende Erprobung)
Fluconazol (Fungata®)	toxisch	2. Wahl	2. Wahl	im Tierversuch embryotoxischer Effekt
Furosemid (Lasix®)	2. Wahl	2. Wahl	2. Wahl	Abnahme der Plazentadurchblutung, Oligohydramnion, Verminderung d. Milchproduktion, Hyperbilirubinämie
Gestagene	KI	KI	1. Wahl	Hypospadie, Herzfehlbildungen, Klitorishypertrophie
Glibenclamid (Euglucon®N)	KI	KI	KI	durch Insulin ersetzen
Gold (Tauredon®)	2. Wahl	2. Wahl	2. Wahl	Einlagerung in Leber u. Niere, neurotoxisch
Griseofulvin (Fulcin®)	2. Wahl	2. Wahl	2. Wahl	im Tierversuch teratogen und kanzerogen
Haloperidol (Haldol®)	2. Wahl	2. Wahl	2. Wahl	Unruhe, Sedierung, Trinkschwäche, evtl. extrapyramidale Symptome nach Geburt
Heparine	1. Wahl	1. Wahl	1. Wahl	Mittel der Wahl für eine Antikoagulation, niedermolekulare Heparine bevorzugen, z.B. Enoxaparin
Hydrochlorothiazid (Esidrix®, in Dytide®H)	2. Wahl	2. Wahl	2. Wahl	Abnahme der Plazentadurchblutung, Oligohydramnion, Thrombozytopenie, Verminderung der Milchproduktion, Hyperbilirubinämie, Hypokaliämie
Hydroxyethylstärke-Lsg. (HAES-steril®)	2. Wahl	2. Wahl	2. Wahl	nur einsetzen wenn Ringer-Lösung nicht ausreicht, Ablagerungen in der Plazenta
Ibuprofen (Imbun®, Nurofen®)	1. Wahl	toxisch	1. Wahl	ab 28. SSW vorzeitiger Verschluss des Duct.arteriosus mögl.!, daher nach 28.-30. SSW nicht mehr geben
Imipramin (Tofranil®)	1. Wahl	1. Wahl	1. Wahl	toxisch in der Peripartalperiode (Entzugssymptomatik)
Immunsuppressiva	KI	KI	KI	teratogene Wirkung wie Zytostatika (s.u.)
Impfungen	KI sind Lebendimpfstoffe gegen Röteln, Masern, Mumps, Varizellen, Gelbfieber und Japanische Enzephalitis. Totimpfstoffe und passive Immunisierungen mit Immunglobulinen können im Notfall (Exposition) immer gegeben werden.			
Indometacin (Amuno®)	1. Wahl	toxisch	Einzel	ab 28. SSW vorzeitiger Verschluss des Duct.arteriosus mögl.!, Blutungsneigung, nekrotisierende Enterokolitis, Nierenfunktionsstörungen, Krampfanfälle
Insulin (humanes)	1. Wahl	1. Wahl	1. Wahl	orale Antidiabetika durch Insulintherapie vor einer geplanten Schwangerschaft ersetzen
Itraconazol (Sempera®)	2. Wahl	2. Wahl	2. Wahl	im Tierversuch teratogen
Ketoconazol (Nizoral®)	toxisch	2. Wahl	2. Wahl	im Tierversuch embryotoxischer Effekt
Kontrazeptiva, hormonale	KI	KI	Gestagenmonopräparat („Minipille", Levonorgestrel, Microlut®) gegen Ende der Stillzeit (>6 Std. zwischen 2 Stillmahlzeiten) mögl.	
Kortikoide	2. Wahl	2. Wahl	2. Wahl	Wachstumsretardierung, NNR-Insuffizienz, Gaumenspalten; falls nötig, Prednisolon u. Prednison bevorzugen

Arzneimittel	Embryonalperiode	Fetalperiode	Stillzeit	Bemerkungen, Risiken
Kumarine (Marcumar®, Coumadin®)	KI	KI	2. Wahl	embryotoxisch!, Chondrodysplasie, Nasenhypoplasie, Augenentwicklungsstörung, Optikusatrophie, Mikrozephalus, Wachstumsretardierung, zerebrale Blutungen (insb. auch unter der Geburt), hohe Abortrate
Lithium (Quilonum®)	toxisch	toxisch	toxisch	Herzfehler, Frühgeburtlichkeit, Hypothyreose, Krampfanfälle, Diabetes insipidus, Floppy-infant-Syndrom
Lokalanästhetika	Mittel der Wahl: Bupivacain (Carbostesin®), in der Zahnmedizin Articain (Ultracain®), in der Stillzeit auch Lidocain (Xylocain®)			
L-Thyroxin (Euthyrox®)	1. Wahl	1. Wahl	1. Wahl	ab der Fetalperiode Dosis um 25 % erhöhen
Malariaprophylaxe	Generell sollte von einer Reise in Malaria-Endemiegebiete abgeraten werden. Mittel der Wahl zur Prophylaxe: Chloroquin (+ Proguanil in Resistenzgebieten), Reservemittel: Mefloquin ab 4. SSW			
Mebendazol (Vermox®)	2. Wahl	1. Wahl	1. Wahl	bei Oxyuren besser Pyrviniumembonat, bei Bandwürmern besser Niclosamid verordnen
Meclozin (Postadoxin®N, Agyrax®)	1. Wahl	1. Wahl	1. Wahl	als Antihistaminikum und Antiemetikum Mittel der Wahl (in Deutschland kein Hersteller mehr, ist über Österreich, Frankreich od. Belgien zu beziehen)
Mefloquin (Lariam®)	2. Wahl	2. Wahl	2. Wahl	(unzureichende Erprobung)
Metamizol (Novalgin®)	2. Wahl	toxisch	toxisch	vorzeitiger Verschluss des Duct.arteriosus mögl.!, Blutungsneigung, Zyanose, hämolytische Anämie
Metformin (Glucophage®)	KI	KI	KI	durch Insulin ersetzen
Methimazol (Favistan®)	2. Wahl	2. Wahl	2. Wahl	evtl. Hypothyreose beim Neugeborenen, Propylthiouracil als Thyreostatikum bevorzugen
Metoclopramid (Gastrosil®)	2. Wahl	2. Wahl	2. Wahl	als Antiemetikum besser Meclozin benutzen
Metronidazol (Clont®)	Einzel	Einzel	Einzel	im Tierversuch mutagener und kanzerogener Effekt
Morphin (MST®)	Einzel	Einzel	Einzel	Atemdepression und Entzugserscheinungen, insb. bei peripartaler oder längerer Anwendung
Naproxen (Proxen®)	KI	toxisch	Einzel	orofaziale Missbildungen, Herzfehler, ab 28. SSW vorzeitiger Verschluss des Duct.arteriosus mögl.!
Neuroleptika	es sollten Phenothiazine bevorzugt werden (Levomepromazin, Promazin od. Thioridazin)			
Niclosamid (Yomesan®)	1. Wahl	1. Wahl	1. Wahl	einmalig 2 g bei Bandwurm-Befall
Nifedipin (Adalat®)	2. Wahl	2. Wahl	1. Wahl	tokolytisch, Extremitätenfehlbildungen?
Nitrate (z.B. Isoket®, Ismo®)	2. Wahl	2. Wahl	2. Wahl	falls erforderlich Mono-, Di- od. Glyzeroltrinitrate
Nitrofurantoin (Uro-Tablinen®)	2. Wahl	2. Wahl	2. Wahl	nicht peripartal ⇨ Hyperbilirubinämie, hämolytische Anämie bei Glukose-6-phosphat-Dehydrogenasemangel
Nystatin (Moronal®)	1. Wahl	1. Wahl	1. Wahl	Mittel der Wahl für die Lokalther. der Candidainfektion
Ofloxacin (Tarivid®)	2. Wahl	KI	2. Wahl	Knorpel- u. Knochentoxizität
Omeprazol (Antra®)	2. Wahl	2. Wahl	2. Wahl	indiziert wenn einfache Antazida, Cimetidin od. Ranitidin nicht ausreichen
Opiate (Morphine, Pethidin, Fentanyl, Pentazocin)	Einzel	Einzel	Einzel	Atemdepression und Entzugserscheinungen, insb. bei peripartaler oder längerer Anwendung
Orale Antidiabetika	KI	KI	KI	durch Insulin ersetzen
Östrogene	KI	KI	2. Wahl	Harnwegfehlbildungen, Herzfehler, Verminderung der Milchproduktion
Oxilofrin (Carnigen®)	1. Wahl	1. Wahl	1. Wahl	zur Ther. einer Hypotonie
Oxytocin	KI	KI	1. Wahl	Wehenverstärkung, Wasserretention
Paracetamol (ben-u-ron®) auch i.v. (Perfalgan®)	1. Wahl	1. Wahl	1. Wahl	Analgetikum und Antipyretikum der Wahl
Paroxetin (Seroxat®)	2. Wahl/ KI	2. Wahl	2. Wahl	Risiko für Herzfehler erhöht
Penicillamin (Trolovol®)	toxisch	2. Wahl	2. Wahl	Bindegewebsschwäche (Cutis laxa)
Penicilline	1. Wahl	1. Wahl	1. Wahl	
Phenobarbital (Luminal®)	toxisch	2. Wahl	toxisch	Atemdepression und Entzugserscheinungen, Gerinnungsstörungen (Einfluss auf den Vit.-K-Metabolismus)
Phenothiazine	sind Neuroleptika erforderlich, sollte Levomepromazin (Neurocil®), Promazin (Protactyl®) od. Thioridazin (Melleril®) bevorzugt werden			

Arzneimittel	Embryonalperiode	Fetalperiode	Stillzeit	Bemerkungen, Risiken
Phenylbutazon (Ambene®)	2. Wahl	toxisch	2. Wahl	Blutbildungsstörungen, ab 28. SSW vorzeitiger Verschluss des Duct.arteriosus BOTALLI mögl., besser Ibuprofen benutzen
Phenytoin (Zentropil®)	toxisch	toxisch	1. Wahl	kraniofaziale Dysmorphien, LKG-Spalten, Herzfehler, Fingerverkürzungen, Gerinnungsstörungen
Povidon-Iod (Betaisodona®)	KI, kleinflächige Wunden mögl.			Iodaufnahme des Feten, passagere Hypothyreose
Prazosin (Minipress®)	2. Wahl	2. Wahl	2. Wahl	keine ausreichende Erfahrung
Probenecid	1. Wahl	1. Wahl	1. Wahl	Mittel der Wahl für die Ther. der Hyperurikämie
Proguanil (Paludrine®)	1. Wahl	1. Wahl	1. Wahl	in Verbindung mit Chloroquin bei Reisen in Malaria-Resistenzgebiete
Promethazin (Atosil®)	2. Wahl	2. Wahl	2. Wahl	extrapyramidale Symptome nach Geburt mögl.
Propylthiouracil (Propycil®)	1. Wahl	1. Wahl	1. Wahl	evtl. Hypothyreose u. Struma beim Neugeborenen
Prostaglandine	KI	KI	KI	Einzeldosen zur Zervixreifung und Geburtseinleitung, Cave: Überdosierung bewirkt Wehensturm
Pyrethrum (Goldgeist®)	1. Wahl	1. Wahl	1. Wahl	Mittel der Wahl gegen Läuse (äußerlich)
Pyrviniumembonat (Molevac®)	1. Wahl	1. Wahl	1. Wahl	einmalig 7,5 mg/kgKG bei Oxyuren-Befall
Radionuklide	KI	KI	KI	Diagnostik od. Therapie (z.B. Radioiodtherapie mit ^{131}I) bis nach Schwangerschaft/Stillperiode verschieben
Ranitidin	2. Wahl	2. Wahl	2. Wahl	indiziert wenn einfache Antazida nicht ausreichen
Reserpin (in Briserin®)	2. Wahl	2. Wahl	2. Wahl	Atem- und Trinkstörungen, Sedierung, Nasenverstopfung
Retinoide (z.B. Tretinoin, Isotretinoin, Acitretin)	KI	KI	KI	extrem teratogen!, kardiovaskuläre, Skelett-, Ohr- und ZNS-Fehlbildungen, Intelligenzdefizite, **strikte Kontrazeption** bei Anwendung (und für einige Zeit danach)
Rifampicin (Rifa®)	KI	KI	KI	zur Tuberkulosetherapie aber zugelassen, zusätzliche Vit.-K-Gabe beim Neugeborenen
Sartane (AT1-Rezeptor-Antagonisten)	KI	KI	KI	Oligohydramnion, fetale Hypotension, Nierenfunktionsstörung bis zur dialysepflichtigen Anurie
Spiramycin (Selectomycin®)	1. Wahl	2. Wahl	2. Wahl	zur Ther. der Toxoplasmose in der Frühschwangerschaft
Spironolacton	2. Wahl	2. Wahl	2. Wahl	Abnahme der Plazentadurchblutung, Oligohydramnion, feminisierende Wirkung, Verminderung der Milchproduktion
Statine (Cholesterinsenker)	2. Wahl	2. Wahl	2. Wahl	(unzureichende Erprobung)
Sulfonamide	KI	KI	2. Wahl	insb. auch nicht peripartal ⇨ Hyperbilirubinämie
Testosteron (Andriol®)	KI, ebenso wie alle anderen Androgene u. Anabolika / Dopingmittel; Virilisierung			
Tetracycline, z.B. Doxycyclin (Doxy®)	2. Wahl	KI	2. Wahl	Einlagerung in Zähne (Verfärbung), Augenlinse (Katarakt), Nägel, Wachstumshemmung, Leberschäden
Theophyllin (Euphylong®)	1. Wahl	1. Wahl	1. Wahl	Unruhe beim Säugling mögl.
Thiamazol (Favistan®)	2. Wahl	2. Wahl	2. Wahl	evtl. Hypothyreose beim Neugeborenen, Propylthiouracil als Thyreostatikum bevorzugen
Tramadol (Tramal®)	2. Wahl	2. Wahl	Einzel	Atemdepression und Entzugserscheinungen
Tuberkulostatika	Mittel der Wahl: Isoniazid (+ Vit.-B6-Gabe) u. Rifampicin, ggf. auch Ethambutol, Pyrazinamid			
Valproinsäure (Ergenyl®)	toxisch	toxisch	2. Wahl	Dysrhaphien (Spina bifida, Meningomyelozele), kraniofaziale Dysmorphien, Gaumenspalte, Leberzellnekrosen, Hypospadie, Autismus, Intelligenzminderung d. Kindes
Verapamil (Isoptin®)	2. Wahl	2. Wahl	1. Wahl	Hyperprolaktinämie, Galaktorrhoe
Vit. A (>10.000 I.E./Tag)	KI	KI	KI	teratogen wie Retinoide
Zytostatika	KI	KI	KI	embryotoxisch, Neuralrohrdefekte, verschiedene Fehlbildungen, Aborte, Blutbildungsstörungen, Wachstumsverzögerung, Infertilität

Übersicht zu den wichtigsten kontraindizierten Medikamenten:

K-Ind: ʋ **ACE-Hemmer** (z.B. Enalapril, Xanef®, Captopril, Tensobon®, Ramipril, Delix®, Perindopril, Coversum®, Quinapril, Accupro®, Trandolapril, Udrik®, Lisinopril, Acerbon®, Cilazapril, Dynorm®, Spirapril, Quadropril®, Benazepril, Cibacen®, Fosinopril, Dynacil®) und **Angiotensin-II-Blocker** (Syn: AT_1-Rezeptor-Antagonisten, sog. Sartane, z.B. Irbesartan, Karvea®, Losartan, Lorzaar®, Candesartan, Blopress®, Valsartan, Diovan®, Telmisartan, Micardis®, Olmesartan, Votum®, Eprosartan, Teveten®) zur Behandlung der arteriellen Hypertonie u. Herzinsuffizienz

ʋ **Androgene** (Testosteron) und **Anabolika** (Nandrolon): es gibt hierfür keine Indikation in der Schwangerschaft, bei versehentlicher (verbotener) Einnahme (z.B. Kraftsportlerin) ggf. erweiterte pränatale Diagnostik in der 20. SSW mit Ultraschallfeindiagnostik

ʋ **Aminoglykosid**-Antibiotika (Streptomycin, Kanamycin, Gentamicin, Tobramycin) ⇨ nephro- und ototoxisch

ʋ **Analgetika** und **NSAR** (= Prostaglandinsynthese-Hemmstoffe wie Acetylsalicylsäure, Metamizol, Ibuprofen, Diclofenac, Indometacin, Phenylbutazon, Piroxicam, Naproxen) sollten ab der 28. SSW wegen der Gefahr des vorzeitigen Verschlusses des Duct.arteriosus BOTALLI und Beeinträchtigung der fetalen Nierenfunktion nicht gegeben werden

COX-2-Inhibitoren (= Cyclooxygenase-Hemmstoffe: Celecoxib, Celebrex®, Etoricoxib, Arcoxia® od. Parecoxib, Dynastat®, alle übrigen wurden vom Markt genommen) ⇨ dialysepflichtiges akutes Nierenversagen beim Kind mögl.

ʋ **Antiepileptika:** insb. Valproinsäure, Carbamazepin, Phenytoin. Bei langjähriger Anfallsfreiheit sollte vor einer geplanten Schwangerschaft ein Auslassversuch gemacht werden. Bei notwendiger Therapie ist eine Monotherapie anzustreben (Risiko für Missbildungen dann ca. 10 %, **bei Kombinationstherapie Risiko bis 50 %**) und regelmäßige Spiegelkontrollen durchzuführen (Spiegel möglichst im unteren Grenzbereich einstellen).

- **Valproinsäure** (hat die höchste Teratogenität der Antiepileptika, zusätzlich später neuropsychologische Entwicklungsstörungen mögl.): wenn irgend möglich auf Valproinsäure verzichten. Ist eine Therapie erforderlich, dann erweiterte pränatale Diagnostik (s.u.).
- Carbamazepin: ist eine Therapie erforderlich, dann erweiterte pränatale Diagnostik (s.u.)
- Phenytoin: ist eine Therapie erforderlich, dann Gabe von Folsäure (5 mg/Tag) während der Schwangerschaft, erweiterte pränatale Diagnostik (s.u.) und Vit.-K-Gabe (Phytomenadion, Konakion®MM) beim Neugeborenen unmittelbar p.p. 1 mg i.m.
- Benzodiazepine (Diazepam, Clonazepam): ist eine Therapie erforderlich, dann erweiterte pränatale Diagnostik in der 20. SSW (s.u.) und per Sonographie in der späteren Fetalzeit (Bewegungsmuster?)
- Phenobarbital, Primidon: ist eine Therapie erforderlich, dann erweiterte pränatale Diagnostik (s.u.) und Vit.-K-Gabe (Phytomenadion, Konakion®) beim Neugeborenen unmittelbar p.p. 1 mg i.m.

In Europa gibt es ein Zentralregister für Schwangere, die eine Antiepileptika-Medikation erhalten (EURAP – European Registry of Antiepileptic Drugs and Pregnancy in Mailand, in Deutschland an der Charité in Berlin E-Mail: eurap.germany@charite.de, Internet: www.eurap-germany.de).

ʋ **Chinolon**-Antibiotika (Syn: Gyrasehemmer), z.B. Tarivid®, Ciprobay® ⇨ Knorpel- und Knochentoxizität

ʋ **Chloramphenicol** (Reserveantibiotikum bei Meningitis und Typhus, Paraxin®)

ʋ **Diäthylstilböstrol** früher als Nidationshemmer („Pille danach") und zur Verhinderung von Aborten in den 50er Jahren in den USA eingesetzt ⇨ Scheidenkarzinom bei den weiblichen, Gonadenanomalien bei den männlichen Nachkommen

ʋ **Ergotamintartrat** (Ergo-Kranit®) zur Behandlung der Migräne

ʋ **Gestagene** und **Östrogene**: wenn zur Kontrazeption eingenommen wurden (= sehr niedrige Dosierung) bisher keine NW bekannt

ʋ **Immunsuppressiva:** sind wie Zytostatika embryotoxisch ⇨ erhöhte Abort- und Missbildungsrate. Begrenzte Erfahrungen liegen zu Azathioprin (Imurek®) und Ciclosporin A (Sandimmun®) vor, die keinen teratogenen Effekt gezeigt haben.

- **Kumarine** (Phenprocoumon, Marcumar® u. Warfarin, Coumadin®) zur Antikoagulation sind bei Anwendung zw. 6.-12. SSW embryotoxisch. Ist eine Antikoagulation, z.B. wegen akuter Thrombose in der Schwangerschaft oder bei mechanischen Herzklappen, Antithrombindefekten od. Faktor-V-LEIDEN-Mutation erforderlich, so sind (niedermolekulare) Heparine einsetzbar bzw. auf diese umzustellen (z.B. Enoxaparin 1-2 x 40 mg/Tag, Clexane®), bei geplanter Schwangerschaft möglichst schon vor der Konzeption umstellen.
- **Lithium** zur Ther. der Manie u. Zyklothymie; ist eine Ther. dringend erforderlich, dann erweiterte pränatale Diagnostik inkl. fetaler Echokardiographie in der 20. SSW. 1 Wo. vor Geburt Dosis halbieren, da starke Spiegelschwankungen in dieser Zeit.
- **Metronidazol** (Clont®) zur Ther. von Trichomonaden-Infektion (bei vaginaler Anwendung Übergang auf den Feten mögl., Einmaldosis v. 2 g oral nach dem 1. Trimenon mögl., beim Stillen am Einnahmetag Stillpause einlegen)
- **Neuroleptika**: Haloperidol (Haldol®) und die übrigen Phenothiazine und Butyrophenone könne bei Gabe bis zur Geburt eine Entzugssymptomatik mit Unruhe, Sedierung, Trinkschwäche und evtl. extrapyramidale Symptome verursachen. Bei hochdosierter Gabe ggf. erweiterte pränatale Diagnostik in der 20. SSW mit Ultraschallfeindiagnostik. Weitere Informationen im Internet unter www.frauen-und-psychiatrie.de
- **Nitrofurantoin**: Harnwegantibiotikum, führt in der Peripartalperiode zur Hyperbilirubinämie des Neugeborenen, bei angeborenem Glukose-6-phosphat-Dehydrogenasemangel zu hämolytischer Anämie.
- **Orale Antidiabetika** (Sulfonylharnstoffe: Glibenclamid Euglucon®N, Biguanide Metformin Glucophage®, Glukosidasehemmer Acarbose Glucobay®) sind wegen unzuverlässiger Blutzuckerregulation während der Schwangerschaft und Plazentagängigkeit (Hypoglykämie beim Fetus) sowie möglicher Fehlbildungen kontraindiziert. Bei geplanter Schwangerschaft sollte bereits zuvor auf (humanes) Insulin umgestellt werden.
- **Retinoide** (Vit.-A-Säure-Derivate, Isotretinoin, Roaccutan®) zur Behandlung der Akne od. Psoriasis. Diese haben das **höchste teratogene Risiko** aller bei uns zugelassenen Medikamente. Cave: nach Absetzen der Medikation sollte mit einer Konzeption noch mind. 4 Wo. gewartet werden. Acitretin (Neotigason®) hat sehr lange Halbwertszeit, hier 2 Jahre abwarten! Auch während der Stillzeit kontraindiziert, da Schäden beim Säugling auftreten können.
- **Sulfonamid**-Antibiotika (meist in Kombination mit Trimethoprim als Cotrimoxazol, z.B. Cotrim®) ⇨ teratogen in der Frühschwangerschaft, in der Peripartalperiode Hyperbilirubinämie des Neugeborenen
- **Tetracyclin**-Antibiotika (Doxycyclin [Doxy®], Tetracyclin, Oxytetracyclin, Chlortetracyclin, Rolitetracyclin, Demeclocyclin, Minocyclin [Klinomycin®]) ⇨ Zahn- und Knochentoxizität
- **Thalidomid** (historisch als **Contergan**®, war als Schlafmittel für Schwangere von 1958-1963 verordnet worden), **höchste Teratogenität**, wird heute noch als Lepramittel in der Dritten-Welt und bei der Behandlung des multiplen Myeloms (Thalidomid Pharmion®) eingesetzt! ⇨ Thalidomid-Embryopathie (ICD-10: Q86.80): Extremitätenfehlbildungen (Dysmelie) bis völliges Fehlen einer Extremität (Amelie, meist sind die Arme betroffen), Ohrmuschelfehlbildungen, Hirnnervenstörungen, Kolobom am Auge, Mikrophthalmie, Fehlbildung innerer Organe, i.d.R. normale geistige Entwicklung
- **Vit. A:** Dosen >10.000 I.E./Tag sind teratogen und können Missbildungen wie bei den Retinoiden hervorrufen, daher sollte auch frische (und gebratene) Leber nicht gegessen werden (enthält sehr viel Vit. A). Vorsicht auch bei hochdosierten Multivitaminpräparaten (diese enthalten 5.000 I.E. Vit. A pro Tbl.), bereits die Einnahme einer Tbl. plus das aus der normalen Nahrung zugeführte Vit. A kann die kritische Schwelle erreichen.
- **Zytostatika** zur Tumortherapie sind teratogen/embryotoxisch ⇨ Missbildungsrate 17-25 %! Wenn eine Chemotherapie, z.B. wegen einem hochmalignem Non-HODGKIN-Lymphom od. akuter Leukämie im 1. Trimenon unumgänglich ist, sollte die Schwangerschaft unterbrochen werden. Ab dem 2. Trimenon ist eine Chemotherapie mit Einschränkungen mögl. (NW: intrauterine Wachstumsretardierung, vorzeitige Wehen, Frühgeburtlichkeit; nach Geburt Anämie, Neutropenie, Alopezie beim Neugeborenen, die aber reversibel sind).

  Wird eine notwendige Chemotherapie postpartal begonnen, sollte nicht gestillt werden.

  Anmerkung: während und nach einer Chemotherapie oder Immunsuppression beim Mann sollten ½ Jahr lang keine Kinder gezeugt werden.

Sonstige embryo-/fetotoxische Stoffe

* **Alkohol:** Alkoholembryopathie (Syn: Embryofetopathia alcoholica, fetales Alkoholsyndrom, s.o. Kap. Alkoholembryopathie), Häufigkeit: 1-3/1.000 Neugeborene!, noch vor den Medikamenten häufigste teratogene Ursache.
  Erste Entwicklungsstörungen finden sich bereits ab 15 g Alkohol/Tag (= 0,4 Liter Bier)!, dies gilt auch für die Stillperiode. Es gibt aus wissenschaftlicher Sicht keine unkritische Schwellendosis für Alkohol ⇨ **Schwangerschaft = Alkoholverbot!**
  Bei manifester Alkoholkrankheit ist ein Schwangerschaftsabbruch zu diskutieren.
* **Drogen: Heroin** und andere **Opiate**: Wachstumsretardierung, Frühgeburtlichkeit, Atemdepression, zerebrale Krampfanfälle (Cave: postpartales Entzugssyndrom!, ohne Ther. Beginn nach 12-48 Std. ⇨ Prophylaxe mit Phenobarbital direkt nach Geburt beginnen und dann über Wochen ausschleichen), erhöhte perinatale Sterblichkeit, plötzlicher Kindstod
  Kein Heroin-/Opiatentzug während der Schwangerschaft wegen Gefahr schwerwiegender Plazentastörungen, intrauteriner Asphyxie, vorzeitiger Wehen od. des Fruchttodes ⇨ Ther: Umstellung auf L-Polamidon (Methadon, 40 mg/Tag, Methaddict®) od. Buprenorphin (2-4 mg/Tag, Subutex®) als orale „Ersatzdroge", Aufklären: keine Kombination mit anderen Drogen
  Opiate in der Geburtshilfe (z.B. Pethidin [Dolantin®] i.v. bei starken Wehenschmerzen): Atemdepression des Neugeborenen mögl. ⇨ Ther: Opiatantagonist Naloxon als Antidot, initial 0,01 mg/kgKG s.c. (am Oberschenkel) od. i.v., ggf. alle 3-5 Min. bis zur Atemnormalisierung wiederholen
* **Kokain**: Risiko insg. eher gering, beschrieben wurden Mikrozephalie, ZNS-, intestinale Störungen (Atresien), Nierenschädigung, Darmnekrosen (nekrotisierende Enterokolitis), zerebrale und intestinale Infarkte, Urogenital- und Skelettfehlbildungen, Wachstumsretardierung, vorzeitige Plazentalösung, Frühgeburtlichkeit, erhöhte Abortrate, plötzlicher Kindstod, Hypertonie, Schlafstörungen, Trinkschwäche, Tachypnoe, Fieber
  Amphetamine, Ecstasy: vasokonstriktorischer Effekt ⇨ gleiche Komplikationen wie bei Kokain mögl.
* **Haschisch/Cannabis/Marihuana**: Abnahme der fetalen Herzfrequenz, erhöhte perinatale Sterblichkeit, beeinträchtigte Sprach- u. Gedächtnisleistung, 8fach höhere Konzentration in der Muttermilch gegenüber dem mütterlichen Serum! (⇨ bei regelmäßigem Gebrauch in der Stillperiode sollte abgestillt werden)
* **LSD**: möglicherweise Missbildungen von Skelett und ZNS, Chromosomenbrüche
* **Schnüffelstoffe** (insb. Toluol): Schäden wie beim fetalen Alkoholsyndrom mögl., bei chronischem Gebrauch ist ein Schwangerschaftsabbruch zu diskutieren
* **Nikotinabusus**: Anstieg der Herzfrequenz, Wachstumsretardierung (Reifungsstörung der Plazenta, intrauteriner O_2-Mangel), erhöhte Abortrate (2faches Risiko), Frühgeburtlichkeit (2faches Risiko), vermehrt Placenta praevia und vorzeitige Plazentalösung, erhöhte perinatale Sterblichkeit, plötzlicher Kindstod (SIDS), 2faches Risiko für Asthma-Erkrankungen, Verhaltensstörungen in der Kindheit (ADHS) ⇨ es gibt keine unbedenkliche Zahl an **Zigaretten**, auch „nur" 1 oder 2 Zigaretten/Tag schaden bereits.
  Ein transplazentarer Übergang von tabakspezifischen Karzinogenen rauchender Mütter auf den Fetus wurde ebenfalls nachgewiesen.
  3fach höhere Konzentration in der Muttermilch gegenüber dem mütterlichen Serum! ⇨ ist eine Nikotinkarenz nicht möglich, sollte ab 10-15 Zigaretten/Tag nicht gestillt werden (eine unbedenkliche Zahl gibt es nicht, die Vorteile des Stillens überwiegen jedoch bei bis 5 Zigaretten/Tag)
  Die inhalative Exposition (= Passivrauchen) des Säuglings führt darüber hinaus zu häufiger auftretenden Atemwegserkrankungen (also sollte auch der Vater zum Nikotinverzicht aufgefordert werden ⇨ Haushalt des Kindes = Nichtraucherzone!).
* **Methylquecksilber** (organisches Quecksilber): Hirnschädigung, mentale Retardierung, spastische Zerebralparese, Hautveränderungen. Von Amalgamfüllungen (metallisches Quecksilber) geht hingegen keine Gefährdung aus (diese sollten aber nicht neu gelegt werden und nicht unnötig während einer Schwangerschaft entfernt werden), Chelatbildner zur „Entgiftung" von Amalgamfüllungen sollten keinesfalls eingesetzt werden.
* Misoprostol: zur Abortinduktion, erfolgt keine Schwangerschaftsabstoßung besteht ein Risiko für Fehlbildungen des Embryos! (MÖBIUS-Sequenz: Hirnnervenstörungen, Fehlbildungen an Kopf und Extremitäten)

* Blei: mentale Retardierung, Zerebralparese
* PCB (polychlorierte Biphenyle): mentale Retardierung, Hautveränderungen, Gewichtsverlust, muskuläre Hypotonie, Apathie (Cave: verschieden polychlorierte Biphenyle sind auch im Zigarettenrauch enthalten!)
* DEET (Diethyltoluamid): ist ein verbreitetes Insektenabwehrmittel (Repellent), ein längeres und großflächiges Auftragen auf die Haut sollte in der Schwangerschaft vermieden werden. Ein geringeres Risiko hat Icardin (z.B. Autan®).
* Schlangengifte: Abnahme der Kindsbewegungen, Herzfrequenzabfall ⇨ Behandlung mit Antiserum durchführen (auch wenn die Mutter noch keine Symptome zeigt)
* Chinin: in Getränken (z.B. Bitter Lemmon, Tonic Water) od. als Med. gegen Malaria tropica u. Wadenkrämpfe (z.B. Chininum Hydrochloricum 0,25®, Limptar®N): in hohen Dosen Augendefekte u. Taubheit, wehenfördernd, Entzugserscheinungen beim Neugeborenen
* Vergiftungen, z.B. in suizidaler Absicht: grundsätzlich Ther. wie bei Nichtschwangeren durchführen, da vitale Indikation. Paracetamol-Vergiftung ⇨ ACC (Fluimucil® Antidot), Eisen-Vergiftung ⇨ Deferoxamin (Desferal®), Knollenblätterpilz-Vergiftung ⇨ Plasmapherese, CO-Vergiftung ⇨ hyperbare Oxygenierung
* **Ionisierende Strahlung** (>200 mSv, z.B. CT des Abdomens, Knochenszintigraphie): Leukämie, multiple Fehlbildungen mögl. Eine einzelne (versehentliche) normale Röntgenaufnahme am Skelett, Thorax, Mammographie od. auch eine Ausscheidungsurographie hat kein wesentlich erhöhtes Risiko (Cave: trotzdem <u>immer</u> jede Frau im gebärfähigen Alter vor einer Röntgenaufnahme nach einer bestehenden Schwangerschaft fragen!). Eine **Strahlentherapie** ist während der Schwangerschaft immer kontraindiziert (Abort, fetale Missbildungen, mentale Retardierung).

<u>**Ther:**</u>
- Bei versehentlicher od. unwissender Anwendung kontraindizierter oder potentiell toxischer Substanzen wird ggf. eine **erweiterte pränatale Diagnostik** auf mögliche Fehlbildungen durchgeführt:
  - α-**Fetoprotein** (in der 16. SSW) zum Nachweis von Neuralrohrdefekten,
  - Sonographie, insb. **Ultraschallfeindiagnostik** (sog. Organultraschall, 20.-22. SSW),

  Eine Amniozentese od. Chorionzottenbiopsie wird in der Regel <u>nicht</u> empfohlen (diese Untersuchungen weisen insb. chromosomale Schäden nach). Ein Schwangerschaftsabbruch ist in der Regel <u>nicht</u> indiziert (in sehr seltenen Fällen kann dies bei Zytostatika, Kumarinen od. Antiepileptika-Kombinationstherapie nach sorgfältiger Abwägung erforderlich sein).

  Die Schwangere ist über mögl. Risiken, Fehlbildungsraten usw. bei jeder Medikamentengabe aufzuklären.
- <u>Beratungsstellen:</u>
  - Pharmakovigilanz- und Beratungszentrum für Embryonaltoxikologie, Spandauer Damm 130, 14050 Berlin, Beratungs-Tel.: 030 30308-111, Fax -122, Internet: www.embryotox.de (dort können auch online Bewertungen zu den meisten Medikamenten abgerufen werden, auch als App für Android und iPhone)
  - St.Elisabeth-Stiftung, Institut für Reproduktionstoxikologie, Elisabethenstr. 17, 88212 Ravensburg, Tel.: 0751 8727-99, Fax -98, Internet: www.reprotox.de
  - Universitätsfrauenklinik Jena, Bachstr. 18, 07740 Jena, Tel.: 03641 93 32 30
  - Universitätsfrauenklinik Tübingen, Schleichstr. 4, 72076 Tübingen, Tel.: 07071 2982203
  - Universitätsfrauenklinik Ulm, Prittwitzerstr. 43, 89075 Ulm, Tel.: 0731 5027625
  - Schweiz: Swiss Teratogen Information Service, Centre Hospitalier Universitaire Vaudois, Beaumont 06-634, CH-1011 Lausanne, Tel.: +41 21-3144267
  - Österreich: Teratologische Beratungsstelle, Landesfrauenklinik, Ledergasse 47, A-4020 Linz, Tel.: +43 7 32-76740
- <u>Literatur:</u> Schaefer C., Spielmann H. et al.: Arzneimittel in Schwangerschaft und Stillzeit, 8. Auflage, Urban&Fischer-Verlag, München, 2012

  Schaefer C., Weber-Schöndorfer C. (2009): Pharmakotherapie in der Schwangerschaft, Internist, 50:455-66

  Friese K., Melchert F. (Hrsg.): Arzneimitteltherapie in der Frauenheilkunde, 1. Auflage, Wiss. Verlagsgesellschaft, Stuttgart, 2002

Briggs GG., Freeman RK. u. Yaffe SJ.: Drugs in pregnancy and lactation. 9. Auflage, Lippincott Williams & Wilkins-Verlag, Philadelphia, 2011

Internet: Arzneimittel-Informations-Publikationssystem, Swissmedic Schweizerisches Heilmittelinstitut, www.swissmedicinfo.ch

- Eine **Positivliste** (Medikamente, die nach heutigem Wissensstand gegeben werden können) findet sich auf der **GYN-Taschenkarte** am Ende des Buches.

Proph: Substitution: Für Folsäure, Eisen, Jod und zum Teil für Kalzium besteht während der Schwangerschaft auch bei „gesunder" Ernährung ein erhöhter Bedarf.

- ♥ Eisen: Bedarf 5 mg/Tag. Substitution bei Hb <11 g/dl mit Eisen-II-Salzen oral 100-200 mg/Tag (ferro sanol®), ggf. auch prophylaktisch 30-60 mg Fe^{2+}/Tag von Beginn an.
- ♥ **Folsäure**: zur Protektion von Neuralrohrdefekten (Dysrhaphiesyndrome = Spaltbildungen, z.B. Spina bifida, Meningomyelozele) sollte direkt ab Beginn der Schwangerschaft (besser noch bei geplanter Schwangerschaft 4 Wo. davor beginnen = perikonzeptionell) bis zur 14. SSW 0,4 mg/Tag substituiert werden (Lafol®, Folsan® 0,4 mg), bei bekanntem Neuralrohrdefekt eines Geschwisters 10fach höhere Dosis geben (Folsan® 5 mg). Das Risiko für Neuralrohrdefekte lässt sich damit um 75 % verringern. Ebenfalls wird damit das Risiko für Herzfehler (Septumdefekte), für Missbildungen der ableitenden Harnwege, Gaumenspalten und Autismus vermindert.

  Diskutiert wird eine generelle Anreicherung von Grundnahrungsmitteln mit Folsäure (ähnlich wie bei Jod im Speisesalz). Die Folsäure müsste hierzu dem Backmehl für Brot zugesetzt werden (wird in den USA bereits seit 1998 gemacht). Einen positiven Effekt hätte dies nicht nur für Schwangere, es wird auch eine Risikoreduktion für kardiovaskuläre Erkrankungen (durch Verminderung des Homocysteinspiegels), für Altersdemenz und frühkindliche Leukämien beschrieben.
- ♥ Jod: Bedarf 300 µg/Tag. Jodiertes Speisesalz verwenden und 1x/Woche Seefisch, ggf. auch Jodsubstitution (Jodid® 200 µg/Tag) während der Schwangerschaft u. Stillzeit
- ♥ Kalzium und Vit. D: 1 Liter Milch/Tag deckt den erforderlichen Bedarf; wird keine Milch getrunken, sollte 0,5 g Kalzium zugeführt werden (z.B. Calcium-Sandoz®forte). Hochdosierte Vit.-D-Gaben sind kontraindiziert (es sei denn, ein Mangel wurde nachgewiesen), da sie zu einer Hyperkalzämie bei Mutter und Fetus führen können.
- ♥ DHA (Docosahexaensäure, eine wichtige ω-3-Fettsäure für Gehirn- u. visuelle Entwicklung): in fettreichem Fisch enthalten (2x/Woche Lachs, Makrele, Hering od. Thunfisch)
- ♥ Sonstige Vitamine und Spurenelemente: bei normaler Ernährung ist eine Substitution nicht erforderlich. Bei Vegetarierin ggf. Vit. B_{12}-Substitution (Cyanocobalamin, Vitamin-B_{12}-ratiopharm® 2 Tbl./Woche). Vorsicht bei Multivitaminpräparaten (sind frei verkäuflich), diese können für Schwangere schädlich hohe Dosen von Vit. A und D enthalten!

NEONATOLOGIE

Def: Die Neonatologie ist ein Teilgebiet der Kinderheilkunde, die sich mit dem Neugeborenen befasst. Die Neugeborenenperiode ist die Zeit von der Geburt bis zum 28 Tag p.p.

Als Perinatalmedizin wird die interdisziplinäre Zusammenarbeit von Geburtshelfer, Neonatologe und Anästhesiologen in der Perinatalperiode (definiert als Zeitraum zwischen der 24. SSW und dem 7. Lebenstag p.p.) bezeichnet.

Kriterien eines reifen Neugeborenen

Syn: engl. neonatal maturity signs

- Größe: >48 cm, Gewicht: >2.500 g
- Brustumfang: 33-35 cm, Schulterumfang größer als Kopfumfang (FRANK-Zeichen)
- Atmung: kräftiges Schreien, regelmäßige Atmung
- Herzfrequenz: >100/Min.
- Haut: guter Hautturgor, blasse bis rosige Farbe (nicht rot, nicht blau), subkutanes Fettgewebe gleichmäßig und prall gepolstert, Fußsohlen sind durchgehend gefurcht, Reste von Vernix caseosa
- Brustwarze: gut ausgebildet und erhabene Areola gegenüber der umgebenden Haut
- Behaarung: Kopfhaare 2-7 cm lang, Lanugobehaarung nur noch an Schultern, Oberarmen u. oberem Rückenbereich
- Finger-/Zehennägel: Nägel bedecken vollständig od. überragen die Finger-/Zehenkuppen
- Knorpel: Nasen- u. Ohrenknorpel tastbar fest, Ohrmuschel ausgebildet, Helix (= oberer Ohrmuschelrand) vollständig eingerollt
- Muskulatur: aktive Bewegungen, reflektorisches Husten, Niesen, Schreien beim Absaugen
- Genitalien: ♂: Hoden beidseits in das Skrotum deszendiert
  ♀: Die große Labien bedecken die Klitoris und die kleinen Labien

Physiologische Anpassungen des gesunden Neugeborenen

- Herz-Kreislauf:

Der **Ductus arteriosus BOTALLI** dient im Fetalkreislauf (s. Abb.) zur Umgehung der nicht ventilierten Lunge und verbindet den Pulmonalarterienstamm am Ursprung der A.pulmonalis sinistra mit der Aorta descendens distal des Abgangs der A.subclavia sinistra. Er schließt sich 10-15 Std. post partum funktionell und ist bis zum 4. Lebensmonat dann auch strukturell zum Lig.arteriosum obliteriert.

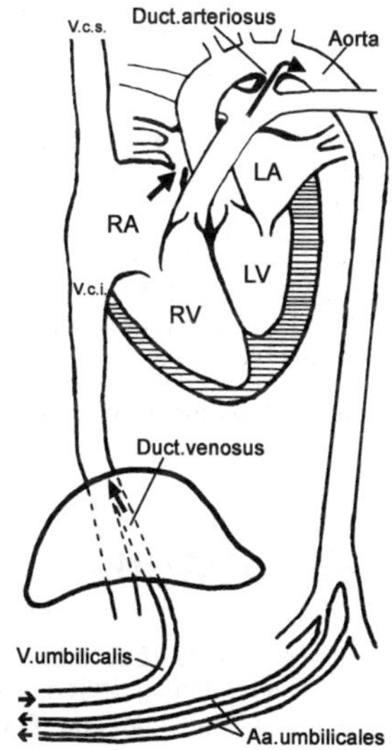

Durch den Druckanstieg im li. (LA) und Druckminderung im re. Vorhof (RA) verschließt sich das **Foramen ovale** funktionell zwischen li. u. re. Vorhof.

Der **Ductus venosus ARANTII** zwischen V.cava inf. und V.umbilicalis verschließt sich ebenfalls und obliteriert zum Lig.venosum der Leber und die V.umbilicalis obliteriert zum Lig.teres hepatis.

Pulsfrequenz: verringert sich durch Abnahme des Gesamtkreislaufs (die gesamte Plazentadurchblutung fällt weg) nach der Geburt auf ca. 120-150 Schläge/Min. Durch Verschiebung von Blut aus der Plazenta und der Nabelschnurgefäße in den Neugeborenenkreislauf nimmt das Gesamtvolumen bis 20 % zu.

Der systolische Blutdruck eines reifen Neugeborenen beträgt ca. 65 mmHg.

Nabelschnur: Die Nabelgefäße thrombosieren und die verbliebene Nabelschnur fällt nach 5-10 Tagen ab und die restliche Wunde am Bauchnabel granuliert und es bildet sich in wenigen Tagen eine Haut darüber. Offene Nabelpflege durchführen (luftige Baumwollbekleidung, keine Nabelbinde).

- Lunge: Bei vaginaler Geburt wird aus den Lungen und Bronchien Fruchtwasser (bis 50 ml) ausgepresst und das Kind wird in „Exspiration" geboren. Mit dem ersten Schrei entfalten sich dann die Lungen. Dadurch sinkt der pulmonale Gefäßwiderstand um 80 % und die pulmonale Durchblutung steigt sprunghaft an. In den ersten Stunden nach der Geburt ist die Atmung noch unregelmäßig (kurze Apnoen, Nasenflügeln, Einziehungen, Stöhnen, feuchte Rasselgeräusche), es kommt hierdurch aber zu keiner Zyanose od. Bradykardie mehr. Die weitere Lungenreifung erfolgt durch Produktion von **Surfactant** in den Pneumozyten, das das Kollabieren der Alveolen im Exspirium durch Minderung der Oberflächenspannung verhindert.

  Atemfrequenz d. reifen Neugeborenen: 30-50 /Min., Atemzugvolumen: 15-20 ml/Atemzug, Atemminutenvolumen: 400-600 ml/Min., Vitalkapazität: 140-160 ml.

- Thermoregulation: Normale Körpertemperatur **37 °C** (Schwankung ±1 °C), eine Wärmeverlust auf <36 °C sollte vermieden werden (günstigste Umgebungstemperatur ist 32-36 °C, Wärmelampe). Zur Aufrechterhaltung der Körpertemperatur wird viel Energie verbraucht. Nach der Geburt nimmt das Neugeborene daher in den ersten Lebenstagen auch an Gewicht ab, bis zur Anpassung der Ernährung an den Energiebedarf.

- Blutbildung und Blutgerinnung:

  Mittelwerte bei Geburt: Blutvolumen 80-100 ml/kgKG, Hb 19,0 g/dl (davon 80 % Hb_F), Erythrozytenzahl 5,1 Mio./µl, Hkt 60 %, Leukozytenzahl 20.000/µl, Thrombozytenzahl 150.000/µl, Gerinnungsfaktoren erniedrigt (Unreife der Leber, Vit.-K-Mangel)

  Das Hb_F wird bis zum 3. Lebensmonat durch Hb_A ersetzt, der Hb fällt bis auf 11,5 g/dl ab ⇨ erhöhter Anfall von Bilirubin (Maximalwerte meist um den 3.-6. Tag p.p. bis 13 mg/dl (220 µmol/l) durch die noch vorhandene Unreife der Leber) = physiologische Hyperbilirubinämie mit **Icterus neonatorum** für 1-2 Wochen. Bei Frühgeborenen (längere Unreife der Leber) und bei gestillten Kindern (erhöhte Taurinkonzentration der Muttermilch, die nach Umbau zu Taurocholsäure die Bilirubinrückresorption aus dem Darm fördert) kommt es noch zu einer etwas höheren Bilirubinkonzentration (normal bis 15 mg/dl (= 250 µmol/l)).

- Immunsystem: Die humorale Abwehr (Immunglobuline) erreicht erst im Verlauf einiger Monate die volle Funktion. Bis dahin wirkt IgG der Mutter, das von der Plazenta übertragen wurde (**Leihimmunität**, sog. Nestschutz). Mit der Muttermilch wird zusätzlich IgA auf die Schleimhäute übertragen. Die zelluläre Abwehr ist bei Geburt bereits weitgehend funktionsfähig.

- Nierenfunktion: Nach der Geburt noch unreif (GFR 5-7 ml/Min.), daher wird eine größere Flüssigkeitsmenge zur Filtration harnpflichtiger Substanzen benötigt als beim Erwachsenen ⇨ größere Empfindlichkeit auf Flüssigkeitsmangel (eingeschränkte Konzentrationsfähigkeit)

  Urinproduktion 50-100 ml/kgKG/Tag, erster Spontanurinabgang bei der Geburt bis 48 Std. danach.

- Magen-Darm-Trakt: Erster Stuhlabgang (**Mekonium**, sog. "Kindspech", bestehend aus abgestorbenen Zellen, eingedickter Galle, Schleim und Lanugohaaren, durch den hohen Biliverdingehalt schwarz-grün) innerhalb von 12-24 Std. nach der Geburt. Danach erfolgt die bakterielle Besiedlung des Dickdarmes zunächst mit Lactobacillus bifidus, was zu sauer riechenden, gelb-grünen Stühlen (bei gestillten Kindern) führt. Innerhalb von einer Woche erreicht der Magen eine ausreichende Verdauungskapazität.

  Der Energiebedarf wird in den ersten Tagen durch Abbau von Glykogen und Mobilisierung von braunem Fettgewebe gedeckt. Zusammen mit dem Flüssigkeitsverlust durch die noch eingeschränkte Nierenfunktion und der verminderten Verdauungskapazität ergibt sich der **Gewichtsverlust in den ersten Lebenstagen** (bis 10 % sind normal).

ERNÄHRUNG

Etlg: In der Neugeborenen- und Säuglingsperiode (bis ca. zum 5 Mon.):

Brusternährung/**Stillen**, engl. breast-feeding (s.o. Kap. Stillen)

Künstliche Ernährung (**Flaschennahrung**) = Fertignahrung als volladaptierte Milch (ent-

halten nur Lactose als Kohlehydrate) für Neugeborene (heißen meist „Pre" im Produktnamen), ältere Säuglinge erhalten teiladaptierte Milch (enthalten verschiedene Kohlehydrate), bei Kindern mit Risiko für eine allergische Disposition (= mind. ein Elternteil od. ein Geschwisterkind hat eine atopische Erkrankung) hypoallergene Fertignahrung (mit hydrolysiertem Kuhmilchprotein)

Ab dem 5. (bis 7.) Lebensmonat wird mit der Breiernährung begonnen (zunächst nur am Mittag, später dann auch am Abend), s. Übersicht:

Lebensmonat	1.	2.	3.	4.	5.	6.	7.	8.	9.	10.	11.	12.
morgens	**Muttermilch oder Säuglingsmilch**										**Frühstück**	
mittags					**Karotten-Kartoffel-Fleisch-Brei**							
nachmittags							**Getreide-Obst-Brei**			Zwischenmahlzeit / Zwischenmahlzeit		
abends						**Vollmilch-Getreide-Brei**					**Abendbrot**	
Zahl/Menge	**6 / 600 g ------ 800 g ---- 5 / ----------- 4 / 900 g ----------- 5 / -------- 1.000 g**											

Phys:
- ♦ Kalorienbedarf: 0-3. Mon. 550 kcal/Tag, 4.-12. Mon. 800 kcal/Tag, 1.-4. Lj. 1.300 kcal/Tag
- ♦ Milchmenge: 1. Wo. 60 ml/kgKG, ab der 2. Lebenswoche 120-140 ml/kgKG
- ♦ Stuhl: Frauenmilchstühle des Kindes sind weich, pastenartig bis flüssig (manchmal spritzend), grüngelb und sauer (pH 4,5-6) mit aromatischem Geruch. Bei Flaschenmilchernährung ist der Stuhl fester, lehmbraun und neutral (pH 6,5-7,5).
  100 ml Muttermilch ergeben ca. 3 g Stuhl, 100 ml Fertigmilch 5 g.
  Die normale Stuhlfrequenz schwankt zwischen 4-5x tgl. und allen 4 Tagen 1x.

Ther:
- Beratung der Mutter (u. des Vaters) über die optimale Ernährung und Prophylaxe
- Stillen: besonders in den ersten Lebenstagen ist viel Geduld erforderlich, bis der Säugling mit dem Mund den ganzen Warzenhof erfasst u. kräftig saugt (weiteres s.o. Kap. Stillen).
  Frühgeborene und Mangelgeborene erhalten häufigere (8 x tgl.) und kleinere Mahlzeiten.
- Med-Prophylaxe: **Rachitisprophylaxe** mit Vit.-D_3-Gabe (Colecalciferol 500 I.E./Tag) und **Kariesprophylaxe** mit Fluorid (0,25 mg/Tag) ab der 2. Lebenswoche bis zum Ende des 2. Lj. (Zymafluor®D500), die ersten Zähne dann mit einer Zahnpasta ohne Fluorid putzen. Alternativ kann ab dem 6. Lebensmonat auf den Fluoridanteil der Tabletten verzichtet werden (Vigantoletten®500) und die Zähne 1 x tgl. mit einer Kinderzahnpasta mit 0,05 % (500 ppm) Fluoridgehalt geputzt werden.
  Im 3. Lj. 2 x tgl. Zähne putzen mit einer Kinderzahnpasta mit 0,05 % Fluoridgehalt, ab. 6. Lj. 3 x tgl. Zähne putzen mit einer Zahnpasta mit 0,1-0,15 %. Zusätzlich zu dieser lokalen Fluoridapplikation wird die Verwendung von fluoridhaltigem Speisesalz empfohlen. Keine Fluorid-Gels od. -lacke ohne zahnärztliche Anweisung (wegen Gefahr der Zahnfluorose).
  Vit.-K-Gabe 2 mg oral (Phytomenadion, Konakion®) am 1. Lebenstag (1 mg i.m. wenn eine orale Aufnahme noch nicht mögl. ist) und bei der U2 sowie U3.

Prog: Gewichtsentwicklung: Faustregel doppeltes Geburtsgewicht mit 4-5 Mon., dreifaches mit 1 J., 6faches mit 6 J., 12faches mit 12 J.

Größenentwicklung: statistisch ergibt sich folgende Größenprognose
Berechnung: (Größe Vater + Größe Mutter)/2 + 7 cm für Jungen bzw. - 7 cm für Mädchen

Gebiss: das Milchgebiss beginnt mit dem 1. Schneidezahn im Unterkiefer ca. im 6. Monat und ist vollständig mit dem Durchbruch des letzten 2. Molaren im Oberkiefer mit 2 – 2½ Jahren (insg. 20 Zähne)

Bleibende Zähne: Durchbruch des 1. Molaren im 6. Lj., letzter (2.) Molar im 13. Lj., die letzten bleibenden (3.) Molaren kommen unregelmäßig später und werden als sog. „Weisheitszähne" bezeichnet (dann insg. 32 Zähne).

Kompl:
- ∗ Säuglinge: **rauchende Mutter** oder **Passivrauchen** (= Vater raucht) verdoppelt das Risiko für Asthma, höheres Risiko für plötzlichen Kindstod, höhere Infektanfälligkeit, mehr Koliken, 3fach höhere Nikotinkonzentration in der Muttermilch gegenüber dem mütterlichen Serum (der Mutter sollte das Stillen empfohlen werden bei Aufgabe des Nikotinkonsums od. zumindest bei einer Reduktion auf 5 Zig./Tag, sonst nicht stillen).
- ∗ Neugeborene/Säuglinge **HIV-infizierter Mütter** (Infektionsrisiko beim Stillen insb. >5.

Lebensmonat) sollten in den Industriestaaten nicht gestillt werden. Ebenso bei aktiver Hepatitis B, Zytomegalie und Tuberkulose, eine Übertragung des Hepatitis-C-Virus durch das Stillen erfolgt nicht.

* Gedeihstörung: Dystrophie durch Unterernährung (Malnutrition, z.B. in Entwicklungsländern od. bei Vernachlässigung) oder Malabsorption (z.B. Zöliakie) / Maldigestion (z.B. Mukoviszidose) bis zum Marasmus
  Klin: reduziertes Fettpolster, greisenhafte Fazies, tiefe Hautfalten im Gesäßbereich ("Tabaksbeutelgesäß"), Eiweißmangelödeme, aufgetriebenes Abdomen ("dicker Bauch, dünner Popo"), Wachstumsverzögerung
* Durchfallerkrankungen (Diarrhoe, Dyspepsie): Gefahr der Dehydratation bis zur Toxikose (Exsikkose, Acidose, Bewusstseinstrübung bis zum Coma dyspepticum) ⇨ immer sofort orale Rehydratationstherapie beginnen (Glukose-Salz-Tee, Oralpädon®240 Btl.), bei weiterer Persistenz und Erbrechen Infusionstherapie (120-180 ml/kgKG/Tag), baldiger oraler Nahrungswiederaufbau, Antibiose nur bei Erregernachweis und Gefahr der septischen Streuung
* Vitaminmangelerkrankungen (in den Industriestaaten durch ausgewogene Ernährung und Prophylaxe [Vit.-K-, Vit.-D-Gabe] nur noch sehr selten): Blutungsneigung (Vit.-K-Mangel), Rachitis (Vit.-D-Mangel), Skorbut (Vit.-C-Mangel), Augenentwicklungsstörungen (Vit.-A-Mangel), neurologische Schäden (Vit-B_{12}-Mangel, Risiko bei stillenden Veganerinnen u. weiterer veganer Ernährung des Baby)
* Übergewicht / Adipositas: bereits bei Säuglingen/Kleinkindern mögl., die Prävalenz beträgt bei uns 10 % für das Übergewicht und 3 % für eine Adipositas. Der durchschnittliche BMI im Alter von 2 J ist 16,5 kg/m². Ein 5faches Risiko für eine spätere Adipositas besteht, wenn die Gewichtszunahme von 0-24 Mon. >10 kg beträgt.

RISIKONEUGEBORENE

Syn: Engl. high-risk neonate, ICD-10: je nach Erkrankung P00-P96

Ät:
- **Depressionszustand** des Neugeborenen (APGAR-Score ≤6 Punkte nach 5 Min.)
- vorausgegangene intrauterine primär metabolische Azidose = **pränatale/intrauterine Asphyxie** (fetal distress) durch akute od. chronische Plazentainsuffizienz, vorzeitiger Plazentalösung, Nabelschnurvorfall, Nabelschnurknoten, subpartale Hypoxie
- **Frühgeborenes** (<37. SSW), Lungenunreife (Atemnotsyndrom)
- **Mangelgeborenes** (Mangelgeburt, engl. **SGA** = small for gestational age, light for date baby: <10. Perzentile der Standardgewichtskurve), viele sind gleichzeitig auch Frühgeburten
- **Mehrlingsschwangerschaft**, feto-fetales Transfusionssyndrom
- **Riesenkind** (Makrosomie, engl. LGA = large for gestational age, large for date baby, >90. Perzentile der Standardgewichtskurve), insb. bei Schwangerschaftsdiabetes
- **Übertragung** (CLIFFORD-Syndrom) >42. SSW
- **Morbus haemolyticus fetalis** (Neugeborenes mit Icterus praecox)
- **Fetales Alkoholsyndrom**
- Intrauterine **Infektionen** (TORCH und andere), Amnioninfektionssyndrom (aszendierende Infektion), Aspiration kontaminierten Fruchtwassers
- Blutungen durch Gerinnungsstörungen, Darm-, Lungenblutung, durch Verletzungen, aus der Nabelschnur (Lösen der Nabelschnurklemme) ⇨ Volumenmangelschock
- Fetale Fehlbildungen: z.B. pränatal-sonographisch festgestellte **Herzfehler**, Hydrozephalus, **Spaltbildungen**, Ösophagusatresie, Omphalozele, Gastroschisis
- Schwangerschaftskomplikationen: mittelgradige od. schwere Gestose, Eklampsie, HELLP-Syndrom, Placenta praevia
- Erkrankungen der Mutter: Diabetes mellitus, Drogenabhängigkeit (insb. Opiate wie Heroin), Adipositas mit BMI (body mass index) >30 kg/m²
- Geburtsmodus: Schnittentbindung (Sectio caesarea), vaginale operative Entbindung (Forzeps- od. Vakuumextraktion) und jede Geburt aus Beckenendlage

Epid: ◊ Häufigkeit: in 6 % d.F. Frühgeburtlichkeit (1 % sind frühe Frühgeborene = Geburtsgewicht <1.500 g), in 5 % d.F. liegt eine Übertragung/Riesenkind vor, in 3 % d.F. Mangelgeborene, in 1,5 % d.F. kommt es zu einer Mehrlingsschwangerschaft

◊ **Fehlbildungsrate:** In Deutschland ca. 49.000 Neugeborene mit Fehlbildungen/Jahr. Statistisch werden **6-7 %** der Kinder mit Fehlbildungen unterschiedlichen Schweregrades geborene. 1/3 davon haben schwere Fehlbildungen (engl. major malformations), die z.B. einer operativen Ther. bedürfen.

2/3 der Fehlbildungen sind einfache, z.B. überzählige Zehen (Polydaktylie), zusammengewachsene Finger (Syndaktylie), Fußdeformitäten (Klumpfuß) od. Anomalien der Niere und ableitenden Harnwege, die keiner/konservativer od. später nur einer kosmetisch-operativen Therapie bedürfen und die die normale Entwicklung eines Neugeborenen nicht behindern.

Klin: ⇒ Mangelgeborenes: <10. Perzentile der Standardgewichtskurve (z.B. <2.900 g bei Geburt in der 40. SSW, Diagramm s. Kap. Schwangerschaftsvorsorgeuntersuchungen), vermindertes Fettpolster, Gefahr der postpartalen Hypoglykämie und Hypokalzämie, hoher Hkt

⇒ Riesenkind: >90. Perzentile der Gewichtskurve (z.B. >4.000 g bei Geburt in der 40. SSW) mit cushingoidem, pausbäckigem Gesicht, vermehrtem Fettpolster

⇒ Übertragung: sog. CLIFFORD-Syndrom durch „Alterung" der Plazenta bei Übertragung, RUNGE-Zeichen (engl. postmaturity signs): Waschfrauenhände, Abschilferung der Epidermis, fehlende Vernix caseosa („Käseschmiere"), Gelbverfärbung der Körperhaut, Rötung der Labien/Skrotums, Dystrophie mit reduziertem Fettpolster

⇒ Krampfanfälle: können bei Asphyxie, Infektionen mit Meningitis, Enzephalitis od. Sepsis, Hypoglykämie, Hypokalzämie, Hypomagnesiämie, Hypo- od. Hypernatriämie, schwerer Hyperbilirubinämie (Kernikterus), intrakranieller Blutung, Hirnödem, Hydrozephalus, „Drogenentzug" (Opiat-abhängige Mutter) od. Pyridoxinmangel (Vit. B_6) vorkommen

Diag: 1. Anamnese und kinderärztliche Untersuchung: bekannte Risikofaktoren?

Allgemeine Warnsymptome: Geburt mit mekoniumhaltigem, grünlichem od. bräunlichem Fruchtwasser, Temperatur >37,5 °C od. <36,5 °C, Hyperexzitabilität, Krampfanfälle, Atemstörungen, Exsikkose, Ikterus, Petechien

In der pränatalen Schwangerschaftsvorsorgeuntersuchung mit der **Sonographie** in der 19.-22. SSW werden schwere Fehlbildungen meist bereits entdeckt, sodass der Geburtshelfer später bei der Geburt Maßnahmen (z.B. geplante Sektio, Anwesenheit des Neonatologen) ergreifen kann.

2. Labor: kurzfristige Glukose-Kontrollen in den ersten Lebenstagen bei Früh-/Mangel- und auch Riesenkindern (normal sind beim Neugeborenen BZ-Werte von 50-65 mg/dl in den ersten Tagen), ebenfalls Kontrolle des Kalziums (Hypokalzämie-Grenzwert: <1,75 mmol/l = <7 mg/dl)

Leukozytose >30.000/µl (od. Leukopenie <6.000/µl) bei Infektion mit Linksverschiebung (>6 % stabkernige Granulozyten) im Differentialblutbild ⇨ aerobe und anaerobe Blutkultur abnehmen, Abstriche von Nase, Rachen, Gehörgang und Nabel machen, Thrombozytenzahl kontrollieren

Bei V.a. Sepsis zum Ausschluss einer Meningitis Lumbalpunktion durchführen

3. Krampfanfälle: Labor und Blutkulturen abnehmen, Lumbalpunktion (Ausschluss Meningitis) und Sonographie od. CT-Schädel (Ausschluss einer Blutung) durchführen

Ther: • Ergibt sich bei der geburtshilflichen Untersuchung (od. bei den Schwangerschaftsvorsorgeuntersuchungen) ein Hinweis für eine Gefährdung, so muss zur Geburt ein **Neonatologe** hinzugezogen werden und die Geburt sollte in einem **Perinatalzentrum** erfolgen (ein sonst notwendiger Transport eines Risikoneugeborenen vermindert die Überlebenschancen erheblich). Reanimationstisch mit Wärmestrahler vorbereiten, Inkubator vorheizen.

Ist eine normale Geburt mit einer Gefährdung des Kindes verbunden (z.B. bei Vorfall von Eingeweiden bei einer Gastroschisis od. Meningomyelozele ⇨ diese könnten bei Geburt via naturalis eingeklemmt werden), immer Sektio durchführen.

• Abnabelung: bei niedrigem APGAR-Score sofortige Abnabelung (die Blutumverteilung aus der Plazenta u. der Nabelschnur in den Neugeborenenkreislauf ist durch den hypoxischen Stress meist bereits während der Geburt erfolgt) und ggf. Reanimation beginnen.

- **Kardiopulmonale Reanimation** nach der **ABC-Regel**:
  - Atemwege freimachen (absaugen p.p. von Mund, Rachen und Nase, etwas später auch des Magens, bei Mekoniumaspiration auch tracheale Absaugung), Absaugkathetergröße: für den Mund Ø 8 Charrière, für die Nase und Magen Ø 5-6 Charrière
  - Beatmen (Kopf dabei nur gering überstrecken) mit 100 % O_2 über Ambu®-Beutel
    Intubation sobald als mögl., Tubusgröße: reife Neugeborene 3,5 mm Ø, Länge 8,5 cm; bei 2.000 g 3 mm Ø, Länge 7,5 cm; bei 1.000 g 2,5 mm Ø, Länge 6,5 cm
  - Circulation = **Herzdruckmassage**: in der unteren Sternumhälfte mit 2 Fingern mit einer Drucktiefe von 1-2 cm. Verhältnis: Herzmassage/Beatmung im Verhältnis **15 : 2** (2-Helfer-Methode) und mit 5 langen Beatmungen beginnen
  - Weitere Maßnahmen: Adrenalin (10 µg/kgKG) i.v. od. intraossär od. (100 µg/kgKG) verdünnt endotracheal, Atropin 0,1 mg i.v., Natriumbicarbonat ($NaHCO_3$ 8,4%ig 2,5 ml/kgKG i.v., bzw. berechnet nach Blutgasanalyse: neg. BE x kgKG x 0,35 = ml),
    bei Hypovolämie Humanalbumin 5%ig 10 ml/kgKG über 30 Min. i.v., bei hämorrhagischem Schock Bluttransfusion (10 ml/kgKG, Blutgruppe 0 rh-neg.),
    bei Morphin-bedingter Atemdepression (Drogenabhängigkeit der Mutter) Opiatantagonist Naloxon 0,5 ml/kgKG,
    bei Kammerflimmern Defibrillation mit 4 J/kgKG (für die erste u. alle weiteren).
    Als dauerhafter Zugang ist ein **Nabelvenenkatheter** geeignet: hierzu Vorschieben eines kleinen Katheters in die Nabelvene (diese liegt meist kranial und ist das größte der 3 Gefäße) bis in die V.cava inf. (bis zum 5. Lebenstag gut mögl.). Kathetergröße: reife Neugeborene Ø 8 Charrière, Einführlänge 12 cm; 1.500-2.000 g Ø 6-7 Charrière, Einführlänge 8 cm; bei <1.500 g Ø 5 Charrière, Einführlänge 6 cm. Hierüber lässt sich auch der ZVD messen.
- Riesenkind/Schwangerschaftsdiabetes: p.p. **Frühfütterung** (Glukoselösung) und kurzfristige Laborkontrollen wegen der Gefahr der Hypoglykämie und Elektrolytentgleisung
- Infektion des Neugeborenen: Abnahme einer Blutkultur, dann **Antibiose** beginnen mit Ampicillin 3 x 50 mg/kgKG/Tag i.v. + Tobramycin 2 x 1,5-2,5 mg/kgKG/Tag i.v. [Gernebcin®], bei Nachweis od. V.a. Meningitis zusätzlich Cefotaxim 3 x 33 mg/kgKG/Tag [Claforan®]. Nach Ergebnis der Blutkultur dann gezielte Antibiose für insg. 2-3 Wo.
- Neugeborenenkrampfanfälle: wenn mögl. Ursache behandeln (z.B. Glukose 20%ig 2-4 ml/kgKG i.v. bei Hypoglykämie, Kalziumglukonat 10%ig 1-2 ml/kgKG i.v. bei Hypokalzämie),
  Persistieren die Krämpfe dann Phenobarbital 10-20 mg/kgKG [Luminal®] langsam i.v. od. i.m. (Erhaltungsdosis 2 x 1,5-2,5 mg/kgKG/Tag),
  Bei weiterer Persistenz Phenytoin 10-20 mg/kgKG [Zentropil®] als Kurzinfusion über 30 Min. (Erhaltungsdosis 2 x 2-4 mg/kgKG/Tag),
  auch Clonazepam 0,05-0,1 mg/kgKG [Rivotril®] langsam i.v. mögl.
  Bei Therapieresistenz noch 50 mg Pyridoxin (Vit.-B6) i.v. unter EEG-Kontrolle
- Operativ: Ind: kindliche (vital-bedrohliche) **Fehlbildungen**, die einer sofortigen/dringlichen operativen Korrektur direkt p.p. od. in d. ersten Lebenstagen bedürfen
  - **Hydrozephalus** ⇨ Shuntanlage (Liquordrainage) bei Drucksymptomatik
  - **Choanalatresie**/-stenose (membranartiger od. knöcherner Verschluss der hinteren Nasenöffnung), bei beidseitigem Verschluss Atemnot, Zyanose beim Stillen ⇨ akut Rachentubus (Neugeborene können noch nicht durch den Mund atmen), dann sofortige operative Eröffnung
  - **Lippen-Kiefer-Gaumenspalte**: in den ersten Lebenstagen Anpassung einer Gaumenplatte (Obturator) durch den Kieferchirurgen, damit ist Stillen od. Trinken mögl., evtl. Magensonde bei Trinkschwierigkeiten. Die endgültige Korrektur folgt für den weichen Gaumen mit 3-4 Monaten und für den harten Gaumen/ Kiefer im 2.-4. Lj.
  - **Ösophagusatresie**, in 90 % d.F. in Kombination mit einer Fistel zur Trachea, Gefahr der Aspiration und Erstickungsanfälle (keine orale Nahrungszufuhr bis zur Op) ⇨ sofortiger operativer Fistelverschluss, End-zu-End-Anastomosierung des Ösophagus, bei langstreckiger Atresie zuerst Anlage einer äußeren Magenfistel und Bougierungsbehandlung von oral und aboral
  - **Zwerchfellhernie** (Aplasie des Zwerchfells), dadurch Verlagerung von Baucheingewei-

de in den Thoraxraum (meist linksseitig) ⇨ sofortige Zwerchfellrekonstruktion erforderlich (wegen der sehr wahrscheinlichen Lungenhypoplasie)

- **Omphalozele** (Nabelschnurbruch, Bruchsack im Nabelschnuransatz) und **Gastroschisis** (Bauchdeckenlücke meist rechtsseitig neben dem Nabel) ⇨ Bauch des Neugeborenen nach der Geburt sofort steril abdecken, dann umgehende operative Rückverlagerung der Bauchorgane und wenn mögl. Primärverschluss der Bruchpforten.

  Bei großen Defekten kann eine zweizeitige Op erforderlich sein: zunächst mit Deckung mit einem Kunststoffnetz (Gore-Tex®) und 2-3 Mon. mit zunehmendem Wachstum des Säuglings dann Verschluss der Bauchdecke bzw. Bauchhöhlenerweiterungsplastik
- **Spaltbildungen der Wirbelsäule** (Neuralrohrdefekte, Dysrhaphiesyndrome): Meningozele, Myelozele, Meningomyelozele (Infektionsgefahr!, urologische Komplikationen, Hydrozephalus) ⇨ Rücken des Kindes nach der Geburt sofort steril abdecken, sofortige Op mit plastischer Deckung, meist auch Liquordrainage erforderlich
- **Duodenalatresie** und **Duodenalstenose**, hoher Ileus mit galligem Erbrechen ab dem ersten Lebenstag (normaler Mekoniumabgang) ⇨ umgehende Resektion des betroffenen Abschnittes und Duodeno-Duodenostomie (Seit-zu-Seit), bei Duodenalmembranen Duodenotomie und Exzision der Membran, evtl. auch Duodenumteilresektion und Duodenojejunostomie erforderlich
- **Rektumatresie** od. **Analatresie**, tiefer Ileus, kein Mekoniumabgang ⇨ umgehende Abdomino-perineale-Durchzugs-Op bzw. Anoplastik, bei kindlicher Unreife zunächst Anus praeternaturalis (endgültige Op dann im Alter von 6-12 Mon.)
- **Herzfehler**: sehr schwerwiegende Herzfehler wie Transposition der großen Arterien, totale Lungenvenenfehlmündung, Aortenisthmusstenose und hypoplastisches Linksherzsyndrom müssen frühzeitig operiert werden, andere Herzfehler wie Septumdefekte und Klappenfehler können meist später korrigiert werden
- **Spaltbildung des unteren Harntraktes:** Blasenekstrophie, kloakale Ekstrophie ⇨ falls mögl. primärer Blasenverschluss, sonst Harnableitung und spätere Korrekturoperationen
- **Urethralklappen**, fehlender Urinabgang (Megapyelon u. -ureter meist bereits pränatal sonographisch sichtbar): sofortige Urinableitung erforderlich (perkutane suprapubische Zystostomie od. perkutane Nephrostomie, die eigentliche operative Harnröhrenklappenresektion erfolgt dann später)
- Klumpfuß (Syn: Pes equinovarus congenitus), Spitzfuß- u. Supinationsstellung des Fußes: mit manuellem Redressement und Fixation im Gipsverband möglichst bereits am 1. Lebenstag beginnen und im Anschluss Krankengymnastik

• Selbsthilfegruppen: Intensivkinder zuhause e.V., Am Kleuterbach 11, 48429 Dülmen, Tel.: 02590 94916, Internet: www.intensivkinder.de

  Selbsthilfegruppe für Eltern mit Klumpfußkindern, Vor dem Dorfe 26B, 31234 Edemissen, Internet: www.klumpfusskinder.de

  Selbsthilfevereinigung für Lippen-Gaumen-Fehlbildungen e.V., Hauptstr. 184, 35625 Hüttenberg, Tel.: 06403 5575, Internet: www.lkg-selbsthilfe.de

<u>Prog:</u> **Säuglingssterblichkeit** (engl. infant mortality) = Zahl der gestorbenen Kinder im 1. Lebensjahr (bezogen auf Lebendgeborene): in Deutschland bei den weibliche Säuglingen 0,3 % (= 3/1.000 Lebendgeborene), bei den männlichen Säuglingen 0,4 % (= 4/1.000 Lebendgeborene). Die Hälfte davon ist durch Frühgeburtlichkeit bedingt.

Die statistische Lebenserwartung (engl. life expectancy) bei der Geburt beträgt heute (Quelle: Statistisches Bundesamt v. 2012, Internet: www.destatis.de) in Deutschland 78,6 Jahre für Männer u. 83,3 J. für Frauen.

Eine geistige Behinderung hat eine Prävalenz von 0,7 % in Deutschland.

<u>Kompl:</u> * Postnatale **Asphyxie** (griechisch: Atemlosigkeit): Laktazidose, **Atemnotsyndrom**, Schocklunge, Papillarmuskelnekrose, kardiogener Schock, Blutungen, Gerinnungsstörungen bis zur Verbrauchskoagulopathie, Nierennekrosen, Nierenversagen, nekrotisierende Enterokolitis u. Darmperforation, Störung der Temperaturregulation, Hirnödem, Krampfanfälle u. bleibende Hirnschädigung bei Hypoxie >5 Min., infantile Zerebralparese

* Postnatale **Infektionen**: Nabelinfektion, Pemphigus neonatorum (bläschenförmiges Exanthem der Haut), Konjunktivitis durch Chlamydien od. Gonokokken

Infektion mit **ß-hämolysierenden Streptokokken Gruppe B** (insb. bei vorzeitigem Blasensprung und bei Frühgeborenen), Übertragung meist intra partum (bei 20 % aller Schwangeren nachweisbarer Keim) ⇨ innerhalb von Stunden bis 3 Tagen (Early-onset-Sepsis) Pneumonie mit Atemnotsyndrom, Meningitis, Verbrauchskoagulopathie, **Sepsis** mit hoher Letalität ⇨ ⇨ Proph: bei Nachweis einer Infektion der Mutter (od. Fieber >38 °C unter der Geburt, vorzeitiger Blasensprung >18 Std.) antibiotische Prophylaxe zu Beginn der Geburtsphase (Ampicillin i.v. 2 g, dann alle 4 Std. 1 g bis zum Ende der Geburt)

Infektion mit Pertussis (Keuchhusten): schwerer Verlauf mit Apnoen, Bronchopneumonie, eitriger Meningitis, Enzephalopathie mit Krampfanfällen und hoher Letalität mögl.

Infektion mit Hospitalkeimen (Staphylokokken, gram.-neg. Bakterien wie Pseudomonas od. Pilze wie Candida albicans) ⇨ auf Hygiene und Händedesinfektion beim Klinikpersonal (und Mutter) achten, strikte Asepsis z.B. bei Nabelschnurpunktion

* Postnatale **Hypoglykämien** (Grenzwerte des BZ bei Frühgeborenen: <20 mg/dl, reife Neugeborene: <30 mg/dl, ab dem 2. Lebenstag: <40 mg/dl)
  Klin: Übererregbarkeit, Schwitzen, Tachypnoe, Blässe, dann Zyanose, Benommenheit, Krampfanfälle, Apnoe, Koma
  Ther: kurzfristig Glucose-Lösung oral (bei Schwangerschaftsdiabetes als zusätzliche Frühfütterung 6-8x/Tag) od. Glucose 5%ig i.v., möglichst schneller Nahrungsaufbau
* Postnatale **Hypokalzämie** (Grenzwert: <1,75 mmol/l = <7 mg/dl), Klin: Exzitabilität, Zittern, Myoklonien, Krampfanfälle, Ther: Kalziumglukonat 10%ig 1-2 ml/kgKG i.v.
* Postnatale **Hyperbilirubinämie**: Icterus gravis bis zum Kernikterus (s.o. Kap. Morbus haemolyticus fetalis)
* <u>Mekoniumaspiration:</u> intrauteriner fetaler Stress (durch O_2-Mangel und vermehrtes CO_2 kommt es zur Hyperperistaltik des Darmes) führt zum Mekoniumabgang in das Fruchtwasser (insb. auch bei Übertragung). Gefahr der **Aspiration** in die Lungen beim "ersten Atemzug" oder Reanimation des Neugeborenen ⇨ Atemnot, schwere Pneumonie, PFC-Syndrom (s.u.)
  Ther: bei nicht vitalem Kind (keine Spontanatmung, Puls <100/Min.) tracheales Absaugen, dann Reanimation mit Beatmung, Prog: Letalität 5-10 %
* <u>PFC-Syndrom</u> (engl. persistent fetal circulation, PPHN, persistierende pulmonale Hypertension des Neugeborenen): bei Neugeborenen mit Mekoniumaspiration, Pneumonie, Lungenhypoplasie, Sepsis od. Schock vorkommendes Krankheitsbild mit Persistenz des fetalen **Rechts-Links-Shunts** über Foramen ovale, Ductus arteriosus und intrapulmonale Kurzschlussverbindungen durch hohen pulmonalarteriellen Druck
  Diag: Tachypnoe, Zyanose (trotz O_2-Beatmung), Rö.-Thorax zeigt helle Lungenfelder, EKG Rechtsherzbelastungszeichen
  Ther: Hyperventilationsbeatmung, Med: Alpha-Rezeptorenblocker, Prostacyclin, NO-Beatmung zur Senkung des pulmonalarteriellen Drucks, evtl. extrakorporale O_2-Beladung u. CO_2-Elimination im Membranoxygenator, Prog: Letalität 10-20 %
* <u>Langzeitbeatmung:</u> retrolentale Fibroplasie (Proph: Beatmung so steuern, dass der paO_2 bei 60-70 mmHg liegt), Pneumothorax, tracheale Drucknekrosen ⇨ Stimmbandschädigung, bronchopulmonale Dysplasie
* Bei Vorliegen einer (z.B. äußeren) Fehlbildung muss immer nach **weiteren Fehlbildungen** (z.B. Herzfehler, urogenitale Anomalien) gesucht werden, dahäufig Kombinationen
* Mekoniumileus: keine Abgang des Mekoniums (= erster Stuhl) beim Neugeborenen durch zähklebrigen Stuhl im Bereich des terminalen Ileums (oft Erstsymptom der Mukoviszidose), Gefahr: Mekoniumperitonitis, Darmperforation, Ther: diagnostischer und therapeutischer Einlauf mit verdünntem Gastrografin, bei Persistenz Laparotomie mit Ileostomie
* <u>Plötzlicher Kindstod</u> (Syn: Krippentod, engl. sudden infant death syndrome, **SIDS**): plötzlicher Tod im 1. Lj. (Gipfel 1.-5. Lebensmonat, Häufigkeit: 0,46 ‰ der Lebendgeborenen, ca. 250 Fälle/Jahr in Deutschland) ohne erkennbare Ursache (Häufung in den Wintermonaten, Tod meist im Schlaf in den frühen Morgenstunden), 60 % sind männliche Säuglinge
  Erhöhtes Risiko: Alter der Mutter <20. Lj., Rauchen während der Schwangerschaft, Drogen od. Geschlechtskrankheiten, Frühgeburtlichkeit, Flaschennahrung (= nicht gestillte Kinder), Kind: Schlafen in Bauchlage (80 % d.F. in Bauchlage) od. Seitenlage, Überwärmung, vorangegangene Erkältungskrankheiten (daher 2/3 der Fälle in den Wintermonaten), gastroösophagealer Reflux

Proph: bei Kindern mit zentralen Störungen od. rezidivierenden Apnoen (od. Geschwisterkind mit SIDS) ggf. Heimmonitorüberwachung und Reanimationstraining der Eltern

Aufklärung: allgemeine Prophylaxe durch Schlafen in Rückenlage, keine Kissen od. Zudecken im Kinderbett verwenden (sondern Schlafsack), Schlafen im elterlichen Schlafzimmer (in einem eigenen Bett), Raumtemperatur ca. 18° C, rauchfreie Umgebung (also auch Nikotinverzicht des Vaters!), Stillen

Bei SIDS Obduktion durchführen, um eine organische Erkrankung od. einen nichtnatürlichen Tod (Kindesmisshandlung) auszuschließen

Selbsthilfegruppen: GEPS Deutschland e.V., Fallingbosteler Str. 20, 30625 Hannover, Tel./Fax: 0511 8386202, Internet: www.geps-deutschland.de

DD:
- Anenzephalie = schwerste Hirnmissbildung, Kind nicht lebensfähig
- Klonische, sog. 5-Tage-Krämpfe: ungeordnete Zuckungen der Extremitäten zw. 3.-7. Lebenstag bei reifen Neugeborenen mit guter Prog. (sistieren nach einigen Tagen spontan) oder benigne familiäre neonatale Konvulsionen (aut.-dom., Chrom 20q13.3 od. 8q24, Mutation neuronaler Kaliumkanäle) ebenfalls mit guter Prog. (sistieren meist spontan bis ca. zum 6. Lebensmonat)
- Ohne Krankheitswert (bis 3 Wo. nach Geburt) sind Brustdrüsenschwellung, selten auch Milchsekretion (sog. „Hexenmilch"), neonataler Fluor, ein östrogenisierter Hymen und selten auch eine Abbruchblutung (HALBAN-Reaktion)
- Vernachlässigung des Kindes durch die Eltern, Kindesmisshandlung (engl. battered child syndrome, non-accidential injury, ICD-10: T74.1), z.B. Subduralhämatom durch „Schütteltrauma", sexueller Missbrauch

KINDER-FRÜHERKENNUNGSUNTERSUCHUNGEN

Syn: Kindervorsorgeuntersuchungen, umgangssprachlich U-Untersuchungen, ICD-10: Z00.1

Allg: In Deutschland gesetzlich 1976 (letzte Änderung 6/2009) eingeführte Untersuchungen zur **Sekundär-** (Früherkennung) und **Primärprävention** (Aufklärung zur Vermeidung von Erkrankungen, Beratung über gesundheitsförderndes Verhalten) für Kinder ⇨ diese dienen der frühzeitigen Erkennung von Störungen der körperlichen, geistigen od. sozialen Entwicklung in altersabhängigen, definierten Entwicklungsphasen zur ggf. frühzeitigen und gezielten Förderung bzw. Behandlung. Die Durchführung erfolgt nach den „Kinder-Richtlinien" des Gemeinsamen Bundesausschusses (G-BA, Wegelystr. 8, 10623 Berlin, Internet: www.g-ba.de), die Befunddokumentation erfolgt im gelben Untersuchungsheft für Kinder (s. Abb.).

Aufgrund der in den vergangenen Jahren immer häufiger vorkommenden Verwahrlosung od. Gewaltdelikten an Kindern in Deutschland wird politisch diskutiert, die Vorsorgeuntersuchungen nicht mehr nur auf **freiwilliger Basis** anzubieten, sondern diese verbindlich zu machen (mit entsprechender Überwachung durch die Jugendämter, wenn die Eltern mit Ihren Kindern nicht daran teilnehmen). Einige Bundesländer in Deutschland haben dies bereits umgesetzt.

Epid: Die **Früherkennungsuntersuchungen** (U1 – U9) werden ab der U2 meist durch einen Kinderarzt od. Allgemeinmediziner durchgeführt, die U1 (Neugeborenen-Erstuntersuchung) findet direkt nach der Geburt statt und erfolgt meist durch den/die entbindenden Gynäkologen/in, Hebamme od. einen hinzugezogenen Kinderarzt (z.B. bei Risikogeburten, Frühgeburten, Komplikationen).

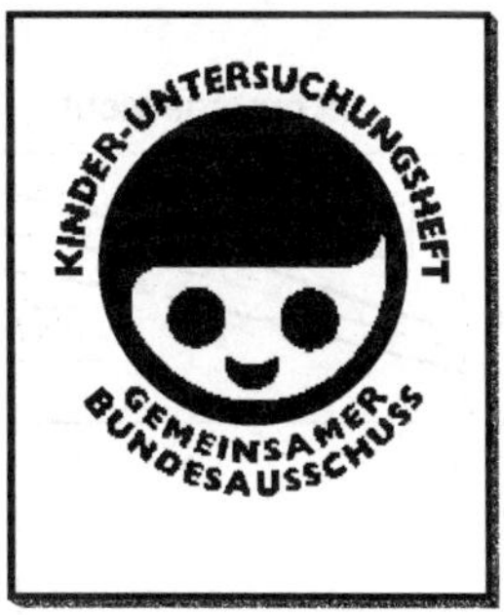

Empfehlungen zum Zeitpunkt (max. Toleranzgrenze):

U1: direkt nach der Geburt (Neugeborenen-Erstuntersuchung)

U2: 3.-10. Tag Neugeborenen-Untersuchung (3.-14. Tag)

U3: 4.-5. Lebenswoche (3.-8. Lebenswoche)

U4: 3.-4. Lebensmonat (2.-4.½ Lebensmonat)

U5: 6.-7. Monat (5.-8. Monat)
U6: 10.-12. Monat (9.-14. Monat)
U7: 21.-24. Monat (20.-27. Monat)
U7a: 34.-36. Monat (33.-38. Mon., zusätzlich seit 2008 in Deutschland eingeführt)
U8: 46.-48. Monat (43.-50. Mon.)
U9: 60.-64. Monat (58.-66. Mon.)
U10: 7.-8. Jahr und **U11**: 9.-10. Jahr (sollen in Deutschland noch eingeführt werden)
J1: (Jugendgesundheitsuntersuchung): 12.-14. Jahr
J2: 16.-17. Jahr (noch keine Routineuntersuchung)
FU: zahnärztliche Früherkennung, ab dem 30. Mon. 1x/J. bis zum 6. Lj., dann ½-jährlich
Die U-Untersuchungen werden in Deutschland bei 90-95 % der Kinder wahrgenommen.

Diag:
1. Allgemeine Anamnese mit den Eltern/Betreuungsperson bei jedem Untersuchungstermin: Fragen nach Gedeihstörungen, Trinkschwäche, Erbrechen, Stuhlgang, Miktion, Schlafen, Bewegungsarmut, Krampfanfälle, zwischenzeitliche Erkrankungen
   Sonstige **Auffälligkeiten in der Entwicklung** des Kindes? und Impfstatus (s.u., Kap. Impfungen)
2. Messung von **Größe**, **Gewicht**, **Kopfumfang** (Erfassung bei jedem Untersuchungstermin) und im Verlauf in **Somatogrammen** dokumentieren [s. Abb.], diese sind im gelben Kinder-Untersuchungsheft am Ende enthalten und werden zur Einschätzung der Entwicklung des Kindes benutzt.
3. Allgemeine Untersuchung bei jedem Untersuchungstermin: ausführliche Ganzkörperuntersuchung, spontane Haltung, Fehlstellungen, Asymmetrien, Dyszephalie (durch Kraniosynostosen), Fontanellenvorwölbung?
   Eine Übersicht zur Entwicklung von Haltungskontrolle, Motorik, Lagereaktionen, Stellreaktionen, primitiven (frühkindlichen) Reflexen und sensorischen Funktionen in den ersten 12 Lebensmonaten findet sich auf der folgenden Seite. Allgemein wird die motorische und geistige Entwicklung anhand sog. erreichter "Meilensteine" (wie freies Sitzen, Krabbeln, Stehen mit Festhalten, freies Gehen, erste Worte) beurteilt.

Somatogramme:

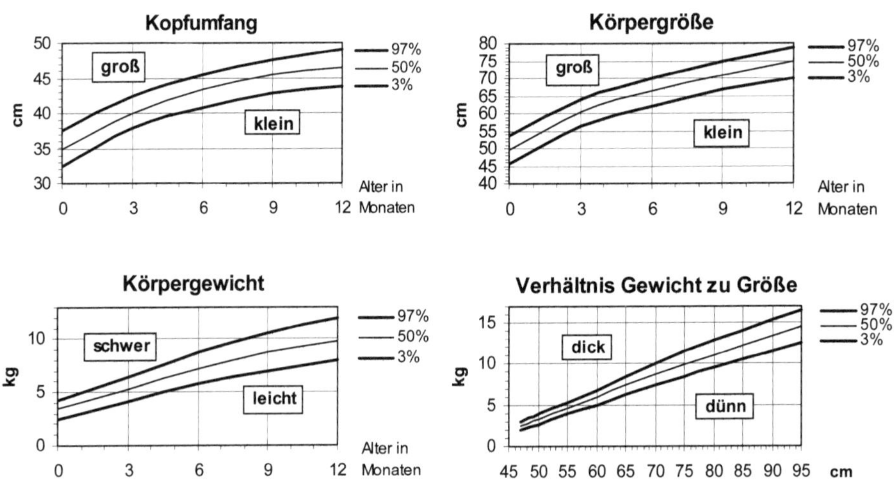

	Lebensmonat	1.	2.	3.	4.	5.	6.	7.	8.	9.	10.	11.	12.
Motorik	Kopfkontrolle	Kopfkontrolle beginnt		hält Kopf in Schwebelage		Kopf abheben in Rückenlage		sichere Kopfkontrolle in jeder Körperlage					
	Bauchlage/Vierfüßlerstand Lokomotion in Bauchlage	Kopf drehen Reflexkriechen	Kopf abheben in Bauchlage 10 Sek 45° 1 Min 75°		Einzelellenbogen-Stütz		Handstütz	Robben		Vierfüßlerstand, Krabbeln		koordiniertes Krabbeln	
	Hochziehen/Sitzen		Kopf wird mit angehoben				Sitzen mit Unterstützung		freies Sitzen		setzt sich alleine hin		
	Lokomotion Rückenlage	Strampeln, Massenbewegungen			Drehen in Seitenlage		Drehen in Bauchlage				Aufrichten mit Rotation u. Stützen		
	Stehen	Extensorenstoß							zieht sich hoch		steht mit Festhalten	geht an Gegenständen entlang	
	Hände/Greifen	häufig Faust		häufig offen	Hände spielen miteinander, Hand-Mund-Koordination		Greifen (mit flacher Hand)	bimanuelle Koordination	Hand-Augen-Mund-Exploration	Pinzettengriff, schlägt 2 Klötzchen zusammen, winkt, wirft Spielzeug mit Absicht weg			
Primitive Reflexe	Glabellareflex	Lidschluss bei Druck auf die Glabella											
	Suchreflex	Kopfwenden auf Bestreichen der Wange											
	Saugreflex	Mundspitzen u. Saugen bei Bestreichen d. Lippen											
	Babkin-Reflex (Hand-Mund-Reflex)	Druck in beide Hände ⇨ Mundöffnung, Augen zu, Kopf nach vorne											
	Handgreifreflex	Finger in die Hand legen ⇨ Faustschluss (palmarer Greifreflex)											
	Galant-Reflex (tonischer Rückgratreflex)	in Bauchlage Bestreichen der Rückenhaut ⇨ ipsilaterale Rückenverkrümmung und ipsilaterale Streckung der Extremitäten											
	tonischer Labyrinth-Reflex	in Bauchlage Strecken des Kopfes ⇨ Beugung von Kopf u. Extremitäten											
	asymmetrisch tonischer Nackenreflex	Kopf langsam drehen ⇨ Fechterstellung = gleichseitiger Arm + Bein gestreckt, Gegenseite wird gebeugt											
	symmetrisch tonischer Nackenreflex	Kopf in Rückenlage langsam beugen ⇨ Beugen der Arme, Strecken der Beine											
	Halsstellreflex	Drehen des Kopfes in Rückenlage ⇨ Körper folgt der Drehung nach mit Torsion (= zuerst Schulter, dann Becken)											
	Moro-Reflex	Beklopfen der Unterlage führt zu „Umklammerungs“-Reaktion											
	Gekreuzter Beugereflex	In Rückenlage Beugen von Hüfte u. Knie eines Beines ⇨ Beugung des Gegenbeines											
	Fußgreifreflex	Berühren der Fußsohle führt zum Krallen der Zehen (plantarer Greifreflex)											
	Stützreaktion	Aufsetzen des ganzen Fußes auf die Unterlage ⇨ Strecken der Extremität											
	Schreitreflex	„Gehen“ bei Berühren der Unterlage in Axillahänge											
	Landau-Reflex					Kind in Bauchhängelage, passive Kopfbeugung ⇨ alle Extremitätengelenke werden gebeugt							
	Sprungbereitschaft						Syn: SCHALTENBRAND-Reflex, „parachute reflex“, Kind in Bauchlage nach vorne unten fallen lassen ⇨ Arme werden ausgestreckt, Abstützbewegung mit geöffneten Händen						
	Stemmreaktion							Anstoßen ⇨ Anspannen der ipsilateralen Muskulatur, Abstützreaktion					
Sensorik	Visueller Kontakt	fixiert bis 45°	folgt Personen	betrachtet eigene Finger	betrachtet Spielzeug in der Hand		ROF = optico-fazialer Reflex (vor Auge ⇨ Lidschluss)				berührt Dinge gezielt mit dem Zeigefinger		
	Gehör	RAF = acustico-fazialer Reflex (klatschen ⇨ Lidschluss)		reagiert auf Geräusch mit Innehalten		Kopfwenden n. Papierrascheln					reagiert auf seinen Namen		
	Lautbildung/Sprache	Schreien	Kehllaute	r r r-Laute			Lippen-/Zungenlaute		Silbenketten „dada, nana“		1. Wort	gezielt Mama, Papa	
	Sozialverhalten		lächelt spontan		lacht laut		verfolgt Tätigkeit der Bezugsperson		fremdelt, spielt Versteken		Spiele nachahmen, trinkt aus einer Tasse		befolgt erste Aufträge
	Sonstiges	Kopfumfang 35 cm, Größe 50 cm		Kopfumfang 40 cm, Größe 60 cm	doppeltes (Geburts-) Gewicht		1. Zahn (Schneidezahn im UK)		Kopfumfang 45 cm, Größe 70 cm		10.-14. Monat: die große Fontanelle schließt sich		dreifaches Gewicht, Größe 75 cm

Größenprognose-Tabelle berücksichtigt die bestehende Größe:
Berechnung: Größe des Kindes (cm) x 100 / Altersprozentwert der Tabelle
(Beispiel: ein 6-jähriger Junge mit 114 cm wird voraussichtlich 114 x 100 / 65 = 175 cm groß)

Alter	Jungen	Mädchen
Geburt	29 %	31 %
3 Monate	34 %	36 %
6 Monate	38 %	40 %
9 Monate	40 %	42 %
1 Jahr	42 %	45 %
1 ½ Jahre	46 %	49 %
2 Jahre	50 %	53 %
2 ½ Jahre	52 %	55 %
3 Jahre	54 %	57 %
4 Jahre	58 %	62 %
5 Jahre	62 %	66 %
6 Jahre	65 %	70 %

Alter	Jungen	Mädchen
7 Jahre	69 %	74 %
8 Jahre	72 %	78 %
9 Jahre	75 %	81 %
10 Jahre	78 %	84 %
11 Jahre	81 %	88 %
12 Jahre	84 %	93 %
13 Jahre	87 %	96 %
14 Jahre	92 %	98 %
15 Jahre	95 %	99 %
16 Jahre	98 %	100 %
17 Jahre	99 %	100 %
18 Jahre	100 %	100 %

Spezieller Untersuchungsumfang bei den einzelnen Terminen:

U1 Neugeborenenerstuntersuchung (direkt nach der Geburt) ⇨ **APGAR**

APGAR-Score zur Vitalitätsbeurteilung des Neugeborenen nach der Geburt (n. v.APGAR, 1953)

	A (Aussehen)	**P** (Puls)	**G** (Gesichtsbewegung)	**A** (Aktivität)	**R** (Respiration)
0	blau, blass	fehlt	keine Reaktion	schlaff	fehlt
1	Körper rosig, Extremitäten blau	<100/Min.	schwacher Schrei, grimassieren	träge Bewegungen der Extremitäten	flach, unregelmäßig
2	alles rosig	>100/Min.	kräftiges Schreien	aktive Bewegungen	regelmäßig (40/Min.)

APGAR: es wird das Kind **1, 5 u. 10 Min. nach der Geburt** beurteilt und die Summe der Punkte gebildet
normal: **9-10** Punkte (z.B. APGAR 9-10-10)
5-8 Punkte: Depressionszustand des Neugeborenen (leichte Asphyxie)
<5 Punkte: Lebensgefahr (bei Frühgeborenen ist der APGAR-Index nur eingeschränkt verwendbar)

Bestimmung des pH-Wertes aus der Nabelarterie

Außerdem **Sondierung** der Nasengänge und des Ösophagus bis zum Magen auf Durchgängigkeit nach Stabilisierung der Atmung (z.B. 10 Min. nach dem letzten APGAR), rektale Temperaturmessung (damit auch Ausschluss rektaler Atresie), Untersuchung auf grobe Missbildungen (Lippen-Kiefer-Gaumenspalten, Augendefekte, Neuralrohrdefekte (Spina bifida, Meningomyelozele), Angiome, Extremitätenfehlbildungen, Hüftgelenksluxation, Klumpfuß) od. Geburtsverletzungen, Ikterus, Ödeme, Auskultation von Herz und Lungen.

Vit.-K-Gabe 2 mg oral (Phytomenadion, Konakion®), alternativ 1 mg i.m. (wenn eine orale Aufnahme nicht mögl. ist, z.B. schlechter Allgemeinzustand, V.a. Resorptionsstörung), DGKJ (2013)

Bei Frühgeburten kann anhand der körperlichen und neuromuskulären Reife (Scores, z.B. n. DUBOWITZ od. n. BALLARD mit Beurteilung von Aussehen, Genitalien, Körperhaltung, Muskeltonus, Reaktionen auf passive Bewegungen) das Gestationsalter bestimmt werden (s. spezielle Neuropädiatriebücher). Der APGAR-Score ist bei Frühgeburtlichkeit nicht/nur eingeschränkt anwendbar.

Dokumentiert werden bei der U1 noch die wichtigsten Risiken (mütterliche Risiken, Schwangerschaftsverlauf, vorherige Befunde), diese werden kodiert angegeben (die Risikonummern zur Kodierung sind in der vorderen Umschlaginnenseite des Kinder-Untersuchungsheftes verzeichnet).

U2 (3.-10. Tag, Untersuchung häufig noch in der Klinik vor der Entlassung von Mutter und Kind)
Neugeborenen-(Basis)Untersuchung bestehend aus:
- Frage nach Trinkschwäche, Schluckstörungen, Atemstillständen od. Krampfanfällen
- Inspektion: Körperhaltung, Spontanmotorik, pathologische Bewegungsmuster, Anomalien der Geschlechtsorgane

- Inspektion der Augen auf Katarakt (Augenlinsentrübung) od. Kolobome (Spaltbildung der Iris), Pupillenreaktion, Augenmotilität, Inspektion der Mundhöhle
- Neurologisch: Saugreflex auslösbar, Muskeltonus am Rumpf und bei Hochziehen an den Armen beurteilen, MORO-Reflex (Umklammerungsbewegung beim Zurückfallenlassen des Kopfes), periphere Lähmungen
- Auskultation von Herz und Lungen, Herzfrequenz 90-150/Min., Atemfrequenz 30-50/Min.
- Manuelle Beurteilung der Hüftgelenke (bei Auffälligkeiten bereits jetzt Hüftsonographie durchführen, sonst bei der U3)
- Neugeborenen-Hörscreening: Inspektion der Gehörgänge, Reaktion auf Geräusche, seit 2009 wird auch eine **objektive Hörtestung** mit der Methode **TEOAE** (= automatisch ausgewertete transitorisch evozierte otoakustische Emissionen, dabei werden durch einen akustischen Reiz die äußeren Haarzellen angeregt, die wiederum selbst Schallwellen retrograd aussenden, die dann gemessen werden können) durchgeführt. Bei pathologischem Befund (bzw. bei Risikogeburten immer) zusätzlich AABR (= automated auditory brainstem response, also akustisch evozierte Potentiale) zur Kontrolle.
- Vit.-K-Gabe 2 mg oral (Phytomenadion, Konakion®), wenn bei der U1 oral gegeben wurde.
- Beratung: Rachitis- (Vit. D) und Kariesprophylaxe (Fluorid) empfehlen, Beratung zur Ernährung, Körperpflege des Kindes und Versorgung des Nabels

Labor: (sog. **erweitertes Neugeborenenscreening** nach den Richtlinien des Gemeinsamen Bundesausschusses, seit 2005 auf insg. 14 Zielkrankheiten) am **2.-3. Lebenstag** (36-72 Std. nach Geburt, spätestens aber bei der U2) wird Kapillarblut meist am Fersenrand entnommen und auf eine Filterpapierkarte getropft ⇨ dann Untersuchung in einem speziell dafür ermächtigten Labor: **TSH-Test** (Ausschluss kongenitaler Hypothyreose), Untersuchung auf 21-Hydroxylase-Mangel (adrenogenitales Syndrom), Biotinidasemangel Galaktosämie sowie mittels **Tandemmassenspektrometrie** auf Phenylketonurie (früher **GUTHRIE-Test**) u. Hyperphenylalaninämie, Ahornsirupkrankheit, Acyl-CoA-Dehydrogenasedefekte (MCAD, LCHAD, VLCAD), Carnitinzyklus-Defekte (CPT-I, CPT-II, CACT), Glutarazidurie, Isovalerianazidämie.
Ein Test auf Mukoviszidose (IRT-Test = immunreaktives Trypsin im Blut) ist ebenfalls mögl. (bei erhöhter Konzentration dann weitere Diagnostik), in Deutschland aber bisher keine Kassenleistung (kostet ca. 20 EUR).

U3 (4.-6. Woche):
- Frage nach Reaktion auf Geräusche, Trinkschwäche, Schluckstörungen, abnorme Stühle, Krampfanfällen, schrilles od. kraftloses Schreien
- Anheben des Kopfes in Bauchlage, Kopfkontrolle für kurze Zeit in Sitzhaltung
- **Hüftsonographie** n. GRAF zum Ausschluss einer angeborene Hüftgelenkdysplasie oder -luxation (pathologisch: liegt der α-Winkel [Winkel zwischen Verlängerung des Os ilium und dem knöchernen Pfannendach] <50°, so ist dies eine Indikation für eine Spreizbehandlung)
- Objektive Hörtestung, falls diese noch nicht bei der U2 durchgeführt wurde
- Vit.-K-Gabe 2 mg oral (Phytomenadion, Konakion®)
- Beratung über die Impfungen, die dann ab der U4 begonnen werden

U4 – U9: beurteilt wird die allgemeine motorische und geistige Entwicklung (anhand sog. erreichter "Meilensteine", z.B. freies Sitzen, Greifen, Krabbeln usw., s.o. Tabelle zur Entwicklung) sowie die Sprachentwicklung (insb. U7-U9), möglichst bei den Vorsorgeterminen gleichzeitig Durchführung der Impfungen (s.u.), weitere Einzelheiten s. Kinderheilkundebücher.

Aufgrund der in den vergangenen Jahren immer häufiger vorkommenden Verwahrlosung od. Gewaltdelikten an Kindern in Deutschland wird politisch diskutiert, die Vorsorgeuntersuchungen nicht mehr auf freiwilliger Basis anzubieten, sondern diese verbindlich einzuführen (mit entsprechender Überwachung durch das Jugendamt, wenn die Eltern mit Ihren Kindern nicht daran teilnehmen). Außerdem wurde der Termine U7a in 2008 neu eingeführt und neue Termine U10 und U11 sind in der Planung.

Informationsmaterial: gibt es kostenlos bei der Bundeszentrale für gesundheitliche Aufklärung, Ostmerheimerstr. 220, 51101 Köln, Tel.: 0221 8992-0, Fax: -257, Internet: www.bzga.de

IMPFUNGEN IM SÄUGLINGS- U. KINDESALTER

Syn: ICD-10: Einzelimpfung Z26.9, Kombinationsimpfungen Z27.9

Epid: ◊ In Deutschland besteht **keine Impfpflicht**. Gem. Schutzimpfungs-Richtlinie des Gemeinsamen Bundesausschusses der KBV sind die u.g. Impfungen empfohlen und die Kosten für die Impfungen werden von den Krankenkassen übernommen.

◊ Empfehlungen u. Impfkalender gem. der STIKO (Ständige Impfkommission) am ROBERT-KOCH-Institut in Deutschland, aktueller Stand: 8/2015 (wird jährlich aktualisiert)

Etlg: # T = **Tetanus** (Tetanustoxoid)

D = **Diphtherie**, d = Diphtherie mit reduziertem Diphtherietoxoid-Gehalt (für Auffrischimpfungen ab einem Alter von 5-6 J., je nach Angabe des Herstellers)

aP = **Pertussis** (azellulär), ap = mit reduziertem Gehalt (für Auffrischimpfungen ab 5-6 J.)

Hib = **Haemophilus influenzae Typ b**

IPV = inaktivierte **Poliomyelitis** Vakzine zur i.m. Injektion

Die orale Polio-Vakzine = „Schluckimpfung" [OPV, nach SABIN, Oral Virelon® T1] wird wegen des Risikos einer möglichen Impfpoliomyelitis (= VAPP Vakzine-assoziierte paralytische Poliomyelitis, Risiko: 1:4.400.000, zuletzt 2 Fälle in 1998) in Deutschland seit 1998 nicht mehr durchgeführt.

HBV = **Hepatitis-B**-Virus (Engerix®-B Kinder, Gen-H-B-Vax-K®): in Deutschland seit 1995 empfohlene Impfung für Säuglinge u. Kinder (eine Titerkontrolle ist bei Kindern i.d.R. nicht erforderlich u. keine Auffrischimpfung; zur Impfung v. Neugeborenen HBs-Ag-pos. Müttern s. Kap. TORCH)

M = **Masern** (Lebendimpfstoff), wird in Kombination als MMR-Impfstoff gegeben

M = **Mumps** (Lebendimpfstoff) , wird in Kombination als MMR-Impfstoff gegeben

R = **Röteln** (Lebendimpfstoff) , wird in Kombination als MMR-Impfstoff gegeben

V = **Varizellen** (Lebendimpfstoff): seit 2004 allgemein für alle Säuglinge empfohlen (ein Kombinationsimpfstoff mit der MMR-Impfung ist für die 2. Impfung erhältlich (MMRV, Priorix-Tetra®), 1. Impfung aber getrennt geben). Geimpft werden sollen auch alle ungeimpften Kinder, die bis zum 9.-17. Lj. noch keine Windpocken hatten (bei Kindern >13. Lj. sind 2 Impfdosen im Abstand von mind. 6 Wo. erforderlich, Varilrix®, s.c.).

Pneumokokken: alle Säuglinge/Kleinkinder bis zum vollendeten 2. Lj. mit einem Pneumokokken-Konjugatimpfstoff (z.B. Prevenar®; Synflorix® darf mit dem Meningokokkenimpfstoff gleichzeitig gegeben werden ⇨ spart einen Impftermin)

Meningokokken ab dem vollendeten 12. Lebensmonat eine einmalige Impfung gegen Gruppe C (Meningitec®) bzw. seit 2012 neuer Impfstoff gegen Meningokokken-Gruppe A, C, W_{135} u. Y [Nimenrix®]. Ein Impfstoff für die in Europa häufigste Gruppe B ist 2013 zugelassen worden (4CMenB, Bexsero®), dieser ist für gesundheitlich gefährdete Säuglinge mit Impfung im Alter von 2, 4 u. 6 Mon. (bisher keine allgemeine STIKO-Empfehlung).

Rotavirus (Schluckimpfung, Lebendimpfstoff): für Säuglinge ab 6. Woche post partum (RotaTeq® auch für Frühgeborene), 2 (Rotarix®) bzw. 3 Gaben (RotaTeq®) im Abstand von 4 Wo. als Prophylaxe der Rotavirus-Durchfallerkrankung. Abschluss der Impfungen spätestens in der 24./32. Lebenswoche (keine Impfung älterer Säuglinge wegen erhöhtem Risiko für Darminvaginationen). Die Impfung ist seit 2013 eine STIKO-Empfehlung.

Influenza: Kinder mit neurologischen/neuromuskulären od. sonstigen Grunderkrankungen jährlich impfen, bevorzugt mit Grippeimpfspray (Fluenz®). Schwangere im 2. Trimenon impfen (Neugeborene u. Säuglinge haben dann auch einen Nestschutz = maternale Ak).

HPV = **humane Papillomaviren** (Gardasil®, Cervarix®): seit 2007 für alle Mädchen empfohlen, Einzelheiten s. Kap. zervikale intraepitheliale Neoplasie

HAV = Hepatitis-A-Virus (Havrix® 720 Kinder, VAQTA® K pro infantibus): bei Kindern ab dem vollendeten 1. Lebensjahr zur Prophylaxe bei Reisen in Risikogebiete, 2 Impfdosen im Abstand von 6-12 Mon. (die 2. Impfdosis ist für den Langzeitschutz)

FSME (Frühsommer-Meningoenzephalitis, Encepur®Kinder): bei Aufenthalt in Risikogebieten (Süddeutschland, Österreich) indiziert, Impfung bei Kindern ab dem 4. Lj. (bei besonderem Risiko auch bereits ab dem 2. Lj.) mögl.

Gelbfieber: sog. Reiseimpfung (für Endemiegebiete, insb. Afrika u. Südamerika), seit 2013 wird von der WHO nur noch 1 Impfung für einen lebenslangen Schutz empfohlen, Impfung ab dem 9. Lebensmonat mögl.

Tollwut: Deutschland ist seit mehreren Jahren tollwutfrei, daher gibt es keine Ind. mehr für eine Impfung (Impfempfehlung gibt es noch für Menschen mit Kontakt zu Fledermäusen od. z.B. für Jäger in einem Gebiet, in dem eine Tollwut neu aufgetreten ist)

Tuberkulose: die früher noch durchgeführte, allgemeine Impfung wird mit dem derzeit verfügbaren BCG-Impfstoff nicht mehr empfohlen

Impfschema (Standardimpfungen gem. STIKO, 2015):

Impfstoff	Alter in Monaten					Jahren	
	2	3	4	11-14	15-23	5-6	9-17
T, D, aP, Hib, IPV, HBV	G 1	G 2	G 3	G 4		Td,ap **	Td,ap,IPV **
Pneumokokken	G 1		G 2	G 3			
Meningokokken C				G 1 (ab 12 Monate)			
M, M, R				G 1	G 2 *		
V				G 1			
Rotavirus (oral)	G1 (6Wo.)	G2	(G3)				
HPV							G1 G2 ***

* Mindestabstand zwischen den MMR- + V-Impfungen sind 4 Wochen, die 2. Impfung sollte bis zum Ende des 2. Lj., allerspätestens aber bis zur Einschulung erfolgen. Die erste Impfung sollte getrennt (MMR + V), die zweite kann dann mit einem Kombinationsimpfstoff (MMRV) durchgeführt werden.

** ab 5-6 J. wird ein Impfstoff mit reduziertem Diphtherie- (d) und Pertussistoxoidgehalt (ap) verwendet

*** Standardimpfung für Mädchen im Alter v. 9-14 J., bestehend aus 2 Impfungen zum Zeitpunkt 0 u. 6 Mon.

Anm:
- Die notwendigen **Grundimmunisierungen (G)** sollten bei Säuglingen und Kleinkindern (wenn keine Kontraindikationen vorliegen) zum frühestmöglichen Zeitpunkt durchgeführt werden. Aus praktischen Erwägungen sollten die Impfungen mit den Terminen der Kinder-Früherkennungsuntersuchungen kombiniert werden.
- Vor den Impfungen Information über den Nutzen der Impfung geben und **Aufklärung** über Nebenwirkungen durchführen und durchgeführte Aufklärung dokumentieren (z.B. durch Vermerk in der Patientenakte). Klärung möglicher Kontraindikationen, nach akuter Erkrankung des Kindes (hochfieberhafte Infekte >38,5 °C) fragen.
- Impfungen immer (**mit Chargen-Nummer**) in den gelben internationalen **Impfausweis eintragen**! (s. Abb.) und den Eltern mitteilen, zu welchem Zeitpunkt die nächste Impfung erfolgen soll.

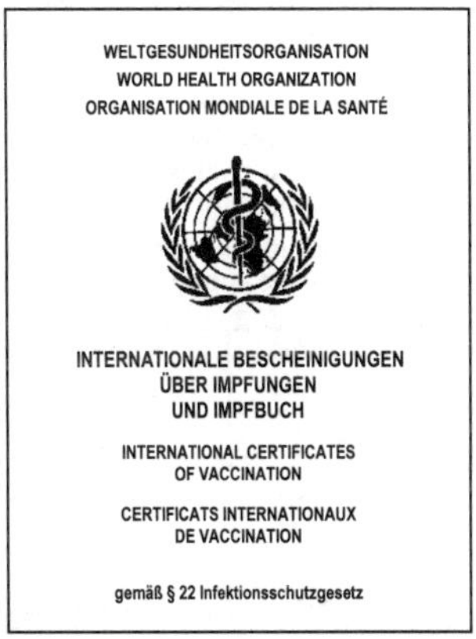

- Die Zahl der Injektionen sollte durch die Anwendung von **Kombinationsimpfstoffen** reduziert werden (z.B. 6fache Kombination DTaPIPVHibHBV, Infanrix®Hexa, Hexyon® od. 4fach MMRV, Priorix-Tetra®)
- Injektionsstelle: Neugeborene, Säuglingen u. Kleinkinder in den **M.vastus lat.** (anterolateraler Oberschenkel), ab dem Kindesalter in den M.deltoideus (proximaler lateraler Oberarm wie bei Erwachsenen)
- Angegebene Mindestabstände nicht unterschreiten (insb. nicht zwischen vorletzter und letzter Grundimmunisierung). Größere zeitliche Abstände zwischen den Impfungen sind möglich. **Jede Impfung zählt** ⇨ auch eine unterbrochene Grundimmunisierung muss nicht neu begonnen werden!
- Impfabstände: Totimpfstoffe können ohne zeitliche Abstände zu anderen Impfungen gegeben werden. Bei Lebendimpfstoffen ist ein Mindestabstand von 4 Wochen zu anderen Impfungen mit Lebendimpfstoffen einzuhalten.
- Frühgeborene: sollen wie termingerecht geborene Säuglingen geimpft werden = nach dem chronologischen Alter (wegen erhöhtem Apnoerisikos bei erster Impfung stationär)

- Riegelungsimpfungen: bei Ausbruch einer Infektionskrankheit (z.B. Masern) in einer Gemeinschaftseinrichtung kann eine aktive Impfung bis 3 Tage nach Ausbruch zur Prophylaxe noch nicht geimpfter Kinder erfolgen.
- Indikationsimpfungen: empfohlene Impfungen für ungeimpfte bzw. empfängliche Personen, die in **Gemeinschaftseinrichtungen**, z.B. pädiatrische Klinken od. Praxen, Schulen, Kindergarten, Kinderhorte, Kinderheimen, Behindertenwerkstätten, Geburtshilfe, Schwangerenbetreuung, usw. arbeiten (zum Eigenschutz u. Schutz Dritter). Diese sind: Masern, Mumps, Röteln, Varizellen, HAV, HBV, Pertussis
- Herdenschutz: um eine Infektionskrankheit auszurotten (z.B. für die Masern geplant) ist eine mind. 95%ige Durchimpfungsrate der Bevölkerung erforderlich, dann sind auch die Neugeborenen und Säuglinge geschützt, da praktisch keine dieser Viren mehr in der Population zirkulieren.
- Informationsmaterial: die jeweils aktualisierten Informationen der STIKO finden sich im Internet: www.rki.de (im Epidemiologischen Bulletin des ROBERT-KOCH-Instituts, kostenloser Download dort mögl.)
- Impfkalenderbroschüren gibt es kostenlos bei der Bundeszentrale für gesundheitliche Aufklärung, 51101 Köln, Tel.: 0221 8992-0, Fax: -257, Internet: www.bzga.de od. per E-Mail: order@bzga.de

Kompl:
* Lokale Impfreaktionen: Rötung, Schwellung, Schmerzhaftigkeit mögl.
* Allgemeine Impfreaktionen: kurzfristige geringe Temperaturerhöhung mögl.
* MMRV-Impfung: Masern-ähnliche Symptome 7-12 Tage nach Impfung mögl., Fieberkrämpfe (bei der Erstimpfung, daher MMRV erst für die 2. Impfung empfohlen)
* Schwerwiegende Impfkomplikationen: sind heute sehr selten (früher häufiger bei der Pocken-, oralen Polio- und Tuberkuloseimpfung). Bei Verdacht auf eine über das übliche Maß einer Impfreaktion hinausgehenden Schädigung besteht namentliche Meldepflicht an das Gesundheitsamt (§ 6 (1) 3. IfSG). Bei empfohlenen Impfungen gibt es ein Entschädigungsanspruch nach dem Bundesversorgungsgesetz bei nachgewiesenem Impfschaden (§ 60 u. 61 IfSG).

  Häufig ist bei schweren Erkrankungen, die in einem zeitlichen Zusammenhang mit einer Impfung auftreten, es sehr schwer zu entscheiden, ob es sich tatsächlich um eine Impfkomplikation handelt oder ob es ein zufälliger zeitlicher Zusammenhang ist und die Impfung nicht ursächlich für die Erkrankung (od. sogar Tod) ist.
* Nach Auswertung der aktuellen KiGGS-Studie in Deutschland (Kinder- und Jugendgesundheitssurvey des RKI) besteht für Kinder mit Impfungen kein höheres Allergierisiko und kein höheres Risiko für Infekte.

Proph:
- ♥ Cave: **keine Lebendimpfstoffe** (Masern, Mumps, Röteln, Varizellen, BCG, Gelbfieber, Japanische Enzephalitis) bei bestehender **Schwangerschaft** (betrifft nur die Mutter selbst, Kinder schwangerer Mütter können geimpft werden) und nicht bei symptomatischer HIV-Infektion
- ♥ Bei jeder Wunde/Verletzung immer Tetanus-Impfstatus prüfen (Impfpass) und entsprechend impfen (s. Übersicht)! Jede Wunde sorgfältig reinigen (Keimreduktion)!

bisherige Anzahl an Impfungen	**saubere, geringfügige Wunden**		**verschmutzte, größere Wunden**	
	Tdap (<6 J. DTaP)	**TIG** (Tetagam®N)	**Tdap** (<6 J. DTaP)	**TIG** (Tetagam®N)
unbekannt	**ja**	nein	**ja**	**ja** (250-500 I.E.)
0-1	**ja**	nein	**ja**	**ja** (250-500 I.E.)
2	**ja**	nein	**ja**	nein (ja, bei Verletzung >24 Std. zurück)
3 od. mehr	nein (ja, bei >10 J. nach letzter Impfung)	nein	nein (ja, bei >5 J. nach letzter Impfung)	Nein

REPRODUKTIONSMEDIZIN - KONTRAZEPTION - SEXUALMEDIZIN

Sterilitätsursachen im Überblick

Frau: Störung der Eireifung, des Eitransportes, der Gelbkörperphase, der Nidation oder des Uterus
Mann: Störung der Spermatogenese oder des Spermientransports (s. Kap. Sterilität - Urologie)
Mann und Frau: Infektionen, immunologische Ursachen (Antikörper), psychische Probleme und ungeklärte Sterilität (bei etwa 20 % d.F. bleibt die Ursache unklar)

STERILITÄT DER FRAU

Syn: **Unfruchtbarkeit**, Störung der Fertilität der Frau, Impotentia generandi, engl. sterility, ICD-10: N97.9

Def: Ungewollte Kinderlosigkeit eines Paares über 12 Monate trotz regelmäßiger ungeschützter Kohabitationen (Definition der WHO).

Ät:
- Ovarien: primäre **Ovarialinsuffizienz** durch Ovarialhypoplasie (Gonadendysgenesie-Syndrome, familiäre Häufung, s.u. genetische Ursachen), Klimakterium praecox (prämature Ovarialinsuffizienz, <40. Lj. ohne erkennbare Ursache od. autoimmunologisch/familiär bedingt), STEIN-LEVENTHAL-Syndrom mit **polycystischen Ovarien** (PCO-Syndrom), hyposensitive Ovarien (verminderte Gonadotropinrezeptoren), Ovarialendometriose, Ovarialtumoren, virale Infektion (z.B. Mumps)
  oder sekundäre Ovarialinsuffizienz = **hypophysäre/hypothalamische Ursache**, z.B. **Hyperprolaktinämie** (Galaktorrhoe-Amenorrhoe-Syndrom, idiopathisch als ARGONZ-AHUMADA-CASTILLO-Syndrom od. bei Hypothyreose), benignes Prolaktinom (FORBES-ALBRIGHT-Syndrom), CHIARI-FROMMEL-Syndrom (postpartal verlängerte, persistierende Laktation), Hypophysentumor, autoimmunologische Hypophysitis, Hypophysenvorderlappen-Insuffizienz, KALLMANN-Syndrom (= olfaktogenitales Syndrom), SHEEHAN-Syndrom (= postpartale Hypophysenvorderlappen-Insuffizienz), **anovulatorische Zyklen**, **Corpus-luteum-Insuffizienz**, Follikelpersistenz (LUF-Syndrom = luteinized unruptured follicle), Anorexia nervosa, Hochleistungssportlerinnen, chronischer psychischer Dysstress
- Tuben: **Tubenverschluss** nach **Salpingitis** (insb. nach **Chlamydien**-, Gonokokken-, Mykoplasmen-**Infektion**), Tubenverwachsungen, Septen, intramurale Polypen, Salpingiosis (papillär-seröse Serosazysten der Tuben), **Endometriose**herde in den Tuben, Motilitätsstörungen (z.B. durch peritubare oder ovarielle Verwachsungen)
- Uterus: Uterusfehlbildungen (Uterus bicornis, bicollis), ROKITANSKY-KÜSTER-HAUSER-Syndrom (kongenitale Vaginalaplasie/-atresie + zweigeteilter rudimentärer Uterus ohne Lumen), Uterusmyome (insb. submuköse), ASHERMAN-FRITSCH-Syndrom (Synechien), hormonal bedingte Nidationsstörung, kein reaktionsfähiges Endometrium
- Cervix uteri: **pathologischer Zervixfaktor** (z.B. verminderter Zervixschleim, Spermienantikörper im Zervixschleim [IgA], Dysmukorrhoe nach Clomifen-Therapie, gestörte Spermatozoen-Mukus-Interaktion), Zervizitis, anatomische Veränderungen, vorhergegangener geburtsbedingter Zervixriss (EMMET-Riss)
- Vagina: Fehlbildungen, Verwachsungen, Kolpitis
- Genetisch (Gonadendysgenesie-Syndrome): ULLRICH-TURNER-Syndrom (Mammae/Vulva/Vagina/Uterus/Ovarien hypoplastisch, 45,X0), SWYER-Syndrom (Uterus/Ovarien hypoplastisch, phänotypisch weiblich bei männlichem Karyotyp, 46,XY), testikuläre Feminisierung (Hairless-woman-Syndrom, durch Androgenrezeptorresistenz phänotypisch weiblich, Uterus/Ovarien fehlen und Inguinalhoden ohne Spermatogenese, männlicher Karyotyp, 46,XY), Triplo-X-Syndrom (47,XXX), adrenogenitales Syndrom (aut.-rez. vererbt)

- Allgemeinerkrankungen: Diabetes mellitus, starke Adipositas, Schilddrüsenfunktionsstörungen (Hypo- und Hyperthyreose), Nebennierenstörung mit Hyperandrogenämie, ADDISON-Krankheit (Nebennierenrindeninsuffizienz), CUSHING-Syndrom I (Hyperkortisolismus), Galaktosämie, Niereninsuffizienz, syst. Lupus erythematodes, fokale Epilepsien (hypothalamische/hypophysäre Störung, insb. bei Temporallappenepilepsie), Thrombophilien (z.B. Faktor-V-LEIDEN-Mutation), Anorexie (Magersucht), Tuberkulose
- Psychogen: fehlende Libido, Frigidität, Dyspareunie, Vaginismus, Partnerschaftskonflikte, Neurosen (Angststörung, Depression, Somatisierungsstörungen), Psychosen
- **Iatrogen:** Sterilisations-Op. der Tuben, zu starke Abrasio (⇨ Endometrium-Verlust und Verwachsungen, ASHERMAN-FRITSCH-Syndrom), Konisation der Cervix uteri mit Verwachsungen/Strikturen, beidseitige Ovarektomie, Hysterektomie, Kolektomie bei Colitis ulcerosa

  Chemotherapie (Zytostatika, insb. hochdosiert Cyclophosphamid, Chlorambucil, Doxorubicin und Vinblastin ⇨ POF-Syndrom = premature ovarian failure),

  Radiatio der Ovarien, des Uterus und/oder des kleinen Beckens (bei 2 Gy werden 50 % der Oozyten zerstört, >14 Gy führt zum völligen Ovarialversagen)

  Medikamente: Psychopharmaka (Neuroleptika: Phenothiazine, Butyrophenone, Thioxanthene und trizyklische Antidepressiva), Metoclopramid, Cimetidin, Domperidon, Cyproteronacetat, α-Methyldopa ⇨ machen alle eine Hyperprolaktinämie
- Toxisch: Drogen-, **Nikotin**- (auch Passivrauchen!), größerer Alkoholkonsum, Schwermetallvergiftung (Blei, Cadmium, Quecksilber)

Path: ♦ Ovarialinsuffizienz (engl. ovarian insufficiency):
- Primäre = Ursache durch die Ovarien begründet
- Sekundäre = Ursache durch die hormonelle Steuerung begründet
- Sog. generative Ovarialinsuffizienz = Ausbleiben von Follikelreifung, Ovulation und Bildung eines funktionsfähigen Corpus luteum
- Sog. vegetative Ovarialinsuffizienz = völliges Ausbleiben der Synthese weiblicher Sexualhormone ⇨ Atrophie von Uterus, Vulva/Vagina und Mamma, Amenorrhoe

♦ Pathologischer Zervixfaktor: verminderter Zervixschleim (durch fehlende ovarielle Östrogenstimulation), Spermienantikörper im Zervixschleim oder Dysmukorrhoe ⇨ dies alles bedingt einen verschlechterten Spermientransport durch die Zervix in das Cavum uteri. Weiterhin fehlen Energiesubstrate für die Spermatozoen u: die Neutralisierung des sauren Scheidenmilieus (Zervixschleim ist alkalisch) ⇨ schädigt zusätzlich die Spermatozoen.

Epid: ◊ Innerhalb eines Jahres kommt es bei regelmäßigem Koitus bei **80-85 %** der Paare im optimalen Konzeptionsalter (zw. dem 20. u. 25. Lj.) zu einer Schwangerschaft.

◊ Fruchtbarkeitsziffer (engl. fertility rate): mit dem **Alter der Frau** nimmt die Fertilität (Syn: Fekundität) deutlich ab ⇨ 20-jährige haben eine 60%ige, 30-jährige eine 30%ige und 40-jährige Frauen nur noch eine 2-4%ige Konzeptionswahrscheinlichkeit pro Zyklus.

In Deutschland liegt u.a. hier ein Grund für die zunehmende ungewollte Kinderlosigkeit, da die Paare zum Zeitpunkt des Kinderwunsches insg. ein höheres Alter als früher aufweisen (andere Lebensplanungen, Beruf und Karriere zuerst usw.). Bereits über 20 % der Kinder werden heute in Deutschland von Müttern >35 J. geboren.

◊ Prävalenz: in Deutschland sind ca. **15 % der Paare** ungewollt kinderlos.

◊ Allgemein: für eine ungewollte Kinderlosigkeit liegt in 40 % d.F. die Ursache bei der Frau (dann in 60 % d.F. **Ovarialinsuffizienz**, 30 % tubare od. uterine Ursache), bei 40 % beim Mann, bei 10 % sind beide betroffen oder eine Ursache ist nicht zu finden (10 %).

Etlg: # **Primäre Sterilität** = Frau war noch nie schwanger

Sekundäre (erworbene) **Sterilität** = jetzt Sterilität bei bereits vorangegangener/n Schwangerschaft/en

Infertilität (Impotentia gestandi) = normaler Konzeption (regelrechte Befruchtung einer Eizelle), aber die Schwangerschaft kann nicht bis zu einem lebensfähigen Kind ausgetragen werden (Absterben der Frucht und Abort vor der Implantation oder durch Nidationsstörung, z.B. bei Corpus-luteum-Insuffizienz).

Diag: 1. **Anamnese: Zyklusanamnese** (Zyklusdauer, Blutungsdauer, Zeitpunkt der letzten Regelblutung, Zwischenblutungen, Amenorrhoe), dazu Patientin auch einen **Menstruationskalender** mit Basaltemperaturmessung führen lassen

Basaltemperaturkurve: normal ist ein biphasischer Verlauf mit 0,5 °C Anstieg nach der

Ovulation (patholog.: gleichbleibende Basaltemperatur bei anovulatorischem Zyklus, verkürzte Phase der Temperaturerhöhung [<8 Tage] und nur treppenförmiger Temperaturanstieg bei Corpus-luteum-Insuffizienz)

Sexualanamnese (Dauer des Kinderwunsches, Anzahl der Kohabitationen/Woche)

vorherige Schwangerschaften und Komplikationen (Aborte, Extrauteringravidität), gynäkologische Vorerkrankungen und venerische Infektionen, Voroperationen, Abrasiones, Interruptiones, Sekretion aus den Brustdrüsen

sonstige Erkrankungen (Diabetes mellitus, Schilddrüsenerkrankungen, Leber- od. Nierenerkrankungen, Tumorerkrankung), Erbkrankheiten

Medikamente, Drogen-, Alkohol- od. Nikotinkonsum, durchgeführte Chemotherapie?

Psychische Faktoren: **übersteigerter Kinderwunsch**, Partnerschaftskonflikt („ein Kind soll die Ehe retten"), Ablehnung der Mutterrolle, Angst vor einer Schwangerschaft

möglichst immer (zusätzlich) Anamnese **mit beiden Partnern** durchführen (z.B. wurde bereits beim Mann ein Spermiogramm durchgeführt, Erkrankungen/Voroperationen oder Medikamenteneinnahme des Mannes?)

2. Gynäkologische Untersuchung: Spekulumuntersuchung und Kolposkopie mit Abstrichentnahme für die Zytodiagnostik und zusätzlich bakteriologische Untersuchung (Reinheitsgrad der Scheidenflora, Chlamydien?)

   Untersuchung in Zyklusmitte: Weite der Zervix, Menge des Zervikalsekrets, Durchsichtigkeit und Spinnbarkeit (Farnkrautphänomen) des Zervixschleimes beurteilen

   Auffälligkeiten bei Schambehaarung (Hypertrichose) od. Mammae
3. Sonographie: **Follikelreifung** (Follikelwachstum 2 mm/Tag, Ovulation meist bei ca. 28 mm Follikeldurchmesser) mit dem vaginalen Ultraschall gut zu beobachten, Verschwinden des Follikels als Ovulationszeichen, **Endometriumdicke** präovulatorisch >8 mm, Zeichen polyzystischer Ovarien (perlschnurartig aufgereihte, randständige Zysten des Ovars)?
4. Labor: Gonadotropinbestimmung (zentrale od. ovarielle Regulationsstörung) = FSH (↓?), LH (↓?), Prolaktin (↑?), DHEA-S (Dehydroepiandrosteronsulfat, ↑?), Testosteron (↑?), Progesteron (↓ in der 2. Zyklushälfte?), Östradiol (↓?), AMH (Anti-MÜLLER-Hormon ↓?), Schilddrüsenwerte und TSH (↓↑?)

   Bei V.a. genetischen Defekt humangenetische Untersuchung.
5. Funktionstests:
   - **Penetrationstest** (Syn: Spermieninvasionstest, KURZROK-MILLER-Test in vitro): Beobachten des Eindringen der Spermien des Mannes in den periovulatorischen Zervixschleim der Frau auf einem Objektträger od. in einer Hämatokritkapillare (auch als gekreuzter Test mögl., dabei wird der Zervixschleim der Frau mit sicher fertilem Sperma eines fremden Mannes bzw. das Sperma des Mannes mit dem Zervixschleim einer sicher fertilen fremden Frau in Kontakt gebracht) ⇨ pathologisch bei sog. **pathologischem Zervixfaktor** (z.B. Sperma-Antikörper, fehlende Kapazitation = fehlender Aktivierungsprozess der Spermien durch den Zervixschleim [dieser neutralisiert Imprägnationsinhibitoren der Spermien], Dysmukorrhoe durch ungenügende Östrogenstimulation).

     Kann auch in vivo durchgeführt werden (Syn: SIMS-HUHNER-Test, Postkoitaltest), dabei wird periovulatorisch 12 Std. postkoital Zervixschleim entnommen und die Spermien nach Quantität und Qualität unter dem Mikroskop beurteilt (Spermien sollten reichlich vorhanden und gut beweglich sein).
   - **Gestagen-Test**: orale Gabe eines Gestagens (Lynestrenol 10 mg/Tag für 10 Tage, Orgametril®) führt nur dann zur Transformation des Endometriums und anschließenden Menstruation (= positiver Test, dann Clomifen-Test durchführen), wenn zuvor eine normale endogene Östrogenstimulation des Endometriums vorgelegen hat ⇨ negativ bei Dysregulation im Hypothalamus-Hypophysen-System, bei polyzystischen Ovarien oder Fehlen eines reaktionsfähigen Endometriums bzw. Uterusfehlbildungen (zur Differenzierung möglicher Ursachen bei neg. Test Östrogen-Gestagen-Test durchführen)
   - **Östrogen-Gestagen-Test**: insb. zur Diagnostik bei Amenorrhoe durch zyklusgleiche Gabe von Östrogen u. Gestagen (mit einem Zweiphasenpräparat, z.B. Cyclo-Progynova®N) führt zur normaler Abbruchblutung bei reaktionsfähigem Endometrium (= positiver Test, bei sonst unzureichender endogener Östrogenproduktion) ⇨ negativ bei uterin-bedingter Amenorrhoe, z.B. distaler Gynatresie, Fehlen des Endometriums
   - **Clomifen-Test**: Blockade der dienzephalen Östrogenrezeptoren durch Clomifen (ist ein Antiöstrogen, Dyneric® 100 mg/Tag für 5 Tage) führt zu einer kompensatorisch ver-

mehrten Ausschüttung von FSH u. LH, zur Stimulation der Produktion von Östrogenen u. Progesteron und somit dann zur Ovulation (LH u. Östradiol im Labor erhöht = positiver Test, bei sonst vorliegenden anovulatorischen Zyklen durch Hypophysen- und Hypothalamusstörung, dann noch GnRH-Test durchführen) ⇨ negativ bei primärer Ovarialinsuffizienz

- **GnRH-Test**: I.v.-Gabe von GnRH (Relefact®LH-RH 0,1 mg) führt zur hypophysären Ausschüttung der Gonadotropine LH u. FSH (= positiver Test) ⇨ negativ bei Hypophysenvorderlappen-Insuffizienz
- **Gonadotropin-Test**: Gabe humaner Gonadotropine (HCG, HMG) führt zur reaktiven Östrogenproduktion bei intakten Ovarien ⇨ negativ bei Ovarialinsuffizienz
- **Dexamethason-Test**: Bei Hyperandrogenämie (DHEA-S, Testosteron) führt die Gabe von 3 mg Dexamethason am Abend zu einer Kortisolproduktion von <30 mg/ml am nächsten Morgen (positiver Test bei normaler NNR-Funktion) ⇨ negativ bei Kortisol >30 mg/ml und somit V.a. autonomen NNR-Tumor

---

➢ Weitere, **invasive** Untersuchungen sollten erst dann durchgeführt werden, wenn die Zeugungsfähigkeit des **Mannes überprüft** wurde (Spermiogramm) und dabei kein pathologischer Befund erhoben werden konnte, da mindestens in 1/3 d.F. eine andrologisch bedingte Sterilität vorliegt.

---

6. Röntgen: **Hysterosalpingographie** (in Kurznarkose mit wasserlöslichem KM, Urografin®) durch Spritzen von 15-20 ml KM in den Zervikalkanal ⇨ Septen oder Fehlbildungen im Uterus, Durchgängigkeit der Tuben (KM fließt beidseitig bis in die freie Bauchhöhle ab?), kann heute auch als vaginale Hysterosalpingo-Kontrastsonographie zur Beurteilung der Tuben durchgeführt werden (Vorteil: keine Strahlenbelastung)
7. **Hysteroskopie** (Uterusfehlbildungen, Synechien, submuköse Myome?) und **Endometriumbiopsie** (Strichkürettage zur Beurteilung der sekretorischen Umwandlung des Endometriums) in Kurznarkose
8. **Diagnostische Laparoskopie**/Pelviskopie in Narkose: Verwachsungen/Adhäsionen im Abdomen, Endometrioseherde, pathologischer Befund der Ovarien, Durchgängigkeit der Tuben? (Diag. mit der sog. **Chromopertubation** = Austritt des Farbstoffes aus den Tuben/Fimbrien kann durch Einbringen von Methylenblau in den Zervikalkanal beobachtet werden; selten wird auch eine Tubenendoskopie mit einem von vaginal eingeführten Kamerakatheter (Falloposkopie) od. von abdominell eingeführt (Salpingoskopie), kombiniert mit einer Laparoskopie, eingesetzt.
9. Röntgen-Sella, CCT/MRT, Gesichtsfelduntersuchung bei V.a. hypothalamische/hypophysäre Störung

Ther:

- Vor jeder Sterilitätstherapie Gespräch mit beiden Partnern führen, auf Misserfolg und die große psychische Belastung hinweisen
- Konservativ: über das **Konzeptionsoptimum** anhand der Basaltemperaturkurve und des Menstruationskalenders aufklären (Optimum ist **2 Tage vor bis 1 Tag nach der Ovulation**; da der Zyklus aber nicht immer regelmäßig ist, sollte Tag 9 bis 16 im Zyklus gewählt werden). Das Paar sollte über mehrere Monate gezielt an den **fruchtbaren Tagen** einen Koitus (alle 2-3 Tage) durchführen. Für den Mann gilt, dass durch Enthaltsamkeit 3-5 Tage zuvor die Zahl der Spermien in der Samenflüssigkeit erhöht werden kann.

  Ggf. „Zyklusmonitoring" durch mehrfache Sonographie und Hormonbestimmung während eines Zyklus zur Feststellung des optimalen Zeitpunktes für eine Konzeption.

  Für das Zyklusmonitoring werden auch schon industrielle Geräte angeboten (Analyse von Estradiol u. LH im Urin), mit denen die Frau selbst die fruchtbaren Tage bestimmen kann (z.B. Clearplan Fertilitätsmonitor).

  Absetzen toxischer Medikamenten oder Noxen, Einstellen von Nikotinkonsum!
- Medikamentös: ⇨ Ziel ist die kontrollierte ovarielle (Über-)Stimulation
  - Hypogonadotrope Ovarialinsuffizienz mit Amenorrhoe:

    Kombinierte zyklusgleiche Östrogen-Gestagen-Gabe (Cyclo-Progynova®N) bei primärer Ovarialinsuffizienz oder

    GnRH-Gabe über eine Minipumpe für 10-14 Tage (5-10 µg alle 90 Min., Lutrelef®) oder HMG-Gabe (= humanes Menopausengonadotropin: früher wurde ein aus dem Harn von Frauen nach der Menopause gewonnenes Gemisch der Gonadotropine FSH + LH verwendet [Urogonadotropin, Humegon®]), heute wird hierzu gentechnologisch hergestelltes

FSH 75-150 I.E./Tag s.c. über 10 Tage [Follitropin-α, Gonal-F® od. Follitropin-ß, Puregon® od. als Langzeitpräparat für 1 Wo. Corifollitropin-α, Elonva®] zur Ovarialstimulation benutzt, dies kann noch kombiniert werden mit der Gabe von gentechnologisch hergestelltem **LH** [Lutropin-α, Luveris ®] 75 I.E./Tag s.c ⇨ führt meist zu mehreren Follikeln, die zur Gewinnung von Oozyten für eine künstliche Insemination erforderlich sind (eine vorzeitige Ovulation wird verhindert durch die Gabe des **GnRH-Antagonisten** Cetrorelix 0,25mg/Tag s.c. vom 6.-14. Tag., Cetrotide®); alternativ kann nach den 10-14 Tagen durch zusätzliche **HCG**-Gabe (5.000-10.000 I.E. i.m. Predalon®-5000 od. 250 µg s.c. rekombinantes HCG, Ovitrelle®) eine Ovulation (Ovulationsinduktion) ausgelöst werden (wenn keine künstliche Befruchtung geplant ist).
⇨ in bis zu 80 % d.F. kommt es mit einer der Methoden zu einer Ovulation, immer Laborkontrolle (Östradiol-17ß) und sonographische Kontrolle auf ein mögl. ovarielles Überstimulationssyndrom (s.u. Kompl.) während der Therapie durchführen.

- Normogonadotrope Amenorrhoe, Hyperandrogenämie (polyzystische Ovarien), Corpus-luteum-Insuffizienz: Antiöstrogen **Clomifen** (50 od. 100 mg/Tag für 5 Tage, führt zur erhöhten FSH- u. LH-Ausschüttung) ⇨ in 30-50 % d.F. kommt es zu einer Ovulation (evtl. auch FSH-Gabe und ggf. HCG-Gabe zur Ovulationsauslösung)
  Bei Corpus-luteum-Insuffizienz in der 2. Zyklushälfte ggf. zusätzlich HCG-Substitution (2.500 I.E./Tag) od. Gestagen-Gabe (Utrogest®)
- Hyperprolaktinämie: Dopaminagonist **Bromocriptin** (Pravidel®), Dosierung 1,25-7,5 mg/Tag entsprechend den Laborkontrollen (bis Prolaktin im Normbereich) über mehrere Monate ⇨ in 50 % d.F. kommt es zu einer Ovulation
- Adrenal bedingte Hyperandrogenämie: Glukokortikoide **Dexamethason** (Fortecortin®) 0,5-1,5 mg/Tag ⇨ in 15 % d.F. kommt es zu einer Ovulation, weiter kann auch die Clomifen- od. FSH/LH/HCG-Gabe wie oben beschrieben versucht werden
- Pathologischer Zervixfaktor: bei Östrogenmangel Östrogene lokal intravaginal vom 8.-14. Zyklustag (Ovestin®Ovula), bei Spermien-Ak Dexamethason 0,5 mg/Tag (Fortecortin®), wenn dies keinen Erfolg bringt ⇨ künstliche Insemination (s.u.)

• Operativ:
- Bei therapieresistentem PCO-Syndrom: Elektrokauterisation der Ovaroberfläche
- Bei XY-Gonadendysgenesie (SWYER-Syndrom, 46,XY) ist eine Sterilisationsbeseitigung nicht mögl. ⇨ eine operative Entfernung der Ovarien/Gonadenrudimente ist aber aufgrund des hohen Entartungsrisikos (bis 20 %) erforderlich
- Op-Möglichkeiten bei tubaren od. uterinen Sterilitätsursachen (s.u. Reproduktionsmed.)

• Gesprächstherapie, ggf. Psychotherapie bei neurotischen Konflikten
• Selbsthilfegruppen.: REGENBOGEN Glücklose Schwangerschaft e.V., Westring 100, 33378 Rheda-Wiedenbrück, Tel.: 05242 35297, Internet: www.initiative-regenbogen.de

Prog: Mit den medikamentösen Methoden kann in bis zu 80 % d.F. eine Ovulation ausgelöst werden und in ca. 30 % d.F. kommt es dann zu einer Schwangerschaft.

Kompl: * Sex „auf Kommando" kann zu Lustlosigkeit bis hin zu sexuellen Störungen führen, der Kinderwunsch ist einziges Thema in der Partnerschaft und führt zu Konflikten

Diag: * Hysterosalpingographie/Hysterosalpingo-Kontrastsonographie: Keimaszension (daher zuvor gründliche Desinfektion von Vagina und Portio), KM-Allergie, Tubenspasmus (wenn die Untersuchung nicht in Kurznarkose durchgeführt wird)

Med: * GnRH-, FSH-, LH-, Clomifen- u. insb. HCG-Gabe: **ovarielles Überstimulationssyndrom** mit Polyovulationen, multiplen Ovarialzysten, Ovarialruptur, Torsionsovar (Stieldrehung), Mehrlingsschwangerschaft, erhöhte Abortrate, Brustspannen, Unterleibsschmerzen, Übelkeit/Erbrechen, Diarrhoen (das NW-Risiko lässt sich durch den Einsatz v. GnRH-Antagonisten statt HCG deutlich reduzieren). Durch erhöhte Kapillarpermeabilität und erhöhtes Renin (aus den Thekazellen des überstimulierten Ovars) Gefahr von Aszites, Hydrothorax/Pleuraerguss mit Dyspnoe, interstitielles Lungenödem mit ARDS (adult respiratory distress syndrome), Elektrolytverschiebung, Hämokonzentration, Leukozytose, Thrombosen, Thromboembolien (typischerweise in der A.jugularis int.), DIC (Verbrauchskoagulopathie), Nierenversagen ⇨ Ther: intensive Überwachung, Thromboseprophylaxe, Intensivmedizin bei schweren Komplikationen
Cave: tritt eine Schwangerschaft ein, könne sich die Symptome erheblich verstärken.

* Dopaminagonisten: Hypotonie, Synkopen

REPRODUKTIONSMEDIZIN

Syn: Assistierte Reproduktion, *fertilitätsfördernde Maßnahmen*, ICD-10: Z31.9

Epid: ◊ Die Methode der In-vitro-Fertilisation (IVF) wurde erstmals erfolgreich 1978 in England durchgeführt (*Louise Brown* als erstes „test tube baby"), in Deutschland ist sie seit 1982 etabliert. Die Methode der ICSI (intracytoplasmatische Spermieninjektion) steht seit 1992 zur Verfügung. Derzeit gibt es in Deutschland ca. 100 spezialisierte Reproduktionszentren, dort werden ca. 42.000 IVF/ICSI-Behandlungen pro Jahr durchgeführt.

◊ In Deutschland werden jährlich ca. 1,65 % der Kinder (≈ 10.000) durch IVF-Maßnahmen geboren. Weltweit sind es bis heute durch assistierte Reproduktion über 5 Mio. Kinder.

◊ Altersgrenze: bis zum **40. Lj. der Mutter**, danach nimmt die kumulative Erfolgsrate auf nur noch 5 % ab und die Zahl an Fehlgeburten nach (zunächst erfolgreicher) IVF stark zu (bei 42-jährigen bereits 50%ige Abortrate, allgemein sinken die Erfolgsaussichten ab dem 35. Lj. deutlich).

◊ Das Durchschnittsalter der Frauen, die sich zur IVF vorstellen, beträgt in Deutschland 32 J. Ein unerfüllter Kinderwunsch liegt im Durchschnitt dann schon seit 5 J. vor.

◊ Ein neuer Trend bei Frauen ist die Anlage einer „Fertilitätsreserve" (Syn: *social freezing*) durch Kryokonservierung von entnommenen Oozyten (Dehydratation mit Dimethylsulfoxid + Ethylenglykol und dann ultraschnelles Einfrieren, sog. Vitrifikation), um später (z.B. nach abgeschlossener beruflicher Karriere) eine Schwangerschaft noch zu ermöglichen (Erfolgsrate ca. 30 %).

Diag:
1. Anamnese beider Partner (s.o. bei Sterilität), Dauer des Kinderwunsches und Koitusfrequenz, bisheriges **Ausschöpfen aller konservativen Maßnahmen**?
2. Gynäkologische Untersuchung bei der Frau (s.o.)
3. Spermiogramm beim Mann (sollte immer durchgeführt werden, auch wenn sich ein pathologischer Befund bei der Frau feststellen ließ, da in 15 % d.F. beide betroffen sind)
4. Erst wenn die ersten 3 Punkte keinen Hinweis auf eine Störung erbracht haben, sollte die weitere (invasive) Diagnostik veranlasst werden (s.o.) und später eine fertilitätsfördernde Maßnahme erwogen werden.
5. Vor fertilitätsfördernden Maßnahmen noch erforderlich: HIV-Test, Hepatitis- u. Röteln-Serologie, zytologischer Abstrichbefund (Krebsvorsorge)
   Vervollständigung aller noch fehlenden Impfungen (MMR, Td, Pertussis, Varizellen)

Ther:
- Konservativ: Beratung beider Partner, Zyklusmonitoring (s.o. bei Sterilität)
- Medikamentös: s.o. bei Sterilität
- Operativ: Ind: tubare od. uterine Sterilität
  - Rekonstruktionsmöglichkeiten der Tuben: laparoskopischer Zugang, Adhäsiolyse bei Verwachsungen, Wiederherstellen des Fimbrientrichters (zum Auffangen der Oozyte) durch Stomato-/Fimbrioplastik bzw. Neosalpingostomie (Neuanlage eines Ostiums aus dem ampullären Teil der Tuba uterina), bei proximalem Tubenverschluss Resektion des betroffenen Abschnittes und End-zu-End-Anastomose
  - Refertilisations-Op. nach einer vorangegangenen operativen Sterilisierung: Reimplantation der noch vorhandenen durchgängigen Tubenabschnitte an den Uterus bzw. **End-zu-End-Anastomose** der Tubenabschnitte (Erfolgsrate 40-50 %). Bei Clips: Exzision des betroffenen Tubenabschnittes und End-zu-End-Anastomose der Tubenabschnitte (Erfolgsrate 80-85 %). Cave: erhöhtes Risiko für Extrauteringravidität (Anmerkung: der Eingriff wird i.d.R. von den Krankenkassen nicht bezahlt). Gelingt dies nicht, dann IVF.
  - Uterine Störungen: hysteroskopische Resektion vorhandener Septen, schonende (wenn mögl. hysteroskopische) Enukleation von Myomen
- Reproduktionsmedizin (= technisch assistierte Reproduktion):
  - **Künstliche Insemination:** Einbringen aufbereiteter Spermien (des Partners = homologe Insemination od. auch eines fremden Spenders aus einer Samenbank = heterologe Insemination) in die Zervix od. besser in das Cavum uteri (**intrauterine Insemination**) zum Zeitpunkt der Ovulation. Ind: zervikale od. andrologisch bedingte Sterilität.
    Die Spermien werden hierzu mehrfach in ein Kulturmedium (Ham F10) eingebracht und

getrennt (**Swim-up-Methode**, zentrifugieren und abschöpfen), sodass nur gut bewegliche Spermien übrig bleiben, die voll befruchtungsfähig sind (Kapazitation abgeschlossen) ⇨ in 20 % d.F. kommt es zu einer Schwangerschaft.

- **In-vitro-Fertilisation** (**IVF**): Ind: Hauptindikation ist die nicht zu beseitigende tubare Sterilität und die andrologisch bedingte Sterilität
  1. Stimulation der Follikelreifung (ovarielle Überstimulation) je nach Erfordernis durch Clomifen-, FSH/LH/GnRH-Gabe (s.o. bei Sterilität) ⇨ führt meist zu mehreren Follikeln (Erfolgskontrolle durch Sonographie), dann Gabe von HCG.
  2. 36 Std. nach HCG-Gabe transvaginale Punktion (auch transvesikal od. per Laparoskopie mögl.): alle reifen Follikel werden mittels vaginal geführter Sonographie mit einem Zielgerät mit der Follikelflüssigkeit und enthaltener Oozyte entnommen
  3. **Extrakorporale Befruchtung** der entnommenen Oozyten durch Zusammenbringen mit inkubierten und aufbereiteten Spermien (= Kapazitation erfolgt) nach 4-6 Std. ⇨ nach 40-48 Std. wird bei Erfolg das 4-8 Zellenstadium erreicht (nicht benötigte befruchtete Eizellen können zuvor im Pronukleusstadium (sog. 2-PN-Zellen) nach ca. 8-20 Std. bei -196 °C kryokonserviert werden ⇨ hierzu Suche unter dem Mikroskop nach Vorkernen notwendig, dies ist in Deutschland auch zulässig)

     In der Hälfte der Fälle wird heute alternativ die **Intracytoplasmatische Spermieninjektion** (**ICSI**, wird von den Reproduktionsmedizinern „ixi" ausgesprochen) durchgeführt: Punktion der entnommenen Oozyten und Einbringen eines Spermiums unter dem Mikroskop über eine ultradünne Glaskapillare (Ind: bei männlicher Subfertilität, wenn die Spermien primär nicht befruchtungsfähig sind oder durch Aspiration aus dem Nebenhoden [MESA = mikrochirurgische epididymale Spermienaspiration] oder durch Biopsie des Hodens [TESE = testikuläre Spermienextraktion] direkt entnommen werden müssen). Zuvor wird eine Spermaprobe des Mannes einer Chromosomenanalyse unterzogen.
  4. **Embryonentransfer** im 8 Zellenstadium mit einem Katheter in das Cavum uteri (in der Regel werden in Deutschland bis zum Alter der Mutter von 35. J. **zwei**, >35. J. manchmal auch 3 Embryonen eingebracht; mehr als 3 sind gem. Embryonenschutzgesetz nicht zulässig und auch nicht sinnvoll) ⇨ in ca. 30 % d.F. kommt es zu einer Schwangerschaft (70 % „Frühaborte"), Mehrlingsrate bei eingetretener Schwangerschaft ca. 20 % (Anmerkung: insb. in nordeuropäischen Ländern werden die Embryonen nach morphologischen Kriterien unter dem Mikroskop bewertet und dann nur 1 "guter" Embryo übertragen, sog. elektiver Single-Embryo-Transfer ⇨ wesentlich bessere Schwangerschaftsrate, viel weniger Mehrlinge. Ob dies so in Deutschland zulässig ist, ist rechtlich unklar – von einigen Praxen wird es durchgeführt).

     Alternativ können die Embryonen auch in die Tuba uterina eingebracht werden (intratubarer Embryonentransfer, transvaginal od. laparoskopisch), die Entwicklungsmöglichkeit soll dann physiologischer sein, da sich der Embryo normalerweise auch bis zum 5. Tag nach der Befruchtung in der Tube befindet, ist jedoch aufwändiger.

     Weitere Alternative ist die Übertragung erst im Blastozystenstadium (5. Tag, >8 Zellen-Stadium) in das Cavum uteri (Vorteil: bessere Implantationsrate, es wird Zeit für eine Präimplantationsdiagnostik gewonnen, s.u.).
  5. Eine intravaginale Applikation von 90 mg/Tag Progesteron unterstützt in der Lutealphase (Crinone®8% Vaginalgel für 30 Tage nach erfolgtem erfolgreichem Embryonentransfer) die Endometriumentwicklung.
- Intratubarer Gametentransfer (GIFT = gamete intrafallopian transfer): Stimulation der Follikelreifung (wie bei IVF), dann laparoskopische Entnahme reifer Oozyten, Zusetzen von aufbereiteten Spermien und Einbringen des Gemisches mit max. 2 reifen Oozyten noch in gleicher Sitzung in die Tuba uterina, Ind: LUF-Syndrom ⇨ in 30 % d.F. kommt es zu einer Schwangerschaft

• Fertilitätserhalt bei Krebstherapie: vor einer geplanten Chemotherapie, Radiatio der Ovarien, des Uterus und/oder des kleinen Beckens können Oozyten od. auch Teile eines Ovars entnommen und kryokonserviert werden. Zu einem späteren Zeitpunkt kann dann bei Kinderwunsch eine IVF/ICSI durchgeführt werden od. das Ovarialgewebe laparoskopisch reimplantiert werden. Informationen dazu auch im Internet: www.fertiprotekt.de

• Beratung über Adoptionsmöglichkeiten (Jugendamt) oder Pflegschaft für ein Kind (über das Jugendamt) bei fehlendem Erfolg aller Therapiemöglichkeiten.

• Selbsthilfegruppen: Bundesverband Pro Familia, Stresemannallee 3, 60596 Frankfurt,

Tel.: 069 639002, Internet: www.profamilia.de

KIWI - Die Kinderwunschiniziative, Mutter-Teresa-Weg 3, 40764 Langenfeld, Tel.: 02173 980630, Fax: 02173 980367

Wunschkind e.V., Fehrbelliner Str. 92, 10119 Berlin, Tel./Fax: 0180 5 002166, Internet: www.wunschkind.de

Weitere Informationen im Internet unter: www.familienplanung.de/kinderwunsch und Broschüren bei der Bundeszentrale für gesundheitliche Aufklärung in 51101 Köln, E-Mail: order@bzga.de, www.bzga.de/praenataldiagnostik-unerfuellterkinderwunsch

Deutsches IVF-Register, Bismarckallee 8-12, 23795 Bad Segeberg, Internet: www.deutsches-ivf-register.de

Prog: Die invasiven Methoden der Reproduktionsmedizin bringen eine Lebendgeburtenrate von ca. 20 % pro Behandlungszyklus (wenn alle konservativen Verfahren zuvor keinen Erfolg gebracht haben). Nach 4 IVF-Behandlungszyklen liegt die Erfolgsrate („Baby-take-home-Rate") insg. bei ca. **60 %** (weitere Versuche erzielen meist keine Steigerung mehr).

Aufklärung: IVF- und insb. ICSI-gezeugte Kinder haben **ein geringfügig höheres Risiko für Missbildungen** oder spätere Entwicklungsstörungen als natürlich gezeugte Kinder. Das Risiko beträgt zusätzlich 2-20 Fehlbildungen/1.000 geborener Kinder (vermutlich aber nicht nur durch die reproduktionsmedizinischen Methoden selbst, sondern auch durch das höhere genetische Hintergrundrisiko der Eltern, das mit der Subfertilität verbunden sein kann). Die ICSI hat zusätzlich ein erhöhtes Risiko für chromosomale Anomalien, auch hier wieder teilweise durch das erhöhte Risiko der Eltern, insb. durch die schlechtere Spermienqualität (daher sollte ggf. vor Ther. eine Karyotypisierung und Untersuchung auf Mikrodeletionen bei den Eltern und eine invasive Pränataldiagnostik mit Amniozentese bei Oligospermie des Vaters durchgeführt werden). Über das höhere Risiko muss aufgeklärt werden! [Anmerkung: die normale allgemeine Fehlbildungsrate beträgt 68/1.000 lebendgeborener Kinder]. Werden Kinder nach IVF/ICSI reif geboren, ist die weitere Entwicklung nicht beeinträchtigt.

In Deutschland wurde 2011 beschlossen, eine beschränkte **Präimplantationsdiagnostik** (PID, PGD = preimplantation genetic diagnosis) zuzulassen, um bei Eltern mit einer genetischen Disposition od. bei Risiko für Fehl- od. Totgeburt die Erkrankungen/Aneuploidien noch vor dem Embryonentransfer zu erkennen. Hierzu wird im 8-Zellenstadium je eine Zelle von den Embryonen entnommen und eine genetische Diagnostik innerhalb von 24 Std. durchgeführt. Übertragen wird dann nur der/die Embryonen ohne erkennbaren Defekt. Zuvor ist eine Beratung der Eltern Pflicht, eine Ethikkommission muss zustimmen und die Durchführung muss an einem zertifizierten Zentrum erfolgen.

Ebenfalls in der Diskussion ist die Verwendung der nicht mehr benötigten Embryonen od. entnommener einzelner Zellen im 8-Zell-Stadium als **embryonale Stammzellen** zu Forschungszwecken. Diese sind pluripotent (nicht mehr totipotent wie im Stadium der Morula) ⇨ daraus lassen sich die ca. 250 verschiedenen Körperzellen züchten (derzeit zulässig sind alle diese Verfahren in England, Belgien u. USA). Der begrenzte Import von embryonalen Stammzellen zu Forschungszwecken wurde in Deutschland in 2002 erlaubt (nicht jedoch die Gewinnung eigener Stammzellen), eine Änderung wird politisch permanent diskutiert.

Rechtliche Aspekte in Deutschland (geregelt durch das Gesetz zum Schutz von Embryonen, **ESchG** vom 13.12.1990): auch bei heterologer Insemination gilt das Kind bei Ehepaaren als eheliches Kind (das Kind hat jedoch ein Recht die Identität des Samenspenders später zu erfahren). Die Kryokonservierung im Pronukleusstadium (2-PN-Zellen) ist zulässig, im Embryonalstadium nicht mehr. Sonstige Manipulationen, wie Klonieren, Erzeugung von Chimären od. Hybriden, Genmanipulationen oder Verwendung von Embryonen zu Forschungszwecken sind bei uns verboten. Die Leihmutterschaft (= Austragen einer befruchteten Eizelle durch eine andere Frau) ist verboten, ebenfalls verboten ist das Einbringen einer fremden Eizelle (Eizellspende, sog. Oozytendonation - ist in anderen Ländern zulässig, Zentren hierfür sind Valencia in Spanien, Brüssel in Belgien und Prag in Tschechien).

Kostenregelung: ist in Deutschland für eine IVF/ICSI ständigen Änderung unterworfen. Seit 2004 werden von den gesetzlichen Krankenkassen die Kosten zu 50 % für max. 3 Versuche (nach vorheriger Genehmigung durch die Kasse) und nur für verheiratete Paare übernommen (und Altersgrenze für Frauen v. 25-40 J. u. für Männer bis max. 50 J.). Pro Behandlungsfall müssen Paare ca. 500,-- (IVF) bis 1.800,-- (ICSI) EUR zuzahlen (daher seit 2004 auch rückläufige Zahlen). Diskutiert wird eine Anhebung der Kostenübernahme auf 75 % (50 % durch die Krankenkasse, 25 % staatlicher Zuschuss).

Kompl: * Ovarielles Überstimulationssyndrom (s.o. bei Sterilität)
* Vaginale od. intraabdominelle Blutung, Peritonitis durch d. Ovarpunktion (extrem selten)
* Starke **psychische Belastung** während der Zeit einer IVF über Monate, hoher Zeit- und Kostenaufwand, erfolglose Behandlungszyklen enttäuschen
* IVF/ICSI: deutlich erhöhte Rate an **Mehrlingsschwangerschaften** (10faches Risiko), besonderes Risiko für Mutter und Kinder bei Drillingsschwangerschaft (daher werden bei Frauen <35. Lj. in Deutschland auch nur noch 2 Embryonen übertragen), ektope Gravidität, **Frühgeburtlichkeit** (10faches Risiko), höhere perinatologische Risiken/Mortalität, höhere Abortrate (2fach), erhöhtes Risiko für Fehlbildungen (RR 1,28-1,57fach) und Entwicklungsstörungen (z.B. 2faches Risiko für infantile Zerebralparese).

KONTRAZEPTION / STERILISATION

Syn: Empfängnisverhütung, Antikonzeption, Konzeptionsverhütung, Familienplanung, Geburtenkontrolle (= staatlich gelenkt), engl. contraception, ICD-10: Z30.9

Anatomie: Die Eizelle bleibt nach der Ovulation 6-12 Std. befruchtungsfähig. Die Spermien können im Zervixschleim der Frau bis zu 5 Tage befruchtungsfähig bleiben.

Klin: ⇒ **Basaltemperaturverlauf** während eines Menstruationszyklus (tägliche rektale Temperaturmessung nach mind. 6 Std. Schlaf noch vor! dem Aufstehen), s. Abb.

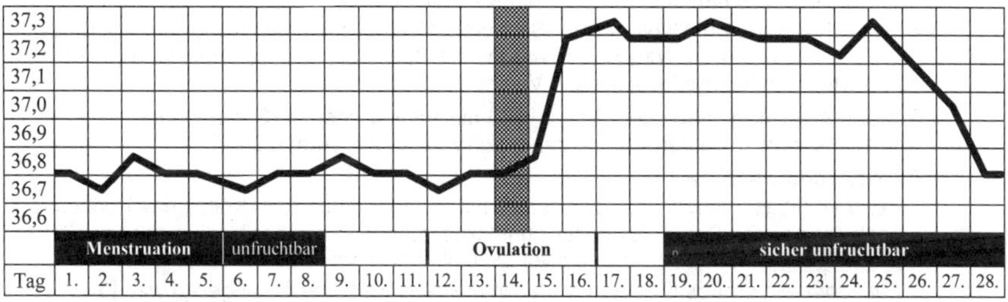

⇒ **Zervixschleimveränderungen** während eines Menstruationszyklus (s. Abb.): zur Ovulation hin nimmt die Menge und die Durchsichtigkeit zu, der Zervixschleim wird klar, flüssiger und **spinnbar** (Fadenlänge 6-15 cm), positives **Farnkrautphänomen** (Syn: Arborisationsphänomen, Bildung von farnkrautähnlichen Kristallen des getrockneten Zervixschleims auf dem Objektträger)

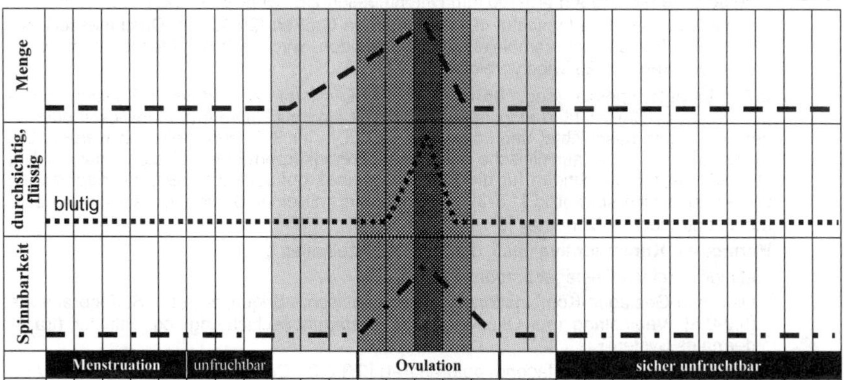

Def: **PEARL-Index** = Zahl ungewollter Schwangerschaften auf 100 Frauenjahre bzw. auf 1.300 Anwendungszyklen (= Zahl ungewollter Schwangerschaften bei 100 gebärfähigen Frauen, die eine Methode ein Jahr lang anwenden). Wird keine Kontrazeption angewendet (ungeschützter Geschlechtsverkehr) beträgt der „PEARL-Index" **60-85**.

Etlg: Methode [PEARL-Index der Methode in Klammer]:

Coitus interruptus: der Penis wird beim Koitus kurz vor der Ejakulation aus der Vagina herausgezogen [10-20], unsichere „älteste Methode" der Kontrazeption

Kalendermethode n. KNAUS-OGINO: Enthaltsamkeit während des 8.-19. Zyklustages („periodische Abstinenz", setzt einen zeitlich stabilen Zyklus voraus, daher relativ unsicher) [6-40]

BILLINGS-Ovulationsmethode: Selbstbeobachtung ⇨ flüssiger, durchsichtiger fadenziehender (spinnbarer) Zervixschleim (s.u.) zeigt Zeitpunkt der Enthaltsamkeit an [15-35]

Basaltemperaturmethode: nach dem Anstieg der Basaltemperatur (s.u.) bis einschließlich der folgenden Menstruation ist eine Konzeption ausgeschlossen. Für den Anfang des Zyklus kann eine Minus-8-Tage-Regel verwendet werden (unfruchtbar bis 8 Tage vor Temperaturanstieg, dies setzt aber einen zeitlich stabilen Zyklus voraus) [1-6]

Symptothermale Methode: Kombination aus Billings-Ovulationsmethode (Zervixschleimbeobachtung) und Basaltemperaturmethode (z.B. Sensiplan®, www.nfp-online.de) ⇨ Verschwinden des flüssigen Zervixschleim und 3 Tage erhöhte Basaltemperatur zeigt sicher den Beginn der unfruchtbaren Zyklustage bis zur Menstruation an [0,4-2]

Überwachung der fruchtbaren Tage mit speziellen Geräten (z.B. Persona®), die über eine Hormonkontrolle im Urin die fruchtbaren Tage anzeigen (bei regelmäßigem Zyklus zwischen 25 u. 35 Tagen ca. 94%ige Zuverlässigkeit, daher eher unsicher) [6]

Spermizide (Gele od. Ovula = sog. „Schaumzäpfchen", enthalten Nonoxinol 9, z.B. Gynol II®, Patentex®Oval) od. **Vaginalschwamm** mit Spermizid: der spermizide Wirkstoff wird 10 Minuten vor dem Koitus tief in die Vagina eingebracht [4-6]

Scheidenspülung: nach dem Koitus wird die Vagina gespült (Spermien haben aber ein schnelle Aszension in den Uterus, daher hohe Versagerquote) [20-40]

Barrieremethoden:

- *Kondom* (Präservativ): wird über den Penis gestülpt, nach dem Koitus das Kondom am noch erigierten Penis festhalten und zusammen aus der Vagina ziehen [2-15], großer Vorteil: schützt gleichzeitig vor sexuell übertragbaren Krankheiten!
- *Femidom*: ein großes Präservativ, das in die gesamte Scheide eingelegt wird [3-7]
- *Scheidendiaphragma*: in Verbindung mit Spermiziden (aus Milchsäure, Contragel®grün, Caya®Gel) angewendet, es wird in die Scheide eingeführt und bedeckt die Portio und das vordere Scheidengewölbe, es verbleibt mit dem Spermizid nach dem Koitus noch für 6-8 Std. [2-6], kann wiederverwendet werden, gibt es in Einheitsgröße (Caya®) od. in verschiedenen Größen (45-100 mm Durchmesser, z.B. Ortho-All-Flex®)
- *Portiokappe* od. Lea-Implantat in verschiedenen Größen (20-30 mm Durchmesser): bedeckt die Portio, auch kombiniert mit Spermiziden, wird nach der Menstruation eingesetzt und kann 14-20 Tage verbleiben [2-7]

IUP = Intrauterinpessar (sog. "**Spirale**", engl. IUD = intrauterine device): Kunststoffgebilde, die in das Cavum uteri eingelegt werden. Sie sind mit Kupferdraht umwickelt oder einem Gestagen beschichtet und können je nach Typ für 3-5 Jahre belassen werden. Die Hauptwirkung ist der subklinische chronische Fremdkörperreiz mit Entzündungsreaktion ⇨ ungünstige Bedingungen für die Einnistung eines befruchteten Eies, die Kupferionen wirken zusätzlich spermizid [1,5-3], in Verbindung mit einer Gestagenbeschichtung sehr hohe kontrazeptive Sicherheit [0,1-0,4]

Hormonale Kontrazeptiva (insb. die „Pille"): Einzelheiten s.u.

- Minipille (reines Gestagenpräparat) [0,5-3]
- Östrogen-Gestagen-Kombinationen: monophasisch, Sequenz- od. Stufenpräparate [0,2-0,5], Vaginalring (mit Östrogen- und Gestagenbeschichtung) od. Pflaster (transdermales System)
- Dreimonatsspritze (Gestagendepotpräparat) [0,3-3,6], Gestagendepot-Implantat im Arm (wirkt für 3 Jahre, sehr hohe kontrazeptive Sicherheit) [0,08]

Nidationshemmer (Postkoitalpille, *„Pille danach“*, „morning after pill“, Interzeption, “Notfallkontrazeption“): hochdosiertes reines Gestagen (Levonorgestrel, PiDaNa®, Levogynon®) od. Progesteronrezeptor-Modulator (Ulipristalacetat, ellaOne®), die den Eitransport und Entwicklung des Eies einschränkt sowie die Nidation der Blastozyste verhindert, 98%ige Zuverlässigkeit bei Einnahme innerhalb von 72 Std. (Ulipristalacetat bis 5 Tage) nach dem Koitus, die beste Wirksamkeit besteht bei Einnahme innerhalb von 12 Std. [1,4-2,6]. Die Nidationshemmer sind keine Abortiva (nach § 218 StGB), da sie vor dem Ende der Nidation wirken. Einer bereits eingenisteten Eizelle (= bestehenden Schwangerschaft) schaden die Nidationshemmer nicht. Die Nidationshemmer sind aber keinesfalls als „regelmäßige Verhütungsmethode“ geeignet (zu viele NW). Seit dem Jahr 2015 sind die Nidationshemmer in Deutschland nicht mehr rezeptpflichtig und können nach einer „Beratung“ in der Apotheke abgegeben werden.

Sterilisation: operativ von Mann (Vasektomie = Durchtrennung des Duct.deferens) [0,2-0,5] oder Frau (Tubenkoagulation, Tubenligatur) [0,1-0,2]

Diag:
1. Anamnese und gynäkologische Untersuchung, insb. vor Verordnung von hormonalen Kontrazeptiva (s.u.), IUP oder Nidationshemmern
2. Sonographie: zum **Ausschluss einer bestehenden Schwangerschaft** vor der Verordnung von hormonalen Kontrazeptiva, IUP oder Nidationshemmern
3. Labor: **Schwangerschaftstest** durch Nachweis von HCG (engl. human chorionic gonadotropine, wird vom Corpus luteum in der Schwangerschaft gebildet) im Harn (Antigen-Antikörper-Reaktion) od. Blutserum (RIA, sehr empfindlich, daher schon früh noch vor Ausbleiben der Menstruation einsetzbar) zum Ausschluss einer bestehenden Schwangerschaft vor der Verordnung eines IUP oder Nidationshemmern

Ther:
- In Deutschland sind hormonale Kontrazeptiva und IUP **verschreibungspflichtig**. Die Sterilisation muss von einem approbierten Arzt durchgeführt werden.
- Intrauterinpessare (**IUP**, “Spirale“, Intrauterinsystem)

  K-Ind: Uterusanomalien (Uterus bicornis), Uterus myomatosus, rezidivierende Adnexitis, narbige Zervixstenose, Immunsuppression, Schwangerschaft

  - Die Pessare werden während oder kurz nach der Menstruation in das Cavum uteri eingebracht (Scheidendesinfektion, evtl. Aufdehnung des Zervikalkanales, Sondierung des Cavum uteri zur Größenbestimmung bzw. vorherige Sonographie zur Größenbestimmung), die Rückholfäden verbleiben in der Vagina.
    Ein IUP kann bis zu 5 Tagen nach einem Koitus auch als interzeptive Maßnahme (Nidationshemmung) angewendet werden (da der Eingriff vor der Nidation stattfindet, handelt es sich nicht um einen Schwangerschaftsabbruch gem. § 218 StGB).
  - Verschiedene Formen (und Größen) sind erhältlich: T-förmig (s. Abb., Nova T®), gebogen (Multiload®Cu 375, 250 short), schlangenförmig (Lippes-Schleife), Kupferkette mit Anker (Gynefix®)

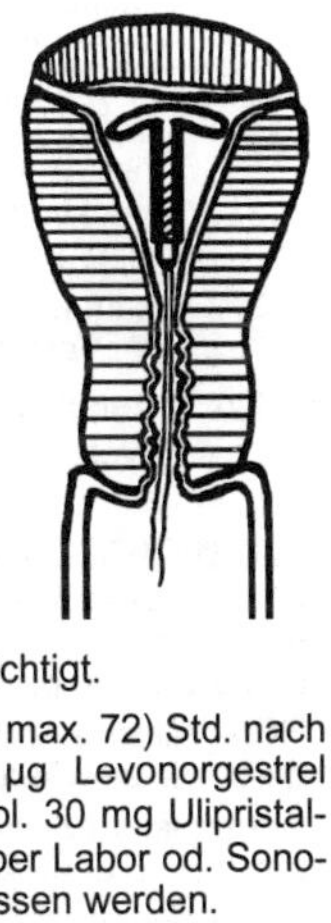

  - Material: Kunststoffkörper aus Polyethylen, oft mit Bariumsulfat versetzt (damit im Röntgen sichtbar) **+**
    - mit **Kupferdraht** umwickelt (Nova T®, Multiload®Cu, femena®)
    - oder in Kombination mit einer **Gestagenbeschichtung**, die 20 µg/Tag Levonorgestrel verzögert über 5 J. (Mirena®) od. 6 µg/Tag über 3 J. (Jaydess®, ist auch das kleinste IUP) abgibt.
  - Kontrolle der Lage nach 6 Tagen bis 6 Wo., dann alle 12 Monate mittels Sonographie: das IUP sollte dabei <5 mm vom Endometrium an der Fundusspitze (bzw. <20 mm IUP-Fundus-Abstand) entfernt liegen. Ein größerer Abstand spricht für eine Dislokation in Richtung Portio mit abnehmendem kontrazeptivem Schutz.
    IUP können 3-5 J. in utero bleiben.
    Nach der Entfernung eines IUP ist die weitere Fertilität nicht beeinträchtigt.
- Nidationshemmer („Pille danach“): vorzugsweise innerhalb von 12 (bis max. 72) Std. nach dem Koitus Einnahme von 1 Tbl. und 12 Std. später noch 1 Tbl. 750 µg Levonorgestrel (Levogynon®) oder 1 Tbl. PiDaNa® (enthält 1.500 µg). Alternativ 1 Tbl. 30 mg Ulipristalacetat (ellaOne®) bis zu 5 Tagen nach dem Koitus mögl. Zuvor sollte per Labor od. Sonographie eine (schon länger) bestehende Schwangerschaft ausgeschlossen werden.

- Kontrazeption in der Stillzeit:
  - Bei vollem Stillen des Neugeborenen besteht ein relativ guter Konzeptionsschutz (Stillamenorrhoe), bei zusätzlich gewünschtem Schutz sollte eine **Barrieremethode** (z.B. Kondome) benutzt werden.
  - Als hormonale Kontrazeption (etwa 6-8 Wo. postpartal) sind **Gestagen-Monopräparate** (sog. „Minipillen", z.B. 30 µg Levonorgestrel, Microlut®) od. falls diese nicht vertragen werden niedrigdosierte Kombinationspräparate (Mikropillen) mögl., diese beeinträchtigen die Milchproduktion kaum.
  - Wird nicht gestillt, kann 4-6 Wo. p.p. mit einer hormonalen Kontrazeption begonnen werden.
  - Ein IUP sollte nicht früher als 6 Wo. p.p. eingebracht werden, ebenfalls sollte eine Sterilisations-Op. frühestens 6 Wo. p.p. durchgeführt werden (bei operativer Entbindung mittels Sektio kann nach entsprechender Aufklärung und Einverständnis in gleicher Sitzung eine Tubensterilisation durchgeführt werden).
- Operativ: Ind: **Sterilisation** aus sozialer Indikation ⇨ definitiv abgeschlossene Familienplanung sollte Voraussetzung sein (nicht vor dem 30. Lj.)
  Medizinische Indikation ⇨ erneute Schwangerschaft stellt für die Frau ein gesundheitliches/lebensbedrohliches Risiko dar
  Genetische Indikation ⇨ definitiver Nachweis eines Gendefektes
  Immer schriftliche **Aufklärung** über die *Irreversibilität* des Eingriffes, mögl. Risiken und trotzdem möglicher erneuter Schwangerschaft (insb. Risiko für Extrauteringravidität)!
  Beratung beider Ehepartner (ggf. Sterilisation des Mannes, s. Kap. Urologie ⇨ weniger Risiken, da kein intraabdomineller Eingriff)
  - **Laparoskopischer Zugang** (umbilikal) oder auch per Laparotomie (z.B. bei gleichzeitig (geplanter) Kaiserschnittentbindung)
  - Bipolare **Elektrokoagulation** mit einer Zange oder Thermokoagulation an beiden Tuben, alternativ kann auch jeweils ein Clip an der Tubenbasis am Uterus angebracht werden (der Eingriff ist dann durch Clipentfernung theoretisch wieder reversibel) u. ggf. **Tubenteilexzision** (mit Histologie: zum Nachweis, dass die Tuben korrekt entnommen/ koaguliert wurden od. ggf. auch mit Fotodokumentation).

Prog: IUP: 5-15 % pro Jahr müssen wegen Kompl. entfernt werden

Kompl:
* IUP: schmerzhafte Einlage bei engem Zervikalkanal, Endometritis, **aszendierende Infektion** der Adnexe (7faches Risiko), bei häufigen Infektionen Gefahr der tubaren Sterilität, Extrauteringravidität (4- bis 10-mal häufiger), **Uterusperforation**, Schmierblutungen (seltener bei den Gestagen-haltigen IUP, dann eher Hypo-, Oligo- od. Amenorrhoe), Schmerzen, Spontanabgang des IUP (Expulsion), vermehrt Ovarialzysten
  Kommt es zur Schwangerschaft bei liegenden IUP, erfolgt in 50 % d.F. eine Fehlgeburt, in 50 % verläuft die Schwangerschaft jedoch normal (auch kein erhöhtes Fehlbildungsrisiko) und die Spirale sollte dann bei bestehendem Kinderwunsch wegen der erhöhten Infektionsgefahr umgehend entfernt werden.
* Nidationshemmer: sehr häufig Bauchschmerzen, Übelkeit, Erbrechen ⇨ ggf. Antiemetikum (z.B. Dimenhydrinat, Vomex A®) gleichzeitig verordnen, Spannungsgefühl der Brüste, Verschiebung der Menstruation mögl.

Op:
* Verletzung von Darm od. Gefäßen, Blutung, Entzündung, Extrauteringravidität
* Trotz Sterilisation erneute Schwangerschaft mögl. (darüber muss aufgeklärt werden)

Zukünftige od. derzeit in Erprobung befindliche Methoden:
- Einmonatsspritze mit Depot-Medroxyprogesteron + Estradiolcipionat (wirkt wie orale hormonale Kontrazeptiva), Vorteil: Zyklusstabilität mit Hormonentzugsblutung wie bei der Pille (im Gegensatz zur Dreimonatsspritze)
- HCG-Vakzine: aktive Impfung gegen HCG ⇨ ein bei Schwangerschaft gebildetes HCG wird durch die zirkulierenden Ak sofort neutralisiert (Verfahren erst im frühen Erprobungsstadium)
- Hormonelle Kontrazeptiva für den Mann (Testosteron i.m. + gestagenhaltiges Implantat) befinden sich in der Erprobung (eine zuverlässige Azoospermie erfolgt n. 3-6 Mon., insg. wenig NW u. die Azoospermie ist nach dem Absetzen reversibel), Langzeitergebnisse stehen aber noch aus.

Hormonale Kontrazeptiva

Syn: Hormonale Antikonzeptiva, die „**Pille**", engl. hormonal contraception, ICD-10: Z30.4

Def: Kontrazeption durch regelmäßige Einnahme synthetischer Steroide, die als Kombinationspräparate ein Östrogen (Ethinylestradiol od. Estradiol) u. ein Gestagen (Abkömmlinge des 19-Nortestosteron od. 17α-Hydroxyprogesteron) enthalten oder nur reines Gestagenpräparate (sog. Minipille oder parenterale Anwendung als Dreimonatsspritze i.m. od. Gestagenimplantat). Bei der Unterbrechung der Hormongabe alle 21 Tage treten zyklische, Menstruations-ähnliche Blutungen, sog. Abbruchblutungen auf.

Path: Kontrazeptive Wirkung (insb. durch das Gestagen) durch:
- ♦ Gonadotropin-Releasinghormon-Hemmung des Hypothalamus und Gonadotropinhemmung der Adenohypophyse (insb. des FSH und präovulatorischen LH-Peaks) ⇨ Ausbleiben der Follikelreifung und der Ovulation
- ♦ Vermehrte Viskosität des Zervixschleims ⇨ Aszension der Spermien erschwert
- ♦ Hemmung der Tubenmotilität ⇨ Transport des Eies erschwert
- ♦ Hemmung der Proliferation des Endometriums ⇨ Nidation eines befruchteten Eies erschwert.

Epid: ◊ Seit dem Jahr 1960 eingeführte Form der Kontrazeption in Deutschland, führte in den späten 60er und 70er Jahren dann zum deutlichen Geburtenrückgang (sog. „Pillenknick").

◊ Häufigkeit: 35-40 % aller Frauen im fertilen Alter in Deutschland nehmen hormonale Kontrazeptiva (in der Gruppe der 14- bis 19-jährigen Mädchen sind es 55 %), ca. 10 % IUP

◊ Rechtliche Aspekte: Hormonale Kontrazeptiva sind in Deutschland **verschreibungspflichtig**. Bei Mädchen <14. Lj. zur Verordnung Einwilligung der Eltern erforderlich, im 14.-16. Lj. je nach Reife des Mädchens ggf. Einwilligung wenigstens eines Elternteils einholen, >16. Lj. i.d.R. keine Einwilligung der Eltern mehr erforderlich.
Bis zum 20. Lj. werden in Deutschland die Kosten für die Pille (und Notfallkonzeption = Pille danach) von der Krankenkasse (bis zum 18. Lj. ohne Zuzahlung) übernommen.

Etlg: # Hormonale orale Kontrazeptiva mit Ovulationshemmung (**Kombinationspräparate**):
[PEARL-Index: 0,2-0,5]
- **Einphasenpille** (klassische Pille nach PINCUS): es wird 21 Tage lang die gleiche Kombination von Östrogen u. Gestagen angewendet, dann 7 Tage Einnahmepause usw.
  Eine neue Pille (Yaz®) hat einen 24/4 Rhythmus (24 hormonhaltige Tbl. u. 4 Tage Tbl. ohne Wirkstoff), Vorteil: weniger Hormonschwankungen innerhalb des Zyklus
  Mikropille = niedrigdosierte Einphasenpille (die überwiegende Zahl der Einphasenpillen haben heute einen niedrigen Östrogengehalt von ≤35 µg pro Tag, s.u. Präparateübersicht), der Gestagengehalt ist meist ebenfalls niedrig (z.B. 0,15 mg Levonorgestrel od. Desogestrel)
- **Zweistufenpille** (sog. step up pill): östrogenhaltiges u. gering gestagenhaltiges Präparat in der ersten, östrogen- u. gestagenhaltiges Präparat in der zweiten Einnahmephase
- **Dreistufenpille**: in drei Phasen werden unterschiedliche Dosen an Östrogenen und Gestagenen genommen, die den Hormonspiegeln im Normalzyklus angepasst sind.
- **Vierstufenpille**: in vier Phasen unterschiedliche Östrogen- und Gestagendosen, 26/2 Rhythmus, Vorteil: Hormonverteilung ähnlich dem natürlichen Zyklus, kürzere hormonfreie Phase

Hormonale orale Kontrazeptiva mit od. **ohne** Ovulationshemmung, sog. **Minipillen**
- Tägliche Einnahme (ohne Pause = 28 od. 35 Tbl. je nach Präparat) eines **Gestagen-Monopräparates** (enthalten z.B. 30 µg Levonorgestrel/Tag), Vorteil: sehr geringe Hormonbelastung, Ovarialfunktion bleibt erhalten, Einsatz daher insb. in/nach der Stillzeit od. bei Östrogenunverträglichkeit, geringeres Thromboserisiko (daher bei Raucherinnen häufiger verordnet). Wichtig: Einnahmeintervalle exakt einhalten (möglichst immer zur gleichen Zeit täglich einnehmen, max. 3 Std. Toleranz). Hauptwirkung ist die Verhinderung der Spermienaszension, daher auch weniger zuverlässig als die Kombinationspräparate [PEARL-Index: 0,5-3]. Eine zusätzliche Ovulationshemmung erfolgt bei höherdosierten Präparaten mit Desogestrel 0,075 mg (daher auch längere Toleranzzeit beim Einnahmeintervall, bis max. 12 Std.).

- Bei der Gestagen-beschichteten Spirale (IUP mit Levonorgestrel, Mirena®, Jaydess®) kommt es nach einer Adaptationsphase ebenfalls wieder zu einer normalen Ovarialfunktion (aber gehäuft Ovarialzysten).

Hormonale **parenterale** Kontrazeptiva mit Ovulationshemmung:

Injektion eines **Gestagendepot**präparates, sog. **Dreimonatsspritze** (während den ersten 5 Zyklustagen Medroxyprogesteronacetat i.m. 150 mg [Depo-Clinovir®] dann alle 3 Monate, auch als s.c. Applikationsform [SAYANA®] od. Norethisteronenantat i.m. 200 mg [Noristerat®] 3-mal alle 2, dann alle 3 Monate), Vorteil: bei sonst geringer Compliance (Einnahmezuverlässigkeit) einer Patientin gute Sicherheit [PEARL-Index: 0,3-3,6]

Weitere Applikationsformen hormonaler Kontrazeptiva:

- **Subkutane Implantation** eines Gestagen-haltigen Depot-Implantats [68 mg Etonogestrel, Implanon NXT®, Nexplanon®] an der **Oberarm**innenseite (wird mit einer Art Spritze eingebracht). Das Etonogestrel wird dann über ca. **3 Jahre** langsam abgegeben. Sehr hohe kontrazeptive Sicherheit, da eine Einnahme nicht wie bei der Pille „vergessen“ werden kann [0,14]. NW: insb. zu Beginn Blutungsstörungen wie Polymenorrhoe und Menorrhagie (verlängerte Blutung) od. Amenorrhoe, Endometriumatrophie, Kopfschmerzen ⇨ ca. 10%ige Explantationsrate wegen der Kompl. Nach 3 J. erfolgt die Explantation über einen kleinen Hautschnitt u. ggf. die Einlage eines neuen Implantats.
- Gleiche Wirkung wie eine Einphasenpille hat d. flexible **Vaginalring** mit Freisetzung von 0,12 mg/Tag Etonogestrel + 15 µg/Tag Ethinylestradiol [PEARL-Index: 0,65]. Dieser wird von der Frau selbst in die Vagina (an beliebige Stelle) eingelegt, verbleibt dort für 3 Wo., dann 1 Woche kein Ring, usw. (NuvaRing®, Circlet®).
- Ebenfalls wie eine Einphasenpille wirkt das **transdermale System**, bestehend aus 3 Hormonpflastern, jeweils eines pro Woche aufgeklebt (4. Wo. ist pflasterfrei). Es werden 0,15 mg/Tag Norelgestromin + 20 µg/Tag Ethinylestradiol aus dem 4,5x4,5 cm großen Pflaster abgegeben [PEARL-Index: 0,9], Evra®, weitere Präparate (mit Gestoden + Ethinylestradiol) apleek® und Lisvy®.

K-Ind:
- Bestehende Schwangerschaft
- Idiopathischer Schwangerschaftsikterus und schwerer Schwangerschaftspruritus in der Anamnese (gleiche Symptomatik bei der Einnahme hormonaler Kontrazeptiva mögl.)
- Maligne Tumoren: insb. Östrogen- od. Gestagen-abhängiges **Mammakarzinom**, vorausgegangene oder bestehende **Lebertumoren** (fokal noduläre Hyperplasie, Leberzelladenom, Leberzellkarzinom)
- Akute od. chronisch progrediente Lebererkrankung (akute virale Hepatitis, dekompensierte Leberzirrhose), Cholestase, Störungen der Gallensekretion, Porphyrie, hereditäres Angioödem (Esterase-C_1-Inhibitor-Mangel)
- Gerinnungsstörungen: Z.n. venösen od. arteriellen **Thrombosen** od. Embolien, Sichelzellenanämie, Thromboseneignung durch hereditäre **Thrombophilien**, z.B. APC-Resistenz/Faktor-V-LEIDEN-Mutation, Prothrombinmutation (G20210A), Protein-C-Mangel, Antiphospholipid-Syndrom, Antithrombinmangel, Z.n. Splenektomie mit Thrombozytose
- Apoplexie, **koronare Herzkrankheit**, Myokardinfarkt, Herzfehler
- Otosklerose mit Verschlechterung in bisherigen Schwangerschaften
- Diabetes mellitus mit Gefäßschädigung (Mikroangiopathie, Retinopathie, Nephropathie, Neuropathie)
- Endometriumhyperplasie, uterine Blutungen unklarer Genese
- Schwer einstellbare arterielle Hypertonie (>160/95 mmHg) od. Hypertriglyceridämie
- Herpes gestationis in der Anamnese
- Migraine accompagnée (= Migräne mit neurologischen Ausfällen), Chorea minor SYDENHAM/gravidarum (hyperkinetisch-hypotones Syndrom, Veitstanz)
- Raucherinnen >40. Lj. (z.B. 20faches kardiovaskuläres Risiko)
- Relativ: **Raucherinnen** (insb. >30. Lj.), Fettstoffwechselstörungen, Adipositas, Ödeme, periphere Durchblutungsstörungen, RAYNAUD-Syndrom ⇨ ggf. reines Gestagenpräparat (z.B. Minipille) verordnen

Diag: 1. Anamnese: Frage nach Vorerkrankungen (Operationen, gynäkologische Erkrankungen),

vorherigen Schwangerschaften und **Risikofaktoren**, insb. Thromboembolien, Koronarkrankheit, zerebrovaskuläre Störungen, arterielle Hypertonie, Stoffwechselerkrankungen, Migräne, Epilepsie, Hirsutismus od. Pigmentstörungen
Medikamenteneinnahme, Alkohol und **Rauchen**?

2. **Gynäkologische Untersuchung** mit Abstrichentnahme und zytologischer Untersuchung sowie Blutdruck u. Gewicht vor Verordnung hormonaler Kontrazeptiva bestimmen.

Ther:
- Allgemein: im ersten Behandlungszyklus Beginn der Einnahme am 1. Tag der Menstruation. Die Einnahmedauer beträgt (außer bei der Minipille, die durchgehend genommen wird) meist 21 Tage, das einnahmefreie Intervall ist dann stets 7 Tage unabhängig von der Dauer der Menstruationsblutung (21-Tabletten-Methode).

  Als erstes Präparat sollte ein Einphasenpräparat mit einem niedrigen Östrogengehalt von 20-30 µg (Ethinylestradiol) ausgewählt werden, reicht dies nicht aus (keine Zykluskontrolle, z.B. **Zwischenblutungen** usw., hierzu insg. 3 Zyklen abwarten), sollte auf ein höher dosiertes Präparat umgestellt od. ein 2- od. 3-Phasenpräparat verordnet werden od. ein anderes Gestagen eingesetzt werden.
  Erste Verordnung für 3 Monate (danach Kontrolluntersuchung), danach Kontrolluntersuchung und Verordnung alle 6 Monate.

- Zusatzindikationen: Bei **Akne**, Hirsutismus, Haarausfall od. Seborrhoe (Virilisierungserscheinungen/Hyperandrogenämie) kann ein orales Kontrazeptivum mit zusätzlicher **antiandrogener Wirkung** verordnet werden. Diese enthalten als Gestagen in steigender antiandrogener Wirksamkeit: Chlormadinonacetat, Drospirenon, Dienogest od. Cyproteronacetat [Anmerkung: Cyproteronacetat ist zur Kontrazeption aber nicht zugelassen, wenngleich natürlich kontrazeptiv wirksam].

  Bei Hypermenorrhoe wird mit dem Vierstufenpräparat mit Dienogest + Estradiolvalerat (Qlaira®) eine Verminderung der Monatsblutung erreicht (ist dafür auch zugelassen).

- Pille vergessen: Eine Pille vergessen und bis 12 Std. danach bemerkt ⇨ direkt eine Pille einnehmen und dann zur normalen Zeit weiter.

  >12 Std. bis ein Tag in der ersten Zyklushälfte ⇨ Einnahme normal fortsetzen, jedoch zusätzlichen Schutz (z.B. Barrieremethode) für 7-14 Tage anwenden.

  >12 Std. bis ein Tag in der zweiten Zyklushälfte ⇨ Einnahme normal fortsetzen und vorsichtshalber zusätzlichen Schutz (z.B. Barrieremethode).

  Mehrere Pillen (= mehrere Tage) vergessen ⇨ Zyklus abbrechen durch Weglassen der restlichen Pillen, immer zusätzlichen Schutz (z.B. Kondome), bei Menstruation (Abbruchblutung) neu beginnen.

  Bei Vergessen einer Minipille immer zusätzlichen Schutz anwenden.

  Bei einmaliger Durchfallerkrankungen i.d.R. kein verminderter Schutz, da die Hormone bereits im Dünndarm resorbiert werden. Bei starkem Durchfall vorsichtshalber zusätzlichen Schutz (z.B. Barrieremethode) anwenden.

  Bei Erbrechen innerhalb von 4 Std. nach der Einnahme einer Pille, noch einmal eine Pille einnehmen.

- Verlegung der Menstruation: Bei Einphasenpräparaten kann die Regelblutung vorverlegt (Weglassen von Pillen am Ende der Packung) od. nach hinten verschoben werden. Nach dem Absetzen kommt es nach 2-3 Tagen zur gewünschten Abbruchblutung.

  Langzyklus: Das Verschieben/Auslassen einer Menstruation kann durch Weitereinnahme der nächsten Packungen (möglichst nur bis zu 4 Monaten) ohne die 7-tägige Einnahmepause (bei Zweiphasen- od. Zweistufenpräparaten Weitereinnahme der 2. Hälfte der nächsten Pillenpackung) erreicht werden. NW: Durchbruchsblutungen mögl.

- Kontrazeption in der Stillzeit:
  - Durch neg. Rückkoppelung durch das Prolaktin auf Hypothalamus und Hypophyse bleibt die Ovulation u. Menstruation während des Stillens normalerweise aus (physiologische Laktationsamenorrhoe, Stillamenorrhoe) und es kommt i.d.R. zu keiner Schwangerschaft in dieser Zeit (dies ist aber kein absolut sicherer Konzeptionsschutz, daher ggf. zusätzlichen Schutz, z.B. Barrieremethode). Der erste Zyklus tritt meist gegen Ende der Stillzeit auf.
  - Hormonale Kontrazeptiva können ab 6.-8. Wo. nach der Entbindung eingesetzt werden. Bevorzugt werden **Gestagen-Monopräparate** (Minipillen) od. falls diese nicht vertragen werden niedrigdosierte Kombinationspräparate (Mikropillen) od. Spirale od. subkutanes

Gestagen-Implantat. Diese beeinträchtigen die Milchproduktion kaum.
- Wird nicht gestillt, kann 4-6 Wo. post partum mit einer hormonalen Kontrazeption begonnen werden od. eine Spirale eingebracht werden.

- Operative Eingriffe: 4-6 Wo. vor elektiven großen Operationen (mit erhöhtem Thromboserisiko, z.B. Endoprothesen-Op od. bei vorhersehbarer längerer Immobilisation) sollten östrogenhaltige Kontrazeptiva abgesetzt werden und erst nach vollständiger Mobilisation wieder verordnet werden.
- Dosis- (Gestagen- + Östrogengehalt) und **Präparateübersicht:** (ohne Anspruch auf Vollständigkeit, da häufig Neuzulassungen, Namensänderungen usw. im Markt)

Minipillen:
- Levonorgestrel 0,03 mg (28-mini®, Microlut®)
- Desogestrel 0,075 mg (Cerazette®, Jubrele®, Evakadin®)

Einphasenpräparate:
- Levonorgestrel **0,1** mg + Ethinylestradiol 20 µg (Leios®, Miranova®, Leona HEXAL®, Minisiston 20 fem®, Illina®, Liana®, Levina, Femikadin20®)
  Levonorgestrel 0,125 mg + Ethinylestradiol 30 µg (MonoStep®, Minisiston®)
  Levonorgestrel 0,125 mg + Ethinylestradiol 50 µg (Gravistat®125 fem)
  Levonorgestrel 0,15 mg + Ethinylestradiol 30 µg (Microgynon®, Femigoa®, Femigyne®, Femranette®, Femikadin30®, Levina®)
- Norethisteron 0,5 mg + Ethinylestradiol 20 µg (Eve®20)
  Norethisteron 0,5 mg + Ethinylestradiol 30 µg (Conceplan®M)
- Norgestimat 0,25 mg + Ethinylestradiol 35 µg (Cilest®)
- Desogestrel 0,15 mg + Ethinylestradiol 20 µg (Lovelle® [Österreich, Schweiz, Luxemburg: Mercilon®], Desmin®20, Lamuna®20)
  Desogestrel 0,15 mg + Ethinylestradiol 30 µg (Marvelon®, Desmin®30, Lamuna®30)
- Gestoden 0,06 mg + Ethinylestradiol **15 µg** (Alessia®, 24 Tbl. mit Wirkstoff, 4 ohne)
- Gestoden 0,075 mg + Ethinylestradiol 30 µg (Femovan® [Österreich: Gynovin®, Schweiz: Gynera®], Minulet®)
- Nomegestrolacetat 2,5 mg + Estradiol 1,5 mg (Zoely®, 24 Tbl. mit Wirkstoff, 4 ohne)
- Lynestrenol 0,75 mg + Ethinylestradiol 35 µg (Ovoresta®M [Österreich: Restova®, Schweiz: Ovostat-Micro®])
- Drospirenon 3,0 mg + Ethinylestradiol 30 µg (Yasmin®, Petibelle®, Yara®30, LAYanina®)
  Drospirenon 3,0 mg + Ethinylestradiol 20 µg (Yasminelle®, aida®, Yara®20,
  auch mit 24/4 Schema = 24 Tbl. mit Wirkstoff u. 4 Tbl. ohne, YAZ®,
  für einen Langzyklus bis 120 Tage ist Lamiva® zugelassen)
- Dienogest 2,0 mg + Ethinylestradiol 30 µg (Valette®, Velafee®, Maxim®, BonaDea®, Stella®, Finic®)
- Chlormadinonacetat 2 mg + Ethinylestradiol 30 µg (Belara®, Balanca®, Bellissima®, Chariva®, Enriqa® [ist laktosefrei], Eufem®, Lilia®, Minette®, Mona®, Pink Luna®)
- Cyproteronacetat 2 mg + Ethinylestradiol 35 µg (Attempta®, Cyproderm®, Diane®-35, Jennifer®, Juliette®, Morea Sanol®, Bella Hexal 35®, Ergalea®, Clevia® – Anmerkung: Ind. Aknetherapie, zur Kontrazeption nicht zugelassen, jedoch kontrazeptiv wirksam)

Zweistufenpräparate:
- Desogestrel 0,025-0,125 mg + Ethinylestradiol 40-30 µg (Biviol®)
- Chlormadinonacetat 1-2 mg + Ethinylestradiol 50 µg (Neo-Eunomin®)

Dreistufenpräparate:
- Levonorgestrel 0,05-0,075-0,125 mg + Ethinylestradiol 30-40-30 µg (Trigoa®, Triquilar® [Österreich: Trigynon®], Triette®, Trisiston®, Novastep®)
- Norethisteron 0,5-0,75-1,0 mg + Ethinylestradiol 35 µg (TriNovum®)
- Norgestimat 0,180-0,215-0,250 mg + Ethinylestradiol 35 µg (Pramino®)
- Desogestrel 0,05-0,1-0,15 mg + Ethinylestradiol 35-30-30 µg (Novial®)

Vierstufenpräparat:
- Dienogest 0-2,0-3,0-0 mg + Estradiolvalerat 30-20-20-10 µg (2-5-17-2 Tbl. + 2 Tbl. ohne Wirkstoff = insg. 28 Tbl., Qlaira®)

Prog: Zuverlässigkeit: Die Östrogen-Gestagen-Kombinationen haben bei zuverlässiger Einnahme eine hohe kontrazeptive Sicherheit [PEARL-Index 0,2-0,5] ebenso wie die parenteralen Kontrazeptiva (Dreimonatsspritze, Implantate, Vaginalring, Hormonpflaster). Implantate und gestagenbeschichtete IUP sind in der Sicherheit vergleichbar mit einer operativen Sterilisation. **Einnahmefehler** (Pille vergessen, dann steigt der PEARL-Index auf 1-8) sind der häufigste Grund für eine ungewollte Schwangerschaft (daher hier eindeutiger Vorteil bei den parenteralen Kontrazeptiva).

Karzinomrisiko: Alle Studien zusammengefasst haben keinen eindeutigen Nachweis für eine Zunahme des Mammakarzinomrisikos (relatives Risiko: 1,0-1,07) erbracht, verminderte Mastopathierate.

Eindeutig **verringertes Risiko** besteht für **Ovarial**- und **Endometriumkarzinome** (relatives Risiko: 0,5). Ein ebenfalls protektiver Effekt fand sich für das Bronchial- und Kolonkarzinom.

Erhöhtes Risiko für **CIN** der Zervix uteri ⇨ halbjährliche **Vorsorgeuntersuchungen** mit Abstrichentnahme u. HPV-Kontrolle von der Zervix durchführen.

Sterblichkeit: Frauen, die lange Zeit hormonale Kontrazeptiva eingenommen haben, haben insg. ein etwas geringeres Sterberisiko (-12 %).

Sonstige Symptombeeinflussungen: Zuvor bestehende dysmenorrhoeische Beschwerden (schmerzhafte Menstruation) **bessern** sich durch die Einnahme hormonaler, gestagenbetonter Kontrazeptiva in 70 % d.F. u. selteneres Auftreten von Fibroadenomen der Mamma.

Fertilität: Diese wird auch nach längerer Einnahme od. bei Beginn bereits in jungen Jahren **nicht** gestört (daher auch keine Pillenpausen machen, wie es früher manchmal empfohlen wurde). Ausnahme: Post-pill-Amenorrhoe (s.u. Kompl.), hier Fertilität eingeschränkt.

Alle hormonalen Kontrazeptiva können (ohne Vorliegen von Risikofaktoren) bis zum Beginn der Menopause eingenommen werden.

Ende: Mit der Menopause (im ∅ mit 52 J.) ist eine Schwangerschaft nicht mehr mögl., ab 45. J. ist die Schwangerschaftsrate bereits gering (<1 % / Zyklus) = individuelle Abwägung.

Kompl: Störungen des Allgemeinbefindens kommen in ca. 10 % d.F. vor, schwere NW sind selten

* Allgemein: Gewichtszunahme (evtl. Pille mit niedrigerer Östrogen- und/od. Gestagendosis versuchen)
  Eher Östrogen-bedingt: **Kopfschmerzen, Übelkeit**, Erbrechen, Ödeme (Östrogenbedingte Na^+- und Wasserretention), **Spannungsgefühl der Brüste** (Mastodynie, Ther: evtl. Pille mit niedrigerer Östrogen- und/od. höherer Gestagendosis versuchen), Hyperpigmentierung der Haut
  Eher Gestagen-bedingt: Müdigkeit, **psychische Störungen** (Depressionen), Verminderung der Libido (evtl. Pille mit höherer Östrogendosis versuchen), trockene Scheide, Wadenkrämpfe, Kopfschmerzen im einnahmefreien Intervall
* **Blutungsstörungen**: Schmier- u. Zwischenblutungen ("spotting") ⇨ ggf. im Östrogenanteil höher dosiertes Präparat wählen od. Mehrphasenpille
  Amenorrhoe ⇨ ggf. höheren Östrogenanteil versuchen
* Brustdrüsensekretion und -vergrößerung, Knoten in der Brust
* Myomwachstum des Uterusmyometriums (Östrogen-bedingt ⇨ Minipille od. Gestagenbetonte Pille auswählen)
* Blutgerinnung: Aktivierung des Gerinnungssystems (Östrogen-bedingt) ⇨ venöse **Thrombosen**, **Lungenembolien**, überproportional **hohes Risiko bei Raucherinnen!** (3- bis 8fach höher), bei erheblicher **Adipositas** od. vorbestehenden **Gerinnungsstörungen**: AT-III-Mangel, Protein-S- od. -C-Mangel, APC-Resistenz [APC = aktiviertes Protein C ⇨ aut.-dom. erblich, hohes Risiko bei heterozygoter (30fach) und extrem hohes Risiko (300fach) bei homozygoter Faktor-V-LEIDEN-Genmutation], Antiphospholipidantikörper-Syndrom, Prothrombin-Gen-Mutation
  Zusätzliches 1,5- bis 5fach erhöhtes Thromboserisiko bei den neueren Präparaten mit einem Gestagen der 3. Generation (= Drospirenon, Desogestrel od. Gestoden), insb. bei erstmaliger Verordnung und im ersten Jahr der Anwendung (das Thromboserisiko beträgt ohne weitere Risikofaktoren ca. 40 Fälle/100.000 Frauen/Jahr, bei Levonorgestrel 20/100.000/J., zum Vergleich: spontane Häufigkeit ohne Medikation 5-10/100.000/J.).
* **Schlaganfall** (zusätzliche Risikoerhöhung bei vorbestehender Migräne), koronare Herzkrankheit, **Herzinfarkt**, überproportional **hohes Risiko bei Raucherinnen!**
* Arterielle Hypertonie, selten auch ausgeprägte Blutdruckerhöhung
* Lebertumoren (sehr selten noduläre Leberzellhyperplasie, **Leberzelladenome**), anikterische Hepatitis, Cholestase, Ikterus, Pruritus, Leberzellkarzinom

* Verminderte Glukosetoleranz (Gestagen-bedingt)
* Akne, Chloasma (gelblich-braune Flecken an Stirn, Wangen u. Kinn), Hirsutismus
* Zunahme epileptischer Anfälle, sensorische Ausfälle, Bewegungsstörungen, Chorea, Sehstörungen, Hörstörungen, Schwindel, neu auftretende Migräne, Wadenkrämpfe
* Psyche: Depression ⇨ ggf. Pille mit niedrigerem od. anderem Gestagen wählen
* Beschwerden beim Tragen von Kontaktlinsen (trockenes Auge)
* Erhöhte Rate an vaginalen Infekten mit Candida albicans u. Chlamydien (seltener kommen hingegen aszendierende Infektionen vor, da der Zervixschleim visköser und der Zervixkanal fest verschlossen ist)
* Minipille: Unregelmäßige Zyklen, Schmier- u. **Zwischenblutungen, Amenorrhoe**, Ovarialzysten ⇨ ggf. auf Kombinationspräparat umstellen. Erhöhtes Risiko für einen Diabetes mellitus nach einem Schwangerschaftsdiabetes
* Dreimonatsspritze: häufig Zyklusstörungen, Schmier- u. Zwischenblutungen, nach einiger Zeit bleibt die Abbruchblutung völlig aus (= Amenorrhoe durch **Atrophie des Endometriums**), Osteoporose, Kopfschmerzen, Gewichtszunahme, depressive Verstimmung, Akne, Seborrhoe. Verzögertes Wiedereinsetzen der Fertilität, dies kann bis zu 2 Jahren dauern. Daher sollte bei jungen Frauen mit späterem Kinderwunsch diese auch nicht angewendet werden.
* Nach Absetzen von hormonalen Kontrazeptiva ist der erste Zyklus danach meist verlängert (Ovulation 7-10 Tage später oder einmal ganz fehlend)
* Oversuppression-Syndrom, sog. „Post-pill-Amenorrhoe" in ca. 1 % d.F. = **längere Amenorrhoe** (meist bei Frauen, die schon zuvor einen sehr labilen Zyklus hatten)

Cave: * **Antiepileptika** (Carbamazepin, Oxcarbazepin, Phenytoin, Primidon, Topiramat, Felbamat, Phenobarbital, geringfügig auch bei Lamotrigin), Barbiturate od. Rifampicin können die kontrazeptive Wirkung von hormonalen Kontrazeptiva (durch **Enzyminduktion** des Cytochrom-P-450-Systems in der Leber beschleunigter Abbau) stark **vermindern** od. aufheben ⇨ zur Kontrazeption gestagenfreisetzende Spirale empfohlen. Einen allenfalls geringen Effekt haben Antibiotika (Penicilline, Cephalosporine, Cotrimoxazol, Tetracyclin) durch Beeinflussung der Darmflora u. somit des enterohepatischen Kreislaufes.

Proph: ♥ Zweimal pro Jahr gynäkologische Untersuchung mit Blutdruck- u. Gewichtskontrolle sowie Abstrichentnahme durchführen.

SEXUALSTÖRUNGEN

Syn: Sexuelle Dysfunktion, engl. sexual dysfunction, *nichtorganische sexuelle Funktionsstörungen* ICD-10: F52 (das Kapitel F5 der ICD-10 gehört zu den psychischen Störungen)

Anatomie: Der **sexuelle Reaktionszyklus** besteht (nach MASTERS und JOHNSON) aus physiologischen phasenartigen Veränderungen beim Geschlechtsverkehr od. der Masturbation:

- Erregungsphase: Liebesspiel, sexuelle Stimulation, Anschwellung des weiblichen Genitale (Labia majora, Klitoris), Lubrikation (Transsudation) und Verlängerung der Vagina, Erektion des Penis beim Mann
- Plateauphase: unterschiedlich lange Phase, die in den Orgasmus überleitet (ein Orgasmus ist aber auch direkt aus der Erregungsphase heraus mögl.), ggf. Gefäßerweiterung im Bereich der Brust, sog. Sex-Flush
- Orgasmusphase: Höhepunkt (dauert nur einige Sekunden) und Befriedigung der sexuellen Erregung mit unwillkürlichen Muskelkontraktionen insb. im Genitalbereich, aber auch im übrigen Körper, Steigerung der Herzfrequenz, Blutdruckanstieg, Zunahme der Atmung, Verminderung der Schmerzempfindung
  beim Mann mit Ejakulation, bei der Frau ggf. Sekretion aus den paraurethralen Drüsen, bei der Frau sind mehrere Orgasmen hintereinander mögl.
- Refraktärperiode: (beim Mann) Zeitspanne mit geringer sexueller Erregungsempfindlichkeit, in der keine neue Plateauphase erreicht werden kann
- Resolutionsphase: Rückbildungsphase/Auflösung der o.g. Phänomene

Die einzelnen Phasen verlaufen trotz grundsätzlicher Gleichartigkeit bei Frauen und Männer meist nicht synchron, können aber wechselseitig erlernt und durch partnerbezogenes „Üben" synchronisiert werden. Ebenso ist das Erleben und die Befriedigung intra- u. interindividuell starken Schwankungen unterworfen.

<u>Ät:</u>
- **Entwicklungsstörung** in der ödipalen Phase od. während der Pubertät mit Fixierung infantiler Sexualvorstellungen, Selbstunsicherheit bei mangelnder sexueller Identifikation, Nichtakzeptanz der eigenen Geschlechtsrolle
- Häufig **psychoreaktiv auf Versagenssituationen**, unbewusste Partnerkonflikte
- Unbewusste **Angst** vor Schwangerschaft, Angst vor genitaler Verletzung
- **Sexueller Missbrauch** in der Kindheit oder Jugend
- <u>Psychiatrische/neurologische Erkrankungen:</u> Depression, Manie, Zyklothymie, Angststörung, hirnorganische Schädigung (Demenz, Schlaganfall, Schädel-Hirn-Trauma)

<u>Epid:</u>
◊ Libidogipfel beim Mann: 20.-30. Lj., bei der Frau 35.-45. Lj., eine Altersgrenze nach oben gibt es für die Sexualität nicht, sie nimmt aber natürlich im Senium ab. Die Kohabitationsfrequenz liegt im Durchschnitt bei 30-40jährigen bei 1-4 Kohabitationen/Wo.
◊ <u>Häufigkeit:</u> sexuelle Funktionsstörungen werden mit 10-63 % angegeben (bei Frauen am häufigsten Libido- und Orgasmusstörungen, bei Männern erektile Dysfunktion)
◊ Sexueller Missbrauch in Kindheit/Jugend wird in Deutschland bei 10-15 % vermutet.

<u>Etlg:</u>
1. <u>Nichtorganische sexuelle Funktionsstörungen:</u>
   # Minderung sexueller Funktion:
   Impotentia coeundi: Erektionsschwäche, psychogene Impotenz (ICD-10: F52.2)
   Ejaculatio praecox (frühzeitiger Samenerguss, ICD-10: F52.4), Ejaculatio retardata (verzögerter Samenerguss), Ejaculatio deficiens (fehlender Samenerguss) beim Mann
   Impotentia concupiscentiae: mangelnde Libido
   Impotentia satisfactionis: fehlender Orgasmus, Ejakulation ohne Orgasmus
   Frigidität: Fehlen des sexuellen Bedürfnisses (**Libidoverlust**, Alibidinie, verminderte sexuelle Appetenz, engl. hypoactive sexual desire disorder, ICD-10: F52.0) oder sogar sexuelle Aversion (ICD-10: F52.1) und/od. fehlende Orgasmusfähigkeit (ICD-10: F52.3)
   Vaginismus: psychogene Verkrampfung der Vagina beim Verkehr (ICD-10: F52.5)
   Dyspareunie: psychogene Schmerzen beim Geschlechtsverkehr (ICD-10: F52.6)
   # **Hypererotismus** (übermäßige Sexualität/Libido, Sexsucht, Liebeszwang, ICD-10: F52.7): Nymphomanie (Syn: Furor uterinus, Andromanie, Kytheromanie) bei Frauen, Satyriasis (Don-Juanismus) bei Männern genannt.
2. <u>Organische sexuelle Funktionsstörungen:</u> s.u. DD und Kap. Urologie, Andrologie

<u>Diag:</u>
1. <u>Anamnese:</u> genaue Evaluation des Symptoms (Problems), sexuelles Interesse (Hetero-, Homosexualität, Appetenz), sexuelle Aktivität (Masturbation, Geschlechtsverkehr, Frequenz und Promiskuität), Intensität der sexuellen Bedürfnisse u. Befriedigung (Frigidität, Hypersexualität), sexuelle Erfahrung (Sozialisationserfahrung in Kindheit und Jugend, Sexualtrauma), Partnerschaftskonflikte, psychosozialer Stress (belastende Lebensumstände), partnerschaftlicher Leidensdruck
   Alkohol, Drogen, Medikamenteneinnahme?
2. Klinische gynäkologische/urologische Untersuchung (Ausschluss organischer Ursachen)
3. Ggf. internistisches Konsil zur weiteren Organdiagnostik

<u>Ther:</u>
- Verhaltenstherapeutische Sexualberatung, meist als **Paartherapie**, z.B. Kommunikationstraining, Stimulationstechniken, zeitweises Koitusverbot, aber auch Trennungshilfen
- <u>Sexualmedizinische Therapie:</u> selbsterkundende Masturbation, körperliche Übungen (z.B. Einführung von Dilatatoren bei Vaginismus, Benutzung eines Vibrators bei Orgasmusstörungen), koitales Experimentieren (Streichel-, Berührungs- u. Interaktionsübungen als 2-mal wöchentliche „Hausaufgabe"), Instruktionen für das künftige Sexualverhalten
- Psychotherapie als Einzeltherapie oder Paartherapie: Bearbeitung des Körperbildes und zugrundeliegender Konflikte, Ängste in der Partnerschaft
- <u>Med:</u> Östrogene (als Crème, z.B. OeKolp®Vaginalcreme od. als Vaginalsuppositorium, z.B. Ovestin®Ovula) bei Atrophien von Vulva u. Vagina, ggf. Hormonersatztherapie

- Selbsthilfegruppen: pro familia Bundesverband, Stresemannallee 3, 60596 Frankfurt, Tel.: 069 639002, Internet: www.profamilia.de
  Informationszentrum für Sexualität und Gesundheit, Hugstetterstr. 55, 79106 Freiburg, Tel.: 0180 5 558484 (Mo. - Fr. v. 15-20 Uhr), Internet: www.isg-info.de

DD: – Organische Störungen: genitale Missbildungen, Fehlen sekundärer Geschlechtsmerkmale, Östrogenmangel in der Menopause, hypophysäre Störung, Fehlen od. gestörte Entwicklung von Geschlechtsdrüsen, Deszensus genitalis
Hypothyreose, Diabetes mellitus, Asthma, Herz-/Kreislauferkrankungen, Arthritis

– Alkoholismus, Opiatabhängigkeit

– Medikamente: als **Nebenwirkung** bei Neuroleptika, Antidepressiva (z.B. SSRI), Tranquilizer, Lithium, Antiandrogene, Antiöstrogene, Aromatasehemmer, Chemotherapie

– Körperliche Störungen nach einem Orgasmus: Kopfschmerzen, Übelkeit, Erbrechen, Schlaflosigkeit

– Frühreife: Pubertät vor dem 10. Lj.

– Unzureichende Geschlechtsreife: sexueller Infantilismus

– Rituelle Genitalverstümmelungen/Beschneidung: hauptsächlich in **Afrika** durchgeführt (auch heute noch!): Bei Mädchen wird im Alter von 4-8 J. die Spitze der Klitoris (Sunna Circumcision) od. die Klitoris vollständig (pharaonische Zirkumzision) u. die kleinen Schamlippen od. zusätzlich noch die großen Schamlippen entfernt (Infibulation). Die verbleibende Haut/Gewebe wird dann „vernäht“ (z.B. mit Dornen aneinandergeheftet), od. mit „Klebstoff“ aus Kautschuk und Eigelb verklebt u. die Beine für 2-3 Wo zusammengebunden, sodass sich Narbengewebe bildet und nur noch eine kleine Öffnung verbleibt. In der Hochzeitsnacht wird die Vagina dann vom Ehemann mit einem Dolch wieder „eröffnet“.
Kompl: ⇨ Narben, Fisteln, Urethra-, Analstenosen, sexuelle Störungen (Dyspareunie / Algopareunie = Schmerzen beim Geschlechtsverkehr), Geburtskomplikationen, HIV-Infektionsgefahr. Neben den organischen Funktionsstörungen kommt es dabei auch zu erheblicher seelischer Traumatisierung der jungen Mädchen.

– Transsexualität: psychischer Wunsch und Handeln (Drängen auf Operation = „Geschlechtsumwandlung“, Hormontherapie), um dem anderen anatomischen Geschlecht angehören zu können, Gefühl der Nichtzugehörigkeit zum eigenen Geschlecht

– Transvestismus: Tragen gegengeschlechtlicher Kleidung (cross dressing), aber ohne Wunsch nach tatsächlicher Geschlechtsänderung, meist Männer betroffen

– Abweichendes sexuelles Verhalten (= psychische Störung, Perversion, alle bei ICD-10: F65.x kodiert):
  · Fetischismus, fetischistischer Transvestismus: sexuelle Erregung mit Hilfe von ritualisierten Gegenständen (z.B. Kleidungsstücke, Unterwäsche, Schuhe, Haare usw.)
  · Exhibitionismus: Zeigen der Genitalien vor anderen
  · Voyeurismus: Befriedigung durch heimliches Zuschauen beim Entkleiden oder Geschlechtsakt fremder Menschen, meist Männer betroffen
  · Frotteurismus: reiben an und berühren von anderen (fremden) Menschen in der Menge
  · Sadomasochismus, Sadismus, Masochismus: Lust zu quälen od. gequält zu werden
  · Pädophilie: Trieb Geschlechtsverkehr mit Kindern zu haben
  · Nekrophilie: sexuelle Leichenschändung, Ausdruck wird auch benutzt für sexuelle Handlungen mit Behinderten
  · Sodomie: sexuelle Handlungen mit Tieren

  Ther: bei schwerwiegender Abweichung (z.B. pädophiler Straftäter) hormonale „Kastration“ mit dem Testosteronantagonist Cyproteronacetat (Androcur®) oder GnRH-Agonist Leuprorelin (Trenantone®) und Unterbringung (Maßregelvollzug) im psychiatrischen Maßregel-Krankenhaus

– Homosexualität (Prävalenz echter Homosexueller, sog. Neigungshomosexualität bei 4 % der Männer und 2 % der Frauen): Homo- und Bisexualität werden heute nicht mehr als abweichendes sexuelles Verhalten gewertet (die sexuelle Orientierung hat daher auch keinen eigenen Diagnose-Code in der ICD-10), gleichwohl kann bei Auftreten von sexueller Reifungskrise, neurotischen Störungen, konflikthaften Lebenssituationen, Depressionen, Suizidalität eine Psychotherapie od. stützende Gesprächstherapie erforderlich sein.

UROLOGIE

UROLOGISCHE UNTERSUCHUNG

Anamnese

- **Aktuelle Beschwerden?**, Beginn, Dauer?, Fremdanamnese durch die Eltern in d. Kinderurologie
  Urologische Leitsymptome: *Schmerz, gestörte Miktion (Harnverhalt, Harninkontinenz), Hämaturie*
  Allgemeinsymptome: Fieber, Ödeme, Gewichtsabnahme, vegetative Symptomatik?
- **Urologische Anamnese:** Trinkmenge, **Miktionsfrequenz**, angeborene Anomalien, Operationen im Genitourethraltrakt (z.B. Zirkumzision, Orchidopexie, Nierenbeckenplastik), Verletzungen der Harn- und Geschlechtswege, Urolithiasis, Hodentorsion, Infektionen des Urogenitaltrakts / venerische Infektionen (Geschlechtskrankheiten), Nierenerkrankungen, Tumorerkrankung
  Gynäkologische Anamnese: letzte Periode, Schwangerschaften, Operationen
  · Schmerz: akut/chronisch, lokal/ausstrahlend, Organschmerz (dumpfer Schmerz parenchymatöser Organe) od. Kolikschmerz (Dehnungsschmerz von Hohlorganen - rhythmisch zu- und abnehmend), Mitreaktion von Nachbarorganen (durch gemeinsame Innervation), peritoneale Reizung, Schonhaltung (z.B. Flexion des ipsilateralen Beines im Hüftgelenk bei Nierenabszess)
  · Miktionsstörungen:
  Pollakisurie (gehäuftes, >8/Tag, schmerzloses Wasserlassen kleiner Harnportionen),
  Nykturie (nächtliches Wasserlassen),
  Dysurie (erschwertes, schmerzhaftes Wasserlassen), Algurie/Strangurie (schmerzhaftes Wasserlassen),
  Oligurie (Harnmenge <500 ml/Tag), **Anurie** (Harnmenge <100 ml/Tag), akuter Harnverhalt, Obstruktionsflow, **Polyurie** (Harnmenge >2.000 ml/Tag),
  Harninkontinenz, imperativer Harndrang, Enuresis (Einnässen bei Kindern, nachts/tags), Fäkalurie (Stuhlbeimengung), Pneumaturie (Luftbeimengungen)
  Hämaturie (durch Blut sichtbar verfärbter Urin = Makrohämaturie)
  · Sexuelle Funktionsstörungen/Impotenz: erektile Dysfunktion (psychogen / organisch), Fertilitätsstörungen, Sexualstörungen der Frau (Dyspareunie / Vaginismus)
- **Sonstige Anamnese:** sonstige Vorerkrankungen, sonstige Voroperationen, Diabetes mellitus, arterielle Hypertonie, Hyperurikämie (Gicht), relevante Infektionskrankheiten, Tuberkulose, berufliche Schadstoffexposition, menstruationsabhängige Beschwerden
  Familienanamnese: bekannte Erbkrankheiten, bekannte urologische Fehlbildungen
  Medikamentenanamnese (auch nach hormonalen Kontrazeptiva bzw. Hormoneinnahme bei klimakterischen Beschwerden fragen), Allergien (insb. Kontrastmittel?)
  Nikotin-, Alkohol-, Drogenabusus

Klinische Untersuchung

⇒ Größe, Gewicht, Phänotyp, Blutdruck, Puls, Temperatur

⇒ Allgemeine körperliche Untersuchung (immer am entkleideten Patienten): Ödeme, abdominelle Raumforderung, Resistenzen, Fluktuation (Aszites?), Darmgeräusche, Klopfschmerzhaftigkeit der Flanken od. Wirbelsäule, bimanuelle Nierenpalpation (Nieren nur tastbar bei Vergrößerung), tastbare/gefüllte Blase, inguinale Lymphknoten, Anämie, Schonhaltung

⇒ Männer: Skrotum (Skrotalhernie, Hydrozele?), Hoden (Konsistenz, Abgrenzbarkeit, Tumor?), Nebenhoden (Spermatozele, Zyste?), Samenstrang (Duct.deferens, Varikozele?), Penis u. Meatus urethrae ext., äußerer Leistenring (Hernie?), rektal digitale Palpation der Prostata (Größe, Konsistenz, Knoten, verstrichener Sulcus?) u. Samenblasen (tastbar nur bei Vergrößerung) u. der Rektumschleimhaut (Hämorrhoiden, Blut, Tumor)

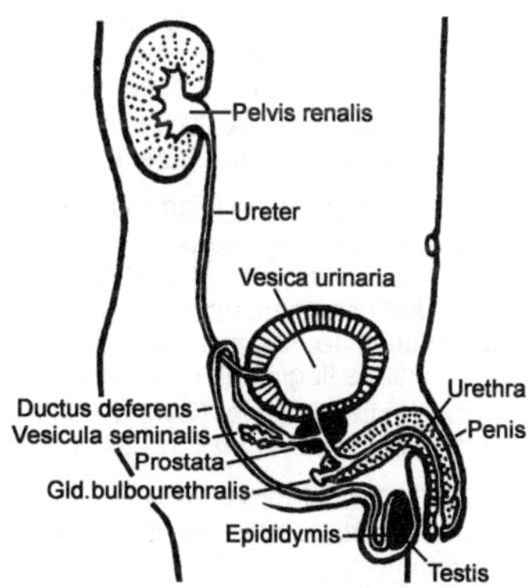

⇒ Frauen: Vulva, Vestibulum vaginae mit Klitoris, Ostium urethrae (Meatusstenose?) und Ostium vaginae, ggf. vaginale Untersuchung (Zystozele, Descensus?)

Übersicht urologische Diagnostik (weiterführende Einzelheiten s.u. jeweiliges Kap.)

1. Harnuntersuchungen:
   Untersuchungsmaterial: i.d.R. **Mittelstrahlurin**, ggf. Katheterurin
   Screening mit Mehrfachteststreifen, sog. „**Stix**" (auf Blut, Bakterien [Nitrit], Leukozyten, pH, Eiweiß, Glukose, Ketonkörper, Urobilinogen, Bilirubin, spezifisches Gewicht, z.B. Combur^{10}-Test®)
   Harnsediment: lichtmikroskopische Beurteilung korpuskulärer Bestandteile (z.B. Harnzylinder)
   Keimzählung (in einer Zählkammer unter dem Lichtmikroskop) od. Abschätzung mit Eintauchnährböden: Keimzahl ≥100.000/ml = signifikante Bakteriurie ⇨ Harnweginfektion, dann Keimdifferenzierung (Urinkultur) und Resistenzbestimmung (Antibiogramm) erforderlich
   Urinkultur: Bakterienkultur zur Erreger- und Resistenzbestimmung (Antibiogramm)
   Urinzytologie: Zelluntersuchung unter dem Lichtmikroskop zur Tumordiagnostik von Urothelkarzinomen (= Nierenbeckentumoren, Uretertumoren, Blasentumoren) aus Spontanurin (nicht Morgenurin) od. Harnblasenspülflüssigkeit
   Harnsteinanalyse: Steinzusammensetzung
   24-Std.-Sammelurin: wird für Clearance-Untersuchungen und zur Diagnostik bei renal-tubulärer Azidose, Cushing-Syndrom, Phäochromozytom, Hyperparathyreoidismus od. Plasmozytom und zur Harnsteindiagnostik benötigt
2. Sonstige Laboruntersuchungen:
   Nierenretentionswerte (Kreatinin, Harnstoff, Harnsäure), Tumormarker (z.B. AFP, β-HCG, LDH, PLAP bei Hodentumoren; saure Prostata-Phosphatase, PSA beim Prostatakarzinom; CYFRA21-1, TPA, BTA, NMP22 beim Harnblasenkarzinom – s. jeweiliges Kapitel)
   Nierenfunktionsdiagnostik: 24-Std.-Urin ⇨ **Clearance-Untersuchungen** (Kreatinin, Inulin, PAH)
   Ejakulatdiagnostik (Spermienzahl, -motilität, -qualität (Form))
   Prostata- und Urethralsekretuntersuchung
3. Ultraschalldiagnostik:
   Sonographie des **Abdomens** (2,5-7,5 MHz): Niere, Harnblase, Prostata
   Transrektale Prostatasonographie (Rektalsonde, 7,5-10 MHz)
   Sonographie des **äußeren männlichen Genitale** (5-10 MHz)
   Farbkodierte Duplexsonographie bei erektiler Dysfunktion, Beurteilung der Nierenarterien
   Ultraschallgesteuerte **Punktionstechniken** - Harndrainage, Biopsien (Prostata, Niere)
4. Röntgendiagnostik:
   Nativ-, sog. **"Leer"aufnahmen:** Abdomenübersichtsaufnahme, seitliche Aufnahmen, konventionelle Tomographie, Skelettsystem ⇨ röntgendichte Konkremente / Verkalkungen
   Kontrastmitteluntersuchungen: **Ausscheidungsurographie** (**IVP** = intravenöse Pyelographie), retrograde Urethrographie (Darstellung der männlichen Urethra), **retrograde Pyelographie** zur Stein- und Tumordiagnostik, **Miktionszystourethrographie** (vesikoureterale Refluxdiagnostik, subvesikale Abflusshindernisse), **Angiographie** (insb. als **DSA** = digitale Subtraktionsangiographie - Nierenarterienstenose, präop. Darstellung der Gefäßversorgung), **Phlebographie** (zum Ausschluss von V.cava-Tumorzapfen und zur Varikozelensklerosierung)
   CT (Tumordiagnostik, Lk-Darstellung, entzündliche Prozesse, Retroperitonealfibrose), **MRT** (ergänzende Untersuchung bei schwieriger Differentialdiagnose)
5. Nuklearmedizinische Diagnostik:
   Isotopennephrographie = Nierensequenzszintigraphie (dynamisch) mit ^{99m}Tc-Mercaptoalanin-3-glycin (od. mit ^{123} od. ^{131}Jod-Hippuran) zur Bestimmung der tubulären Sekretion (od. selten mit ^{99m}Tc-Diäthylentriaminpentaacetat zur Bestimmung der glomerulären Filtration) ⇨ 3-Phasen- od. kontinuierliche Registrierung der Radioaktivitätsschwankungen über den Einzelnieren zur Nierenfunktionsdiagnostik und bei V.a. Abflussstörung der oberen ableitenden Harnwege
   Skelettszintigraphie (Syn: Knochenszintigraphie) mit ^{99m}Tc-Phosphat: Staging auf Knochenmetastasen bei der urologischen Tumordiagnostik (insb. beim Prostatakarzinom)
6. Urodynamische Messungen:
   Uroflowmetrie: graphische Darstellung des Harnflusses auf der Zeitachse ⇨ zur Obstruktionsbestimmung (Norm: Peak flow >20 ml/Sek., Miktionszeit bis 15 Sek.)

Zystomanometrie: Messung des Blasendrucks (Blasenfüllungsdruck und Miktionsdruck), Beurteilung der Compliance der Harnblase u. der Funktion des Detrusor vesicae

7. Endoskopische Verfahren:

   (Urethro-)Zystoskopie: zur Abklärung der Blutungsquelle bei Hämaturie, V.a. Blasenkarzinom

   Ureterorenoskopie: zur Abklärung tumorverdächtiger Ausscheidungsurographie-Befunde im harnableitenden System, bei in der Zystoskopie festgestellter unilateraler Ostiumblutung, therapeutisch zur Steinentfernung (Harnleiterschlinge) und zur Einlage eines Ureterkatheters (Harnleiterschienung)

   Nephroskopie (antegrad nach perkutaner, sonographisch gesteuerter Nephrostomie): perkutane Steinentfernung (= perkutane Nephrolitholapaxie)

HARNUNTERSUCHUNGEN

- Untersuchungsmaterial: **Mittelstrahlurin** („2. Harnportion" = Blaseninhalt), ggf. Gewinnung mit Einmalkatheter od. suprapubische Blasenpunktion (Ausnahme), in der Kinderurologie bei Säuglingen/Kleinkindern kann ein Urinsammelbeutel auf das desinfizierte Genitale aufgeklebt werden
  ⇨ Urin möglichst sofort verarbeiten (zur Vermeidung von sekundären Verunreinigungen)
- Harnfarbe: normalerweise **klar**, **hellgelb** (Färbung durch im Harn gelöste endogene Farbstoffe: Urochrome, Urobilinogen, Bilirubin (dunkelbraun mit gelbem Schaum bei Bilirubinurie/Ikterus), Porphyrin (rotbraun bei Porphyrie), Tryptophan, Homogentisinsäure, Hämoglobin (Rot- bis Braunfärbung bei Hämolyse), Myoglobin

  Nach reichlichem Trinken (od. bei Diabetes insipidus) heller bis völlig farbloser Urin, nach starkem Wasserverlust durch Schwitzen, Fieber od. bei geringer Flüssigkeitszufuhr dunkelgelb (bernsteinfarben). Milchiger Urin (durch Phosphatkristalle) kommt bei jungen Männern gelegentlich vor (ohne Krankheitswert).

  Graue Trübungen durch Eiweiß- u. Leukozytenbeimengung bei Infektionen (Pyurie).

  Hämaturie: sichtbar roter Urin bei frischer Blutbeimengung (Makrohämaturie), bei starker Blutung auch Koagel. Sind die Erythrozyten nur unter dem Mikroskop sichtbar = Mikrohämaturie (dann normale Urinfarbe). Eine isolierte Mikrohämaturie kann auch ohne sonstige pathologische Befunde vorkommen (essentielle Mikrohämaturie).
  Bei schmerzloser Makrohämaturie gilt bis zum Ausschluss immer Tumorverdacht, aber auch eine schmerzhafte Makrohämaturie (in der Regel durch Nieren-/Ureter-/Blasenstein verursacht) kann durch Koagel von einem blutenden Nierentumor bedingt sein ⇨ bei Hämaturie immer weitere Diagnostik.

  Nahrungsbestandteile (Körner, Stuhlreste) bei Fistel zwischen Harn- u. Darmtrakt (Fäkalurie).

  Geruch: ammoniakartig bei Infektionen od. bei starker Konzentration (Exsikkose)
- Tägliche Menge: **800-1.500 ml** (abhängig von Flüssigkeitszufuhr u. Wasserverlust)
  >2.000 ml = Polyurie
  <500 ml = Oligurie
  <100 ml = Anurie
- Spezifisches Gewicht: Bestimmung mittels Teststreifen od. geeichter Urinspindel im Zylinderglas
  Normal: **1,005-1,035 g/ml**
  Hypersthenurie: >1,025 (stark konzentriert, dunkelgelb bis braun)
  Hyposthenurie: <1,006 (wenig konzentriert, farblos)
  Isosthenurie: 1,010 (Harnstarre bei Nephropathie)
- pH-Wert: normal von leicht sauer (**pH: 5**-7) bis alkalisch (pH: 7-**8**)
  Nach langem Stehen alkalische Reaktion durch bakterielle Zersetzung (sekundäre Besiedelung). Eine Säurestarre (pH konstant bei 5) kommt bei Hyperurikämie vor.
- Erythrozyten: <2.000 / min (im Addis-Count-Verfahren)
- Leukozyten: <4.000 / min (im Addis-Count-Verfahren)
- Bakterien: bei steriler Entnahme mittels Einmalkatheter od. Punktion keine Keime nachweisbar, bei Mittelstrahlurin sind bis 1.000 Keime/ml normal

- Protein: normal: <150 mg/24 Std. (Proteinurie >1.000 mg/24 Std.)
  Albumin: normal <30 mg/24 Std., Mikroalbuminurie = 30-300 mg Albumin/24 Std., (Makro-)Albuminurie >300 mg/24 Std. (od. >200 µg/min)

Harnscreening

Diag: 1. Mehrfachtest mit **Teststreifen** (sog. „Stix", z.B. Combur[10]-Test®) ⇨ Prinzip: enzymatische Reaktion führt zu einem Farbwechsel auf dem jeweiligen Indikatorfeld, der dann abgelesen werden kann (nach 1 Min. bzw. Leukozyten nach 2 Min.)

Bestimmt werden (sog. **Urinstatus**): Erythrozyten [Hämoglobin, Myoglobin], Leukozyten [Granulozyten, nicht Lymphozyten], Protein [Albumin], Nitrit (als Hinweis für bakterielle Kontamination), pH, Urobilinogen, Bilirubin, Keton, Glukose, spezifisches Gewicht

2. **Eintauchnährböden** (z.B. Uricult®) für die bakteriologische Untersuchung zur Abschätzung der Keimzahl (bei pathologischem Befund werden Einzelkolonien dann auf Nährböden übertragen und eine genaue Erreger- und Resistenzbestimmung durchgeführt)

Harnsediment (engl. urinary sediment)

Diag: 1. Gewinnung von Mittelstrahlurin
2. Zentrifugation von 10 ml frischem Mittelstrahlurin (5 Min. bei 3.500 U/Min.) ⇨ ein Tropfen des Sediments resuspendieren und auf einen Objektträger auftragen oder in eine Zählkammer geben
3. 10 „Gesichtsfelder" werden nativ u. nach Färbung (zur Beurteilung von Bakterien) mikroskopisch beurteilt und ausgezählt

Phys:
- Erythrozyten (0-4/Gesichtsfeld), Leukozyten (2-6/Gesichtsfeld)
- Plattenepithelien, Urothelzellen, Nierenepithelien
- Salze, Harnkristalle (z.B. Urate, Calciumoxalat, -phosphat)
- Hyaline Harnzylinder können physiologisch insb. nach körperlicher Anstrengung vorkommen (aus TAMM-HORSFALL-Glykoprotein, Ausscheidung 20-200 mg/24 Std.)

Pathol:
- ♦ **Polygonale Epithelien** bei Entzündungen im Bereich der Harnwege
- ♦ **Atypische Epithelien** bei Malignomen der ableitenden Harnwege (Urothelkarzinom, Plattenepithelkarzinom der Harnröhren)
- ♦ **Vermehrt Nierenepithelien** bei Infektionen und Intoxikationen
- ♦ **Pathologische Kristalle** aus Cystin, Cholesterin, Hämosiderin, Bilirubin
- ♦ **Harnzylinder** (renale Genese aus den Nierentubuli) – hyaline Zylinder (Proteinurie), Epithelzylinder (Nephropathie), granulierte Zylinder (akute/chron. Nephritiden), Fettzylinder (nephrotisches Syndrom, diabetische Nephropathie), Erythrozytenzylinder (Nierenparenchym- und Nierengefäßerkrankungen), Leukozytenzylinder (interstitielle Nephritis)

Clearance-Untersuchungen

Diag: Zur Bestimmung der Partialfunktionen der Niere (wichtig z.B. zur Dosisanpassung von potentiell nephrotoxischen Medikamenten/Zytostatika)

1. Berechnung der **Kreatininclearance** aus dem Serumkreatinin, der Kreatininkonzentration im Sammelurin und der Urinmenge über 24 Std. ⇨ Wert entspricht in etwa der GFR (glomerulären Filtrationsrate)

Zur genauen Berechnung werden heute radioaktiv markierte Substanzen eingesetzt: für die GFR ^{51}Cr-EDTA od. ^{99m}Tc-DTPA, für den RPF ^{123}Iod-Hippursäure od. ^{99m}Tc-MAG-3, die in der Isotopennephrographie (s.u.) dann auch seitengetrennt bestimmt werden können.

2. Alternativ (Methode wird heute kaum noch angewendet): I.v.-Injektion einer Indikatorsubstanz (Inulin zur Bestimmung der GFR od. PAH = p-Aminohippursäure zur Bestimmung des renalen Plasmaflusses [RPF])

Phys: Die normale GFR des Erwachsenen liegt bei 80-150 ml/Min. (bei 1,73 m² Körperoberfläche)

Pathol:
- Bei eingeschränkter Nierenfunktion (Kreatinin >2 mg/dl) werden zu hohe Kreatininclearancewerte errechnet, da dann Kreatinin auch tubulär sezerniert wird
- Bis zu einer GFR von 50 ml/Min. (50 % des Normwertes) ändert sich das Serumkreatinin kaum (kreatininblinder Bereich), erst danach (GFR <50 ml/Min.) steigt das Serumkreatinin deutlich an. Dies bedeutet umgekehrt, dass bei einer Messung eines erhöhten Serumkreatinins (Norm: 0,6-1,3 mg/dl) die Nierenfunktion bereits deutlich eingeschränkt ist: z.B. Kreatinin 5 mg/dl ⇨ GFR nur noch 10 ml/Min.

ULTRASCHALLDIAGNOSTIK

Ind:
- Technisches Untersuchungsverfahren der ersten Wahl in der Urologie: Screening- od. **Routine-Sonographie** zur Beurteilung der Anatomie der Nieren und ableitenden Harnwege, Fehlbildungen, Tumordiagnostik, Steinsuche, Nachweis eines Harnstaus und Restharnbestimmung. Die Befunddokumentation erfolgt i.d.R. mit abdominaler Sonde in 2 Ebenen.
- **Transrektale Prostatasonographie** zur Tumordiagnostik und gezielten Biopsie in Steinschnittlage
- Perinealsonographie: für spez. Fragestellungen der Harnröhre und des Blasenhalses bei der Harninkontinenzdiagnostik
- Doppler- / **farbkodierte Duplexsonographie** zum Varikozelennachweis (Valsalva-Versuch ⇨ venöser Reflux), Bestimmung des penilen Blutflusses bei erektiler Dysfunktion, Durchblutung der Nierenarterien, Hodenperfusion bei V.a. Hodentorsion

Diag: Nieren: normal ist ein dunkles Parenchym (ca. 2 cm Dicke) aus Nierenrinde, Columnae renales und Markpapillen (etwas dunkler = echoärmer) sowie ein helles (echoreiches) zentrales Reflexband (entsteht durch die vielen Grenzflächen in dieser Region, ca. 2 cm Dicke, Syn: Pyelonreflex, Mittelechokomplex, Sinus renalis, Pyelonkomplex) ⇨ Nierenbecken. Daneben können noch Gefäße und parapelvines Fettgewebe beurteilt werden. Atemverschieblichkeit der Nieren ca. 3 cm.

Nierenstauung: Aufweitung des zentralen Reflexbandes, zentrale Echoarmut. Parenchymrarefizierung ⇨ chronische Stauung

Nierensteine: stark echoreicher, heller Steinreflex mit dorsaler Schallauslöschung (sog. „**Schallschatten**")

Nierenzysten (Kortex-, Parenchym-, parapelvine Zysten): echoarmer (homogen), dunkler und glatt begrenzter Rundschatten mit dorsaler Schallverstärkung

Nierentumoren: inhomogene Binnenstruktur, unscharfe Begrenzung, Überragen der Organgrenze, Kompression des zentralen Reflexbandes, vermehrte Durchblutung

Ureter: physiologisch nicht darstellbar

Bei **Megaureter** sind der pyelo-ureterale Übergang und der proximale Ureter erweitert sichtbar, ebenfalls ist der prävesikale Ureterabschnitt dann dorsal hinter der Harnblase gut darstellbar.

Retroperitoneum: vergrößerte Lymphknoten(-metastasen), Aortenaneurysma, V.cava-Thrombose

Harnblase: **Blasensteine**, Blasendivertikel, Blutgerinnsel in der Harnblase, **Blasentumoren**

Restharnbestimmung: nach der Blasenentleerung Bestimmung der verbliebenen Restharnmenge in der Blase (Norm bei Erwachsenen: <50 ml)

Harnröhre: Beurteilung von Blasenhals u. Rhabdosphinkter, Divertikel, Deszensus

Prostata: Prostatavergrößerung, Verkalkungen, Prostatakarzinom

Samenblasen: in etwa gleiche Echogenität wie das Prostatagewebe

Hoden: Hodentumoren (meist echoärmer als das übrige Hodengewebe), Hodentorsion, Hydrozele

RÖNTGENDIAGNOSTIK

Urographie

Syn: **IVP** = intravenöse Pyelographie, **Ausscheidungsurogramm**, Ausscheidungsurographie (**AUG**), Infusionsurographie, engl. urography

Ind:
- Darstellung der Konfiguration d. Nierenhohlraumsystems, des Abflusses über die Ureteren, Harnblase, Restharn in der Harnblase
- V.a. Obstruktion der ableitenden Harnwege (Anomalien, Stein, Tumoren)
- Allgemeiner Funktionsnachweis der Nieren

Diag: Eine zuvor angefertigte **Abdomenübersichtsaufnahme** (sog. Leeraufnahme) dient zum Vergleich, zur Beurteilung knöcherner Strukturen, des Weichteilschattens (Psoasrandschatten) und zum Erkennen von kalkhaltigen Konkrementen.

Röntgenkontrastdarstellung zur Beurteilung des Nierenbeckenkelchsystems (Anomalien, Verplumpung = Stau durch Abflusshindernis, Aussparungen als Stein- oder Tumorzeichen), Beurteilung der Ureteren (Anomalien, Peristaltik, Weite, Aussparung - Stein, Tumor), Beurteilung der Harnblase, Paravasate, Ausscheidung im Seitenvergleich (Zeitgleichheit?).

Durchführung: nach **i.v. Injektion** (Venenverweilkanüle) eines iodhaltigen **Röntgenkontrastmittels** ⇨ Ausscheidung durch die Nieren (glomeruläre Filtration). Erste sichtbare Ausscheidung des Kontrastharns nach ca. 3 Min. (sog. Frühaufnahmen wurden früher zur Hypertoniediagnostik durchgeführt).

Standard: Rö-Aufnahmen nach **7** u. **15 Min**. nach Injektionsbeginn. Nach der 7-Min.-Aufnahme wird die Harnblase entleert um in der 15-Min.-Aufnahme eine Restharnbildung zu erkennen.

Bei einseitiger Abflussbehinderung ⇨ verzögerte Kontrastmittelausscheidung, dann zusätzlich **Spätaufnahmen** ab **1 Std.** post injectionem (bis zu 24 Std.!) erforderlich.

KI:
- Kreatinin >3 mg/dl (= eingeschränkte Nierenfunktion) ⇨ Kontrastmittel kann zu Tubulusschäden bis hin zum Nierenversagen führen
- KM-Gabe während einer Nierensteinkolik ⇨ Gefahr der Ureter- od. Fornixruptur (Ruptur des Nierenbeckens im Bereich einer Kelchspitze)
- Bekannte Hyperthyreose
- Anamnestisch bekannte Unverträglichkeitsreaktionen (Urtikaria, Lid- od. Glottisödem, Schweißausbruch, Bronchospasmus, Blutdruckabfall, Krampfanfälle, Schock) auf KM ⇨ vor der Untersuchung **immer danach fragen!** (und in den Untersuchungsräumen immer Notfallmedikamente = Adrenalin, Antihistaminika, Glukokortikoide, Theophyllin sowie Infusionslösung und Intubationsbesteck bereithalten)

Miktionszystourethrographie

Syn: **MCU** = Miktionscystourethrogramm

Ind: meist in der **Kinderurologie** angewendet:
- V.a. Urethrastriktur, -klappen, -divertikel (Mädchen) = Blasenentleerungsstörung durch subvesikales Hindernis?
- V.a. vesikoureteralen Reflux (Differentialdiagnostik bei Dilatation des Nierenbeckenkelchsystems und Megaureter, insb. im Kindesalter) ⇨ Reflux, Ureterfehleinmündung?
- V.a. funktionelle Blasenentleerungsstörung, Urethratumoren (bei Erwachsenen)

Diag: Zuerst Leeraufnahme zur Darstellung von Steinen, Verkalkungen od. Fremdkörpern.

Röntgenkontrastdarstellung von Blase u. Harnröhre (im schrägen Strahlengang) als *Füllungsaufnahme* und als *Miktionsaufnahme* von Harnröhre/-blase und Niere.

Durchführung: langsame **retrograde Füllung** der Blase mit wasserlöslichem Kontrastmittel über einen Blasenkatheter. Aufnahme zur Beurteilung der Harnblasenkontur ⇨ Schrumpfblase (chron. Zystitis, nach Bestrahlungstherapie), Balkenblase (hypertrophe Muscularis bei Abflussbehinderung), Christbaumblase (neurogene Blasenentleerungsstörung - neuropathische Reflexblase bei Querschnittlähmung).

Dann Urethra-/Ureter-/Nierendarstellung unter Durchleuchtungskontrolle während der **Mik-**

tion insb. zur **Refluxbeurteilung** in die Ureteren/Nieren ⇨ Einteilung des vesikoureteralen Refluxes in 5 Schweregrade (= Ausmaß der Verplumpung/Dilatation, s.u. Kap. Megaureter/ Harnreflux). Beckenübersicht nach Miktionsende ⇨ Restharnnachweis, Kontrastmittelrest bei kompletter Blasenentleerung ⇨ Divertikel.

Retrograde Urethrographie

Ind: – Darstellung vor allem der männlichen Urethra bei V.a. subvesikale Blasenentleerungsstörung ⇨ Ausschluss von Urethrastrikturen, -divertikeln, -verletzungen, -missbildungen od. Urethratumoren, selten Kavernen der Prostata bei Tbc, (die Darstellung von Urethralklappen ist nicht mögl. - KM-Strahl spült sie an die Harnröhrenwand, hier besser: MCU)

– Verdacht auf Descensus uteri et vaginae bei Harninkontinenz der Frau (Beurteilung des vesiko-urethralen Winkels)

Diag: Zuerst Leeraufnahme zur Darstellung von Steinen, Verkalkungen od. Fremdkörpern.

Dann Röntgenkontrastdarstellung der Urethra durch vorsichtige **retrograde Injektion** eines wasserlöslichen Röntgenkontrastmittels unter Durchleuchtungskontrolle in die Harnröhre (Cave: Mucosaruptur und Übertritt in die Venen od. das Corpus spongiosum bei gewaltsamer Injektion!). Halbschräge Lagerung des Patienten nach LAUENSTEIN (dadurch „Ausblenden" von Knochenstrukturen). Der Patient sollte versuchen zur Untersuchung den Sphincter urethrae zu relaxieren („Beckenboden entspannen").

Retrograde Ureteropyelographie

Syn: Retrograde Pyelographie

Ind: – Bei nicht aussagekräftigem IVP (Niereninsuffizienz, Abflussbehinderung durch Harnleiterverlegung oder externe Harnleiterkompression), Darstellung eines Ureters während Zystoskopie ⇨ invasives Untersuchungsverfahren!

– Kontrastmittelallergie

Diag: Zystoskopische **Katheterisierung** der Ureterostien mit Ureterenkatheter (CHEVASSU-/ PFLAUMER-Katheter) und retrograde Kontrastmittelinjektion ⇨ einseitige Durchleuchtungsdarstellung von Harnleiter und Nierenbeckenkelchsystem.

Invasives Verfahren: Beachten der Grundsätze des sterilen Arbeitens!

Antegrade Ureterdarstellung

Ind: – Indiziert wenn eine Ureterhindernispassage durch retrograde Anlage eines Doppel-J-Katheters (Harnleiterschienung) erfolglos war

– Zur Verlaufskontrolle nach Steinentfernung/-abgang (die perkutane Nephrostomie ist die gleichzeitige Notfalltherapie bei der akuten Harnstauungsniere)

Diag: Anlage einer Ultraschall-gesteuerten perkutanen Nierendrainage = Nierenpunktion (**Nephrostomie**), dann Kontrastmittelinjektion. Die Röntgendarstellung bei Verschluss der ableitenden Harnwege erfolgt dann, wenn die Akutphase (Harnleiterverschluss oder Kolikphase) abgeklungen ist.

Computer- (CT) und Magnetresonanztomographie (MRT)

Ind: – Tumordiagnostik parenchymatöser Organe, des Retroperitoneums und zur Metastasensuche

– Traumadiagnostik (schnelle Übersicht im Spiral-CT), Abszedierungen

– Maldescensus testis (Bauchhoden), Hodentumoren

– V.a. Tumorzapfen in der V.cava beim Nierenzellkarzinom

Diag: CT-Serien ohne (nativ) und mit (jodhaltigem) Kontrastmittel

MRT (Syn: Kernspintomographie, NMR = engl. nuclear magnetic resonance), Vorteil: keine Strahlenbelastung, bessere Weichteildarstellung, keine jodhaltigen Kontrastmittel erforderlich, jedoch Einschränkung bei Metallprothesen- und Herzschrittmacherträgern, Untersuchung dauert länger, teurer und nicht überall verfügbar.

Angiographie / Digitale Subtraktionsangiographie (DSA)

Ind: – V.a. auf Gefäßmissbildungen ⇨ Nierenarterienstenose (Hypertoniediagnostik), AV-Fisteln, Aneurysma
– Nierentrauma, insb. nach stumpfem Flankentrauma
– Gefäßdarstellung vor geplanter organerhaltender Nierentumorexstirpation bei Tumor in einer Einzelniere (Nierensegmentresektion ⇨ Versorgungsgebiet einer Segmentarterie)
– Darstellung peniler Arterien vor Revaskularisierungs-Op.

Diag: Invasives Verfahren: Punktion der **A.femoralis** in SELDINGER-Technik und selektive Kontrastmittelinjektion in das betreffende Gefäßgebiet über einen Katheter ⇨ für die Nieren wird dies **Renovasographie** genannt.
Bei der DSA erfolgt die Subtraktion der Leer- von der Kontrastaufnahme per Computer ⇨ es resultiert daraus die selektive Gefäßdarstellung ohne störende (z.B. knöcherne) Strukturen.

Phlebographie / Kavographie

Ind: – V.a. Tumorzapfen eines Nierenzellkarzinoms in der V.cava
– Nierenvenenthrombose
– Darstellung der V.testicularis bei Varikozele

Diag: Kavographie (hierzu Punktion der V.femoralis): heute weitgehend durch moderne, nichtinvasive bildgebende Verfahren (MRT) abgelöst.
Darstellung der V.testicularis bei kleiner Varikozele vor Alkoholinjektion zur Sklerosierung.
Über einen Katheter ist auch die Blutentnahme zur selektiven Reninbestimmung getrennt aus den Vv.renales bei der Hochdruckdiagnostik od. Suche eines hormonaktiven Nebennierentumors möglich.

Lymphographie

Ind: Früher zum Staging bei malignen Hoden- und Penistumoren

Diag: Heute weitestgehend obsolet, Methoden der Wahl sind CT/MRT.
Durchführung: bipedale Injektion eines öligen Kontrastmittels in die Lymphgefäße

Kavernosographie

Ind: – Erektile Dysfunktion
– Trauma: Schwellkörperfraktur
– Priapismus
– Ausschluss kavernöser Metastasierung bei Peniskarzinom

Diag: Röntgendarstellung der Penisschwellkörper (Corpora cavernosa) und ihrer venösen Drainage durch intrakavernöse Kontrastmittelinjektion. Bei der Impotenzdiagnostik zusätzlich auch Prostaglandinapplikation zur Provokation einer Erektion mögl.
Anmerkung: Bei erektiler Dysfunktion (V.a. auf venöses Leck, Schwellkörperinsuffizienz) ist die Kavernosographie aber nur sinnvoll, wenn der Patient auch einer geplanten operativen Revision zustimmt.

NUKLEARMEDIZINISCHE DIAGNOSTIK

(Dynamische) Isotopennephrographie

Syn: Funktionsszintigraphie, Radionuklidnephrographie, dynamische Radioisotopennephrographie

Ind: – Nierenfunktionsdiagnostik zur seitengetrennten Bestimmung der tubulären **Clearance** und des effektiven renalen Plasmaflusses (Nierendurchblutung), auch bei Oligurie bzw. Anurie mögl.
– Abflussstörungen der oberen ableitenden Harnwege (z.B. Nierenbeckenabgangstenose)
– Präoperative Nierenfunktionskontrolle
– Arterielle Hypertonie (Diagnostik von Nierenarterienstenosen nach Captoprilapplikation, 90%ige Treffsicherheit)

Diag: Injektion von ^{99m}Tc-Mercaptoalanin-3-Glycin (sog. MAG-3-Clearance) od. ^{123}Jod-Hippursäure als nierenpflichtige radioaktive Marker ⇨ zu 1/5 Filtration in den Glomeruli, zu 4/5 Exkretion in den Nierentubuli ⇨ rasche renale Elimination. Eine allgemeine Verzögerung lässt auf ein Abflusshindernis schließen. Weitere Aussagen sind mögl. durch:

Kontinuierliche (= dynamisch), selektive Radioaktivitätsmessung über den beiden Einzelnieren: typische Phasen sind innerhalb 1 min. (**Perfusionsphase** = renale Durchblutung), nach 3-5 Min. (**Sekretionsphase** = Tubulusfunktion), nach 3-20 Min. (**Exkretionsphase** = Entleerungsdynamik), Normalbefund s. Abb.

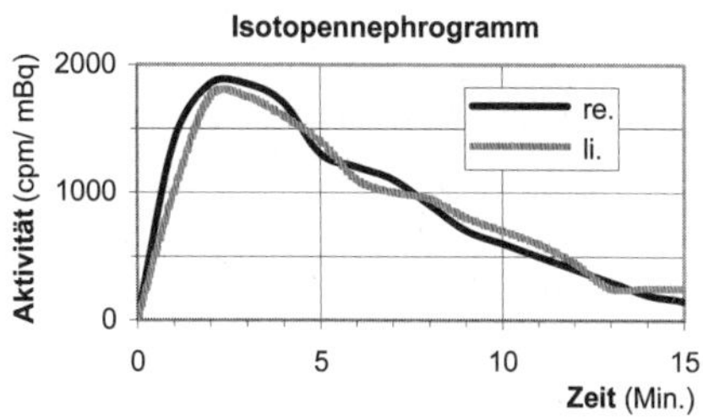

Zur Unterscheidung zwischen einem weiten Nierenbecken od. einer tatsächlichen Abflussbehinderung kann nach 15 Min. noch Furosemid i.v. (sog. „Lasix-Clearance") gegeben werden (bei weitem Nierenbecken ohne Stenose kommt es danach sofort zum Aktivitätsabfall).

Zur Refluxdiagnostik kann nach der Miktion bei Vorliegen eines vesikoureteralen Refluxes ein erneuter Aktivitätsanstieg über der betroffenen Niere festgestellt werden.

Insg. sehr **geringe Strahlenbelastung** (0,03 mGy Ganzkörperdosis), daher auch bei Kindern anwendbar.

(Statische) Nierenszintigraphie

Ind: Darstellung des funktionstüchtigen Nierengewebes

Diag: ^{99m}Tc-Dimercaptosuccinat (^{99m}Tc-DMSA) bindet an intaktes Nierenparenchym und dient somit zur Bestimmung von Funktionalität und Lokalisation des vorhandenen Nierengewebes bei V.a. angeborene Fehlbildungen (Agenesie, Hypoplasie, Dysplasie, Dystopie), der Restfunktion bei polyzystischer Nierendegeneration sowie bei chronischen Pyelonephritiden / Schrumpfnieren. Aber keine Beurteilung der Radioaktivitätsschwankungen auf der Zeitachse mögl. (= nur statische Untersuchung) ⇨ wird heute kaum noch eingesetzt.

Skelettszintigraphie

Ind: – Staging beim **Prostatakarzinom** (auch bei Spätstadien von Nierenzell- und Blasenkarzinomen) sowie bei vielen anderen Karzinomerkrankungen außerhalb des urologischen Fachgebietes (insb. Mammakarzinom, Bronchialkarzinom)
– Suche primärer Knochentumoren

Diag: Nachweis von **Knochenmetastasen** (gesteigerter Mineralumsatz ⇨ osteoplastische Filiae) durch Injektion von knochenaffinem, schwach radioaktivem Technetiumphosphat (^{99m}Tc-Phosphat) und Darstellung der Mehranreicherung mittels Abtastung des Körpers durch eine Gamma-Kamera.

Typische Prädilektionsstellen für Metastasen: Becken und Wirbelsäule

Cave: falsch positive Befunde bei/nach Frakturen, Osteomyelitis, Arthritis

URODYNAMIK

Funktionsdiagnostik des unteren Harntraktes (Ausscheidungsfunktion von Harnblase u. Urethra)

Uroflowmetrie

Ind: Diagnostik von Blasenentleerungsstörungen

Diag: Nichtinvasive Bestimmung der Harnflussrate (Screeninguntersuchung!) während der Miktion (Menge pro Zeiteinheit) = „Stärke des Urinstrahls".

Parameter: **maximal erreichter Harnfluss** (Peak flow, Norm: **>20 ml/Sek.**) und **Miktionsbild** (normal: steil ansteigende und abfallende Kurve innerhalb von 15 Sek., s. Abb. „normal")

Pathologisch: Peak flow <10 ml/Sek., langes niedriges Plateau bei Harnröhrenstriktur, mehrere Gipfel bei neurogener Blasenentleerungsstörung bzw. funktioneller Obstruktion, abgeflachte breite Kurve bei Prostatahyperplasie (= verlängerte Miktion, s. Abb.).

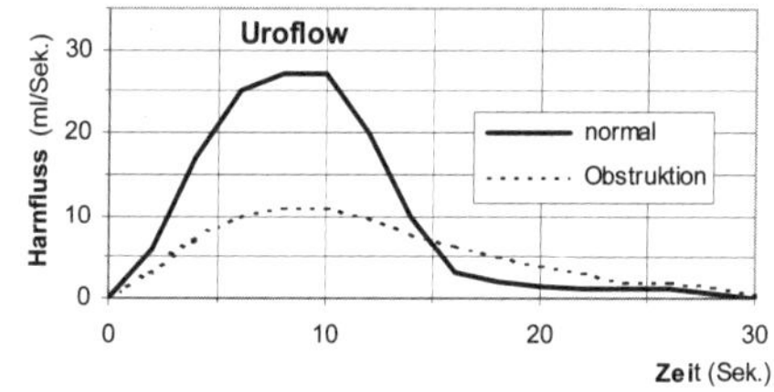

Zystometrie

Syn: Zystomanometrie, Blasenmanometrie, **Blasendruckmessung**

Ind: Diagnostik von Blasenfunktionsstörungen

Diag: Beurteilung der Reservoirfunktion der Harnblase und der Funktion des Detrusor vesicae. Kontinuierliche Befüllung der Blase mit physiologischer NaCl-Lösung über einen Blasenkatheter, dabei Messung des Blasendruckes (P_{Blase}) über einen Kanal im Katheter sowie Registrierung des intraabdominellen Druckes über eine Rektalsonde (P_{Rectum}). Aus der Differenz beider Drucke ($P_{Blase} - P_{Rectum}$) resultiert der Detrusordruck. Beurteilung der Detrusorcompliance (Blasenwanddehnungsfähigkeit), seiner Sensorfunktion (Harndrang) sowie seiner Kontraktionskraft.

Urethrometrie

Syn: Sphinkterometrie, Urethradruckprofil

Ind: Differentialdiagnostik der Inkontinenz

Diag: Messung des urethralen Ruhedrucks, des Stressdrucks (maximaler Druck, Norm: 50 cm H_2O) und des urethralen Öffnungsdrucks. Hierbei Simultanbestimmung von Blasen- und Urethradruck mittels spezieller mehrlumiger Messkatheter. Die standardisierte Messung des Harnröhrendrucks erfolgt in verschiedenen Abschnitten durch maschinellen Katheterrückzug.

Pathologisch: Unterschreitung des Urethraverschlussdruckes unter den Blasendruck (Basislinie) beim Pressen/Husten ⇨ Belastungsinkontinenz

ENDOSKOPIE

Untersuchung der ableitenden Harnwege (Harnröhre, Harnblase, Harnleiter, Nierenhohlsystem) unter visueller Kontrolle - **invasive** Untersuchungsmethode ⇨ steriles Arbeiten erforderlich! Gleichzeitig sind endourologische Eingriffe mögl. (z.B. Biopsien, Steinentfernung)

(Urethro-)Zystoskopie

Syn: (Harnröhren-)Blasenspiegelung

Ind:
- **Hämaturie** unklarer Genese (Makro- und persistierende Mikrohämaturie)
- Rezidivierender Harnweginfekt / V.a. Urogenitaltuberkulose
- V.a. maligne Erkrankung der Blase (**Harnblasenkarzinom**), Verlaufskontrolle nach Blasentumorresektion, V.a. Infiltration der Harnblase durch Kolonkarzinom, Zervixkarzinom, Vaginalkarzinom od. anderen Tumoren
- Harninkontinenz, neurogene Blasenentleerungsstörung
- V.a. Fremdkörper in der Blase, Blasentamponade (= Blutkoagel in der Harnblase)
- V.a. Ureterfehleinmündung, vesikoureteraler Reflux ⇨ Beurteilung der Harnleiterostien
- Blasen-Scheiden- od. Blasen-Darm-Fistel
- Notwendigkeit der Ureterenkatheterisierung

KI:
- Akute Zystitis, Prostatitis
- Harnröhrenruptur
- Relativ: großes Prostataadenom, Harnröhrenstriktur

Diag: ♂: Desinfektion Glans penis, Instillieren eines sterilen Gleitmittels und Einführen des Endoskops in den Meatus externus (zunächst Elevation des Penis, dann Vorschieben unter Absenken zum besseren Passieren der Harnröhrenkrümmung) und Beurteilung der Harnröhre mittels Geradeausoptik (0°) beim Vorschieben, Füllung der Harnblase mit steriler Flüssigkeit und Beurteilung der Harnblase mit verschiedenen Winkeloptiken (30-120°).

♀: Zystoskop bis in die Harnblase (kurze Urethra) direkt einführen, dann Füllung der Harnblase und Beurteilung wie beim Mann

Kompl: selten, gelegentlich vorübergehende Hämaturie od. Dysurie

Ureterorenoskopie

Syn: Harnleiternierenspiegelung

Ind:
- Sekundärdiagnostik (invasiv!) bei suspektem sonographischem od. radiologischem Vorbefund wie KM-Aussparung od. Abklärung einer zystoskopisch verifizierten, unilateralen Makrohämaturie, Tumorverdacht (⇨ mögl. sind Spül- od. Bürstenzytologie od. Biopsie über die Arbeitskanäle)
- Therapeutische Intervention bei Ureterolithiasis (Steinentfernung)
- Schlitzung narbiger Harnleiterstrikturen
- Laserkoagulation bei Harnleitertumor

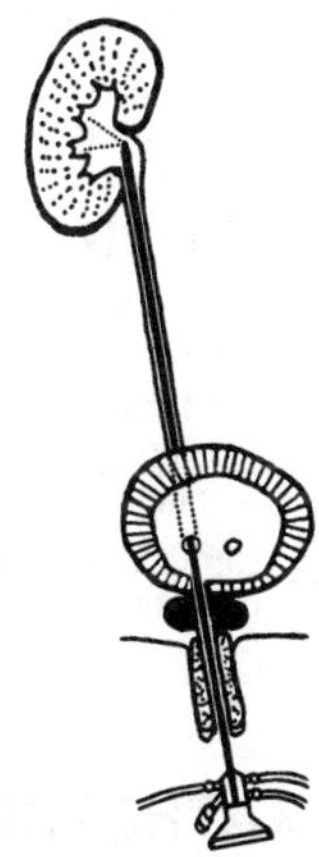

Diag: Retrograde endoskopische Untersuchung von Blase, Harnleiter und Nierenbeckenkelchsystem des Patienten in Steinschnittlage mit starrem Ureterorenoskop mit Winkeloptik. Instrumentarium zur Steinentfernung (z.B. ZEISS-Schlinge) od. Lithotripsie-Sonde über die Arbeitskanäle des Gerätes einführbar. Mittels eines in ein Ureterostium eingeführten Katheters kann auch ein retrogrades Pyelogramm durchgeführt werden.

Kompl: Harnleiterperforation/-ruptur, Ostienläsion. Bei läsionsbedingtem Harnstau oder Ureterruptur ist die Einlage eines Doppel-J-Katheters (sog. Harnleiterschienung, dazu Streckung zum Einlegen durch den Führungsdraht, nach Entfernen des Führungsdraht bleibt am distalen und proximalen Ende eine Krümmung, die den Katheter in Blase und Nierenbecken festhält) indiziert, oft wird diese nach der Spiegelung schon prophylaktisch für einige Tage eingelegt.

Perkutane Nephroskopie

Syn: Anterograde Nierenspiegelung (selten auch anterograde Ureterspiegelung) über einen perkutanen Nephrostomiekanal in das Nierenbecken

<u>Ind:</u> – Diagnostische Indikation selten, hauptsächlich zur perkutanen **Steinentfernung** oder Steinzertrümmerung (Nephrolitholapaxie) bei Nierenausgussstein
- Schlitzung narbiger Ureterabgangsstenose
- Laserkoagulation bei Nierenbeckentumor

<u>Diag:</u> Perkutane Punktion des Nierenbeckens unter sonographischer (od. radiologischer) Kontrolle, Bougierung des Punktionskanals und Einführung des Nephroskops. Zertrümmerung des Steins mit Arbeitsinstrumentarium (Ultraschallsonde, Zangen usw.), anschließend Einlage eines Fistelkatheters zur Stauungsprophylaxe bei anterogradem Steinfragmentabgang. Anterograde Röntgendarstellung über die Fistel möglich.

PUNKTIONSVERFAHREN

Entnahme von Gewebeproben mittels Hohlnadel od. speziellen Punktionsgeräten aus Blutgefäßen, Körperhohlräumen, Hohl- oder parenchymatösen Organen oder Tumoren (Sonographie- oder Röntgenkontrolle bzw. unter Sicht bei Endoskopie).

Prostatabiopsie

<u>Syn:</u> Prostatastanzbiopsie

<u>Ind:</u> Karzinom-verdächtiger Tast- oder Ultraschallbefund

<u>Diag:</u> **Transrektal** od. transperineal (vom Damm) möglich, Vorgehen unter digitaler oder **sonographischer Kontrolle**, mehrfache Biopsien entnehmen (Standard sind **6 Biopsien**, besser 8-10), **perioperative Antibiotikaprophylaxe** (Mit einem Gyrasehemmer, z.B. Ofloxacin oder Ciprofloxacin, 12-24 und 1 Std. vor der Biopsie geben. Manche Kliniken/Praxen machen auch zuvor einen Enddarmabstrich, bestimmen Erreger und Resistenz und geben dann eine gezielte Antibiotikaprophylaxe).

<u>Transrektal:</u> bessere Zielgenauigkeit, keine Anästhesie erforderlich (unter sonographischer Kontrolle heute Standard), aber insb. nach transrektaler Punktion hochfieberhafte Infekte mit Gefahr der septischen Streuung durch Verschleppung rektaler Keime mögl.

<u>Transperineal:</u> keine Kontamination mit Darmkeimen, Lokalanästhesie erforderlich, häufiger falsch negative Befunde (daher seltener durchgeführt)

<u>Kompl:</u> Hämaturie und/od. Hämatospermie (50 % d.F., ist aber harmlos), rektale Blutung, Harnverhalt, Pollakisurie, Fieber (ohne Infektion), lokale Infektion, Sepsis mögl.

Nierenbiopsie

<u>Ind:</u> – Differenzierung von Glomerulonephritiden
- Punktion von großen Nierenzysten
- Punktion zur Überprüfung des Transplantats nach Nierentransplantation

<u>Anmerkung:</u> Die Punktion tumorverdächtiger Areale ist wegen der Gefahr der Tumorstreuung umstritten!

<u>Diag:</u> Ultraschallgesteuerte Punktion der Niere mit Hohlnadel in Lokalanästhesie, mögliche Komplikationen sind Blutung und Infektion.

KATHETERISMUS

<u>Syn:</u> Anlage eines Blasenkatheters, Katheterdrainage, engl. bladder catheter

<u>Ind:</u> – <u>Diagnostisch:</u> Gewinnung von Blasenurin zur Harnuntersuchung (wird dann „Katheterurin" genannt), früher zur Restharnbestimmung (wird heute sonographisch bestimmt), in der In-

tensivmedizin zur Flüssigkeitsbilanzierung

- Therapeutisch: Harnblasenentleerung (einmalig, intermittierend od. dauerhaft) bzw. direkte Entleerung des Nierenbeckens bei der Nephrostomie (und ggf. endourologische Eingriffe)

Etlg: # **Einmalkatheterismus**: bei akutem Harnverhalt, z.B. postoperativ, diagnostisch zur Gewinnung von Katheterurin

Intermittierender Katheterismus: regelmäßige (3- bis 5-mal tägliche), mögl. sterile Blasenentleerung (meist durch den Pat. selbst) bei myogener od. neurogener Blasendysfunktion

Dauerableitung mittels **Blasenverweilkatheter** (Syn: Dauerkatheter):

- **Transurethral** mit einem Ballonkatheter
- Mit einem **suprapubischen** Katheter (Vorteile: spontane Miktion weiter mögl., keine Kompl. der Urethra)

Nephrostomie (perkutane): Ableitung des Urins direkt aus dem Nierenbecken (z.B. in der Kinderurologie bei Ureterstenose od. nach Ureteroperation)

Ther:

- Material: Einmalkatheter (aus Gummi/Latex od. Kunststoff/Silikon) für den Mann nach TIEMANN (abgebogene konische Spitze) od. MERCIER (abgebogene runde Spitze), für die Frau nach NÉLATON (gerader Katheter mit runder Spitze)

  Transurethrale Dauerkatheter mit aufblasbarem Ballon an der Spitze (Ballonkatheter): der Ballon wird über einen zweiten kleinen Kanal im Katheter mit Aqua dest. gefüllt (dies wird „geblockt" genannt) und verhindert somit das Herausrutschen des Blasenkatheters aus der Harnblase bei versehentlichem Zug am Katheter

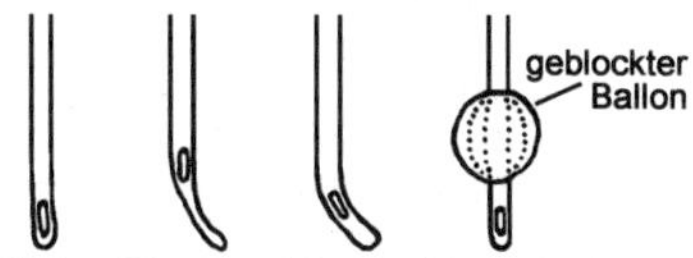

Nélaton Tiemann Mercier Dauerkatheter

  Durchmesser (Angabe in Charrière, 1 Charr. = 1/3 mm Durchmesser, Syn: French): erwachsene Männer **14-18 Charr.**, Frauen 12-14 Charr., Kinder 6-10 Charr.

- Durchführung: immer unter **aseptischen Bedingungen** (steriler Katheter, steriles Instrumentarium, heute meist in Sets abgepackt, sterile Handschuhe, Desinfektion), schonendes Vorgehen **ohne Gewaltanwendung**

  1. **Desinfektion** der Glans penis/Vulva mit einem nichtalkoholischen Desinfektionsmittel (z.B. Povidon Iod, Betaisodona®), Instillation eines **Gleitmittels** in die Urethra (z.B. Lokalanästhetika-haltiges Gel, Instillagel® od. zusätzlich mit Chlorhexidin [hat bakterizide Wirkung], Endogel®)
  2. Beim Mann **Strecken** des Penis (und somit der Harnröhre) mit der linken Hand und Einführen sowie Vorschieben des Katheters mit einer Pinzette (mit der rechten Hand, s. Abb.), dies muss leicht und ohne Widerstand gehen
     Bei der Frau Spreizen der großen Labien mit der Haltehand und Einführen des Katheters mit der anderen Hand
  3. Fließt Urin ab liegt der Katheter in der Blase, ggf. Verbindung des Katheters mit einem Urinbeutel bzw. Ablassen in ein Auffanggefäß (beim Einmalkatheterismus)

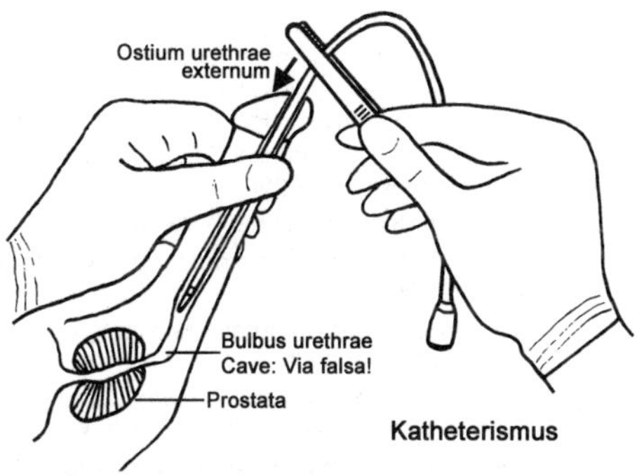

Katheterismus

  Bei Dauerkathetern noch weiteres Vorschieben, damit der Katheter mit dem Ballonanteil ganz in der Harnblase liegt und Blocken des Katheterballons mit 5-10 ml Aqua dest. od. steriler 8%iger Glyzerinlösung (dichtet die Poren des Ballons ab), Anschluss an ein geschlossenes Harnableitungssystem (= Urinbeutel mit Abflussventil am Boden und mit Rücklaufsperre zum Katheter)

Grundsätzlich gilt für alle Katheter: immer ***strenge Indikationsprüfung*** und nur ***so lange wie notwendig*** einen Katheter liegen lassen. Ein "routinemäßiger" Wechsel der Katheter ist nicht erforderlich (nur wenn dieser verstopft, verschmutzt usw. ist). Inkrustationen und Infekte können vermindert werden durch Ansäuern des Harns (pH 5,8-6,2) und Ausscheidungsmenge von 1,5-2 l/Tag (spez. Gewicht <1,015 g/ml)

- Operativ: Ind: Notwendigkeit längerfristiger Urinableitung (>5 Tage)

  Suprapubische Zystostomie: Einführung eines Katheters in die Harnblase über eine transkutane Blasenpunktion, dies ist ein operativer Eingriff ⇨ steriles Arbeiten!
  - Voraussetzung: Ausschluss einer Gerinnungsstörung, die Harnblase muss **voll sein** (Perkussion ⇨ Blase muss deutlich [>5 cm] über der Symphyse stehen), unter sonographischer Kontrolle (⇨ mind. 300 ml Blaseninhalt), kein Blasen- od. Abdominaltumor
  - Lokalanästhesie der Punktionsstelle (2 Querfinger oberhalb d. Symphyse in d. Medianlinie), Desinfektion u. steriles Abdecken
  - Punktion der Blase mit einer speziellen Nadel (heute meist mit einem Punktionsset, Cystofix®, s. Abb.) ggf. unter Ultraschallkontrolle bis Urin abfließt, dann Legen des Katheters (aus Vollsilikon, Ø Charr. 5-12) durch die Nadel und Entfernen der Punktionsnadel, Blocken des Katheters, Fixation und steriler Verband

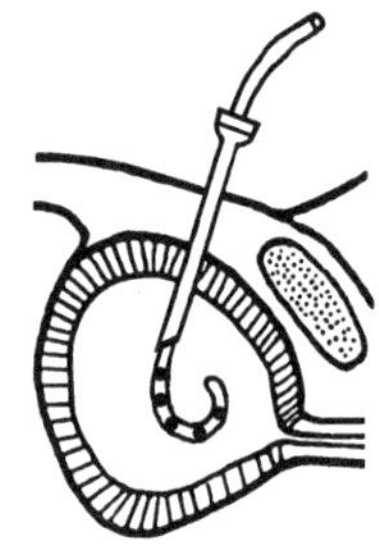

  Perkutane Nephrostomie:
  - Voraussetzung: Ausschluss einer Gerinnungsstörung, Lagerung des Pat. in Bauchlage, sonographisches Aufsuchen der Punktionsstelle und Markierung
  - Lokalanästhesie der Punktionsstelle, Desinfektion und steriles Abdecken
  - Unter Ultraschallkontrolle Punktion des Nierenbeckens, Einlage eines Führungsdrahtes über die Nadel und Wechseln/Aufbougieren des Zugangs, dann Legen des Katheters über den Führungsdraht
  - Über die Nephrostomie können auch Steinentfernungen, Schlitzung einer Ureterabgangsstenose oder Laserkoagulation von Nierenbeckentumoren durchgeführt werden.

Kompl:
* Perforation der Harnröhre (meist im bulbären Anteil) durch gewaltsames Vorschieben od. Via falsa (Intubation des Utriculus prostaticus = Blindsack im Colliculus seminalis in der männlichen Harnröhre)
* Transurethrale Dauerkatheter: hohes Infektionsrisiko durch **Keimaszension** entlang des Katheters (es bildet sich eine „Schleimstraße" entlang des Katheters = mukopurulente Membran, die tägl. Infektionsrate beträgt 3-10 %!) ⇨ **Harnweginfektion** mit Urethritis, Prostatitis, Epididymitis, Zystitis, Pyelonephritis, „Katheterfieber" bis zur Urosepsis

  Epid: Harnweginfektionen machen 30-40 % aller nosokomialen Infektionen aus, diese sind zu 90 % durch Harnblasenkatheter bedingt!

  Proph: ist eine längere Ableitung geplant/vorhersehbar, dann besser gleich suprapubischen Katheter legen
* Harnröhrenstrikturen nach transurethralem Katheterismus
* Nach Entfernen eines transurethralen Dauerkatheters noch für einige Tage beeinträchtigte Miktion
* Bei dauerhafter Katheterversorgung ergibt sich nach Jahren ein erhöhtes Risiko für ein Harnblasenkarzinom

Op:
* Suprapubische Blasenpunktion: bei zu gering gefüllter Blase od. zu weit kranialer Punktion ⇨ Verletzung von Darm, bei zu weit kaudaler Punktion Verletzung d. Prostata mögl.
* Perkutane Nephrostomie: Fehlpunktion, Blutung, Pneumothorax, Darmperforation, Peritonitis, Infektion des Pyelons bei längerdauernder Einlage, Struvitsteine (= Infektsteine)

NIEREN

Anatomie

Die paarigen Nieren (Ren) liegen **vollständig retroperitoneal**, Gewicht je ca. 160 g, Größe 12 x 6 x 4 cm

Lok: Höhe BWK11/12 - LWK2/3, die re. Niere steht eine ½ Wirbelhöhe tiefer (wegen der Leber). Die 12. Rippe läuft vom kranialen Pol zum mittleren Drittel über die Niere. Die Atemverschieblichkeit beträgt 3 - 6 cm (bei para-/perinephritischen Prozessen eingeschränkt).

Umgeben wird die Niere in der Reihenfolge von innen nach außen: von der Capsula fibrosa (Organkapsel), Capsula adiposa (Nierenfettkörper) und der Fascia prä- und retrorenalis (GEROTA-Faszie). Nach medial und kaudal ist der Fasziensack offen, deshalb besteht bei Anorexie-bedingter Abnahme des Fettkörpers die Gefahr der Absenkung.

Innerhalb der Fettkapsel liegen noch die Nebennieren (auf der Extremitas sup. der beiden Nieren = oberer Nierenpol).

Aufbau: 1.) **Parenchym** (sollte beim Erwachsenen mind. 1,3 cm dick sein):

Im Parenchym sind die Nephrone (= kleinste morphologische Niereneinheit bestehend aus 1 Glomerulus + Tubulussystem) enthalten, pro Niere 1-1,5 Mio.

- **Nierenrinde** mit Glomeruli und gewundenen Harnkanälchen (Tubuli)
- **Nierenmark** mit den geraden Nierenkanälchen (Tubuli, HENLE-Schleifen und Sammelrohre)

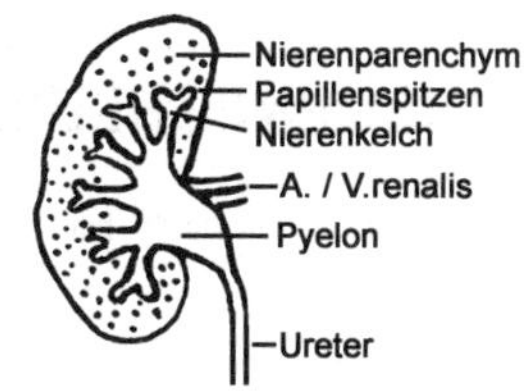

2.) **Pyelon** (Syn: Pelvis renalis, Nierenbecken) = Harnsammelbecken. Es münden jeweils mehrere Sammelrohre in den Papillenspitzen der einzelnen Nierenkelche (Calices renales) ⇨ insg. 8-10 Nierenkelche vereinigen sich zum dendritisch geformten Nierenbecken (Normvariante: ampulläres Nierenbecken).

Volumen: 3-8 ml, geringer Druck von 6-12 cm H_2O. Am kaudalen Ende des Pyelon geht unter konischer Verjüngung der Ureter hervor.

Das Verhältnis von gesamter Parenchymbreite zum Pyelon beträgt je nach Alter:
<30. Lj. 1,6:1, 30.-60. Lj. 1,2-1,6:1, >60. Lj. 1,1:1

Nachbarschaftsbeziehungen: Rechte Niere ⇨ Nebenniere, Zwerchfell, Leber, Pars descendens duodeni, Colon und Mesocolon transversum

Linke Niere ⇨ Nebenniere, Pankreasschwanz, Colon und Mesocolon transversum, Milz, Magen

Hilus: **A.renalis** (aus der Aorta abdominalis in der Höhe des Abgangs der A.mesenterica sup.), teilt sich in 5 Segmentarterien (Übergang in die Aa.interlobares und dann in die Aa.arcuatae), alle Nierenarterienäste sind Endarterien (= keine Anastomosen untereinander). Als Normvariante (keine pathologische Bedeutung, aber wichtig für die Op-Planung) kommen in 25 % d.F. **zusätzliche Nierenarterien** vor (meist zu den Nierenpolen, auch bilateral). Auf die Nieren entfallen 25 % des Herzminutenvolumens.

V.renalis (Abfluss in die V.cava inf., in die **linke** V.renalis münden zusätzlich noch die li. V.testicularis bzw. li. V.ovarica und die li. V.suprarenalis)

Pyelon (radiologische Einteilung nach der Form: trichterförmig, ampullär, dendritisch) mit dem abgehenden **Ureter** (in Höhe LWK2/3). Der Ureter verläuft dann paravertebral auf dem M.psoas major, an der seitlichen Beckenwand entlang bis zum Blasenfundus. Es bestehen 3 physiologische Engen (Prädisposition für das Hängenbleiben von Nierensteinen): am Abgang aus dem Pyelon („Ureterhals"), an der Überkreuzung der Vasa iliaca und im intramuralen Anteil der Harnblase (Harnblasendurchtritt). Der Harntransport erfolgt von kranial nach kaudal durch peristaltische Wellen (weiteres s.u. Kap. Ureter).

Funktion: 1.) Exkretorisch (Produktion von Harn):

Der Primärharn (Ultrafiltrat, ca. 180 l/Tag) wird in den Glomeruli produziert (Syn: Glomerulusfiltrat) ⇨ dann Reduktion durch Rückresorption, Diffusion (Gegenstromprinzip) und auch Sekretion in den Tubuli und Sammelrohren auf ca. **1-1,5 l Endharn/Tag**.

- Ausscheidung/Konzentrierung des **Harns** zur Regulation von **Wasser**- u. **Elektrolythaushalt** (Osmoregulation), Einfluss auf den Säure-Basen-Haushalt (Abgabe von H^+-Ionen)
- Ausscheidung von für den Körper nicht mehr verwertbaren, wasserlöslichen Stoffwechselprodukten (= **harnpflichtige Substanzen**)

2.) Inkretorisch (Produktion renaler Hormone):

- **Erythropoetin** ⇨ fördert die Blutbildung (Erythropoese)
- **Renin** ⇨ Renin-Angiotensin-Aldosteron-System zur Natrium- und H_2O-Rückresorption in der Niere und Blutdruckerhöhung
- Biosynthese von biologisch aktivem **Calcitriol** (1,25-Dihydroxycolecalciferol) durch Hydroxylierung an C_1 aus Colecalciferol (Vit. D_3) ⇨ Regulation des Kalzium- u. Phosphatstoffwechsels
- Prostaglandine, Kinine

NIERENFEHLBILDUNGEN

Syn: Nierenanomalien, Nierenmissbildungen, engl. kidney malformations, renal anomalies, ICD-10: Q63.9

Entwicklungsgeschichtlich: aus dem Mesoderm der dorsalen Bauchwand entwickelt sich der sog. **nephrogene Strang**, der sich mit dem mesonephrogenen Gang der seitlichen Bauchwand (**WOLFF-Gang**) verbindet. Daraus entwickelt sich die Urnierenanlage als ovales Gebilde beiderseits über die Mittellinie hinaus. Durch Regression der oberen Anteile verschwindet die Urniere bis zur 8. SSW und durch Weiterentwicklung der dorsalen Anteile entstehen später Ductuli efferentes und Epididymis.

Ab der 5. SSW verbindet sich weiter kaudal **metanephrogenes Gewebe** (Nachniere) dann beiderseitig jeweils mit der **Ureterknospe** des WOLFF-Ganges, aus der Ureter, Pyelon, Nierenkelche und die Sammelrohre entstehen. Durch die Sammelrohre wird das metanephrogene Gewebe zur Differenzierung induziert und es entstehen daraus die Tubuli und Glomeruli (Nephrone). Ein Sammelrohr ist dann jeweils mit einem Tubulus und Glomerulus verbunden.

Durch Wachstum der Lumbosakralregion des Embryos wandern die Nieren aus dem Becken nach kranial und drehen sich von ventral nach medial (das Nierenbecken und der Nierenhilus gelangen dadurch nach medioventral).

Nierenaplasie (Syn: Anephrie): Fehlen einer, selten beider Nieren (fehlen beide, dann in 40 % d.F. Totgeburt, 60 % sterben innerhalb von 6 Wochen). Reste der Nierenanlage und ein blind endender Ureter sind meist vorhanden, ggf. weitere zusätzliche urogenitale Fehlbildungen.

Sonderform: bei der Nierenagenesie fehlt auch die Ureterknospe.

Ursache: entwicklungsgeschichtlich trifft die Ureterknospe nicht den metanephrogenen Strang und somit erfolgt keine Induktion zur Nierenbildung

Bei einseitiger Aplasie/Agenesie vollständige **Kompensation** durch Hypertrophie der Gegenseite (renal counterbalance), deshalb meist symptomlos (und z.B. Zufallsbefund bei der Sonographie bei älteren Pat.). Der Kompensationsmechanismus durch eine Niere erfolgt auch bei Entfernung der Gegenniere im Erwachsenenalter (z.B. wegen eines Nierentumors). Daher ist auch die Lebendorganspende einer Niere medizinisch vertretbar.

Nierenhypoplasie, Zwergniere: kleine, unterentwickelte, aber strukturell normale Niere mit weniger Nierenkelchen.

Nierendysplasie: dysplastisches Gewebe, z.B. Knorpel, primitive Nephrone od. Zysten in der Niere bei insg. stark reduziertem Parenchym. Häufig zusätzlich Harnleiteranomalien.

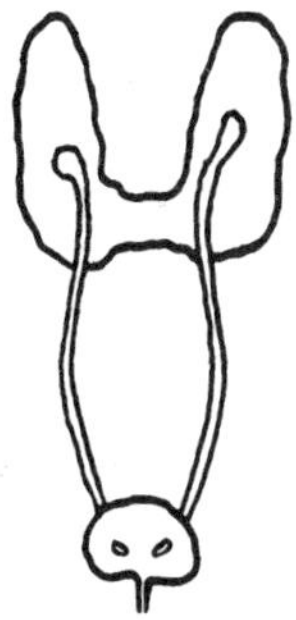

Verschmelzungsnieren:
- Kuchenniere: komplette Verwachsung der beiden Nieren
- **Hufeisenniere**: häufigste Fusionsanomalie ⇨ symmetrische, U-förmige, prävertebrale Verwachsung meist der **unteren Pole** der beiden Nieren (s. Abb.), mit Malrotation (Nierenbecken zeigen nach vorne), häufig mit anormaler Gefäßversorgung
- Andere, nicht symmetrische Formen der Verschmelzungsniere sind z.B. S- od. L-förmige Nieren.

Doppelniere: Komplette doppelte Nierenanlage mit 2 Nierenbecken und 2 Ureteren (duplex oder fissus), die Nierenanlagen können verschmelzen oder getrennt bleiben (= überzählige Niere). Die Doppelanlage kann ohne Krankheitswert sein, bei funktionsloser Nierenanlage muss diese aber reseziert werden.

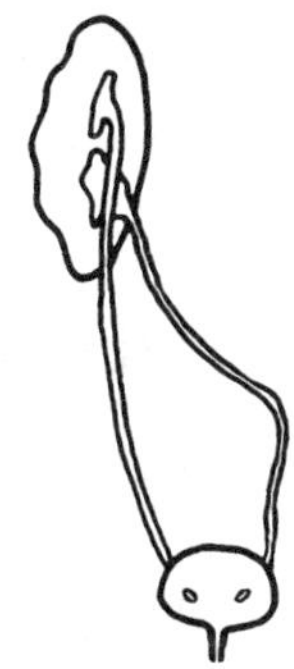

Gekreuzte Nierendystopie: Beide Nieren liegen auf einer Seite bei jeweils korrekter Uretereinmündung re. u. li. in die Blase, in 80 % der Fälle sind die beiden Nierenanlagen dann miteinander asymmetrisch verschmolzen (s. Abb.).

Solitärzyste/Nierenzyste: 50 % der 50-jährigen haben **einzelne** Nierenzysten, meist ***ohne*** Krankheitswert. Kompl: selten Einengung des Nierenbeckenkelchsystems od. Ureters, Zystenruptur mit Hämaturie.
Wichtigste DD im Erwachsenenalter ist die Tumorzyste, die durch ein zystisch zerfallendes Nierenzellkarzinom entstehen kann (verdächtig ist eine solide Raumforderung in der Zyste in der Sonographie).

Zystennieren: Entstehen durch fehlenden Anschluss der Sammelrohre an das metanephrogene Gewebe ⇨ blind endende Nierentubuli mit Ausbildung von **multiplen Zysten** (als DD zur solitären Nierenzyste), meist in **beiden** Nieren vorhanden.
Ät: aut.-dom. (Erwachsenenform, Mutationen auf Chrom. 1, 3, 4, 9, 16 bekannt, häufig mit einer Inzidenz von 2-10/10.000, Ther: Tolvaptan, Jinarc®) od. selten aut.-rez. (Chrom. 1, 2, 3, 6, 9, 16, infantile Form mit schlechter Prog., als medulllär-zystische Form Nephronophthise genannt) erblich.
Kompl: **polyzystische Nierendegeneration** (meist jenseits des 50. Lj.) ⇨ chronische Niereninsuffizienz, arterielle Hypertonie, Nierensteine. Zusatzfehlbildungen mit Zysten in Leber, Gallengang, Milz od. Pankreas, zerebrale Aneurysmen od. Mitralklappeninsuffizienz/-prolaps mögl.

Markschwammniere: Angeborene, aber nicht erbliche zystische Fehlbildung mit Dilatation der Nierentubuli und Ausbildung kleiner, oft mit den Sammelrohren kommunizierender Zysten, in 2/3 bds., Kompl: 50 % der Patienten haben Kalziumrückresorptionsstörung und einen alkalischen Urin-pH ⇨ rezidivierende **Nephrolithiasis** (beginnend mit sog. RANDALL-Plaques in den Tubuli und Sammelrohren) mit Nierenkoliken und Harnweginfekte

Rotations- und Lageanomalien:

Rotationsanomalien entstehen entwicklungsgeschichtlich durch die ausbleibende (od. übermäßige) Rotation der Nierenanlage von ventral nach medial. Lageanomalien entstehen durch die fehlende Aszension der Nierenanlage nach kranial beim Wachstum des Embryos. Die Nebennieren liegen dabei an normaler Stelle, da diese entwicklungsgeschichtlich nicht von der Nierenentwicklung abhängig sind. Einen Krankheitswert haben die Fehlbildungen nur dann, wenn sich dadurch eine Harntransportstörung od. Nierensteinbildung ergibt.

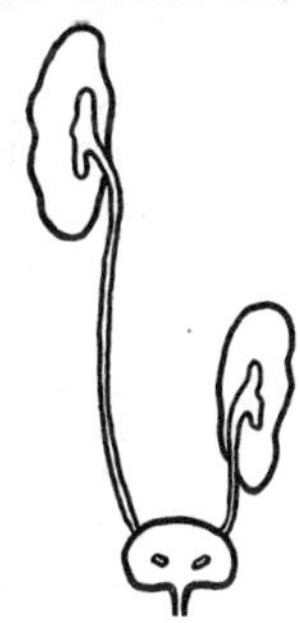

- **Malrotation:** Inkomplette embryonale Rotation der Nierenanlage. Die Nierenbecken und der Hilus stehen noch nach ventral, per se *ohne* Krankheitswert.
- **Nierenektopie:** Unvollständiger Nierenaszensus, meist in Kombination mit einer Malrotation ⇨

  Beckenniere/Kreuzbeinniere (s. Abb.): Lage der Niere im Bereich des Beckens (während der Entwicklung bis zur 9. SSW wandert die Niere aus dem "Becken" nach oben = Aszension). Bei Beckenniere erfolgt die Gefäßversorgung meist aus den Vasa iliaca. Kompl: Nephrolithiasis

  Thorakalniere: Lage im Thorax (extrem selten)
- **Nephroptose:** Abnorme Beweglichkeit der Niere (Syn: Ren mobilis, Wanderniere) in Abhängigkeit von der Körperlage ⇨ pathologisch ≥3 Wirbelhöhen (darunter ist physiologisch). Die Nephroptose bleibt aber *ohne* Krankheitswert, wenn keine Abflussbehinderung besteht.

Früher wurde häufig eine Nephropexie bei unspezifischen Flankenschmerzen durchgeführt, dies bringt jedoch meist keine Besserung der Symptomatik.

Diag: Abdomenübersicht/Ausscheidungsurogramm im Liegen u. im Stehen.

Nierenbuckel/Milzbuckel: kraniale Verdickung der li. Niere (bei 10 % d. Bevölkerung zu finden, *ohne* pathologische Bedeutung)

Hyperplastische BERTIN-Säulen: Parenchymausläufer, die in das Pyelon hineinragen (*ohne* pathologische Bedeutung)

Parenchymbrücke: durch Nierenparenchym geteiltes Pyelon

Nierenbeckenfehlbildungen:

- **Ampulläres Nierenbecken:** vergrößertes, kugelförmiges Pyelon (Normvariante ohne pathologische Bedeutung)
- **Kelchdivertikel / Hydrokalix:** sackartig aufgezweigte Ureterknospe, die mit dem Kelch in Verbindung steht (keine Zyste) / Stenose des Kelchhalses mit Aufweitung des Kelches
- **Megakalikose:** angeborene Aufweitung aller Nierenkelche durch Papillenfehlbildung (keine Obstruktion nachweisbar), mit erhöhter Anzahl von Nierenkelchen, meist bei Jungen
- **Nierenbeckenabgangstenose**: s.u. Kap. Harnleiterfehlbildungen

NIERENTRAUMA

Syn: Nierenverletzung, engl. renal trauma, kidney trauma, ICD-10: S37.0

Ät: Cave: Bei allen abdominellen Traumen ist eine Nierenbeteiligung möglich!

- Stumpfes Bauchtrauma (90 % d.F.) in der Thorax- und/oder Lendenregion (Schlag, Quetschung ⇨ insb. beim Polytrauma (Verkehrsunfälle, häusliche Unfälle, Sportunfälle) Dezelerationstrauma (z.B. Sturz aus großer Höhe)
- Perforierendes Bauchtrauma: Messerstich, Durchspießung von Rippen- oder Querfortsatzfragmenten (häufig in Kombination mit Rippen- od. Wirbelfrakturen), Schussverletzung

Epid: Beim **polytraumatisierten Patienten** kommt eine urologische Mitbeteiligung in 10-30 % d.F. vor, davon entfallen 2/3 auf die Nieren. M > w (3:1)

Etlg: # Nierenverletzungen nach der Amerikanischen Gesellschaft für Traumachirurgie (AAST)

Grad	Eigenschaft
I	Nierenkontusion, perirenales od. subkapsuläres Hämatom
II	Grad-I-Läsion + Parenchymlazeration <1 cm, Kelchsystem intakt
III	Lazeration >1 cm ohne Urinaustritt
IV	Durchgehende Parenchymläsion, Kelche und/oder Hilusgefäße betroffen, Blutung
V	Multifragmentation, Blutung/Sequesterbildung und/oder Nierenstielabriss

Dezelerationstrauma (z.B. Sturz aus großer Höhe) ⇨ Thrombose der Arteria od. V.renalis durch Intimaeinriss oder Stielabriss mit perirenalem Hämatom, Ureterabriss

Commotio renalis (stumpfes Trauma auf die Flanke) ⇨ Berstungsruptur mögl.

Perforierendes Nierentrauma (Stich-, Schuss-, Pfählungsverletzungen, Knochendurchspießungen bei Rippenfraktur)

Klin: ⇒ **Flankenschmerz** / klopfschmerzhaftes Nierenlager (Spannungsschmerz bei subkapsulärem Hämatom)

⇒ **Tastbarer Tumor in der Flanke**, Prellmarken

⇒ **Makro- /Mikrohämaturie**, Blutkoagelabgänge (in 80 % d.F., Kolik mögl.)

⇒ Bei starker Blutung durch Abriss des Nierenstiels keine Hämaturie ⇨ Schocksymptomatik, Anurie

⇒ Evtl. zwischen Unfallereignis und Klinik auch **symptomfreies Intervall** von mehreren Tagen bis 3 Wochen mögl. = zweizeitiger Verlauf mit primär subkapsulärer Blutung und späterer Kapselruptur und Schocksymptomatik

Diag: 1. Anamnese (Unfallart u. -hergang?, renale Vorerkrankungen?) und klinische Untersuchung: **Prellmarken**, Flankenklopfschmerzhaftigkeit

2. **Sonographie:** Retro- od. intraperitoneale freie Flüssigkeit (Hämatom oder Urinextravasat), Nierenparenchymdefekt?, ggf. farbkodierte Duplexsonographie

3. **Röntgen: Abdomenübersicht** ⇨ Rippenfrakturen, LWS-Querfortsatz-Frakturen, Flüssigkeitsspiegel, freie Luft, Verschattung der Nierengegend, unscharfe Psoas-Grenze, Verdrängung v. Zwerchfell, Leber, Kolon

   Spiral-CT-Abdomen zur topographischen Hämatomzuordnung, zur Differenzierung Urin-/Blut-Extravasat (mit KM und Spätaufnahme nach 20 Min.) und zum Ausschluss von Begleitverletzungen

   Ist kein CT vorhanden, dann IVP (intravenöse Pyelographie, Ausscheidungsurographie): Bei Ruptur Austritt des Kontrastmittels aus dem Nierenparenchym, bei Gefäßabriss keine Darstellung der betroffenen Niere (= stumme Niere). Stellt sich der Ureter/Harnblase nicht dar ⇨ ggf. auch retrograde Urethrographie.

   Nierenarterienangiographie (DSA) in Zusammenhang mit interventionellem Eingriff

4. Labor: Urinstatus (Stix), Urinsediment, Kreatinin, Blutbild, Gerinnung und Elektrolyte

5. **Bilanzierung** der Ein- und Ausfuhrmenge

Ther:
- Akut: Schocktherapie mit Infusionsbehandlung
- Konservativ: Grad I - III (meist auch IV, da die GEROTA-Faszie eine Blutung begrenzt) werden primär **nur beobachtet** (ca. ¾ d.F.) mit wiederholten Hb- u. Sonographiekontrollen

  Interventionell: bei Intimaeinriss der Nierenstielgefäße Angiographie und Einlage endovaskulärer Stents, bei blutenden Gefäßen selektive Embolisation
- Operativ: Ind: Notfallindikation bei Schweregrad V (Zertrümmerung, Nierenstielabriss), lebensbedrohliche Blutung, Kombination mit anderen intraabdominellen Verletzungen, perforierendes Trauma mit großem Hämatom
  - Stets zuerst **Versuch der Organerhaltung**: transperitonealer Zugang, Sicherung des Nierenstiels, glattflächige Risse werden genäht, ggf. Netzadaptation.
  - Nierengefäßverletzungen ⇨ Versuch der Gefäßerhaltung/Reanastomosierung
  - Zertrümmerung eines Nierenpols ⇨ Unterbindung der betreffenden Polarterie und Resektion des betreffenden Poles
  - Vollständig zertrümmerte Niere ⇨ Nephrektomie nach vorheriger Überprüfung der Funktionsfähigkeit der kontralateralen Niere (Isotopennephrographie)

Prog: Nephrektomierate ca. 15 % d.F. (Notfall-Op bis 30 %), Spätkomplikationen in 5-20 % d.F. Begutachtung: Entfernung einer Niere = 25 % GdS/GdB/MdE

Kompl:
- **Perakute Blutung**
- **Retroperitoneales Hämatom** durch Einblutung, bei gleichzeitiger Eröffnung des Peritoneums auch intraabdominelle Blutung ⇨ Schockgefahr, paralytischer Ileus, Infektion des Hämatoms
- Nierenschleudertrauma: **Intimaeinriss** der A.renalis ⇨ **Verlegung der Strombahn** (arterielle Thrombose) und Infarzierung der Niere
- **Harnleiter-/Nierenbeckenverletzung** ⇨ Urin-Extravasion (Urinom) in das Retroperitoneum, Urinfistel
- Perinephritischer Abszess, Urinphlegmone, Sepsis
- Polytrauma: intraabdominelle Verletzungen, **Blasentrauma**, Darmperforationen, Blutung, Peritonitis, Beckenringfraktur, Schädel-Hirn-Trauma
- Spätkomplikationen: sekundärer Organ- oder Funktionsverlust durch Gefäßstenosen, AV-Fisteln, Hydronephrose, Zystenbildung, renal bedingter arterieller Hypertonus (sog. Page-Niere), Schrumpfniere, Nephrolithiasis, rezidivierende Infekte

Op: * Ligatur einer Polarterie führt in 10-20 % d.F. zur **arteriellen Hypertonie**.
* Gewebsnekrose bei unzureichender Gefäßversorgung

Proph: ♥ Posttraumatische Kontrollen in 6-monatigem Abstand für mind. 5 Jahre

DD: – Retroperitoneale Blutungen/Hämatome, andere intraabdominelle Begleitverletzungen
– Harnleiterverletzung mit Teilruptur ⇨ rasche Sicherung der Abflussverhältnisse (Harnleiterschiene), bei großem Urinom auch perkutane Drainage. Spontane Ausheilung häufig (90 % d.F.) sonst operative End-zu-End-Anastomose erforderlich (s.u. Kap. Harnleitertrauma)
– Intraperitoneale Harnblasenverletzung ⇨ dringliche Op-Indikation wegen der Gefahr einer urinösen Peritonitis

UROLITHIASIS

Syn: **Nephrolithiasis**, Nierensteine, Nierensteinkrankheit, **Harnsteinleiden**, Harnsteinkrankheit, engl. kidney stones, urinary stones, ICD-10: N20.-
Harnleiterstein, Ureterolithiasis, Harnleiterkolik durch Stein, ICD-10: N20.1
Blasenstein, engl. bladder stone, ICD-10: N21.0

Def: Harnkonkrementbildung in den Nierentubuli, Nierenbecken oder den ableitenden Harnwegen

Ät: – **Hyperkalzämie** (z.B. durch renalen Kalziumverlust, vermehrte Kalziumresorption im Darm, primärer Hyperparathyreoidismus durch Nebenschilddrüsenadenom/-hyperplasie, Immobilisationsosteoporose bei Kindern oder idiopathisch = kein direkter Grund zu finden) ⇨ Kalziumphosphatsteine od. **Kalziumoxalatsteine** (häufigste Steinart, überwiegend **idiopathisch**)
– **Hyperurikämie** (erhöhte Harnsäure bei „**Wohlstandskrankheit**", insb. durch Fleischkonsum (Purinbasen) od. bei Leukosen, Tumorzerfall, massive Reduktionsdiät, Med: Urikosurika [Probenecid, Benzbromaron], Zytostatika) ⇨ Uratsteine bei saurem Harn (pH <5,5)
– **Infekte** des Harntraktes ⇨ Magnesiumammoniumphosphat (sog. Struvitsteine), Kalziumphosphat od. Karbonapatit
– **Abflussbehinderungen:** Kelchdivertikel, Kelchhalsstenose, Ureterabgangsstenose, Megaureter, Ureterozele, Blasendivertikel, neurogene Blasenentleerungsstörung, Prostatahyperplasie, Urethradivertikel, Hemmung der Ureterperistaltik bei Infektionen ⇨ führen zur Stase im Harntrakt ⇨ Kristalle haben Zeit für das Größerwerden
– Erblich (hereditär): Cystinurie (aut.-rez., Chrom 2p16.3), Hyperoxalurie (aut.-rez., Oxalose), renale tubuläre Azidose (ständig alkalischer Harn durch H^+-Ionen-Sekretionsstörung der dist. Tubuli, aut.-dom., Chrom 17q21-q22 od. aut.-rez., Chrom 7q33-q34 ⇨ Kalziumphosphatsteine), Xanthinoxidasemangel (aut.-rez., Chrom 2p23-p22)
– Hyperoxalurie bei Kurzdarmsyndrom (Dünndarmresektion ⇨ zu wenig Oxalsäure-bindendes Kalzium im Darm und Kalzium bildet mit Oxalsäure normalerweise nicht resorbierbare Komplexe im Darm), Morbus CROHN, Colitis ulcerosa, Pankreatitis
– Angeborene Markschwammniere (zystische Fehlbildung der Sammelrohre)
– Schwangerschaft: vermehrt lithogene Substanzen im Urin
– Iatrogen: "Fremdkörper" (z.B. Dauerkatheter, Ureterschiene)
Med: Indinavir-Steine bei HIV-Therapie, Silikatsteine bei Antazidaeinnahme, Sulfonamide
– Allgemeine Risikofaktoren: familiäre genetische Disposition, Alter (Kinder und Jugendliche), Geschlecht (m), schlechte Stoffwechsellage, zu geringe Flüssigkeitsaufnahme (Urinvolumen <1 l erhöht die Inzidenz), klimatische Bedingungen

Path: ♦ Kristallbildung durch **Überschreiten des Löslichkeitsproduktes** steinbildender Substanzen ⇨ Kristallwachstum und -aggregation führen dann zum Stein
♦ Nierensteinkolik: symptomatisch werden Nieren-/Harnleitersteine meist bei der **Steinwanderung** durch komplette oder partielle **Okklusion** der ableitenden Harnwege, aber

auch im Nierenbeckenkelchsystem durch Okklusion eines Kelchhalses. Es kommt zu konsekutiven, krampfartigen **Harnleiterkontraktionen** und durch den erhöhten intraureteralen Druck zu **Dehnungsschmerzen** von Ureter und Nierenbeckenkelchsystem.

Epid: ◊ Prävalenz: in Deutschland bei 4,7 % der Bevölkerung (die Prävalenz hat sich in den letzten drei Jahrzehnten parallel zum zunehmenden Wohlstand verdreifacht, in den USA noch höhere Prävalenz), Inzidenz: 1.500/100.000/Jahr

◊ Prädisp.alter: 35.-65. Lj., **m**>w (2 : 1), aber auch zunehmend bei Kindern (**Übergewicht!**)

Etlg: # Lok: **Nierenstein** = Konkremente in den Nierentubuli/-kelchen (Parenchymsteine, Papillensteine, Kelchsteine) od. Nierenbecken (Extremform: Ausgussstein od. Korallenstein = kann das gesamte Nierenbecken ausfüllen)
in den ableitenden Harnwegen = **Ureterstein** (Syn: Harnleiterstein)
selten **Blasensteine** oder Urethrasteine (<3 %)

Steinzusammensetzung: häufig auch **Mischsteine**

Oxalate - Kalziumsalze (häufigste, 70 % d.F.): Calciumoxalat-Monohydrat od. -Dihydrat (Whewellit- od. Weddellit-Steine), Calciumphosphat (Brushit-Steine)

Uratsteine (15 %): **Harnsäure** (Hyperurikosurie, Uricit-Steine)

Magnesiumammoniumphosphat (10 %): sog. **Infekt-** oder **Struvitsteine** (Ammoniumionen entstehen durch die bakterielle Urease aus Urinharnstoff), klassisch bei Proteus-mirabilis- od. Pseudomonas-, Klebsiellen-Infektion, w>>m, häufig bei Kindern

Cystin (1 %): Cystinurie durch angeborene renale Cystin-Reabsorptionsstörung

Xanthin (1 %): Xanthinurie, kann auch unter Allopurinoltherapie auftreten

Indianvir-Steine: bei HIV-Therapie mit dem Proteasehemmer Indinavir (Crixivan®) in ca. 10 % d.F. mit Indinavir-Ther. auftretend

Silikat-Steine (selten): bei Einnahme großer Mengen von Magnesiumtrisilicat (Antazidum)

⇨ Wichtig: die Art der Rezidivprophylaxe hängt ab von der Steinzusammensetzung ⇨ zur Diagnostik ist während des Harnabgangs das Sieben des Harns erforderlich. Anschließend Analyse der aufgefangenen Konkremente.

Klin: ⇒ Akute Nierensteinkolik: starke, **anfallsartig** auftretende (= Kolik), wehen- od. **krampfartige, stechende Schmerzen** (selten auch dumpfe Schmerzen) von Minuten bis zu Stunden dauernd durch massive Tonuserhöhung im Ureter.
Die Patienten sind extrem unruhig. Typischerweise „wandert" der Schmerz (***"der Stein wandert, der Schmerz wandert und der Patient wandert auch"***) bei der Passage des Steines durch den Ureter. Ausstrahlung der Schmerzen entsprechend der Verschlussetage:
- bei hoher Steinlokalisation: Schmerz in der Flanke und Schmerzausstrahlung in den Rücken (kostovertebral) und in die Lendenregion
- bei tiefsitzendem (od. im intramuralen Blasenanteil) Ureterstein: Schmerzausstrahlung in Blase, Hoden, Penis, Schamlippen, Symphyse, Leiste od. Oberschenkelinnenseite

⇒ Imperativer **Harndrang** bei verminderter Harnmenge, Pollakisurie (häufiges Entleeren kleiner Harnmengen) bis zur reflektorische Anurie

⇒ Hämaturie: als **Mikrohämaturie** od. Makrohämaturie (Makro- nur in 25 % d.F.) durch Ureterläsion (nicht bei komplettem Ureterverschluss)
DD: bei Makrohämaturie gilt bis zum Ausschluss immer Tumorverdacht. Koagel von blutenden Nierentumoren können ebenfalls Koliken hervorrufen.

⇒ Vegetative Begleitsymptomatik: Übelkeit und Erbrechen, abdominelle Abwehrspannung, Meteorismus, Obstipation bis zum Sistieren der Darmperistaltik = Darmatonie durch viszeroviszeralen Reflex (reflektorischer paralytischer Ileus), Tachykardie und arterielle Hypotension bis zum Kreislaufkollaps, Schüttelfrost ohne wesentliche Fieberentwicklung (Fieber erst bei Begleitinfektion)

⇒ Bakterielle Infektion: obstruktive Pyelonephritis ⇨ Gefahr der Urosepsis (ohne Druckentlastung hohe Letalität)

⇒ Chronisches Nierensteinleiden (große Steine, (bis zum Nierenbeckenausgussstein), die nicht mehr wandern können): eher geringe, dauerhafte dumpfe Schmerzen in der Nierenregion od. im Verlauf des Ureters

⇒ Blasensteine: Pollakisurie, intermittierender Harnfluss (Harnstottern, „**Stakkatomiktion**" bei Blasenhalsstein), Hämaturie, Schmerzen nach Blasenentleerung, Fremdkörpergefühl

⇒ Kinder: oft nur uncharakteristische Bauchschmerzen, „Nabelkoliken", Erbrechen, Fieber

<u>**Diag:**</u> 1. Anamnese (typische Klinik, familiäre Disposition?) und urologische Untersuchung

2. <u>Urin-Labor:</u> Urinsediment (Hämaturie, Leukozyturie, Bakteriurie), Bestimmung von Urin-pH (bei Uratsteinen saurer Urin, bei Infektsteinen alkalischer Urin), Urinkultur, **24-Std.-Sammelurin** und 2-Std.-Nüchternurin (Bestimmung von Kalzium, Oxalsäure, Harnsäure, Phosphat, Cystin ⇨ Cave: die gemessenen Werte sind manchmal zu gering, da wachsende Steine dem Urin steinbildende Substanzen entziehen), Urin-pH-Tagesprofil, ggf. Sammelurin unter bestimmten Diätbedingungen (z.B. Kalziumbelastungstest)

   Harnsäure (Norm: 3-6 mg/dl bzw. 120-380 µmol/l), Kalzium (Norm: 2,0-2,5 mmol/l) u. Kreatinin (Norm: 20-100 µmol/l) im Serum bestimmen, Parathormon bei V.a. Hyperparathyreoidismus, sonstige Blutuntersuchungen sind in der Regel nicht spezifisch und zeigen sich erst bei Komplikationen z.B. eine Leukozytose od. Anstieg der Retentionswerte.

   <u>Nach Steinabgang:</u> Analyse der **Steinzusammensetzung** durch Röntgendiffraktometrie, Polarisationsmikroskopie od. Infrarotspektroskopie in einem Speziallabor mögl. ⇨ Art u. Möglichkeit einer Rezidivprophylaxe hängt von der Steinzusammensetzung ab.

   40 % sind monomineralisch, 60 % der Steine sind Mischsteine, aber auch bei den Mischsteinen können i.d.R. zwei Hauptbestandteile gefunden werden:

Ca-Oxalat-Steine: hantelförmige Kristalle	Ca-Phophat-Steine: hexagonale Kristalle
Uratsteine: wetzsteinförmige Kristalle	Struvitsteine: orthorhombische Kristalle
Cystinsteine: tafelförmig flache, sechseckige Kristalle	

3. <u>**Sonographie**:</u> echoreicher Bezirk (Steindurchmesser >2-3 mm) mit typischem **dorsalem Schallschatten** = hinter dem Stein (im Ureter sind Steine schlecht nachweisbar)

   Harnstauungsniere ⇨ aufgeweitetes Nierenbeckenkelchsystem mit **Schallverstärkung** hinter dem Nierenbecken

   Blasensteine sind typisch lagevariabel (als DD zu einem wandständigen Blasentumor)

4. <u>Röntgen:</u> **Abdomenleeraufnahme** (Kalzium-haltige Steine sind sichtbar = **schattengebend**, röntgennegative Steine, z.B. Harnsäuresteine sind nicht sichtbar), als Nephrokalzinose werden multiple Verkalkungen in den Nierentubuli u. -papillen bezeichnet (typisch für Hyperparathyreoidismus od. renale tubuläre Azidose)

   Ausscheidungsurographie (AUG): Nachweis der nicht-sichtbaren Steine als Kontrastmittelaussparung od. Abbruch der KM-Säule im Ureter. Achtung!: verzögerte Kontrastmittelausscheidung in der gestauten Niere ⇨ Spätaufnahme bis zu 24 Std. nach Injektion erforderlich, bei völlig funktionsloser Niere (z.B. Uratverstopfungsniere) evtl. auch retrograde Pyelographie (Cave: Gefahr der Keimaszension), ggf. auch CT. Die Ausscheidungsurographie immer im schmerzfreien Intervall (nie während einer Kolik!), d.h. nach Spasmoanalgesie, durchführen, da die Kontrastmittel diuretisch wirken und es sonst zur Ureter- od. Fornixruptur (Übergang von Nierenparenchym zum Nierenbecken) kommen kann. Kontraindikation für eine Ausscheidungsurographie: beidseitig eingeschränkte Nierenfunktion (Kreatinin >3 mg/dl) sowie Schwangerschaft (dann ggf. MRT).

   CT: höchste Genauigkeit bei der diagnostischen Abklärung des akuten Flankenschmerzes, mit Dual-Score-CT auch indirekte Steinanalyse mögl.

5. Zystoskopie bei Blasensteinen

<u>**Ther:**</u>

- <u>Akute Kolik:</u> **Infusionstherapie** (Ringer-Lösung) mit spasmolytischer und analgetischer Medikation (**Spasmoanalgesie**, „Steintropf") mit Butylscopolamin [Buscopan®] + Tramadol [Tramal®] od. Metamizol [Novalgin®] od. potente Opioide (z.B. Pethidin [Dolantin®] od. Piritramid [Dipidolor®])

  Schmerzlindernd kann auch eine intrakutane Quaddelung mit einem Lokalanästhetikum (Lidocain, Xyloneural®) im Gebiet der Schmerzausstrahlung (Head-Zone) sein.

- <u>Konservativ abwartend:</u> Bei Steinen mit einem **Durchmesser bis 5 mm** (im Durchschnitt 3-4 mm groß) kommt es im Verlauf meist zum **spontanen Steinabgang** (je weiter der Stein bei der ersten Kolik schon tiefergetreten ist, umso wahrscheinlicher ist ein spontaner Abgang). Der Abgang kann aber bis zu 4 Wo. dauern (nach 1 Wo. sollte eine weitere Ther. angeboten werden). Unterstützt kann der Abgang mit einem α-Rezeptorenblocker (Tamsulosin 0,4 mg/Tag, Alna®), ist allerdings dafür nicht zugelassen (off label use).

- Urolitholyse: Steinauflösung innerhalb von 2-3 Mon. bei reinen Harnsäuresteinen (dürfen kein Kalzium enthalten) durch Harnalkalisierung (pH Zielwert 6,2-6,8) mit Alkalizitraten, z.B. Kalium-Natrium-Hydrogenzitrat (Uralyt-U®Granulat, Blanel®, Blemaren®N) mögl., bei Hyperurikämie zusätzlich Urikostatika (Allopurinol, Zyloric®), bei Indinavirsteinen durch Ansäuerung des Urins mit L-Methionin

- Bei infizierter Harnstauungsniere droht Urosepsis!, daher noch vor der Antibiose eine sofortige Druckentlastung durch perkutane Nephrostomie durchführen.
- Stoßwellentherapie: 90 % der nicht spontan abgehenden Steine sind damit behandelbar
  - **ESWL** (extrakorporale Stoßwellenlithotripsie): es werden 500-2.500 fokussierte Stoßwellen von außen über ein Gelkissen appliziert (s. Abb.) ⇨ Stein zerfällt in kleine Konkremente, die dann spontan abgehen können, ggf. sind mehrfache Anwendungen erforderlich. Bei größeren Steinen kann der Steinfragmentabgang durch Einlage eines Ureterkatheters (sog. versenkter Splint) erleichtert werden. Es können Steine bis ca. 2 cm behandelt werden (ideal für Steine bis 10 mm im proximalen Harnleiter).
    Kontraindikationen: Schwangerschaft, Gerinnungsstörungen
  - PCNL (percutane Nephrolitholapaxie): Anwendung von Stoßwellen über eine nephroskopisch eingeführte Sonde (kann bei Steinen im Nierenbecken versucht werden)
  - Endoureterale Stoßwellenlithotripsie mittels speziellem Katheter (Ureterorenoskopie)
  - Bei Blasensteinen Lithotripsie transurethral unter endoskopischer Kontrolle u. Entfernung der Steinfragmente mittels Zange

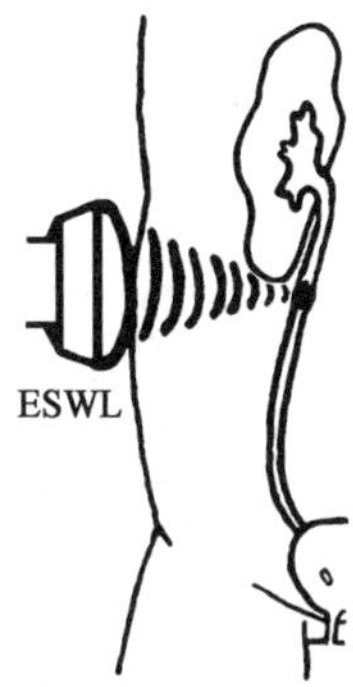

- Endourologische Therapie (in Verbindung mit einer Ureterorenoskopie bei Steinen >10 mm, insb. im mittleren u. unteren Harnleiterdrittel):
  - **Retrograde Schlingenextraktion**: Entfernung eines Uretersteins mittels einer Schlinge (z.B. ZEISS-Schlinge, DORMIA-Schlinge) über einen Katheter von der Blase aus (mittels Ureterorenoskopie).
    Größere Steine können über den Katheter auch zertrümmert werden (mittels elektrohydraulischen od. pneumatischen Stoßwellen od. Laserimpulsen)
  - **Perkutane Nephrolithotomie**: antegrade Steinextraktion durch perkutane, unter sonographischer Kontrolle angelegte Nephrostomie mit einem Endoskop (Nephroskop), Ind: zur Entfernung größerer Steine aus dem Nierenbecken oder Kelchsystem
- Operative Therapie: offene Steinchirurgie, heute nur noch sehr selten (<1 % d.F.)
  Ind: erfolglose minimal-invasive Verfahren (z.B. wegen dystoper Nierenlage), Adipositas permagna, Nierenbecken- oder Kelchausgussstein bei stenosiertem Zugang (Nierenbeckenabgangstenose) ⇨ gleichzeitig operative Korrektur der Stenose erforderlich (wegen der Rezidivgefahr)
  - Ureterolithotomie, Pyelolithotomie, Nephrolithotomie je nach Lokalisation = operative Eröffnung der Struktur und Steinextraktion (bei der Harnblase wird der Eingriff Sectio alta od. Zystotomie genannt)
  - Bei irreversibler Zerstörung einer Niere durch Steinerkrankung ⇨ Nephrektomie

Prog: Etwa ¾ der Harnsteine gehen spontan (mit konservativer Ther.) ab. Die Rezidivwahrscheinlichkeit ist aber sehr hoch (50 % haben ein Rezidiv, 20 % mehrere) ⇨ Metaphylaxe wichtig.

Kompl:
* Bakterielle Infektion ⇨ Nierenbeckenentzündung mit nachfolgender, obstruktiver Pyelonephritis bis zur **Urosepsis**
* Hyperurikämie ⇨ Gichtanfälle der Gelenke (typischerweise am Großzehengrundgelenk = Podagra, Arthritis urica)
* Chronisches Nierensteinleiden: Hydronephrose (Harnstauungsniere mit Parenchymschwund durch Druckatrophie, insb. bei Nierenbecken- oder Kelchausgusssteinen) ⇨ Schrumpfniere, Niereninsuffizienz bis zum Funktionsverlust der betroffenen Niere
* ESWL: Schmerzen (Koliken durch Abgang der Steinfragmente in ¼ d.F.), Fieber, petechiale Blutungen, traumatische Nierenschädigung (renale od. perirenale Hämatome), Herzrhythmusstörungen während der Anwendung
* PCNL: Organverletzungen (z.B. Milz, Darm, Leber), Blutung, Extravasion, Infektion
* Endourolgische Therapieverfahren: Mukosaläsion, Perforation oder Ruptur des Ureters, Blutung aus einer AV-Fistel od. einem Pseudoanuerysma, selten kompletter Ureterabriss, Spät-Kompl. Harnleiterstriktur

Proph: Rezidivprophylaxe (**Metaphylaxe**): vermindert das Rezidivrisiko um 50 %

- ♥ Allgemeine Maßnahmen: **ausreichende Trinkmenge** (>2,5 l/Tag, Kinder 1,5 l/m²KOF, der Harnfluss soll >2 l/Tag sein, spezifisches Gewicht <1,010 g/ml), Protein- u. Salzrestriktion, Gewichtsreduktion, körperliche Aktivität (Cave! - starkes Schwitzen durch Zufuhr von Flüssigkeit ausgleichen), ballaststoffreiche Kost, weniger Milchprodukte

Spezifische Metaphylaxe (je nach Steintyp):

- ♥ Bei Kalziumoxalatsteinen: leichte Alkalisierung des Harns (mit Alkalizitraten, z.B. Natriumbicarbonat 6-12 g/Tag), Vermeiden oxalsäurehaltiger Nahrungsmittel (Spinat, Rhabarber, Kakao, schwarzer Tee), keine übermäßige Zufuhr von Ascorbinsäure (Vit. C), ggf. Thiaziddiuretika (Hydrochlorothiazid, Esidrix®)
- ♥ Bei Kalziumphosphatsteinen: Reduktion des Eiweiß- und Zitrusfrüchtekonsums, ggf. Thiaziddiuretika, Harnansäuerung (pH <6,2) mit L-Methionin (Acimethin®) oder Ammoniumchlorid (Extin®N). Bei allen Kalzium-haltigen Steinen einen Hyperparathyreoidismus ausschließen ⇨ bei Nachweis entsprechende Ther. (s. Chirurgiebuch)
- ♥ Bei Uratsteinen: Alkalisierung des Harns (Ziel: pH 6,2-6,8) mit Natriumhydrogencarbonat od. Alkalizitratpräparaten (6-12 g/Tag), purinarme Kost (Obst, Gemüse, Getreide), kein Alkohol, medikamentöse Harnsäuresenkung durch Urikostatika (Allopurinol, Zyloric®)
- ♥ Bei Magnesiumammoniumphosphatsteinen (Infektsteine): Harnansäuerung (pH <6,2) mit L-Methionin (Acimethin®), akut: Antibiose bei jedem Harnweginfekt und bei rezidivierenden Infekten, ggf. Langzeitantibiose zur Prophylaxe
- ♥ Bei Cystinsteinen: hohe Flüssigkeitszufuhr (4-5 l/Tag), methionin- und cystinarme Kost, Alkalisierung des Harns (Ziel: pH 7,5-8,5 mit Kalium-Natrium-Hydrogenzitrat, Uralyt-U®Granulat), ggf. auch 3-5 g/Tag Vit. C (Überführt Cystin ins besser lösliche Cystein), bei Therapieresistenz Tiopronin (Captimer®, spaltet das Cystin)
- ♥ Bei Xanthinsteinen: >3 l/Tag, Harnalkalisierung, purinarme Kost, kein Koffein
- ♥ Bei Indinavirsteinen: vermehrte Flüssigkeitszufuhr, insb. zu Beginn der Med.-Einnahme

DD: – Kolik: **Akutes Abdomen**, z.B. Ulkusperforation, Gallensteinkolik, Myokardinfarkt, Pankreatitis, Appendizitis usw. - jede Kolik kann wie ein akutes Abdomen imponieren und jedes akute Abdomen kann kolikartige Schmerzen aufweisen (s. folgende Übersicht)

Gynäkologische Ursachen eines akuten Abdomens können Stieldrehung des Ovars bei sehr großem Tumor (REGAD-Syndrom), Adnexitis od. Extrauteringravidität sein.

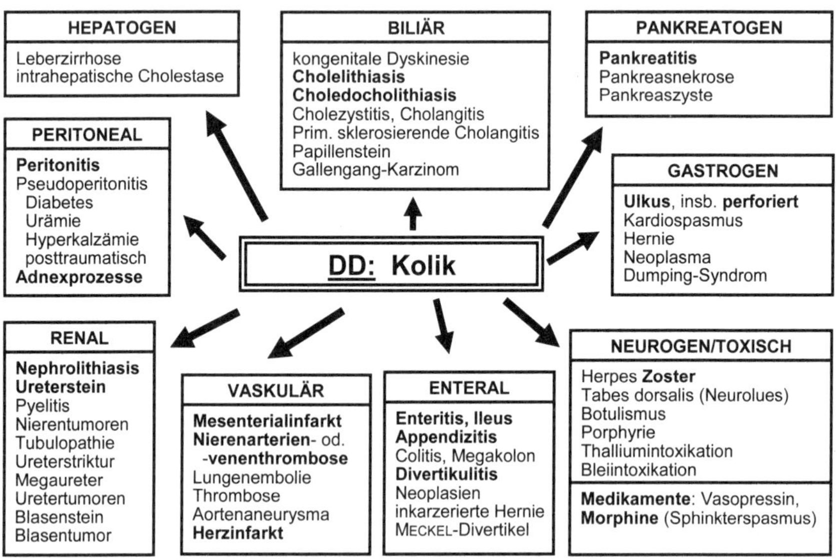

- DD der Hämaturie siehe Übersicht, Kap. Harnblasenkarzinom
- Andere Nierenerkrankungen, Nierenfehlbildungen, Tumoren, Nierenarterienverschluss/ -thrombose (Niereninfarkt)
- Radiologische Differentialdiagnosen eines Kalkschattens bzw. einer Kontrastmittelaussparung im Ausscheidungsurogramm (z.B. Harnleitertumor)
- Iatrogen: versehentliche Ureterligatur bei abdominellen Eingriffen, vergessener Fremdkörper (z.B. Klemme, Tupfer, Bauchtuch, sog. Gossypibom)

ENTZÜNDLICHE NIERENERKRANKUNGEN

<u>Etlg:</u> # Pyelonephritis (akute und chronische Form)
Urosepsis
Nierentuberkulose
Abakterielle, interstitielle Nephritis

PYELONEPHRITIS

<u>Syn:</u> Abk. PN, akute Pyelonephritis, akute tubulointerstitielle Nephritis, ICD-10: N10
chronische Pyelonephritis, chronische interstitielle Nephritis, chronische Pyelonephrose, Pyelonephritische Schrumpfniere, ICD-10: N11.9
chronisch obstruktive Pyelonephritis, Pyelonephrose ICD-10: N11.1

<u>Def:</u> **Bakterielle Entzündung** des Nierenbeckenkelchsystems (NBKS) und des Niereninterstitiums (eine isolierte Entzündungen des Nierenbeckens gibt es nicht).

<u>Ät:</u>
- <u>Primäre Pyelonephritis:</u> durch hämatogene Keimstreuung (selten)
- <u>Sekundäre Pyelonephritis:</u> durch **Keimaszension** bei Harnweginfekt (häufig)
- Spezifische Pyelonephritis: Nierentuberkulose (s.u.)

<u>Path:</u>
- ♦ Primäre Pyelonephritis: in der Regel bei prädisponierenden Erkrankungen vorkommend, z.B. angeborene Missbildungen (polyzystische Nierendegeneration, Markschwammniere), Analgetikanephropathie (insb. durch Analgetikamischpräparate, früher Phenacetin), Diabetes mellitus, Gichtniere, Hypertonus (vaskuläre Nierenschädigung)
- ♦ <u>Sekundäre Pyelonephritis:</u> Prädisponierend für die **aszendierende Infektion** ist eine **Obstruktion** der ableitenden Harnwege mit resultierendem **Harnstau** (Nierenbeckenabgangstenose, Ureterklappen, Tumorkompression, Retroperitonealfibrose (Morbus ORMOND), Nieren-/Harnleiter-/Blasenstein, vesikorenaler Reflux/Ureterfehleinmündung, Ureterozele, neuropathische Blase, Harnröhrenklappen, Harnröhrenstriktur, Prostatahyperplasie) ⇨ meist einseitige Infektion
- ♦ <u>Erreger:</u> Überwiegend gramnegative Keime, meist aus der Flora des Enddarms (meist **E. coli**, daneben auch: Enterokokken, Proteus, Klebsiella, Pseudomonas)

<u>Epid:</u>
- ◊ **W** >> m, über 90 % d.F. sind Frauen mit rezidivierenden Harnweginfekten (bei ca. 10 % der Frauen rezidivieren Harnweginfekte, diskutiert werden immunologische Defekte)
- ◊ Neben rezidivierenden Infekten (= jeweils Neuinfektion) kommen auch durch Keimpersistenz unterhaltene Pyelonephritiden (z.B. bei Prostataabszess) vor.

<u>Etlg:</u> # <u>Akute Pyelonephritis</u> Fieber, starker Flankenschmerz, ausgeprägtes Krankheitsgefühl
<u>Chronische Pyelonephritis</u> mit häufig blandem Verlauf, Narbenbildung und Organdestruktion (interstitielle Nephritis) ⇨ Endstadium pyelonephritische Schrumpfniere

\# Abszedierende Pyelonephritis: foudroyante Sonderform der akuten Pyelonephritis, ggf. mit zu Karbunkeln konfluierenden Abszessen und Organdestruktion. Mögliches Überschreiten der Nierenkapsel und Ausbildung eines **paranephritischen Abszesses** (Senkung entlang der „Straße" des M.psoas möglich)

\# Pyonephrose: tritt auf bei Pyelonephritis und persistierendem Harnstau, eitrige Organeinschmelzung, kann in eine **Urosepsis** mit Verbrauchskoagulopathie und Schock (Endotoxin!) münden

\# Xanthogranulomatöse Pyelonephritis: Sonderform der chronischen Pyelonephritis mit Granulation des Nierengewebes und charakteristischer Gelbfärbung durch Invasion lipidbeladener Histiozyten, Übergriff auf das Retroperitoneum häufig, auch Nekrosebildung und Einblutungen. Klinisch und in der bildgebenden Diagnostik manchmal sehr schwer vom Nierentumor abzugrenzen.

Klin: ⇒ Akute Pyelonephritis: plötzlicher Erkrankungsbeginn, klassische Trias aus heftigem **Flankenschmerz**, **Fieber** mit Schüttelfrost (um 40° C) und Tachykardie sowie **schweres Krankheitsgefühl**, ggf. zusätzlich Symptome des Harnweginfekts (Dysurie, Pollakisurie, Mikrohämaturie)

⇒ Chronische Pyelonephritis: Müdigkeit, Inappetenz und Leistungsschwäche, dumpfer Druck in der Lendengegend, Rückenschmerzen, sie kann jedoch auch stumm verlaufen

Diag:

1. Anamnese (frühere Pyelonephritiden, bekanntes Nierensteinleiden, Obstruktion?) und körperliche Untersuchung: **klopfschmerzhaftes Nierenlager**
2. Labor: BSG, CRP erhöht, ggf. auch Kreatinin, Leukozytose und Linksverschiebung, Blutkultur bei Urosepsis

   Nachweis der Bakteriurie (Harngewinnung: Mittelstrahlurin, Katheterurin, Blasenpunktion (insb. bei Querschnittlähmung), Beutelurin (= bei Säuglingen aufgeklebter Beutel, jedoch unsicher wegen Kontamination durch lokale Keimflora) und Leukozyturie, Urinkultur mit bakteriologischem Keimnachweis/Resistenzbestimmung, Harnsediment (unsicher zur alleinigen Infektdiagnostik, Nachweis von Zylindern, z.B. Leukozytenzylinder)
3. Sonographie: zur Untersuchung auf Harnstau, Urolithiasis, Abszedierung (renal, perirenal), Schrumpfniere, Parenchymnarben
4. Intravenöses Pyelogramm bei Infektionen nur selten indiziert (bei V.a. komplizierende Faktoren wie Urolithiasis / Harnstau)
5. CT mit KM: bei V.a. auf Parenchymeinschmelzung
6. Nierenszintigraphie zur Funktionsdiagnostik: Indikationsstellung zur Nephrektomie bei chronisch geschädigtem Organ

Ther:

- Allgemeine Maßnahmen: stationäre Behandlung, Bettruhe, reichlich Flüssigkeitszufuhr, Antipyretika
- Antibiose: initial **i.v. Breitspektrumantibiose** - z.B. Cephalosporin / Acylaminopenicillin mit od. ohne Aminoglykosid oder Gyrasehemmer, nach Antibiogramm dann gezielte Antibiose. Bei beginnender Urosepsis Antibiose mit einem Cephalosporin der 3. Generation + Aminoglykosid, bei Staphylokokkennachweis Vancomycin. Bei Chronifizierung Langzeitantibiose über 3-6 Monate.
- Beseitigung der kausalen Störung: Steinentfernung (s.o.), Entlastung einer gestauten Niere (perkutane **Nephrostomie**) ⇨ bei abszedierendem Verlauf droht sonst trotz Antibiose die Urosepsis
- Operative Therapieverfahren:
  - Inzision und Drainage paranephritischer Abszesse
  - Nierenbeckenplastik bei Ureterabgangsstenose
  - Ureterneueinpflanzung / Antirefluxplastik bei vesikoureteralem Reflux
  - Ureter-End-zu-End-Anastomose oder Dünndarminterponat bei Harnleiterstenose
  - Nephrektomie bei funktionsloser, pyelonephritischer Schrumpfniere oder Nierenkarbunkel

Prog: Abhängig vom Ausprägungsgrad der Nierenschädigung und Effizienz der Therapie. Bei akuten Verlaufsformen in der Regel restitutio ad integrum, bei abszedierenden und chronifizierten Verlaufsformen Narbenbildung bis zur funktionslosen, entzündlichen Schrumpfniere.

Kompl: * **Nierenabszess** (ICD-10: N15.10), Konfluieren mehrerer Abszesse zum Karbunkel mit konsekutivem Nierenkapseldurchbruch ⇨ **perirenaler Abszess**, auch Hämatome nach Nierentrauma können superinfiziert werden
* Eitrige Infektion der gesamten gestauten Niere = **Pyonephrose**
* Senkungsabszess entlang des M.psoas (Röntgen: unscharfer Psoasrandschatten)
* Nekrotisierende Papillitis (insb. bei Diabetikern) ⇨ Abgang von nekrotischen Papillenspitzen können zu Harnleiterkoliken führen
* Ureteritis cystica (= multiple entzündliche Zysten im Ureter bei chronischer Pyelonephritis)
* Chronifizierung mit entzündlicher Organschädigung, pyelonephritische Schrumpfniere, xanthogranulomatöse Pyelonephritis (chronische Verlaufsform mit Verfettungen und Verkalkungen), bei beidseitigem Befall Niereninsuffizienz (Urämie, Anämie, arterielle Hypertonie)
* **Urosepsis** mit Verbrauchskoagulopathie (s.u.)

Op: * Ggf. Organverlust mit Indikation zur Nephrektomie

Proph: ♥ Sanierung der zugrunde liegenden Störung = Ursachenausschaltung
♥ Bei häufigen Rezidiven evtl. Infektdauerprophylaxe mit reduzierter Antibiotikadosis (1/4 der Behandlungsdosis für zunächst 6 Monate)

UROSEPSIS

Syn: Harnsepsis, septisches Harnfieber, ICD-10: N39.0

Def: Sepsis mit urologischem Infektionsherd.

Ät: – Harnabflussbehinderung (jeglicher Genese: insb. **Nephrolithiasis**, Urethralklappe, Megaureter) und sekundäre Harnweginfektion
– Abszesse in Niere, Prostata od. Nebenhoden
– Iatrogen: Harnwegverletzung bei **instrumentellen Eingriffen** (z.B. retrograde Schlingenextraktion), wiederholten Katheterisierungen od. Dauerkatheter ("Katheterfieber")
– Prädisp: Immunsuppression, Diabetes mellitus, hohes Alter

Path: ♦ Urogene (meist aszendierende) od. selten hämatogene, **bakterielle Infektion** des **Nierenparenchyms** (abszedierende Pyelonephritis, Pyonephrose) führt zur septischen Streuung der Infektion aus dem Urogenitaltrakt in den Organismus (= Bakteriämie). Begünstigt wird die Entwicklung durch **Harnwegobstruktion** oder -verschluss und durch eine verminderte Immunabwehr (konsumierende Prozesse, HIV-Infektion, Chemotherapie, Immunsuppression).
♦ Erreger: meist gramnegative, endotoxinbildende Stäbchenbakterien (**E. coli** in bis zu 90% d.F., Proteus, Klebsiellen, Pseudomonas, Enterobacter)

Epid: ¼ aller Sepsisfälle haben urologische Ursache

Klin: Frühsymptomatik:
⇒ Fieber mit **septischen Temperaturen**, Schüttelfrost
⇒ Oligo- od. **Anurie**
⇒ Blutdruckabfall, Tachykardie, respiratorische Alkalose, Unruhe des Patienten
⇒ Leukozytose, Thrombozytenabfall

Spätsymptomatik: **septischer Schock**
⇒ Bewusstseinseintrübung
⇒ Ateminsuffizienz (Hypoxämie)
⇒ Fahle, graue Haut
⇒ Metabolische Azidose

⇒ Endotoxinschock mit **Verbrauchskoagulopathie** (DIC), gastrointestinale Blutungen bis zum **Multiorganversagen**

Diag: 1. Anamnese und urologische Untersuchung: Klopfschmerz der Flanken
2. Labor: Leukozytose, später Leukopenie, Thrombozytenabfall (Thrombozytopenie <50.000/µl, sog. "Thromobzytensturz"), Laktatanstieg, Azidose, Abfall von Gerinnungsfaktoren
3. Abnahme von Blutkulturen zur Erreger- und Resistenzbestimmung
4. Sonographie: Harnstauung, Abszessbildung?
5. Röntgen: in der Abdomenübersicht vergrößerte Niere und unscharfe Randkonturen
Rö-Thorax: verbreiterte Gefäßschatten, milchglasähnliche Trübung
6. CT mit KM: bei V.a. auf Parenchymeinschmelzung

Ther: • **Intensivmedizinische Behandlung** der Komplikationen, Überwachung der Gerinnung, Kreislauf- und Ausscheidungsfunktion (Bilanzierung). Bei Oligo-/Anurie mit Anstieg der harnpflichtigen Substanzen Dialyse. Low-dose-Heparinisierung, ggf. Glukokortikoide.
• Schnellstmöglicher Beginn einer **I.v.-Antibiose** noch vor dem Ergebnis des Antibiogramms mit einem Breitspektrum-Cephalosporin (z.B. Ceftazidim, Fortum®) **+** Aminoglykosid-Antibiotikum (z.B. Tobramycin, Gernebcin®) od. Piperacillin + Tazobactam (Tazobac®)
Nach Erreger- und Resistenzbestimmung dann gezielte Antibiose i.v.
• Entlastung der gestauten Niere (**perkutane Nephrostomie**)
• Operativ:
– Inzision und Drainage von Einschmelzungen und Abszessen
– Nephrektomie bei nicht beherrschbarem septischen Krankheitsbild

Prog: Der uroseptische Schock hat auch bei adäquater intensivmedizinischer Therapie eine Letalität bis zu 25 %. Lebensrettend ist die schnellstmögliche Herdsanierung!

Kompl: * Konfluieren von Nierenabszessen mit Durchbruch der Nierenkapsel ⇨ perirenaler (Syn: perinephritischer) Abszess, Senkungsabszess entlang des M.psoas
* Eitrige Infektion der gesamten gestauten Niere = Pyonephrose, Letalität: bei Pyonephrose mit perirenaler Abszessbildung bis zu 50 % (meist zu späte Diagnose!)
* Harnphlegmone: entsteht durch Harninfiltration in periureterales, perivesikales, periurethrales od. perirenales Gewebe infolge Trauma, Stein, Striktur, Fremdkörper od. Entzündung ⇨ bei infiziertem Urin schwere phlegmonöse Entzündung des Bindegewebes

DD: – Pilzsepsis mit hämatogener Infizierung der Niere durch Candida albicans bei immungeschwächten Pat.

NIERENTUBERKULOSE

Syn: Nieren-TBC, ICD-10: A18.1

Def: Hämatogene Infektion der Niere mit **Mycobacterium tuberculosis** (selten atypische Mykobakteriosen, z.B. Mycobacterium avium od. bovis bei immungeschwächten Pat.)

Ät: – Postprimäre Organtuberkulose durch **Reaktivierung** eines Primärkomplexes in der **Lunge** (90 % d.F.) oder Darm ⇨ sekundärer Befall durch **hämatogene Streuung**
– Selten Frühinfektion der Niere bei miliarer Streuung = primärer Befall

Path: ♦ Hämatogene Einstreuung von Tuberkelbakterien, Bildung miliarer Streuherde mit ulzerokavernöser Parenchymdestruktion und Tuberkulombildung (sog. **spezifische Entzündung**) mit zentraler Nekrose („Verkäsung"). Nach Einbruch ins Nierenbeckenkelchsystem weitere Disseminierung durch kanalikuläre Ausbreitung über die ableitenden Harnwege mögl. ⇨ Befall von Ureter, Harnblase

♦ Prädisp.: Immundefizit (HIV-Infektion, konsumierende Prozesse, Malignome)

Epid: ◊ Inzidenz: Urogenitaltuberkulose in Deutschland 5/100.000 Einwohner/Jahr mit steigender Tendenz (durch Migration aus Osteuropa)

◊ Lange Latenzzeit zwischen Primärinfektion und mögl. Nierenbefall: bis zu 20 Jahre

◊ Urogenitaltuberkulosen machen ca. 1/3 der nicht-pulmonalen Tuberkulosen aus (neben den Nieren werden hämatogen auch **Prostata** und **Nebenhoden** häufig infiziert, der Hoden ist hingegen nur selten befallen)

◊ Prädisp.alter: Altersgipfel zwischen 30 und 50 Jahren

◊ Meldepflichtig gem. IfSG (namentliche Meldung mit Geburtsland und Staatsangehörigkeit durch das Labor)

Etlg: # Parenchymatös-ulzeröses Stadium (keine radiologischen Zeichen)

Ulzerokavernöses Stadium (röntgenologisch Verkalkungen, Kavernen, Obstruktion des Ureterabgangs im IVP)

Destruierendes Stadium - Pyonephrose / Kittniere (Verkalkungen, stumme Niere im IVP)

Klin: ⇒ Allgemeine Tuberkulosesymptomatik: Abgeschlagenheit, Leistungsminderung, subfebrile Temperatur, Appetitlosigkeit, Nachtschweiß

⇒ Urologische Entzündungszeichen: Dysurie, Pollakisurie und Hämaturie. Therapierefraktäre chronische Zystitis. Typisch ist die **sterile Leukozyturie** (Leukozyten im Urin ohne dass sich im Screening mit Eintauchnährböden ein Erreger nachweisen lässt).

⇒ Bei Obstruktion des Ureters Koliken durch nekrotisches Material od. Nierensteine mögl., Hydroureter bei prävesikaler Ureterstenose

⇒ Urogenitaltuberkulose: verdickter Nebenhoden, perlschnurartig verdickter Duct.deferens, Prostatakavernen

Diag:
1. Eigen-/Fremdanamnese und urologische Untersuchung
2. Labor: sicher ist die kulturelle Anzüchtung von Mycobacterium tuberculosis in 3 aufeinanderfolgenden **Morgenurinproben**, Urin nach Prostatamassage und im Ejakulat (wegen urogenitaler TBC), dauert aber mind. 2 Wo.

   Der mikroskopische Direktnachweis durch ZIEHL-NEELSEN-Färbung und die Polymerasekettenreaktion (PCR) sind schneller, aber nicht immer ausreichend spezifisch (apathogene saprophytäre Mykobakterien kommen häufig im Urogenitaltrakt vor), neue Methode ist der IGRA (Interferon-Gamma-Release-Assay) zur schnelleren Diagnostik.
3. Sonographie: Verkalkungen, Zysten, Kavernen in der Niere?
4. Röntgen: Nativaufnahme und intravenöses Pyelogramm (IVP): Kelchgruppendestruktionen, Kelchhalsstenosen, Kavernen
5. Isotopennephrographie zur Funktionsdiagnostik
6. Urethrozystoskopie mit Probenentnahme

Ther:
- Medikamentöse Tuberkulosetherapie: zur Resistenzvermeidung mindestens 3er- oder 4er -Kombination über 6-12 Monate verwenden. Tuberkulostatika der 1. Wahl bei Urogenitaltuberkulose:
  - **Isoniazid** (INH, Isozid®) nur in Kombination, p.o. 1 x 200-300 mg, i.v. max. 200 mg
  - **Rifampicin** (Rifa®) nur in Kombination, p.o./i.v. 600 mg in 1-2 Dosen, 1 Std. vor dem Essen
  - **Pyrazinamid** (Pyrafat®) p.o. 1,5 g/d oder 2 x 3 g/Woche
  - **Streptomycin** (Strepto-Fatol®) i.m. 15 mg/kg KG, max. 1 g/Tag; >60. Lj. max. 0,75 mg/Tag
  - **Ethambutol** (Myambutol®) nur in Kombination, p.o., i.v., i.m. 1 x 20-25 mg/kgKG
- Glukokortikoide in Verbindung mit Harnleiterschienung bei prävesikaler Harnleiterstenose und Bougierungsbehandlung
- Operativ:
  - Bei Pyonephrose mit irreversibler Parenchymzerstörung: Nephrektomie, ggf. partielle

Nephrektomie bei isolierten Tuberkulomen/Kavernen
- Bei persistierender tuberkulöser Epididymitis: Epididymektomie
- Bei narbiger, prävesikaler Harnleiterstenose: Neueinpflanzung des Ureters in die Harnblase

• Aktuelle Informationen: beim Robert-Koch-Institut, Internet: www.rki.de u. Deutschen Zentralkomitee zur Bekämpfung der TBC, Internet: www.pneumologie.de/dzk/

Prog: Unter konsequent durchgeführter antituberkulotischer Therapie mit Mehrfachkombinationen ist die Prognose heute gut, meist ist der Organerhalt möglich.

Kompl: * Zerstörung der Niere, Schrumpfblase
* Beidseitige Epididymitis ⇨ Sterilität (Verschlussazoospermie)
* Kavernenbildung in der Prostata (subvesikale Kontrastmitteldepots in der retrograden Urethrographie)

Med: * Leberfunktionsstörungen (Rifampicin), nephro- und ototoxisch (Streptomycin), Sehstörungen (Ethambutol), Pyrazinamid (Hyperurikämie)

Proph: ♥ Bei bekannter TBC während Schwangerschaft und im Wochenbett Ther. mit Isoniazid (+ Vit.-B6-Gabe) + Rifampicin. Bei offener TBC Trennung von Mutter und Kind nach der Geburt und Stillverbot.
♥ Eine Impfung wird mit dem derzeitigen BCG-Impfstoff nicht empfohlen.
♥ Beschäftigte im Gesundheitswesen können mittels Tuberkulintest (intrakutane Injektion n. MENDEL-MANTOUX von 0,1 ml = 2 TE mit Tuberkulin PPD RT 23 SSI, seit 2005 in Deutschland wieder zugelassen u. erhältlich) überwacht werden (die früher durchgeführte Röntgenüberwachung der Lungen wird nicht mehr empfohlen). Negative Reaktion = Indurationsdurchmesser der Haut <5 mm, positiv >6-14 mm, stark pos. >15 mm.

DD: - Nekrotisierende Papillitis, xanthomatöse Pyelonephritis, Markschwammniere
- Bilharziose, chronische Epididymitis, chronische Prostatitis, chronische Zystitis
- Echinokokkose mit Zysten in der Niere (selten, primärer Befall ist die Leber)

ABAKTERIELLE INTERSTITIELLE NEPHRITIS

Syn: Akute interstitielle Nephritis N00.8, **chronische interstitielle Nephritis** N11.9, Balkan-Nephropathie N15.0

Def: Nicht erregerbedingte akute od. chronische Entzündung des Niereninterstitiums durch direkt toxische Wirkung chemisch Substanzen oder allergische Reaktion gegen Medikamente od. Krankheitserreger (z.B. nach Scharlacherkrankung durch Streptokokken)

Ät: - Allergische Reaktion gegen Medikamente oder Oberflächenantigene bakterieller Erreger
- Dosisabhängige **toxische** Schädigung durch **Zytostatika** (Cisplatin, Ifosfamid), bestimmte Antibiotika (z.B. Cephalosporine, Aminoglykoside) und vor allem **nicht-steroidale Antirheumatika** (NSAR, hierzu aber kumulierte Dosen im Kg-Bereich erforderlich), früher Phenacetin-Analgetika (Phenacetin-Niere) ⇨ Analgetika-Nephritis
- Nephritis durch steinbildende Substanzen: Uratnephropathie, Oxalatnephropathie, Hyperkalzämie-bedingte Nephritis, Cystinose
- Amyloidniere (Amyloidose)
- Balkan-Nephritis (endemisch, familiäre Nephritis der Balkanländer unklarer Genese)

Path: ♦ Bei allergischer Reaktion: Typ III Allergie gegen Medikamente oder bakterielle Oberflächenantigene, die als Hapten wirken
♦ Bei medikamentösen Nierenschäden durch Analgetika/NSAR: Läsion durch Eingriff in die Prostaglandinsynthese mit konsekutiver Minderdurchblutung u. **Papillennekrosen**

Etlg: # Akute interstitielle Nephritis
Chronische tubulointerstitielle Nephritis

Klin: ⇒ Akut: unspezifische immunologische Symptome (Fieber, Gelenkschmerz, Exanthem, Erythema nodosum, Eosinophilie); Zeichen der Nierenschädigung (Hämaturie, Proteinurie, Anstieg der Retentionswerte)
⇒ Chronisch: exsikkiertes Aussehen, gelbbraunes Hautkolorit, Urämiesymptomatik bei terminaler Niereninsuffizienz (Diarrhoen, Neuropathie, Anämie, periphere Ödeme, sog. Anasarka (subkutane, lagerungsunabhängige Flüssigkeitsansammlungen))

Diag: 1. (Medikamenten-)Anamnese + Klinik
2. Sterile Leukozyturie (DD: Urotuberkulose), Hämaturie, Proteinurie
3. Nierenbiopsie: lymphoplasmazelluläre Infiltration im Nierenrindeninterstitium

Ther: • Absetzen der auslösenden medikamentösen Noxe, bei nephrotoxischer Chemotherapie Prophylaxe durch Hyperhydratation (bis 6 l/Tag)
• Akuttherapie der Niereninsuffizienz, ggf. Nierenersatztherapie

Kompl: * Irreversible Tubulusschädigung, Papillennekrosen, Kapillarosklerose
* Akutes Nierenversagen, chronische Niereninsuffizienz
* Bakterielle Superinfektion
* Spätkomplikation der Phenacetinniere: Urothelkarzinom

Prog: Absetzen der Analgetika/NSAR vor Eintreten der Niereninsuffizienz bringt die Erkrankung in der Regel zum Stehen.

DD: Proteinurie: Glomerulopathie (Mikroalbuminurie = 30-300 mg Albumin/24 Std.), nephrotisches Syndrom (Proteinurie >3,5 g/24 Std.), orthostatische Proteinurie/Marschalbuminurie (ohne Krankheitswert), Plasmozytom, Myoglobinurie, Stauungsproteinurie (bei Herzinsuffizienz), Proteinfreisetzung bei Harnweginfektionen, maligne arterielle Hypertonie

NIERENVERSAGEN / NIERENINSUFFIZIENZ

Syn: Akutes Nierenversagen, engl. acute renal failure, ICD-10: N17.9
Chronisches Nierenversagen, chronische Niereninsuffizienz, ICD-10: N18.9

Def: **Akutes Nierenversagen** = foudroyanter renaler Funktionsverlust mit reduzierter Harnmenge (Leitsymptom: Oligo- bis Anurie) und Qualität, meist reversibel

Chronisches Nierenversagen = schleichender Verlust (Monate - Jahre) von Nephronen mit zunehmender Verminderung der glomerulären Filtrationsrate (GFR) ⇨ **Niereninsuffizienz** = Minderung bis zum Verlust (= terminales Nierenversagen) der renalen Ausscheidungsfunktion durch Einschränkung der glomerulären und/oder tubulären Nierenfunktion mit Anstieg der harnpflichtigen Substanzen im Serum.

Etlg: Lok: - Prärenales Nierenversagen
- Renales Nierenversagen
- Postrenales Nierenversagen

Ät: – Prärenales Nierenversagen: hypovolämischer **Schock** (sog. Schockniere, Schockanurie) durch großen **Blutverlust** (z.B. bei Polytrauma, gastrointestinaler Blutung, postpartaler Blutung, operativer Blutverlust bei Gefäß-, Herz-, abdominaler od. Prostata-Op), Nierenarterienthrombose/-embolie, traumatischer Nierenstielabriss, extreme Exsikkose (massives Erbrechen, Durchfälle, Ileus, akute Pankreatitis)

- <u>Renales Nierenversagen:</u> (Ursachen führen eher zu einem chronischen Nierenversagen)
  - **Entzündliche** Nephropathien: **Glomerulonephritis**, **Pyelonephritis**, **interstitielle Nephritis**, Tuberkulose, Malaria, Hepatitis, Lues
  - Glomeruläre Nephropathie, insb. **diabetische Nephropathie** (diabetische Glomerulosklerose, KIMMELSTIEL-WILSON-Syndrom) ⇨ chronische Niereninsuffizienz, häufigste Ursache für eine Dialyse-Behandlung
  - Nephrotoxine: **Röntgenkontrastmittel**, bakterielle Toxine (**Urosepsis**), Pilzvergiftung, Schlangengifte, Anilin, Chlorate, Glykolverbindungen, Methanol, Kaliumbromat, Kaliumdichromat, Kaliumoxalat, Kresol, Lysol, Phenole, Naphthole, Tetrachlorkohlenstoff, Trichlorethylen, Phosphor, E 605, Schwermetalle (As, Au, Bi, Cd, Hg, Pb, Sb, Ti, U)
  - **Medikamente**: Acetazolamid, Aciclovir, Antibiotika (Amphotericin B, Aminoglykoside, Bacitracin, Cephalosporine), Barbiturate, Ciclosporin A, Foscarnet, Gold, nichtsteroidale Antiphlogistika (Analgetikanephropathie), Phenacetin, Penicillamin, Pentamidin

    Zytostatika: Cisplatin, Methotrexat
  - **Abstoßungsreaktion** nach Nierentransplantation
  - Vaskuläre Nephropathie, hypertoniebedingte Nephropathie (insb. maligne Hypertonie), Angiitis
  - Nierentumor in einer Einzelniere, tumorähnliche Infiltration des Nierenparenchyms durch Lymphome od. Leukosen
  - Angeborene Nierenerkrankungen: familiäre Zystennieren, polyzystische Nierendegeneration, kongenitale Nierenhypoplasie, Markschwammniere, Oxalose, Cystinose, ALPORT-Syndrom (Glomerulopathie + Innenohrschwerhörigkeit + Augenfehlbildungen, X-chrom.)
- <u>Postrenales Nierenversagen:</u> obere **Harnobstruktion** (beidseitige Nephrolithiasis, Tumorobstruktion, Kompression von „außen" durch retroperitoneale Fibrose [Morbus ORMOND], Lymphome, beidseitige Ureterabgangsstenose, obstruktive Megaureteren, Refluxnephropathie), infravesikale Harnobstruktion (akuter Harnverhalt durch Harnröhrenklappen, Prostataadenom, Harnröhrenstriktur, neuropathische Blase)
- Sonstige generalisierte Krankheitsbilder mit Nierenbeteiligung bis hin zum Nierenversagen: **Myolyse** (Crush-Syndrom, Rhabdomyolyse, Myositis, Verbrennungskrankheit), bilaterale Nierenrindennekrose bei Verbrauchskoagulopathie, Hämolyse (hämolytisch-urämisches Syndrom insb. bei Kleinkindern durch enterohämorrhagische E.coli-Infektion, paroxysmale Hämoglobinurie, Transfusionszwischenfall), Amyloidose, Plasmozytom, Sichelzellenanämie, Autoimmunerkrankungen/Vaskulitiden (Panarteriitis nodosa, Lupus erythematodes, Sklerodermie, Sarkoidose, Wegener-Granulomatose)

<u>Path:</u> ♦ Prärenales akutes Nierenversagen ⇨ entsteht meist durch **Minderperfusion** = zirkulatorisch-ischämisches Nierenversagen (80 % d.F.)

♦ Renales Nierenversagen ⇨ direkte **Nierenparenchymschädigung** (prärenales und postrenales Nierenversagen führen im Verlauf sekundär zur Parenchymschädigung)

♦ Postrenales Nierenversagen ⇨ mechanische **Harnabflussbehinderung** beider Nieren bzw. einer Niere bei funktioneller od. angeborener Einzelniere (eine einseitige Obstruktion bei intakter Gegenniere wird funktionell kompensiert)

♦ <u>Akutes Nierenversagen:</u>

Stadium I:	Symptome der **Grunderkrankung**, Stunden bis Tage dauernd, noch normale Urinproduktion
Stadium II:	**Oligurie/Anurie** für 1-2 Wo., Ödeme, Hypertonie, ZVD ↑, metabolische Azidose, Hyperkaliämie, Retention der harnpflichtigen Substanzen ⇨ **urämische Intoxikation**
Stadium III:	**Polyurie** für 2-3 Wo., Hypo-/Isosthenurie (wenig konzentrierter Urin), Exsikkose, Hypokaliämie, harnpflichtigen Substanzen können noch weiter ansteigen
Stadium IV:	**Restitutio** bzw. partielle Defektheilung über Wochen bis Monate ⇨ Normalisierung der Diurese und der Nierenretentionswerte

<u>Epid:</u> ◊ Inzidenz des chronischen Nierenversagens: 50/100.000/Jahr

◊ In Deutschland z.Zt. ca. 57.000 Dialysepatienten = Prävalenz 64/100.000 Einwohner (in

Europa insg. 170.000 Pat.) mit **steigender Tendenz** (jährlich um ca. 5 %).
Häufigste Ursache ist die diabetische Nephropathie (meist Diabetes mellitus Typ II)

Klin: ⇒ Chronische Niereninsuffizienz: verminderte Leistungsfähigkeit, Pruritus, Übelkeit und Erbrechen, arterielle Hypertonie, Anämie, Osteodystrophie, Polyneuropathie

⇒ Urämie: Serositis, gastrointestinale Störungen, Herzrhythmusstörungen

Diag:
1. Anamnese und urologische Untersuchung
2. **Labor: Nierenretentionswerte** (im Serum Kreatinin, Harnstoff, Harnsäure), Kalium, Harnbefund (Proteinurie ⇨ **Mikroalbuminurie** >30 mg/24 Std., ggf. Urineiweißdifferenzierung), Normwerte:

   Kreatinin (im Serum, gebräuchliche Abkürzung: S-Krea): Erwachsene: 0,5-1,4 mg/dl, Säuglinge: 0,2-0,4 mg/dl, Kinder: 0,4-1,2 mg/l (größenadaptierter Normwert, Formel: S-Krea = Größe (cm) x 0,004)

   Harnstoff: Erwachsene: 17-43 mg/dl, Säuglinge: 10-20 mg/dl, Kinder: 13-50 mg/l

   Beurteilung der Nierenfunktion:

   Altersabhängige Berechnung der **glomeruläre Filtrationsrate** (GFR) nach SCHWARTZ:

   GFR (ml/Min.) = Körpergröße (cm) x K / Serumkreatinin (mg/dl)

   (K = Korrekturfaktor: FG: 0,33, Säuglinge: 0,45, Kinder bis 13 J.: 0.55, >13 J., w: 0,57, m: 0,7)

   Kreatinin-Clearance: Berechnung: $\frac{(140 - \text{Lebensalter}) \times \text{kgKG}}{\text{S-Krea} \times 72}$ für Frauen x 0,85!

   (Formel nach Cockcroft u. Gault, 1976)

   Normwert der Kreatinin-Clearance (in ml./Min):

♂	Alter:	20 J.	30 J.	40 J.	50 J.	60 J.	70 J.	80 J.	90 J.
	Norm:	120	110	100	90	80	65	45	35
♀	Alter:	20 J.	30 J.	40 J.	50 J.	60 J.	70 J.	80 J.	90 J.
	Norm:	90	95	80	75	60	50	40	35

   Mikroskopisch: Mikrohämaturie mit Akanthozyten (Erythrozyten mit zapfenförmigen Ausstülpungen), ein Anteil >5 % Akanthozyten wird Akanthozyturie genannt und ist Hinweis für eine glomeruläre Erkrankung

   Niereninsuffizienzstadien:
   - Vollständige Kompensation: S-Kreatinin 1,5-2 mg/dl, Harnstoff <40 mg/dl, Kreatinin-Clearance ca. 50-60 % des Normalwertes
   - Kompensierte Retention: S-Kreatinin 2-8 mg/dl, Harnstoff 40-100 mg/dl (Azotämie), kompensierte Azidose
   - Dekompensierte Retention (Präurämie): S-Kreatinin 8-12 mg/dl, Harnstoff >100 mg/dl, Azidose
   - Urämie (terminale Niereninsuffizienz): **Krea >12 mg/dl**, Harnstoff >100 mg/dl, Azidose
3. Sonographie: Suche nach einer Harnabflussbehinderung (bei postrenaler Störung: volle Harnblase bei infravesikaler Obstruktion bzw. leere Harnblase und gestauter oberer Harntrakt bei oberer Harnobstruktion), farbkodierte Duplexsonographie zum Ausschluss eines Gefäßprozesses (Nierenarterienembolie, Nierenvenenthrombose)
4. Eine Urographie ist **kontraindiziert!** (Kontrastmittel ist nierenschädigend und bei Anurie ist auch keine diagnostische Aussage mögl.)
5. Bei V.a. glomeruläre Erkrankung (und zu erwartenden therapeutischen Konsequenzen) Nierenbiopsie und histologische Untersuchung

Ther:
- Akutes Nierenversagen: Intensivbehandlung, Dialyse im oligurisch/anurischen Stadium
- Für die Urologie bedeutsam (behandelbar) sind insb. die Formen des postrenalen Nierenversagens ⇨ **Harnableitung** (je nach Lok. der Obstruktion Blasenkatheter, Zystostomie, Ureterenkatheter od. Nephrostomie), Ausscheidung bilanzieren! (in der Phase der Polyurie kann es zu großen Wasser- und Elektrolytverlusten kommen ⇨ Ausgleich entsprechend dem Bedarf)
- Chronische Niereninsuffizienz: Behandlung der Grundkrankheit/Ursache, eiweißarme Diät, **Dialyse** (ab einem Kreatinin von ca. 10 mg/dl)

- Operativ: Ind: (postrenale) Ursache operativ beseitigbar, nach Stabilisierung der Nierenfunktion
  - Op je nach Grunderkrankung (s. jeweiliges Kap.)
  - Shuntanlage für die Hämodialyse (z.B. AV-Fistel am Unterarm, BRESCIA-CIMINO-Shunt)
  - Bei terminaler Niereninsuffizienz: Nierentransplantation (s.u.)
- Selbsthilfegruppen: Familiäre Zystennieren e.V., Quittenweg 18, 90768 Fürth, Tel.: 0911 977960-18, Fax: -19, Internet: www.znshg.de
  Verband Deutsche Nierenzentren e.V., Immermannstr. 65A, 40210 Düsseldorf, Tel.: 0211 179579-0, Fax: -60, Internet: www.dnev.de

Prog: Das akute Nierenversagen hat auch mit Intensivtherapie eine Letalität von 30-40 %, besonders ungünstig bei posttraumatischem, postoperativem und septischem Multiorganversagen (Letalität bis 90 %).
Die chronische Niereninsuffizienz hat heute durch die Dialysemöglichkeit eine insg. gute Prog., beeinträchtigt den Pat. aber erheblich in seiner Lebensführung (3x/Wo. für 4-5 Std. Dialyse). Begutachtung: GdB/MdE 100 %

Kompl:
* Schockniere: Tubulusnekrosen, Nierenödem, Eiweißzylinder
* Diabetische Nephropathie: sehr hohes Risiko für kardiovaskuläre Komplikationen, schwer einstellbarer arterieller Hypertonus, rasch progrediente Retinopathie
* Dialyse: Shuntkomplikationen (Thrombose), Anämie, arterielle Hypertonie, Polyneuropathie oder Demenz, Hyperparathyreoidismus (sekundärer), erhöhtes Risiko für Tumoren, hoher Kosten- u. Zeitaufwand

Proph: ♥ Bei Diabetes mellitus regelmäßige Kontrolle auf Mikroalbuminurie = Frühwarnung für das Beginnen einer diabetischen Nephropathie. Hierfür sind Teststreifen verfügbar (Vitest®Microalbumin). Die diabetischen Nephropathie ist die häufigste Ursache für eine Dialysepflichtigkeit, daher bei beginnender Mikroalbuminurie immer gute Blutzucker- (Ziel: HbA_{1c} <7 %) und Blutdruckeinstellung (Ziel: <125/75 mmHg, Ther. vorzugsweise mit ACE-Hemmern [Captopril, Tensobon® od. Enalapril, Xanef®] od. AT_1-Rezeptorblockern [z.B. Irbesartan, Karvea®] ⇨ diese reduzieren nicht nur den Blutdruck, sondern vermindern auch die Progression der Niereninsuffizienz), kochsalzarme Diät (<6 g NaCl/Tag), Gewichtsreduktion bei Adipositas, Proteinreduktion (Ziel: <1 g/kgKG/Tag, Mengen darüber hinaus fördern die Progression der Niereninsuffizienz)

AVK DER NIERENARTERIEN

Syn: Nierenarterienstenose (NAS), engl. renal artery stenosis, ICD-10: I70.1

Ät:
- **Arteriosklerose** (70 %)
- **Fibromuskuläre Prozesse** (Dysplasie) an der A.renalis, angeboren/idiopathisch (25 %)
- Sonstige Veränderungen (5 %; Aneurysma der A.renalis, AV-Fisteln, externe Kompression, kongenitale Hypoplasie, Arteriitis)
- Verschluss durch Embolie (Aortenaneurysma, Herzfehler, bakterielle Endokarditis, beim Neugeborenen aus dem Duct.arteriosus Botalli)
- Nierenarterienthrombose (Intimaläsion durch Trauma, iatrogen durch vorübergehendes Abklemmen der A.renalis bei Op an der Niere)

Etlg:
Arteriosklerotische Nierenarterienstenose, Lok: proximales Drittel der A.renalis (1)
Fibromuskuläre Dysplasie, Lok: eher im mittleren Abschnitt der A.renalis und an den Segmentarterien der Niere (2)

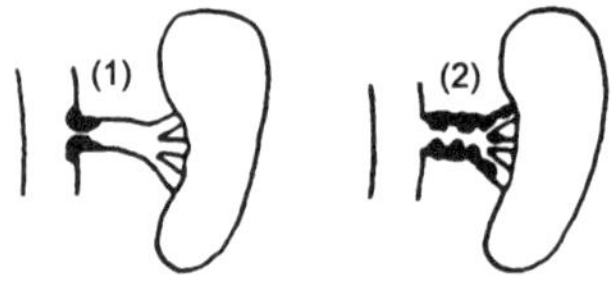

Path: Poststenotischer Druckabfall löst im juxtaglomerulären Apparat die Sekretion von Renin aus, das über den Angiotensin-Aldosteron Mechanismus eine renovaskuläre Hypertonie erzeugt (**Goldblatt-Mechanismus** ⇨ sekundäre Hypertonie, insg. 1-5 % aller Hypertoniker)

Klin: ⇒ Arterielle Hypertonie (häufig Kopfschmerzen), insb. diastolische RR-Erhöhung
⇒ Hochdruckkrise: Gefahr des Schlaganfalls, Linksherzüberlastung
⇒ Nierenarterienembolie/Nierenarterienthrombose (Niereninfarkt): plötzlicher Flankenschmerz („Nierenkolik"), Hämaturie, Fieber

Diag:
1. Anamnese und klinische Untersuchung: in 40 % ist ein **Stenosegeräusch** über der A.renalis/paraumbilikal auskultierbar, Spiegelung des Augenhintergrundes: Fundus hypertonicus unterschiedlichen Ausmaßes (verengte Arterien, AV-Kreuzungszeichen, Cotton-wool-Herde, Blutungen, Papillenödem)
2. Spiral-CT- od. MRT-Angiographie (oder DSA): Darstellung der Stenose u. intrarenaler Gefäße u. des übrigen Arterienstatus
3. Urographie mit Frühaufnahme während der ersten 5 Min.: verspätete Nierenbeckenkontrastierung, kleinerer Längsdurchmesser der betroffenen Niere (Drosselniere, >1,5 cm Unterschied), allerdings in 50 % d.F. beide Nieren betroffen!
4. Nierensequenzszintigraphie mit seitengetrennter Iod-Hippuran-Clearance: Minderperfusion der betroffenen Niere (K-Ind: Schrumpfnieren!)
5. Farbkodierte Duplexsonographie: Fluss der A.renalis
6. Seitengetrennte Reninbestimmung aus den Nierenvenen mittels Katheter: Quotient >1.5 ist beweisend (der Unterschied wird mit Captoprilgabe noch deutlicher)
7. Captopril-Test: Gabe eines Angiotensin-1-Converting-Enzym-Hemmers führt zu deutlichem RR-Abfall und massivem Anstieg der Reninkonzentration im Serum bei NAS

Ther:
- Konservativ: **perkutane transluminale Angioplastie** (PTA) = Katheterdilatation mittels Ballon, geringes Risiko, daher heute Mittel der ersten Wahl
- Bei akuter Nierenarterienembolie/Nierenarterienthrombose Lysetherapie innerhalb v. 6 Std. mögl.
- Operativ: Ind: hängt von verschiedenen Faktoren ab: Versagen der Angioplastie, Gefahr des Nierenarterienverschlusses mit Organverlust, fehlende medikamentöse Einstellbarkeit der Hypertonie, akute Embolie, traumatische Läsion
  Bereits schwerwiegender Parenchymuntergang der poststenotischen Niere oder Befall der Segmentarterien gilt als Kontraindikation zur Op.
  - Desobliteration durch Thrombendarteriektomie (TEA) und Patch-Plastik zur Erweiterung des Gefäßdurchmessers
  - Interposition der V.saphena magna oder einer Prothese als aorto-renaler Bypass (insb. bei fibromuskulärer NAS)
  - bei vitaler Schädigung der Niere oder wiederholten vergeblichen Revaskularisationsversuchen: einseitige Nephrektomie

Prog: Funktionelles Langzeitergebnis (5 Jahre) ist bei 70-85 % d.F. mit Normalisierung des Bluthochdrucks gut bis sehr gut. Die fibromuskuläre NAS schneidet dabei insgesamt besser ab.
Op-Letalität 1-5 %, bei bereits bestehender Funktionsstörung der Niere bis zu 50 %

Kompl: * Niereninfarkt, Nierennekrose ⇨ Niereninsuffizienz (bei beidseitigem Befall), eine einseitige aseptische Nekrose kann unbemerkt bleiben
Op: * Anastomosenaneurysma ⇨ Blutung, Restenosierung, Urämie, Wundinfektion

DD:
- Nephrosklerose (fibrinoide Vasopathie der afferenten Arteriolen): kann durch art. Hypertonie entstehen oder eine verursachen
- Gefäßanomalien (meist ohne Krankheitswert): akzessorische Arterien, retroaortaler Verlauf der li. V.renalis, „Nussknacker-Phänomen" durch Einengung der V.renalis durch die A.mesenterica sup., intraparenchymatöse AV-Fisteln. Mögl. Kompl. sind Obstruktion eines Ureters od. einer Kelchgruppe, Stenosierung der Nierenvene mit Rückstau in die Niere, Hämaturie, art. Hypertonie

- **Nierenvenenthrombose** ⇨ Klin: „Nierenkolik", durch den hämorrhagischen Niereninfarkt Funktionsverlust der betroffenen Niere, bei beidseitigem Prozess Niereninsuffizienz. Ther: frühzeitige Thrombolyse mit Urokinase od. Streptokinase und anschließende Heparinisierung
- Nierenrindennekrose durch Vasospasmus/Thrombose der interlobulären Arterien und Arteriolen (bei Gestose, vorzeitiger Plazentalösung, Pankreatitis od. Sepsis vorkommend) ⇨ schnelle entwickelnde Niereninsuffizienz
- DD der arteriellen Hypertonie: primäre **essentielle Hypertonie** (häufigste Form, 90 % d.F.), Glomerulopathie (renoparenchymatöse Hypertonie), Nierentumoren, Zystenniere, chronische Pyelonephritis, postrenale Harnabflussstörung, Nephrosklerose, Phäochromozytom, CUSHING-Syndrom, Hyperaldosteronismus, reninproduzierender Tumor, Hyperparathyreoidismus, Hyperthyreose, Akromegalie, Aortenisthmusstenose, hyperkinetisches Herzsyndrom, Gestose (Schwangerschaftshypertonie), Hirndrucksteigerung, Hirntumoren, Medikamente (Ovulationshemmer, Glukokortikoide, NSAR), Nikotin-, Alkohol od. Drogenkonsum

  maligne arterielle Hypertonie: schlecht einstellbarer Hypertonus mit ständig erhöhten diastolischen RR-Werten (>120 mmHg) ⇨ Proteinurie, rasch progredienten Niereninsuffizienz (innerhalb v. 2 J.), Retinopathie

NIERENTUMOREN

Etlg: # Benigne (alle selten, ICD-10: D30.0): Adenome (maligne Entartung mögl.), Hamartome, Fibrome, Myom, Lipom, Angiomyolipom (benigner Mischtumor), Hämangiom, Lymphangiom, Onkozytom

Maligne: **Nierenzellkarzinom** (Syn: Hypernephrom, Nephrom, hypernephroides Nierenkarzinom, GRAWITZ-Tumor, engl. RCC = renal cell carcinoma, ICD-10: C64) = epitheliales (sog. klarzelliges) Karzinom, das vom Nierenparenchym (proximale Tubuluszellen) ausgeht (85 % d.F.)

papilläres Karzinom des Nierenbeckens (12 % d.F., ICD-10: C65) ⇨ vom Übergangsepithel des Ureters ausgehend, zählt daher funktionell schon zu den Harnleitertumoren (weiteres s.u. Kap. Harnleitertumoren)

Nephroblastom der Kinder = WILMS-Tumor (Mischtumor, s.u.)

Leiomyosarkom (2 % d.F.)

Metastasen anderer Tumoren in der Niere: insb. durch Bronchial- u. Kolonkarzinome, bei Non-HODGKIN-Lymphomen

Ät: Nierenzellkarzinom: am häufigsten **sporadisch** auftretend
- Gesichertes Risiko bei chronischer Niereninsuffizienz
- Ca. 5 % d.F. sind hereditär (positive Familienanamnese), dann häufig multifokal od. rezidivierend auftretend: v.HIPPEL-LINDAU-Syndrom (aut.-dom. erbliche Phakomatose, Chrom. 3p25-26 ⇨ klarzelliges Nierenzellkarzinom), hereditäres papilläres Nierenzellkarzinom (sehr selten, HPRCC Typ 1 – Chrom. 7 und Typ 2 – Chrom. 1), chromophobes Nierenzellkarzinom (BIRT-HOGG-DUBÉ-Syndrom), tuberöse Sklerose (aut.-dom. erblich, Chrom. 9q34, Mutation im TSC1-Gen ⇨ u.a. Hamartome der Niere)
- Berufliche Exposition: Trichlorethylen (Lösungsmittel in der Industrie, Missbrauch als Suchtmittel – „Schnüffelstoff"), Kadmiumexposition
- Als Risikofaktoren werden diskutiert: Lebensalter, Nikotin (>20 pack years), arterielle Hypertonie, fettreiche Kost, Übergewicht (bei Frauen, BMI >40 kg/m²) und hormonelle Einflüsse (bei Männern)

Path:
- Lok: Nierenzellkarzinom meist in einem Nierenpol, 2 % der Nierenzellkarzinome sind bilateral (dann V.a. genetische Ursache)
- Metastasierung: Nierenzellkarzinom ⇨ **per continuitatem** in das Nierenbecken, **V.renalis**, **V.cava inf.** u. in die perirenale Fettkapsel bis zur umgebenden Kapsel (GEROTA-Faszie = T_3), auch Nebenniere, Leber, Kolon, Pankreas, Milz mögl. (= T_4)

⇨ **lymphogen** in die hilären, abdominal paraaortalen und parakavalen Lk (N_{1-2})
⇨ **hämatogen** in die **Lunge!**, **Skelett**, Leber u. Gehirn (Fernmetastasen = M_1)

Epid: ◊ Nierenzellkarzinom: Prädisp.alter: 45.-75. Lj., **m** > w = 2:1
◊ Inzidenz: 15/100.000/Jahr, ca. 13.000 Neuerkrankungen/Jahr in Deutschland
◊ 1/3 d.F. hat bei Erstdiagnose bereits Fernmetastasen (= Stadium IV)

Etlg: TNM-Klassifikation des Nierenzellkarzinoms (Karzinome des Nierenbeckens werden wie Ureterkarzinome klassifiziert, s. dort)

T1	Tumor <7 cm in größter Ausdehnung, begrenzt auf die Niere
	T1a: Tumor <4 cm
	T1b: Tumor 4-7 cm
T2	Tumor >7 cm, begrenzt auf die Niere
	T2a: Tumor >7-10 cm
	T2b: Tumor >10 cm
T3	Tumor breitet sich in größeren Venen aus od. infiltriert perirenales Gewebe, aber nicht jenseits der GEROTA-Faszie (= Fascia renalis) und nicht in die Nebenniere
	T3a Tumor infiltriert perirenales Gewebe (peripelvines Fettgewebe) oder mit makroskopischer Ausbreitung in die Nierenvene od. ihre segmentalen Äste
	T3b Tumor mit makroskopischer Ausbreitung in die V.cava unterhalb des Zwerchfells
	T3c Tumor mit makroskopischer Ausbreitung in der V.cava oberhalb des Zwerchfells od. Infiltration der Wand der V.cava
T4	Tumor infiltriert über die GEROTA-Faszie hinaus, Befall der ipsilateralen Nebenniere
N1	Metastase in einem regionären Lymphknoten (= hiläre sowie abdominale paraaortale od. parakavale Lk)
N2	Metastasen in mehr als einem regionären Lk
M1	Fernmetastasen

Stadiengruppierung: I: **T1N0M0** II: **T2N0M0**
III: **T3N0M0** bis **T1-3N1M0** IV: alle **T4**, alle **N2**, alle **M1**

Klin: ⇒ Über die Hälfte der Nierenzellkarzinome sind **Zufallsbefunde** = klinisch asymptomatisch
⇒ **Schmerzlose Hämaturie** als Leitsymptom (bei Einbruch des Tumors in das Nierenbeckensystem = kein Frühsymptom mehr)
⇒ **Tastbare Resistenz** in der Flankengegend
⇒ **Flankenschmerz**, evtl. auch Druckschmerzhaftigkeit der Nierengegend, auch kolikartige Schmerzen bei Verlegung der ableitenden Harnwege durch Blutkoagel möglich
⇒ Bei Befall der li. V.renalis ⇨ (sekundäre) Varikozele mögl. (durch Verlegung der V.testicularis; die Varikozele ist dann auch im Liegen noch im Skrotum sichtbar/tastbar)
⇒ Gewichtsabnahme, subfebrile Temperaturen (Tumornekrose), Bluthochdruck
⇒ Paraneoplastische Symptome mögl. (selten, entstehen durch Hormonbildung im Tumor): Polyglobulie (Erythropoetin) und Hyperkoagulabilität, arterielle Hypertonie (Renin), Hyperkalzämie (Parathormon od. Knochenmetastasierung)

Diag: 1. Anamnese (familiäre Disposition, bekannte Phakomatose?) und klinische Untersuchung: Palpation der Nierengegend, schmerzlose Rotfärbung des Urins (Makrohämaturie)
2. Sonographie: gute Abgrenzung zwischen soliden Tumoren und Zysten mögl. ⇨ Tumoren sind inhomogen, echoreicher, Vorwölbung der Organoberfläche mögl. (DD: der sog. Milzbuckel am oberen Pol der li. Niere kommt bei 10 % d.F. Bevölkerung vor und ist ohne pathologische Bedeutung), bei Infiltration des M.psoas fehlende Atemverschieblichkeit
3. Labor: Erythrozyturie, Anämie od. auch Polyglobulie, Renin-Spiegel (↑), Hyperkalzämie
4. Röntgen: Abdomenleeraufnahme und IVP (intravenöse Pyelographie)
CT mit KM, MRT und Angiographie/DSA zum Ausschluss von Metastasen, Gefäßabbrüchen
5. Staging: Rö-Thorax, Skelett-Szintigraphie zur Fernmetastasensuche

Ther: • Operativ: Ind: Nierenzellkarzinom **T1-3** (ggf. auch bei **T4**, wenn operabel)

- Laparoskopischer, retroperitoneoskopischer od. transabdomineller Zugang, perioperative Antibiotikaprophylaxe mit einem Cephalosporin (z.B. 1 g Ceftriaxon i.v., Rocephin®)
- Organerhaltende Tumorresektion (als Segmentresektion und Erhalt der Nebenniere) bei kleinen und peripher gelegenen Tumoren (bis T1b = max. 7 cm) und gesunder Gegenniere (mit gleich guter Prognose wie die radikale Tumornephrektomie, auch laparoskopisch mögl.). Dies ist manchmal auch zwingend erforderlich, z.B. bei bilateralen Tumoren (einseitig erfolgt eine Nephrektomie), bei Vorliegen einer (angeborenen oder funktionellen) Einzelniere oder vorbestehender kompensierter Niereninsuffizienz (erspart die Hämodialyse).
- **Radikale Tumornephrektomie** (Niere + perirenale Fettkapsel mit der Fascia renalis + ipsilaterale Nebenniere) ab T2. Eine regionäre Lymphadenektomie (paraaortal/parakaval) wird nur noch bei V.a. Lk-Metastasen in der präoperativen Bildgebung durchgeführt.
- Bei Metastasierung: Tumornephrektomie zur Tumormassenreduktion, Tumorthromben in der V.cava sollten extrahieren werden, evtl. auch Kavamanschettenresektion mit Protheseninterposition, isolierte Lungenmetastasen sollten ebenfalls reseziert werden

• <u>Adjuvante (postoperative) Maßnahmen bei Metastasierung (M1):</u> diese waren/sind Gegenstand **vieler Studien**, sie sind jeweils aber nur bei ca. 1/3 der Pat. wirksam (die Überlebenszeit lässt sich damit aber dann etwa verdoppeln = auf ca. 20 Mon.)
  - Sog. "Target-Therapien" (Angiogenese-/Proliferationshemmer):
    Eingesetzt werden Tyrosinkinase-Inhibitoren (Sunitinib 50 mg/Tag oral, Sutent® od. Sorafenib 2 x 400 mg/Tag oral, Nexavar® od. Pazopanib 800 mg/Tag oral, Votrient® od. Axitinib 2 x 5 mg/Tag oral, Inlyta®), weitere sind in der Forschung (Dovitinib, Tivozanib),
    Antikörper gegen VEGF (Bevacizumab, Avastin®),
    mTOR-Kinase-Hemmer (Temsirolimus, Torisel® od. Everolimus, Afinitor®).
    In Studien werden auch verschiedene Kombinationen aus dieser Gruppe untersucht.
  - Immunmodulation: α_{2a}-Interferon (in Kombination mit Bevacizumab) od. Interleukin-2 (bei Lungenmetastasen inhalativ), weitere sind in der Forschung (PD-1-Antikörper)
  - Chemotherapie: nur geringe Ansprechrate (max. 20 %, am besten bei Vinblastin + 5-Fluorouracil), ggf. auch Kombination von α_{2a}-Interferon + Vinblastin od. α_{2a}-Interferon + Interleukin-2 + 5-FU.
  - Hormontherapie: nur sehr geringe Ansprechrate, versucht werden u.a. Antiöstrogene
  - Immuntherapie: „Impfung" mit nicht mehr teilungsfähigen autologen Tumorzellen (diese werden aus dem eigenen Op-Präparat aufbereitet, Reniale®)
  - Stereotaktische Bestrahlung (Radiochirurgie, sog. Gamma Knife) bei Hirnmetastasen oder/und bei diffuser Hirnmetastasierung auch Ganzhirnbestrahlung

• <u>Palliativ:</u> Bei T4-Tumor statt radikaler Tumornephrektomie ggf. auch Embolisation des Tumors über die A.renalis mit einem Katheter mit Gewebekleber (z.B. Histoacryl), Ind. bei inoperablem Tumor mit rezidivierenden Blutungen in das Hohlraumsystem.

<u>Prog:</u> Nierenzellkarzinom bei T1a 95%ige 5-JÜR, bei T2 75 %, bei Infiltration in die V.cava 35 %, bei T4 7 %, bei M1 extrem schlecht mit einer mittleren Überlebenszeit von 6-18 Mon.
Männer haben insg. eine schlechtere Gesamtprognose als Frauen.

<u>Kompl:</u> * Einbruch des Tumors in die V.cava inf. und Gefahr einer V.cava-Thrombose
* <u>STAUFFER-Syndrom:</u> Nierentumor + Leberfunktionsstörung (Hepatomegalie, AP ↑, γ-GT ↑, α_2-Globuline ↑, Albumin, Quick und Prothrombin ↓)
* **Spätmetastasierung** noch nach 10 und mehr Jahren mögl. ⇨ Nachsorgeuntersuchungen, Rezidiv bei nierenerhaltender Op., 8faches Risiko für ein Nierenzellkarzinom der kontralateralen (gesunden) Niere, insb. bei erblichen Nierenzellkarzinomen

<u>Op:</u> * Postinfarkt-Syndrom nach Embolisation (durch Nierennekrose ⇨ Schmerz, Fieber, Übelkeit, Erbrechen, Bluthochdruck), daher heute eher operative Ther. auch bei T4
* Nierenteilresektion: Urinom (Urinfistel in das perirenale und retroperitoneale Gewebe), Nachblutung, Lokalrezidiv (<10 % d.F.), postoperative Thrombosen
* Postoperative Niereninsuffizienz
* Tyrosinkinase-Inhibitoren: bis 1/3 der Pat. entwickeln ein Hand-Fuß-Syndrom mit Erythem, Hyperkeratosen od. auch Ulzerationen

DD: – **Nierenzysten**, Hydronephrose, xanthogranulomatöse Pyelonephritis, Nierenkarbunkel, Hämatom, Nierenbuckel (kraniale Verdickung der li. Niere, in 10 % d.F., ohne patholog. Bedeutung)
– Nebennierentumor, Pankreaskarzinom, retroperitoneale Tumoren od. Harnleitertumoren mit Infiltration oder Verdrängung (Dystopie) der Nieren
– DD der Hämaturie (Übersicht s.u. Kap. Harnblasenkarzinom): **Tumoren** von Nieren, Prostata, Samenbläschen, Samenleiter od. ableitenden Harnwegen, **Nephrolithiasis**, Entzündung der ableitenden Harnwege, Nephritis, Zytostatika-, Antikoagulanzientherapie, hämatologische Erkrankungen, hämorrhagische Diathese, Nierenarterienembolie, Nierenvenenthrombose, Nierenvenenanomalien, Zystenniere, iatrogene Manipulationen wie Katheterismus/Dauerkatheter, Nieren- od. Blasentrauma, Jogger-Makrohämaturie (Joggen mit leerer Blase), hämorrhagisches Fieber mit renalem Syndrom, Bilharziose, Urogenitaltuberkulose

WILMS-TUMOR

Syn: **Nephroblastom**, embryonales Adenomyosarkom der Niere, ICD-10: C64

Path: ♦ Embryonales Adenosarkom (bösartiger **Mischtumor**) mit rhabdomyoblastischen u. heteroblastischen und auch verschieden differenzierten Anteilen von **Nierengewebe**
♦ Lok: meist **einseitig**, beidseitiger Befall in 5-10 % d.F.
♦ Hämatogene Metastasen: **Lunge**, Leber, Gehirn, Knochen
♦ Spontane od. familiär erbliche Mutation (WT1-Genmutation, aut.-dom., Chrom. 11p13 od. 11p15.5), auch **Kombination mit angeborenen Missbildungen** mögl. (**Aniridie**, Hemihypertrophie, Viszeromegalie, EMG-Syndrom [= Exomphalos-Makroglossie-Gigantismus-Syndrom = WIEDEMANN-BECKWITH-Syndrom], Neurofibromatose, große Naevi, Anomalien der Geschlechtsorgane und Harnwege (WAGR-Syndrom: Wilms-Tumor, Aniridie, Gonadoblastom, urogenitale Fehlbildung, psychomotorische Retardierung)

Etlg: SIOP-Klassifikation (International Society of Paediatric Oncology, 2001) in Anlehnung an die NWTS-Studie (National Wilms Tumor Study der USA)

Stad. I	Tumor auf eine Niere beschränkt, intakte Kapsel
Stad. II	Tumor überschreitet die Nierenkapsel, infiltriert in Fettgewebe oder Blutgefäße, Tumor ist aber chirurgisch vollständig entfernbar (Pseudokapsel)
Stad. III	Peritoneale Metastasierung, Tumor ist wegen Befall lebenswichtiger Organe nicht mehr komplett resektabel
Stad. IV	Hämatogene Fernmetastasen (Lunge, Leber, Knochen, Gehirn usw.)
Stad. V	Beidseitiger Nierenbefall (simultan od. metachron)

Epid: ◊ Inzidenz: insg. **selten**, 1/10.000 Kinder, ca. 100 Erkrankungsfälle/Jahr in Deutschland
◊ Häufigster Nierentumor im Kindesalter, 6-8 % der Tumoren im Kindesalter
◊ Häufigkeitsgipfel: **2.-5. Lj.** (nach dem 10. Lj. sehr selten), m = w

Klin: ⇒ **Sichtbare abdominelle Schwellung** (ohne Beschwerden)
⇒ Evtl. abdominale Schmerzen, Hämaturie (**Makrohämaturie**), Obstipation, Durchfall, Erbrechen, Hypertonie, Harnweginfekte, Gewichtsabnahme, Fieber, Blässe, Paraplegie

Diag: 1. Anamnese und klinische Untersuchung: halbseitig lokalisierter Bauchtumor, sehr schnelles Wachstum (innerhalb von Wochen), die Mittellinie ist meist nicht überschreitend (Cave: vorsichtige Palpation wegen **Rupturgefahr!**
2. Labor: Mikrohämaturie (20 % d.F.)
3. Sonographie: solider Tumor oder Zysten?, Abgrenzung von den Nachbarorganen, Kontrolle der Gegenseite inkl. farbkodierte Duplexsonographie der Nierengefäße

4. Röntgen: I.v.-Ausscheidungsurographie (deformiertes und verlagertes Nierenkelchsystem mit aufgespreizten Kelchen, evtl. auch stumme Niere) und **MRT**-Abdomen (Tumorausdehnung), evtl. auch Kavographie
Rö/CT-Thorax ⇨ Ausschluss pulmonaler Metastasierung
Ggf. Skelettszintigraphie bei V.a. Skelettmetastasen

Ther:
- Heute kombinierte konservativ-operative Ther.:
  - Stad. I: Präoperative (sog. neoadjuvante, tumorreduzierende) Chemotherapie + Nephrektomie + postoperative (adjuvante) Chemotherapie
  - Stad. II: Präoperative Chemotherapie + Nephrektomie + Radiatio + Chemotherapie
  - Stad. III-V: Präoperative tumorreduzierende Chemotherapie + Radiatio (zur Erreichung der Operabilität, sog. Down-Staging), dann Nephrektomie + postoperative Radiatio + Chemotherapie
- Chemotherapie: mit Vincristin + Adriamycin (+ Actinomycin D + Ifosfamid/Cyclophosphamid) präop. (= neoadjuvant zur Tumormassenreduktion) und über einen Zeitraum von 1-10 Monaten postop. (je nach Stadium)
- Op: transabdomineller Zugang (Mittelschnitt), **Nephrektomie**, intraabdominelle Metastasenentfernung, Entfernung paraaortaler und parakavaler Lymphknoten
  Bei bilateralem Nephroblastom wird der größere Nierentumor durch Nephrektomie entfernt, die andere Niere wird organerhaltend operiert und der Tumor dort enukleiert

Prog: Over-all-Prognose **gut**, **75 % Heilungsrate** (Stad. I 100 %!, Stad. II 80-90 %, 50-60 % bei Stad. III-IV), 5-JÜR aller Nephroblastome **85 %**.

Kompl:
* V.cava-Tumorthrombus (über die Nierenvene in 5 % d.F.)
* Rezidiv (meist innerhalb der ersten 2 J.)
* Chemotherapie: Übelkeit, Erbrechen, Enteritiden, Haarausfall, Schleimhautulzera, Infektanfälligkeit durch Knochenmarkdepression
* Radiatio: Beckendeformitäten, WS-Skoliose, Lungenfibrose, Myokardschäden

DD:
- Gutartige Nierentumoren: Fibrome, Angiomyolipom, mesoblastisches Nephrom
- Maligne Raumforderungen: hellzelliges Nierenkarzinom, **Neuroblastom**, Lymphome, **embryonales Rhabdomyosarkom**, Rhabdoidtumor, Hepatoblastom, Gonadentumor, Metastasen anderer Tumoren
- Andere Nierenerkrankungen: **Hydronephrose**, polyzystische Nierendysplasie, Nierenvenenthrombose, Nebennierenblutung, Nierenabszess

NIERENTRANSPLANTATION

Ind:
- **Terminale Niereninsuffizienz** bei chronischem Nierenversagen/Dialysepatienten (vaskuläre od. diabetische Nephropathie, Glomerulonephritis, polyzystische Nierendegeneration)
- Patienten mit Niereninsuffizienz und Dialyseproblemen: Shunt-Komplikationen, Anämie, Hypertonie, Polyneuropathie oder Demenz, Hyperparathyreoidismus (sekundärer)
- Kinder: angeborene Nierenhypoplasie/-dysplasie, obstruktive/refluxsive Nephropathie, Glomerulosklerose, Glomerulonephritis, Nephronophthise (aut.-rez. vererbte Zystennieren), hämolytisch-urämisches Syndrom

K-Ind:
- () Akute Nierenerkrankung (z.B. floride immunologische Erkrankungen, z.B. Vaskulitiden, GOODPASTURE-Syndrom)
- () Chronische, nicht sanierbare Infekte (K-Ind. ergibt sich durch die notwendige immunsuppressive Ther.), akute gastrointestinale Erkrankung, wie z.B. Ulzera ⇨ Op nach Behandlung mögl.

- Fortgeschrittene Zweiterkrankungen, wie nicht kurable Malignome od. Systemerkrankungen (z.B. Oxalose)
- Non-compliance des Pat., fehlende Narkosefähigkeit (schlechter Allgemeinzustand)

Epid: ◊ 1. Nierentransplantation (Syn: NTX) 1950 in Chicago, weltweit bisher ½ Mio. durchgeführt. 2014 wurden in Deutschland 1.508 Nieren transplantiert (und zusätzlich ca. 1/3 **Lebendspenden** von Familienangehörigen), jährlicher Bedarf ca. 4.500 Nieren.
Warteliste: in Dtl. derzeit **8.000 Pat.!**, durchschnittliche Wartezeit 6 Jahre (abhängig von der Blutgruppe), die statistische Transplantat-Überlebensrate sinkt mit der Dauer der Wartezeit.

◊ Die rechnerische Lebenserwartung eines terminal Nierenkranken ist trotz Dialyse nur halb so hoch wie nach einer Nierentransplantation (bei Kindern sogar nur ¼).

◊ In Deutschland gibt es z.Zt. 40 Nieren-Transplantationszentren. Zentrale für Transplantationen ist Eurotransplant in Leiden/Niederlande (Internet: www.eurotransplant.org), bzw. für Deutschland in Neu Isenburg (www.dso.de). Die Vergabe der Organe erfolgt nach einem Punktesystem (bewertet wird HLA-Übereinstimmung, Wartezeit, Notfall-Ind. usw.)

◊ Altersgrenze: es gibt **keine** generelle Altersbegrenzung für den Eingriff mehr. Für Pat. >65. J. werden wegen des allgemeinen Organmangels auch Spenderorgane von >65 J. alten Spendern genommen (Eurotransplant-Senior-Programm, „old for old").

◊ Kosten einer Transplantation: Op ca. 65.000,-- € + ca. 12.000,-- € pro Jahr für die Nachbehandlung (zum Vergleich: die Dialyse kostet ca. 35.000,-- € pro Jahr, damit ist die Transplantation bereits nach wenigen Jahren auch kosteneffektiver)

Diag:
1. Indikation zur Explantation beim Spender (näheres s. Chirurgiebuch) und Implantation beim Empfänger (keine Kontraindikationen) muss sicher gegeben sein.
2. Labor: **Blutgruppenkompatibilität**, **HLA-Typisierung** (Kompatibilität von Spender und Empfänger insb. bei HLA-A, -B, -DR ⇨ Cross-match, Ausschluss zytotoxischer HLA-Antikörper).
3. Umfangreiche Op-Vorbereitungen mit urologischer Diagnostik, Röntgen, Labor, Kolon-KE

Ther:
- **Explantation:**
  - Sterile Entnahme der Spendernieren unter möglichst guten Kreislaufbedingungen als Blockpräparat mit Aorta, V.cava und Ureteren.
    Bei der Lebendspende (ggf. laparoskopische) Entnahme, hier werden die A.renalis, V.renalis und der Ureter mit Clips abgesetzt.
  - Konservierung in kalter COLLINS-Lösung, Transport gekühlt bis 40 Stunden mögl. (je kürzer die Ischämiezeit umso besser die Ergebnisse)

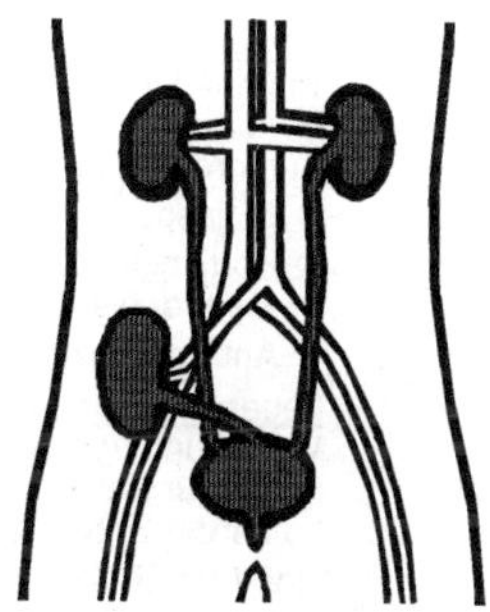

- **Implantation:**
  - **Heterotope Implantation** = extraperitoneal in die **Fossa iliaca** (die eigenen, kranken Nieren verbleiben in situ)
    A.renalis wird auf A.iliaca ext., V.renalis auf V.iliaca ext., Ureter mit Antireflux-Op (submuköse Tunnelung) am Blasendach anastomosiert (s. Abb.)
  - Evtl. kombinierte Transplantation von Niere + Leber, Pankreas oder Herz
  - Perioperative Antibiotikaprophylaxe mit einem Cephalosporin
- Nachbehandlung:
  Immunsuppression initial mit einer 4fach-Kombinationstherapie von Ciclosporin A (Pilzderivat, Sandimmun®, 4-10 mg/kgKG/Tag) + Mycophenolatmofetil (CellCept®, Myfortic®) + Glukokortikoide (Prednisolon) + Interleukin-2-Rezeptor-Antikörper Basiliximab (Simulect®, wird einmalig vor Transplantation und 4 Tage danach gegeben). Die weitere 3fach-Immunsuppression wird dann individuell nach ca. 6 Monaten angepasst (reduziert).
  Bei Ciclosporin-Unverträglichkeit Tacrolimus (Pilzprodukt aus Streptomyces tsubaenses, Prograf®) oder auch manchmal vorsorglich nach 3-12 Mon. Ggf. auch Umstellung der Ciclosporin-Gabe auf Sirolimus (Rapamune®), dies hat weniger nephrotoxische NW und

zeigt bessere Langzeittransplantatfunktion. Neu zugelassen auch Everolimus (Certican®) u. Belatacept (Nulojix™).

Bei akuter Abstoßungsreaktion: hochdosiert Glukokortikoide u. Antithymozytenglobulin (ATG = Immunglobuline gegen T-Lymphozyten).

Mit speziellen Immunsuppressiva-Behandlungsprotokollen (Rituximab 4 Wo. vor Transplantation) und perioperativer Immunadsorption ist heute auch eine Nierenlebendspende bei AB0-Inkompatibilität od. bei bestehenden HLA-Antikörpern mögl.

Nachkontrollen: Ciclosporin-/Tacrolimusspiegel im Blut, Nierenfunktion (Retentionswerte), Urinvolumen (Bilanzierung) und Urinstatus, Körpergewicht, Sonographie, evtl. Transplantatbiopsie, Blutdruck (Ziel: 120/80 mmHg)

- Selbsthilfegruppe: Bundesverband Niere e.V., Essenheimer Str. 126, 55128 Mainz, Tel.: 06131 85152, Internet: www.bundesverband-niere.de

Prog: 1-Jahres-Transplantat-Überlebensrate heute sehr gut: **95 %!**, nach 5 J. noch ca. 70 %

Die besten Langzeitergebnisse haben **Lebendspenden** von Verwandten (nach 5 J. noch 85%ige Transplantat-Überlebensrate).

Ohne Abstoßungsreaktion ist durchschnittlich mit einer 20-jährigen Transplantatfunktion zu rechnen. Nachkontrollen müssen lebenslang erfolgen.

Das Op-Risiko nimmt mit dem Alter zu (höher >45. Lj.). Zweit- u. Mehrfachnierentransplantation (nach Abstoßungsreaktionen) haben eine schlechtere Transplantat-Überlebensrate.

Begutachtung: GdB/MdE beträgt für 2 J. 100 %, danach auf Dauer (wenn es zu keinen Kompl. kommt) wegen der notwendigen Immunsuppression noch 50 %.

Kompl:
* **Hyperakute Abstoßungsreaktion** (Rejektion): innerhalb v. 48 Std. mit Endothelläsionen und toxischem Krankheitsbild bei humoraler Abstoßungsreaktion (zytotoxische Antikörper), Ther: Plasmapherese zur Elimination der zytotoxischen Antikörper
* **Akzelerierte Abstoßungsreaktion** (Rejektion): zwischen 2. und 5. postop. Tag mit zellulärer Abstoßungsreaktion
* **Akute Abstoßungsreaktion** (Rejektion): insb. innerhalb der ersten 3-4 Monate durch zelluläre Abstoßungsreaktion (Sonographie: Größenzunahme des Transplantats)
* Postop. Lymphozele (zwischen kaudalem Nierenpol u. der Harnblase), Harnaufstau
* Urinleckage, chronische Transplantat-Nephropathie, Rekurrenz der Grunderkrankung (z.B. Glomerulosklerose, Glomerulonephritis)
* Vermehrt Harnweginfekte ⇨ immer 10 Tage antibiotisch therapieren
* Immunsuppression: allgemeine **Infektanfälligkeit** (und speziell CMV-, EBV-, Polyomavirusinfektionen), **Knochenmarkdepression, Magen-Darm-Ulzera, Nephro-/Hepatotoxizität**, Zunahme der Inzidenz **maligner Tumoren** (30faches Risiko für epitheliale Tumoren und Lymphome)
  - ⇨ Ciclosporin A: Hypertonie, Hypertrichose, Gingivahyperplasie, Tremor
  - ⇨ Kortikoide: Osteoporose, Diabetes mellitus, aseptische Knochennekrosen, prox. Muskelatrophie, psychotische Veränderungen, atrophische Haut, Akne, Striae distensae
  - ⇨ Antilymphozyten-Globulin: anaphylaktische Reaktion
* Lebendspende: Risiko für den Organspender bei der Organentnahme, z.B. Blutung, Verletzung von Nachbarstrukturen usw. (etwas höher bei laparoskopischer Technik). Ein Risiko für die Funktion der Restniere und das Gesamtüberleben besteht nicht (das Risiko für die Entwicklung eine Niereninsuffizienz ist im Vergleich zur Allgemeinbevölkerung sogar niedriger).

NEBENNIEREN

Anatomie

Lage: Die **Glandulae suprarenales** (engl. adrenal gland) liegen vollständig retroperitoneal auf der Extremitas sup. der beiden Nieren (innerhalb der perirenalen Fettkapsel).
Form: rechte Nebenniere dreieckig und reicht bis hinter die V.cava, linke Nebenniere halbmondförmig bis rechteckig und liegt anteromedial des kranialen Nierenpols. Gewicht: ca. 8-10 g.

Makroskopisch: kann eine gelblich-braune Rinde und das rotbraune Mark unterscheiden werden:
- **Nebennierenrinde** (NNR, Cortex, mesodermaler Ursprung) mit 3 Zonen (von außen nach innen):
  1. Zona glomerulosa ⇨ Produktion von Aldosteron (Mineralokortikoid)
  2. Zona fasciculata ⇨ Cortison u. Cortisol (Glukokortikoide), geringe Menge Sexualsteroide
  3. Zona reticularis ⇨ Sexualsteroide: Androgene, Progesteron, Östrogene
- **Nebennierenmark** (NNM, Medulla, ektodermaler Ursprung aus der Sympathikusanlage, chromaffine Zellen): Produktion vor allem von Adrenalin (80 %), Noradrenalin (20 %) und Dopamin

Gefäßversorgung: A.suprarenalis sup. (aus A.phrenica inf.), A.suprarenalis med. (aus Aorta abd.), A.suprarenalis inf. (aus A.renalis); V.suprarenalis (links in d. V.renalis, rechts in d. V.cava inf.)

Nervale Versorgung: aus dem Plex.coeliacus

Physiologie

RAA-System (Renin-Angiotensin-Aldosteron): Regelkreis aus Niere (Rezeptor und Erfolgsorgan) und Nebennierenrinde (produziert das Aldosteron) zur Regulation des Na-, K- u. H_2O-Haushaltes.
Der Kortisolspiegel zeigt einen zirkadianen Rhythmus mit einem Maximum in den frühen Morgenstunden und einem Minimum in den Abendstunden.

Funktionsstörungen

Nebennierenrindenüberfunktion: Primär = adrenale Genese, sekundär = übergeordnete Zentren defekt (z.B. Hypophyse)

Nebennierenrindenunterfunktion:

ADDISON-Krankheit, z.B. nach beidseitiger Adrenalektomie, Karzinommetastasen, **primär** z.B. autoimmunologisch (50 % d.F.), Arteriitis, Ausfall bei Entzündungen/Sepsis (Tuberkulose, WATERHOUSE-FRIDERICHSEN-Syndrom, AIDS), Adrenoleukodystrophien
oder **sekundär** als SHEEHAN-Syndrom (**zentrale** Insuffizienz durch geburtsbedingte ischämische Nekrose des Hypophysenvorderlappens der Mutter), Panhypopituitarismus (Hypophyseninsuffizienz, "weißer Addison", da keine Braunfärbung der Haut)

Klin: Ausfall v. Gluko-, Mineralokortikoiden und Androgenen, Dunkelpigmentierung der Haut (bei primärer Form Bronzehaut durch Stimulation der Hypophyse mit vermehrter ACTH-, MSH-Ausschüttung), Hypotonie, Hypovolämie, Herzrhythmusstörungen, allgemeine Körperschwäche, Hypothermie, Bauchschmerzen (bis hin zum Bild eines Akuten Abdomens!)

Diag: ACTH im Plasma ↑, Kortisol im Plasma und Urin ↓

Ther: Substitution von Gluko- und Mineralokortikoiden, z.B. Fludrocortison 0,1 mg/Tag
Addison-Krise: Rehydrierung, Azidoseausgleich, Kortikoide (Cortisol am 1. Tag 3 x 100 mg)

Nebennierenmarkunterfunktion: Klinisch meist völlig stumm, da der Ausfall von den sympathischen Paraganglien ausgeglichen wird.

Nebennierenunterfunktion: kompletter Ausfall d. Nebennieren, z.B. beidseitige Nebennierenblutung

PHÄOCHROMOZYTOM

Syn: Nebennierenmarküberfunktion, NNM-Überfunktion, ICD-10: E27.5

Ät:
- Sporadisch auftretender (90 % d.F.), endokrin aktiver Tumor des NNM oder der sympathischen Ganglien
- MEN (multiple endokrine Neoplasien, aut.-dom. erbliche Mutation im RET-Protoonkogen auf dem Chromosom $10_{q11.2}$) Typ II a (SIPPLE-Syndrom: Phäochromozytom + C-Zell-Karzinom + Nebenschilddrüsenadenome) od. II b (MMN-Syndrom: multiple Mukosaneurome, Syn: GORLIN-Syndrom mit Tumoren wie bei MEN II a + zusätzlich Schleimhautfibrome u. intestinale Ganglioneuromatose), **familiärer Häufung** auch bei anderen Tumoren des APUD-Zellsystemes (z.B. ZOLLINGER-ELLISON-Syndrom, Insulinom, Glucagonom, VERNER-MORRISON-Syndrom, Hypophysenadenome, Somatostatinom)
- In Kombination mit anderen Organerkrankungen: bei Neurofibromatosis generalisata RECKLINGHAUSEN, HIPPEL-LINDAU-Syndrom, STURGE-WEBER-Syndrom auftretend.

Path:
- ♦ Gesteigerte, nicht regulierte Adrenalin- und Noradrenalinausschüttung durch Tumor der chromaffinen Zellen. Prädisp.alter: 40.-50. Lj.
  - Adrenal: Adrenalin ⇨ Tachykardie, erhöhter Basalumsatz + Noradrenalin ⇨ Hypertonus
  - Extraadrenal: nur Noradrenalin
- ♦ Dignität: meist **benigne**, nur in 5-15 % d.F. maligne
- ♦ Lok: 80-85 % in **Nebennierenmark** = adrenal (nicht nur einseitig!)
  5 % bilateral (wenn bilateral, dann an MEN-Syndrom denken!)
  5 % multipel
  10-15 % im **sympathischen Nervensystem** = extraadrenal im thorakalen/lumbalen sympathischen Grenzstrang (Paragangliom), im APUD-Zellsystem (vor allem bei Erwachsenen; bei Kindern z.B. malignes Neuroblastom)

Epid:
- ◊ Inzidenz: 1-2/100.000/Jahr
- ◊ Prädisp.alter: 20.-50. Lj.

Klin:
- ⇒ Konstante oder paroxysmale Symptomatik (Anfälle von ca. 20 Minuten Dauer) mögl.
- ⇒ **Arterielle Hypertonie** in 90 % der Fälle (Kompl: ⇨ Kardiomyopathie, Arteriosklerose, Apoplex), macht ca. 0,1 % der art. Hypertonien aus
- ⇒ **Kopfschmerzen, Tachykardien, Palpitationen, Herzrhythmusstörungen, Schweißausbrüche**, innere Unruhe, Sehstörungen, Übelkeit, Erbrechen, Dyspnoe
- ⇒ Evtl. Abdominal- oder Flankenschmerzen
- ⇒ Kohlenhydrat-Stoffwechselstörung ⇨ Hypermetabolismus, Hyperglykämie, Glukosurie (= sekundärer Diabetes mellitus)
- ⇒ Fettabbau (katabole Stoffwechsellage) ⇨ Gewichtsabnahme
- ⇒ **'H'-Trias:** Hypertonie + Hyperglykämie + Hypermetabolismus (bezgl. Fett)

Diag:
1. Anamnese und klinische Untersuchung
   Cave: Allein durch Druck auf den Bauch kann man einen "Anfall" auslösen!
2. Hormonbestimmung: Noradrenalin + Adrenalin, Dopamin, **Metanephrin und Vanillinmandelsäure im 24 Std.-Urin** und Plasma (Provokationstests mit Kältesuppression, Glukagon oder Regitin sind heute obsolet, da Schockgefahr)
   Tumormarker: Chromogranin A, Kalzitonin zum Ausschluss eines MEN II (C-Zell-Beteiligung), ein stark erhöhter Dopamin-Spiegel (>6fach) weist auf einen malignen Tumor hin
3. Lokalisationsdiagnostik: Dünnschicht-**CT** od. Kernspin-Tomographie (Thorax bis Becken) u. Sonographie ⇨ Raumforderung im Nebennierenbereich, beide Seiten genau beachten!
   Evtl. Angiographie zur Darstellung der Gefäßversorgung der Nebennieren und selektive Blutentnahme aus d. V.cava / seitengetrennt aus den beiden Vv.suprarenales

Szintigraphie: **MIBG-Szintigraphie** (Methyl-^{123}Iod-Benzyl-Guanidin) ⇨ Spezifität fast 100 % für Adrenalin u. Noradrenalin, auch als SPECT mögl. (= Single-photon-emission-Computertomographie)

Ther:
- Operativ: Ind: bei Diagnose stets gegeben
  - Operative Entfernung (Cave: bei Manipulation am Tumor ⇨ Gefahr von Kreislaufkrisen!)
  - Vorbehandlung: Alpha- (Phenoxybenzamin, Dibenzyran®, einschleichend dosieren) und Betablocker (Propranolol, Dociton®) über 10-14 Tage
  - Zugang: von dorsal (lumbaler Flankenschnitt oder neuerdings auch endoskopischer retroperitonealer Zugang), wenn sicher ist, dass nur 1 Nebenniere betroffen ist, sonst transabdominell (Oberbauchquerschnitt oder neuerdings zunehmend laparoskopisch), um zu beiden Nebennieren u. den Lymphbahnen Zugang zu haben und die sympathischen Paraganglien erreichen zu können.

    Transabdominell ⇨ rechte Nebenniere: KOCHER-Mobilisation d. Duodenums nach med. ⇨ linke Nebenniere: Mobilisation von Milz, Pankreasschwanz u. linker Kolonflexur nach med.
  - Unterbindung der Nebennierenvenen ⇨ Kreislaufgefahr wird eingedämmt (hypertone Krise), gleichzeitig kann aber Kreislaufdepression eintreten, dann Unterbindung der Nebennierenarterien, unilaterale Adrenalektomie

    bzw. Entfernung des symp. Paraganglioms über transabdominellen Zugang
  - Bei MEN: beidseitige subtotale Adrenalektomie, dann weitere Behandlung der anderen Tumoren
- Bessert sich der art. Hypertonus nach Op nicht, muss nach weiteren Adenomen gesucht werden (SPECT) u. ggf. nachoperiert werden
- Bei Nachweis von Malignität/metastasierendem Phäochromozytom: Radioiodtherapie mit ^{131}I, Polychemotherapie (Cyclophosphamid, Vincristin u. Dacarbazin), gezielte Bestrahlung von Metastasen, Somatostatin-Gabe

Prog: Normalisierung der art. Hypertonie nach Op in 90 % d.F., Op-Letalität ca. 5 %, 5-JÜR bei der benignen Form nahe 100 %, bei der malignen Form 50 %

Kompl: * Hypertone Krisen, Ther: α-Blocker (Phentolamin, Regitin®)
* Weitere Tumoren des APUD-Zellsystems (insb. C-Zell-Tumor) ⇨ stets ausschließen

Op: * Blutdruckabfall postoperativ

DD:
- DD der arteriellen Hypertonie: s.o. Kap. AVK der Nierenarterien
- Adrenomedulläre Hyperplasie (z.B. im Rahmen eines MEN-Syndroms)
- Hyperthyreose
- Kopfschmerzen anderer Genese, Tabes dorsalis (Lues), Karzinoid, MEN

CUSHING-SYNDROM

Syn: CUSHING-Syndrom I, Hyperkortisolismus, Morbus CUSHING, ICD-10: E24.9

Ät:
- ACTH-bedingt (sekundäre Form): vermehrte Produktion bei **Hypophysen-Adenom** (= Morbus CUSHING) oder paraneoplastisch (kleinzelliges Bronchial-Karzinom, Schilddrüsen-, Leber-, Mamma-, Inselzellkarzinom ⇨ ektope Produktion)
- ACTH-unabhängig (primäre Form): **Nebennieren-Adenom**, -Karzinom, idiopathische Hyperplasie (selten)
- DD: ***Cushingoid*** = **medikamentös** bedingt (exogene Zufuhr) = **iatrogenes** Cushing-Syndrom bei längerem Überschreiten der sog. Cushing-Schwellen-Dosis durch Steroide (s.u.)

Path: ♦ Primäre Form: Überproduktion von Glukokortikoiden in der **NNR**
♦ Störung des hypophysären/hypothalamischen Regelkreises = sekundärer Hyperkortisolismus mit Hyperplasie der Zona fasciculata in der NNR

Epid: ACTH-bedingt: Prädisp.alter 30.-40. Lj., **w** > m (= 4:1)

Klin: ⇒ Anamnese sehr lange (4 Jahre Dauer im Durchschnitt), initial uncharakteristische Beschwerden
⇒ **Gewichtszunahme,** vermehrtes Blut- u. Wasservolumen (Plethora), **Stammfettsucht** (Vollmondgesicht, Stier-/Büffelnacken, Striae rubrae distensae = rote Hautstreifen an Bauch, Brüsten und Oberschenkeln) in 95 %
⇒ **arterielle Hypertonie** (90 % d.F.), Hyperglykämie (verminderte Glukosetoleranz, Steroiddiabetes), Hypercholesterinämie, Akne, Hypertrichose, Infektanfälligkeit, Hypokaliämie, Adynamie, Muskelschwäche, psychische Störungen
⇒ **Osteoporose** in 60 % d.F. (Fischwirbel im Röntgen der Wirbelsäule)
⇒ Männer: sexuelle Dysfunktion in 75 % d.F. (Libido-, Potenzverlust, Gynäkomastie)
⇒ Frauen: Zeichen eines AGS, wie Hirsutismus, Zyklusstörungen, Amenorrhoe u. Virilisierung (ACTH stimuliert auch die Zona reticularis), Sterilität
⇒ Kinder: Wachstumsverzögerung

Diag: 1. Anamnese und klinische Untersuchung
2. Labor: **Kortisolspiegel** (Plasma oder Urin) erhöht und im Tagesprofil fehlt der abendliche Abfall
ACTH im Blut (erhöht oder nicht?) + Dexamethason-Hemmtest bei erhöhtem ACTH (autonome Produktion oder nicht?)
oft auch Leukozytose, Polyzythämie
3. Lokalisationsdiagnostik: CT oder MRT der NNR und der Hypophyse (auch Rö-Sella), evtl. auch DSA der Nebennieren, Iodocholesterol-Szintigraphie, auch PET mögl.
4. Nierenvenenkatheterisierung ⇨ DD: Hyperplasie oder solitäres NNR-Adenom (Seitenlokalisation durch getrennte Kortisolspiegelbestimmung aus den Vv.suprarenales)
5. Tumormarker für paraneoplastischen Cushing: Lipotropin (LPH), NSE

Ther: • Palliativ: bei inoperablen NNR-Karzinomen und paraneoplastischem Cushing-Syndrom Radiatio, ggf. auch Chemotherapie in Einzelfällen mit Erfolg möglich
Bei inoperablem Hypophysen-Tumor: Medikamentöse Blockade der Kortisolsynthese (Ketoconazol, Nizoral®, NW: hepatotoxisch) mit gleichzeitiger Dexamethason-Substitution
• Operativ: Ind: bei Operabilität grundsätzlich gegeben
- Nebennieren-Tumor ⇨ einseitige radikale Adrenalektomie (heute auch über retroperitonealen endoskopischen Zugang)
- Hypophysen-Tumor (Morbus CUSHING) ⇨ neurochirurgische Entfernung des Adenoms im Hypophysenvorderlappen, evtl. auch Radiatio der Hypophyse
- Zentraler Cushing ohne Hypophysenadenomnachweis ⇨ bds. Adrenalektomie
- NNR-Hyperplasie: Op indiziert, da Folgen schwerwiegender! (im Gegensatz zum Aldosteronismus)
- Nach beidseitiger Adrenalektomie müssen lebenslang Kortikosteroide substituiert werden, bei einseitiger Resektion ist dies zumindest vorübergehend auch erforderlich

Prog: Unbehandelt schlechte Prog.

Kompl: In 10 % d.F. entsteht nach Adrenalektomie ein **Nelson-Syndrom** (ACTH + MSH-produzierender, hyperplasiogener Tumor der Adenohypophyse) durch CRH (= corticotropin releasing hormone)-Überstimulation des Hypothalamus? ⇨ Röntgen: Sellavergrößerung, Gesichtsfeldausfälle, Hyperpigmentierung

Proph: ♥ Vermeidung eines **medikamenteninduzierten Cushings** durch Beachtung der sog. **Cushing-Schwellen-Dosis** (= ca. 7,5 mg Prednisolonäquivalent/Tag) bei der längeren systemischen Applikation von Kortikosteroiden.

Äquivalenzdosen: Cortison 40 mg/Tag,
Cortisol (Hydrocortison) 30 mg/Tag,
Prednison (Decortin®, Rectodelt® Supp.) u. Prednisolon (Solu-Decortin H®) 7,5 mg/Tag,
Triamcinolon (Volon®) u. Methylprednisolon (Urbason®) 6 mg/Tag,
Dexamethason (Fortecortin®) und Betamethason (Betnesol®) 1 mg/Tag

HYPERALDOSTERONISMUS

Syn: CONN-Syndrom, ICD-10: E26.9

Physiologie: RAA-System (**R**enin-**A**ngiotensin-**A**ldosteron-Kaskade): **Regelkreis** mit Messung in den juxtaglomerulären Zellen der Niere ⇨ Blutdruckabfall (Natriummangel, Hypovolämie, verminderte Nierenperfusion) bewirkt Ausschüttung von **Renin** ⇨ Angiotensinogen (aus der Leber) ⇨ **Angiotensin** I ⇨ durch ACE (= Angiotensin converting enzyme) ⇨ Angiotensin-II ⇨ Nebennierenrinde (Zona glomerulosa) produziert **Aldosteron** ⇨ Aldosteron wirkt auf die Niere mit Na- und H_2O-Retention sowie K-Sekretion ⇨ Blutdruckanstieg (Regelkreis geschlossen)

Ät:
- Primärer Hyperaldosteronismus: primäre NNR-Erkrankung = **Conn-Syndrom**
- Sekundärer Hyperaldosteronismus: übergeordnete Stimulation
  - Organisch: reninproduzierender Nierentumor, Nierenarterienstenose, maligne arterielle Hypertonie
  - Funktionell: Hypovolämie, Hyponatriämie, BARTTER-Syndrom (angeborene renale Tubulusstörung), verminderter Aldosteronabbau (Leberzirrhose), hepatisches Ödem
- Hormonaktive Tumoren (aldosteronproduzierendes Karzinom der NNR, sehr selten) oder als paraneoplastisches Syndrom

Path:
- ♦ CONN-Syndrom: in 1/3 % d.F. **NNR-Adenom** (Aldosteronom), bei 2/3 findet sich eine differenzierte **bilaterale Hyperplasie**, ein NNR-Karzinom im Bereich der Zona glomerulosa ist sehr selten (ca. 0,5 % d.F.)
- ♦ Lok: Meist einseitig (li. > re.)

Epid: Conn-Syndrom: Vorkommen vor allem 30.-50. Lj., w > m (2:1)

Klin:
- ⇒ **Arterielle Hypertonie** in 85 % d.F. zu finden (macht aber nur ca. 0,1 % der arteriellen Hypertonien aus)
- ⇒ **Hypokaliämie** ⇨ Muskelschwäche bis zur Lähmung, Parästhesien, EKG-Veränderungen und Rhythmusstörungen, Obstipation, Kopfschmerzen, Müdigkeit
- ⇒ Hypervolämie durch die H_2O-Retention
- ⇒ Polyurie und Polydipsie mögl. durch hypokaliämisch bedingte Tubulopathie
- ⇒ Hypernatriämie kann fehlen durch Anpassung der Niere

Diag:
1. Anamnese und klinische Untersuchung
2. Labor:
   Aldosteron-Nachweis im Blut, vermehrte Aldosteron-Ausscheidung im 24-Std.-Urin
   Renin: primärer Aldosteronismus = normal/erniedrigt (= Low-Renin-Aldosteronismus)
   sekundär Aldosteronismus = Renin erhöht
   Elektrolyte: **Natrium erhöht**, **Kalium erniedrigt** (aber auch normale Werte mögl.)
   Desoxykortikosteron-Suppressionstest
3. Lokalisationsdiagnostik: einseitig, beidseitig?
   CT und Szintigraphie bringen nicht immer gute Beurteilbarkeit, da es häufig sehr kleine Adenome sind ⇨ Methode der Wahl: **MRT**
   Selektive Nierenvenen-Untersuchung (V.cava-Katheter) gibt beste Auskunft, ob die Aldosteronproduktion einseitig oder beidseitig erhöht ist.

Ther: • Konservativ: bei beidseitiger Hyperplasie **Aldosteron-Antagonisten** (Spironolacton, Aldactone®) lebenslang und meist auch Antihypertensiva. Med. auch präoperativ zur Vorbereitung des Pat.

• Operativ: Ind: Adenom, Karzinom
 - Präoperativ: medikamentöse Normalisierung von Blutdruck u. Kalium
 - Adenom-Entfernung durch einseitige Adrenalektomie (heute oft als endoskopische Op über retroperitonealen Zugang)
 - NNR-Hyperplasie: beidseitige subtotale NNR-Resektion u. postoperative Nebennierenhormonsubstitution (Kortikosteroide)
 - Karzinom der NNR ⇨ Adrenalektomie + Chemotherapie

• Weiter Informationen (zu Studienzwecken wurde in Deutschland ein Register eingerichtet): www.conn-register.de

Prog: Die Hypertonie lässt sich in 70 % d.F. durch die Op beseitigen, der Rest muss weiter mit Antihypertensiva therapiert werden.

Kompl: * Koronare Herzerkrankung, Arteriosklerose, Apoplexie durch die Hypertonie und es wird auch ein direkt auf das Gefäßsystem schädigender Effekt des Aldosterons angenommen.

DD: Hypertonie:
 - Essentielle arterielle Hypertonie (90 % d.F.)
 - Renale Form der Hypertonie (Nierenarterienstenose, maligne Nephroangiosklerose)
 - Phäochromozytom
 - CUSHING-Syndrom I

ADRENOGENITALES SYNDROM

Syn: **AGS**, engl. adrenogenital syndrome, ICD-10: E25.9

Ät:
 - Angeborene Enzymdefekte: **aut.-rez.** erblich (Mutationen auf Chrom. 1q, 6p, 8p, 8q, 10 bekannt) od. auch **Spontanmutation**
 - Endokrin aktives Neoplasma in der NNR (Adenom, Karzinom in der Zona reticularis) oder den Gonaden
 - Nebennierenrindenhyperplasie

Path: ♦ Angeborene NNR-Enzymopathien mit Störung der adrenalen Steroidsynthese (meist **21-Monooxygenasedefekt**, seltener 17α- od. 11ß-Monooxygenasedefekt oder 3-Steroiddehydrogenasedefekt) ⇨ **verminderte Cortisolbildung** ⇨ durch den Regelkreis vermehrte ACTH-Ausschüttung ⇨ beidseitige NNR-Hyperplasie mit vermehrter Bildung von Kortisolvorstufen und **Androgenen**

Durch den hohen Androgenspiegel erfolgt durch negative Rückkoppelung eine verminderte Gonadotropinbildung (FSH ↓, LH ↓) ⇨ Hemmung der Entwicklung der Keimdrüsen = **hypogonadotroper Hypogonadismus**

♦ Adrenogenitales **Salzverlustsyndrom** = angeborenes AGS mit gleichzeitiger Störung der Mineralokortikoidbiosynthese ⇨ Addison-artige Krisen mögl. mit Na^+-Verlust u. K^+-Retention (Gefahr von Herzrhythmusstörungen)

Epid: Angeborenes AGS: Häufigkeit 10/100.000

Klin: ⇒ Säuglingsalter: Pseudohermaphroditismus bei Mädchen (intersexuelle Störung), verfrühte isosexuelle Entwicklung beim Jungen

⇒ Kindesalter starkes Wachstum (anabole Wirkung der Androgene) ⇨ dann aber vorzeitiger Epiphysenfugenschluss (um 10. Lj.) ⇨ Minderwuchs

⇒ Mädchen: **Virilisierung** mit maskulinem Habitus (Pseudohermaphroditismus femininus), Hirsutismus, Klitorishypertrophie, tiefe Stimme, wenig ausgebildete Mammae, Amenorrhoe, **Sterilität**

⇒ Jungen: vorzeitige Ausbildung männl. Geschlechtsmerkmale, **Pubertas praecox** (häufig klinisch unbemerkt) bei gleichzeitigem Hypogonadismus, Sterilität (Azoospermie)

Diag: 1. Anamnese und klinische Untersuchung
2. Labor: Nachweis von **17-Ketosteroiden** (Androgenmetabolite) im 24-Std.-Urin
Dexamethason-Hemmtest (kein Abfall der 17-Ketosteroide bei Dexamethason-Gabe bei endokrin aktivem Neoplasma)
3. Röntgen: frühzeitiger Epiphysenfugenschluss

Ther:
- Konservativ: bei angeborenem Enzymdefekt Dauermedikation mit Kortisol oder Fludrocortison (hat zusätzlich Mineralokortikoidwirkung, Ind: gleichzeitiges Salzverlustsyndrom)
Bei Frauen evtl. zus. Antiandrogene zur Therapie der Virilisierung
- Operativ: Ind: Tumornachweis
  - Bei Tumornachweis unilaterale Adrenalektomie
  - Frauen: evtl. plastische Korrektur der Klitorishypertrophie und Erweiterung der Vagina
- Selbsthilfegruppen: AGS-Eltern- und Patienteninitiative, Baumschulenstr. 1, 89359 Kötz, Tel.: 08221 9635-37, Fax: -38. Internet: www.ags-initiative.de

DD:
- Ovarialtumoren (androgenbildend)
- Polyzystische Ovarien (STEIN-LEVENTHAL-Syndrom)
- Pubertas praecox: Pinealom (Tumor der Epiphyse = Zirbeldrüse)

HORMON-INAKTIVE NEBENNIERENTUMOREN

Syn: Inzidentome, Inzidentalome, engl. incidental tumour, ICD-10: benigne D35.0, maligne C74.9

Epid:
◊ Altersgipfel: 40.-60. Lj., extrem seltene Tumoren (insb. der NNR)
◊ Inzidenz des Nebennierenkarzinoms: 0,1-0,2/100.000/Jahr
◊ Prävalenz: ca. 3 % geschätzt
◊ Familiäre Häufung mögl.

Etlg:
NNM im Kindesalter: Neuroblastome
NNM im Erwachsenenalter: Ganglioneurom (benigne, aber infiltrierendes Wachstum mögl.), vor allem bei Frauen zw. 20.-30. Lj., häufiger in den paravertebralen Ganglien
NNR-Tumoren: benignes Adenom u. malignes Karzinom mögl.
TNM-Klassifikation und Stadieneinteilung des Nebennierenrindenkarzinoms

I:	$\mathbf{T_1N_0M_0}$ – Tumor <5 cm ohne extraadrenale Invasion
II:	$\mathbf{T_2N_0M_0}$ – Tumor >5 cm ohne extraadrenale Invasion
III:	$\mathbf{T_3N_0M_0}$ – Tumor mit lokaler extraadrenaler Invasion, $\mathbf{T_{1\text{-}2}N_1M_0}$ – Lk-Metastasen in hilären, abdominalen paraaortalen od. parakavalen Lk
IV:	$\mathbf{T_3N_1M_0}$, alle $\mathbf{T_4}$ – Tumor mit Invasion von Niere, Zwerchfell, Leber, Pankreas od. große Gefäße, alle $\mathbf{M_1}$ (Fernmetastasen)

Klin:
⇒ Oft **Zufallsbefund** in der Sonographie (Begriff: ***Inzidentom*** = zufällig entdeckter Tumor)
⇒ Retroperitoneale Raumforderung ⇨ Verdrängung benachbarter Organe, Druckgefühl, Oberbauchschmerzen
⇒ Nebennierenkarzinome sind in ca. 50 % d.F. (subklinisch) Hormon-produzierend ⇨ CUSHING-Symptome, Hyperandrogenämie od. Östrogen-produzierend

<u>**Diag:**</u> 1. Anamnese und klinische Untersuchung
2. Labor: Ausschluss der Hormonaktivität
3. Röntgen: CT-Thorax und -Abdomen bzw. besser **MRT** mit KM-Gabe (Gd-DTPA = Gadopentetat-Dimeglumin), ggf. ^{18}FDG-PET-CT

<u>**Ther:**</u>
- <u>Konservativ:</u> bis 3 cm ⇨ Beobachtung, Kontrolle alle 6 Monate
- <u>Operativ:</u> Ind: >6 cm ⇨ Karzinom-verdächtig (in 20-30 % d.F.) ⇨ Op
  - Zugang: heute insb. endoskopisch retroperitoneal bei Befund bis 6 cm, bei größerem Tumor auch laparoskopisch (= transperitoneal) oder konventionell transabdominell
  - Radikale Entfernung der Nebenniere (Adrenalektomie)
  - Bei Nachweis eines Nebennierenkarzinoms zusätzlich paraaortale/-kavale Lk-Dissektion und postoperative Chemotherapie: Gabe von Mitotan (vom DDT abgeleitete adrenotoxische Substanz, Lysodren®) + Etoposid + Doxorubicin + Cisplatin od. Mitotan + Streptozotocin und Bestrahlung des Tumorbettes
- In Deutschland gibt es zu Studienzwecken ein Register für diese seltene Erkrankung: Dt. Nebennieren-Karzinom-Register, Schwerpunkt für Endokrinologie, Universitätsklinik Würzburg, Tel.: 0931 201-39717, Internet: www.nebennierenkarzinom.de

<u>**Prog:**</u> Beim Nebennierenkarzinom Abhängig vom Tumorstadium: Tumor auf die Nebenniere begrenzt 60-80%ige 5-JÜR, bei T_3 40 %, bei Metastasen mit <1 J. Überlebenszeit schlecht

<u>**Kompl:**</u> Nebennierenkarzinom: frühzeitige Metastasierung in lokale Lymphknoten, Lunge, Leber od. Knochen

<u>**DD:**</u>
- Nebennierenzyste (selten): können bei Nebennierenmalignomen od. Nebennierenmetastasen vorkommen ⇨ bei Zysten >5 cm Entfernung und Histologie indiziert
- Die Nebenniere ist ein "<u>Metastasen</u>organ" (gute Vaskularisation der Nebennieren) für andere Primärtumoren: insb. beim malignen Melanom, Nierenzell-, Bronchial-, Mamma- u. Magenkarzinom vorkommend

RETROPERITONEUM

Anatomie

Vom Zwerchfell bis zur Linea terminalis des kleinen Beckens reichend, zwischen Peritoneum parietale und der dorsalen Bauchwand liegend. Verbindung zu intraabdominellen Organen durch das Meso sowie mit den sekundär retroperitonealen Organen Pankreas, Duodenum, Colon ascendens und descendens und Teilen der Leber. Von Binde- und Fettgewebe durchsetzt.

Ganz retroperitoneal liegen: **Niere, Nebenniere, Harnleiter** (Ureter), Aorta abdominalis, V.cava inf., Lymphbahnen/-knoten, Cisterna chyli, sympathischer Plexus u. Ganglien.

Im Bereich des Beckens (Subperitonealraum) liegen Blase, Prostata, Vagina (Uterus) u. Rektum.

RETROPERITONEALE BLUTUNGEN

Syn: Retroperitoneales Hämatom, ICD-10: traumatisch bedingt S36.83 od. R58

Ät:
- Wirbeltrümmerfraktur, Beckenringfraktur
- Nierenverletzung
- Zerreißung der großen Gefäße, Aneurysmaruptur
- Tumorblutungen
- Antikoagulanzienblutung

Path:
- ♦ Gefäßzerreißungen durch Beschleunigungs-/Dezelerationstrauma od. Frakturfragmente
- ♦ Primäre Blutung aus den Frakturen
- ♦ Kleinere Blutungen im Bereich des Retroperitoneums **tamponieren sich selbst** und bedürfen daher keiner operativen Therapie.

Klin:
- ⇒ Kleinere Blutungen sind symptomarm.
- ⇒ Früher Volumenmangelschock bei Massenblutung (arteriell)
- ⇒ **Retroperitonealer Schmerz** (mit Ausstrahlung in Schulter, Sacrum, Leiste, Hoden)
- ⇒ Evtl. paralytischer Ileus

Diag:
1. Anamnese und klinische Untersuchung: Flankenschmerz, Flankendämpfung, Flankenhämatom, Skrotalhämatom
2. Sonographie: Verwaschene Nierenkontur, retroperitoneale Flüssigkeit
3. Röntgen: Abdomen-Übersichtsaufnahme ⇨ **unscharfer Psoasrandschatten**
   IVP (intravenöse Pyelographie) zur Darstellung der ableitenden Harnwege (Ureter dient als diagnostische Leitstruktur)
   Spiral-CT-Angiographie od. DSA zur Diag. des Gefäßstatus
4. Labor: BB, Urinstatus und Harnsediment

Ther:
- Konservativ: Bei retroperitonealem Hämatom **abwartende Haltung** und Beobachtung, Volumenersatz, Gerinnungskontrollen (Cave: DIC), evtl. Substitution v. Gerinnungsfaktoren, bei Ileus frühe Stimulation des Darmes (z.B. Pyridostigmin, Mestinon® i.v.)
- Operativ: Ind: Nierenverletzung (s. Kap. Niere), Harnleiter-, Blasenruptur, persistierende Blutungen
  - Laparotomie, Umstechungen der blutenden Gefäße, evtl. Tamponade
  - Bei unstillbarer Blutung im Bereich des Beckens ist evtl. die Ligatur der A.iliaca int. notwendig.

<u>Kompl:</u> * Ruptur des parietalen Peritoneums ⇨ intraperitoneale Blutung
* Massenblutung ⇨ **Volumenmangelschock, DIC**
* Mitverletzung retroperitoneal und intraperitoneal liegender Organe

<u>DD:</u> – Harnleiterverletzung und Extravasion von Harn in das Retroperitoneum
– Retroperitoneale Tumoren

RETROPERITONEALE FIBROSE

<u>Syn:</u> **Morbus ORMOND** (idiopathische retroperitoneale Fibrose), GEROTA-Fasziitis, engl. retroperitoneal fibrosis, ICD-10: N13.5

<u>Ät:</u> – Primäre Form (Morbus ORMOND, idiopathisch – vermutlich autoimmunologisch)
– Sekundäre Form (ORMOND-Syndrom) durch Strahlenfibrose, chron. Entzündungen, bei Malignomen, Narbenbildung nach operativen Eingriffen und Traumata (Blasentrauma, Beckenhämatom)
– Medikamentös: Serotonin-Antagonisten, Antibiotika, Antiphlogistika, ASS, Betablocker, Glukokortikoide
– Lokale Injektion sklerosierender Flüssigkeiten
– Häufig assoziiert mit anderen Autoimmunkrankheiten, z.B. Vaskulitiden, rheumatoide Arthritis, Lupus erythematodes, Thyreoiditis
– Risikofaktoren sind familiäre Häufung, Nikotinkonsum, Asbestexposition, Arteriosklerose, Vit.-E-Mangelzustände

<u>Path:</u> ♦ Bindegewebiger Um-/Anbau im retroperitonealen Raum, Neigung zur Hyalinisierung
♦ Führt zur **Ummauerung** der Gefäße, Nerven, Ureteren u. evtl. des Nierenhilus ⇨ Stauungsniere, venöse Abflussstörungen
♦ <u>Lok:</u> Meist symmetrisch der Mittellinie beginnend, **von kaudal nach kranial** ausbreitend.

<u>Epid:</u> ◊ Inzidenz: selten, 0,5/100.000/Jahr, m > w (2:1)
◊ Prädisp.alter: 40.-60. Lj.

<u>Klin:</u> ⇒ Im Frühstadium uncharakteristische Symptome, wie Rücken-, Kreuzbein- oder Flankenschmerzen ⇨ meist späte Diagnosestellung
⇒ Spätstadium: Zeichen der **Nierenfunktionseinschränkung**, Oligo-/Anurie, stauungsbedingte Schmerzen
⇒ Beinödeme bei Abflussbehinderung durch Ummauerung der großen Gefäße (venöse Abflussbehinderung + Lymphstauung), Varikozele

<u>Diag:</u> 1. Anamnese und klinische Untersuchung
2. <u>Labor:</u> CRP- u. BSG-Erhöhung, Kreatinin-Anstieg bei Nierenschädigung
3. <u>Röntgen:</u> **IVP** (<u>i</u>ntra<u>v</u>enöse <u>P</u>yelographie) ⇨ bilaterale supravesikale Stenose der Ureteren mit Verlagerung der Ureteren nach medial, Nierenstauung, unscharfer Psoasrandschatten, evtl. Kavographie (= Kontrastdarstellung der V.cava inf.)
4. <u>Sonographie:</u> Nierenstauung?
5. <u>CT / MRT:</u> zur Abgrenzung gegen Tumoren, ggf. CT-gesteuerte Punktion und Histologie

<u>Ther:</u> • <u>Konservativ:</u> Absetzen mögl. verursachender Medikamente
Einlage einer Harnleiterschiene als vorübergehende Maßnahme bei Stauung.
Medikamentös: Glukokortikoide 4 Wo. Prednison 1 mg/kgKG, dann Reduzierung auf 5-10 mg als Erhaltungsdosis für 1 Jahr. Bei Nichtansprechen zusätzlich Immunsuppression mit Azathioprin od. Mycophenolatmofetil. Versucht werden kann auch der Östrogenrezeptorantagonist Tamoxifen (2x20 mg/Tag, wirkt antiinflammatorisch u. antifibroblastisch)

- Operativ: Ind: Harnabflussbehinderung durch Ureterummauerung
  Transperitonealer Zugang, beidseitige **Ureterolyse** und Verlagerung des Harnleiters nach intraperitoneal. Ist dies nicht mögl. wird der Ureter durch ein Ileumsegment ersetzt.
- Lebenslange Nachkontrolle mit Labor (CRP, Krea) und Sonographie; MRT bei V.a. Reaktivierung

Prog: Die medikamentöse Therapie wirkt in ca. 50 % d.F. (dann kann auch die Harnleiterschiene wieder entfernt werden).

Kompl: * **Niereninsuffizienz**, Nierenstauung
* Ausbildung eines inflammatorischen Bauchaortenaneurysmas

Op: * **Verletzung des Ureters**, postoperative **Ureterstenose**

DD: – Evtl. Kombination mit Mediastinalfibrose (obere Einflussstauung)
– Evtl. Kombination mit primär sklerosierender Cholangitis
– Retroperitoneale Tumoren
– Renale Abflussbehinderung: angeborene Fehlbildungen, Ureterstenosen, Urolithiasis, Tumoren, neurogene Ursachen (Querschnitt, diabetische Neuropathie), Entzündungen der ableitenden Harnwege, vesikoureteraler Reflux, iatrogen durch Bestrahlung

RETROPERITONEALE TUMOREN

Etlg: # Benigne Tumoren: Lipome, Fibrome, Desmoid, Leiomyome, Angiome, Lymphangiome, Neurinome, Ganglioneurome, Schwannome
Maligne Tumoren: Lipo-, Fibrosarkom, Leiomyo- u. Rhabdomyosarkom, Lymphosarkom, Lymphome
Kindesalter: Neuroblastom (s.u.)
Sekundäre Tumoren/Metastasen: Lymphome, eingebrochenes Kolonkarzinom, Nierenzellkarzinom, Pankreaskarzinom, Nebennierentumoren, Infiltration gynäkologischer Tumoren

Epid: Häufigkeitsgipfel: 50.-60. Lj.

Klin: ⇒ **Palpabler Tumor**, Flankenschmerz, mäßige Rückenschmerzen
⇒ Bauchschmerz, Appetitlosigkeit, Gewichtsverlust, Obstipation
⇒ Spätzeichen: Neurologische Ausfälle, Nierenversagen, Ileus

Diag:
1. Anamnese (bei unklaren Abdominalbeschwerden daran denken!) und klinische Untersuchung
2. Sonographie: Nierenstauung?, Lage zu Nachbarorganen und zur V.cava, Aorta
3. Röntgen: Abdomen-Übersicht ⇨ Tumorschatten im Mittel-/Unterbauch
   IVP ⇨ **Verlagerung oder Ummauerung des Ureters**, Nierenstauung
   CT/MRT: zur genauen Lokalisation mit bester Sensitivität und Spezifität, evtl. mit KM
4. Labor: Nierenretentionswerte, Tumormarker (AFP, HCG, CEA, CA 19-9)

Ther:
- Konservativ: bei sekundären Tumoren Radiatio und evtl. Chemotherapie
- Operativ: Ind: bei soliden Tumoren im Retroperitoneum stets gegeben
  Transabdominaler Zugang und komplette Exstirpation des Tumors (auch bei benignen Tumoren wegen letztlich unklarer Dignität ohne Op, Gefahr des Rezidives und der malignen Entartung)

Prog: Sarkome: 5-JÜR 40 %, Rezidivneigung bei nicht vollständiger Entfernung, benigne Tumoren können noch nach Jahren maligne entarten.

Kompl: * Nierenversagen durch Kompression der ableitenden Harnwege
* Kompression von Gefäßen und Nerven
* Maligne Entartung benigner Tumoren

Op: * Rezidiv bei nicht vollständiger Entfernung

DD: – Retroperitoneale Zysten: posttraumatisch, nach Entzündungen (Pankreatitis, paranephritisch)
– Retroperitoneale Blutungen, retroperitoneale Hämatome
– Retroperitoneale Entzündungen durch Pyelonephritis, Morbus CROHN, tuberkulöser Senkungsabszess, perforierter retrozäkaler Appendix
– Retroperitoneale Fibrose (Morbus ORMOND)

NEUROBLASTOM

Syn: Sympathoblastom, Sympathikoblastom, engl. neuroblastoma, ICD-10: C47.9

Path: ♦ Ausgehend von Sympathikusganglienzellen (**Grenzstrang**) oder sympathischen Neuroblasten des **Nebennierenmarkes**. Tumor embryonalen Ursprungs.
Oft sekretorische Aktivität von Katecholaminen.
♦ Lok: **Nebennieren**, Halsbereich, Brustkorb, **abdominal-paravertebral** (60 % d.F.) vom **Retroperitonealraum** ausgehend, Becken
♦ Metastasierung: **frühzeitig** in Leber (Typ PEPPER), Knochenmark u. Knochen (Typ HUTCHINSON), Lymphknoten, Haut
Bei Diagnosestellung haben bereits 50% d.F. Metastasen (= Stadium IV)!

Epid: ◊ Dritthäufigster Tumor im Kindesalter
◊ Altersgipfel: 1.-4. Lj., m = w
◊ Inzidenz (kumuliert bis zum 15. Lj.): 1,6/100.000 Kinder/Jahr, 130-180 Fälle pro Jahr in Deutschland

Etlg: # Histologische Klassifizierung (des International Neuroblastoma Pathology Committee, 1999, basierend auf der SHIMADA-Klassifikation, 1984)
- Neuroblastome: wenig SCHWANN-Zellen, differenzierte (⇨ gute Prog. wenn Kind <5 J.) od. undifferenzierte (⇨ schlechte Prog.) Ganglienzellen
- Ganglioneuroblastome: viele SCHWANN-Zellen (>50 %) ⇨ gute Prog.
- Ganglioneurome: überwiegend Schwann-Zellen, gut differenziert ⇨ gute Prog.
- noduläres Ganglioneuroblastom (selten) ⇨ eher schlechte Prog.

Internationale Stadieneinteilung des Neuroblastoms (INSS, 1993, modifiziert nach der ursprünglichen Einteilung von EVANS, 1971): Ausbreitung des Tumorbefalles

Stad. I:	Tumor auf Struktur des Ursprungs beschränkt, komplette Entfernung
Stad. IIa:	Unilateraler Tumor, keine Lk-Metastasen, inkomplette Entfernung
Stad. IIb:	Unilateraler Tumor, ipsilaterale Lk-Metastasen, inkomplette Entfernung
Stad. III:	Tumor überschreitet Mittellinie mit oder ohne kontra- od. bilateralen Lk-Metastasen, nicht resektabel
Stad. IV:	Fernmetastasen (entfernte Lk, Knochen, Knochenmark, Leber usw.)
Stad. IV-S:	Tumor Stad. I od. II im 1. Lj., aber Metastasen in Haut, Leber und/oder Knochenmark, aber nicht im Knochen (S = sine Knochen)

Klin: ⇒ Tastbarer, höckeriger, derber **Bauchtumor**
⇒ Schwächegefühl, Inappetenz, Gewichtsverlust, Erbrechen, Durchfall oder Obstipation
⇒ Weichteilschwellungen, Knochenschwellungen Fieber, Anämie, Knochenschmerzen ⇨ Zeichen einer Metastasierung

⇒ Evtl. Blutdruckkrisen (Hormonproduktion), periorbitale Ekchymosen (Hautblutungen) und Protrusio bulbi (bei Orbitabefall)

⇒ Evtl. HORNER-Syndrom (Ptosis, Miosis, Enophthalmus) od. Rekurrensparese

⇒ Evtl. Tracheal- oder Bronchuskompression ⇨ respiratorische Symptome oder obere Einflussstauung

⇒ Selten Querschnittsymptomatik (bei Einwachsen in den Wirbelkanal über die Foramina intervertebralia = sog. Sanduhrtumor), opsomyoklonisches Syndrom (kurze, schnelle und unregelmäßige Augenbewegungen [dancing eye syndrome], Ataxie)

Diag: 1. Anamnese und klinische Untersuchung

2. Röntgen: Abdomenübersicht ⇨ charakteristische feine **schollige Verkalkungen** in Höhe der 10./11. Rippe
   IVP ⇨ bei Nebennierenlokalisation Kaudalverlagerung der Niere, verdrängtes Nierenbeckenkelchsystem (DD: beim WILMS-Tumor aufgespreizte Kelche)
   Sonographie, MRT-Abdomen zur Lokalisationsdiagnostik
3. Labor: evtl. Anämie, Ferritinerhöhung, erhöhte Katecholamine ⇨ 24-Std.-Urin auf Katecholamine (Vanillinmandel- und Homovanillinsäure) untersuchen
   Tumormarker: NSE (neuronspezifische Enolase), LDH-Erhöhung im Serum, Katecholamine
4. Evtl. Tc-Skelettszintigraphie, MIBG-Szintigraphie zur Metastasensuche und Knochenmarkpunktion (Metastasen, Tumorzellnester?)
5. Histologie (Differenzierungsgrad des Tumorgewebes, Mitosis-Karyorrhexis-Index) u. Molekulargenetik (eine **N-myc**-Protoonkogen-Amplifikation zeigt schlechte Prog. an)

Ther: • Operativ: Ind: Versuch der Resektion des Haupttumors ist in allen Stadien indiziert
- Stad. I: Tumorexstirpation
- Stad. II: Tumorexstirpation bzw. -biopsie + Chemotherapie
- Stad. III und IV: präoperative Chemotherapie + Radiatio, dann Tumorexstirpation bzw. -biopsie + Chemotherapie über 1½ Jahre
- Stad. IV (jenseits des 1. Lj.) evtl. auch supraletale Radiochemotherapie und anschließende Knochenmarktransplantation
  In Studien wird auch eine Differenzierungstherapie bei Hochrisiko-Pat. nach Abschluss der konventionellen Ther. eingesetzt: die Gabe von Retinolsäure führt zur Ausdifferenzierung verbliebener Tumorzellen (und somit zum Verlust der Malignität)

Prog: Insg. **schlecht**, da Diagnosestellung meist erst spät (50 % sind bereits im Stad. IV bei Diagnosestellung), im Säuglingsalter (Stad. IV-S) insg. günstiger als im Kleinkindesalter. Im Stadium IV-S werden darüber hinaus **spontane Remissionen** beobachtet (daher ist in diesem Stadium zuwarten möglich).

5-JÜR aller Neuroblastome **65-80 %**, Stad. I-II u. IV-S ca. 90%ige Heilungsrate, Stad. IV nur 10-20%ige Heilungsrate (5-JÜR 30-50 %)

Kompl: * Mediastinale Tumoren ⇨ respiratorische Insuffizienz
* Querschnittsymptomatik bei Einwachsen in den Wirbelkanal
* Nierenarterienverletzung bei Op

Proph: Das in Studien getestete Neuroblastom-Screening mit einem Filterpapierteststreifen für Harn auf Katecholamine (wurde mit der U6 im 10.-14. Lebensmonat von den Kinderärzten ausgegeben und dann auf Vanillinmandel- und Homovanillinsäure ausgewertet) hat keinen bzw. einen negativen Früherkennungserfolg (zu häufig "Überdiagnosen" und Todesfälle durch die dann begonnene (unnötige) Therapie) gebracht und wird daher seit 2002 nicht mehr durchgeführt.

DD: - WILMS-Tumor (Nephroblastom)
- Benignes Ganglioneurom
- Nebennierenadenom
- Nebennierenblutung
- Rhabdomyosarkom, Leiomyom, Schwannom, malignes Schwannom

URETER

Anatomie

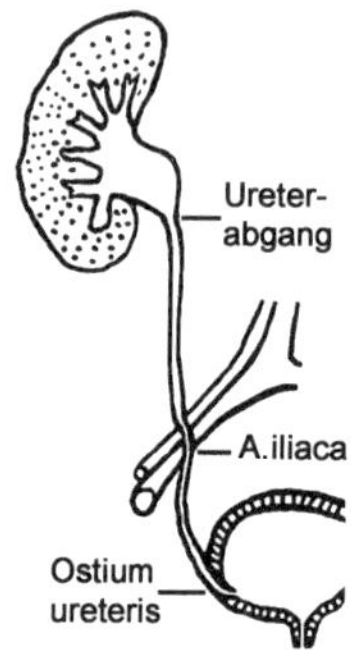

Jeweils ein Ureter pro Niere, beim Erwachsenen ca. 30-35 cm lang, 4 mm im Durchmesser. Die beiden Harnleiter liegen vollständig **retroperitoneal**.

Abgang aus dem Nierenbecken in Höhe LWK 2/3, Verlauf paravertebral auf M.psoas major, an der seitlichen Beckenwand bis zum Blasenfundus (klinisch renales, lumbales und vesikales Segment). Sie überkreuzen dabei die Vasa iliaca (re. A.iliaca ext., li. A.iliaca com.) und unterkreuzen den Duct.deferens/die A.uterina, sie münden jeweils in das **Ostium ureteris** der Harnblase (mit intramuralem Segment zur Verhinderung eines Refluxes aus der Blase in Richtung Nieren). Der Harntransport von kranial nach kaudal erfolgt durch **peristaltische Wellen**.

Ruhedruck: 6-14 cm H_2O, bei Kontraktion oben 25 und unten bis 80 cm H_2O.

<u>3 physiologische Engstellen (s. Abb.):</u> am Abgang vom Nierenbecken („Ureterhals"), an der Überkreuzungsstelle der Iliakalgefäße und an der Einmündung in die Harnblase (intramuraler Verlauf des Ureters durch die Harnblasenwand, "Tunnel") ⇨ Prädilektionsstellen für das Hängenbleiben v. Steinen

<u>Histologie:</u> gefaltetes Übergangsepithel (Syn: Urothel), spiralig verlaufende glatte Muskulatur und eine kollagene Adventitia mit vegetativem Nervengeflecht und Gefäßversorgung

HARNLEITERFEHLBILDUNGEN

<u>Syn:</u> Ureteranomalien, engl. malformations of the ureter, ICD-10: Q62.8

<u>Epid:</u> Fehlbildungen der oberen Harnwege sind **häufig**, ca. 1 % aller Neugeborenen

<u>Entwicklungsgeschichtlich:</u> die Kloake trennt sich früh in einen vorderen Anteil = **Sinus urogenitalis** und einen dorsalen Anteil (Membrana analis). Der Urharngang (Allantois) ist eine Ausstülpung des Entoderms und reicht von der Nabelschnur bis in den Sinus urogenitalis. Dieser Urharngang obliteriert dann und es verbleibt ein bindegewebiger Strang (Urachus, Lig.umbilicale medianum). Aus dem Sinus urogenitalis entstehen die Harnblase und die Urethra (beim weiblichen Geschlecht aus den pelvinen Anteilen auch noch das Vestibulum vaginae).

Die re. u. li. **Ureterknospe** des WOLFF-Ganges wandern zusammen mit dem WOLFF-Hauptgang nach kaudal in den **Sinus urogenitalis**. Somit finden die (späteren) Ureteren Verbindung zur (späteren) Harnblase. Nach kranial verbinden sich die Ureterknospen mit dem **metanephrogenen Gewebe** (den späteren Nephronen der Nieren). Aus den Ureterknospen entstehen somit Ureter, Pyelon, Nierenkelche und die Sammelrohre. Funktionell verbinden sie die Nieren mit der Harnblase.

<u>Path:</u>
- Verfehlen die Ureterknospen den Sinus urogenitalis, so kommt es zur **ektopen Harnleitermündung**
- Verfehlen die Ureterknospen das metanephrogene Gewebe kommt es nicht zur Induktion der Nierenbildung (s.o. Kap. Nierenfehlbildungen)
- Bei **Doppelbildung** von Ureterknospen entstehen 2 Ureteren (Ureter duplex, selten auch 3fach = Ureter triplex) mit doppeltem Nierenbecken-Kelch-System und doppelter Mündung in die Harnblase. Die Ureteren kreuzen sich dabei (s.u. Abb.) und die obere Nierenanlage mündet kaudal in die Harnblase (MEYER-WEIGERT-Regel)
- Teilt sich eine Ureterknospe bevor sie auf das metanephrogene Gewebe trifft, so entstehen daraus zwei Ureteren mit doppeltem Nierenbecken-Kelch-System, aber nur einem Zusammenfluss in die Harnblase (Ureter fissus). Beim Ureter fissus kann dann Urin von einem Ureter in den anderen pendeln (ureteroureteraler Reflux, Jo-Jo-Phänomen).

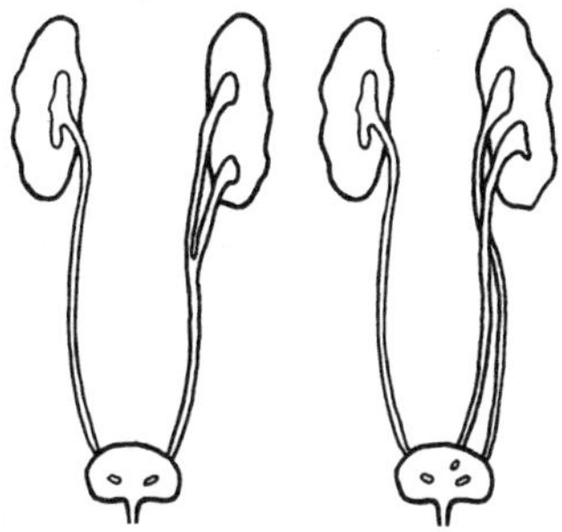

Ureter fissus Ureter duplex

Ureteragenesie od. inkompletter (= blind endender) Ureter (bei beidseitiger Agenesie ist das Neugeborene nicht lebensfähig)

Ureterdoppelfehlbildungen (ICD-10: Q62.5):

- **Ureter fissus:** partiell doppelter Ureter = mit doppeltem Nierenbecken-Kelch-System aber gemeinsamer Mündung in die Blase
- **Ureter duplex:** komplett doppelter Ureter mit doppeltem Nierenbecken-Kelch-System und mit getrennter Mündung in die Blase. Der untere Nierenanteil mit hoher Harnblasenmündung zeigt häufig einen vesikoureteralen Reflux. Ein primärer Megaureter kommt beim oberen Nierenanteil vor.

  Ureter triplex: 3facher Ureter und 3faches Nierenbecken-Kelch-System mit getrennten Mündungen in die Blase

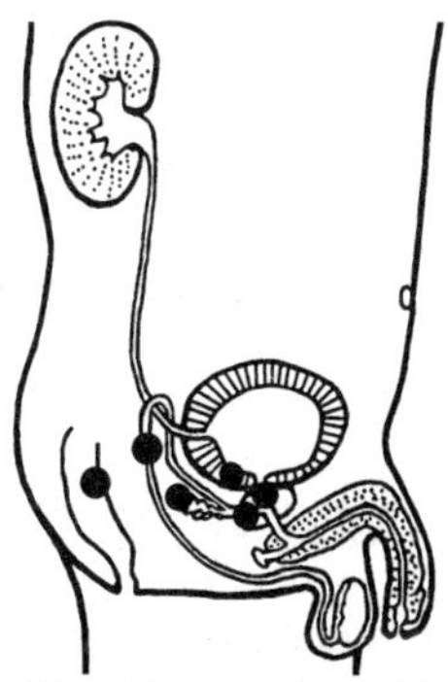

Ektope Uretermündung: kommt insb. bei doppeltem Ureter vor (75 % d.F.), dabei trifft der kraniale Ureter d. Sinus urogenitalis nicht mehr
M: Mündung in den Duct.deferens, Samenblase, Duct.ejaculatorius, Blasenhals u. **Urethra** (insb. prostatischer Abschnitt) od. Rektum mögl., s. Abb.
W: Mündung in die Vagina (insb. **Vestibulum vaginae**), Urethra, Uterus (Collum od. Corpus uteri) od. Rektum mögl.
Die ektope Mündung kann zusätzlich stenosiert od. obliteriert sein ⇨ Megaureter und pathologisch veränderter oberer Nierenanteil
Klin: bei Mündung distal des Sphinkter urethrae ext. ⇨ primäre Harninkontinenz; bei Mündung prox. des Sphinkter urethrae ext. besteht Kontinenz aber Reflux mit rezidivierenden Harnweginfekten.

Lateralisierte Uretermündung: die Ureteren mündenden zu weit lateral in die Harnblase ⇨ dadurch verkürzter Harnleiterverlauf in der Blasenwand mit unvollständiger Ventilfunktion ⇨ primärer vesikoureteraler Harnreflux (= von der Blase in den oberen Harntrakt, s.u.)

Ureterozele (Syn: Ureterzyste, Ureterphimose): Persistenz der fetalen Verschlussmembran, Vorwölbung der Zele in die Harnblase mit punktförmiger Mündungsstenose ⇨ Obstruktion und Dilatation des oberen Harntraktes (Megaureter, Megapyelon), meist ist die Ureterozele mit Doppelfehlbildung (oberer Nierenanteil) kombiniert

Megaureter, primärer: s.u.

Retrokavaler Ureter (engl. circumcaval ureter): ein embryonales Geflecht aus sog. Kardinalvenen umgibt den Harnleiter. Die ventralen obliterieren dann und aus den dorsalen Kardinalvenen entsteht die V.cava inf. Im umgekehrten Fall ergibt sich ein retrokavaler Ureter ⇨ Harntransportstörung mit Stauungsniere durch Druck der V.cava auf den dorsal kreuzenden Ureter.

Nierenbeckenabgangstenose (Syn: subpelvine Harnleiterabgangstenose, **Ureterabgangsstenose**, ICD-10: N13.5, **häufigste** Fehlbildungen der oberen Harnwege, li. > re.): Ureterstenose unmittelbar beim Übergang vom Pyelon in den Ureter durch Ureterdysplasie od. zu hohen Ureterabgang.
Path: balloniertes Megapyelon, unbehandelt Hydronephrose (durch Druckschädigung d. Niere), bei einseitiger Stenose ggf. kompensatorische Hypertrophie des Nierenparenchyms der Gegenseite

Diag:
1. Anamnese und urologische Untersuchung
2. Sonographie: Erweiterungen von Harnleiter od. Pyelon sind gut darstellbar
3. Entscheidend ist immer die Frage einer Harnabflussbehinderung ⇨ zur Klärung ist hierzu das Diagnostikum der Wahl die dynamische **Isotopennephrographie** (MAG-3-Clearance).

   Beispiel s. Abb.: relevante Nierenbeckenabgangstenose re. (keine Besserung des Abflusses auf Furosemid-Gabe, li. Normalbefund, Seitenverhältnis der Funktion kompensiert li./re. = 55/45 %)

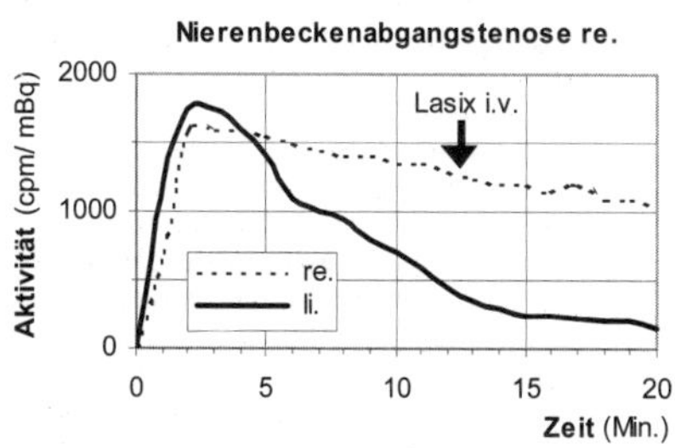

Ther:
- Harnleiterfehlbildungen (z.B. Lageanomalien, Doppelfehlbildungen od. einseitige Agenesie), die **keine relevante** Harnabflussbehinderung machen, bedürfen **keiner** Therapie.
- Operativ: Ind: Harnleiterfehlbildungen, die zur relevanten Harnabflussbehinderung für den oberen Harntrakt führen, werden operativ korrigiert.
  - Bei Harnleiterabgangstenose mit kompensierter Nierenfunktion: Nierenbeckenplastik nach Anderson-Heynes (s. Abb.) mit Verkleinerung des Nierenbeckens und Neueinpflanzung des Ureters in das Nierenbecken (auch laparoskopisch mögl.)
  - Ureterozele: Entfernung der Zele und des zugehörigen Ureters (bei Doppelureter) und des oberen Nierenanteils (Heminephroureterektomie), ggf. antirefluxive Neuimplantation des Ureters des unteren Nierenanteils
  - Bei irreversibler Schädigung einer Niere (Stauungsniere) durch eine Harnleiterfehlbildung (Ausscheidung <20 % der betroffenen Seite in der MAG-3-Clearance): Nephrektomie indiziert

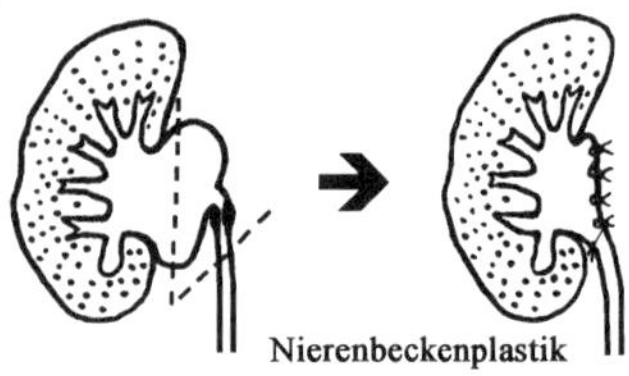
Nierenbeckenplastik

DD:
- Paraureterale Divertikel (Hutch-Divertikel): entstehen durch Harnreflux bei zu weit lateral mündendem Ureter in die Harnblase (durch den verkürzten Harnleiterverlauf in der Blasenwand ergibt sich eine nur unvollständige Ventilfunktion)
- Urachusfistel, Urachussinus ⇨ nässender Nabel (s.u., Kap. Untere Harnwege)

MEGAURETER

Syn: Erweiterter Harnleiter, ICD-10: primärer (angeboren) = Q62.2, sekundärer = N28.8

Anatomie: Der Harntransport erfolgt von den Nierenkelchen – Nierenbecken – Harnleiter bis zur Harnblase durch **aktiven Transport**. Im kranialen Anteil des Nierenbecken-Kelch-Systems sitzt der Schrittmacher, der die Impulse für nach kaudal wandernde Kontraktionen gibt. Es werden jeweils 2 Kontraktionen hintereinander ausgelöst, die einen Urinbolus von ca. 0,3 ml einschließen und mit einer Geschwindigkeit von 3-4 cm/Sek. in die Harnblase transportieren. Bei starker Diurese kann es auch zum druckpassiven Harntransport (ohne die spindelförmigen Kontraktionen des Harnleiters) kommen.

Ät:
- Primärer (angeborener) Megaureter: entwicklungsgeschichtliche Differenzierungsstörung des mesenchymalen Gewebes der Ureterknospe ⇨ **pathologische Wandstruktur** des terminalen Uretersegmentes mit **aperistaltischem Uretersegment** (auf einigen cm fehlt die Längsmuskelschicht) führt zur proximalen Dilatation (evtl. mit gleichzeitigem Megapyelon) und Längenwachstum (⇨ Harnleitererweiterung und -schlängelung)

  od. (obstruktive) Ureterozele an der Uretermündung in die Harnblase

  od. Obstruktion des Ureters durch Überkreuzung des Harnleiters mit dem Wolff-Gang

  od. **vesikoureteraler Reflux** (angeborene Uretermündungsdefekte, s.u.)
- Sekundärer (obstruktiver) Megaureter (= Hydroureter): **Abflusshindernis** (supravesikale Obstruktion) innerhalb des Ureters, z.B. Ureterstein, Ureterozele, Urogenitaltuberkulose, Harnleitertumoren

  od. **Kompression** des Ureters von außen, z.B. Harnleiterverletzung, (versehentliche) iatrogene Ureterligatur, retroperitoneale Fibrose, Tumoren (insb. gynäkologische), retroperitoneale Lymphknotenmetastasen ⇨ eher nur eine Niere betroffen

  od. sekundärer **vesikoureteraler Reflux** (bei Harnweginfektion, Blasenentleerungsstörung, neurogen, Verletzung der Uretermündung nach Steinextraktion)

  od. subvesikales Abflusshindernis (infravesikale Obstruktion), z.B. angeborene **Harnröhrenklappen**, neurogene Blasendysfunktion, Tumoren der unteren Harnwege, Blasenhalssklerose, Prostatahyperplasie, Harnröhrenstrikturen, Meatusstenose ⇨ beidseitiger Megaureter und Auswirkung auf beide Nieren

Path: Wichtig für die Ther. u. Prog. ist die Unterscheidung zwischen **Dilatation** u. **Obstruktion**:

- Dilatation: primärer Megaureter ohne wesentliche Druckerhöhung (keine Obstruktion vorhanden) ⇨ zartes Nierenkelchsystem, keine od. geringgradige Einschränkung der Nierenfunktion und normale Blasenentleerung, keine Restharnbildung
- Obstruktion: Prädilektionsstellen sind die Kelchhälse, der Abgang vom Nierenbecken (subpelviner Ureterabschnitt), Überkreuzungsstelle des Ureters mit den Iliakalgefäßen, die Einmündung in die Harnblase (intramuraler Ureterabschnitt und Ureterostium), der Blasenhals (M.sphincter urethrae internus), Pars prostatica urethrae, der Beckenboden (M.sphincter urethrae externus) und der Meatus urethrae

  ⇨ chronische infravesikale Obstruktion führt durch permanente Druckerhöhung zu Hypertrophie der Harnblasenmuskulatur („Balkenblase"), Restharnbildung (im Stadium der Kompensation noch kein Restharn), Behinderung der Ureterentleerung (durch d. zunehmenden Druck in der Blase) ⇨ **Stauung des oberen Harntraktes** (führt zur Dilatation und Schlängelung des Ureters), Aufhebung des Harntransportes mit Kontraktionswellen ⇨ **Druckschädigung der Nieren** (Schädigung der Tubuli, Vasokonstriktion der präglomerulären Arterien ⇨ arterielle Minderperfusion der Nieren), Endstadium ist die **Hydronephrose** (Syn: Wassersackniere) = irreversible Nierengewebezerstörung.

Epid: ◊ Häufigkeit: angeborener Megaureter 0,3/1.000 Geburten

◊ **M** > w (primärer Megaureter 2-5:1), li. > re.

Klin: ⇒ Primärer Megaureter: macht meist **keine Beschwerden** und ist heute meist Zufallsbefund in der Sonographie (Ureter >6 mm Durchmesser)

⇒ Sekundärer (obstruktiver) Megaureter: Harntransportstörung ⇨ durch den Rückstau in die Niere mit erhöhtem Druck kommt es zur Nierenparenchymzerstörung (Syn: Harnstauungsniere, Hydronephrose) u. Niereninsuffizienz

⇒ Gefahr der aszendierende Infektion ⇨ Pyelonephritis, Urosepsis

⇒ Evtl. Steinbildung im Restharn des erweiterten Hohlsystems

Diag:
1. Anamnese und urologische Untersuchung
2. **Sonographie:** ein- od. beidseitig darstellbarer (= erweiterter) u. geschlängelter Harnleiter (ein normaler Harnleiter ist in der Sonographie nicht darstellbar), Pyelon- und Nierengröße bestimmen (bei Neugeborenen ist eine Pyelonbreite bis 5 mm normal), Ausdehnung des Nierenparenchyms, Form der Nierenkelche (zarte Nierenkelche bei kompensierter Harntransportstörung, verplumpte und dilatierte Kelche bei relevanter Stenose)

   Ein Megaureter kann ggf. bereits intrauterin bei der Schwangerschaftsvorsorgeuntersuchung (3. Sonographie in der 30. SSW) erkannt werden.
3. **Isotopennephrographie:** entscheidend für die Beurteilung der **Nierenfunktionseinschränkung** ⇨ MAG-3-Clearance zur seitengetrennten Bestimmung der Nierenfunktion
4. Röntgen: Miktionszystourethrographie: retrograde Darstellung der Harnblase über einen Katheter zum **Ausschluss eines vesikoureteralen Refluxes**

   Ausscheidungsurographie: bei angeborener Störung heute nur noch vor Op indiziert, bei akuter Obstruktion gute Darstellbarkeit der Ursache.

   Nierenbeckenkelchsystem: bei Dilatation normale zarte Kelche, evtl. vergrößertes Nierenbecken, bei **Obstruktion** mit zunehmendem Schweregrad vergrößertes Nierenbecken und **verplumpte erweiterte Kelche**,

   Etlg. nach EMMET in 5 Grade, s. Abb.

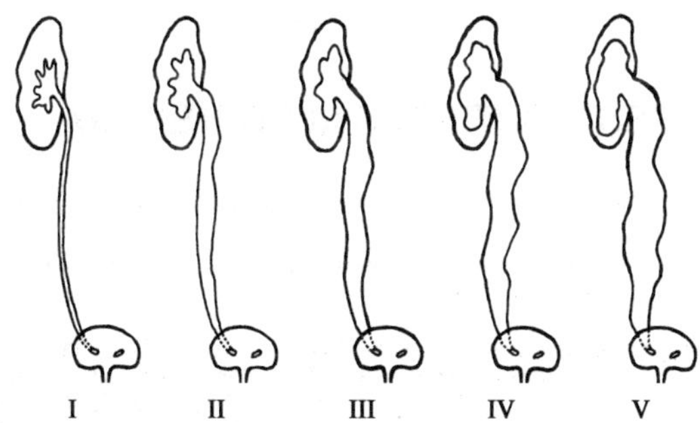

Ther: • Primärer Megaureter: bei kompensierter Nierenfunktion nur **regelmäßige Beobachtung** (Urinuntersuchung auf Infekte, Sonographie und Isotopennephrographie)

• Operativ:

- Bei Verschlechterung der Nierenfunktion: Ureterozystostomie = antirefluxive Neueinpflanzung des Ureters in die Harnblase u. ggf. zirkuläre Verkleinerung des Megaureters, ggf. auch kurzfristige künstliche Harnableitung nach außen (perkutane Nephrostomie)
- Akute Obstruktion: Behandlung der Ursache, z.B. Entfernung eines Harnleitersteines, operative Entfernung von Harnröhrenklappen (s. jeweiliges Kap.)
- Bei irreversibler Schädigung einer Niere (Stauungsniere) durch eine Obstruktion (MAG-3-Clearance <20 % der betroffenen Seite): Nephrektomie

Prog: Primäre vollständige Megaureteren maturieren mit dem Alter gerne zu nur noch segmental nachweisbarem Megaureteren und bedürfen keiner Therapie.

Kompl: * In 1/3 d.F. finden sich weitere Harntraktanomalien.

* Beim primären Megaureter ist in 15 % d.F. zusätzlich ein vesikoureteraler Reflux zu finden, beim sekundären Megaureter bei 50 % d.F. vorliegend.
* Urosepsis bei gleichzeitig vorliegender Obstruktion ⇨ Ther: i.v. Antibiose, künstliche Harnableitung (perkutane Nephrostomie)
* Gefahr der aszendierende Infektion bei vesikoureteralem Reflux

DD: - Megaureter-Megazystis-Syndrom: ätiologisch ungeklärtes Krankheitsbild mit Megaureteren, Golfloch-Ureterostien mit vesikoureteralem Reflux und stark vergrößerter, dünnwandiger Blase ohne Zeichen einer intravesikalen Abflussbehinderung, häufig zusätzlich Nierendysplasie ⇨ progrediente Niereninsuffizienz mögl.

- Prune-belly-Syndrom (prune-belly = engl. „Pflaumenbauch", Syn: Bauchdeckenaplasie-Syndrom, ICD 10: Q79.4): seltenes Missbildungssyndrom (1/50.000 Neugeborene) mit Trias aus Bauchdeckenaplasie/-hypoplasie (runzlige, faltige und schlaffe Bauchhaut durch fehlen/Hypoplasie der Bauchwandmuskulatur), Dysplasie der ableitenden Harnwege (Megazystis, Reflux und Megaureter durch Fehlen der glatten Muskulatur, renale Parenchymdysplasien) und beidseitigem Kryptorchismus sowie Fehlen der Prostata (bei Jungen), ggf. auch Megalourethra und Corpus-spongiosum-Aplasie. Evtl. zusätzliche Anomalien (Herz- u. Lungen) mit schlechter Prog.
  Ther: Korrektur des Kryptorchismus (obligat wegen Entartungsgefahr, trotzdem jedoch meist Infertilität wegen der fehlenden Prostata), eine Op der ableitenden Harnwege bringt wenig
- Ampulläres Nierenbecken (Normvariante ohne pathologische Bedeutung)
- Megakalikose: angeborene Aufweitung aller Nierenkelche durch Papillenfehlbildung (verplumptes Nierenkelchsystem, aber keine Obstruktion nachweisbar!), mit erhöhter Anzahl von Nierenkelchen, meist bei Jungen

VESIKOURETERALER REFLUX

Syn: Harnreflux, refluxiver Ureter, engl. vesicoureteric reflux, ICD-10: N13.7

Def: Unphysiologischer Rückfluss von Urin aus der Harnblase in den Ureter od. bis zum Nierenbeckenkelchsystem.

Anatomie: Ein Reflux bei der Miktion aus der Harnblase zurück in die Ureteren wird durch den **tunnelartigen Verlauf** des terminalen Ureterendes in der Harnblasenwand (**intramuraler** Verlauf) verhindert ⇨ durch die Kontraktion der Harnblasenmuskulatur bei der Miktion wird der terminale Ureter mitkomprimiert (Ventilmechanismus).

Ät: – Primärer vesikoureteraler Reflux durch angeborene **Uretermündungsdefekte** (spontan oder auch mit genetischer Disposition): kranialisierte und lateralisierte Uretermündung od. auch ektope Mündung im Blasenhalsbereich ⇨ zu kurzer Tunnel
- Sekundärer vesikoureteraler Reflux: bei **Harnweginfektion**, Blasenentleerungsstörung, neurogene Ursache, subvesikales Abflusshindernis (infravesikale Obstruktion, z.B. Urethralklappen, Harnröhrenstrikturen, Meatusstenose)
- Iatrogen: Verletzung der Uretermündung nach endoskopischer Steinextraktion

Path:
- Ostium: je weiter lateral die Uretermündung liegt, umso größer die Refluxgefahr, da der Durchtritt durch die Blasenwand dann mehr senkrecht verläuft und damit kein od. nur ein kurzer intramuraler Verlauf vorliegt (der **Ventilmechanismus** funktioniert dann nicht mehr).
- Vesikoureteraler Reflux: passives **Zurückfließen** von Urin aus der Blase in den/die Ureter/en, je nach Ausprägung bis in das Nierenbeckenkelchsystem, insb. während der Miktion (durch die Detrusorkontraktion), evtl. auch antiperistaltische Ureterkontraktionen (in kaudokranialer Richtung) ⇨ Gefahr der aszendierenden Infektion u. Refluxnephropathie

Epid:
◊ **Häufig**, 0,5 % der Kinder (bei Kindern mit rez. Harnweginfekten lässt sich ein Reflux in 1/3 d.F. nachweisen)
◊ Genetische Disposition: Geschwisterkinder von Kindern mit vesikoureteralem Reflux haben ein Risiko von 30 %. Hat ein (od. beide) Elternteil einen Reflux beträgt das Risiko bis 70 % für die Kinder.
◊ **W** >> m (85 % Mädchen)

Etlg: n. PARKKULAINEN, 1966 und der International Reflux Study Committee, 1981 (Ausprägung im Miktionszystourethrogramm, s. auch Abb.)

Grad I:	Reflux nur im distalen Ureter, keine Dilatation
Grad II:	Reflux erreicht das Nierenbeckenkelchsystem, keine Dilatation
Grad III:	Reflux erreicht das Nierenbeckenkelchsystem, mäßige Ureterdilatation bzw. Schlängelung des Ureters, leichte Dilatation des Nierenbeckens
Grad IV:	Dilatation bzw. Schlängelung des Ureters, Dilatation des Nierenbeckens, Erweiterung und Verplumpung der Kelche
Grad V:	ausgeprägte Dilatation u. Schlängelung des Ureters, Kelchstruktur aufgehoben, Impression der Papillen nicht mehr sichtbar

Klin:
⇒ Ein primärer vesikoureteraler Reflux macht zuerst keine Beschwerden und ist oft ein Zufallsbefund (Megaureter, Megapyelon) in der Sonographie
⇒ Rezidivierende, fieberhafte Harnweginfekte mit Gefahr der aszendierenden Infektion
⇒ Enuresis
⇒ Evtl. Steinbildung im Restharn des erweiterten Hohlsystems

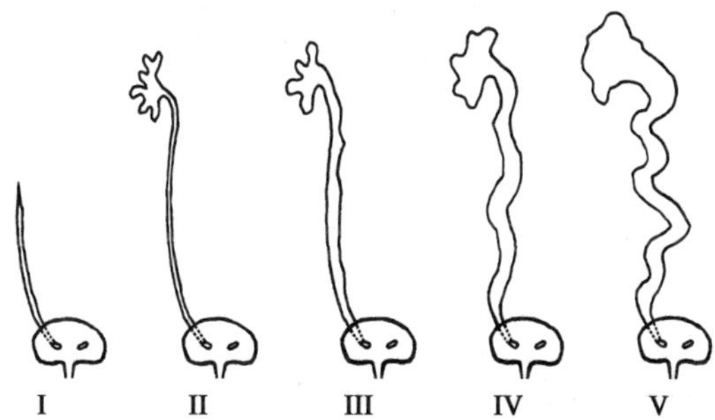

Diag: 1. Anamnese und urologische Untersuchung
2. Sonographie: ein- od. beidseitig darstellbarer (= erweiterter) u. geschlängelter Harnleiter (ein normaler Harnleiter ist in der Sonographie nicht darstellbar), Form der Nierenkelche (zarte Nierenkelche bei kompensierter Harntransportstörung, verplumpte und dilatierte Kelche bei ausgeprägtem Reflux)

3. **Miktionszystourethrographie** (MCU): retrograde Darstellung der Harnblase über einen Katheter ⇨ spontaner Übergang des Kontrastmittels in die Ureteren?, Durchleuchtung während der Miktion ⇨ sichtbarer Reflux?
4. Isotopennephrographie: entscheidend für die Beurteilung der Nierenfunktionseinschränkung ⇨ MAG-3-Clearance zur seitengetrennten Bestimmung der Nierenfunktion, dabei auch Refluxnachweis mögl. (2-gipfeliger Aktivitätsverlauf über der betroffenen Niere), ggf. ^{99m}Tc-DMSA-Szintigraphie zum Ausschluss von Nierennarben.
5. Harnstrahlmessung und Restharnbestimmung zur Differenzierung von Miktionsfehlverhalten
6. Ausscheidungsurographie: bei angeborener Störung heute nur noch vor Op indiziert
7. **Zystoskopie:** zur genauen Ostiumbeurteilung (Lokalisation und Form) erforderlich, ungünstige Form ist das Stadion- od. Golfloch-Ureterostium (spontane Maturation dann unwahrscheinlich ⇨ Op erforderlich)

Ther:
- Konservativ: Grad I u. II abwartende Verlaufsbeobachtung (Spontanheilungsrate bis 80 %, insb. im 1. Lj.), regelmäßige Kontrolle. Bei symptomatischem Reflux (z.B. rez. Infekte) niedrigdosierte Langzeitantibiose (zur Infektprophylaxe, zumindest im 1. Lj., bei Mädchen bis zum 5. Lj., z.B. mit Trimethoprim 2 mg/kgKG 1 x tgl. [Infectotrimet®Saft] od. 1 x tgl. 10 mg/kgKG Cefaclor Saft)
- Endoskopische Unterspritzung der Mündungsstelle des Ureters mit einem Dextranomer/ Hyaluronsäure-Kopolymer (Deflux®), Erfolgsrate ca. 80 %
- Operativ: Ind: rezidivierende Infekte, Schädigung der Nierenfunktion (Grad III-V), ungünstige Ostiumform
  - Antirefluxive Neueinpflanzung des Ureters in die Harnblase (**Ureterozystoneostomie**) in einen 3-5 cm langen von außen präparierten Kanal in der Harnblasenmuskulatur (= extravesikaler Zugang, LICH-GRÉGOIRE-Op) od. auch endoskopisch mit submuköser Tunnelung (= endovesikale POLITANO-LEADBETTER-Op.)
  - Postop. Harnleiterschienung für 2-4 Wo. und Antibiose für 6 Monate

Prog: Ein angeborener Reflux kann sich bis zum ca. 10. Lj. (insb. im 1. Lj.) spontan zurückbilden (daher kann ohne rezidivierende Infekte auch unter regelmäßiger Kontrolle der Nierenfunktion zugewartet werden).
Ein sekundärer vesikoureteraler Reflux sistiert bei Behandlung der Ursache.
Die operative Behandlung hat eine Erfolgsrate von 95 %.

Kompl:
* Gefahr der **aszendierenden Harnweginfektion** ⇨ refluxinduzierte Pyelonephritis bis zur Urosepsis
* Bei persistierender od. rezidivierender Infektion **Refluxnephropathie** = progressive Nierenparenchymzerstörung mit Narbenbildung und segmentbetonter Schrumpfung der betroffenen Niere, arterielle Hypertonie. Bei beidseitigem Prozess Gefahr der Niereninsuffizienz.

Op:
* Ureterstenose

DD:
- Primärer Megaureter (aperistaltisches Uretersegment, s.o.)
- Ureterozele (s.o.)

HARNLEITERTRAUMA

Syn: Uretertrauma, Harnleiterverletzung, ICD-10: S37.1

Ät:
- Stumpfes Trauma/Dezelerationstrauma: Verkehrsunfälle, Sturz aus großer Höhe (Suizidversuch) od. Verschüttung unter schweren Lasten ⇨ Quetschung des Harnleiters an den Querfortsätzen der Wirbelkörper
- Spitze Gewalteinwirkung (Messerstich, Pfählungsverletzung)

- Iatrogen (bis zu ¾ d.F.): **operative abdominelle Eingriffe** (insb. auch gynäkologische), Verletzung bei Steinextraktion, auch Harnleiterspätnekrose nach 2 Wo. mögl., nach Radiatio (auch noch nach Jahren mögl.)

Path: Lok: bei Unfalltrauma ist durch eine Hyperlordosierung insb. der subpelvine Ureterabgang betroffen

Epid: insg. eher **selten** (Nieren- und Blasentrauma sowie Harnröhrenabriss sind viel häufiger)

Etlg: # Partielle Ruptur = Kontinuität des Ureters ist erhalten
Vollständige Ruptur = **Harnleiterabriss**
Harnleiterligatur (operativ bei „Umstechung einer Blutungsquelle" versehentlich eingeschlossener Ureter)
Aktinische Harnleiterstenose (durch Bestrahlungstherapie)

Klin: ⇒ Anfänglich meist keine Symptome (daher in 2/3 d.F. auch nur verzögert diagnostiziert), ggf. Hämaturie
⇒ Später: Schmerzen/Schwellung der Flanken, Peritonitiszeichen, Ileussymptomatik, Anstieg von Entzündungs- und Retentionsparametern

Diag: 1. Anamnese (Polytrauma, Op?) und körperliche Untersuchung: Prellmarken, Hämatome
2. Sonographie: retroperitoneale Flüssigkeit (**Urinom** im Ureterverlauf), evtl. prox. der Läsion Megaureter durch Harnstauung
3. Röntgen: IVP (I.v.-Urographie): Kontrastmittelübertritt, -abbruch
4. Ggf. retrograde Ureteropyelographie (invasives Untersuchungsverfahren mit Zystoskopie, steriles Arbeiten, nur kurzes und vorsichtiges Vorschieben des Katheters in den Ureter)
5. CT bei Polytrauma (mit Spätaufnahme nach 20 Min. ⇨ KM-Extravasion?)

Ther: • Konservativ: bei partieller Ruptur (Kontinuität erhalten) Harnleiterschienung (= Einlage eines Doppel-J-Katheters) für 2-3 Wo.
• Operativ: Ind: komplette Ureterruptur
- Bei Abriss am Nierenbecken: Nierenbeckenplastik
- Ruptur im mittleren 1/3: primäre End-zu-End-Anastomosierung
- Bei prävesikaler Verletzung: antirefluxive Harnleiterneueinpflanzung in die Blase (Ureterozystoneostomie), z.B. Psoas-Hitch-Technik
- Bei langstreckigem Defekt evtl. Dünndarminterponat od. Transureteroureterostomie (= Einpflanzung des betroffenen Harnleiters auf den Harnleiter der Gegenseite)
- Bei Schuss- od. Stichverletzungen ist ein operatives, sicheres Débridement erforderlich

Kompl: * Polytrauma: intraabdominelle Verletzungen, Nierentrauma, Darmperforationen, Blutung, Peritonitis, Beckenringfraktur, Blasentrauma, Schädel-Hirn-Trauma
* Urinphlegmone
* Posttraumatische od. Bestrahlung-bedingte Strikturen ⇨ Ther: Stentimplantation mögl.
Op: * Nahtinsuffizienz
* Rezidivstenose nach Ureterrekonstruktion ⇨ Sekundäreingriff mit Narbenresektion erforderlich

HARNLEITERTUMOREN

Syn: Uretertumoren, engl. ureteral tumour, ICD-10: benigne D30.2, maligne C66

Etlg: # Benigne: Harnleiterpapillom, Fibroepitheliom, Leiomyom, Lymphangiom (alle selten)

Maligne: **primäres Ureterkarzinom** (macht ca. 1 % aller urogenitalen Malignome aus)
papilläres **Nierenbeckenkarzinom** (vom Übergangsepithel des Ureters ausgehend, zählt daher funktionell ebenfalls zu den Harnleitertumoren, macht ca. 5 % aller urogenitalen Malignome aus, ICD-10: C65)

Sekundärer (maligner) Uretertumor: z.B. Abtropfmetastase von einem Nierenbeckenkarzinom od. Ausbreitung eines Harnblasentumors per continuitatem in den Ureter (selten)

Ät: – Chronischer Reizzustand (z.B. Nephrolithiasis, Bilharziose)
– Karzinogene Substanzen im Urin: **Nikotinabusus** ist mit Abstand der größte Risikofaktor!, aromatische Amine („Aminokrebs", s.u. Kap. Harnblasenkarzinom, **Berufskrankheiten**)
– Balkan-Nephropathie
– Phenacetinabusus (Analgetikum, seit 1988 nicht mehr zugelassen)

Epid: Prädisp.alter: Altersgipfel um das 70. Lj., **m** > w (3:1)

Path: ♦ Histo: >90 % d.F. **papilläre Übergangsepithelkarzinome** (Urothelkarzinom), 5 % d.F. Plattenepithelkarzinome, selten Adenokarzinome oder Sarkome
♦ Lok: die Hälfte entfällt auf das Nierenbecken, die andere Hälfte auf den Ureter, dort in 70 % d.F. im unteren 1/3 lokalisiert.
♦ TNM-Klassifikation: für das primäre Ureterkarzinom und Karzinome des Nierenbeckens (gilt auch für das papilläre Karzinom des Nierenbeckens), regionäre Lk sind am Nierenhilus, abdominale paraaortale und parakavale sowie intrapelvine Lk

T_a:	nichtinvasives papilläres Karzinom
T_{is}:	Carcinoma in situ
T_1:	Tumor infiltriert subepitheliales Bindegewebe
T_2:	Tumor infiltriert die Lam.muscularis
T_3:	Harnleiter: Tumor infiltriert durch die Lam.muscularis in periureterales Fettgewebe Nierenbecken: Tumor infiltriert durch die Lam.muscularis in peripelvines Fettgewebe oder in das Nierenparenchym
T_4:	Tumor infiltriert Nachbarorgane (z.B. Wirbelkörper) od. durch die Niere in das perirenale Fettgewebe
N_1:	solitäre regionäre Lk-Metastase <2 cm in größter Ausdehnung
N_2:	solitäre od. multiple regionäre Lk, 2-5 cm in größter Ausdehnung
N_3:	regionäre Lk-Metastase >5 cm in größter Ausdehnung
M_1:	Fernmetastasen

Stadiengruppierung: I: $T_1N_0M_0$ II: $T_2N_0M_0$
III: $T_3N_0M_0$ IV: alle T_4, alle N_{1-3}, alle M_1

Klin: ⇒ Evtl. Zufallsbefund (ohne Symptome)
⇒ **Hämaturie** (Makrohämaturie), dumpfe Flankenschmerzen
⇒ Harnabflussbehinderung, evtl. mit kolikartigen Schmerzen (durch Koagelabgang)
⇒ Hydronephrose bei fortgeschrittenem Tumorwachstum

Diag: 1. Anamnese und urologische Untersuchung: palpabler Flankentumor?
2. Sonographie: Nierentumor, Nierensteine, Lymphknotenstatus?
3. Labor: Mikrohämaturie, **Urinzytologie**, Ureterbürstenzytologie
4. Röntgen: Urographie ⇨ **abnormer Füllungsdefekt** (randständige Kontrastmittelaussparung od. Kontrastmittelabbruch im Ureter, unvollständige Kelchdarstellung im Nierenbecken, stumme Niere bei ausgedehntem Tumor), evtl. retrogrades Ureteropyelogramm bei stummer Niere
CT/MRT zur Metastasendiagnostik
5. Endoskopie: **Ureterorenoskopie** ⇨ Biopsie, Zystoskopie zum Ausschluss eines gleichzeitigen Blasentumors

Ther:
- Laserkoagulation über eine Ureterorenoskopie bei benignen od. kleinen gut differenzierten Tumoren (T_a/T_{is} bis Stadium T_1)
- Operativ: Ind: Stadiengruppierung II bis III
  - Bei niedrig-malignen T_1-Tumoren <1,5 cm kann organerhaltend operiert werden
  - Ab Stadium II unilaterale **Ureteronephrektomie** = Entfernung des Harnleiters, der Niere, Resektion des Ureterostiums in der Harnblase (Blasenmanschette) + retroperitoneale Lymphadenektomie
  - Palliativ bei Inoperabilität: Anlage eines pyleovesikalen od. pyelokutanen Bypasses
- Bei fortgeschrittenem Karzinom (T_4) evtl. Polychemotherapie wie beim Blasenkarzinom

Prog: 5-JÜR bei T_a -T_1 bei vollständiger Entfernung fast 100 %, 75 % bei T_2, 40-70% bei T_3-Tumoren, bei T_4 infauste Prognose (mittleres Überleben 6 Mon.)

Kompl: * Nach einem Harnleiter-/Nierenbeckenkarzinom kommt es in 30-50 % d.F. zu einem späteren Harnblasentumor (daher sollte auch kein Harnleiterstumpf bei der Op an der Blase belassen werden) ⇨ lebenslange Nachsorge (Bildgebung + Endoskopie)

DD:
- Ureterstein
- Endometriose im Ureter
- Entzündliche Abflussbehinderung: Urogenitaltuberkulose, Bilharziose
- Stenose der Harnwege von außen durch Malignome von Darm, retroperitonealen od. gynäkologischen Tumoren, retroperitoneale Fibrose

UNTERE HARNWEGE

Anatomie

Entwicklungsgeschichtlich: die sog. Kloake wird durch Einwachsen des mesodermalen Septum urorectale früh in einen ventralen Anteil (**Sinus urogenitalis**) und einen dorsalen Anteil (Membrana analis, späteres Rektum und Damm) geteilt. Aus dem oberen Anteil des Sinus urogenitalis entsteht die Harnblase und beim weiblichen Geschlecht die Urethra. Der distale Anteil des Sinus urogenitalis bildet die männliche Harnröhre bis zur Pars membranacea und beim weiblichen Geschlecht das Vestibulum vaginae. Der penile Anteil der Urethra entsteht aus dem Zusammenschluss der Urethralfalten (die Schwellkörper entstehen aus dem Genitalhöcker). Vom Blasenscheitel bis zur Nabelinnenseite verbleibt als Lig.umbilicale medianum der rudimentäre Urachus (embryonaler Allantoisgang).

HARNBLASE (Vesica urinaria, engl. urinary bladder)

Lage: liegt hinter der Symphyse extraperitoneal im kleinen Becken, wird vom Peritoneum im oberen und hinteren Bereich überzogen. Zwischen Blase und Symphyse liegt das peritoneumfreie Spatium praevesicale (Syn: Spatium retropubicum, RETZIUS-Raum ⇨ extraperitonealer Zugang für operative Eingriffe an der Harnblase, sog. Sectio alta). Bei gefüllter Blase überragt der Scheitel den Symphysenoberrand. Der Blasenscheitel liegt in enger Nachbarschaft zu Dünndarm und Sigma.
♀: Zwischen Blase und Rektum liegen Uterus u. Vagina.
♂: Die Blasenhinterwand liegt in direkter topographischer Beziehung zu Vesiculae seminales, Ductus deferentes, Ureteren und Rektum.

Teile (s. Abb.): Apex (Blasenscheitel, nach vorne oben gerichtet), Corpus (Blasenkörper), Fundus (Blasengrund mit dem Trigonum vesicae LIEUTAUDI: Dreieck aus Ureterostien (verbunden durch die Plica interureterica) und Cervix vesicae (Blasenhals mit M.sphincter internus) mit dem Abgang der Urethra (Ostium urethrae internum).

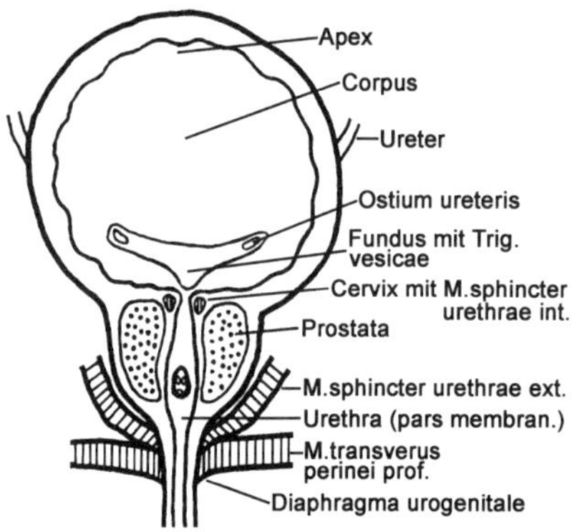

Schleimhaut: Der untere Harntrakt ist vom Nierenbecken bis zur Harnröhrenmündung mit einem ca. **6-schichtigen Übergangsepithel** ausgekleidet = sog. **Urothel**: basal eine isoprismatische Schicht, die oberflächlichen Deckzellen (harnsichere Zellen, „Umbrellazellen“) sind oft mehrkernig, mit oberflächlicher Zytoplasmaverdichtung und lumenwärts mit einer Mucopolysaccharid-Schleimschicht bedeckt und je nach Dehnung des Hohlorgans höher/schmal (bei geringer Füllung) od. niedriger/breit geformt (bei großer Füllmenge).

Gefäßversorgung: arteriell über Aa.vesicales superiores, mediales und inferiores (aus A.iliaca int.), venöse Drainage über den Plexus vesicalis in die Vv.iliacae internae

Innervation: autonome Doppelinnervation und willkürliche Innervation des unteren Harntraktes:
- Parasympathisch: Plexus pelvicus S2 - S4 (**sakrales Miktionszentrum**), Nn.hypogastrici inferiores ⇨ cholinerge Rezeptoren aktivieren den M.detrusor
- Sympathisch: Plexus hypogastricus Th12 - L2 (Grenzstrang), Nn.hypogastrici inferiores ⇨ ß-adrenerge Rezeptoren hemmen d. M.detrusor, α-adrenerge stimulieren d. internen Sphinkter
- Willkürlich: **N.pudendus** des Plexus sacralis (S2 - S4, Ursprung in einer abgegrenzten Neuronengruppe im Vorderhorn, sog. Nucleus ONUF) ⇨ externer Sphinkter, Beckenbodenmuskulatur

Koordinierung im Hirnstamm (Formatio reticularis) = **pontines Miktionszentrum** mit Steuerung und Rückkoppelung zum Lobus frontalis u. Lobulus paracentralis im Großhirn. Die Koordination von Harnspeicherung und Miktion ist ein komplizierter und längerer Lernprozess und erfordert die

Ausreifung zentraler Nervenbahnen und erklärt die relativ späte vollständige Kontinenz bei Kindern (normal im 3.-5. Lj.).

Regionale Lk: Lymphabfluss in Nll.lymphatici vesicales, iliacae communes, externi und interni

Funktion:

1. **Harnreservoir**, Fassungsvermögen beim Erwachsenen: **300-600 ml** - bei chronischer Abflussbehinderung auch mehr (Überdehnung). Bei Kindern Berechnung nach folgender Formel mögl.: Alter [Jahre] x 30 + 30 = Kapazität [ml]
2. **Blasenverschluss** - *Kontinenz*:
   - **M.sphincter urethrae internus**: Innervation: Nn.perineales (unwillkürlich-sympathisch, α-adrenerg). Glatte Muskulatur, geht aus Ausläufern des M.detrusor hervor und umschließt die Pars membranacea der Harnröhre.
   - **M.sphincter urethrae externus**: Innervation: N.pudendus des Plexus sacralis (willkürliche Innervation), glatte (für Dauertonus) und quergestreifte (für kurzfristige Tonuserhöhung) Muskulatur (Rhabdosphinkter)

     Beim Mann ringförmig die Pars membranacea urethrae umfassend (mittlere Harnröhrenenge)

     Bei der Frau die Urethra vom Blasengrund bis in die Höhe der Mm.compressor urethrae et sphincter urethrovaginalis umfassend
   - Synergistisch wirkt die quergestreifte **Beckenbodenmuskulatur** (M.transversus perinei u. M.levator ani) als indirekter Sphinkter (willkürliche Innervation).
3. **Blasenentleerung** - *Miktion*: Aktivierung des **M.detrusor vesicae** = scherengitterartig angeordnete, dreischichtige Blasenwandmuskulatur ⇨ Kontraktion (Ruhedruck in der Blase 5-15 cm H_2O, Kontraktionsdruck 50-75 cm H_2O) führt zur konzentrischen Verkleinerung, die zur Entleerung der Harnblase führt. Die Muskulatur besteht aus einer inneren und äußeren Längsfaserschicht sowie einer mittleren Zirkulärfaserschicht, die Innervation ist unwillkürlich parasympathisch. Gleichzeitig kommt es zur Relaxation der urethralen Sphinkteren (unwillkürlich + willkürlich)

Miktionsfrequenz: beim Erwachsenen 3- bis 6-mal täglich, i.d.R. keine nächtliche Miktion (Nykturie)

HARNRÖHRE (Urethra)

Beim Mann: Gesamtlänge ca. 20-25 cm., im Verlauf der männlichen Urethra gibt es 2 Krümmungen, 3 Weiten und 3 Engstellen. Der Verlauf kann in 4 Abschnitte eingeteilt werden:

1. **Pars praeprostatica** oder intramuralis (ca. 1,5 cm durch die Blasenwand, vom Blasenhals bis zum Beginn der Prostata) mit dem Ostium urethrae internum (in der Harnblase)

2. **Pars prostatica** (ca. 3-4 cm, innerhalb der Prostata) hier Mündung der Duct.ejaculatorii auf dem **Colliculus seminalis** (gemeinsame Einmündung der Duct.deferentes und der Duct.excretorii der Samenblasen) und des Utriculus prostaticus (blind endendes Vagina-Analogon des Mannes - potentielle Via falsa beim Katheterismus)

3. **Pars membranacea** (1-2 cm) umschlossen vom quergestreiften M.sphincter urethrae ext. (Rhabdosphinkter) und der quergestreiften Beckenbodenmuskulatur mit Durchtritt durch das Diaphragma urogenitale

4. **Pars spongiosa** (15-20 cm) im Corpus spongiosum des Penis verlaufend. Vom Bulbus penis (daher oft in der Klinik als bulbärer Anteil bezeichnet) bis zum **Ostium urethrae externum** (Mündung der Urethra auf der Glans penis, wird auch Meatus urethrae ext. bezeichnet). Im ampullär erweiterten Anfang der P.spongiosa (Bulbus penis) münden die paarigen COWPER-Drüsen (**Gll.bulbourethrales**, in den M.transversus perinei prof. im Beckenboden eingebettete erbsengroße Schleimdrüsen). Kurz vor der äußeren Mündung befindet sich die kahnförmige Erweiterung der Urethrae innerhalb der Glans penis (**Fossa navicularis urethrae**).

Bei der Frau: Gesamtlänge 2,5-5 cm, der Verlauf der Harnröhre ist im Stehen nahezu senkrecht und leicht konkav gebogen.

Verlauf: Ostium urethrae internum (in der Harnblase), verläuft dann an der Vorderwand der Scheide entlang durch das Diaphragma urogenitale, dort wird die Urethra vom quergestreiften M.sphincter urethrae ext. umgeben (Rhabdosphinkter, eine Abspaltung des M.transversus perinei profundus), dann Mündung (Ostium/Meatus urethrae externum) im Vestibulum vaginae (hinter der Glans clitoridis und vor dem Ostium vaginae). Zwischen Ostium urethrae externum und Ostium vaginae münden auch die Duct.paraurethrales (SKENE-Gänge, Prostata-Analoga als drüsige Ausstülpungen bei der Frau). Ein kavernöses Venengeflecht in der Urethraumgebung entspricht dem männl. Corpus spongiosum.

URACHUSFISTEL

Syn: Vesikoumbilikalfistel, Blasen-Nabel-Fistel, Urachuspersistenz, engl. vesicoumbilical fistula, ICD-10: Q64.4

Anatomie: Der **Urachus** oder **Allantoisgang** des Dottersackes verbindet den embryonalen Urharngang im Haftstiel mit dem Sinus urogenitalis. Während der weiteren Embryonalentwicklung obliteriert er zwischen der 12. und 20. SSW und bleibt rudimentär als Bindegewebsstrang (**Lig.umbilicale medianum**) an der inneren Bauchwand zwischen Blasendom und Bauchnabel erhalten.

Ät: Embryonale Fehlbildung: ausbleibende Obliteration des Urachus

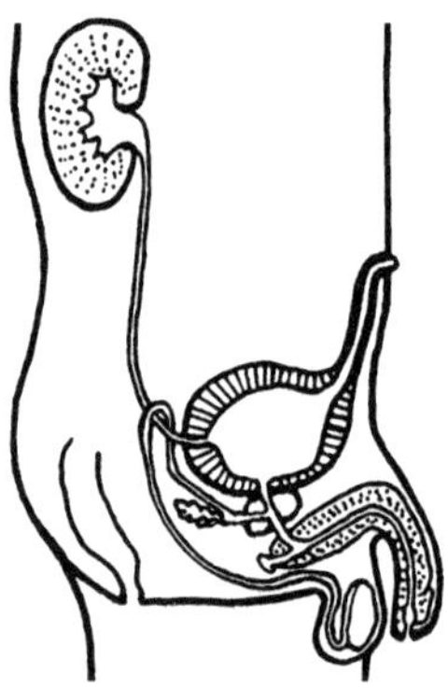

Etlg: # **Urachusfistel**: komplett offene Verbindung zwischen Blase u. Nabel durch den unverschlossenen Urachus (s. Abb.)
Urachuszyste: fehlende Obliteration im mittleren Urachusabschnitt, sezernierendes Epithel führt zur Zystenbildung
Urachussinus: persistierende umbilikale Urachusmündung
Urachusdivertikel: persistierender vesikaler Urachusursprung ⇨ divertikelartige Aussprossung am Blasendach, sog. Blasenscheiteldivertikel (DD s.u.: echtes Blasendivertikel, Pseudodivertikel)

Klin: ⇒ Bei komplett offenem Urachus (Urachusfistel) permanentes **umbilikales Nässen** mit Hautmazeration (persistierende Nabelentzündung im Säuglingsalter), rezidivierende Harnweginfekte
⇒ Urachussinus: evtl. Nabelsekretion, Nabelentzündung

Diag: 1. Anamnese und gynäkologische/urologische Untersuchung: nässender Nabel?
2. Sonographie: Nachweis einer zystischen, abdominellen Raumforderung im Bereich der Bauchwand
3. Röntgen: umbilikale Fistelfüllung mit Kontrastmittel zur Darstellung des Ganges
4. Miktionszystourethrographie: bei Kontraktion der Blase ⇨ Urinübertritt in den Fistelkanal

Ther: • Operativ: Ind: bei Urachusfistel, -zyste u. -sinus immer gegeben wegen mögl. maligner Entartung
- Komplette Exzision des Fistelganges
- Bei bereits bestehendem od. V.a. Urachustumor: Exzision des Fistelganges einschließlich des Nabels und Nabelplastik
- Bei infizierter Urachuszyste: Resektion mit Blasenmanschette

Kompl: * Urachusfistel, Urachussinus: Infektion im Nabelbereich mit Gefahr der Fortleitung
* Urachuszyste: Infektion mit Abszessbildung ⇨ abdominelle Entzündungszeichen, spontane Perforation mit Peritonitis mögl.
* Gefahr der malignen Entartung

DD: – **Blasendivertikel:**
Echtes Divertikel: angeborene od. erworbene Ausstülpung aller Blasenwandschichten
Pseudodivertikel: idiopathisch od. durch infravesikales Abflusshindernis (⇨ erhöhter Druck in der Blase) entstehende Schleimhautausstülpung (ohne Tunica muscularis) durch eine Muskellücke des M.detrusor vesicae

Kompl: persistierende Infektion, Restharnbildung und Blasensteine im Divertikel, Hämaturie, Ureterobstruktion od. vesikoureteraler Reflux bei Divertikel nahe dem Ureterostium, Harnstauungsniere, Entwicklung eines Divertikelkarzinoms

Ther: bei Kompl. Resektion erforderlich

- **Blasenfistel** (zur Haut) od. als Urogenitalfistel zur Vagina od. Darmfistel (bei Fistel zum Darm Resektion erforderlich, da ständige Gefahr der Harnweginfektion durch Fäkalkeime)
- Epispadie, Blasenekstrophie

EPISPADIE / BLASENEKSTROPHIE

Syn: Epispadie: obere Harnröhrenspalte, Fissura urethrae superior, engl. epispadia, ICD-10: Q64.0

Blasenekstrophie: Spaltblase, engl. bladder exstrophy, ICD-10: Q64.1

Anatomie: Entwicklungsgeschichtlich schließt der **Genitalhöcker** den **Sinus urogenitalis** nach kranial zur vorderen Bauchwand hin ab. Bei fehlender Fusionierung des primär paarig angelegten Genitalhöckers, persistiert dieser im unteren Abdomen, rupturiert schließlich und verhindert die Bildung der vorderen Blasen- und der Bauchwand. Der Unterbauch bleibt offen, die hintere Blasenwand tritt nach außen. Der Schluss von Blase (= **Blasenekstrophie**) und Harnröhre (offene Urethra auf dem Dorsum penis) bleibt aus, auch das knöcherne Becken vereinigt sich nicht (die Symphyse klafft auseinander), die Genitalien sind fehlgebildet.

Bei auf die Kloakenmembran beschränkter Hemmungsmissbildung liegt eine Minimalvariante, die sog. **Epispadie** vor = fehlender vorderer Harnröhrenverschluss (Rinne auf dem Dorsum penis), gespaltene Glans und getrennte Corpora cavernosa. Der Penis ist meist nach dorsal verkrümmt und meist fehlt auch der M.sphincter urethrae ext.

Maximalausprägung ist die **kloakale Ekstrophie** (ontogenetisch gemeinsame Mündung von Verdauungs- und Urogenitaltrakt in der Kloake - Hemmungsfehlbildung vor Ausbildung des Sinus urogenitalis und des Rektums) mit Kolon- und Rektumatresie, gespaltenem Caecum zwischen der halbierten Blase. Die Kloakenplatte schließt den Unterbauch dann nach ventral ab.

Ät:
- Angeborene Hemmungsfehlbildungen mit ausbleibender Bildung der vorderen Bauchwand (infraumbilikaler Mittelliniendefekt)
- Hinweise für ein erhöhtes Risiko bei In-vitro-Fertilisation
- Familiäre Disposition (Wiederholungsrisiko 0,5-3 %, damit 200-800fach erhöht gegenüber der Normalbevölkerung) ⇨ polygenetischer Erbgang?

Path: Fehlende Mesenchymeinsprossung (unklarer Genese) in die kraniale Kloakenmembran in der 3. SSW verhindert die Fusionierung der Genitalhöcker

Etlg:
Epispadie = Mündung der Urethra auf der Glans od. dem Corpus penis in eine nach oben offene Rinne an der Oberseite des dorsal gekrümmten Penis
Blasenektopie = Blasenvorverlagerung unter die Bauchhaut (gespaltene Bauchdecke mit gespaltenem Schambein u. gespaltenen Mm.recti abdominis), jedoch ohne Defekt der Harnröhre
Blasenekstrophie = die offene Blasenplatte ist Teil der Bauchwand, klaffende Symphyse, die Urethra eine Rinne, m: mit Epispadie, w: Klitoris zweigeteilt, klaffende Labien, oft stenosierter Introitus vaginae
Kloakale Ekstrophie = offene Blasenplatte und offene Darmmündung

Epid: Inzidenz: alle **selten**

Blasenekstrophie: 2-10/100.000 Geburten, **m** > w (2:1)

Epispadie: 1/100.000, Geburten, **m** >> w (4:1)

Kloakale Ekstrophie: sehr selten, 0,3/100.000 Geburten

Klin: ⇒ Epispadie: sichtbare **Mündung/Rinne dorsal** auf dem Penis. Kurzer, breiter, nach oben verkrümmter Penis, Vorhaut als ventraler Hautlappen. Bei Fehlen des urethralen Sphinkters resultiert Inkontinenz. Wegen der Dorsalverkrümmung des Penis besteht häufig eine Impotentia coeundi (Unvermögen den Beischlaf auszuführen).
⇒ Blasenektopie: tief stehender u. lang gezogener Nabel
⇒ Blasenekstrophie: typisches Bild beim Neugeborenen mit **offener Blase** zw. Symphyse und Nabel, freie Mündung der Ureteren ⇨ ständiger Harnfluss, Infektgefährdung

Diag:
1. Anamnese und urologische Untersuchung: typisches klinisches Bild, Untersuchung des Skrotalfachs und des Leistenringes auf ausgebliebenen Descensus testis und offenen Processus vaginalis
2. Sonographie: ggf. bereits intrauterin diagnostizierbar, postpartale Beurteilung des oberen Harntraktes
3. Diagnostik des Verdauungstraktes auf ggf. vorliegende Kombinationsfehlbildung ⇨ Ausschluss einer kloakalen Ekstrophie

Ther:
- Operativ: Ind: Therapieplanung je nach Schweregrad der Spaltbildung
  - Blasenekstrophie: bis zur Korrektur-Op. ggf. künstliche Harnableitung erforderlich
  - Rekonstruktions-Op des unteren Harntraktes (meist mehrzeitig) mit primärem Blasenverschluss (Blasenaufbauplastik) und sekundärem Eingriff zur Kontinenzsicherung (Harnröhren- sowie Sphinkterrekonstruktion), Rekonstruktion des äußeren Genitales
  - Supravesikale Harnableitung bei nicht-rekonstruierbarer Harnblase: Sigma-Rektum-Pouch bei guter analer Kontinenz (Cave: permanente Harneinwirkung auf die Kolonschleimhaut erhöht das Entartungsrisiko ⇨ endoskopische Kontrollen) oder Ileum-/Colon-Conduit mit transkutaner Ableitung oder kontinenter Pouch (Ersatzblase) zum Selbstkatheterismus
  - Epispadie: Harnröhrenverschluss und Bildung der Mündung auf der Glansspitze, Korrektur der Penisverkrümmung, bei Sphinkterbeteiligung auch Kontinenzplastik
- Selbsthilfegruppen: Selbsthilfegruppe Blasenekstrophie / Epispadie e.V., Schachtstr. 18, 01705 Freital, Tel.: 0351 646427-45, Fax: -44, www.blasenekstrophie.de

Prog: Bei anatomischer Korrektur der Blasenekstrophie gelingt die Kontinenzsicherung in 50-60 % d.F. Psychosoziale Unterstützung der Eltern erforderlich.

Kompl:
* Blasenekstrophie: evtl. zusätzliche Fehlbildungen, z.B. Inguinalhernie, Retentio testis, anorektaler Defekt, spätere Entwicklung eines Harnblasenkarzinoms
* Aszendierende Infektion der oberen Harnwege und Nieren

Op: * persistierende Inkontinenz (unmögliche oder fehlgeschlagene Rekonstruktion)

DD:
- Aplasie (rudimentäre Anlage) bzw. Agenesie (vollständiges Fehlen) der Harnblase (sehr selten)
- Doppel- od. Sanduhrblase (Vesica duplex od. Vesica partita), Harnröhrendoppelung
- Scheidewand in der Blase (vollkommen od. unvollkommen)
- Blasenfistel (zum Rektum od. Vagina, Uterus)

HYPOSPADIE

Syn: Untere Harnröhrenspalte, Fissura urethrae inferior, engl. hypospadia, ICD-10: Q54.9

Anatomie: Entwicklungsgeschichtlich verschmelzen die **Urethralfalten** ausgehend vom Sinus urogenitalis von der 9. bis zur 14. SSW von proximal nach distal zur Harnröhre. Bleibt die Verschmelzung an einer Stelle aus, so bleibt bei Jungen eine nach unten offene Rinne an der Unterseite des Penis und die Harnröhre mündet damit proximal der normalen orthotopen Stelle (= proximal der Fossa navicularis). Ein dystoper Meatus ist im gesamten Urethraverlauf möglich ⇨ von perineal bis zur Unterseite der Glans.

Minimalvariante: eine unvollständige Verwachsung der Vorhaut führt zur charakteristischen dorsalen Preputialschürze.

Bei Hypospadie bei Mädchen mündet die Blase direkt in das Vestibulum vaginae (= fehlende Harnröhre) durch entwicklungsgeschichtliche Persistenz d. Sinus urogenitalis.

Ät: Angeborene **Hemmungsfehlbildung** mit ventraler Harnröhrenmündung

Epid: Inzidenz: **häufig**, 500/100.000 Geburten, überwiegend Jungen betroffen, **m** >> w

Etlg: Nach der Lokalisation des Meatus externus urethrae (Übersicht s. Abb.):

Distale Form (65-70 % d.F.)

Glanduläre Hypospadie (= an der Unterseite der Glans penis, mildeste Form)

Penile Hypospadie

Proximale Form (30 %, mit funktionellen Defiziten)

Skrotale Hypospadie

Perineale Hypospadie

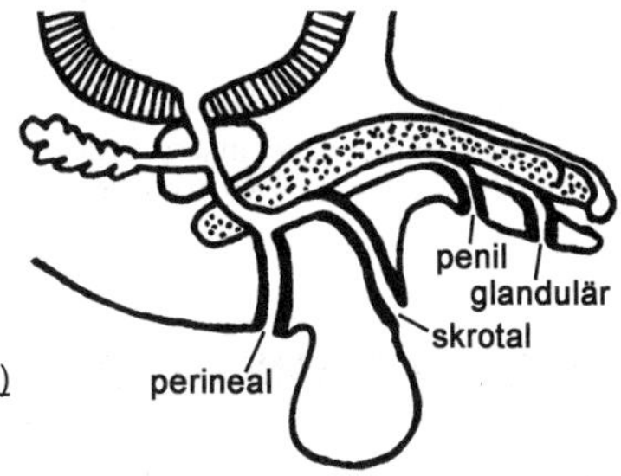

Klin: ⇒ Typisches klinisches Bild mit ektoper Harnröhrenmündung an d. **Unterseite** des Penis

⇒ Häufig zusätzlich Einengung des Meatus externus urethrae, dorsale Vorhautschürze

⇒ Verkürzter Penisschaft

⇒ Evtl. auch bindegewebige Verwachsung des Corpus spongiosum entlang der fehlenden Harnröhre (sog. Chorda), insb. bei den proximalen Formen (>50 % d.F.) ⇨ Verkrümmung des Penis nach ventral (unten) bei der Erektion

⇒ Mädchen: Inkontinenz, Blase mündet in die Vagina

Diag: 1. Anamnese und urologische Untersuchung, Untersuchung des Skrotalfachs und des Leistenringes auf ausgebliebenen Descensus testis und offenen Processus vaginalis

2. Sonographie: Blasensonographie vor und nach Miktion ⇨ Restharnbildung?

3. Retrogrades Urethrogramm

Ther:
- Operativ: Ind: aus psychologischen Gründen Frühkorrektur **um das 1. Lj.** (9.-15. Mon.)
  - Es gibt weit über 100 verschiedene Op-Techniken, z.T. 2- oder 3-zeitige, je nach Ausprägungsgrad der Fehlbildung.
  - Verlegung des Meatus urethrae externus an die Glansspitze durch plastische Rekonstruktion des fehlenden Harnröhrenanteils (BROWNE-Operation = Bildung einer Harnröhre durch einen versenkten Epithelstreifen)
  - Beseitigung der Verkrümmung des Penisschaftes (Exzision der bindegewebigen Verwachsungen)
  - Resektion der Vorhautschürze oder Rekonstruktion des Preputium, ggf. Benutzen der gestielten Vorhaut zum plastischen Aufbau der Penisunterseite
  - Korrektur von Stenosen zur Sicherung eines kräftigen, ungespaltenen Harnstrahls
  - Mädchen: plastische Rekonstruktion einer Harnröhre
- Selbsthilfegruppe: Elternselbsthilfe Hypospadie, Viernheimer Weg 16, 69123 Heidelberg, Tel./Fax: 06221 834202

Prog: Überwiegend gut, mit Gewährleistung einer normalen Miktion und Sexualfunktion.

Kompl:
* Z.T. ausgeprägte Meatusstenose mit gestörter Miktion und schwachem, sprühendem Harnstrahl
* Bei Erektion bei ausgeprägteren Formen ventrale Deviation des Penis durch rudimentäre Bindegewebsstränge (Chordae) und gespaltenes Corpus spongiosum, ggf. Impotentia coeundi (Unvermögen den Beischlaf auszuführen)

Op: * Fistelbildung, narbige Strikturen, kosmetische Defizite ⇨ evtl. plastische Sekundäreingriffe nötig (ggf. unter Verwendung von Mundschleimhaut als Urethraersatz)

DD:
- Mündung des Enddarmes in den Urogenitaltrakt, persistierende Kloake (gemeinsamer Ausführungsgang für Urin und Stuhl), rektovesikale/-urethrale Fistel, Analatresie
- Eine Hypospadie entspricht je nach Ausprägung dem graduellen Übergang zum weiblichen Genitale. Bei gleichzeitig ausgebliebenem Descensus testis sollte eine Geschlechtsbestimmung erfolgen, da auch eine Intersex-Fehlbildung (phänotypische Übergangsstadien nach HOHENFELLNER) od. ein Pseudohermaphroditismus femininus vorliegen kann.
- Paraspadie: seitliche Harnröhrenöffnung am Penis
- Harnröhrendoppelungen: zusätzliche rudimentäre Harnröhre mit hypospader (od. epispader) Mündung, diese kann blind enden oder inkontinent mit der Harnblase verbunden sein

HARNRÖHRENKLAPPEN

Syn: Urethralklappen, ICD-10: Q64.2

Anatomie: Entwicklungsgeschichtlich: unvollständig zurückgebildete Urogenitalmembran, persistierend zwischen Pars prostatica und Pars membranacea der Harnröhre ⇨ **hintere Harnröhrenklappen**
Harnröhrendivertikel in der Pars spongiosa als rudimentäre Duplikaturen der Harnröhre ⇨ **vordere Harnröhrenklappen** (es können auch partielle oder komplette Harnröhrenduplikaturen auftreten ⇨ diese münden dorsal oder ventral, entsprechend einer Epi-/Hypospadie, bei Verbindung der Duplikatur bis zur Harnblase besteht Inkontinenz wegen fehlendem Sphinkter)

Def: Ventilartig wirkende Harnröhrenmembranen, die als infravesikales Abflusshindernis zur Druckbelastung der oberen Harnwege und Nierenschädigung führen können.

Ät: Unvollständige embryonale Rückbildung der Urogenitalmembran (hintere Harnröhrenklappen) od. embryonale Duplikaturen (vordere Harnröhrenklappen) in der Harnröhre

Path: Bei der Miktion entfalten sich die segelartigen Klappen und wirken als **infravesikales Hindernis** ⇨ Dilatation der prostatischen Urethra („Schlüssellochphänomen") bereits intrauterin Ausbildung einer **hypertrophierten Balkenblase** (Syn: Trabekelblase). Die Stauung weitet sich dann im Verlauf auf den oberen Harntrakt aus, es kommt zur Ausbildung von beidseitigen **Megaureteren** und aufgeweiteten Nierenbecken (Megapyelon und verplumpte Nierenkelche) mit einer gestörten Ausdifferenzierung der Nieren aufgrund der Druckbelastung.

Epid: Inzidenz: **seltene** Fehlbildung, hintere Harnröhrenklappen ca. 0,5/100.000 Geburten, überwiegend bei **Jungen** vorkommend

Etlg:
Hintere Harnröhrenklappen
Vordere Harnröhrenklappen = Harnröhrendivertikel (Pars spongiosa urethrae)

Klin:
⇒ Bereits bei der Geburt bestehende **beidseitige obstruktive Nephropathie** durch vesikoureteralen Reflux, Gedeihstörung
⇒ Bei Minimalform im Kleinkindesalter: abgeschwächter Harnstrahl
⇒ Harnröhrendivertikel: Nachträufeln nach Miktion aus dem Divertikel (Pseudoinkontinenz)

Diag:
1. Anamnese und urologische Untersuchung
2. Sonographie: meist bereits intrauterin bei der Schwangerschaftsvorsorgeuntersuchung (Ultraschall in der (20. u.) 30. SSW) sichtbares Megapyelon, stets gefüllte Blase, postpartale Sonographie vor und nach Miktion (Restharn)
3. **Miktionszystourethrographie** über **suprapubischen** Katheter (bei der normalen retrograden Blasenfüllung mittels transurethralem Katheter würden die Klappen an die Harn-

röhrenwand gedrückt u. wären damit nicht diagnostizierbar) ⇨ infravesikaler Kontrastmittelstopp durch die Harnröhrenklappen, dilatierte prostatische Urethra, vesikoureteraler Reflux

Ther: • Unmittelbar postpartal Anlage eines suprapubischen Katheters zur Urinableitung, ggf. auch Nierenbeckenpunktion (Nephrostomie) und hohe Harnableitung erforderlich
• Operativ: Ind: nach Stabilisierung der Nierenfunktion noch im Neugeborenenalter
  – Bei (hinteren) Harnröhrenklappen: transurethrale Resektion
  – Bei Harnröhrendivertikeln: transurethrale Inzision

Prog: Nach Entlastung/Op meist rasche Erholung der Nierenfunktion ohne bleibende Schäden.

Kompl: * Ohne Entlastung: Blasenwandverdickung, Nierenfunktionseinschränkung (erhöhtes Serumkreatinin), Hydronephrose, Nierenzerstörung
* Eine ausbleibende Erholung der Nierenfunktion nach Klappenabtragung kann durch eine Hypertrophie-bedingte Mündungsstenose der Ureteren bedingt sein

Op: * postoperative Urethrastenose

DD: – Urethrastenose, Meatusstenose (s.u.)
– Utrikuluszyste: zystische Aussackung des Utriculus prostaticus (MÜLLER-Gang-Residuum beim Mann). Bei entsprechender Größe kann die Zyste die Harnröhre verengen. Dringt dabei Urin in die Duct.ejaculatorii resultieren rezidivierende Epididymitiden. Ther: Zystenresektion

HARNRÖHRENSTENOSE

Syn: Urethrastenose, **Harnröhrenstriktur**, Harnröhrenverengung, Urethrastriktur, Strictura urethrae, engl. urethral stricture, ICD-10: N35.8
Meatusstenose, Meatusenge, engl. meatal stenosis, ICD-10: N35.9

Ät: – Angeboren (10 % d.F.), in allen Abschnitten der Harnröhre mögl., insb. **Harnröhrenklappen** und -divertikel beim Mann (s.o.) und Meatusstenose (Ostium urethrae externum) bei der Frau
– Traumatisch (Verletzung der Harnröhre bei Beckentrauma), postoperativ/**iatrogen** (gewaltsame Katheterisierung, **Dauerkatheter**, Entfernung von Fremdkörpern od. Tumoren, transurethrale Eingriffe) ⇨ Narbenbildung
– Nach Infektionen (**Urethritis**), unbehandelte Gonorrhoe, Lues, Condylomata acuminata (HPV-Infektion), Urogenitaltuberkulose, Balanitis xerotica obliterans
– Mechanisch: Harnröhrenkarzinom, Harnröhrenpolyp (vor allem bei postmenopausalen Frauen), Harnröhrendivertikel, Druck von Außen durch Descensus od. Prolaps genitalis bei Frauen
– Lichen sclerosus et atrophicus penis (Craurosis penis, fakultative Präkanzerose)
– Hormonell: Schrumpfung des Meatus urethrae externus bei der Frau durch Östrogenmangel
– Iatrogen: Strahlentherapie (⇨ Urethrastriktur), Kompl. nach zu „guter“ Harninkontinenz-Op
– Fibrotische Umwandlung der Urethra und des umliegenden Gewebes (Spongiofibrose)
– Idiopathisch: in ca. 35 % d.F. findet sich keine erkennbare Ursache

Etlg: # Urethrastenose (meist bulbärer Teil der Harnröhre betroffen = Pars spongiosa)
Meatusstenose (Verengung der äußeren Harnröhrenöffnung)

Klin: ⇒ **Abgeschwächter** od. sistierender **Harnstrahl** (obstruktive Miktionsbeschwerden), bei Meatusstenose streuender oder geteilter Harnstrahl, terminales Nachträufeln ⇨ kommt eine weitere Störung hinzu, kann ein akuter Harnverhalt resultieren (s.u.)
⇒ Dysurie, Pollakisurie, verlängerte Miktion

⇒ Rezidivierende Harnweginfekte bei Restharnbildung

<u>Diag:</u> 1. Anamnese und gynäkologische/urologische Untersuchung
2. Sonographie: Blase vor und nach Miktion (**Restharn**), Blasenwandverdickung durch Hochdruckmiktion
3. <u>Uroflowmetrie:</u> verminderter Fluss
4. Röntgen: retrograde Urethrographie und Miktionszystourethrographie: genaue Stenosenlokalisation und Länge der Stenose darstellbar
5. Urethroskopie

<u>Ther:</u>
- Konservativ: Bougierung bei unkomplizierter Stenose
  Palliativ (bei inoperablem Pat.) ist auch die transurethrale Einlage eines Stents mögl.
- <u>Operativ:</u>
  - Kurze Urethrastenose (<1,5 cm): **endoskopische Urethrotomia** interna nach SACHSE (Schlitzung bei 12 Uhr unter Sicht mit einem kleinen Messer an der Spitze des Endoskopes), danach für 1-2 Tage einen Katheter einlegen
  - Bei langstreckiger Urethrastenose (z.B. posttraumatisch, >2 cm): offene plastische Rekonstruktion der Urethra mit frei transplantiertem Hautlappen (z.B. Vorhautresektat od. vom Oberschenkel) od. Mundschleimhauttransplantat in Onlaytechnik (ggf. auch zweizeitig), postoperativ ist eine Harnableitung für 3 Wo. erforderlich
  - Bei Meatusstenose: Meatotomie (erweiternde Inzision bei 6 Uhr)
  - Bei Rezidivstenose: immer offene Resektion des Stenosenbereichs, wenn mögl. End-zu-End-Anastomose (spannungsfrei), meist aber plastische Rekonstruktion erforderlich

<u>Prog:</u> Kurzstreckige Urethrastenosen können in 60-80 % mit der endoskopischen Urethrotomie geheilt werden, bei Rezidiv ist eine plastische Rekonstruktion erforderlich.

<u>Kompl:</u> * Infravesikales Abflusshindernis ⇨ vesikoureteraler Reflux, Detrusorhypertrophie bei länger bestehender Obstruktion, beidseitige obstruktive Nephropathie

<u>Op:</u> * Urethrotomie: häufig Rezidiv durch Narbenbildung ⇨ Bougierung od. offene Op
* Nach plastischer Rekonstruktion: Penisdeviation, Fisteln, Rezidivstriktur durch Transplantatnekrose mögl.

<u>DD:</u>
- Megalourethra: seltene, sackartige Aufweitung der Urethra (ohne zugrundeliegende Obstruktion) aufgrund eines Defekts des Corpus spongiosum. Ggf. kommt es zur sekundären Stenosierung durch eine Abknickung. Immer auch weiterführende Diagnostik zum Ausschluss von Kombinationsfehlbildungen im weiteren Harntrakt durchführen.
- Blasenhalssklerose: Muskelfibrosierung im Blasenhals (überwiegend Männer betroffen), Ther: endoskopische Blasenhalsinzision
- Detrusor-Blasenhals-Dyssynergie: bei der Miktion (Detrusorkontraktion) gleichzeitige Kontraktion der Muskelfaserzüge im Blasenhals ⇨ funktionelle Obstruktion, Diag: fehlende Trichterung des Blasenhalses während der Miktion (in der Miktionszystourethrographie), Ther: α-Rezeptorenblocker (z.B. Tamsulosin, Alna®, OMNIC®)

AKUTER HARNVERHALT

<u>Syn:</u> Harnverhaltung, Harnretention, Ischurie, Retentio urinae, engl. retention of urine, ICD-10: R33

<u>Def:</u> Unfähigkeit bei gefüllter Harnblase Urin zu lassen.

<u>Ät:</u>
- **Mechanische infravesikale Obstruktion**: benigne **Prostatahyperplasie**, Prostataabszess, Prostatakarzinom, Urethrastenose, Meatusstenose, Urethratumoren, obstruktives Harnröhrendivertikel, ein den Blasenhals verlegender Blasenstein oder Blasenkarzinom
- **Neurogene** Blasen- und Sphinkterdysfunktion: spinale Kompressionssyndrome wie Quer-

schnittlähmung, Bandscheibenvorfall (L_4/L_5 od. L_5/S_1, Konus- od. Kaudasyndrom) od. spinaler Schock (⇨ sog. "Schockblase"), multiple Sklerose, Demenz, Herpes-zoster-Virusinfektion, Borreliose

- **Trauma**: Harnröhrenabriss bei Beckenfraktur, massive vesikale Blutung mit Koagelbildung (Blasentamponade)
- Gynäkologisch: protrahierter Geburtsverlauf, postpartal, Descensus uteri et vaginae (Kompression von Außen auf die Harnröhre)
- Iatrogen: Kompl. radikaler **operativer Eingriffe** im kleinen Becken, z.B. WERTHEIM-MEIGS-Operation, abdominosakrale Rektumamputation
  Reflektorisch nach operativen Eingriffen im Bauchraum, Peritonitis
- Med-NW: Anästhetika, Antiarrhythmika (z.B. Disopyramid, Rythmodul®), Antiparkinson-Mittel (Anticholinergika, z.B. Biperiden [Akineton®]), Analgetika, Antiallergika

Path: Schockblase (spinaler Schock) ⇨ die neurogene Störung führt zum akuten Harnverhalt und geht später in eine chronische Harnverhaltung über (je nach Höhe der Läsion spastische Reflexblase od. schlaffe Blasenlähmung, s.u. Kap. neuropathische Blase)

Epid: Inzidenz: 14/100.000/Jahr

Klin: ⇒ Leitsymptom: **heftiger schmerzhafter**, quälender **Harndrang** bei gleichzeitigem Unvermögen Wasser zu lassen (Harnverhaltung) ⇨ **urologischer Notfall!**
⇒ Bei neurogenem akutem Harnverhalt auch Schmerzfreiheit mögl.
⇒ Sichtbarer Unterbauchtumor, Schwitzen, blasse Haut, unruhiger Pat.

Diag:
1. Anamnese und urologische Untersuchung: über der Symphyse tastbare Vorwölbung der Harnblase („hochstehende" Blase), rektale Tastuntersuchung
2. Sonographie: **prall gefüllte Harnblase**
3. Urin: mikrobiologische Harnuntersuchung auf Begleitinfektion
4. Labor: Bestimmung der Nierenretentionswerte, ggf. Clearanceuntersuchung
5. Ausscheidungsurogramm

Ther:
- Akut: **transurethraler Blasenkatheterismus** und **fraktionierte** Blasenentleerung = mehrfach kleinere Mengen, z.B. 500 ml alle 15 Min. (Cave: bei Entleerung der Blase in einer Portion droht eine Blasenblutung „ex vacuo" durch Ruptur überdehnter Venen in der Blasenwand!). Ist eine transurethrale Entlastung nicht mögl., dann sterile Durchführung einer **suprapubischen Blasenpunktion** unter sonographischer Kontrolle.
- Bei Blasentamponade Entfernung d. Koagel mit einem großen Zystoskop, ggf. Blutstillung
- Operativ: Ind: alle mechanische Obstruktionen (s. jeweiliges Kapitel)
  Bei spinaler Ursache, z.B. Bandscheibenvorfall ⇨ Notfall-Op. innerhalb von 24 Std., z.B. Entfernung des Bandscheibensequesters

Kompl:
* Chronische Harnverhaltung: schmerzlose Überlaufinkontinenz, Unvermögen die Harnblase willkürlich zu entleeren ⇨ Gefahr der Harnstauungsniere
* Harnweginfektion

DD:
- Akutes Nierenversagen (s.o. Kap. Nierenversagen/Niereninsuffizienz): prärenal (Schock, Blutverlust), renal (anurische Niereninsuffizienz), postrenal (beidseitige Ureterobstruktion) ⇨ als Unterscheidungskriterium: **leere Harnblase**
- Psychogener Harnverhalt (Ausschlussdiagnose)

BLASEN-/HARNRÖHRENTRAUMA

Syn: Harnblasenverletzung, engl. bladder rupture, ICD-10: S37.2
Harnröhrenverletzung, engl. urethral injury, ICD-10: S37.3

<u>Ät:</u> – **Stumpfes Trauma**: z.B. Verkehrsunfälle, Überrolltrauma, Sturz aus großer Höhe (Suizidversuch) od. Verschüttung unter schweren Lasten (Hauseinsturz) mit **Beckenringfraktur** od. isolierte Blasenläsion (ohne Becken- oder Harnröhrenbeteiligung bei gefüllter Blase ⇨ Ruptur des Blasendoms = Berstungsruptur), z.B. durch plötzlichen intraabdominellen Druckanstieg durch den Sicherheitsgurt bei einem Autounfall

– **Spitze** Gewalteinwirkung (Pfählungsverletzung, Messerstich) auf die zumeist gefüllte Blase, Durchspießung von Knochenfragmenten (Beckenringfraktur)

– Masturbationsverletzungen der Harnröhre (durch Fremdkörpereinführung, z.B. Kugelschreibermine, Draht, Röhrchen usw.), Sexualverletzung

– Straddle-Verletzung (engl. rittlings sitzen) der bulbären Harnröhre durch Abknickung und Quetschung des Penis gegen das Schambein (z.B. typischer Sturz auf die Fahrradstange)

– Mitverletzung der Urethra bei Penisfraktur (im erigierten Zustand)

– <u>Iatrogen:</u> Blasenläsion od. Harnröhrenverletzung durch operative (insb. bei vaginaler Hysterektomie) od. endoskopische Eingriffe bzw. bei der Katheterisierung

<u>Path:</u> ♦ Wegen der unmittelbaren Beziehung von Blase und Harnröhre zum knöchernen Becken kann es beim **Beckentrauma** (z.B. Beckenringfraktur) zu Verletzungen kommen. Die Blasenverletzungen können intra- oder extraperitoneal erfolgen.

♦ Harnröhrenläsion: wegen der kurzen und mobilen weiblichen Urethra sind meist nur Männer betroffen. Die Ruptur erfolgt bei vorderer Beckenringfraktur/Symphysensprengung meist im Bereich der 1-2 cm langen **Pars membranacea** am Diaphragma urogenitale ⇨ hier ist die Urethra fest fixiert und wird durch die Scherkräfte ein-/abgerissen.

Die Ausdehnung der entstehenden Urinphlegmone und des Hämatoms wird durch das Diaphragma urogenitale begrenzt und erlaubt die Abgrenzung von infra- und supradiaphragmatischem Harnröhrenabriss. Bei supradiaphragmatischer Läsion wird die Prostata nach oben disloziert und ist dann transrektal schlecht palpabel.

<u>Epid:</u> ◊ Bei Beckenfrakturen immer eine Harnblasenbeteiligung überprüfen. 10 % aller Beckenfrakturen haben eine Blasenbeteiligung (davon sind >80 % extraperitoneal), 75 % haben eine Scherläsion der Harnröhre, in 50 % d.F. findet sich eine kombinierte Blasen- und Harnröhrenläsion/Harnröhrenabriss

<u>Etlg:</u> # Intraperitoneale (Blasendach) und extraperitoneale Blasenruptur

Penile, bulbäre (= unterhalb des Diaphragma pelvis) und supradiaphragmale Harnröhrenruptur

<u>Klin:</u> ⇒ **Makrohämaturie** (od. auch Blutung aus der Harnröhre), bei geringgradigen Verletzungen Mikrohämaturie

⇒ Suprapubische Schmerzen od. Schmerzen im Dammbereich, Hämatom am Perineum

⇒ Harnverhaltung, blutige Anurie (Blutkoagel verstopfen den Blasenausgang od. kompletter Harnröhrenabriss), Blutkoagel am Meatus

⇒ Urinöser Aszites bei intraperitonealer Blasenruptur ⇨ Peritonitiszeichen, paralytischer Ileus

⇒ <u>**Cave:**</u> bei Beckentrauma u. **Miktionsstörungen** (Harndrang ohne Miktion) ⇨ <u>kein</u> transurethraler Blasenkatheterismus bei V.a. Verletzung der ableitenden Harnwege. Wenn ein Katheterismus erforderlich ist, dann suprapubische Harnableitung durchführen.

<u>Diag:</u> 1. Anamnese (Polytrauma, Unfallhergang?) und körperliche Untersuchung: Prellmarken, Hämatome (suprapubisch bei Blasentrauma, perineal und skrotal bei bulbärer Harnröhrenruptur), rektale Palpation (pralle, flüssigkeitsbedingte Raumforderung und elevierte prominente Prostata bzw. hochstehende Prostata bei supradiaphragmalem Hämatom)

2. <u>Sonographie:</u> extravesikale Flüssigkeit im Abdomen

3. Röntgen: Übersichtsaufnahme des Beckens ⇨ Beckenringfraktur?, CT bei Polytrauma

IVP (Ausscheidungsurographie): Kontrastmittelübertritt, -abbruch?

Retrograde Urethrographie: immer steriles Arbeiten und vorsichtige Füllung unter Bildwandlerkontrolle zuerst der Urethra und wenn diese unverletzt ist, dann der Blase und eine Aufnahme nach Miktion durchführen

Ther: • Konservativ: bei kleiner isolierter, extraperitonealer Blasenläsion suprapubische Harnableitung bis zur Primärheilung für 1-2 Wo.
bei Kontusion der Harnröhre nur Einlage eines Dauerkatheters

• Operativ: Ind: große extraperitoneale Blasenläsion, intraperitoneale Blasenläsion
- Bei Beckenringfraktur: Osteosynthese der Fraktur, damit auch das Diaphragma urogenitale wieder stabil ist
- Bei intraperitonealer Blasenläsion (Blasendach) sofortige operative Revision wegen Peritonitisgefahr mittels Laparotomie ⇨ Naht des Defektes
- Harnröhrentrauma/-abriss: primäre End-zu-End-Anastomosierung der Harnröhre oder sekundäre Op nach Débridement, suprapubischer Harnableitung und Stabilisierung des Pat. Bei der Op wird ein transurethraler Katheter durch die verletzten Harnröhrenabschnitte bis in die Blase geführt, dieser Katheter dient als Leitschiene für die Op und verbleibt postoperativ für 2-3 Wo. (verringert das Risiko für Strikturen). Muss ein Stück der Harnröhre rekonstruiert werden, kann Wangenschleimhaut transplantiert werden.

Kompl: * **Polytrauma:** intraabdominelle Verletzungen, Nierentrauma, Blutung, retroperitoneales Hämatom, Darmperforationen, Peritonitis, offene Beckenringfraktur (mit hoher Letalität), Schädel-Hirn-Trauma
Ureterruptur (wegen der geschützten Lage eher selten, z.B. bei Dezelerationstrauma od. auch iatrogen)

* Urinphlegmone durch Austritt von Urin in den Extraperitonealraum
* Vesikovaginale Fisteln
* Dauerhafte Blasenentleerungsstörung und/oder Impotenz bei komplexem Beckentrauma mit Schädigung der nervösen Plexus
* Narbige Schrumpfblase
* Inkontinenz bei Sphinkterschädigung
* Posttraumatische narbige **Harnröhrenstrikturen**
* Erektile Dysfunktion bei gleichzeitiger Schwellkörperverletzung

Op: * Häufig **Harnröhrenstriktur** n. Harnröhrenrekonstruktion ⇨ Sekundäreingriff mit transurethraler Resektion od. Schlitzung (endoskopische Urethrotomie) der Stenose erforderlich. Bei kurzstreckiger Striktur (<2 cm) kann auch eine Dilatation/Bougierung versucht werden.

HARNWEGINFEKTION

Syn: Abkürzung: **HWI**, engl. infection of the urinary tract, ICD-10: N39.0

Etlg: # Untere Harnweginfektion (HWI im eigentlichen Sinne):
Harnröhrenentzündung (Syn: **Urethritis**, ICD-10: N34.2)
Harnblasenentzündung (Syn: **Zystitis**, Cystitis, engl. bladder inflammation, ICD-10: N30.9)

Obere Harnweginfektion: Ureteritis, Pyelonephritis (s.o. Kap. Pyelonephritis)

Anatomie: Niere und Harnwege sind steril. Eine Keimbesiedlung findet sich beim Mann im Bereich des Preputium und im ersten 1/3 der Urethra, bei der Frau im Vestibulum vaginae und der vorderen Hälfte der Urethra.

Ät: - **Bakterielle Infektion**: in 75 % d.F. Enterobacteriaceae (insb. **Escherichia coli**, Klebsiella spp., Proteus spp.) und **Enterokokken**, weitere Erreger sind Staphylokokken, Mykoplasmen, Ureaplasmen, Pseudomonas aeruginosa, Hefen (Candida albicans) od. Viren
Sexuell übertragbar: Chlamydia trachomatis, Neisseria gonorrhoeae (Gonorrhoe)
Prädisp. für eine Infektion: hohes Alter, geringe Trinkmenge, Restharn, Obstruktion der Harnwege, Urolithiasis, **Geschlechtsverkehr** ("Honeymoon-Zystitis"), Intrauterinpessare,

übermäßiger Gebrauch von Intimpflegemitteln, Schwangerschaft (Weitstellung der Harnwege), Wochenbett, Östrogendefizit im Klimakterium u. Senium, Immunsuppression, vorangegangene Harnweginfekte

- Diabetische Zystopathie (autonome Polyneuropathie mit verringerter Blasensensibilität und Hypokontraktilität) ⇨ herabgesetztes Füllungsgefühl, Entleerungsstörung ⇨ Harnretention, rezidivierende Infekte, Reflux, Pyelonephritis
- Urogenitaltuberkulose, Blasentuberkulose (s.o. Kap. Nierentuberkulose)
- Säuglinge/Kleinkinder: urogenitale Fehlbildungen
- Iatrogen: transurethraler **Harnblasenkatheter** (Harnweginfektionen machen 30-40 % der **nosokomialen Infektionen** aus!, davon 90 % durch Harnblasenkatheter bedingt)

Path:
- ♦ Meist **aszendierende Infektion** der Harnwege (aufgrund der kurzen Harnröhre ist die Frau dafür besonders disponiert, ebenso durch die Besiedlung der Vulva mit Darmkeimen), selten hämatogen, lymphogen od. per continuitatem (aus dem Peritonealraum od. bei vesikovaginaler Fistel) od. deszendierend von den Nieren u. oberen ableitenden Harnwegen entstehend.
- ♦ Meist Entzündung der Schleimhaut, in schweren Fällen auch der ganzen Harnröhren-/Blasenwand

Epid:
- ◊ **W** >> m, Lebenszeitprävalenz: ca. 40 % aller Frauen betroffen
- ◊ 5 % der Frauen haben rezidivierende Harnweginfekte (≥3 HWI/Jahr od. ≥2 HWI/Halbjahr)

Klin:
- ⇒ **Brennen beim Wasserlassen**, Blasenentleerungsstörungen (**Pollakisurie**, Dysurie, Strangurie, Harninkontinenz), trüber/eitriger **Ausfluss** aus der Harnröhre (Urethralfluor)
- ⇒ Retropubischer Druckschmerz, evtl. Schmerzen im Nierenlager, allgemeines Krankheitsgefühl und Fieber
- ⇒ Asymptomatische Harnweginfektion (auch 5-10 % aller Schwangeren haben eine asymptomatische Infektion)

Diag:
1. Anamnese und klinische Untersuchung: Urethralfluor, geröteter Meatus urethrae ext.
2. Labor: Harnuntersuchung mit **Mehrfachteststreifen** (⇨ **Leukozyten +++**, **Nitrit +++**, evtl. auch Mikrohämaturie), Harnsediment (⇨ Leukozyturie), Keimzählung (⇨ signifikante Bakteriurie) od. **Urinkultur** mit Eintauchnährböden (z.B. Uricult®) zur Abschätzung der Keimzahl (⇨ bei patholog. Befund können Einzelkolonien dann auf Nährböden übertragen und eine genaue Erreger- und Resistenzbestimmung durchgeführt werden)
   Als Anhalt: **≥10^5 Keime/ml** im Mittelstrahlurin (≥10^4 Keime/ml bei Katheterurin) sind eindeutig pathologisch = **signifikante Bakteriurie**.
   Bei Urethralfluor Abstrich von der Harnröhre (bei der Frau gleichzeitig zur Bestimmung des karyopyknotischen Index = Aufbau der Harnröhrenschleimhaut zur Beurteilung des Östrogenstimulus. Normal ist ein Nachweis von >70 % eosinophilen Oberflächenzellen, bei Östrogenmangel überwiegen Intermediär-, Parabasal- und Basalzellen) und bakteriologische Untersuchung
   Ggf. Erregernachweis mittels PCR bei schlecht kultivierbaren Erregern (z.B. Chlamydien, Mykoplasmen, Ureaplasmen)
3. Sonographie und ggf. Ausscheidungsurographie zum Ausschluss einer Harnwegobstruktion

Ther:
- Allgemein: Erhöhung der Trinkmenge, regelmäßige Blasenentleerung
  Phytotherapie (pflanzliche Med.): Bärentraubenblätter (Arctuvan®, Cystinolakut®), verschiedene Pflanzenextrakte (Birkenblätter + Orthosiphonblätter + Goldrutenkraut, z.B. als Tee, Harntee 400 TAD®N) od. Senföle (sind Isothiocyanate aus Kapuzinerkresse u. Meerrettichwurzel, ANGOCIN®Anti-Infekt N) sind bei unkomplizierten Harnweginfekten mögl.
- Antibiose:
  - Bei unkomplizierter unterer Harnweginfektion **Kurztherapie** mit **Fosfomycin-Trometamol** einmalig (1 x 3 g oral, 2 Std. davor und 2 Std. danach nichts essen, Monuril®) od. für 3 Tage mit einen Fluorchinolon (z.B. 2 x 250 mg/Tag Ciprofloxacin, Ciprobay®)
  - Bei komplizierter Harnweginfektion (Fieber, Mitbeteiligung der Niere): Antibiose für 7-10

Tage mit einem **Fluorchinolon** (z.B. 2 x 500 mg/Tag Ciprofloxacin, Ciprobay® od. 1 x 500 mg/Tag Levofloxacin, Tavanic®) od. gezielt nach **Antibiogramm**.

- Bei fehlendem Ansprechen od. häufigen Rezidiven (≥3 Harnweginfekte/Jahr) weitere Abklärung (Zystoskopie zum Ausschluss eines Blasenkarzinoms) und ggf. Langzeitantibiose für 6 Mon. (mit 50 mg/Tag Nitrofurantoin, Uro-Tablinen® od. 100 mg/Tag Trimethoprim, Infectotrimet®), bei rezidivierender Geschlechtsverkehr-assoziierte Harnweginfektion einmalige Gabe postkoital, bei postmenopausalen Pat. vaginale Östrogengabe.
- Bei Säuglingen: mit einem Cephalosporin der 3. Generation (z.B. Ceftazidim od. Cefixim, gewichtsadaptiert), bei Kleinkindern/Kindern: Trimethoprim/Sulfamethoxazol
- Neues Therapieprinzip ist eine „Impfung" mit E.coli-Fragmenten (Uro-Vaxom®, 1 Kps./Tag für 3 Monate und später wiederholte Auffrischungsgaben) und eine injizierbare Vakzine (gegen verschiedene E.coli-Stämme, Proteus, Klebsiella u. Enterococcus faecalis, 3 i.m. Injektionen im Abstand von je 7 Tg., StroVac®) bei rezidivierenden bakteriellen Harnweginfekten.

• Schwangerschaft: jede Harnweginfektion und auch eine asymptomatische Bakteriurie werden behandelt (bei HWI für 7 Tage oral mit einem Cephalosporin, z.B. 2 x 100 mg/Tag Cefpodoximproxetil, Orelox® od. Fosfomycin, bei asymptomatischer Bakteriurie gezielt nach Antibiogramm) und den Urinbefund danach kontrollieren.

• Bei sexuell übertragener Urethritis: Partnermitbehandlung (s.u., Kap. Venerologie)

Kompl:
* Hämorrhagische Zystitis (mit Makrohämaturie), eitrige Zystitis, nekrotisierende Zystitis, bei chronischen Infekten Blasenschrumpfung
* Übergriff der Infektion auf Prostata, Duct.deferens und Nebenhoden
* Übergriff der Infektion auf das Corpus cavernosum (Kavernitis)
* **Urosepsis**: von den Harnwegen ausgehende Infektion des Nierenparenchyms (Pyelonephritis) mit Bakteriämie (häufig E. coli) ⇨ hohes Fieber, Schüttelfrost, Blutdruckabfall, Oligo- bis Anurie, Bewusstseinseintrübung, Ateminsuffizienz, Verbrauchskoagulopathie (DIC) bis zum Multiorganversagen
* Harnphlegmone, FOURNIER-Gangrän (nekrotisierende Fasziitis, meist durch Streptokokken mit Gefahr der Entwicklung eines septisch-toxischen Schocks) ⇨ Ther: radikale Nekrosektomie, hochdosierte kombinierte Antibiotikatherapie
* Urethritis: später Harnröhrenverengung mögl.
* Bei chronischem Verlauf: Entwicklung einer entzündlichen Schrumpfblase
* Schwangerschaft: Keimaszension ⇨ Pyelonephritis gravidarum bzw. puerperalis (im Wochenbett), vermehrte Frühgeburtlichkeit

Proph:
♥ Ausreichende Trinkmenge, Meidung von Kälteexposition, postkoitale Blasenentleerung
♥ Ernährung: Beerensäfte (Cranberries-Saft), fermentierte Milchprodukte, ggf. Harnansäuerung mit Methionin
♥ Schwangerschaft: bei jeder Schwangerschaftsvorsorgeuntersuchung Urinscreening mit Teststreifen durchführen (wichtig um asymptomatische HWI zu erkennen)
♥ Krankenhaus: Beachtung der Hygieneempfehlungen bei Harnblasenkathetern

DD:
– Frau: Vulvovaginitis, Mann: Prostatitis
– Iatrogen: mechanische (**Blasenkatheter**) od. chemische Reizung (Zytostatika, insb. Cyclophosphamid, Endoxan®, Proph: bei Cyclophosphamid-haltigen Schemata mit der Chemotherapie Mesna, Uromitexan® nach 0, 4 u. 8 Std. verabreichen) der Harnblase oder Strahlentherapie (radiogene Zystitis bei Tumoren im kleinen Becken) ⇨ Kompl: Blutungen
– Allergische Urethritis und Zystitis
– **Urethralsyndrom** (Syn: Reizurethralsyndrom, **Reizblase**, Zystalgie, Neuralgia vesicae, Blasenneurose, engl. irritable bladder): insb. bei Frauen zwischen 30.-50. Lj. vorkommender chronischer Reizzustand des unteren Harntrakts und Beschwerden wie bei einem Harnweginfekt (Dysurie, Pollakisurie, Nachträufeln, Dyspareunie) jedoch ohne Erregernachweis. Evtl. lokales Östrogendefizit ⇨ verminderte/fehlende eosinophile Oberflächenzellen im Urethralabstrich (karyopyknotischer Index <50 %), Ther: lokale u. systemische Östrogengabe bei Frauen, Anticholinergika (Trospiumchlorid, Spasmo-Urgenin® od. Flavo-

xat, Spasuret®), ggf. Psychotherapie, bei Männern ggf. auch Therapieversuch mit Lidocain-Gel-Instillation (Instillagel®) in die Harnröhre.

- Chronische interstitielle Zystitis: Infiltration der Blasenwand mit Mastzellen, Ät: letztlich unklar (sterile Harnblasenentzündung), autoimmunologisch? od. Ischämie im kleinen Becken?, w>>m (10:1), Klin: Harndrang (Urge-Symptomatik), Nykturie, Pollakisurie (bis zu 100-mal/Tag), verminderte Blasenkapazität, urogenitale Schmerzen, in der Zystoskopie sichtbare petechiale od. flächige Blutungen (sog. Glomerulationen)

  Ther: schlecht zu beeinflussen, ggf. Heparinanalogon Pentosanpolysulfat (SP 54®), versucht werden auch intravesikale Instillationen von Glukokortikoiden, Heparinoiden, Lidocain od. Chondroitinsulfat (baut die Glykosaminoglykan-Schutzschicht der Harnblase wieder auf, Gepan®instill). Bei ausgeprägter, fibrosierter Schrumpfblase kann auch eine Zystektomie und Blasenersatz erforderlich werden. Informationen im Internet: www.ica-ev.de

- Malakoplakie (Syn: Malacoplacia vesicae urinariae): Schleimhautimmundefekt mit gestörten Makrophagen (Histo: enthalten MICHAELIS-GUTMANN-Körperchen), in der Harnblase finden sich granulomatöse gelbliche Plaques

- Bilharziose (Syn: Schistosomiasis, durch Schistosoma haematobium, tropische Wurmerkrankung mit Süßwasserschnecken als Zwischenwirt): nach Penetration der Haut gelangen die adulten Trematoden und die Eier von den Beckenvenen ausgehend die Blasenvenen und verursachen tuberkuloseähnliche (sog. Eituberkel), granulomatös eosinophile, chronische Entzündungen der Blasenwand. In Deutschland sehr selten (Afrikatouristen), vom IMPP (insb. die Kompl.) aber gerne gefragt!

  Kompl: Hämaturie, Blasenhalssklerose/-obstruktion, Verkalkungen der Blasenwand, Blasensteine, Schrumpfblase, Ureterstenose, vesikoureteraler Reflux, Pyelonephritis, Hydronephrose, Harnblasenkarzinom, Befall von Darm, Leber, Lunge und Gehirn

  Diag: Nachweis von Schistosoma-Eiern im Urin, Zystoskopie mit Biopsie der Blasenwand

  Ther: Praziquantel (einmalig 40 mg/kgKG p.os, Biltricide®)

- Cystitis emphysematosa: Harnblasenentzündung durch gasbildende Erreger (Rarität)

- Therapierefraktäre Zystitis: an **Blasenkarzinom** denken, Carcinoma in situ

HARNINKONTINENZ

Syn: Urininkontinenz, unwillkürlicher Harnabgang, engl. urinary incontinence, ICD-10: N39.4

Def: Störung der Blasenreservoirfunktion mit objektivierbarem, unwillkürlichem Urinabgang

Anatomie: Träger der **Kontinenzfunktion** sind die Sphinktersysteme, bestehend aus:

1. Sphincter urethrae internus am Blasenhals (zirkuläre glatte Muskulatur, unwillkürliche sympathische Innervation)
2. Sphincter urethrae externus (zirkuläre glatte und quergestreifte Muskulatur im mittleren Harnröhrendrittel mit Dauertonus - willkürliche Innervation durch den N.pudendus des Plexus sacralis führt zur Relaxation ⇨ Miktion)
3. Synergistisch wirkt die quergestreifte Beckenbodenmuskulatur und die Ligg.pubovesicale/pubourethrale als indirekter Sphinkter.

Ät:
- Primär (selten): extraurethrale Harninkontinenz, z.B. ektope Uretermündung (Doppelnierenanlage), Urachusfistel, Blasenekstrophie, Blasen-Scheiden-Fistel, Blasen-Zervix-Fistel (diese können aber auch sekundär entstanden sein, z.B. iatrogen durch Verletzung der Blase bei der Sectio caesarea), urethrovaginale Fistel (mit transsphinktärem Abgang), angeborenes Fehlen des Sphinkters
- Sekundär: **gynäkologisch: Geburtstrauma**, **Beckenbodenschwäche**, **Descensus**/Prolapsus **uteri** et vaginae, Scheidenstumpfprolaps, Blasensenkung (Descensus vesicae), Hormonmangel (**Östrogenmangel** im Senium), Zelen (Zystozele, Rektozele, Enterozele), hypotone Urethra

  Obstruktiv: **Prostatahyperplasie**, Blasenhalssklerose, Urethrastenose, Harnröhrenklappen, Harnröhren-/Harnblasentumoren

Irritativ: rezidivierende **Harnweginfektionen**, Blasensteine, Fremdkörper, Tumoren

Traumatisch: Beckenbodentrauma mit Verletzung der Urethra, Sphinkteren od. Blase

Neurologisch: neuropathische Blase (insb. bei Diabetes mellitus), Dysrhaphiesyndrome, Tethered-spinal-cord-Syndrom (Verwachsungen der Wirbelsäule mit dem Filum terminale), multiple Sklerose, Morbus PARKINSON, Demenz, Wirbelsäulentrauma (spinaler Schock), Querschnittlähmung

Iatrogen: operative Eingriffe (z.B. radikale Rektumoperationen, Frauen: Hysterektomie, Männer: radikale Prostatektomie) und Bestrahlungen im kleinen Becken

Med: Diuretika, α-Blocker, Prazosin, Anticholinergika, Antidepressiva, Tranquilizer, Neuroleptika, Lithium

Alkohol, Drogen (Halluzinogene), Koffein

<u>Path:</u> Ursächlich ist ein gestörtes Zusammenspiel von Verschluss- u. Austreibungsmechanismus, das aufgrund verschiedener Grunderkrankungen an einer od. mehreren Stellen entsteht:

⇨ Sphinkterinsuffizienz ⇔ Sphinkter/Detrusor-Fehlregulation ⇔ Detrusorinstabilität ⇦

<u>Epid:</u> ◊ **W** >> m (insb. bei der Belastungsinkontinenz)

◊ <u>Prävalenz:</u> 30 % der >65-jährigen, für Deutschland werden ca. 4 Mio. Inkontinenzpatienten geschätzt, aber nur ca. 15 % der Betroffenen begeben sich in ärztliche Behandlung.

◊ <u>Prädisp.alter:</u> Häufigkeitsanstieg mit dem Alter (ab dem 50. Lj. beginnend), ca. 80 % der Hochbetagten betroffen ⇒ zunehmendes sozialmedizinisches Problem für die Zukunft

<u>Etlg:</u> # **<u>Belastungsinkontinenz</u>** (Syn: **Stressinkontinenz**, 70 % d.F.): unwillkürlicher Urinabgang bei passiver intraabdomineller Druckerhöhung (z.B. durch Husten, Niesen, Pressen, Kohabitation, Treppensteigen, Heben von schweren Lasten oder ähnliche **körperliche Belastung**), ohne Detrusoraktivität. Ursächlich führt die Schwäche von Beckenboden und Lockerheit der vaginalen Haltebänder (bei **Frauen** insb. durch Geburtstraumen), bzw. bei Männern fast ausschließlich nach radikaler Prostata-Op zu einer Blasen- und/oder Uterus-/Vagina**senkung**. Im Normalzustand wird die Urethra nach ventral gehalten und abgestützt ("Hängematte") ⇨ pathologisch: die Urethra verlagert sich **nach unten** (vertikaler Descensus) od. nach unten **und hinten** (rotatorischer Descensus), was zur Insuffizienz des Verschlussmechanismus und Urinabgang führt (beschreibend wird dabei eine pathologische Vergrößerung des dorsalen Vesikourethralwinkels gefunden, normal sind 100°, s. Abb.). Seltener kann auch eine primär hypotone Urethra vorliegen.

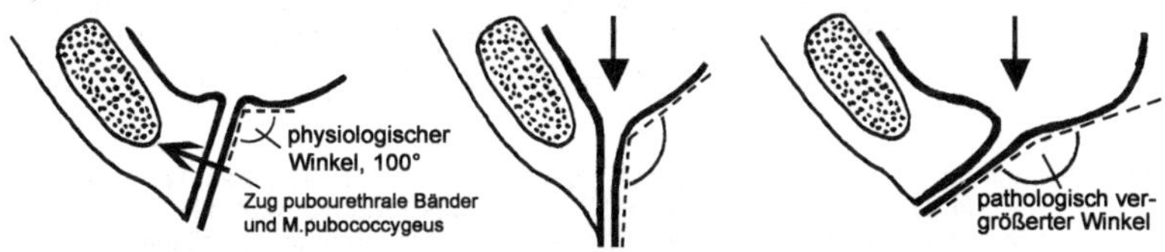

Normalbefund vertikaler Descensus rotatorischer Descensus

<u>Dranginkontinenz</u> (Syn: **Urge-Inkontinenz**, instabile od. **überaktive Blase**, engl. overactive bladder, 10-20 % d.F.): imperativer Harndrang ohne oder mit spontanem Urinabgang. Pollakisurie = Harndrang ohne Inkontinenz (sog. Urge-Syndrom).
Verschiedene Ursachen mögl.:

1. Störung der zentralnervösen Steuerung: fehlende Hemmung der Detrusoraktivität ⇨ Detrusorhyperaktivität, z.B. bei Zerebralsklerose, MS, Hirntumoren, psychosomatisch
2. Gesteigerte Detrusorerregbarkeit (Veränderungen des Detrusors)
3. Vermehrte Afferenzen durch **Reizzustände** von Blase od. Urethra (sensorische Dranginkontinenz = irritativ, z.B. durch die Aktivierung der Dehnungsrezeptoren am Blasenboden, chronische Entzündung, Blasenstein, Blasentumor, nach Bestrahlung des kleinen Beckens) od. Detrusor-Sphinkter-Dysregulation (gleichzeitige Aktivierung von Sphinkter und Detrusor, z.B. durch Blasenalterung)

Mischform aus Belastungs- und Dranginkontinenz (insb. bei Frauen, geschätzt 1/3 d.F.): diese entsteht, da bei insuffizienter vaginaler/bindegewebiger Haltefunktion der Urethra (⇨ Belastungsinkontinenz) es auch zur Aktivierung der Dehnungsrezeptoren am Blasenboden kommen kann (welche dann einen Miktionsreflex auslösen ⇨ Dranginkontinenz).

\# **Reflexinkontinenz:** Inkontinenz bei Blasenlähmung („Reflexblase", Inkontinenz durch neurogene Detrusorhyperaktivität u. Detrusor-Sphinkter-Dyssynergie) infolge neurologischer Schädigungen/Erkrankungen (z.B. **Querschnittlähmung**) des Rückenmarks oberhalb von S2 (das Miktionszentrums liegt im Sakralmark) = obere Blasenlähmung, s.u. Kap. **neuropathische Blase**.

\# **Überlaufinkontinenz** (Syn: Ischuria paradoxa, chronische Harnretention mit Harninkontinenz): ständiger Harnverlust aufgrund eines den Urethraverschlussdruck überschreitenden Blasendrucks (ohne Detrusorkontraktion/Detrusorhypokontraktilität, „lazy bladder") durch **vollgefüllte Blase** bei Harnabflussbehinderung (= obstruktiv, z.B. Urethrastenose, Prostatahyperplasie) oder Denervierung der Harnblase (untere Blasenlähmung = Schädigung des Miktionszentrums S2-S4 od. weiter peripher, z.B. nach radikaler Gyn-Op, neurologische Systemerkrankungen, z.B. Multiple Sklerose, autonome Polyneuropathie bei Diabetes mellitus) ⇨ hypokontraktiler Detrusor. Die chronische pathologische Überdehnung der Blasenwand führt dann zusätzlich zum Verlust der Detrusorakontraktilität.

\# Sonderform (primäre Harninkontinenz): Urinverlust durch Fehlableitung, wie falsche Gänge (ektope Uretermündung) oder Fisteln (Blasen- od. Urogenitalfisteln)

Klin: ⇒ **Belastungsinkontinenz**: Klin. Einteilung nach INGELMANN-SUNDBERG u. STAMEY

1. Grades:	Harnträufeln/Urinabgang beim **Husten, Niesen**, Lachen, Pressen
2. Grades:	Urinabgang bei leichter körperlicher Belastung (**Gehen, Treppensteigen**, Aufstehen aus dem Liegen, Heben von Gegenständen)
3. Grades:	Urinabgang schon im Stehen (unabhängig von der Tätigkeit) und **im Liegen**

⇒ **Dranginkontinenz**: ein plötzlicher intensiver Harndrang (bei eher geringer Blasenfüllung, Reizblase) wird erst bei bereits begonnenem Harnverlust wahrgenommen, kleine Harnportionen bei geringem funktionellem Blasenvolumen u. kurze Abstände zwischen den Miktionen (Pollakisurie, >8 Miktionen/Tag, >2 Miktionen/Nacht), Nykturie, evtl. krampfartige Unterbauchschmerzen vor dem Harndrang. Eher im höheren Alter vorkommend.

Sonderform: Giggle-Inkontinenz = Kontraktionen der Bauchmuskulatur beim Lachen triggern eine Detrusorkontraktion (insb. bei Mädchen, 8.-12. Lj.)

⇒ **Reflexinkontinenz**. Miktionskontrolle aufgehoben ⇨ hyperreaktiver Detrusor, "autonome" Blase (s.u. Kap. neuropathische Blase)

⇒ **Überlaufinkontinenz**: übervolle Blase und ständiges Harntröpfeln. Die willkürliche Miktion ist aufgrund des erhöhten Verschlussdruckes/Obstruktion/Denervierung massiv erschwert = chronischer Harnverhalt (normale Blasenentleerung nicht mögl.).

⇒ Primäre Harninkontinenz: ständiges Harnträufeln (und gleichzeitig normale Miktion in normalen Abständen mögl.)

Diag:
1. Anamnese, insb. exakte Miktionsanamnese (Frequenz, Volumen, Nykturie, Trinkmenge, Dysurie, Harndrang, Vorlagenzahl/Tag, ggf. **Miktionsprotokoll** für 3-4 Tage führen lassen), Menge und Situation des unwillkürlichen Urinabgangs, gynäkologische Anamnese (Zahl der Geburten, Uterusprolaps etc.), neurologische Erkrankungen, Medikamente?
2. Klinische Untersuchung: Inspektion des äußeren Genitale (Genitalatrophie?), rektale Untersuchung (Anal- und Bulbokavernosus-Reflex), neurologischer Status (Sensibilitätsprüfung ⇨ Reithosenanästhesie?), Stresstest (Pat. im Stehen bei gefüllter Blase husten lassen), mentaler Status des Pat. (Demenz?)

   Gynäkologische Untersuchung: Spekulumeinstellung der Scheide ⇨ Prolaps der vorderen Vaginalwand (Zystozele)?

   Bestimmung des karyopyknotischen Index bei Frauen (= Zahlenverhältnis zwischen Basal- u. Superfizialzellen zur Beurteilung des Östrogenstimulus) aus einem Abstrich der distalen Urethra: physiologisch sind 70-80 % Superfizialzellen, bei Östrogenmangel vermehrt Intermediär- u. Basalzellen ⇨ Ther: Östrogensubstitution
3. Urindiagnostik: Ausschluss eines Harnweginfektes (Frauen: Katheterurin, Männer: Mittelstrahlurin), Vorlagentest (Vorlagengewicht vor und nach einem Standard-Belastungsprogramm bestimmen = Windelwiegetest, pad-weight-test)
4. Sonographie: **Restharnbestimmung**, transvaginale/transrektale od. perineale Sonographie zur Erkennung von Harnröhrendivertikeln, Bestimmung von Urethralänge und Urethrablasenwinkel

5. **Urodynamik: Uroflowmetrie** (graphische Darstellung des Harnflusses ⇨ Blasenentleerung), **Zystometrie** (Blasenmanometrie = gleichzeitige Registrierung/Berechnung von Blasen-, Rektum- und Detrusordruck ⇨ Detrusorfunktion) und **Urethradruckprofil** (Urethradruck in Ruhe und unter Stress (Pat. husten lassen) ⇨ Sphinkterfunktion, funktionelle Länge der Urethra)
6. Urethrozystoskopie: Beurteilung des Epithels, Suche nach Obstruktionen, Anomalien, Divertikeln, Steinen, Tumoren
7. Bei V.a. neurologische Störung ⇨ neurologisches Konsil

Ther:
- Allgemein: eine Behandlung ist erforderlich, wenn die Inkontinenz als störend empfunden wird. Hinweise zur Schonung des Beckenbodens (z.B. keine schweren Lasten tragen) geben, Normalgewicht anstreben.
- **Belastungsinkontinenz:**
  - Konservativ:
    - Infektsanierung (bei Nachweis eines Harnweginfektes)
    - **Beckenbodentraining**/-gymnastik (bei leichter Form), Konustherapie (halten eines Konus am Scheideneingang, Femcon®-Vaginalkonen)
    - Biofeedback-Training (Beckenbodentraining mit Rückmeldung, z.B. FemiScan™)
    - Extrakorporale Magnetstimulationstherapie bei milder Belastungsinkontinenz (stimuliert die Beckenbodenmuskulatur)
    - Transanale/-vaginale od. sakrale Elektrostimulation
    - **Verhaltensmodifikation** durch Trinkmengenregulation und Toiletten-/Miktionstraining (ältere und demente Patienten) ⇨ auf zeitlich regelmäßigen Toilettengang achten, z.B. Miktion nach der Uhr alle 2-3 Std.
    - Verordnung von Inkontinenzartikeln: Binden, Vorlagen, Windeln, Kondomurinale
    - **Gewichtsreduktion** bei Adipositas
    - Med: **Duloxetin** (2 x 40 mg/Tag, Yentreve®) ist ein Antidepressivum (SSNRI) mit gleichzeitiger Wirkung bei Belastungsinkontinenz (Steigerung der M.sphincter-urethrae-Aktivität durch Wirkung am Nucleus ONUF des Rückenmarks und Erhöhung der Blasenkapazität) ⇨ signifikante Reduktion (>50 %) der Stressinkontinenzepisoden (NW: Suizidgefahr, einschleichend dosieren, Übelkeit).

      Östrogensubstitution: Estradiol (Estraderm®TTS) od. lokal Estriol als Vaginalovulum od. Creme (Ovestin®, Xapro®, OeKolp®) ⇨ vermehrte Proliferation des Harnröhrenepithels, vermehrte Füllung des Venenplexus im Bereich der prox. Harnröhre + erhöhte α-Rezeptorsensitivität (Cave: postmenopausal bei vorhandenem Uterus mit einem Gestagen kombinieren)

      β_2-Sympathomimetika ⇨ verstärkte Kontraktion d. quergestreiften Sphincter ext.

      bei hypotoner Urethra α-Sympathomimetika, z.B. Midodrin (Gutron®) ⇨ Tonuserhöhung der glatten Muskulatur (NW: Blutdruckerhöhung, ventrik. Arrhythmien)
    - Pessartherapie: Einlage eines Pessars (tägl. Wechsel) in die Scheide (z.B. Urethrapessar mit Pelotte, ProDry®Tampons, Contam®Tampons)
  - Operativ: Ind: Versagen der kons. Therapie
    - Periurethrale Kollageninjektion: initial >80 % erfolgreich, auf Dauer (5 J.) nur ca. 20 %
    - **Harnröhrenschlingensuspension** (**TVT-Op**, tension free vaginal tape) = in Lokalanästhesie wird von der Vagina aus ein Polypropylen-Band um das distale Urethraldrittel gelegt, die Enden des Bandes werden mit einer stumpfen Nadel zwischen Blase und Symphyse vorgeschoben (und nicht vernäht = spannungsfrei, das Band hält im Gewebe wie ein Art Klettverschluss und Bindegewebe wächst in das Band ein). Minimal-invasives Verfahren mit ca. 90%igem Erfolg, daher heute *Methode der Wahl*.

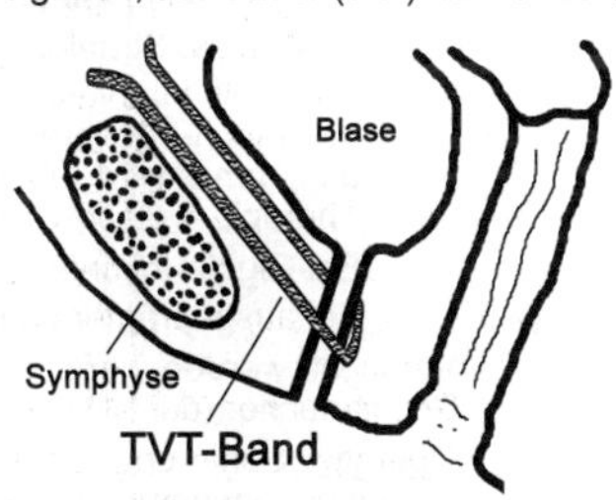

      Abwandlung dieser Methode ist das transobturatorische Band (TOT) mit ähnlicher

Op-Methode (Schlingenenden werden jeweils durch das Foramen obturatorium gezogen), etwa gleich gute Ergebnisse.

- Endoskopische Blasenhalssuspension - ca. 40 % erfolgreich
- **Offene Kolposuspension**/Blasenhalssuspension: Anheften der Vagina/Parakolpium rechts u. links in Höhe des Blasenhalses am Lig.iliopectineum (COOPER-Ligament) ⇨ Urethra wird mit hoch und nach ventral gezogen - insb. bei älteren Patientinnen angewendet, in 75 % d.F. erfolgreich.

  Vaginale oder abdominelle Suspensionsplastik (vordere Kolporrhaphie): transvaginale Raffung des periurethralen Bindegewebes (evtl. auch mit Einlage eines Netzes), Ind: gleichzeitiger Uterusdescensus und Harninkontinenz, 20 % Erfolg nach 5 Jahren

  Bei isolierten Zelen vordere od. hintere Scheidenplastik (Syn: Kolporrhaphie) oder ggf. Netzeinlage zur Unterstützung der Blase (s.o. Kap. Descensus/Prolapsus vaginae et uteri)

  od. auch vaginale Hysterektomie (falls hierfür eine gynäkologische Indikation besteht) mit vorderer u. hinterer Kolporrhaphie (Scheidenplastik) und Scheidenstumpffixation (Vernähen der Vaginaspitze mit den Ligg.sacrouterina), Scheidenstumpffixation auch als infracoccygeale Kolpopexie mit einem Proleneband mögl.
- Beim Mann (nach radikaler Prostatektomie) ist die Implantation modifizierte Band- u. Schlingensysteme mögl.
- Beim Mann od. Frau (nach erfolglosen Voreingriffen): Implantation eines künstlichen Sphinkters hoch am Blasenhals
- In der Forschung: Entnahme von Muskelzellen/Fibroblasten (z.B. durch Muskelbiopsie am Oberarm) ⇨ Anzucht im Labor und später Injektion der autologen Fibroblasten in die Submukosa der Harnröhre und der Myoblasten in den Rhabdosphinkter. Auch der Einsatz myogener Stammzellen am äußeren Sphinkter wird erprobt.

• **<u>Dranginkontinenz</u>** und Mischformen aus Belastungs- und Dranginkontinenz:

- <u>Konservativ:</u> Primärtherapie der auslösenden Ursache, z.B. Infektsanierung, Entfernung eines Blasensteins
- Blasentraining (Verlängerung des Miktionsintervalls), Beckenbodentraining, sakrale Reizstromtherapie, lokale Östrogengabe, ggf. auch vaginale Pessartherapie bei Zelen
- <u>Med:</u> **Parasympatholytika** (Anticholinergika, Muskarinrezeptorenblocker) Tolterodin (Detrusitol®Retard), Fesoterodin (Toviaz®), Propiverin (Mictonorm®), Trospiumchlorid (Spasmo-Urgenin®, Spasmex®, Spasmolyt®, uriVesc®Retard) od. Oxybutynin (Dridase®, Lyrinel®Uno, als Pflaster Kentera®), ggf. adrenerge Rezeptorinhibitoren (α-Rezeptorblockern, z.B. Tamsulosin [Alna®, OMNIC®]), Kalziumkanalblocker (Cave: bei Kombinationstherapie Gefahr eines Harnverhalts!)

  Neu sind M_3-Muskarinrezeptorantagonisten (wirken selektiv parasympatholytisch am M.detrusor, Solifenacin [Vesikur®], Darifenacin [Emselex®]) und $ß_3$-Adrenorezeptoragonisten (Mirabegron, Myrbetriq™, Betmiga™) mit weniger NW.

  Phytotherapie (pflanzliche Med.): Bärentraubenblätter + Goldrute (Cystinol®N)

  Bei Therapieresistenz wird auch die Injektion von Botulinum-Toxin-A, Botox® in die Harnblasenwand (Detrusor) eingesetzt (wirkt >6 Monate und kann mehrfach wiederholt werden, NW: vorübergehende Restharnbildung bis zum Harnverhalt - ggf. Selbstkatheterismus erforderlich, vermehrt Harnweginfekte).

  Eine intravesikale Instillation von Chondroitinsulfat (baut die Glykosaminoglykan-Schutzschicht der Harnblase wieder auf, Gepan®instill) wirkt bei chron. interstitieller Zystitis, Strahlenzystitis u. chron.-rez. Harnweginfekten mit überaktiver Blase.

  Ebenfalls intravesikal kann eine Kombination aus Lidocain + Epinephrin + Dexamethason-Instillation versucht werden (3 x im Abstand v. 2-4 Wo.), die Wirkstoffaufnahme wird über ein elektrisches Feld per Katheter ermöglicht (EMDA-Therapie = <u>e</u>lectro <u>m</u>otive <u>d</u>rug <u>a</u>dministration).

  Bei Giggle-Inkontinenz ggf. Methylphenidat (Ritalin®)

  Bei ausgeprägter Nykturie auch Desmopressin (ADH-Analogon) abends mögl.
- Versucht werden kann auch eine sakrale elektrische Nervenstimulation mit einem Schrittmacher (der Miktionsreflex wird dadurch moduliert).
- <u>Operativ:</u> Sanierung mechanischer Obstruktionen wie Meatusstenose (Meatoplastik), Op. eines Blasentumors. Ein Harnblasenersatz ist ultima ratio.

- **Reflexinkontinenz:**
  Anticholinergika zur Erhöhung der Blasenkapazität, Blasenentleerung durch Selbst- oder Fremdkatheterismus und operative Verfahren s.u. Kap. neuropathische Blase
- **Überlaufinkontinenz:**
  Operativ: Beseitigung des subvesikalen Hindernisses (z.B. Resektion einer Harnröhrenstriktur od. Harnröhrentumors, transurethrale Prostataresektion oder transvesikale Prostatektomie, transurethrale Blasenhalsresektion, Resektion von Urethralklappen), ist dies nicht mögl. dann dauerhafte Harnableitung
  Med: bei Blasendenervierung (neurologische Störung) können direkte Parasympathomimetika (Betanechol [Myocholin®], Carbachol [Doryl®]) versucht werden.
- **Extraurethrale Inkontinenz:**
  Operativ: Sanierung der Ursache, z.B. Verschluss einer Scheiden-Blasen-Fistel
- Selbsthilfegruppen: Deutsche Kontinenzgesellschaft e.V., Friedrich-Ebert-Str. 124, 34119 Kassel, Tel.: 0561 780604, Internet: www.kontinenz-gesellschaft.de

Prog: Abhängig von der Inkontinenzform sowie Patientencompliance (und dem Alter der Pat.).
Begutachtung: GdB/MdE beträgt bei völliger Harninkontinenz 50 %

Kompl:
* Rezidivierende Harnweginfektionen, Beckenschmerzen, Libidominderung
* Überlaufinkontinenz: Harnstauungsniere
* Kombination mit einer Stuhlinkontinenz

Op:
* Blasenentleerungsstörung (Harnverhaltung), Harnröhrenstenose (zu „gute“ Beseitigung der Inkontinenz)
* TVT-/TOT-Op: Blasenverletzung, Erosion des Bandmaterials in die Urethra od. Blase, retropubisches Hämatom, Entstehung einer Urge-Inkontinenz, chronisches Schmerzsyndrom, Dyspareunie

Proph:
♥ **Postpartales Beckenbodentraining** (sog. Rückbildungsgymnastik nach der Entbindung) für mind. 6 Wo.
♥ Harnweginfekte immer behandeln

DD:
- **Nachträufeln** (insb. bei Männern): Resturinmenge in der Harnröhre, die sich nach der Miktion noch entleert (ist nicht pathologisch, es gilt der alte Spruch: *"Da hilft kein schütteln und klopfen, in die Hose muss der letzte Tropfen"*)
- Enuresis (s.u.): Einnässen bei Kindern (>5. Lj.)
  Diag: Ausschluss organischer Ursachen (= kindliche Harninkontinenz, z.B. durch Harnweginfektion, Sphinkterdysfunktion, neurologische Erkrankung, ektopen Ureter usw.)
- Schrumpfblase (nach Bestrahlung im kleinen Becken, interstitieller Zystitis od. Urogenitaltuberkulose) mit sehr geringem Restvolumen ⇨ sehr häufiger Toilettengang nötig

NEUROPATHISCHE BLASE

Syn: Neurogene Reflexblase, neurogene Blase, **neurogene Blasenentleerungsstörung**, Blasenlähmung, Reflexblase, engl. bladder atony, reflex bladder, ICD-10: N31.9

Anatomie: Vegetative Innervation der Harnblase: Plexus pelvicus wird vagal (Parasympathikus) von Nn. splanchnici pelvini aus den Segmenten S_2 - S_4 des Sakralmarks (**Miktionszentrum**), sympathisch aus den Nn.hypogastrici inferiores aus Th_{10} - L_2 versorgt.

Die Steuerung der Blasenfunktion erfolgt als spinaler Reflexbogen über das Miktions-/Blasenzentrum S_2 - S_4. Detrusor vesicae und Sphincter internus werden ebenfalls aus diesem Plexus autonom unwillkürlich innerviert. Der Sphincter externus wird **willkürlich** durch den N.pudendus des Plexus sacralis innerviert u. steuert so die Miktion.

<u>**Def:**</u> Funktionsstörungen des unteren Harntraktes infolge neurologischer Grunderkrankungen (zentrale, spinale oder periphere Läsion), die die Blasenspeicherfunktion, die Blasenentleerung oder beides betreffen.

<u>**Ät:**</u>
- <u>Angeborene</u> neurologische Störungen, z.B. **Dysrhaphiesyndrome** (Spina bifida occulta, Meningozele, **Meningomyelozele**, Tethered-spinal-cord-Syndrom, kaudales Regressionssyndrom), Sakralagenesie, CURRARINO-Syndrom (partielle Sakralagenesie, Tumor, Fehlbildungen), Hydrozephalus, frühkindlicher Hirnschaden, häufig bei Kindern mit DOWN-Syndrom
- <u>Erworben:</u> traumatische Rückenmarkläsion (komplette/inkomplette **Querschnittlähmung**), Rückenmarktumoren, periphere Nervenläsion (Beckentrauma), infektiöse (Herpes zoster, Poliomyelitis), vaskuläre (spinale Zirkulationsstörungen, Diabetes mellitus) od. degenerative (**Multiple Sklerose**, **Demenz**, Morbus PARKINSON, Polyneuropathie) Erkrankungen, akuter oder chronischer Verlauf mögl.

<u>**Path:**</u> Grundsätzlich können zwei Mechanismen unterschieden werden:
- ♦ Rückenmark-Schädigung <u>oberhalb</u> des Miktionszentrums ⇨ unkontrollierter Miktionsreflex (**Reflexblase**), Aufhebung der Blasensensibilität, d.h. fehlender Harndrang
- ♦ Rückenmark-Schädigung im Bereich Miktionszentrum (Konus-/Kaudaläsion) od. <u>periphere</u> Nervenläsion ⇨ **schlaffe Parese** der Blasenmuskulatur, große Restharnmenge (dadurch teilweise auch Belastungsinkontinenz), **Überlaufinkontinenz** (Syn: Ischuria paradoxa)

<u>**Etlg:**</u> # Bei kompletter Querschnittlähmung:
- Läsion des oberen Motoneuron (oberhalb S2 - **erhaltener Reflexbogen**) ⇨ spastische Lähmung = **Reflexblase** (Reflexinkontinenz, Blasenautomatie, Inkontinenz durch neurogene Detrusorhyperaktivität), DD: die fehlende Sensibilität ist der Unterschied zur Urge-Inkontinenz = es wird kein Harndrang wahrgenommen
- Läsion des unteren Motoneuron (im Bereich Miktionszentrum S2 - S4) ⇨ **schlaffe Lähmung** der Blase (Detrusorhypokontraktilität)

Inkomplette Läsionen (gemischter Typ, erhaltene Sensibilität): individuelles Bild, Detrusor-Sphinkter-Dyssynergie (Hyperreflexie des M.detrusor vesicae, Spastik des M.sphincter ext. u. der Beckenbodenmuskulatur nach Schädigung d. Rückenmarks oberhalb des sakralen Miktionszentrums, z. B. bei fortgeschrittener Multipler Sklerose) ⇨ Inkontinenz mit Abgang kleiner Urinmengen

Diabetes mellitus: Mischbild aus Sensibilitätsverlust und Detrusorhypokontraktilität durch Polyneuropathie und Angiopathie

Periphere Nervenläsion (= infranukleäre Schädigung) ⇨ schlaffe Lähmung der Blase

Mitigierte neurogene Blase - neurogene Blasenentleerungsstörung ohne neurologische Erkrankung

<u>**Klin:**</u> ⇒ Bei traumatischer Rückenmark-Schädigung ⇨ Verlauf je nach Höhe der Läsion
1. Phase: akut ⇨ **spinaler Schock** mit schlaffer Blasenlähmung = **Harnverhaltung** (Schockblase)
2. Phase (nach 1-2 Mon.): Übergang in **Reflexblase** (Läsion oberhalb S2, Syn: automatische Blase, engl. upper motor neuron lesion) – reflektorische Detrusorkontraktion ab einer bestimmter Blasenfüllung ⇨ unwillkürliche Miktion (Reflexinkontinenz)
   oder persistierend schlaffe, große, **atone Blase** (bei Läsion des Miktionszentrums od. peripher, Syn: autonome Blase, engl. areflexic bladder, lower motor neuron lesion), dann auch durch Bauchpresse od. manuelle Manipulation (CREDÉ-Handgriff) nur unvollständige Entleerung mögl. (⇨ Restharn, Überlaufinkontinenz)

⇒ Bei inkomplettem Querschnitt / neurologischen Systemerkrankungen individuelle Mischbilder mögl.

<u>**Diag:**</u>
1. Anamnese: neurologische Symptomatik, prädisponierende Erkrankungen (Diabetes mellitus, Infektionskrankheiten, insb. venerische Infektionen, Fehlbildungen, Alkoholmissbrauch, Operationen an der Wirbelsäule oder im kleinen Becken, Bestrahlungstherapie), Miktionsanamnese (Frequenz, Sensibilität - Blasenfüllungsgefühl), willkürliche oder unwillkürliche Blasenentleerung, Harnstrahl), Kontinenz
2. Klinische (neurologische) Untersuchung: Erhebung des Neurostatus (Sensibilitätsprüfung: Genitale, Damm, Oberschenkelinnenseiten), Reflexprüfung (L1/L2 Cremasterreflex, S3/S4 Bulbocavernosusreflex, S3-S5 Analreflex), analer Sphinktertonus

3. Sonographie: Bestimmung des Blasenvolumens und der **Restharnmenge**
4. Röntgendiagnostik: Ausscheidungsurographie (IVP: Harnstau bei Blasenentleerungsstörung), retrograde Urethrographie (infravesikale Abflusshindernisse), Zystographie (charakteristische „Christbaumblase" - Trabekelblase, Pseudodivertikel), Miktionszystourethrographie (Funktionsdarstellung von Blase und Harnröhre im schrägen Strahlengang: Nachweis von vesikoureteralem Reflux, Detrusor-Blasenhalsdyssynergie)
5. Endoskopie: Urethrozystoskopie
6. Urodynamik: Uroflowmetrie und **Blasen-/Urethradruckprofil** (Verschlusszystometrie) zur Bestimmung der Detrusoraktivität (Hyperreflexie = Reflexinkontinenz, Hyporeflexie = atone Blase), Dyssynergie des Detrusors mit den glattmuskulären Sphinkteren
7. Neurologisches Konsil, MRT-Rückenmark, **Beckenboden-EMG** (Elektromyographie) usw. bei unklarer neurologischer Symptomatik

Ther:

- Im Stadium des spinalen Schocks Harnableitung mittels intermittierendem sterilem Katheterismus mit Einmalkathetern (ahmt die physiologische Füllung und Entleerung der Harnblase besser nach ⇨ Aktivierung autonomer Zentren) od. suprapubischer Harnableitung
- Die weitere Therapie erfolgt in Abhängigkeit vom Zustand des oberen Harntraktes, der ursächlichen neurologischen Störung und dem Ausmaß der Blasenentleerungsstörung. Allgemein: Bei Harnweginfekten immer antibiotisch behandeln, um eine Verschlechterung der Symptomatik und aszendierende Infektionen zu vermeiden.
- Konservativ:
  - Pharmakotherapie der Blasenentleerungsstörung:
    bei Detrusorhypoaktivität: Behandlung mit direkten (Betanechol [Myocholine-Glenwood®], Carbachol [Doryl®]) und indirekten **Parasympathomimetika**/Cholinergika (Distigminbromid [Ubretid®], Pyridostigminbromid [Mestinon®]) zur Erhöhung des Detrusortonus (positiver Effekt bisher jedoch nur bei postoperativer Blasenatonie bewiesen, bei neurogenen Schäden umstritten).
    Kombination mit α-Rezeptorblockern (z.B. Alfuzosin-HCl [Urion®], Doxazosinmesilat [Cardular Uro®, Diblocin Uro®], Tamsulosin-HCl [Alna®, OMNIC®], Terazosin-HCl [Flotrin Uro®]) zur Senkung des Blasenauslasswiderstands mögl. (jedoch nicht bei postoperativer Blasenatonie)
    bei Reflexinkontinenz (Detrusorhyperaktivität): Behandlung mit **Anticholinergika** (Tolterodin [Detrusitol®], Oxybutynin [Dridase®, Lyrinel®Uno, als Pflaster Kentera®], Trospiumchlorid [Spasmex®], Propiverin [Mictonorm®], Emepronium [Uro-Ripirin®]), bei Therapieresistenz auch Botulinum-Toxin-Injektion in den Detrusor (wirkt 6-9 Mon.) als minimalinvasive Therapie ⇨ Selbstkatheterismus erforderlich.
  - Intermittierender (Selbst-)Katheterismus (bei atoner Blase u. auch bei Reflexblase, wenn mit Med. ein Reservoir >400 ml erreichbar ist): 3-4x/Tag, wenn möglich durch den Patienten selbst (möglichst keine transurethrale oder suprapubische Dauerableitung wegen Infektionsgefahr ⇨ Kompl: Schrumpfblase bei chronisch interstitieller Zystitis)
  - Selbsttriggerung der Blasenentleerung (bei Reflexblase): Stimulation im Bereich Unterbauch, Genitale, Oberschenkelinnenseite od. anal führt zur Blasenentleerung (kutane Reflexmiktion), es bleibt jedoch meist eine funktionelle Obstruktion durch die dann gleichzeitig einsetzende reflektorische Beckenbodenkontraktion ⇨ Restharnbildung
- Operativ: Ind: Versagen konservativer Therapieregime
  - Vesikale Schrittmachersysteme (nur bei kompletter Querschnittlähmung, nicht bei atoner Blase) ⇨ Durchtrennung der Hinterwurzeln (S2-S5, zur Reflexaufhebung), Implantation von Stimulationselektroden an die motorischen sakralen Spinalnerven (Vorderhörner S2-S5), Stimulation führt zur Miktion (Detrusorkontraktion)
  - Operativer Eingriff am Sphinkterapparat bei hohen Miktionsdrücken: Urethrotomia interna (Sphinkterotomie = Schlitzung des Blasenhalses), transurethrale Blasenhalsresektion od. auch partielle Detrusor-Myektomie (zur Vergrößerung der Speicherkapazität)
  - Ausschaltung der Blase: Harnableitung über Urostoma od. Implantation der Ureteren in isoliertes Darmsegment: kontinente Systeme ⇨ Entleerung mittels Katheter (KOCK-Pouch aus Ileumsegment, MAINZ-Pouch: Ileum/Caecum-Ersatzblase) od. inkontinente Systeme ⇨ Ileum-/Colon-Conduit od. Ableitung in den Darm (Sigma-Rektum-Pouch). Einzelheiten zu den Op-Verfahren s. Kap. Harnblasenkarzinom.

Prog: Abhängig von der neurologischen Grunderkrankung

Kompl: * Rezidivierende **Harnweginfektionen**, Infektsteinbildung
* Stauung des oberen Harntraktes und/oder vesikoureteraler Reflux mit chronischer Harnstauungsniere bis zum postrenalen = urologischen Nierenversagen (Hydronephrose) und Dialysepflichtigkeit
* Gleichzeitige Überlaufinkontinenz des Darmes durch chronische Obstipation ⇨ Einläufe erforderlich (ggf. auch antegrad über ein operativ angelegtes Stoma der Appendix = Appendikozökostomie, MACE-Conduit)

DD: – Überlaufinkontinenz: bei infravesikaler Obstruktion
– Überaktive Blase (Urge-Inkontinenz, s.o. Kap. Harninkontinenz): der Harndrang wird bewusst wahrgenommen

ENURESIS

Syn: Einnässen, nichtorganische Harninkontinenz, ICD-10: F98.0

Def: Einnässen (unwillkürlichen Harnabgang) insb. in der Nacht (und ggf. am Tag) bei **Kindern >5. Lj.** (untypisch für das Entwicklungsalter).

Ät: – Reifungsverzögerung der neurogenen Blasenkontrolle mit gestörtem Tag-Nacht-Rhythmus der hypophysären ADH-Sekretion (fehlender nächtlicher Anstieg des antidiuretischen Hormons)
– Psychosoziale Ursachen: Stresssituation (z.B. Geburt eines Geschwisterkindes, Scheidung), elterliche Vernachlässigung), Aufmerksamkeitsdefizit-Hyperaktivitäts-Syndrom (ADHS), Störung des Sozialverhaltens, Intelligenzdefekte
– **Familiäre Häufung** (ein Elternteil betroffen 40%iges Risiko für die Kinder, beide betroffen 75 %) sowie aut.-dom. erblich (bekannte „Enuresis-Gene" auf Chrom. 8q, 12q, 13q u. 22q)

Epid: Prävalenz: im Alter von 5 J. nässt noch 1/3 der Kinder gelegentlich nachts ein, mit 7 J. noch 10 %, m > w (= 2:1)

Etlg: # Monosymptomatische **Enuresis nocturna** (nur nächtlich, sog. **Bettnässen**) od. Enuresis diurna et nocturna (auch tagsüber, seltener, Syn: nicht-monosymptomatische Enuresis)
Primäre Enuresis: Kind war noch nie trocken geworden (75 % d.F.) sekundäre E.: erneutes Einnässen, nachdem das Kind bereits >6 Mon. kontinent war

Diag:
1. Anamnese (Trinkmenge u. -gewohnheiten, Miktions- u. Stuhlverhalten, Harnweginfekte?) und gynäkologische/urologische Untersuchung: **Ausschluss** von Fehlbildungen am Urogenitaltrakt, orientierende neurologische Untersuchung (Lumbosakralregion, Gangbild, Fußdeformitäten), Miktionstagebuch für einige Tage führen lassen, primär keine invasive Diagnostik durchführen
2. Labor: Harnweginfektion ausschließen (Urinstix u. Urinsediment, ggf. Urinkultur), spezifisches Gewicht bestimmen (tags und 2 x nachts als Screening für ADH-Störung)
3. Sonographie: Ausschluss von Fehlbildungen des Harntraktes, Restharnbestimmung (pathologisch > 20 ml), Blasenwanddicke (Norm: <2 mm Dicke bei leerer Blase)
4. Uroflowmetrie (Harnfluss): Ausschluss von Strikturen od. neurogener Entleerungsstörung
5. ggf. psychologische Exploration bei V.a. Retardierung

Ther:
• Sind **organische Ursachen ausgeschlossen**, kann primär **abgewartet** werden.
• Allgemeine Maßnahmen (sog. Urotherapie): abends weniger trinken und tagsüber regelmäßig trinken und regelmäßiger Toilettengang
Verhaltenstherapie: Toiletten-Timing (Miktion nach der Uhr, am besten mit einer Alarm-

uhr), ggf. Konditionierung („Alarmtherapie" mit einer Klingelhose, Pieselpiepser nachts) Psychologisch: familienbezogene Intervention

- Med: Versuch mit ADH-Analogon (Desmopressin als Nasenspray, 2 Hübe abends od. als Schmelztablette [z.B. Minirin®, Nocutil®]), bei überaktiver Blase Parasympatholytika (Oxybutynin 5(-15) mg bei Kindern >5 J.)

Prog: **Gut**, hohe **spontane** Remissionsrate (bis zum 10 Lj. sind 90 % und bis zum 15. Lj. sind 99 % der Kinder tags und nachts trocken).

Kompl: * Persistenz über das 18. Lj. hinaus wird adulte Enuresis genannt (ist sehr selten), dann Therapieversuch mit Imipramin mögl.
* Gleichzeitige Enkopresis: unwillkürlicher Stuhlgang

DD: – Organische Ursachen für eine kindliche Harninkontinenz: ektope Uretermündung (Doppelnierenanlage), Urachusfistel, Blasenekstrophie, Blasen-Scheiden-Fistel, Blasen-Zervix-Fistel, urethrovaginale Fistel, angeborenes Fehlen des Sphinkters, Sphinkterschwäche, Detrusorhyperaktivität (Dranginkontinenz)
– Irritativ: rezidivierende **Harnweginfektionen**, Blasensteine, Fremdkörper, Tumoren
– Neurologisch: mangelnde Blasenkontrolle aufgrund einer neurologischen Krankheit (**neurogene Blasenfunktionsstörung**, Detrusor-Sphinkter-Dyssynergie), z.B. Dysrhaphiesyndrome (z.B. Spina bifida), Tethered-spinal-cord-Syndrom (Verwachsungen der Wirbelsäule mit dem Filum terminale), epileptische Anfälle, Querschnittlähmung
– Traumatisch: Beckenbodentrauma mit Verletzung der Urethra, Sphinkteren od. Blase, Wirbelsäulentrauma (spinaler Schock)

⇨ **Alle DD sind Ausschlussdiagnosen!** (und müssen daher ausgeschlossen werden) ⇦

HARNBLASENKARZINOM

Syn: Blasenkarzinom (engl. bladder cancer), ICD-10: C67.9

Ät: Angenommen wird eine Latenz zwischen Einwirkung der Kanzerogene und der Tumorentstehung von >10-20 Jahre:
– **Nikotinabusus** ist mit Abstand der **größte Risikofaktor!** (bis zu 6fach erhöhtes Risiko; je länger und stärker der Nikotinkonsum, desto höher das Risiko) ⇨ kanzerogene Noxen: β-Naphthylamin, 4-Aminodiphenyl, o-Toluidin
– **Chronische Zystitis:** Entstehung kanzerogener Nitrosamine durch rezidivierende Harnweginfektionen (insb. bei Patienten mit Restharnbildung), Harnableitung mit Dauerkathetern bei Querschnittsgelähmten (entzündliche Schrumpfblase), Blasensteine, Schistosomiasis (chronische Infektion mit Schistosoma haematobium = Saugwurm, Syn: Bilharziose), granulomatöse Zystitis (⇨ Plattenepithelkarzinom), Harnblasendivertikel, Balkan-Nephropathie, chronische interstitielle Nephritis
– Berufsbedingte Ursache: **Aromatische Amine** (Historie: Anilinfarben-Arbeiterkrebs von REHN 1895 beschrieben, tierexperimenteller Nachweis der Kanzerogenese 1938): „Aminokrebs", anerkannte Berufskrankheit bei Chemiearbeitern (BeKV-Nr. 1301) ⇨ die kanzerogenen Metabolite entstehen durch hepatische Hydroxylierung und Acetylierung der aromatischen Amine (z.B. Anilin, ß-Naphthylamin, Benzidin, 4-Aminodiphenyl, Acetoamidofluoren, Chlor-o-Toluidin) ⇨ renale Ausscheidung (wegen der Inaktivierung durch die N-Acetyltransferase besteht ein erhöhtes Risiko für „Langsamazetylierer" = bei verminderte Enzymaktivität verbleibt eine höhere Konzentration der kanzerogenen Metabolite). Die Latenzzeit bis zum Auftreten eines Harnblasenkrebses kann >20 Jahre betragen, das Risiko ist für beruflich exponierte Arbeiter bis zu 200fach erhöht.
– Iatrogen: Med: **Zytostatika** (Cyclophosphamid, Endoxan® – Kanzerogenese durch Zystitis, Risiko 9fach, Proph: Zytoprotektivum MESNA geben, Uromitexan®), Analgetika (Phenacetin ⇨ Kanzerogenese durch chronisch interstitielle Nephritis, seit 1988 nicht mehr zugelassen), Pioglitazon ein Insulinsensitizer (Actos®, Competact®, seit 2011 nicht mehr zugelassen)
Radiatio: Bestrahlungstherapie im kleinen Becken (insb. beim Zervixkarzinom)

Path: ♦ Histo: papilläre **Übergangsepithelkarzinome** (Syn: **Urothelkarzinom**, ca. **95 % d.F.**, mit mehr als 8 übereinanderliegenden Zellschichten), Plattenepithelkarzinome (4 %), Adenokarzinome (~1 %, im Blasendach vom Urachusgewebe ausgehend), anaplastische Karzinome (~1 %), Papillome (sehr selten, gutartig), extrem selten Fibrom, Myom, Neurofibrom od. embryonales Rhabdomyosarkom (im Kindesalter) od. Metastasen anderer Primärtumoren (Lunge, Magen-Darm-Trakt, Lymphome) od. Tumorinfiltration von Uterus, Vagina, Ovar od. Rektum

Grading (es gibt unterschiedliche Einteilungen): die ursprüngliche Etlg. mit **G**1 (gut differenziert) bis **G**3 (undifferenziert), wurde durch die WHO-Klassifikation (v. 2004) abgelöst mit einem 2-stufigen Grading: **low-grade** (genetisch stabil) und **high-grade** (genetisch instabil, schnell muskelinvasiv, schlechte Prognose, macht ca. 20-30 % der Tumoren aus).

Bei Erstdiagnose in 75 % d.F. oberflächlich, papillär und nicht invasiv wachsende Tumoren (pT_a u. T_{is} = low-grade), in 10-20 % invasives Wachstum u. in 5 % bereits metastasiert

♦ Lok: meist im Fundus vesicae lokalisiert (häufig bereits primär **multifokales** Wachstum = diffuse maligne Transformation, zelluläre Dysplasie ⇨ immer gesamte Blase zystoskopisch untersuchen)

♦ Metastasierung:
- Carcinoma in situ = intraepitheliales Wachstum ohne Überschreiten der Basalmembran ⇨ noch keine Fernmetastasierung mögl., jedoch hohe maligne Potenz
- Nach Durchbruch der Basalmembran = Erreichen der Submucosa (T_1) ist schnell eine weitere Ausbreitung mögl. ⇨ Lymphknotenmetastasen (T_1 bis 10 %, T_2 bis 30 %, T_3 bereits in bis zu 60 % d.F. Lymphknotenbefall vorhanden), Infiltration von Nachbarorganen und Fernmetastasierung, hohe Rezidivneigung

  lymphogen: regionär in Nll.iliaci com., externi, interni und Nll.paravesicales und weiter in paraaortale, parakavale und mediastinale Lk (= gelten dann als Fernmetastasen)

  per continuitatem: in Prostata, Uterus, Vagina, Peritoneum

  hämatogen (Fernmetastasen): in Leber, Lunge, Skelett, Gehirn

Etlg: # TNM (gilt nur für Karzinome, regionäre Lymphknotenmetastasen = Lk im kleinen Becken unterhalb der Bifurkation und entlang der Aa.iliacae communes):

T_a:	nichtinvasives papilläres Karzinom
T_{is}:	Carcinoma in situ („flat tumour")
T_1:	Tumor infiltriert Lamina propria
	T_{1a}: Tumor infiltriert oberhalb der Muscularis mucosae
	T_{1b}: Tumor infiltriert in od. unterhalb der Muscularis mucosae
T_2:	Tumor infiltriert Muskulatur (Muscularis propria)
	T_{2a}: Tumor infiltriert oberflächliche Muskulatur (innere Hälfte)
	T_{2b}: Tumor infiltriert tiefe Muskulatur (äußere Hälfte)
T_3:	Tumor infiltriert perivesikales Fettgewebe
	T_{3a}: mikroskopisch
	T_{3b}: makroskopisch (= extravesikaler Tumor)
T_4:	Tumor infiltriert andere Organe
	T_{4a}: Tumor infiltriert Prostata od. Uterus od. Vagina
	T_{4b}: Tumor infiltriert Becken- od. Bauchwand
N_1:	solitäre regionäre Lk-Metastase im kleinen Becken
N_2:	multiple regionäre Lk-Metastasen im kleinen Becken
N_3:	Lk-Metastase(n) in Lk entlang der Aa.iliacae com.
M_1:	Fernmetastasen

Stadiengruppierung: I: $T_1N_0M_0$ II: $T_{2a-b}N_0M_0$
III: $T_{3a-4a}N_0M_0$ IV: $T_{4b}N_0M_0$, alle N_{1-3}, alle M_1

Epid: ◊ 5. häufigste Tumorerkrankung (beim Mann an 4. Stelle nach Lungen-, Prostata- und Kolonkarzinom, bei der Frau an 10. Stelle), 2-3 % aller malignen Tumoren

◊ Geschlechtsverteilung: **M** >> w (3-4 : 1) ⇨ m: 30/100.000/Jahr, w: 8/100.000/Jahr

◊ Inzidenz: 20/100.000/Jahr, ca. 15.000 Neuerkrankungen/Jahr in Deutschland. Anstieg der Inzidenz in den letzten 50 Jahren um 50 %, höhere Inzidenz in den Industrieländern als in landwirtschaftlich ausgerichteten Ländern. Todesfälle: 5/100.000/Jahr

◊ Prädisp.alter: >60. Lj., Maximum **65.-75.** Lj., allgemein steigt die Inzidenz mit dem Lebensalter an. Größtes Risiko für die Allgemeinbevölkerung ist das **Zigarettenrauchen**.

Klin: ⇒ initial häufig symptomlos (ca. ¼ der Fälle Zufallsbefund)

⇒ Leitsymptom: **schmerzlose Hämaturie** im Urin (Mikro-/**Makrohämaturie**), aber keine Erythrozytenzylinder im Sediment (DD: diese entstehen durch Deformierung in den renalen Tubuli)

⇒ Gelegentliche Symptome können eine Therapie-/antibiotikaresistente **Dysurie** / Pollakisurie od. Leukozyturie >50. Lebensjahr sein

⇒ Harnstau im oberen Harntrakt bei Verlegung der Ureterostien durch den Tumor oder bei vesikale Blutung mit Koagelbildung (Blasentamponade) ⇨ dumpfer Flankenschmerz

⇒ Retrosymphysärer Schmerz bei Infiltration des paravesikalen Bindegewebes in fortgeschrittenem Tumorstadium

⇒ Schmerzhafte Miktion durch zerfallende Tumoranteile

Diag: 1. Anamnese (seit wann Blut im Urin?) und klinische Untersuchung: bimanuelle rektale und vaginale Tastuntersuchung (bei invasivem Tumor pelvine Raumforderung?)

2. Urin: Hämaturienachweis (sichtbar od. mit Teststreifen) ⇨ bis zum Ausschluss gilt:

jede Makrohämaturie ist tumorverdächtig!

Exfoliative **Urinzytologie**: Zelluntersuchung zur Tumordiagnostik (mit Nativurin oder Blasenspülprobe). Mikroskopische Untersuchung des Nativsediments oder nach Färbung (GIEMSA, PAPANICOLAOU) ⇨ Nachweis von Kernatypien in den Urothelzellen, verbesserte Sensitivität für High-grade-Tumoren bei Einsatz der Immunzytologie (ImmunoCyt™-Test). Insg. beträgt die Sensitivität der Urinzytologie aber nur rund 50 %. Zur Verbesserung sind molekulare Methoden zum Nachweis von Tumorantigenen in Erprobung.

3. Sonographie bei gefüllter Harnblase: Harnstau, direkter Tumornachweis (solide Raumforderung/exophytisches Wachstum in das Blasenlumen, Ausbreitung in der Blasenwand od. in perivesikales Gewebe)

4. Ausscheidungsurogramm: Nachweis supravesikaler Blutungsquellen, Kontrastmittelaussparungen (gleichzeitiges Urothelkarzinom im Ureter/Nierenbecken?, in ca. 3 % d.F. vorhanden), jedoch geringe Validität im direkten Tumornachweis

5. **Zystoskopie:** bei jeder schmerzlosen Hämaturie obligat. Beurteilung der Art des Wachstums und der Lokalisation zur Therapieplanung mögl. ⇨ **transurethrale Biopsie** zur Bestimmung der Dignität und Infiltrationstiefe. Bei nachgewiesenem, papillär wachsendem Tumor kann dieser transurethral in Narkose reseziert werden.
Fluoreszenzzystoskopie (photodynamische Diagnostik): Hexylaminolävulinsäure-Lösung zur Fluoreszenz ⇨ bessere Beurteilung insb. bei flachen/schlecht sichtbaren Läsionen

6. CT/MRT: Tumornachweis, Beurteilung des umgebenden Gewebes (Infiltration) und der regionalen Lymphknoten (Lk >1 cm), neue Methode MRT-Lymphographie (mit supramagnetische Eisenoxidpartikeln, die sich in patholog. Lk nach 24 Std. anreichern) od. ^{18}F-FDG-PET-CT

7. Tumorstaging: Sonographie Abdomen, Röntgen-Thorax, Knochenszintigraphie
Labor: mögl. Tumormarker im Serum sind CYFRA21-1 (Cytokeratin filament), TPA (Tissue Polypeptide Antigen) u. Fibronektin und im Urin (als Screening nur gering geeignet, da wenig spezifisch, eher zur Rezidivkontrolle in der Nachsorge): BTA (Bladder Tumor Antigen), NMP22 (nukleares Matrixprotein) als Schnelltest qualitativ (+/-) od. quantitativ als ELISA und FISH (Fluoreszenz in situ Hybridisierung zum Nachweis von Aneuploidien)

Ther: • Operativ: Ind: bei lokal resezierbarem Tumor stets gegeben

- **Transurethrale Tumorresektion** (TUR), Ind: Ta, Carcinoma in situ und T1 mittels Hochfrequenzschlinge od. Laserabtragung ⇨ leider hohe Rezidivrate (zur Verringerung Instillation von Chemotherapeutika postop., s.u.) und häufig Residualtumoren (ggf. Resektion in mehreren Etappen od. Nachresektion)
- Blasenerhaltende Therapieverfahren: Blasenteilresektion bei kleinen Tumoren am Blasendach (jedoch wegen häufigem multifokalem Wachstum nur selten mögl.) + Radiatio (Gefahr der Schrumpfblase), bzw. kombinierte Radiatio und Chemotherapie (bis zu 70 % Remission, jedoch der radikalen Zystektomie unterlegen)

- **Radikale Zystektomie**, Ind: invasiver Tumor (T_2 - T_4): vollständige Entfernung der Harnblase u. distaler Ureter + Entfernung v. Prostata u. Bläschendrüsen beim Mann (bei T_2 wird heute versucht diese zu erhalten), von Uterus u. zwei Drittel der Urethra mit anliegendem Abschnitt der vorderen Vaginalwand bei der Frau + gründliche pelvine Lymphadenektomie ⇨ abschließend dann noch **Harnableitungs-Op** erforderlich:
  - Kontinenter Pouch: ein Ileum- (**Ileumneoblase** n. HAUTMANN, ULMER-Neoblase, s. Abb.) und/oder Kolonstück od. Rektum-Sigma (MAINZ-Pouch I od. II) wird zur Kugel geformt, die Ureteren angeschlossen und die **Neoblase** mit dem belassenen Urethrarest (wenn tumorfrei) verbunden (Nachteil: kein Miktionsreiz vorhanden, häufig Blasenentleerungsstörungen, Restharn, insb. nächtliche Inkontinenz ⇨ dann Entleerung per Selbstkatheterismus erforderlich)

    alternativ kann ein Ileum-/Caecumstück durch spezielle Invaginationstechniken relativ kontinent an die Haut (meist am Bauchnabel) angeschlossen werden (als Urostoma dient dabei die Appendix) ⇨ Entleerung per Katheterismus

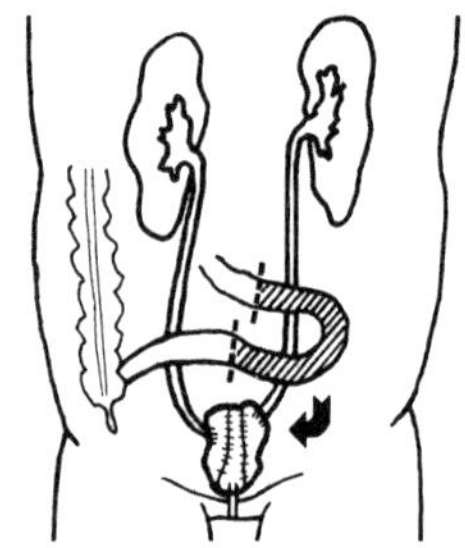
Ileum-Neoblase

  - **Ileum-Conduit** (Ureteren werden „oral" an ein 15 cm langes ausgeschaltetes Stück des terminalen Ileum als Reservoir angeschlossen) und perkutane Ableitung (Urostoma) des aboralen Teils im rechten Unterbauch nach außen (Nachteil: keine Kontinenzfunktion = „nasses" Stoma ⇨ ständig Urinbeutel erforderlich)
  - Implantation der Ureteren in einen Sigma-Rektum-Pouch (nicht ausgeschaltete Darmsegmentreservoir = Stuhlpassage bleibt erhalten, der Urin mischt sich dazu ⇨ meist gute Kontinenz bei intaktem analem Sphinkter, Kompl: aszendierende Infektion von Darmkeimen mit rezidivierender Pyelonephritis mögl., hyperchlorämische Azidose durch Resorption harnpflichtiger Substanzen durch die Darmschleimhaut, stark erhöhtes Sekundärtumorrisiko)

• Nach transurethraler Tumorresektion (TUR) erfolgt wegen hoher Rezidivneigung eine **lokale Instillation** von Chemotherapeutika (Mitomycin, Adriamycin od. Epirubicin) oder von BCG (BCG = Bacille-CALMETTE-GUÉRIN, ursprünglich Lebend-Impfstoff gegen Tuberkulose [zur Impfung heute obsolet], ImmuCyst®) direkt nach Op. in die Harnblase (Ind: pT_a bei $G_{2\text{-}3}$, pT_{is} und pT_1 bei $G_{1\text{-}2}$ und pT_1 G_3 bis max. 1,5 cm Tumorgröße). Die Instillationen werden dann im weiteren Verlauf mehrfach über 6 Mon. (bei der Chemotherapie) oder bis zu lebenslang (bei BCG) wiederholt.

Als neue Therapiekonzepte sind auch Interleukin-2 und Interferon α zur Instillation in Erprobung. Eine Radiatio ist ohne positiven Effekt.

Ebenfalls neu ist bei oberflächlichem multifokalem Harnblasenkarzinom die photodynamische Therapie (Durchführung: I.v.-Gabe oder lokale Instillation eines Photosensibilisierers [z.B. Hexylaminolävulinsäure, weitere sind in Erprobung], dann 6 Std. später Laser-Bestrahlung der Innenwand der Blase über einen Katheter) ⇨ der Photosensibilisator bildet nach der Belichtung (mit 635 nm) zytotoxische Sauerstoffradikale in den Zellen und führt damit zum Zelltod.

• Konservativ: **Chemotherapie** bei metastasiertem Harnblasenkarzinom ($\geq N_1$, M_1) od. lokalem Rezidiv mit Gemcitabin + Cisplatin od. dem toxischeren MVAC-Schema (Methotrexat, Vinblastin, Adriamycin, Cisplatin) od. andere alternative Therapieschemata (beinhalten ebenfalls Platin-Präparate, Carboplatin), Nachteil ist immer die hohe Toxizität. Bei schlechtem Allgemeinzustand ist auch eine Gemcitabin-Monotherapie mögl. 5-JÜR bei M_1 mit Polychemotherapie 15 % (bei Monotherapie nur etwa 5 %). In Studien wird derzeit auch untersucht, ob eine Polychemotherapie bereits ab pT_3 Vorteile bringt.

Bei Versagen der Chemotherapie ist ein Mikrotubuli-Inhibitor (Vinflunin-Infusion alle 3 Wo., Javlor®) zugelassen. In der klinischen Erprobung befinden sich außerdem Signaltransduktionsinhibitoren von Tumorzellen-Membranrezeptoren u. Target-spezifische Ther. Eine neoadjuvante (präoperative = induktive) Chemotherapie zur Tumormassenreduktion kann zum Erreichen der Operabilität durchgeführt werden.

• Selbsthilfegruppen: Selbsthilfe-Bund Blasenkrebs e.V., Siepmanns Hof 9, 45479 Mülheim/Ruhr, Tel.: 0208 62196041, Internet: www.blasenkrebs-shb.de und weitere Informationen bei www.mensch-und-krebs.de und www.bladder-cancer.net

Prog: 5-JÜR aller Harnblasenkarzinome **78 %** bei Männern und **63 %** bei Frauen.

5-JÜR beim häufigsten, nichtinvasiven papillären Karzinom ($T_aN_0M_0$) beträgt fast 100 %.

Bei Carcinoma in situ und T_1-Tumoren nach kompletter TUR in 50-70 % d.F. späteres Rezidiv, ¾ davon im ersten postoperativen Jahr. Wegen des einfachen Eingriffs wird die TUR dennoch in den frühen Stadien von den Pat. bevorzugt und mit der postoperativen Zytostatika- od. BCG-Instillation kann die Rezidivrate auf 20 % gesenkt werden. 5-JÜR bei den Low-grade-Tumoren 96 %.

5-Jahresüberlebensraten nach radikaler Zystektomie bei T_2-Tumoren 80 %, bei T_3 50-60 %, bei T_4 nur noch 10%ige 5-JÜR. Bei Fernmetastasierung mediane Überlebenszeit nur 12-14 Mon. (ohne Ther. 4-6 Mon.).

Bei radikaler Zystektomie perioperative Mortalität um 2 %

Kompl:
* **Hohe Rezidivneigung** des Blasenkarzinoms (bei Rezidiv nach TUR ⇨ Zystektomie, bei Rezidiv nach Radikaloperation ⇨ Versuch der Metastasenresektion, Chemotherapie)
* Erhöhtes Risiko für Zweittumoren, z.B. Prostata-, Lungen- u. Kolonkarzinom beim Mann, Mamma- und Kolonkarzinom bei der Frau

Op:
* Bei transurethraler Resektion: Blasenperforation, Blutungen
* Bei radikaler Zystektomie: erektile Dysfunktion beim Mann (Bei Belassen von Prostata und Bläschendrüsen sowie intraoperativer Nervenschonung kann die Sexualfunktion weitgehend erhalten werden.)
* Neoblase: postoperative Darmatonie, Harnröhrenstenose an der Anastomose bzw. am Stoma, parastomale Hernien, Harninkontinenz, chron. metabolische Azidose (Diag: Blutgasanalyse machen, Ther: orales Bicarbonat), verstärkte Schleimsekretion des Darmsegments durch die Harneinwirkung („Mukusobstruktion“ ⇨ Ther: orale Zufuhr von Heidelbeersaft)

Proph:
♥ **Nichtrauchen!**, die Aufgabe des Rauchens reduziert das Erkrankungsrisiko sofort und nähert sich nach 20 J. an das von Nichtrauchern an, viel trinken, Obst und Gemüse

♥ Tumornachsorge: zunächst ¼-jährlich (80 % der Rezidive im ersten Jahr), auch nach radikaler Zystektomie mit Urinzytologie, Sonographie Abdomen, Röntgen-Diagnostik der ableitenden Harnwege, bei Blasen-erhaltenden Verfahren mit Zystoskopie
Einstellen des Nikotinkonsums (weiteres Rauchen verschlechtert die Prog.)

♥ Med: Harnalkalisierung zur Korrektur der metabolischen Azidose bei Neoblase

DD: – DD der (Makro-)Hämaturie: s. Übersicht. Eine vorgetäuschte „Hämaturie“ kann außerdem nach dem Essen von Roter Beete vorkommen.

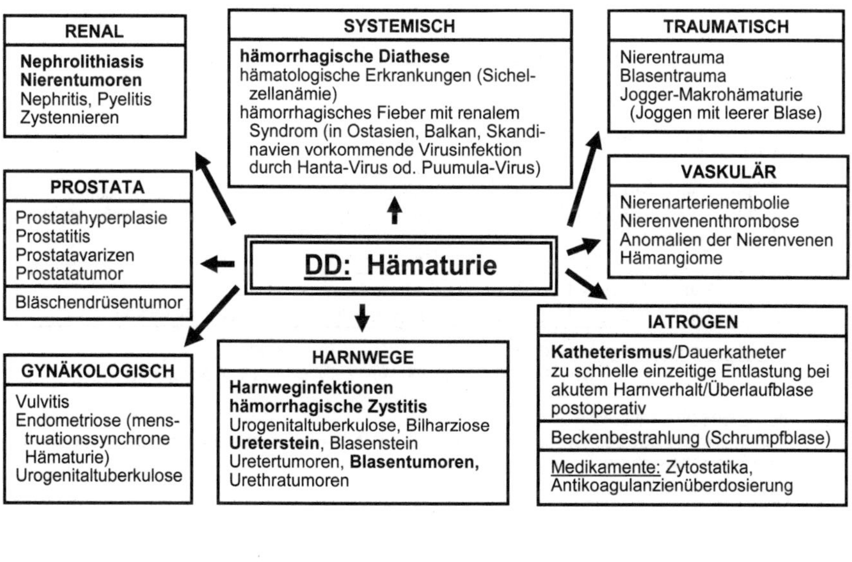

- Harnblasenpapillome (sehr selten, gutartig, werden trotzdem in der TNM als T_a = nichtinvasives papilläres Karzinom klassifiziert)
- Blasendivertikel (Cave: in einem Blasendivertikel kann sich ein Blasenkarzinom verstecken)
- Chronische Zystitis, Tuberkulose, Bilharziose, Blasensteine
- Endometriose der Blase
- Prostatakarzinom, benigne Prostatahyperplasie mit nekrotisch infiziertem Mittellappen
- In die Blase infiltrierende gynäkologische Tumoren, mesonephroides Karzinom (vom WOLFF-Gang ausgehend), penetrierendes Rektumkarzinom od. Metastasen anderer Primärtumoren (Lunge, Magen-Darm-Trakt, Lymphome)

HARNRÖHRENKARZINOM

Syn: Urethralkarzinom, engl. urethral carcinoma, ICD-10: C68.0

Ät:
- Entwicklung eines Harnröhrenkarzinoms in einem **Harnröhrendivertikel**
- Prädisp.: mögl. Zusammenhang mit rezidivierenden entzündlichen Prozessen und venerischen Infektionen
- Rezidivtumor nach Ther. eines Blasenkarzinoms (auch nach radikaler Zystektomie im Bereich der Urethra vorkommend)

Path:
- ♦ Histo: meist **Plattenepithelkarzinom** (ca. 75 % d.F.), Urothelkarzinome (20 %), selten Adenokarzinome der COWPER-Drüsen (Glandulae bulbourethrales, 5 %)
- ♦ Lok: unterschieden werden **proximale** Harnröhrenkarzinome (Übergangsepithel, wachsen überwiegend infiltrierend und haben eher schlechte Prog.) und **distale** (Zylinderepithel, eher papilläres Wachstum)
- ♦ Metastasierung: lymphogene Ausbreitung über inguinale Lymphknoten bei distalen Tumoren, die proximalen Karzinome metastasieren in die iliakalen Lk des kleinen Beckens, hämatogene Ausbreitung seltener (pulmonal, ossär, Leber)

Epid:
- ◊ Prädisp.alter: >50. Lj., insg. **sehr seltener** urologischer Tumor
- ◊ **W** >> m (= 3 : 1)

Etlg: # TNM (gilt auch für Übergangszellkarzinome der Prostata/prostatischen Harnröhre, regionäre Lymphknotenmetastasen = Lk im kleinen Becken od. inguinal):

T_a:	nichtinvasives papilläres, polypoides od. verruköses Karzinom
T_{is}:	Carcinoma in situ
	$T_{is\,pu}$: Carcinoma in situ, prostatische Harnröhre
	$T_{is\,pd}$: Carcinoma in situ, Prostataausführungsgänge
T_1:	Tumor infiltriert subepitheliales Bindegewebe
T_2:	Tumor infiltriert Corpus spongiosum od. Prostatastroma od. periurethrale Muskulatur
T_3:	Tumor infiltriert Corpus cavernosum od. über d. Prostatakapsel hinaus (extraprostatische Ausbreitung)od. in die vordere Vagina od. in den Blasenhals
T_4:	Tumor infiltriert Nachbarorgane (Blase, Vulva, Schambein)
N_1:	solitäre regionäre Lk-Metastase <2 cm in größter Ausdehnung
N_2:	solitäre regionäre Lk-Metastase >2 cm in größter Ausdehnung od. multiple Lk

Stadiengruppierung: I: $T_1N_0M_0$ II: $T_2N_0M_0$
III: $T_3N_0M_0$ bis $T_{1\text{-}3}N_1M_0$ IV: alle T_4, alle N_2, alle M_1

Klin: Insg. unspezifische Symptomatik:
- ⇒ **Dysurie** und **abgeschwächter Harnstrahl** durch Harnröhrenverengung (bei stenosierendem exophytischem Wachstum)
- ⇒ Rezidivierende Urethritis

⇒ **Schmerzlose Hämaturie**, blutiger meataler Ausfluss

⇒ Palpabler Tumor, ggf. auch sichtbarer, exophytisch wachsender Tumor aus dem Ostium urethrae externum im fortgeschrittenen Stadium

Diag: 1. Anamnese und urologische/gynäkologische Untersuchung: tastbarer/sichtbarer Tumor, inguinale Lk-Schwellung, vaginale/rektale Tastuntersuchung
2. Sonographie: Beurteilung der Tumorinfiltration
3. Röntgen: retrograde Urographie ⇨ Kontrastmittelaussparung
4. Labor: Urin-/Lavagezytologie
5. **Urethroskopie** und bioptische Untersuchung, immer auch Kontrolle der gesamten Blase auf Zweittumor
6. CT, MRT, Szintigraphie zum Metastasenstaging

Ther:
- Distale Urothelkarzinome:
  - Bei begrenztem exophytischem Wachstum: transurethrale Resektion
  - Bei infiltrativem Wachstum: Männer: Penisteilamputation, Frauen: partielle Urethraentfernung
  - Postop.: Strahlentherapie u. Zytostatika ⇨ lokale Radiotherapie + 5-Fluouracil-Lokalapplikation zur Rezidivprophylaxe
- Proximale Urothelkarzinome:
  - Bei Operabilität (Fehlen von Fernmetastasen): radikale Op mit Penisamputation / Vulvaexstirpation, Prostatektomie, Zystektomie, pelvine Lymphadenektomie und Harnableitungs-Op (s.o. Kap. Harnblasenkarzinom)
  - Bei Vorliegen von Fernmetastasen (palliativ): Platin-haltige Kombinationschemotherapie

Prog: Abhängig von der Lokalisation: distale Urothelkarzinome 5-JÜR ca. 50 %, proximale Harnröhrenkarzinome 5-JÜR nur ca. 10 % (wegen der bei Diagnosestellung häufig bereits fortgeschrittenen Infiltration)

Proph: ♥ Tumornachsorge und Rezidivprophylaxe durch urethrale Instillation von 5-Fluoruracil

DD:
- Condylomata acuminata (HPV = humanes Papillomavirus)
- Harnröhrendivertikel (verstärktes Nachträufeln von Urin) ⇨ echte oder falsche (proximal von Strikturen) Divertikel = Ausstülpung der Urethralschleimhaut. Klin: gleiche unspezifische Symptomatik wie beim Harnröhrenkarzinom
- Harnröhrenpolyp ⇨ gutartiger fibroepithelialer Tumor, kann ebenfalls obstruierend wachsen
- Harnröhrenkarunkel (Syn: Harnröhrenektropium) ⇨ entzündlich tumoröse Vorwölbung im Bereich des Meatus urethrae externus, insb. bei postmenopausalen Frauen
- Prolaps der Urethralschleimhaut, Harnröhrenstrikturen

PROSTATA U. BLÄSCHENDRÜSEN

Anatomie

PROSTATA

Syn: **Vorsteherdrüse**, engl. prostate, prostate gland

Die Prostata ist ein kastaniengroßes derbes Organ. Sie umfasst den Anfangsteil der männlichen Urethra (**Pars prostatica**) vom Blasenhals an vollständig.

Bei Geburt wiegt sie ca. 2 g, unter Androgeneinfluss in der Pubertät wächst die Prostata zu ihrer normalen Größe und wiegt im 20.-40. Lj. ca. 20 g, im Senium sind bis 40 g normal. Sie wird von der derben Capsula prostatica umschlossen.

Makroskopisch werden ein Lobus dexter, ein Lobus sinister und der beide Seitenlappen verbindende Mittelteil (Lobus medius, **Isthmus prostatae**) unterschieden. Die Ausführungsgänge der Duct.ejaculatorii (von Duct.deferens u. Bläschendrüsen) münden zusammen mit dem Utriculus prostaticus (kleiner Blindgang als Rest des MÜLLER-Ganges) auf dem Colliculus seminalis in der Urethra, seitlich davon liegen die Ausführungsgänge der Prostata (s. Abb.).

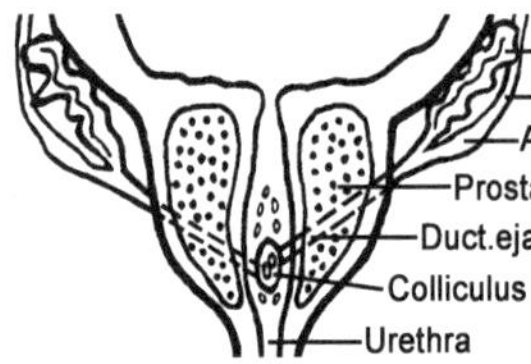

Entwicklungsgeschichtlich und funktionell sind Innen- (durch Androgen-Östrogen-Einfluss) und Außendrüsen (durch Testosteron-Einfluss) unterscheidbar.

Lok: Die Basis liegt dem Blasengrund (Basis prostatae) und die Spitze (Apex) liegt dem Diaphragma urogenitale an, nach vorne ist sie ca. 2 cm von der Symphyse entfernt und nach hinten grenzt sie an das Rektum und wird von diesem durch ein bindegewebiges Septum (S.rectoprostaticum) getrennt. Durch die unmittelbare Nähe zum Rektum ist die Hinterfläche der Prostata mit dem Sulkus des Mittellappens der digitalen Untersuchung vom Mastdarm aus gut zugänglich.

Aufbau: Die Prostata besteht aus 30-50 tubuloalveolären Drüseneinheiten (epitheliale Drüsenschläuche), die sich im Prostatastroma bestehend aus Bindegewebe und glatter Muskulatur befinden (**fibromuskuläres Stroma**).

Blutversorgung: A.rectalis media aus der A.iliaca int. und A.vesicalis inferior aus der A.iliaca com.

venös: hufeisenförmig wird die Prostata vom venösen Plexus prostaticus umgeben, der mit dem Blasenplexus den Plexus vesicoprostaticus (Schonung bei Prostatektomie!) bildet, in den auch die Penisvenen drainieren (Abfluss nach Erektion).

Funktion: Absonderung eines dünnflüssigen, milchigen Sekrets (pH 6,4-6,8), das Phosphatasen und Spermin (biogenes Amin zur Zellproliferation) enthält. Das Sekret bildet den Hauptbestandteil des **Ejakulats** (60-70 %), wird dem Samen beigemischt und wirkt bewegungsauslösend auf die Spermien.

BLÄSCHENDRÜSEN

Syn: Samenbläschen, **Vesicula seminalis**, Glandula vesiculosa, Glandula seminalis, engl. seminal gland

Lok: Liegen zwischen dem Blasengrund und dem Rektum kranial der Prostata. Es sind paarig jeweils lateral von der Ampulle des Ductus deferens gelegene blindsackförmige Ausstülpungen. Ihr Ausführungsgang (Duct.excretorius) mündet zusammen mit dem des Duct.deferens als Duct.ejaculatorius in die Urethra (Pars prostatica), s. Abb.

Funktion: Die Bläschendrüsen produzieren ein alkalisches fruktosereiches Sekret, das der Ejakulatflüssigkeit beigemischt wird. Der Anteil am Ejakulat (Sperma) beträgt 30-40 %.

PROSTATITIS

Syn: Entzündung der Prostata, Prostatitissyndrom, ICD-10: N41.9

Etlg: # Akute Prostatitis (bakterielle Entzündung)
Chronische Prostatitis (bakteriell oder nicht bakteriell)

Ät:
- Bakterielle Infektion
- Venerische Infektion (Geschlechtskrankheiten): Gonorrhoe, Chlamydien, Trichomonaden
- Abakterielle Entzündung ⇨ chronisches Schmerzsyndrom mit entzündlichem Prostatasekret

Path:
- ♦ Akute Prostatitis: **aszendierende Infektion** (seltener hämatogene Infektion od. sehr selten Übergreifen einer Entzündung der Nachbarorgane, z.B. von einer Rektalfistel) durch Urinreflux in die Prostatagänge ⇨ bevorzugt Entzündung peripherer Prostataabschnitte
- ♦ Keime: E. coli, Enterokokken, Pseudomonas, Streptokokken, Klebsiellen, Staphylokokken, Gonokokken, Chlamydien, Trichomonaden, Mykoplasmen, Ureaplasma urealyticum, Tuberkulose, Candida albicans, Aspergillus, Zytomegalie-Virus

Klin:
- ⇒ Schmerzen: dumpfer Schmerzcharakter, Druck im Dammbereich od. Leistenregion, Schmerzausstrahlung und Ziehen im Hoden/Nebenhoden, Schmerzen bei der Defäkation
- ⇒ Miktionsstörungen: Dysurie, Pollakisurie, Schmerzen insb. am Ende der Miktion, Nykturie
- ⇒ Akut: evtl. septische Temperaturen, Schüttelfrost, akuter Harnverhalt mögl.
- ⇒ Evtl. Pyospermie, Hämospermie (blutiges Ejakulat), Prostatorrhoe (= Entleerung eines trüben Prostatasekrets aus der Harnröhre während der Miktion od. beim Stuhlgang)

Diag:
1. Anamnese und klinische Untersuchung: rektal vergrößerte und druckschmerzhafte Prostata tastbar, bei Abszess evtl. auch Fluktuation tastbar
2. Sonographie: akute Einschmelzungen und Abszess sind gut darstellbar
   chronisch: **Prostataverkalkungen**
3. Urin: Harnsediment und bakteriologische Untersuchung des Mittelstrahlurins bzw. **3-Gläserprobe** bei chronischer Prostatitis (Auffangen einer ersten Harnportion = Urethra zugeordnete Zellen, zweite Harnportion = Mittelstrahlurin = Blasenharn, dritte Portion nach 2-minütiger Prostatamassage = **Exprimaturin**), bei einer Prostatitis findet sich die höchste Keimzahl in der 3. Harnportion. Bei akuter Prostatitis keine Prostatasekretgewinnung durch Prostatamassage durchführen, da Gefahr der bakteriellen Streuung.
4. Uroflowmetrie: verminderter Harnfluss, verlängerte Miktion
5. Bei unklarem Befund auch Ejakulatanalyse (pathologisch sind >10^3 Keime/ml, >1 Mio. Leukozyten/ml)

Ther:
- Akute bakterielle Infektion: orale Antibiose mit Cotrimoxazol (2 x 960 mg/Tag, Cotrim®) od. **Gyrasehemmer** (2 x 200 mg/Tag Ofloxacin, Tarivid®) für 10-14 Tage, bei Komplikationen für 4 Wo. (um eine Chronifizierung zu verhindern),
  Chlamydien- od. Ureaplasmeninfektion mit Tetracyclinen od. Erythromycin.
  Bei akutem Krankheitsbild mit Harnverhalt **suprapubische Harnableitung**.
  Eine chronische Prostatitis mit Verkalkungen od. Steinen ist schlecht therapierbar, ggf. Antibiose (z.B. Fluorchinolon, Levofloxacin, Tavanic® für 4-6 Wo.) und bei fehlendem Ansprechen Infektprophylaxe mit Nitrofurantoin (1 x 150 mg/Tag), symptomatisch auch NSAR, Spasmoanalgetika und α-Rezeptorenblocker. Experimentell werden auch Hyperthermie und Botulinum-Toxin-Injektionen versucht.
- Operativ: Ind: Prostataabszess
  - Transperineale Punktion (unter Sonographiekontrolle) od. transurethrale Punktion (unter Sonographiekontrolle) zur Abszessentlastung und I.v.-Antibiose mit einem Gyrasehemmer (z.B. Ciprofloxacin, Ciprobay®)
  - Bei therapierefraktärer chronische Prostatitis als ultima ratio Vesiculoprostatektomie

Prog: Antibiotisch ausreichend lange therapieren um eine chronische Prostatitis zu verhindern.

Kompl:
* Prostatovesikulitis (Mitentzündung der Samenbläschen, wird auch als „Adnexitis des Mannes" bezeichnet), Prostatourethrovesikulitis
* **Prostataabszess**, Urosepsis
* Persistierende Blasenentleerungsstörung (chronischer Harnverhalt) ⇨ transurethrale Prostataresektion (TURP)
* Chronische Prostatitis: Kalzifizierung, Prostatasteine
* Fertilitätsstörung: verminderte Spermatozoenmotilität, sekretorische Dysfunktion, Induktion von Auto-Ak, direkter Einfluss durch die Erreger mögl.

DD:
- **Prostatodynie** (Syn: Prostatopathie, prostatisches Syndrom, chronischer Prostataschmerz, vegetatives Urogenitalsyndrom, **chronisches Beckenschmerzsyndrom**, ICD-10: N42.9): wichtigste DD zur Prostatitis (50 % der Prostatabeschwerden, die wie eine chronische Prostatitis imponieren, fallen hierunter) ohne nachweisbare organische Ursache = somatoforme (funktionelle) Störung. Pathogenetisch werden Störung der Beckenbodenmuskulatur mit prostatischer Schmerzprojektion, Detrusor-Sphinkter-Dysfunktion, interstitielle Zystitis, neuropathischer Schmerz od. eine Immundysfunktion angenommen.
  Klin: wie bei der Prostatitis dumpfe Schmerzen, Druckgefühl und Brennen im Dammbereich, Schmerzausstrahlung in den Hoden od. die Leistenregion od. auch perianal (Anogenitalsyndrom), vermehrter Harndrang, Brennen u. Juckreiz in der Urethra sowie perianal, Libido- u. Potenzstörungen
  Diag: im Gegensatz zur Prostatitis aber kein Nachweis von Erregern oder Entzündungszellen im Prostatasekret
  Ther: psychosomatische Techniken wie Muskelrelaxation od. Akupunktur, physikalische Ther., Med: versucht werden Muskelrelaxanzien (Baclofen), α-Blocker (Tamsulosin), Anticholinergika (Trospiumchlorid) u. NSAR sowie perisphinktäre Injektion von Botulinum-Toxin
- Granulomatöse Prostatitis (Ät: Urogenitaltuberkulose, unspezifisch, allergisch od. nach BCG-Instillation zur Ther. eines Harnblasenkarzinoms auftretend) ⇨ Klin: verhärtete Prostata, Diag: zum Tumorausschluss Prostatabiopsie
- Echinokokkose in der Prostata (sehr selten, primärer Befall ist die Leber)
- Anogenitalsyndrom, Proktitis, Analfissur, Hämorrhoiden
- Chronische Zystitis, Blasentumoren
- Prostatahyperplasie
- Blasenhalssklerose, Sphinkter-Detrusor-Dyssynergie, Beckenbodenspasmus
- Prostatakarzinom
- DD der Hämospermie (Syn: Hämatospermie): Prostatitis, Tumoren von Prostata, Samenbläschen od. Samenleiter, Prostatasteine, Prostatavarizen, Urethrastrikturen, Utrikuluszyste, iatrogen (Prostatabiopsie, Prostata-Op), Perinealtrauma, hämorrhagische Diathese, arterielle Hypertonie, Urogenitaltuberkulose

PROSTATAHYPERPLASIE

Syn: Benigne Prostatahyperplasie (**BPH**), benignes Prostata-Syndrom (BPS), Prostataadenom, engl. benign prostatic hypertrophy/enlargement, ICD-10: N40

Def: Vergrößerung der Prostata durch **numerische** Zunahme der Zellen und Drüsen des Stromas (daher ist der früher verwendete Begriff Prostatahypertrophie = Vergrößerung von Zellen nicht präzise)

Ät: Nicht eindeutig geklärt, verschiedene Theorien werden diskutiert:
- Hormoneinfluss: Verschiebung im Östrogen-/Androgenstoffwechsel zugunsten der Östrogene (Östrogenrezeptoren befinden sich insb. im fibromuskulären Stroma), Akkumulation von 5α-Dihydrotestosteron in der Prostata

– Einfluss peptidaler stromaler Wachstumsfaktoren
– Stammzellen-Theorie: Hyperplasie der prostatischen Stammzellen ohne Hormoneinfluss

Epid: ◊ Prädisp.alter: ab dem 50. Lj. beginnend, häufigste Ursache einer Blasenentleerungsstörung beim Mann, „Volkskrankheit"
◊ Unter Prostata-bedingten Miktionsbeschwerden leiden 1/4 der Männer zwischen 50 u. 60 J. und ca. 40 % der >70-jährigen. Für Deutschland werden ca. 5 Mio. betroffene Männer geschätzt, ca. 60.000 Operationen/Jahr.

Path: ♦ Bei der BPH hypertrophieren insb. die **periurethralen** Drüsenanteile des **Mittellappens** = Innendrüse od. **Übergangszone** (Syn: Transitionalzone, anatomische Zoneneinteilung n. McNeal s. Abb.), während mit zunehmendem Alter gleichzeitig die Seitenlappen (periphere Zone) atrophieren (die durch den Mittellappen komprimierten Seitenlappen bilden für die Op die „chirurgische Kapsel" der Prostata)

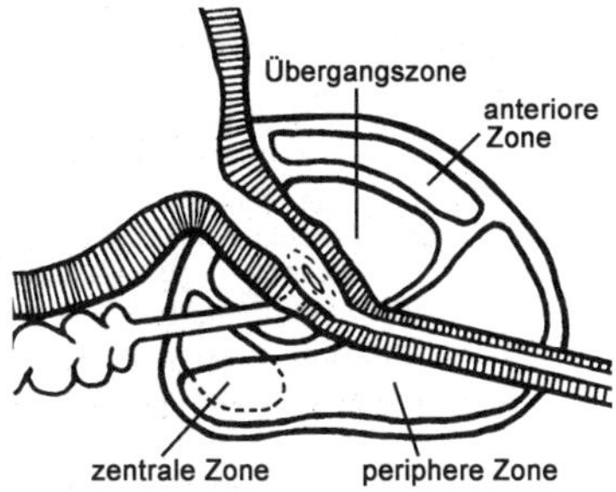

♦ Insb. das periurethrale Wachstum der prostatischen Übergangszone (s. Abb.) bedingt das **infravesikale Abflusshindernis** mit Abschwächung des Harnstrahls, Restharnbildung bis zum Harnverhalt ⇨ die chronische infravesikale Widerstandserhöhung führt zur reaktiven Hypertrophie der Blasenwandmuskulatur bis hin zur Ausbildung einer Balkenblase.
Bei weiterhin erhöhten subvesikalen Verschlussdrücken kann es zur Ausbildung von Pseudodivertikeln (Schleimhautausstülpungen durch die Muskelschicht) und vesikoureteralem Reflux in die Nieren kommen.

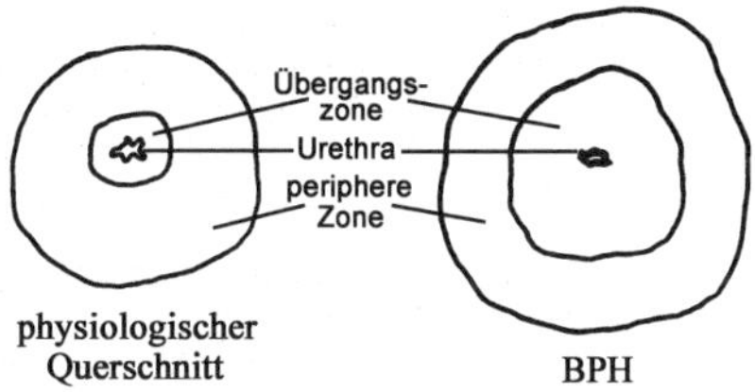

physiologischer Querschnitt — BPH

Etlg: Stadium I = „Reizstadium", abgeschwächter Harnstrahl, Harnstottern, Dysurie, Nykturie, erschwerte Miktionsinitiierung, aber insg. kompensiert, kein Restharn
Stadium II = „Restharnstadium", Restharn bis 100 ml
Stadium III = „Dekompensationsstadium", Überlaufblase, Harnstauungsniere bis zum postrenalen Nierenversagen (Hydronephrose) od. akuter Harnverhalt

Klin: ⇒ Allgemein: die BPH umfasst irritative und obstruktive Beschwerden in unterschiedlicher Ausprägung. Zwischen Prostatavergrößerung, Grad der Obstruktion und Ausmaß der Beschwerden besteht keine direkte Korrelation, sondern es zeigen sich inter- und intraindividuell starke Unterschiede und Schwankungen.
⇒ Initial nur geringe Miktionsstörung (der erhöhte subvesikale Widerstand ist durch Detrusorkontraktion und Bauchpresse kompensierbar)
⇒ LUTS (= engl. lower urinary tract symptoms): langsamer, schubweiser Verlauf über Jahre mit **abgeschwächtem Harnstrahl**, aktives Mitpressen bedingt Harnstottern, **erschwerte Miktionseinleitung**, verlängerte Miktion, Nachträufeln am Ende der Miktion
⇒ Durch die Restharnbildung Pollakisurie, Nykturie, rezidivierende Harnweginfekte, imperativer Harndrang, Urge-Inkontinenz
⇒ Im Endstadium akuter Harnverhalt (Auslösung durch externe Reize wie Alkoholkonsum, Kälte, Medikamente mit anticholinerger Wirkung), Überlaufinkontinenz und chronischer Harnstau ⇨ postrenales Nierenversagen, terminale Niereninsuffizienz

Diag: 1. Anamnese (Miktionsanamnese – hierzu werden auch Fragebögen eingesetzt, wie z.B. der Internationale Prostata Symptomen Score (IPSS), Medikamentenanamnese), Miktionsprotokoll und urologische Untersuchung: **digitale rektale Tastuntersuchung** ⇨

Drüsengröße (normal: kastaniengroß, die Größe korreliert aber nicht mit dem Ausmaß der Obstruktion), Konsistenz, verstrichener Sulkus, Druckschmerzhaftigkeit?, orientierende neuro-urologische Untersuchung (Kremaster-, Anal-, Adduktorenreflex)

2. Labor: Urinstatus und Urinsediment, Serum-Kreatinin, PSA (PSA kann bei der BPH erhöht sein, bei Werten >4 ng/ml sollten jedoch Prostatabiopsien zum Ausschluss eines Karzinomes erfolgen)
3. Sonographie (abdominal u. insb. **transrektal**): genaue **Größe der Prostata**, Konsistenz, Prostataverkalkungen, evtl. Vorwölbung in die Harnblase, Blasenwandverdickung (Detrusordicke >2 mm bei mind. >250 ml Blasenfüllung)

   Sonographie postmiktional ⇨ **Restharnbestimmung** (>50 ml) und Beurteilung des oberen Harntraktes
4. Urodynamik: **Uroflowmetrie** (Harnflussmessung) auf <15 ml/s reduzierter Harnfluss, verlängerte Miktion ⇨ typische abgeflachte breite Kurve bei Prostatahyperplasie
5. Ausscheidungsurogramm (IVP) zum Nachweis einer Harnstauung (bei großem Adenom ist der Blasenboden angehoben und die nach kranial verlagerten Ureteren zeigen eine "Korbhenkelform"), ggf. Miktionszystourethrogramm zur Differentialdiagnostik der infravesikalen Abflussbehinderung
6. Prostatabiopsie bei V.a. Malignität (s.u. Prostatakarzinom)
7. Urethrozystoskopie: endoskopische Untersuchung von Harnröhre/-blase (keine Routine)

Ther:
- Konservativ: bei geringen Beschwerden nur regelmäßige Kontrolluntersuchungen
- Med:
  - **α1-Rezeptorenblocker:** wirken durch Relaxation der glatten Muskulatur des Prostatastromas und Blasenausgangs, Besserung der irritativen Symptomatik, weniger Einfluss auf den abgeschwächten Harnstrahl (und meist für ca. 4-6 J. wirksam), Präp: Tamsulosin (1x0,4 mg/Tag, Alna®, OMNIC®), Alfuzosin (1-2x5 mg/Tag, Urion®, UroXatral®), Doxazosin (1x1-8 mg/Tag, Cardular®, Diblocin®PP) od. Terazosin (1x2-20 mg/Tag, Flotrin®)
  - **5α-Reduktasehemmer:** Hemmung der Umwandlung von Testosteron zum intraprostatisch aktiven Dihydrotestosteron führt zur Drüsenvolumenreduktion (insb. bei sehr großer Prostata >40 ml wirksam, Besserung der Symptomatik und des Harnflusses, volle Wirkung erst nach 3-6 Mon., zumindest für 4-6 J. wirksam), Präp: Finasterid (1x 5 mg/Tag, Proscar®), Dutasterid (1 x 0,5 mg/Tag, Avodart®)
  - Auch Kombination beider Med.-Gruppen mögl. (Tamsulosin + Dutasterid, Duodart®)
  - Bei gleichzeitigen Dranginkontinenzsymptomen (überaktive Blase) zusätzlich Anticholinergika (Muskarinrezeptorenblocker), z.B. Tolterodin (Detrusitol®Retard) od. Propiverin (Mictonorm®)
  - Tadalafil (bisher bei erektiler Dysfunktion eingesetzt) wirkt auch gegen Prostatabeschwerden und bessert die irritative Symptomatik (5 mg/Tag, Cialis™).
  - Phytotherapie (pflanzliche Med.): antiphlogistische und dekongestive Wirkung (ein wissenschaftliche Wirksamkeitsnachweis **fehlt** aber bei allen!, sie werden daher in Deutschland auch nicht mehr von den Krankenkassen bezahlt) mit Verbesserung der irritativen Symptomatik (keine Wirkung auf den Harnfluss) bei Kürbissamenpräparaten (Cucurbitas pepo, Granufink®, Nomon®, Prostaherb® usw.), Brennnesselwurzelextrakten (Urtica rad., Bazoton®Uno, Prostaneurin®, Uro-POS® usw.), Sägepalmeextrakten (Serenoa repens, Prostagutt®, Prostess®, Eviprostat®, Talso® usw.), Roggenpollenextrakten (Secale cereale, Cernilton®), ß-Sitosterinextrakten (Phytosterol, Harzol®, Azuprostat®, Prostasal® usw.)
  - Im Experimentalstadium ist die transperineale Injektion von Botulinum-Toxin in die Prostata (lindert die Beschwerden für mind. 12 Monate)
- Operativ: Ind: absolut bei rez. Harnverhalt und Harnweginfektionen od. stauungsbedingten Nierenschäden, Harnblasenstein, rez. Makrohämaturien

  relative Ind. bei hohem Leidensdruck des Patienten (TURP/Op dann oft in Verbindung mit einer gleichzeitigen Vasektomie)
  - **TURP** (= **t**rans**u**rethrale **R**esektion der **P**rostata) heute der Standardeingriff bei 90 % d.F., meist in Spinalanästhesie: Geweberesektion mittels Hochfrequenzstrom mit einer U-förmigen Schlingenelektrode. Es werden die obstruierenden Anteile bis zur chirurgi-

schen Kapsel (periphere Zone) durch die Urethra schrittweise "abgehobelt" (neuerdings als koagulierendes intermittierendes Schneiden od. Dry-Cut-Technik mit geringerem Blutverlust), präoperative Antibiotikaprophylaxe mit einem Cephalosporin, postop. Katheter für 1-2 Tage, bis zur Op. Gabe von 5α-Reduktasehemmern (mindert Blutungs- und Einschwemmkomplikationen)

- Alternative Resektionsverfahren sind die transurethrale Laservaporisation (mit dem KTP-GreenLight-Laser od. anderen speziellen Lasergeräten), die transurethrale Elektrovaporisation, die transurethrale Mikrowellenthermotherapie od. die transurethrale Nadelablation der Prostata mit Radiofrequenzenergie. Bei sehr kleiner Prostata kann statt einer Resektion auch eine transurethrale Inzision durchgeführt werden.
  Die transurethrale Kryotherapie (Anwendung von Kälte mit konsekutiver Gewebenekrotisierung) zeigt schlechtere Ergebnisse u. daher kaum noch durchgeführt.
- Offene Prostataadenomektomie (Op n. MILLIN, heute nur noch selten durchgeführt): suprapubische transvesikale Enukleation bei deutlich vergrößerten Drüse (>80 g) bis zur chirurgischen Kapsel (digitale Ausschälung), dabei können auch vorhandene Blasendivertikel abgetragen und große Blasensteine entfernt werden. Seltener wird der retropubische extravesikale Zugang verwendet (der perineale Zugang ist wegen der Gefahr der Läsion des Plexus pudendus heute nahezu obsolet). Auch laparoskopisch (intraperitoneal, mit Hilfe eines Op-Roboters, DaVinci®-System) mögl.
- Palliativ: bei inoperablen Pat. mit begrenzter Lebenserwartung Einlage eines intraprostatischen Metall- od. Kunststoffstents in den prostatischen Anteil der Urethra (als Alternative zum Dauerkatheter)
- Im Versuchsstadium ist die transurethrale Implantation von Geweberetraktoren (UroLift®, das Prostatagewebe wird mit meist 4 Ankern von der Urethra aus komprimiert, Vorteil: es wird nichts reseziert, keine Störung der Sexualfunktion)

Prog: 20 % der Pat. müssen primär od. nach längerer medikamentöser Therapie operiert werden. Nach operativer Beseitigung des Abflusshindernisses gute Prog., bei weiterhin bestehender Detrusorinstabilität (irritative Miktionsbeschwerden) ist jedoch eine postoperative Persistenz der Dysurie mögl. (bis zu 20 % d.F.).

Kompl: * Chronischer Harnverhalt ⇨ Balkenblase, Blasendivertikel, Blasensteine

Op: * **TURP-Syndrom** (während der Op): Einschwemmung der Spülflüssigkeit in eröffnete venöse Gefäße (heute selten durch die Anwendung von Niederdrucktechnik) ⇨ hypotone Hypervolämie, Hyponatriämie, Lungenödem, Ther: Abbrechen der Op., Infusion hypertoner NaCl-Lösung, Diurese

* TURP: Blutverlust, Nachblutung, immer **retrograde Ejakulation** (u. daraus fehlende/verminderte Fertilität bei normaler erektiler Potenz, über diese bei korrekter Op immer auftretende NW des Eingriffes muss aufgeklärt werden!), postoperative Urethra-/Blasenhalsstriktur, Blasenhalssklerosierung, Harninkontinenz bei Läsion des Blasensphinkters
* Offene Prostatektomie: Harninkontinenz, retrograde Ejakulation, persistierende Dysurie, erektile Impotenz
* Cave: Prostatakarzinome entstehen in der peripheren Anteil der Prostata (Seitenlappen) ⇨ Karzinombildung auch nach Prostataadenomektomie möglich!

Proph: ♥ Auch nach Prostataadenomektomie weiter **Krebsvorsorgeuntersuchungen** durchführen! (das Prostatakarzinom entsteht in den peripheren Anteilen, die bei TURP/Adenom-Op erhalten bleiben)

DD:
- Hyperreflektorischer Detrusor ⇨ Dranginkontinenz, Pollakisurie, Nykturie
- Detrusorinsuffizienz
- Blasenhalssklerose
- Abakterielle chronische Prostatitis ⇨ ödematöse Prostataschwellung führt zu Miktionsstörungen, Pollakisurie und Dysurie
- Bakterielle Prostatitis ⇨ Leitsymptome Schmerz und Fieber
- Prostatatuberkulose
- Prostatakarzinom

- Harnröhrenstriktur
- Neurogene Blasenentleerungsstörung, Blasenstein, Blasentumoren

PROSTATAKARZINOM

Syn: Prostatakrebs, engl. carcinoma of the prostate, ICD-10: C61

Ät:
- Unbekannt/multifaktoriell
- Nur geringe Hormonabhängigkeit, fettreiche Ernährung
- Familiäre Belastung
- Hereditär (selten, ca. 5 % d.F.): Mutation im BRCA-1- od. -2-Gen (verursacht bei Frauen Mammakarzinome, Chrom. 17, 13), HPC1 (Chrom. 1), HPC2 (Chrom. 17), HPCx (X-Chrom.), PcaP (Chrom. 1), CABP (Chrom. 1 mit Glioblastomen), GSTP1-Gen (Chrom. 11)
- Auch für das Prostatakarzinom wird ein möglicher Einfluss durch das HPV (humanes Papillomavirus) wie beim Zervixkarzinom diskutiert

  eine chronische Prostatitis erhöht das Risiko für ein Prostatakarzinom
- Risikofaktoren: Übergewicht (BMI >30 kg/m² ergibt 1,5faches Risiko), afroafrikanische Abstammung 1,5fach häufiger, Einnahme hochdosierter Multivitaminpräparate erhöht ebenfalls das Risiko.

Path:
- ♦ Histo: 2/3 d.F. **Adenokarzinom**, in ca. 30 % anaplastisches, solides Karzinom, selten kribriformes Karzinom, 5 % d.F. seltene Tumoren der Prostata, wie Urothelkarzinom, Plattenepithelkarzinom, Prostatakarzinoid, kleinzelliges, papilläres, endometrioides u. muzinöses Prostatakarzinom, Sarkome od. Lymphom

  Makroskopisch zeigen sich derbe, unscharf begrenzte, grau-weißlich od. gelbe Herde
- ♦ Lok: ¾ d.F. gehen von den **seitlichen** Anteilen (= **periphere Zone**, s.o. Abb. bei Prostatahyperplasie) und von den hinteren (zentrale Zone) Anteilen der Prostata aus, 5-10 % im Bereich der Übergangszone beginnend, in ca. 10-20 % Ursprungsort nicht feststellbar. Häufig auch multifokale Entstehung in der Prostata.

  Später Ausbreitung per continuitatem auf die Bläschendrüsen, Blasenhals, M.levator ani und Bindegewebe des kleinen Beckens, selten auch Infiltration von Rektum, Urethra, Harnblase
- ♦ Metastasierung: lymphogen in **iliakale** (pelvine) **Lk**, fortgeschritten dann in retroperitoneale paraaortale und parakavale Lymphknoten (**M**1a)

  hämatogen insb. in **Knochen** (meist osteoblastisch), seltener in Leber od. Lunge

Epid:
- ◊ **Häufigstes Karzinom des Mannes** (gefolgt vom Darm- und Bronchialkarzinom), macht in Deutschland ca. 25 % der Krebserkrankungen beim Mann aus.
- ◊ Prädisp.alter: Karzinom des **alten** Mannes (>60. Lj.)
- ◊ Inzidenz: 70-155/100.000 Männer/Jahr, stark altersabhängig von 20/100.000/Jahr im 50. Lj. bis zu 1.000/100.000/Jahr im 80. Lj., ca. 60.000 Neuerkrankungen/Jahr in Deutschland

  Letalität: in Deutschland geschätzt 11.000 Todesfälle/Jahr durch das Prostatakarzinom

  Das Prostatakarzinom kommt insg. noch viel häufiger vor, dies zeigen die Befunde bei Obduktionen: es findet sich bei 60-jährigen in 1/3 d.F. und bei 90-jährigen in bis zu 90 % d.F. ein **latentes Prostatakarzinom** (das keine Beschwerden gemacht hat und auch nicht zum Tod geführt hatte).

  Merksatz: **Es sterben mehr Patienten mit einem, als an einem Prostatakarzinom.**
- ◊ Das Lifetime Risk an einem klinisch manifesten Prostatakarzinom zu erkranken, beträgt 11-15 % (= jeder 8. Mann bekommt ein klinisch manifestes Prostatakarzinom)

Etlg: # TNM-Klassifikation für das Prostatakarzinom (gilt nur für Adenokarzinome, die Übergangszellkarzinome werden wie Tumoren der Urethra klassifiziert)

T1: klinisch nicht erkennbarer Tumor (nicht tastbar, nicht bildgebend sichtbar)
- **T1a**: zufälliger histologischer Befund („incidental carcinoma", inzidentes Prostatakarzinom) in <5 % des resezierten Gewebes
- **T1b**: zufälliger histologischer Befund („incidental carcinoma", inzidentes Prostatakarzinom) in >5 % des resezierten Gewebes
- **T1c**: Tumor durch Nadelbiopsie diagnostiziert (z.B. wegen erhöhtem PSA)

T2: Tumor begrenzt auf die Prostata
- **T2a**: Tumor befällt weniger als die Hälfte eines Lappens
- **T2b**: Tumor befällt mehr als die Hälfte eines Lappens
- **T2c**: Tumor in beiden Lappen

T3: Tumor durchbricht die Prostatakapsel
- **T3a**: extrakapsuläre Ausbreitung (ein- od. beidseitig), mikroskopische Infiltration des Blasenhalses
- **T3b**: Tumor infiltriert die Samenblase(n)

T4: Tumor ist fixiert oder infiltriert Blasenhals, M.sphincter urethrae ext., Rektum und/oder M.levator ani und/oder ist an der Beckenwand fixiert

N1: regionäre Lymphknotenmetastasen (= Lk im kleinen Becken unterhalb der Bifurkation der Aa.iliacae communes)

M1a: nichtregionäre Lymphknotenmetastasen
M1b: Knochenmetastasen
M1c: andere Fernmetastasen, bzw. multiple Metastasen

Stadiengruppierung: I: **T1a-2aN0M0** II: **T2b-cN0M0**
III: **T3N0M0** IV: alle **T4**, alle **N1**, alle **M1**

\# Klinische Einteilung (nach FLOCKS):

A: kleiner, rektal tastbarer Knoten
B: rektal tastbare Infiltration (multifokal) ohne Überschreitung der Kapsel
C: rektal tastbare Infiltration über die Organgrenze hinaus
D: Fixierung der Prostata mit der Umgebung

Klin: ⇒ Frühstadium: **keine Symptome** (häufig auch Zufallsbefund bei einer Obduktion = **latentes Prostatakarzinom** od. bei TURP-Op. einer Prostatahyperplasie = sog. **inzidentelles Prostatakarzinom**). Das Zeitfenster, in dem ein Prostata-Ca in der präklinischen Phase verbleibt, wird auf 10-15 J. geschätzt.

⇒ Im fortgeschrittenen Stadium: Blut im Urin, Blasenentleerungsstörung (Dysurie, Pollakisurie ⇨ Spätsymptome weil das Prostatakarzinom meist von der peripheren Zone seinen Ursprung nimmt und erst bei fortgeschrittenem Wachstum die Harnröhre komprimiert), Hämatospermie

⇒ Kreuz- od. Rückenschmerzen (ossäre Metastasen durch Streuung über vertebrale Venen bevorzugt in der LWS, Os sacrum, Beckenknochen od. Femur), dies kann auch erstes Symptom eines **okkulten Prostatakarzinoms** sein

Diag: 1. Anamnese (Miktionsbeschwerden) und urologische Untersuchung: bei der digitalen **rektalen Untersuchung** Verhärtung der Prostata, in fortgeschrittenen Stadien Vorwölbung mit unregelmäßiger höckeriger, derber Oberfläche tastbar (insg. aber nur geringe Sensitivität)

2. Sonographie (abdominal und insb. **transrektal**): Tumor im Prostatagewebe (echoarm od. echoreich mögl.), Sonographie mit Elastographie (bei Kompression mit dem Schallkopf ist Tumorgewebe weniger komprimierbar und erscheint im Bild blau)
Farbkodierte transrektale Dopplersonographie (Nachweis pathologischen Flussmusters im Tumorgewebe)
Weitere Bildgebung (keine Routine): Prostata-MRT mögl. (sehr gute Darstellungsmöglichkeit) od. ^{11}C-Cholin-PET/CT

3. Labor: saure Phosphatase (PAP) + **PSA** (prostataspezifisches Antigen, wird von den Epithelzellen der Prostatadrüsen sezerniert, Norm: <4 ng/ml, Karzinomverdacht bei Werten >4 ng/ml ⇨ Indikation zur Prostatabiopsie, hochpathologisch sind Werte >10 ng/ml. Die PSA-Bestimmung sollte einmal wiederholt werden.)

ggf. zusätzliche Bestimmung des freien PSA (fPSA, bei Quotient fPSA/PSA <0,18 V.a. Prostatakarzinom), alkalische Phosphatase bei V.a. Knochenmetastasen

4. **Prostatabiopsie:** mind. 10, besser **12 Stanzbiopsien** (heute meist transrektal unter Ultraschallkontrolle in Lokalanästhesie, mit periinterventioneller Antibiotikaprophylaxe) zur histologischen Untersuchung. Das Ergebnis wird bei Malignität mit dem sog. **GLEASON-Score** (in Grad 2-10) angegeben (2-4 = gut differenziert, 5-6 mäßig differenziert, 7-10 undifferenziert/anaplastisch).
5. Tumorstaging: Röntgen-Thorax, Skelettszintigraphie (+ Röntgen-Skelett bei verdächtigen Bezirken in der Szintigraphie), MRT (Lymphknotenmetastasen im kleinen Becken?) bzw. neue Methode MRT-Lymphographie (mit supramagnetische Eisenoxidpartikeln, die sich in patholog. Lk nach 24 Std. anreichern) od. ^{11}C-Cholin-PET-CT. Eine sichere Lk-Diagnostik ist letztlich jedoch nur durch die Lymphadenektomie mögl. (und die Entfernung aller befallenen Lk hat positiven Einfluss auf das tumorfreie Überleben).

Ther:
- Abwarten: Bei Pat. in hohem Alter >70. Lj. und lokal begrenztem, gut differenziertem Tumor in der Histologie [T_{1-2}, G_1, GLEASON-Score <6 = Low-risk-Karzinome] ist eine abwartende = **keine Ther.** gerechtfertigt, da das Risiko an diesem Prostatakarzinom innerhalb von 10 J. zu versterben, max. 10 % beträgt. Eine Ther. wird erst beim Auftreten von Symptomen eingeleitet (sog. „*watchful waiting*").

  In Studien wird eine abwartende Ther. jetzt auch für Pat. <70 J. geprüft und teilweise bereits empfohlen, da die Prog. von G_1-Tumoren so gut ist, dass auch jüngere Pat. vom abwartenden Vorgehen profitieren können. Hier wird eine **aktive Überwachung** („*active surveillance*") durchgeführt (PSA-Bestimmungen alle 3-6 Mon., Kontrollbiopsien nach 1-3 J.), um bei relevanter Progression eine Therapie einzuleiten (Op bei PSA-Verdopplung innerhalb von 3 J. od. histologischem Progress in der Biopsie). Dieses Vorgehen muss mit dem Pat. besprochen werden (Abwägung und Risikoaufklärung).
- Operativ: Ind: guter Allgemeinzustand des Pat. u. Lebenserwartung >10 J.
  - **Radikale Prostatektomie** (Ind: T_1 - $T_{2c/3}$): Entfernen der gesamten Prostata inkl. Prostatakapsel, Endstücke der Samenleiter und der Bläschendrüsen = **Prostatovesikulektomie** + regionäre Lymphadenektomie (zumindest ab T_{2b}). Die Urethra wird dann End-zu-End mit dem Blasenhals anastomosiert. Sorgfältige Blutstillung und möglichst Schonung der seitlich der Prostata verlaufenden Nn.cavernosi.

    Zugang: offen **retropubisch** (extraperitoneal im perivesikalen Raum), **laparoskopisch** (intraperitoneal, auch mit Hilfe eines Op-Roboters, DaVinci®-System), endoskopisch extraperitoneal od. offen perineal (in Steinschnittlage zwischen Anus und Peniswurzel, dabei aber keine iliakale Lymphadenektomie u. Gefahr der Verletzung des analen Sphinkterapparates mögl.)
  - In neuen Studien werden nur die markierten Sentinel-Lk entnommen (⇨ weniger invasiv, es werden im Durchschnitt 4 Lk entnommen. Die Markierung erfolgt durch Radiokolloid-Injektion in beide Prostatalappen, dann intraoperatives aufsuchen der Lk mit einer Gamma-Handsonde) ⇨ nur wenn diese befallen sind, werden die restlichen pelvinen Lk entfernt.
  - Eine postoperative (adjuvante) Strahlentherapie wird für alle R_1-resezierten Tumoren (= Tumorreste verblieben) empfohlen. Ebenso Bestrahlung bei Lokalrezidiv.
- Bei schlechtem Allgemeinzustand des Pat. kann im Stadium I u. II alternativ auch eine alleinige Strahlentherapie durchgeführt werden: 72-78 Gy perkutan od. Implantation sog. radioaktiver Seeds [Brachytherapie mit ^{125}I od. ^{103}Pd] über eine transperineale Nadelpunktion unter transrektaler Ultraschallkontrolle direkt in die Prostata, ggf. + ext. Radiatio mit 45 Gy. Die 5-JÜR ist dabei kaum schlechter als bei der Op, erst die 10-JÜR ist geringer.

  Weitere Alternativen für Low-risk-Karzinome bei Pat. >70 J. sind die transrektale Anwendung von hochintensivem fokussiertem Ultraschall (Ablatherm®, FocalOne®), der zu einer lokalen Hyperthermie führt und eine 5-JÜR von >90 % mit nur wenigen NW hat. Auch mögl. ist eine Kryoablation mit Applikation von -30 °C kaltem Argon über spezielle transperineale Punktionsnadeln. Ein weiteres Verfahren ist die irreversible Elektroporation (transperineal eingeführte Elektroden geben kurze Stromstöße ab, die Nanoporen in den Zellmembranen machen, was zum Zelluntergang führt.)
- Konservativ: im Stadium III u. IV **Hormonentzugstherapie** der männlichen Sexualhormone durch GnRH-Analoga (führen zur Down-Regulation der GnRH-Rezeptoren ⇨

Hemmung der hypophysären Hormonproduktion, Präparate: Goserelin, Zoladex® od. Buserelin, Profact® od. Triptorelin, Decapeptyl® od. Leuprorelin, Eligard®, Leuprone®), GnRH-Antagonisten (Abarelix, Plenaxis®) od. Antiandrogene (Bicalutamid, Casodex® od. Flutamid, Prostica® od. Cyproteronacetat, Androcur® od. Enzalutamid, Xtandi™) od. auch operativ durch beidseitige Orchiektomie (Hodenentfernung, es bleiben dann jedoch die Androgene der NNR).

Bei Versagen der hormonellen Maßnahmen (Tumorprogress, Anstieg des PSA unter der Hormonentzugstherapie = hormonrefraktäres Prostatakarzinom) werden palliativ verschiedene **Chemotherapie**schemata eingesetzt, heutiger Standard ist ein Taxan [Docetaxel, Taxotere® od. Cabazitaxel, Jevtana®] in Kombination mit Dexamethason od. Prednison. Alternativ auch Estramustin oder Mitoxantron + Prednison.

Auch die Gabe von Östrogenen (nach primärer Hormonentzugstherapie mit erneutem PSA-Anstieg) kann wieder einen signifikanten PSA-Abfall bewirken. Neu zugelassen ist ein **Testosteron-Inhibitor** (Abirateron, Zytiga®) in Kombination mit Prednison.

Im Versuchsstadium ist eine therapeutische Vakzinierung bei Pat. mit hormonrefraktärem metastasiertem Prostatakarzinom (in USA bereits zugelassen, Sipuleucel-T, Provenge®).

⇨ Ein wesentlicher Überlebensvorteil ergibt sich durch die verschiedenen Therapien in diesen fortgeschrittenen Stadien nicht (jedoch weniger tumorbedingte Komplikationen und Schmerzreduktion in der palliativen Situation). Insgesamt zeigt eine kurze Zeit (<2 Mon.) bis zur Verdopplung des PSA-Wertes eine schlechte Prognose an.

Bei ossären Metastasen lokale Radiatio (20-40 Gy) od./und Gabe von Bisphosphonaten (Zoledronat, Zometa®) zur Schmerzlinderung. Versucht wird auch ein α-Strahler ($^{223}RaCl_2$, Alpharadin, Xofigo®), der sich in die Knochenmetastasen einlagert. Bei ossärer Destruktion kann auch eine operativer Stabilisierung notwendig werden (z.B. an der Wirbelsäule).

Bei Harnobstruktion palliative transurethrale Resektion od. Dauerkatheter.

Bei Tumoranämie Gabe von Erythropoetin.

Schmerztherapie nach dem WHO-Stufenschema (s.o. Kap. Schmerztherapie)

- Selbsthilfegruppen: Bundesverband Prostatakrebs e.V., Alte Str. 4, 30989 Gehrden, Tel.: 05108 9266-46. Fax: -47, Internet: www.prostatakrebs-bps.de
  Weitere Informationen im Internet: www.ameripros.org u. www.prostate.com

<u>**Prog:**</u> 5-JÜR aller Prostatakarzinome **87 %**, perioperative Letalität 0,3 %

T_1 - T_2 haben eine mind. 90%ige 5-JÜR, T_3 - M_1 haben eine 40%ige 5-JÜR.

Statistisch geht einem Mann mit der Diagnose Prostatakarzinom 9,3 Jahre der ausstehenden Lebenserwartung verloren.

<u>**Kompl:**</u> * Miktionsstörungen

<u>Op:</u> * Bei radikaler Prostatektomie häufig **erektile Dysfunktion** (Impotentia coeundi, 25-80 % d.F., je nach Op-Technik), am geringsten bei bilateral Nerven-erhaltender Op (aber auch dann bis zu 2 J. mögl.). Ther: bei erhaltenen nächtlichen Erektionen PDE-5-Inhibitoren abends oral, ohne nächtliche Erektionen intrakavernöse <u>S</u>chwell<u>k</u>örper-<u>A</u>utoinjektions-<u>t</u>herapie (SKAT) 2-3 x Wo. (verhindert Schwellkörperschrumpfung)

* **Harninkontinenz** (unmittelbar postop. bei fast allen Pat. vorübergehende Belastungsinkontinenz, bleibend in 5-30 % d.F.) ⇨ postoperativ Kontinenztraining, Elektrostimulation, Biofeedbacktraining, ggf. auch anticholinerge Medikation od. paraurethrale Injektionsbehandlung. Bei Versagen der kons. Ther. Operation (Schlingenplastik), ist die Inkontinenz auch damit nicht zu beseitigen, dann Implantation eines künstlichen Sphinkters (damit sehr gute Kontinenz, aber auch häufig Kompl., wie Infektion, Gewebenekrose der Harnröhre, technische Defekte)
* Strikturen an der Harnröhrenanastomose
* Bei Lymphadenektomie im kleinen Becken Gefahr von Lymphozelen u. Läsion des N.obturatorius
* Behandlungsbedürftige Depression (bei bis zu 20 % der Pat.)
* <u>Tumorprogression:</u> lokoregionäres Rezidiv, Knochenmetastasen, pathologische Frakturen, spinale Kompression, Anämie, Thrombozytopenie, Gewichtsverlust
* Strahlentherapie: Strahlenzystitis, -proktitis, Inkontinenz, Harnverhalt

* Hormonentzugstherapie: erektile Impotenz, Libidoverlust, Hitzewallungen, nachlassender Bartwuchs, Gynäkomastie und Mastodynie (ggf. prophylaktische Mammabestrahlung mit 18 Gy), mentale Beeinträchtigungen, depressive Verstimmung, Rückgang der Muskelmasse zugunsten einer Adipositas, Osteoporose (bei langdauernder Anwendung, Proph./Ther. mit einem Bisphosphonat, z.B. Zoledronat, Zometa® oder dem monoklonalen RANK-Ligand-Antikörper Denosumab, Prolia®, XGEVA®)

Proph: ♥ Krebsvorsorgeuntersuchung: bei Männern ab dem **45. Lj.** mit digitaler rektaler Untersuchung alle 2 J., zusätzlich Bestimmung des Serum-PSA als Tumormarker v. 55.-69. Lj. alle 2 J. empfohlen. Bei PSA >4 ng/ml bzw. einem Anstieg von >0,5 ng/ml/Jahr (sog. PSA-Velocity) sollte eine Prostatabiopsie erfolgen. Der PSA-Test gehört in Deutschland aber nicht zum (bezahlten) Vorsorgekatalog der Krankenkassen (kostet 25-40 EUR), wird aber von den Fachgesellschaften empfohlen u. eine generelle Einführung ist in der Diskussion. Die Vorsorgeuntersuchungen werden bis zum 70. Lj. angeraten.

Ob das PSA-Screening aber tatsächlich sinnvoll ist, bleibt umstritten. In sehr großen Studien in den USA u. Europa wurden mit dem Screening erwartungsgemäß zwar mehr Prostatakarzinome entdeckt, jedoch ergab sich kein oder nur ein minimaler Vorteil hinsichtlich des Überlebens (teilweise sogar negativer Effekt). Zusätzlich müssen aber Nebenwirkungen durch die Diagnostik (Überdiagnosen, unnötige Biopsien) und Therapie (Übertherapie) in Kauf genommen werden. Über die Vor- und Nachteile der Früherkennung muss daher aufgeklärt werden.

Anmerkung: Zu beachten ist auch, dass insb. Fahrradfahren oder auch andere sportliche Aktivitäten zu einem Anstieg des PSA führen kann (daher möglichst Sportabstinenz für 1-2 Tage vor der Blutabnahme).

♥ In verschiedenen Studien werden Substanzen auf die Wirksamkeit zur Prophylaxe eines Prostatakarzinoms untersucht, so z.B. ASS, Kaffee, „Tomatendiät", Phytoöstrogene (Sojabohnenprodukte), Rotwein, usw. Für die Einnahme von Vit. E, B_{12}, C od. Selen konnte kein Effekt nachgewiesen werden.

Prophylaktische Wirkung haben die 5α-Reduktasehemmer Finasterid (Proscar®) u. Dutasterid (Avodart®), eine Einnahme zur alleinigen Prävention wird aber bisher nicht empfohlen. Allgemein günstig sind Ausdauersportarten, gesunde Ernährung und nicht rauchen!

♥ Nachsorge: Bestimmung des Serum-**PSA als Rezidivparameter** (nach erfolgreicher radikaler Prostatektomie sinkt der PSA auf 0 ng/ml ab, ein Wiederanstieg auf >0,1 ng/ml ist Hinweis für Rezidiv od. Metastasierung und Ind. für weitere Diagnostik und Therapie), Nichtrauchen (das Risiko am Prostata-Ca zu versterben ist bei Rauchern 3,2fach höher)

DD:
- Benigne Prostatahyperplasie (s.o.)
- Chronische granulomatöse Prostatitis, Genitaltuberkulose
- Prostatasteine, Prostatazysten
- Metastasen eines anderen Primärtumors in der Prostata (z.B. CML, Bronchialkarzinom, Melanom)
- Karzinom der Samenbläschen (sehr selten)
- DD der PSA-Erhöhung: Prostatakarzinom, große benigne Prostatahyperplasie, Prostatitis, Prostatainfarkt, Manipulationen an der Prostata, akuter Harnverhalt, Radfahren

PENIS

Anatomie

Syn: männliches Glied, Phallus, Membrum virile

Entwicklungsgeschichtlich: die sog. Kloake trennt sich früh in einen vorderen Anteil = **Sinus urogenitalis** und einen dorsalen Anteil (Membrana analis). Der ventrale Anteil des Sinus urogenitalis bildet dann die Harnblase und die proximale Urethra. Der pelvine Anteil des Sinus urogenitalis beim Mann bildet die Urethra innerhalb des Penis bis zur Fossa navicularis urethrae. Der Phallus entsteht durch Längenwachstum aus dem Genitalhöcker.

Der Penis besteht aus Radix (Peniswurzel, befestigt den Penis an den unteren Schambeinästen und ist vom M.ischiocavernosus umfasst), Corpus (der Ansatz des Corpus wird Bulbus penis genannt, der vom M.bulbospongiosus umgeben wird) und der Glans penis (Syn: Eichel) mit der Mündung der Urethra (Ostium urethrae externum), der Vorhaut (Preputium) und dem Vorhautbändchen (Frenulum preputii).

Er hat 3 Schwellkörper (paariger **Corpus cavernosum** penis u. **Corpus spongiosum** penis), die bei sexueller Erregung mit Blut gefüllt werden und dadurch das Glied versteifen. An der Basis bilden die Corpora cavernosa die sog. Crura penis, die durch die Mm.ischiocavernosi u. bulbocavernosi sowie ligamentär mit der Bauchwand und Symphyse verbunden sind.

Das Corpus spongiosum umgibt die Urethra. Alle 3 Schwellkörper werden von einer derben, kaum dehnbaren Bindegewebehülle, der **Tunica albuginea** umgeben. Darüber liegt die Fascia penis profunda (BUCK-Faszie), Fascia penis superficialis und die Haut (Tunica dartos). Zwischen Tunica albuginea und BUCK-Faszie liegen die paarigen Aa., Vv., und Nn. dorsales penis (s. Abb. im Querschnitt).

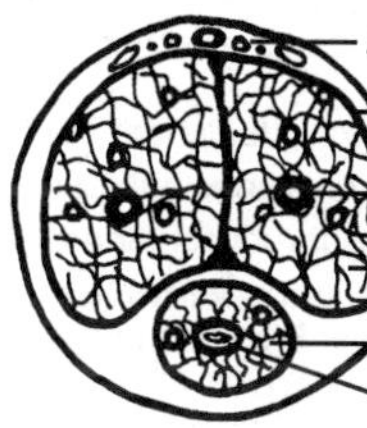

Gefäßversorgung: der Penis wird von den Aa.dorsales penis, Aa.profundae penis (Corpora cavernosa) und den Aa.bulbourethrales (Urethra und Glans) versorgt.

Diese werden beidseits aus der A.pudenda interna versorgt.

Die venöse Drainage erfolgt über den penilen Venenplexus, der über die Circumflexvenen in die Vv.dorsales penis fließt, sowie über die Vv.cavernosae der Penisbasis. Gemeinsam gelangt das venöse Blut in die jeweilige V.pudenda interna.

Erektion: Ein Reiz (mechanisch, visuell, olfaktorisch od. psychisch) führt entweder als Fremdreflex (afferenter Schenkel des Reflexbogens über den N.dorsalis penis u. N.pudendus zum Sakralmark) oder vom Großhirn kommend zur Stimulation des **Erektionszentrums** (parasympathisches Zentrum in den Rückenmarksegmenten S2-S5). Von dort Stimulation efferent über die **parasympathischen** Nn.pelvini zu den Ganglia pelvini, Umschaltung auf die postganglionären Fasern (**Nn.cavernosi**) zu den Schwellkörpergefäßen und der Schwellkörpermuskulatur ⇨ Erektion verläuft in 3 Phasen:

1. **Tumeszenz**: Steigerung des arteriellen Blutzuflusses (Dilatation der Aa.profundae penis aus den Aa.pudendae) und Relaxation der Schwellkörpermuskulatur (zusätzlich relaxierend wirken auch Stickoxid [NO], VIP, CGRP und Substanz P) ⇨ Anschwellen des Penis
2. Erektion: die zunehmende Tumeszenz führt zur Drosselung des venösen Blutabflusses, Anstieg des Druckes in den Corpora cavernosa penis bis zum systolischen Blutdruckwert ⇨ Aufrichten des Penis
3. Rigidität: kurz vor dem Orgasmus zusätzliche Kontraktion des M.ischiocavernosus (Druckwerte im Corpus cavernosum von 400 bis 1.000 mmHg) ⇨ verstärktes Steifwerden = Rigidität des Penis.

Ejakulation: Durch rhythmische Kontraktion von Duct.deferens, der Geschlechtsdrüsen und der Beckenbodenmuskulatur erfolgt die Ausstoßung des Ejakulats. Die Kontraktion der glatten Muskulatur des Blasenhalses verhindert dabei eine retrograde Ejakulation. Der Reflexbogen führt durch mechanische Reizung der Glans penis afferent über den N.dorsalis penis/N.pudendus zum Ejakulationszentrum (sympathische Neurone in den Seitenhörnern der Rückenmarksegmente Th12-L2) und efferent zurück über überwiegend sympathische Fasern zu den Geschlechtsorganen.

Rückbildungsphase: Öffnung der venösen Gefäße, Kontraktion der glatten Muskulatur der Sinusoide und Arteriolen (durch erhöhten Sympathikotonus) ⇨ vermehrter Blutabfluss und verminderter Blutzufluss aus/in die Corpora cavernosa penis ⇨ Rückbildung der Erektion (Detumeszenz).

PENISFEHLBILDUNGEN

Etlg: # Penisaplasie (angeborener fehlender Penis, ICD-10: Q55.5), Penishypoplasie (rudimentäre Penisanlage, Mikropenis, ICD-10: Q55.6)
Penismissbildungen, Penisverkrümmung (Penisdeviation, Peniskurvatur), ICD-10: Q55.6

Ät:
- Aplasie/Hypoplasie: während der Embryonalentwicklung ausgebliebene oder rudimentäre Ausbildung des männlichen Gliedes
- Mikropenis: angeboren od. hormonell bedingt (hypogonadotroper Hypogonadismus, Androgenrezeptordefekt)
- Penisdeviation: rudimentäre Bindegewebsstränge (Chordae) bedingen eine Abknickung des Penis, häufig vergesellschaftet mit einer Hypospadie
  unterschiedliches Längenwachstum der beiden Corpora cavernosa

Klin:
⇒ Penisaplasie: völlig fehlender Penis
⇒ **Mikropenis**: Penislänge beim Säugling <2 cm, beim Mann <4 cm
⇒ Floppy Penis: nur rudimentär angelegte Corpus spongiosum u. Corpora cavernosa
⇒ Penisdeviation: meist **ventrale** (nach unten) oder laterale Abweichung oder Torsion (Drehung entlang der Penisachse) des **erigierten Penis** (im erschlafften Zustand meist unauffälliger Penis) ⇨ psychisches Problem od. auch bei ausgeprägtem Befund Erschwerung (erhebliche Kohabitationsschmerzen) oder nicht möglicher Geschlechtsverkehr (Impotentia coeundi)
Penoskrotale Schwimmhaut (Syn: Palmure): Ansatz der Skrotalhaut an den vorderen ventralen Abschnitten des Penis, Behinderung bei der Erektion
Vergrabener Penis (Syn: buried Penis): Penis liegt „vergraben“ im skrotalen Fettgewebe
⇒ Penile Duplikatur (sehr selten): von duplizierter Glanz bis kompletter Dopplung mögl.
⇒ Ektoper Penis: Lageanomalie des Penis, dieser entspringt nahe des Anus

Diag:
1. Anamnese und urologische Untersuchung: typischer klinischer Aspekt
2. Sonographie: Ausschluss kalzifizierender Plaques (DD: erworbene Deviation durch Induratio penis plastica, s.u.)
3. Chromosomenanalyse: Geschlechtsdiagnostik

Ther:
- Operativ:
  - Plastische Penisverlängerung, Korrektur einer Hypospadie
  - Implantation einer Penisprothese
  - Penisdeviation/Palmure/vergrabener Penis: Durchtrennung der Chordae/Schwimmhaut zur Penisaufrichtung
  - kosmetische Korrektur bei Schwellkörperlängendifferenz durch Raffung der Tunica albuginea auf der Gegenseite

Kompl: * Gleichzeitige Missbildung der penilen Urethra
Op: * Penisverkrümmung durch postoperative Narbenbildung

DD: – Penisverkrümmung: Induratio penis plastica (s.u.)

– Partielle testikuläre Feminisierung (Syn: REIFENSTEIN-Syndrom, inkomplette Androgenrezeptorenresistenz): intersexuelles Genitale mit Hypospadie, kleine atrophe Hoden, Gynäkomastie, spärliche Sekundärbehaarung

– Hermaphroditismus = echter Zwitter: die äußeren Genitale und sekundären Geschlechtsmerkmale können zwischen rein männlich, rein weiblich und gemischt (Ovotestis) ausgeprägt sein

– Penisdoppelung mit Harnröhren- und Harnblasendoppelung (sehr selten)

PHIMOSE

Syn: Verengung der Vorhaut, engl. phimosis, ICD-10: N47

Anatomie: Die Verengung der Vorhaut (**Preputium**) des Penis ist **bis zum 3. Lj.** durch Verklebung der Glans penis mit der Vorhaut **physiologisch**. Nach Abschluss des 1. Lj. ist eine Retraktion der Vorhaut hinter den Sulcus coronarius der Glans penis erst bei 50 % der Jungen möglich, nach Abschluss des 2. Lebensjahres bei 80 %. Bis zum Eintritt der Pubertät ist die Vorhaut normalerweise vollständig gelöst.

Etlg: # Vollständige Phimose: Vorhaut lässt sich bei erschlafftem Penis nicht über die Glans zurückziehen, meist längerstreckige Stenose

Unvollständige Phimose: bei Erektion Schwierigkeiten beim Zurückziehen der Vorhaut

Frenulum breve: Verkürzung des Vorhautbändchens

Ät: – **Angeborene Verengung** (primäre Phimose)

– Erworbene Verengung (sekundäre Phimose): **entzündlich** (Balanitis, Balanoposthitis), **Lichen sclerosus** et atrophicus (Syn: Craurosis penis, ⇨ Verhärtung/Verengung der Vorhaut und weißliche Verfärbung der Glans (Balanitis xerotica obliterans) und des inneren Vorhautblatts, Verdickung/Schrumpfung des Frenulums sowie Meatusstenose mögl.), Vernarbungen der Vorhaut durch verfrühte Retraktionsversuche im Kleinkindesalter (Mikrotraumata führen zu Vernarbungen)

– Frenulum breve preputii (ICD-10: N47): angeboren, durch rezidivierende Balanitiden od. nach gewaltsamer Retraktion, traumatische Schädigung

Path: Zusätzlich zur verengten Vorhaut können Adhäsionen des inneren Vorhautblattes mit dem Epithel der Glans oder dem Frenulum od. ein Frenulum breve bestehen.

Epid: Prävalenz: 5-7 % bei den 6-7jährigen und 1 % bei den 16-18jährigen Jungen

Klin: ⇒ Rezidivierende Balanitis/Balanoposthitis ⇨ Verwachsungen zwischen Glans und innerem Vorhautblatt

⇒ Smegmaretention

⇒ Ballonierendes Preputium bei der Miktion, im Extremfall bis zur Harnobstruktion und rezidivierende Harnweginfektion bei Abflussbehinderung

⇒ Frenulum breve: behinderte Verschieblichkeit der Vorhaut durch ein verkürztes Vorhautbändchen ⇨ nur partielle Retrahierbarkeit des Preputiums, bei Erektion/Kohabitation schmerzhafte Einrisse, konsekutive Vernarbungen

Diag: Anamnese und urologische Untersuchung: kann die Vorhaut nicht oder nur teilweise zurückgezogen werden od. zeigt sich beim Zurückstreifen über die Glans penis ein Schnürring (= Paraphimose) nach dem 2. Lj., so ist von einem korrekturbedürftigen Missverhältnis zwischen Vorhautweite und dem Durchmesser der Glans penis auszugehen. Weitere diagnostische Maßnahmen sind i.d.R. nicht erforderlich.

Ther: • Bei unkomplizierter Phimose (keine Infekte, ungehinderter Urinabfluss) bis zum 3. Lj. abwarten. Versuchsweise können Östrogen- (Estriol, Ovestin®Creme) od. Cortison-haltige Salben (Clobetasol, Dermoxin® od. Mometason, Ecural®) 2 x tgl. für 4 Wo. unter die Vorhaut gerieben werden, Erfolgsrate bis zu 80 %.

• Operativ: Ind: nach Abschluss des 2. Lj., bei Kompl. (rezidivierende Infekte) unabhängig vom Alter des Jungen

– Radikale **Zirkumzision** = zirkuläre Entfernung beider Vorhautblätter

OP-Technik: Lokalanästhesie (bei Kindern in Vollnarkose) als Penisblock: subkutane Applikation eines Lokalanästhetikums (Mepivacain 1%ig [Scandicain®], Cave: ohne Vasokonstringenzienzusatz) an der Peniswurzel beidseits lateral analog der OBERST-Leitungsanästhesie an Finger/Zehen),

ggf. Lösung von Verwachsungen zwischen Vorhaut und Glans penis, dorsale Inzision der Vorhaut und zirkuläre Umschneidung beider Vorhautblätter in Höhe des Sulcus coronarius (1), Ligatur der A.frenularis und Durchtrennung des Vorhautbändchens, Verbindung des inneren und äußeren Preputialblattes mit Einzelknopfnähten (2), s. Abb.

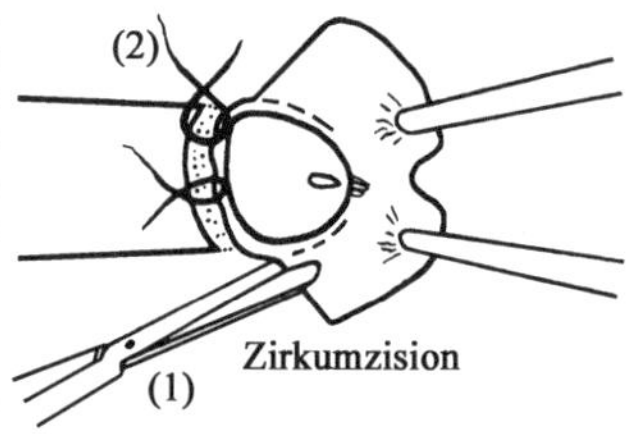

– Plastische Zirkumzision: Lösen von Adhäsionen, Erweiterung der Vorhautzirkumferenz, bei gleichzeitig verdicktem/verkürztem Frenulum preputii Frenulotomie mit Ligatur der A.frenularis

– Bei Meatusstenose (Lichen sclerosus et atrophicus): zusätzlich Meatotomie

– Bei Frenulum breve: **Frenulotomie** ⇨ Penisblock (wie oben), Ligatur der A.frenularis und Durchtrennung des Frenulum

– Postoperativ: Lidocain-Salbenverband (Instillagel®) für einige Tg. zur Schmerzlinderung

Prog: gut, selten Op-Komplikationen, verbesserte Hygiene (keine Smegmaretention mögl.)

Anmerkung: Die sog. „Beschneidung" wird häufig aus religiösen Gründen bei Juden (am 8. Lebenstag, Brit Mila) od. im Islam (meist mit 7-10 J., hitân) durchgeführt. Wird die Op (ohne medizinische Indikation) von einem Arzt durchgeführt, ist dies aus juristischer Sicht nicht unproblematisch (Körperverletzung n. § 223 StGB), gem. § 1631d BGB ist die Einwilligung in Deutschland jetzt aber zulässig („Gesetz über den Umfang der Personensorge bei Beschneidung des männlichen Kindes", v. 12.12.2012); dies wird von der Politik und der Ärzteschaft immer wieder diskutiert (u. kein Arzt ist verpflichtet den Eingriff durchzuführen).
15 % der Männer sind in Deutschland beschnitten (weltweit 20-40 %).

Kompl: * Zusätzliche urogenitale Missbildungen (keine Zirkumzision bei Hypospadie, da die Vorhaut zur plastischen Korrektur verwendet werden kann)

* Balanoposthitis (Entzündung von Glans penis und der inneren Vorhaut)

* **Paraphimose** (sog. SPANISCHER Kragen): Einklemmung der zu engen Vorhaut hinter dem Eichelkranz (Corona glandis, Schnürring) ⇨ ödematöse Schwellung von Preputium und Glans penis (der proximale Penis ist unauffällig), Durchblutungsstörung bis zur Nekrose der Glans penis u. Vorhautgangrän (**urologischer Notfall!**) durch den gestauten venösen Abfluss, Narbenschrumpfung
Ther: Lokalanästhesie als Penisblock, Auspressen der Eichel, manuelle Reposition, bei Versagen der manuellen Reposition dorsale Längsinzision des Vorhautkragens, nach Ödemrückbildung dann Zirkumzision

* Eine Phimose mit chronischer Balanitis und Retention von Smegma ist ein Risikofaktor für das Entstehen eines Peniskarzinoms

* Lichen sclerosus et atrophicus penis: fakultative Präkanzerose

Op: * Wundinfektion, Wundrandnekrosen, Rezidivphimose (insb. beim Belassen einer zu langen Restvorhaut), ungünstige Vernarbung, Meatusstenose ⇨ Korrektur-Op. erforderlich

Proph: ♥ Beschnittene Männer haben eine etwas geringere Inzidenz für ein Peniskarzinom (Phimose und Smegma sind Risikofaktoren für ein Peniskarzinom, das Smegma ist darüber hinaus auch ein Kofaktor bei der Entstehung des Zervixkarzinoms). Eine routinemäßige „prophylaktische" Zirkumzision (ohne Vorliegen einer Phimose) ist aber nicht indiziert.

♥ Beschnittene Männer haben ein geringeres HIV-Infektionsrisiko (Risikoreduktion um 50 %, da die dünne Vorhaut viele Zielzellen [$CD4^+$-T-Lymphozyten, LANGERHANS-Zellen] für das HI-Virus enthält).

PENISVERLETZUNGEN

Syn: Penistrauma, **Penisfraktur**, engl. penile fracture, ICD-10: S39.9
Oberflächliche Penisverletzung, Penisprellung, Penisquetschung ICD-10: S30.2
Penisablederung, Penisdécollement, ICD-10: S31.2

Ät:
- Penisfraktur: Quetschung od. Abknickung des erigierten Penis (Verletzung beim Sexualakt)
- Trauma: Quetschungstrauma, Beckenbodenverletzung, Beckenringfrakturen
- Stich- od. Bissverletzung (z.B. Hundebiss)
- Hautablederung des Penis, z.B. Masturbationsverletzung am Staubsauger
- Penisabriss/-amputation: bei komplexem Unterleibstrauma od. durch Selbstverstümmelung (z.B. Abtrennung des Penis mit einem Messer bei psychiatrischen Patienten)
- Penisinfarzierung durch Strangulation: Masturbationsverletzung, bei der an der Basis des Penis (zur „besseren" Erektion) ein Ring angelegt wird (und dann zu lange verbleibt), z.B. Bullenringe, Ehering, metallene Rohrmanschetten, Plastikflaschenhälse

Path: Penisfraktur: bei der Erektion und insb. unmittelbar vor und während der Ejakulation entstehen in den Corpora cavernosa Drücke bis zu 500 mmHg mit maximaler Spannung der umgebenden Tunica und Faszien. Bei plötzlicher Abknickung im **erigierten** Zustand kann es deshalb zur Ruptur einer od. beider Corpora cavernosa und Einblutung in die Subkutis kommen. Evtl. auch zusätzliche Schädigung des Corpus spongiosum (dann auch Schädigung der penilen Urethra mögl.).

Epid: Mehr als die Hälfte der Traumata des äußeren Genitale betreffen den Penis

Etlg:
Penisablederung (= Hautläsion)
Penisquetschung
Penisfraktur (= Schwellkörperruptur)
Penisabriss
Penisinfarzierung = Gangrän

Klin:
⇒ Lokaler Schmerz
⇒ Hämatome am Penisschaft, Penisödem, Penisdeviation
⇒ Bei offener Verletzung: Blutung
⇒ Bei Läsion der Urethra: Miktionsdrang ohne Harnfluss (s. Kap. Harnröhrenverletzung)

Diag:
1. Anamnese und urologische Untersuchung: äußerer Aspekt
2. Sonographie: Darstellung des Hämatoms und Beurteilung des Ausmaßes der Einblutung
3. Röntgen: **Kavernosographie** = Darstellung des Penisschwellkörpers und der Abflusswege durch intrakavernöse Kontrastmittelinjektion zur Lokalisation der Frakturstelle
   Zum Ausschluss einer Mitverletzung der Urethra retrograde Urethrographie (vorsichtiges Einspritzen des Kontrastmittels unter Durchleuchtungskontrolle)

Ther:
- Bei Kontusion konservative Behandlung
- Bei Mitbeteiligung der Urethra: Schienung der geschädigten Harnröhre und suprapubische Harnableitung
- Operativ: Ind: Penisfraktur sofortige Op. (innerhalb von 36 Std. nach dem Trauma)
  - Penisfraktur: Hämatomausräumung, Freipräparation der Corpora cavernosa, sorgfältige Blutstillung und Adaption mit Naht

- Sonstiges Penistrauma: rekonstruktive Wiederherstellung des verletzten Areals, sorgfältige Blutstillung und Überprüfung/Schienung der Harnröhre
  bei ausgedehnter Ablederungsverletzung ggf. Defektdeckung mit Spalthauttransplantat
- Bei nicht rekonstruierbarer schwerer Quetschung od. Infarzierung: Teilamputation des betroffenen Abschnittes und End-zu-End-Anastomosierung od. auch Penisamputation und Anlage eines Neomeatus urethrae perineale
- Bei Tierbissen: offene Wundbehandlung (keine Primärnaht, Grundsätze der chirurgischen Wundversorgung), Tetanusimpfung, bei V.a. Tollwut Schutzimpfung mit HDC-Vakzine
- Bei Penisamputation: Versuch der Replantation des abgetrennten Gliedes, entscheidend ist die Wiederherstellung einer suffizienten Gefäßversorgung

Prog: Begutachtung: GdB/MdE beträgt bei völligem Verlust des Penis 50 %

Kompl: * Infektion: Kavernitis, Penisphlegmone
* Mitverletzung der penilen Urethra, Strikturen, Fistelbildung
* Mitverletzung/Einriss des Skrotums
* erektile Dysfunktion

Op: * Wundheilungsstörungen, Sekundärheilung mit narbiger Deviation des erigierten Penis

BALANITIS

Syn: Entzündung der Glans penis, ICD-10: N48.1

Ät:
- Geschlechtskrankheiten: Herpesinfektion (HSV 2 = sog. genitaler Stamm, Herpes genitalis), Condylomata acuminata (HPV = humanes Papillomavirus, insb. Typ 6 u. 11), Gonokokken, Trichomonas vaginalis, Balanitis specifica syphilitica = Primäraffekt der Lues (Treponema pallidum) an der Eintrittsstelle, Haemophilus ducreyi (Ulcus molle)
- Bakterielle Infektion: Staphylokokken, Gardnerella vaginalis (bakterielle Vaginose bei der Frau), Enterokokken, Streptokokken Gruppe B, urogenitale Tuberkulose
- Balanitis candidomycetica: Candida albicans (Prädisp.: Diabetes mellitus)
- Balanitis circinata: bei einem ¼ der Pat. zusätzliches Symptom bei REITER-Krankheit (meist Männer betroffen, HLA-B27 pos.) mit der Trias (Mon-)Arthritis (großer Gelenke), Urethritis und Konjunktivitis
- Mechanische Reizung: Balanitis vulgaris simplex, z.B. durch Phimose, Masturbation, zu häufiges Reinigen und Benutzen von Desinfektionsmitteln („Reinlichkeitsbalanitis")
- Mangelnde Hygiene: Balanitis seborrhoica durch das Smegma (talgige Absonderung der Eichel- u. Vorhautdrüsen)
- Allergisch: Balanitis medicamentosa (Arzneimittelexanthemen), Kontaktallergie gegen (Latex-)Kondome
- Balanitis plasmacellularis ZOON (alte Männern, 50.-80. Lj.): plasmazelluläre Infiltrate mit kleinen Blutungen und Hämosiderinablagerungen unklarer Genese (chron. Reizung?)

Klin:
⇒ Allgemein: Entzündung/Rötung der Eichel und meist auch des inneren Vorhautblatts (= **Balanoposthitis**)
⇒ Herpesinfektion: multiple kleine, gruppiert angeordnete Bläschen, häufig Schwellung inguinaler Lymphknoten, evtl. Fieber
⇒ Kondylome: blumenkohlartige, papillomatöse Wucherungen meist von der Corona glandis penis (zirkulärer Wulst an der Basis der Eichel) ausgehend
⇒ Balanitis specifica syphilitica: schmerzloses Ulkus mit hartem Randsaum
⇒ Balanitis candidomycetica: makulopapulöse Effloreszenzen, Rötung und Juckreiz
⇒ Balanitis circinata: polyzyklische mit weißlichem Randsaum begrenzte Erytheme und Erosionen an der Glans penis

⇒ Balanitis vulgaris simplex: Rötung, Schwellung, evtl. Erosionen und Ulzerationen

⇒ Balanitis plasmacellularis ZOON: glatte, lackartig glänzende, rotbraune Herde

Diag: 1. Anamnese und urologische Untersuchung: gerötete Eichel, Leiste nach geschwollenen Lk abtasten

2. Abstrich von der Glans penis und dem Ostium urethrae

Ther:
- Balanitis candidomycetica: lokal Antimykotika (Nystatin, Candio-Hermal®)
- Herpesbalanitis: Aciclovir lokal (Zovirax®Creme), bei Resistenz Foscarnet lokal (Triapten®Antiviralcreme) od. bei Immunsuppression (z.B. HIV-Infektion) systemisch (Foscavir®)
- Bakterielle Balanitis: lokale Antibiose (z.B. Fusidinsäure, Fucidine®)
- Operativ: Ind: rezidivierende Balanoposthitis
  Zirkumzision (sog. Beschneidung) = zirkuläre Entfernung beider Vorhautblätter des Penis

Kompl: * Aszendierende Infektion ⇨ Urethritis, Zystitis, Prostatitis, Epididymitis

Proph: ♥ Zirkumzision bei rezidivierender Balanoposthitis

DD:
- Erythroplasie QUEYRAT: Carcinoma in situ der Eichel od. des inneren Vorhautblatts, Klin: feucht glänzende, scharf begrenzte, düsterrote, samtartig weiche, wenig erhabene bis münzengroße Herde ⇨ Kompl: Übergang in ein Plattenepithelkarzinom, Ther.: Exzision
- Psoriasis vulgaris (sog. Schuppenflechte): Hyperparakeratose der Haut bei genetischer Disposition, Klin: typische schuppende Effloreszenzen, insb. an der Streckseite des Ellenbogens u. Haaransatz am Kopf, aber auch am Penis mögl.
- BEHÇET-Krankheit: Autoimmunkrankheit gegen venöse u. arterielle Gefäße insb. der Haut (Vaskulitis), Klin: orale u. genitale Aphthen, gastrointestinale Beteiligung, Uveitis, Arthritis, Erythema nodosum der unteren Extremität, Ther.: Glukokortikoide, Immunsuppression
- STEVENS-JOHNSON-Syndrom (Syn: Erythema exsudativum multiforme majus): Infekt- od. arzneimittelallergisch bedingtes Exanthem, Schleimhautbeteiligung mit schmerzhafter Blasenbildung, schwere Allgemeinsymptomatik, hohes Fieber, Ther.: Glukokortikoide
- Peniskarzinom

INDURATIO PENIS PLASTICA

Syn: Sclerosis penis, PEYRONIE-Krankheit, engl. penile induration, Peyronie's disease, ICD-10: N48.6

Ät:
- Unbekannt
- Vermutet werden **genetische Disposition** (häufig vergesellschaftet mit anderen lokalfibrosierenden Erkrankungen der Palmar- [DUPUYTREN-Kontraktur] oder Plantarfaszie [Morbus LEDDERHOSE]), immunologische Prozesse sowie wiederholte **Mikrotraumen** beim Geschlechtsverkehr

Path:
- ♦ Chronisch entzündliche und progredient verlaufende, **plaqueförmige Fibrosierung** der **Tunica albuginea** der Schwellkörper des Penis, evtl. auch des Septum penis und der seitlichen Anteile des Corpus cavernosum bis zur knorpeligen Umwandlung und Verknöcherung
- ♦ Histo: primär Vaskulitis über chemotaktische Lymphozyten-/Plasmazellinvasion, Fibroblastenaktivierung ⇨ Kollagenbildung, später auch Kalzifizierung und Verknöcherung

Epid:
- ◊ Prädisp.alter: Häufigkeitsgipfel 50-70. Lj.
- ◊ Prävalenz: 100-3.000/100.000 bei den >40-jährigen

Klin: ⇒ Im erigierten Zustand meist **dorsale** (nach oben) **Penisdeviation**, seltener auch lateraler Deviation, Penisverkürzung, zum Teil auch gestörte Erektionsfähigkeit
⇒ **Schmerzhafte** Kohabitation, in 15 % auch bereits Schmerzen bei der Erektion
⇒ Evtl. Kohabitationsunmöglichkeit bei starker Deviation
⇒ I.d.R. keine Störung der Miktion

Diag:
1. Anamnese (schmerzhafte Erektion?) und urologische Untersuchung: typische tastbare, plaqueförmige Indurationen des Dorsum penis
2. Sonographie (mit intrakavernöser Alprostadil-Injektion zur Untersuchung): Beurteilung der Deviation, Nachweis von Indurationen und Verkalkungen (Schallschatten), farbkodierte Duplexsonographie (Beurteilung des Blutflusses)
3. Weitere radiologische Untersuchungsverfahren bieten meist keinen zusätzlichen Informationsgewinn

Ther:
- Liegen keine Beschwerden vor, so ist keine Ther. erforderlich
- Konservativ: alle Verfahren zeigen aber nur geringe Effektivität
  - Oral: Kalium-4-Aminobenzoat (4 x 3g/Tag, Potaba-Glenwood®) od. Vit. E (300 mg/Tag), versucht werden auch L-Carnitin, Colchicin, Tamoxifen, Tadalafil, Pentoxifyllin
  - Lokale Infiltrationstherapie: Glukokortikoide (10 mg Prednisolonäquivalent) od. α-Interferon (1-3 Mio. I.E./Woche) od. Kollagenasen (wie beim DUPUYTREN) od. Verapamil
  - Extrakorporale Stoßwellentherapie (kann gegen Schmerzen helfen), Iontophorese mit Verapamil (gegen Schmerz wirksam)
  - Penisstrecker (penile traction devices) für 2-8 Std./Tag über 6 Monate
  - Die Radiatio ist wegen schlechter Ergebnisse weitgehend obsolet
- Operativ: Ind: stabile, progressionsfreie Erkrankung (frühestens nach 6 Mon.)
  - Cave: Aufklärung über die Längeneinbuße des Penis durch die Op!
  - Plikaturoperation: bei geringer Verkrümmung Raffung der Tunica albuginea auf der gegenüberliegenden Seite des Plaques (dadurch wird der Penis insg. etwas verkürzt)
  - Bei ausgeprägter Deviation Plaqueresektion und plastische Deckung des Defekts der Tunica albuginea mit lyophilisiertem bovinem Perikard od. durch ein Präparat aus körpereigener V.saphena magna (Kompl: in 20 % d.F. später erektile Dysfunktion)
  - Bei gleichzeitiger, therapierefraktärer erektiler Dysfunktion ggf. Plaqueresektion und Implantation einer Schwellkörperprothese (s.u. Kap. Erektile Dysfunktion)

Prog: Schubweiser Verlauf, Spontanremission möglich (bis 40 %, insb. wenn keine Verkalkungen vorliegen), die Schmerzen sistieren i.d.R. nach 1-2 Jahren spontan.

DD: Angeborene Penisdeviation (s.o. Kap. Penisfehlbildungen)

PRIAPISMUS

Syn: Schmerzhafte Dauererektion des Penis, engl. priapism, ICD-10: N48.39

Def: Auf die **Corpora cavernosa** beschränkte, persistierende **schmerzhafte Dauererektion** (mindestens 2 Std.) ohne sexuelle Erregung/Stimulation, Orgasmus und Ejakulation

Ät:
- Idiopathisch (1/2 d.F., primärer Priapismus = kein Auslöser zu finden)
- Internistisch: Gerinnungsstörungen, **Sichelzellenanämie**, Polyzythämie, Leukämie, Plasmozytom, Diabetes mellitus, Amyloidose ⇨ führen zur **erhöhten Viskosität** des Blutes
- Penisvenenthrombose
- Traumatisch (Fahrrad-, Motorradunfall), Biss der (giftigen) brasilianischen Wanderspinne

- Neurologische Erkrankungen: Rückenmarkerkrankungen, Multiple Sklerose, Dysrhaphiesyndrome, Neurolues
- Peniskarzinom
- Iatrogen: nach **Schwellkörper-Autoinjektionstherapie** (Abk. **SKAT**, PGE_1 Alprostadil, Caverject®) zur Behandlung der erektilen Dysfunktion
  Med: Psychopharmaka, z.B. Paroxetin (Seroxat®), Clozapin (Leponex®), Thioridazin (Melleril®), Haloperidol (Haldol®), Bromperidol (Impromen®)
- Drogen: Kokain, Alkohol

Path: ♦ Low-Flow-Typ (90 %): venöse Abflussbehinderung bis zum vollständigen Abflussstopp aus den Schwellkörpern (Penis derb und schmerzhaft) = Stasepriapismus und Stuttering-Priapismus (milde Form mit verlängerter Erektion, die aber nach einigen Stunden spontan sistiert)
♦ High-Flow-Typ (10 %): arterielle Hyperperfusion durch arteriokavernöse Fistel
♦ Bei anhaltender Blutfüllung der Corpora cavernosa ("Kompartmentsyndrom") ⇨ **Thrombosierung**, die zur **Schwellkörperfibrose** und erektilen Impotenz führt. Nach 24-48 Std. sind die Schäden dann irreversibel.

Klin: ⇒ **Schmerzhafte Dauererektion** des Penis (ohne entsprechende sexuelle Erregung), per definitionem keine Beteiligung des Corpus spongiosum (schlaffe Glans penis)
⇒ Anfänglich livide Verfärbung der Glans penis, später des gesamten Penis mit Penisödem

Diag:
1. Anamnese und urologische Untersuchung: palpatorisch verhärtete, dolente Corpora cavernosa bei weichem Corpus spongiosum, Glans und Urethra. Spontanmiktion ist mögl.
2. Labor: Blutbild, BSG, CRP, Glukose, Gerinnungsstatus
3. Farbkodierte Duplexsonographie: Darstellung des erhöhten Flusses der Penisarterien bei High-Flow-Typ
4. Röntgen: Kontrastmitteldarstellung der Schwellkörper und venösen Abflusswege (sog. **Kavernosographie**) bei V.a. Thrombose

Ther: Innerhalb von **12 Std.** (**Urologischer Notfall!**), sonst persistierende erektile Dysfunktion!
- Konservativ: intrakavernöse Injektion eines α-Sympathomimetikum, z.B. Etilefrin 2,5-10 mg (über internationale Apotheke, Effortil®), insb. bei SKAT-induzierter prolongierter Erektion (s.u. Kap. Erektile Dysfunktion), Analgetikagabe, lokale Kühlung
- Peniswurzelnahe Entlastungspunktion der Corpora cavernosa mit einer großen Kanüle (mind. 19G), Blutabsaugung und vorsichtige Spülung mit Kochsalz-Heparinlösung
  Anlage von Stanzfisteln (mit einer Nadel) zwischen Glans penis und den Corpora cavernosa (⇨ Abfluss über das Corpus spongiosum)
- Bei High-Flow-Typ: selektive Embolisation der betroffenen Penisarterie
- Operativ: Ind: Versagen der kons. Ther.
  Shuntoperation: Gefäßanastomose der V.saphena oder der V.dorsalis penis mit dem Corpus cavernosum

Prog: Bei zeitgerechter Therapie gut

Kompl: **Erektile Dysfunktion** durch Schwellkörperfibrose

DD:
- Peniles Hämatom bei Kontusion
- Schwellkörperinfektion, Kavernitis

PENISKARZINOM

Syn: Engl. penis carcinoma, penile carcinoma, ICD-10: C60.9

Ät:
- Wesentlicher Faktor ist die **Smegmaretention** bei **Phimose** (beschnittene Männer haben eine 3fach geringere Inzidenz), chronischer **Balanitis** und mangelhafter Intimhygiene
- Eine Promotorfunktion der Karzinogenese wird auch einer Infektion mit **HPV** (humanes Papillomavirus, insb. den High-risk Typen, s.u. Kap. Venerologie) u. HSV-2 zugeschrieben
- Präkanzerosen: Lichen sclerosus et atrophicus penis (Syn: Balanitis xerotica obliterans), Leukoplakie (papilläre Hyperkeratose mit vermehrt dysplastischen Zellen), Erythroplasie QUEYRAT (rötliche Induration, später Ulzeration an Glans od. Vorhaut, ca. 10%ige Progression zum invasiven Plattenepithelkarzinom), Balanitis plasmacellularis ZOON (plasmazelluläre Infiltrate an der Glans penis), BOWEN-Krankheit (Carcinoma in situ der Glans penis, intraepitheliales Wachstum, bis zu 10%ige Progression zum Peniskarzinom)
- Narbenkarzinom, Asbestbelastung
- Metastasen anderer Primärtumoren im Penis: Blasen-, Nierenzell-, Prostata-, Hoden-, Rektum-, Magen- od. Bronchialkarzinom

Path:
- Histo: 90 % **Plattenepithelkarzinome** (meist gut differenziert), 10 % Basalzellkarzinome, selten Basaliome, Melanome od. Adenokarzinome
- Lok: mögliches Vorkommen am gesamten Penis mögl., meist jedoch an der **Corona glandis** (Übergang von der Glans penis zur Preputialhaut) des Penis gelegen
- Metastasierung: bei Diagnosestellung haben bis zu 45 % d.F. lymphogene Metastasen. Der Lymphabfluss erfolgt in **inguinale Lk** (erste Lk-Station = Sentinel-Lk liegt an der Einmündung der V.epigastrica supf. in die V.saphena magna) und über die Corpora cavernosa in iliakale Lk (wegen zahlreicher kreuzender Anastomosen an der Peniswurzel beidseitig mögl.)
- 10 % d.F. mit Fernmetastasierung (Diagnose im Spätstadium), bei infiltrativem Wachstum wesentlich häufiger ⇨ dann sehr schlechte Prognose

Etlg: # TNM (regionäre Lymphknotenmetastasen = Lk in der Leiste od. kleinen Becken)

T_{is}:	Carcinoma in situ
T_a:	nichtinvasives verruköses Karzinom (zeigt kein destruktives Wachstum)
T_1:	Tumor infiltriert subepitheliales Bindegewebe
	T_{1a}: keine lymphovaskuläre Infiltration, gut differenziert (G_{1-2})
	T_{1b}: lymphovaskuläre Infiltration oder schlecht differenziert (G_{3-4})
T_2:	Tumor infiltriert Corpus spongiosum od. cavernosum
T_3:	Tumor infiltriert Urethra
T_4:	Tumor infiltriert andere Nachbarstrukturen (z.B. Skrotum, Prostata)
N_1:	solitäre, palpable, mobile, einseitige Lk-Metastase in der Leiste
N_2:	multiple od. bilaterale, mobile Lk-Metastasen in der Leiste
N_3:	fixierte Leistenlymphknotenpakete od. Lk-Metastasen im Becken
M_1:	Fernmetastasen

Stadiengruppierung: I: $T_{1a}N_0M_0$ II: $T_{1b}N_1M_0$, $T_2N_{0-1}M_0$, $T_3N_0M_0$
IIIA: $T_3N_1M_0$ IIIB: $T_{1-3}N_2M_0$ IV: alle T_4, alle N_3, alle M_1

Epid:
◊ Inzidenz: **seltener** Tumor, 0,1-1/100.000/Jahr, ca. 600 Neuerkrankungen/Jahr in Deutschland. Bis zu 20fach höhere Inzidenz in Ländern mit schlechtem Hygienestandard (Afrika, Südamerika)!
◊ Häufigkeitsgipfel: >60. Lj.

Klin:
⇒ Schwellung u. Induration von Glans u. Preputium, evtl. Sekretion od. Kontaktblutung
⇒ Durch Verkleben der Vorhaut evtl. Phimose und rezidivierende Entzündungen (Balanoposthitis), die klinische Unterscheidung von infektiösen Erkrankungen kann schwierig sein, ggf. auch mit inguinaler Lk-Schwellung (durch die Entzündungen)
⇒ Im fortgeschrittenen Stadium: exophytisches, blumenkohlartiges Wachstum od. Ulzeration des Tumors bei insg. eher geringen Beschwerden
⇒ Kutane oder lymphogene Metastasen können zu ausgeprägten Weichteildefekten führen

<u>**Diag:**</u> 1. Anamnese und urologische Untersuchung: palpable Induration, inguinale Lk-Schwellung?

2. Abstrichentnahme: Cave: häufig bakterielle Superinfektion bei exulzerierendem Wachstum ⇨ immer auch Biopsie und histologische Untersuchung
3. Staging: Rö-Thorax, Sono-Abdomen, Knochenszintigraphie, CT-Becken für Lk-Status (erst einige Wochen nach Op durchführen, da die Lk häufig durch die rezidivierenden Entzündungen geschwollen sind), in Erprobung auch PET-CT zur Lk-Diagnostik

<u>**Ther:**</u>
- Aufgrund der geringen Fallzahlen fehlen bisher valide Therapie- und Studienprotokolle.
- <u>Konservativ:</u> **Chemotherapie** induktiv (neoadjuvant) zur Verbesserung der Operabilität, postoperativ (adjuvant) oder palliativ (systemische Metastasierung) mögl.

  Standard ist heute Cisplatin + Paclitaxel + 5-FU (ist weniger toxisch als das davor angewendete DEXEUS-Schema aus Vinblastin, Methotrexat u. Bleomycin), bei Fernmetastasierung aber insg. nur geringe Effektivität.

  Bei bakterieller Superinfektion: Antibiose
- Bei inoperablen Patienten Bestrahlung des Tumors mit 60 Gy
- <u>Operativ:</u> Stadium I – III
  - Bei Präkanzerosen od. frühem Tumorstadium (T_{is}, T_a): lokale Exzision od. auch Laserkoagulation (besseres kosmetisches Ergebnis)
  - Bei T_1: lokale Exzision (mit 20 mm Sicherheitsabstand im Gesunden) od. Glansektomie, Rekonstruktion mit Spalthaut ⇨ Sexualfunktion bleibt erhalten
  - Bei T_2: Penisteilamputation (so organerhaltend wie mögl., Sicherheitsabstand 5 mm)
  - Bei T_3/T_4: Penisamputation (Syn: Emaskulation), perineale Urethrostomie als Harnableitung
  - Immer beidseitige inguinalen Lk-Entnahmen (häufig lymphogene Metastasierung und beidseitiger Befall wegen kreuzender Lymphbahnen mögl.) u. perioperative Antibiotikagabe ⇨ bei Lk-Befall inguinale und iliakale Lymphadenektomie. Weniger invasiv ist die alleinige Sentinel-Lk-Entnahme (nach präoperativer Markierung) ⇨ nur wenn diese befallen sind, werden die inguinalen und iliakalen Lk in einer zweiten Op entfernt.

<u>**Prog:**</u> Stadium I u. II 80%ige 5-JÜR, Stadium III 50 %, im Stadium IV nur 15%ige 5-JÜR, bei Fernmetastasierung <5 %

<u>**Kompl:**</u> * Rezidivierende Entzündungen, die auch die (rechtzeitige) Diagnose verschleiern können

<u>Op:</u> * Erektile Dysfunktion

* Lymphadenektomie: Serom, Wundheilungsstörungen, Lymphödem der unteren Extremität

<u>**Proph:**</u> ♥ Eine routinemäßige Zirkumzision aller Kinder (ohne Vorliegen einer Phimose) ist <u>nicht</u> indiziert, bei Phimose od. rezidivierenden Balanoposthitiden sollte diese aber durchgeführt werden.

♥ Für Mädchen/Frauen wurde 2007 eine Impfung gegen HPV zum Schutz für die Entwicklung einer zervikalen intraepithelialen Neoplasie und in der Folge eines Zervixkarzinoms eingeführt. Für Jungen wird noch diskutiert, ob eine Impfung zur Risikoreduktion für das Peniskarzinom sinnvoll sein kann.

<u>**DD:**</u>
- Balanitis, Balanoposthitis
- Venerische Ulzera od. gutartige Tumoren des Penis (Einzelheiten s.u. Kap. Venerologie): **Condylomata acuminata** (HPV-Infektion) od. als Maximalform Condylomata gigantea (BUSCHKE-LÖWENSTEIN-Tumor mit invasivem, destruierendem Wachstum und Fistelbildung), genitaler Herpes simplex (Typ 2), Lues (Ulcus durum, Condylomata lata), Ulcus molle, Lymphogranuloma venereum, Granuloma inguinale
- Genitaltuberkulose

HODEN, NEBENHODEN u. SAMENLEITER

Anatomie

Entwicklungsgeschichtlich: Durch den **TDF** = Testis-determinierender Faktor auf dem Y-Chrom. entwickelt sich in der 7.-8. Embryonalwoche eine männlich Hodenanlage retroperitoneal unterhalb der Nachnierenanlage (fehlt der TDF entwickeln sich gemäß der genetischen Grundprogrammierung weibliche Gonaden). Durch das **AMH** = Anti-MÜLLER-Hormon der SERTOLI-Zellen der Hodenanlage werden beim männlichen Fetus die („weiblichen") MÜLLER-Gänge zurückgebildet (⇨ verhindert die Ausbildung von Tuben, Uterus u. Vagina) und es verbleibt beim Mann nur ein kleiner Rest, der sog. Appendix testis (MORGAGNI-Hydatide) und der Utriculus prostaticus. Aus dem („männlichen") WOLFF-Gang bildet sich der Nebenhodengang, die Samenleiter und die Bläschendrüsen (bei der Frau wird der WOLFF-Gang zum rudimentären GARTNER-Gang zurückgebildet). Aus der Ureterknospe des WOLFF-Ganges werden bei Mann und Frau der Ureter, Nierenbecken, Kelche und die Sammelrohre der Niere gebildet.

Durch die in der 8. Embryonalwoche beginnende Testosteronproduktion der LEYDIG-Zwischenzellen der Hodenanlage werden die männlichen Geschlechtsteile ausgebildet.

Bis zum 8. SSM deszendieren die Hoden dann entlang des Proc.vaginalis in das Skrotum.

HODEN

Form: länglich-oval, Größe beim Erwachsenen: ca. 3 cm im Durchmesser, 4-5 cm Länge, Volumen: 15-25 ml

Aufbau: Die Hoden (Syn: Testis, Orchis, engl. testicle) sind paarig angelegt und sind die männliche Keimdrüsen. Ein Hoden besteht aus ca. **250 Läppchen** (Lobuli testis). Die Lobuli sind durch Bindegewebesepten (Septula testis) voneinander getrennt.

Jeder Lobulus enthält jeweils 1-4 **Hodenkanälchen** (Tubuli seminiferi contorti) mit dem Keimepithel (Germinalzellen) für die **Spermatogenese** (= exkretorischer Anteil), den **SERTOLI-Zellen** (Stützzellen des Samenepithels, diese dienen vor allem der Ernährung der reifenden Samenzellen) und den **LEYDIG-Zwischenzellen** (für die Testosteronproduktion = inkretorischer Anteil) im interstitiellen Bindegewebe des Hodens.

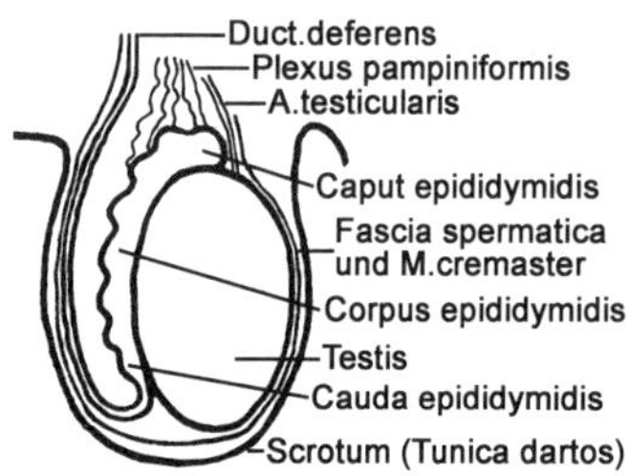

re. Hoden v. lateral

Umgeben wird der Hoden von innen nach außen von: Tunica albuginea, Epiorchium (Lamina visceralis, viszerale Ausstülpung des Peritoneums), Periorchium (Lamina parietalis, parietale Ausstülpung des Peritoneums, Syn: Tunica vaginalis testis), Fascia spermatica int. mit M.cremaster, Fascia spermatica ext., Tunica dartos (glatte Muskelfaserzüge), Lederhaut und zuletzt die fettfreie u. dunkel pigmentierte Skrotalhaut.

Gefäße: arteriell: A.testicularis (aus der Aorta abdominalis) venös: Abfluss über den Plexus pampiniformis (mit Lymphgefäßen), V.testicularis ⇨ Abfluss re. in die V.cava inf. und li. in die V.renalis sinistra (langstreckiger Verlauf!)

Innervation: Plexus testicularis (sympathische Nervenfasern aus dem Plexus coeliacus, diese ziehen mit der A.testicularis zum Hoden)

Spermatogenese:

Während der Embryogenese bis zur Pubertät werden die Urkeimzellen durch mitotische Teilung in **Spermatogonien** mit diploidem Chromosomensatz umgewandelt. Aus diesen entwickeln sich dann im Keimepithel der Tubuli seminiferi lebenslang die primären Spermatozyten.

Nach einer ersten Reifeteilung (Meiose) werden die primären Spermatozyten zu (zwei) sekundären Spermatozyten (Präspermatiden mit noch diploidem Chromosomensatz), durch eine zweite Reifeteilung entwickeln sich (insg. vier) Spermatiden mit einfachem Chromosomensatz (und nur je einem X- od. Y-Chromosom ⇨ die Spermien sind somit geschlechtsbestimmend). Anschließend erfolgt die Differenzierung zu reifen Spermien (Spermatozoen). Der gesamte Entwicklungs- und Reifeprozess dauert ca. **3 Monate** und ist Testosteron-abhängig.

Das **reife Spermium** ist ca. 60 µm lang und besteht aus einem Kopf (mit der Erbinformation) und dem Akrosom an der Spitze (zur Penetration der Zona pellucida der Eizelle), einem Mittelstück (Mitochondrien als Energiespeicher) und dem Schwanz/Geißel (als Antrieb).

Samenflüssigkeit (Syn: Sperma): Sekret aus den Bläschendrüsen, der Prostata, den Gld.bulbourethrales, den Nebenhoden und die Spermien (die Spermien machen dabei aber nur 3-5 % des Gesamtvolumens aus).

NEBENHODEN

Aufbau: Die Nebenhoden (Syn: **Epididymis**) sind ebenfalls paarig angelegt und liegen dem Hoden hinten oben auf. Den Kopf bilden 12-15 Ductuli efferentes testis, die in den geschlängelten, 5-6 m langen Nebenhodengang (Ductus epididymidis) führen (= Körper u. Schwanz). Der Nebenhodengang ist der Speicherort für die Spermien. Er geht dann kaudal in den Samenleiter (Duct.deferens) über (s. Abb.). Gefäßversorgung und Innervation wie der Hoden (s.o.).

DUCTUS DEFERENS

Der **Samenleiter** ist ebenfalls paarig angelegt und bildet die unmittelbare Fortsetzung des Nebenhodengangs. Er ist insg. 50-60 cm lang und zieht mit den übrigen Samenstranggebilden durch den Leistenkanal und den inneren Leistenring im kleinen Becken zur Dorsalfläche der Harnblase (den Ureter überkreuzend). Von dort zieht er zum Blasengrund und erweitert sich am Ende zur Ampulla und mündet unter Aufnahme des Ductus excretorius der Bläschendrüsen als **Ductus ejaculatorius** innerhalb der Prostata auf dem **Colliculus seminalis** in die Harnröhre (Urethra).

LAGEANOMALIEN DES HODENS

Syn: Maldescensus testis, **Kryptorchismus**, Hodendystopie, Hodenhochstand, Hodenretention, engl. undescended testis, retained testicle, ICD-10: Q53.9

Anatomie: Entwicklungsgeschichtlich wandert die Hodenanlage ab der 5.-8. Embryonalwoche bis zum 10. Embryonalmonat geführt vom Gubernaculum testis (kaudaler Teil des Keimdrüsenbandes) von kranial retroperitoneal durch den Inguinalkanal in das Skrotum. Ursachen der Wanderung sind das schnellere Wachstum der unteren Körperhälfte und das Anti-MÜLLER-Hormon (abdominelle Wanderung) sowie die Androgene (Leistenkanal-Wanderung). Physiologisch ist der Hoden bei Geburt im Skrotum tastbar = **Reifezeichen**.

Ät:
- Mechanische Behinderung der Deszension in das Skrotum
- Chromosomenaberration: KLINEFELTER-Syndrom (47,XXY od. 48,XXXY)
- Testikuläre Feminisierung (46,XY): Hairless-woman-Syndrom durch Androgenrezeptordefekt (bei normaler Testosteronkonzentration)
- XY-Gonadendysgenesie-Syndrome (46,XY): Testosteronsynthesestörungen durch verschiedene Enzymdefekte (Fehlen/Verminderung der Desmolase, Hydroxylase, Dehydrogenase od. Hydroxysteroidoxidoreduktase) od. LEYDIG-Zell-Dysplasie ⇨ Testosteronmangel
- PRADER-WILLI-Syndrom (Deletion auf Chrom. 15 ⇨ Gonadotropinmangel)
- Pseudohermaphroditismus masculinus internus (46,XY): 5α-Reduktasemangel ⇨ gestörte Konversion von Testosteron zu 5-Dihydrotestosteron (5-DHT ist für die äußerliche Virilisierung und Entwicklung von Prostata, Penis und Skrotum erforderlich)
- Verminderte LH-Sekretion

Path: Bei dystoper Hodenlage kommt es zur Verminderung der Samenkanälchen und LEYDIG-Zellen durch die erhöhte Temperatur bei intraabdomineller Lage (3-4 °C mehr als im Skrotum) ⇨ Störung der Spermatogenese, Infertilität, erhöhtes Risiko für maligne Entartung. Hodenparenchymschäden lassen sich histologisch bereits nach dem 1. Lj. nachweisen.

Epid: ◊ Prävalenz: Ein **Maldescensus testis** kommt bei 3 % der männlichen, zeitgerecht geborenen Neugeborenen vor (damit häufigste genitale Fehlbildung bei Jungen).

Bei frühgeborenen Jungen (<37. SSW) in 30 % d.F.

◊ Durch spontane Deszension in das Skrotum verbleibt bis zum 6. Lebensmonat noch bei **1-2 %** aller Jungen ein Hodenhochstand ⇨ **dieser bedarf dann einer Therapie**

Etlg: # Hodenretention:
- Bauchhoden: Hoden im Bauchraum = Retentio testis abdominalis
- **Leistenhoden** (Retentio testis inguinalis, häufigste Form, 2/3 d.F.) = Lage im Inguinalkanal

  präskrotale Lage (bereits aus dem äußeren Leistenring ausgetreten) des Hodens

  Gleithoden (engl. sliding testicle): durch zu kurzen Funiculus spermaticus od. hypertrophe Fasern des M.cremaster liegt der Hoden nicht ganz im Skrotum, aber bereits außerhalb des äußeren Leistenrings. Manuell lässt sich der Hoden in das Skrotum verlagern, schnellt nach dem Loslassen aber wieder zurück.

Hodenektopie = Lage des Hodens außerhalb des normalen Wanderungsweges: epifaszial-inguinale (= subkutan in der Leiste, häufigste Form), femorale oder penodorsale Lage des Hodens

Klin: ⇒ Leistenhoden: im Leistenkanal palpabler Hoden, der sich manuell nicht ins Skrotum schieben lässt

Diag:
1. Anamnese und urologische Untersuchung: Palpation des Skrotums u. der Leistenregion
2. Sonographie: ein Leistenhoden kann sonographisch gut nachgewiesen werden
3. Labor: bei beidseits nicht tastbarem Hoden HCG-Stimulationsbehandlung zum Nachweis von Testosteron-produzierendem Hodengewebe (DD: Anorchie)
4. MRT: zur intraabdominellen Lokalisation mögl. (aber tiefe Sedierung erforderlich), daher bei intraabdomineller Lokalisation besser gleich eine diagnostisch-therapeutische **Laparoskopie** durchführen

Ther:
- Säugling: Ein Spontandeszensus kann beim Leistenhoden bis zum **6. Lebensmonat abgewartet** werden. Dann Behandlung beginnen, da es sonst zur irreversiblen Schädigung des Keimepithels kommen kann.
- Konservativ: nach dem 6. Lebensmonat bei Hodenretention (nicht bei Hodenektopie wirksam) mit der Hormontherapie beginnen ⇨ humanes Choriongonadotropin (HCG, Predalon®) i.m. (500 I.E./Wo.) + GnRH als Nasenspray (Gonadorelin 3 x 400 µg/Tag, Kryptocur®) für 4 Wo. ⇨ führt in 20 % d.F. zum Deszensus u. verbessert die spätere Fertilität
- Operativ: Ind: Hodenektopie, gleichzeitige Leistenhernie, vorhandener Kryptorchismus trotz Hormontherapie ⇨ Op vor Abschluss des **1. Lj.** durchführen!
  - Bei Leisten- und Gleithoden: über einen inguinalen Zugang **Orchidofunikulolyse** (= freipräparieren des Hodens und der Vasa spermatica/Duct.deferens), **spannungsfrei** Verlagerung des Hodens in das Skrotum und **Orchidopexie** (Einbettung und Befestigung des Hodens in einer präparierten subkutanen „Hodentasche" im Skrotum)

    Begleitpathologien wie ein offener Processus vaginalis od. Inguinalhernie werden in gleicher Sitzung operiert
  - Bei Bauchhoden: Op n. FOWLER-STEPHENS (zweizeitige Op: laparoskopisch u. später offen chirurgisch) zur Verlagerung der Hoden nach skrotal. Hierzu laparoskopische Suche des Hodens, Ligatur und Durchtrennung der Vasa spermatica (A./V.testicularis), die Gefäße von Duct.deferens und Nebenhoden werden dadurch stimuliert und versorgen dann den Hoden, der dann konventionell nach einigen Monaten in das Skrotum verlagert wird. Ist dies nicht mögl. dann mikrochirurgische Autotransplantation der Hoden (= Entfernung des abdominellen Hodens und Implantation in das Skrotum, Anastomose der Hodengefäße mit den Vasa epigastrica)
  - Findet sich in der Laparoskopie nur eine rudimentäre Hodenanlage, so wird diese wegen der malignen Entartungstendenz entfernt

Prog: Die Hoden können in den ersten Lebensmonaten noch spontan deszendieren. Die Behandlung des Pat. sollte bis zum **ersten Geburtstag abgeschlossen sein**, damit kann in 90 % d.F. die Fertilität erhalten werden.

Kompl: * Bei beidseitigem (nicht behandeltem) Kryptorchismus in 80 % **Infertilität** (bei einseitigem Hodenhochstand Infertilität auch noch in 40 % d.F.)

* Erhöhtes Risiko der **malignen Entartung** (20fach bei einseitigem Kryptorchismus, 40fach bei beidseitigem und auch nach erfolgreicher Op bleibt das Risiko noch erhöht)
* Bei Hodendystopie in der ½ d.F. gleichzeitig Leistenhernie und weitere Anomalien, wie fehlender Anschluss der Nebenhoden od. Samenwege

Op: * Hodenatrophie, Infektionen, Rezidiv

DD: – **Pendelhoden** (Syn: Wanderhoden, engl. retractile testis): in Ruhe stehen die Hoden normal im Skrotum. Bei ausgelöstem Kremasterreflex (Sex, Kälte) kommt es durch Kontraktion des M.cremaster zur Retraktion der Hoden vor den äußeren Leistenring. ⇨ Normvariante, keine Ther. erforderlich, Kontrolle bis zur Pubertät wegen mögl. bleibendem Ascensus

– Prune-belly-Syndrom (Bauchdeckenaplasie-Syndrom): Missbildungssyndrom mit Trias aus beidseitigem Kryptorchismus, Bauchmuskelaplasie, dysplastischen ableitenden Harnwegen (s. Kap. Megaureter)

– Primäre **Anorchie** (= fehlende Hoden) od. Hodenhypoplasie bei normalem 46XY-Karyotyp und normalen äußeren Genitalien ⇨ persistierende primäre Infertilität, Ther: Testosterongabe zur Einleitung der Pubertät und dann dauerhaft (die Infertilität bleibt aber bestehen)

HODENTORSION

Syn: Hoden- u. Samenstrangdrehung, **akutes Skrotum**, engl. testicular torsion, ICD-10: N44.0

Path: Abnorme Mobilität des Hodens innerhalb der Tunica vaginalis testis (intravaginale Form, 90% d.F.) oder insuffiziente Fixierung des Hodens durch das Gubernaculum testis und nicht obliterierten Processus vaginalis (extravaginale Form mit Torquierung in Höhe des äußeren Leistenrings). Durch Rotation von Hoden und Samenstrangs kommt es zur Kompression des venösen Plexus pampiniformis ⇨ **hämorrhagischer Hodeninfarkt** mit sekundärem Stopp der Perfusion durch die A.testicularis (oder bei ausgeprägter Torquierung sofortiger Verschluss der A.testicularis).

Ät: – Fehlendes Bändchen, das den Hoden im Hodensack fixiert

– Auslöser können starke Drehbewegungen (auch im Schlaf in der Traumphase), bei Hydrozele, Trauma od. auch der Zug des M.cremaster sein, der spiralige Muskelfaserzüge hat.

Epid: ◊ Inzidenz: 2,5/10.000/Jahr

◊ Prädisp.alter: fast überwiegend im **Säuglings**- (meist extravaginale Form, sogar bereits pränatal/beim Neugeborenen mögl., dann meist starke Schädigung) und Jugendalter (15.-20. Lj., meist intravaginale Form)

Klin: ⇒ Plötzlich einsetzender, **heftigster Hodenschmerz** mit Ausstrahlung in die Inguinalregion und den Unterbauch („**akuter Hoden**", „**akutes Skrotum**"), Skrotalödem, Rötung

⇒ Vegetative Begleitsymptomatik, Übelkeit und Erbrechen, selten Schocksymptome

⇒ Evtl. peritoneale Reizung bei körperlicher Betätigung mit Drehbewegung

Diag: 1. Anamnese (vorangegangene Beschwerden, z.B. Leistenhernie, Skrotalschwellung?) und urologische Untersuchung: wegen Rotation des Samenstranges besteht i.d.R. ein einseitiger **Hodenhochstand** (BRUNZEL-Zeichen), Druckempfindlichkeit des verdrehten Hodens, fehlender Kremasterreflex, Skrotalschwellung und -rötung

Negatives PREHN-Zeichen: Schmerzverstärkung od. -persistenz bei Hodenhochlagerung (unsicher im Säuglings- und Kleinkindesalter)

2. Sonographie (immer beide Seiten): Ausschluss einer Hydrozele od. Hydatidentorsion, **farbkodierte Duplexsonographie** zur Darstellung der Hodenperfusion über die A.testicularis (ist manchmal auch unsicher, da initial oder bei geringer Torsion die arterielle Perfusion noch besteht), fehlender venöser Rückstrom

3. MRT: zuverlässige Diagnose mögl. (jedoch teuer)

Ther: • Akut: **Urologischer Notfall!** Versuch der manuellen Retorquierung (li. Hoden im Uhrzeigersinn, re. Hoden gegen den Uhrzeigersinn = jeweils nach lateral), jedoch anschließend immer operative Revision und Orchidopexie (auch des kontralateralen Hodens)

• Operativ: Ind: kann eine Torsion nicht sicher ausgeschlossen werden, dann immer Freilegung des Hodens. **OP innerhalb von 6 Std.**, sonst irreversible Nekrose!

- Eröffnung des Skrotums, Detorsion des torquierten Hodens, **Orchidopexie** (= Befestigung mittels Naht am tiefsten Punkt des Skrotums) des betroffenen Hodens und auch des kontralateralen Hodens (als Prophylaxe)
- Bei Nekrose: Orchiektomie des betroffenen Hodens und kontralaterale Orchidopexie

Prog: Bei Op innerhalb von 6 Std. gut, nach 12 Std. ist eine irreversible Nekrose bereits bei 80 % d.F. eingetreten.

Kompl: Verschleppte Hodentorsion (>6 Std.) ⇨ irreversible Nekrose des Hodengewebes

DD: **Akutes Skrotum:**

- Torsion: **Hodentorsion**
  Hydatidentorsion (Syn: MORGAGNI-Hydatide, Appendix testis): Torsion des Rests des MÜLLER-Gangs = ein gestieltes mit Wasser gefülltes Bläschen am oberen Pol des Hodens, meist im Kindesalter, Klin: wie bei der Hodentorsion, Ther: Hydatidenentfernung
- Entzündung: **Epididymitis**, Orchitis, Hodenabszess
- Trauma: Hämatom, Hämatozele (traumatische Hodenruptur), Ther: Ausräumung des Hämatoms und Wiederverschluss der Tunica albuginea
- Akute Hydrozele ("Wasserbruch", prall gefülltes Skrotum)
- Stumpfes Skrotal-/Hodentrauma
- Insektenstich (allergische Reaktion)
- Idiopathisches angioneurotisches Ödem (idiopathisches Skrotalödem)
- Skrotalphlegmone (bakterielle Infektion), FOURNIER-Gangrän, Skrotalemphysem
- Hodeninfarkt (Verschluss der A.testicularis)
- Thrombose des Plexus pampiniformis, Varikozelenthrombose, hämatologische Erkrankungen (Purpura SCHÖNLEIN-HENOCH, Lymphome, Leukämie)
- **Leistenhernie**, insb. inkarzerierte Skrotalhernie
- Hodentumoren (i.d.R. schmerzlos, ggf. symptomatisch bei Einblutung)
- Schmerzausstrahlung vom Bauchraum in den Hoden: Appendizitis, Nephrolithiasis, Nabelkoliken

SKROTUMVERLETZUNG / HODENTRAUMA

Syn: ICD-10: S39.9

Ät:
- Stumpfes Trauma: Quetschung, Schlag
- Stich- od. Schussverletzung, Tierbiss
- Ablederung der Skrotalhaut (selten)

Path: Durch die starke Tunica albuginea kommt es nur selten zu Hodenrupturen, sondern es bildet sich ein subkapsuläres Hämatom mit starken Schmerzen

Klin: ⇒ Vernichtungsschmerz, **skrotales Hämatom**
⇒ Hodenluxation: traumatische Verlagerung eines/beider Hoden in den Leisten- od. Dammbereich

Diag: 1. Anamnese (Unfallmechanismus?) und urologische Untersuchung: Hämatom, Abgrenzbarkeit von Hoden und Nebenhoden, auf einseitigen Hodenhochstand achten ⇨ kann Hinweis für eine traumatisch bedingte Hodentorsion sein
2. Sonographie: skrotale Flüssigkeitsansammlung, Hämatom im Hoden

Ther:
- Ziel ist der Erhalt von Hodengewebe (auch nur geringe Anteile reichen aus, um die endokrine Funktion des Hodens zu erhalten)
- Leichtes Trauma: Hochlagerung, Kühlung, Analgetika
- Operativ: Ind: bei Torsion, großem Hämatom
  - Frühzeitige Freilegung des Hodens, Entlastung eines Hämatoms, Naht der Tunica albuginea
  - Bei Torsion Retorquierung des Hodens und Orchidopexie
  - Bei Zerquetschung eines Hodens Orchiektomie
- Aus kosmetischen Gründen kann bei Hodenverlust ein hodenförmiges Silikonimplantat (Hodenprothese) in das im Skrotum implantiert werden
- Bei beidseitigem Hodenverlust ggf. Hormonsubstitution (Testosteron)

Prog: Begutachtung: GdB/MdE beträgt bei einseitigem Hoden-/Nebenhodenverlust 0 %, beidseitig 20-30 %

Kompl:
* Hodentorsion
* FOURNIER-Gangrän (Syn: Gangraena acuta genitalium): nekrotisierende Fasziitis des Skrotums durch Streptokokken, bakterielle Mischinfektion und Gas-bildende Anaerobier (und bei geschwächter Immunlage), Kompl: Ausbreitung vom Skrotum auf Penis, Perineum und Unterbauch, Gefahr der Entwicklung eines septisch-toxischen Schocks mit hoher Letalität (bis 40 %), Ther: radikale Nekrosektomie, hochdosierte kombinierte Antibiotikatherapie, sekundäre Wundheilung

VARIKOZELE

Syn: „Krampfaderbruch", Varicocele testis, engl. varicocele, ICD-10: I86.1

Anatomie: Die Varikozele kommt **meist links** vor, da die linke **V.testicularis** rechtwinklig in die V.renalis einmündet (die re. V.testicularis mündet tiefer und spitzwinklig in die V.cava inf.) ⇨ ungünstige li. Einstrombahn, langer freier Verlauf im retroperitonealen Raum, keine Muskelpumpe und erhöhter hydrostatischer Druck ⇨ Dilatation des Plexus pampiniformis (s. Abb., li. Hoden v. lateral)

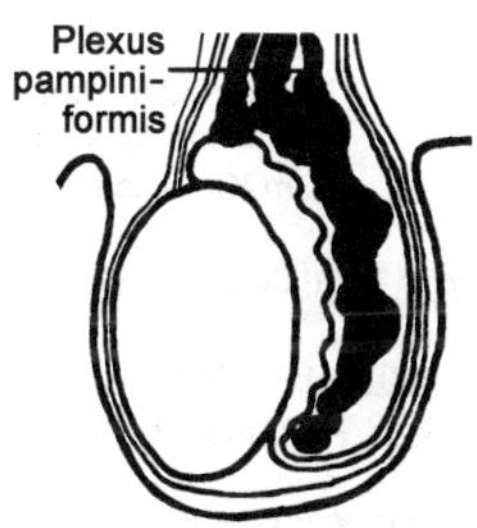

Ät: – Idiopathische Varikozele:
· Insuffizienz od. Fehlen von Venenklappen
· **Angeborene** Gefäßwandschwäche
· Kollateralen zwischen Plexus pampiniformis und d. V.saphena magna od. V.iliaca

– Sekundäre/symptomatische Varikozelen: „Abflussstauung" durch Kompression der V.testicularis durch einen retroperitonealen **Tumor** (WILMS-Tumor bzw. Nierenzellkarzinom, retroperitoneale Lymphome, retroperitoneale Fibrose) od. Tumorthrombus in der V.cava/V.renalis bei Nierenzellkarzinom

Path: ♦ Verlangsamter venöser Rückfluss ⇨ lokale Hyperthermie, Hypoxie und Perfusionsstörung im Hoden ⇨ Verschlechterung der Spermienqualität bis zur Infertilität

- Lok: **80-90 % d.F. links**, bis 15 % beidseits, ca. 5 % rechts

Epid: ◊ Prädisp.alter: 14.-25. Lj. (= **nach der Pubertät**, im Kindesalter selten und im höheren Alter kommen eher symptomatische Varikozelen vor ⇨ weitere Diagnostik erforderlich)
◊ Prävalenz: bis 20 % der männlichen Bevölkerung betroffen, bei ca. 1/3 der von Infertilität betroffenen Männern vorliegend

Etlg: Schweregrad der Varikozele nach WHO

Grad I:	Variköse Erweiterung des Plexus pampiniformis beim Pressen palpierbar, Venen <1 cm
Grad II:	Palpatorisch ohne intraabdominelle Druckerhöhung zu diagnostizieren, Venen 1-2 cm
Grad III:	Sichtbare Varikozele, Venen >2 cm

Klin: ⇒ Im Stehen schweres, volles Skrotum
⇒ Lokale **wurmartige Schwellung** - bei Grad III durch die Skrotalhaut sichtbare Varizen
⇒ Kleiner Hoden auf der betroffenen Seite durch Hemmung des Hodenwachstums in der Pubertät ⇨ Spermatogenesestörung bis zur Azoospermie
⇒ Männliche **Infertilität** (häufigster diagnostizierter Befund in der Infertilitätssprechstunde!)

Diag:
1. Anamnese und urologische Untersuchung: bei vielen Varikozelen typischer äußerer Aspekt („ein Sack voller Regenwürmer"), Palpation im Stehen u. im Liegen (entleert sich die Varikozele im Liegen nicht, besteht Verdacht auf eine Kompression der V.testicularis)
2. Sonographie: Dopplersonographische Darstellung der Gefäße, Flussumkehr (Rückstrom) bei Valsalva-Manöver (Bauchpresse)
3. Bei geplanter Sklerosierung Phlebographie (über den liegenden Venenkatheter erfolgt dann auch die Sklerosierung) zur Dokumentation des regelrechten retroperitonealen Verlaufs der V.testicularis (bei Kontrastmittelübertritt in die art. Strombahn od. Mündung der V.testicularis in Beckenvenen ⇨ keine Sklerosierung mögl.)

Ther:
- Konservativ/interventionell: Freipräparation des Samenstranges und Kanülierung der V.testicularis, dann Phlebographie und Verödung (**Sklerosierung**) mit Polidocanol (Aethoxysklerol®) bei kleinen Varikozelen (Grad I)
- Operativ: Ind: Schmerzen, Oligozoospermie / Oligo-Astheno-Teratozoospermie-Syndrom ⇨ pathologisches Spermiogramm, während der Pubertät im Größenwachstum zurückbleibender Hoden
  - Pararektal-, Inguinal- od. Lumbalschnitt ⇨ (supra-)inguinale oder retroperitoneale Unterbindung/Resektion der V.testicularis (Op n. PALOMO)
  - Im Kindesalter laparoskopische Venenresektion

Prog: Gut, durch Op auch Verbesserung der Spermaqualität.

Kompl: * Infertilität
Op: * Hydrozele, Varikozelenrezidiv, selten Hodenatrophie

Proph: ♥ Im Jugendalter sollten alle jungen Männer eine Genitaluntersuchung erhalten.

DD:
- Hydrozele, Spermatozele, Hämatozele
- Inguinalhernie
- Hodentumoren

HYDROZELE

Syn: „Wasserbruch“, Funikulozele, engl. hydrocele, ICD-10: N43.3

Anatomie: Während der Embryonalentwicklung nimmt der deszendierende Hoden das viszerale und das parietale Peritoneum mit durch den Leistenring in das Skrotum. Während der Spalt zwischen beiden Blättern im Samenstrang (**Processus vaginalis**) bis zur Geburt (oder spätestens im Laufe des ersten Lebensjahrs) obliteriert, bleibt er in der den Hoden umgebenden Serosa (**Tunica vaginalis testis** aus Epiorchium (viszeral) und Periorchium (parietal)) als kapillarer Spalt (Cavum serosum testis) erhalten.

Die Hinterwand von Hoden und Nebenhoden ist serosafrei, hier treten die Gefäße und Nerven aus dem Bindegewebe des Samenstrangs ein. Ein offener Proc.vaginalis prädisponiert zur einer angeborenen, indirekten Leistenhernie.

Def: Ansammlung seröser Flüssigkeit (proteinarmes Transsudat) in der Tunica vaginalis testis / im Processus vaginalis peritonei im Samenstrang beim Mann.

Ät:
- Primär (= **kongenital**): inkomplette oder ausgebliebene Obliteration des Proc.vaginalis peritonei, idiopathisch (keine bekannte Ursache)
- Sekundär (sog. Begleithydrozele): posttraumatisch, postentzündlich (nach Orchitis/Epididymitis), bei **Hodentumoren** (Cave! die Hydrozele kann einen Tumor maskieren)
- Sonderform: „akute Hydrozele“ des Säuglings bei spontaner Wiedereröffnung des nicht vollständig obliterierten Proc.vaginalis peritonei aufgrund intraabdominaler Druckerhöhung (z.B. durch Schreien, Pressen, Husten)

Etlg:
Hydrocele testis = Flüssigkeitsansammlung in der Tunica vaginalis testis
Hydrocele funiculi spermatici (Syn: Funikulozele) = Flüssigkeitsansammlung im Samenstrang innerhalb des Proc.vaginalis
Hydrocele multilocularis = mehrere abgekapselte Anteile

Klin:
⇒ Schmerzlose prallelastische „Hodenschwellung“ unterschiedlicher Größe
⇒ Bei akuter Hydrozele (z.B. traumatisch) durch rasche Dehnung der Tunica vaginalis testis auch Schmerzen mögl.

Diag:
1. Anamnese und urologische Untersuchung: vergrößerter Hoden
   Diaphanoskopie: Durchleuchtung des Skrotums - Transparenz bei einer Hydrozele durch die seröse Flüssigkeit
2. Sonographie: typischer Ultraschallbefund bei zystischen Prozessen und Beurteilung des häufig nicht zu palpierenden Hodens/Nebenhodens
3. Ggf. MRT zur Beurteilung von Hoden / Nebenhoden

Ther:
- Neugeborene: da der Proc.vaginalis noch bis Ende des 1. Lj. obliterieren kann, ist die eine Op erst danach indiziert. Eine Punktion ist nicht sinnvoll (Infektionsgefahr, nahezu sicheres Rezidiv)
- Operativ: Ind: mit Diag. gegeben
  - Bei Hydrozele testis: skrotaler Zugang, Fensterung, Resektion oder Umschlagen/Vernähen der eröffneten parietalen Tunica vaginalis an der Skrotumrückseite (OP nach JABOULAY-WINKELMANN), zur Hodentorsionsprophylaxe zusätzlich Orchidopexie. Die Resorption des Transsudat erfolgt im skrotalen Bindegewebe
  - Bei Funikulozele: inguinaler Zugang, Durchtrennung des Processus vaginalis, ggf. mit Versorgung bei angeborener Leistenhernie

Prog: Bei unkomplizierter Hydrozele gut, bei symptomatischer Hydrozele abhängig vom Primärbefund (z.B. Hodentumor)

Kompl: * Einblutung ⇨ Hämatozele (als „akute Hydrozele“ nach Trauma) - Schmerz bei Überdehnung der Hodenhüllen
* Infektion ⇨ Pyozele

DD: – Varikozele, Spermatozele, Hämatozele, inguinale Hernie
– Hodentumoren

SPERMATOZELE

Syn: „Samenbruch“, Spermatocele testis, engl. spermatocele, ICD-10: N43.4

Def: Mit den Nebenhodenkanälchen kommunizierende **Samenretentionszyste** (somit keine echte Zyste), vom Hoden abgrenzbar, durch Obstruktion der Ducti efferentes entstehend.

Ät: – Posttraumatisch
– Postentzündlich (chronische Epididymitis)
– Selten angeboren

Klin: ⇒ Befund primär ohne Krankheitswert (auch keine Ther. erforderlich)
⇒ Gelegentlich Schmerzsymptomatik oder störende Größenzunahme

Diag: 1. Anamnese und urologische Untersuchung: palpatorisch vom Hoden abgrenzbare, glatte prallelastische Raumforderung am Nebenhoden oder Samenstrang (meist am oberen Hodenpol gelegen)
2. Sonographie: Darstellung des zystischen Prozesses (sonographisch „heller“ = echoreicher als bei seröser Flüssigkeit ⇨ protein- und spermareich)

Ther: • Operativ: Ind: Schmerzen, Größenzunahme, Ausschluss eines malignen Nebenhodentumors
– Skrotalschnitt, Präparation und Exzision der Spermatozele

Kompl: * Op: Infertilität bei Zerstörung der Nebenhodengänge möglich

Proph: ♥ Die Spermatozele kann auch als Samenreservoir bei schlechter Spermaqualität dienen ⇨ operative Spermienentnahme zur assistierten Befruchtung. Sonderform: alloplastische Spermatozele = dabei wird dem Nebenhoden ein Kunststoffreservoir zur Spermagewinnung aufgenäht (bei Atresie des Ductus deferens, ist aber nur selten erfolgreich und heute durch die Methode MESA/TESE ersetzt, s.u. Kap. Sterilität des Mannes)

DD: – Nebenhodentumoren (sog. paratestikuläre Tumoren), meist benigne (z.B. Adenomatoidtumor), aber auch Rhabdomyosarkome des Funiculus spermaticus (insb. im Kindes- und Jugendalter) mögl.
– Varikozele
– Hodentumoren

HODEN-/NEBENHODENENTZÜNDUNG

Syn: Hodenentzündung: **Orchitis**, Didymitis, ICD-10: N45.0
Nebenhodenentzündung: **Epididymitis**, ICD-10: N45.9

Ät: – Orchitis:
Mitreaktion bei Allgemeininfektionen (postpubertär am häufigsten bei Parotitis epidemica =

Mumpsorchitis, bei Mononukleose (EPSTEIN-BARR-Virus), Coxsackie-Virus-Infekt, Varizellen, lymphozytärer Choriomeningitis, MARBURG-Viruskrankheit, Salmonellose, Bruzellose), urogenitale Infektion (Gonorrhoe, Lues, Urogenitaltuberkulose, Filarien),
aszendierende Infektion durch Übergreifen einer Epididymitis (= **Epididymoorchitis**),
nach Trauma,
Immunorchitis (Antikörperbildung gegen Spermien u. Hodengewebe),
granulomatöse Orchitis (meist alte Männer betroffen)

- Epididymitis:
  Aszendierende Infektion ausgehend von einer Prostatitis od. Urethritis über den Duct.deferens (z.B. Chlamydien od. Gonorrhoe bei sexuell aktiven jungen Männern oder E. coli, Staphylokokken od. Filarien bei alten Männern begünstigt durch Harnwegobstruktion od. bei Dauerkatheter),
  selten hämatogene Infektion (z.B. Pneumokokken, Meningokokken), Urogenitaltuberkulose,
  traumatisch (mit Hämatom),
  "chemische" Epididymitis bei Reflux von Harn in den Duct.deferens bis in den Nebenhoden (z.B. bei ektoper Mündung des Duct.deferens od. insuffizientem Verschluss am Colliculus seminalis),
  nach operativer Prostataresektion (deshalb wird oft gleichzeitig eine prophylaktische Vasektomie bei Prostata-Op durchgeführt).

Klin: ⇒ Orchitis: plötzlich einsetzende Schmerzen mit Ausstrahlung in die Leistenregion u. Rücken, Schwellung des Hodens, hohes Fieber, Rötung der Skrotalhaut
Mumpsorchitis: Hodensymptomatik beginnt 3-4 Tg. nach der Parotitis (Speicheldrüsenentzündung durch das Mumps-Virus) und ist in 10 % d.F. beidseitig

⇒ Epididymitis: akute starke Schmerzen im Skrotalfach, Ausstrahlung in die Leistenregion und Unterbauch, Schwellung des Nebenhodens u. Rötung des Skrotums, Zeichen einer Harnweginfektion, evtl. Fieber
chronisch: schmerzlose od. auch schmerzhafte Schwellung des Nebenhodens

Diag:
1. Anamnese (Urethritis, Ausfluss?) und urologische Untersuchung: bei akuter Epididymitis ist der Nebenhoden geschwollen, im Verlauf dann aber nicht mehr vom Hoden abgrenzbar, positives PREHN-Zeichen (beim Anheben des Skrotums **Abnahme** der Schmerzen bei Epididymitis, DD: Zunahme der Schmerzen bei akuter Hodentorsion = PREHN-negativ), Fluktuation bei Abszess
2. Sonographie (transskrotal): zum Ausschluss eines Abszesses
3. Labor: Leukozytose, bei V.a. Mumpsorchitis Nachweis von IgM gegen Mumps-Virus
4. Kann eine Hodentorsion (wichtigste DD) aufgrund der klinischen Symptomatik nicht sicher ausgeschlossen werden, so ist eine Freilegung des Hodens indiziert

Ther:
- Mumpsorchitis Bettruhe, Antiphlogistika, bei Erwachsenen auch Gabe von α-Interferon und Glukokortikoiden
- Epididymitis od. Epididymoorchitis: akut Antibiotika (Levofloxacin, Tavanic® od. Ofloxacin, Tarivid®), Antiphlogistika, Hochlagerung und lokale Kühlung des Skrotums, Bettruhe, evtl. Infiltration des Samenstrangs mit einem Lokalanästhetikum
  bei chronischer Epididymitis Antibiotika über längere Zeit bzw. Antituberkulotika od. auch Epididymektomie
- Operativ:
  - Akute Abszesse werden inzidiert und drainiert
  - Eine beidseitige Verschlussazoospermie bei Epididymitis kann eine spätere mikrochirurgische Epididymovasostomie erforderlich machen
  - Bei granulomatöser Orchitis: Entfernung des betroffenen Hodens

Kompl:
* Orchitis: auch bei nur subklinischem Verlauf od. Mitreaktion kann sich die Spermienqualität vermindern. Bei entzündlicher Zerstörung von Hodengewebe (Defektheilung) = Hodenatrophie, Hodenfibrose ⇨ bei beidseitigem Befall **Sterilität** und Hypogonadismus (Ther: Androgensubstitution) mögl.
* Periorchitis: Begleitentzündung der Tunica vaginalis testis

* Epididymitis: Abszedierung, Fistelbildung, Übergang in eine **chronische Epididymitis** mit bindegewebigem Umbau, Spermatozele, Spermatogenesestörung (Begleitorchitis) bis zur Sterilität (bei beidseitigem Befall ⇨ **Verschlussazoospermie** durch entzündliche Obliteration der Samenwege)
* Funikulitis (Syn: Deferentitis): Mitentzündung des Duct.deferens
* FOURNIER-Gangrän: nekrotisierende Fasziitis des Skrotums bei geschwächter Immunlage, Gefahr der Entwicklung eines septisch-toxischen Schocks mit hoher Letalität

<u>Proph:</u> ♥ Aktive Impfung gegen <u>M</u>umps im Kleinkindesalter (heute zusammen mit <u>M</u>asern, <u>R</u>öteln u. <u>V</u>arizellen, 1. Impfung im 12.-15. Lebensmonat getrennt MMR + V, die 2. dann als MMRV-Kombinationsimpfung bis zum Ende des 2. Lj., Priorix-Tetra®)

<u>DD:</u>
- <u>Akutes Skrotum:</u> **Hodentorsion**, Hydatidentorsion, akute Hydrozele
- Traumatische Spermatozele
- Filariose: Lymphangitis und Lymphstauung durch die in den Lymphbahnen sitzenden Nematoden (Wuchereria bancrofti) ⇨ Elephantiasis des Skrotums und der unteren Extremität, Ther: Diethylcarbamazin od. Ivermectin und Glukokortikoide
- Hodentumoren
- Nebenhodentumoren

HODENTUMOREN

<u>Syn:</u> Engl. testicular tumours, ICD-10: benigne D40.1, maligne C62.9

<u>Ät:</u>
- Häufig unbekannt
- Vererbt (X-chromosomal von der Mutter, Gen TGCT1, 50faches Risiko)
- <u>Risikofaktoren:</u> **Kryptorchismus** (Hodenhochstand = Maldescensus testis, 4- bis 32fach höheres Risiko als bei normotopem Hoden, erhöhtes Risiko auch noch nach reparativer Orchidopexie), Mumpsorchitis, endokrinologische Faktoren (Überschuss an Östrogenen während der Embryonalzeit), kalorienreiche Ernährung im Kindesalter, Hodentrauma,
  erhöhtes Risiko bei Bergleuten, Arbeitern in der Leder- und Druckindustrie,
  starker mütterlicher Nikotinkonsum vor/während der Schwangerschaft,
  Hodentumor bei erstgradig Verwandten,
  erhöhtes Risiko bei sog. testikulärem Dysgenesie-Syndrom (Differenzierungsstörung von Keimzellen ⇨ testikuläre intratubuläre Dysgenesie) durch verschiedenen angeborenen Chromosomenaberrationen od. Gendefekten, z.B. Intersexualsyndrome (Gonadendysgenesie 45X0/46XY, Androgenresistenz), Aberrationen des Chrom. 12

<u>Path:</u>
- ♦ <u>Dignität:</u> 95 % der Tumoren sind **maligne**, maligne Vorstufe ist die TIN (testikuläre intraepitheliale Neoplasie mit einer fast 100%igen Entartungswahrscheinlichkeit)
- ♦ <u>Benigne Tumoren:</u> Teratom, Fibrom, Rhabdomyom, Adenom
- ♦ <u>Maligne Tumoren (WHO-Einteilung):</u>
  - Germinative Hodentumoren (= von den **Keimzellen** ausgehend, 95 % d.F.):
    - · **Seminome** (50 % d.F., entspricht bei der Frau dem ovariellen Dysgerminom)
    - · „Nichtseminome“: **Teratokarzinome**, **embryonale Karzinome** (Orchioblastom), **Chorionkarzinom** (= Chorionepitheliom), Mischtumoren mit Anteilen eines Seminoms
    - · Bei den germinativen Hodentumoren kommen häufig auch Mischformen vor.
  - Gonadale Stromatumoren (= nicht germinative Hodentumoren, 4 % d.F., meist nur niedrig maligne): LEYDIG-Zelltumor, SERTOLI-Zelltumor, Granulosazelltumor (seltener östrogenbildender Sex-cord-Tumor)
  - Metastasen anderer Tumoren im Hoden (1 %): am ehesten malignes Lymphom

♦ Metastasierung: fast ausschließlich **lymphogen** in die regionären parakavalen u. paraaortalen, retroperitonealen Lymphknoten (erste Lk-Station liegt am Abgang der Nierengefäße). Eine Metastasierung in inguinale oder Becken-Lk ist nur nach vorausgegangenen inguinalen Operationen zu erwarten (zählen dann ebenfalls zu den regionären Lk gem. TNM-Klassifikation). Ausnahme: Chorionkarzinome metastasieren frühzeitig hämatogen (Lunge, Gehirn).

Epid: ◊ Häufigster maligner Tumoren bei jüngeren Männern (vor den Leukämien und den HODGKIN-Lymphomen), insg. aber nur ca. 1-2 % aller Malignome des Mannes

◊ Inzidenz: 10/100.000 Männer/Jahr, ca. 4.000 Neuerkrankungen/Jahr in Deutschland bei insg. geringer Mortalität (etwa 180-200 Pat./Jahr sterben in Deutschland daran)

◊ Prädisp.alter: Karzinom des **jungen Mannes** (**15.-45. Lj.**, Zeit der maximalen sexuellen Aktivität), dies unterscheidet das Hodenkarzinom von allen anderen Krebsarten, die meist erst im höheren Lebensalter auftreten!
Teratokarzinom häufigster Hodentumor im Kindesalter (insg. aber selten)
Im höheren Alter (>60. Lj.) kommen fast nur Seminome vor.

Etlg: # TNM-Klassifikation: (T wird erst nach Histologie angegeben ⇨ daher pT; zusätzlich gibt es beim Hodenkarzinom eine S-Kategorie = Serumtumormarker, AFP, HCG, LDH ⇨ zur Klassifikation wird der niedrigste gemessene Wert nach Orchiektomie genommen; regionäre Lk sind paraaortale, parakavale und nach Op auch inguinale und pelvine)

p**T**$_{is}$:	intratubulärer Keimzelltumor (Carcinoma in situ)
p**T**$_1$:	Tumor auf Hoden/Nebenhoden begrenzt, ohne Blut-/Lymphgefäßinvasion (Tunica vaginalis intakt)
p**T**$_2$:	Tumor auf Hoden/Nebenhoden begrenzt, mit Blut-/Lymphgefäßinvasion (Tunica vaginalis befallen)
p**T**$_3$:	Tumor infiltriert den Samenstrang (ohne oder mit Blut-/Lymphgefäßinvasion)
p**T**$_4$:	Tumor infiltriert das Skrotum (ohne oder mit Blut-/Lymphgefäßinvasion)
N$_1$:	solitäre od. multiple regionäre Lk, max. 2 cm in größter Ausdehnung, max. 5 Lk befallen
N$_2$:	multiple regionäre Lk (>5) od. Lymphknotenkonglomerat 2-5 cm in größter Ausdehnung od. extranodale Tumorausbreitung
N$_3$:	Lymphknotenkonglomerat >5 cm in größter Ausdehnung
M$_{1a}$:	nichtregionäre Lk- od. Lungenmetastasen
M$_{1b}$:	andere Fernmetastasen
S$_0$:	alle Serumtumormarker in der Norm (AFP <6 ng/ml, HCG <5 mI.E./ml, LDH <65 I.E./l)
S$_1$:	Serumtumormarker erhöht, Werte von AFP <1.000 ng/ml u. HCG <5.000 mI.E./ml u. LDH <1,5 x Normwert nicht überschritten
S$_2$:	Serumtumormarker AFP 1.000-10.000 ng/ml od. HCG 5.000-50.000 mI.E./ml od. LDH 1,5-10 x Normwert
S$_3$:	Serumtumormarker AFP >10.000 ng/ml od. HCG >50.000 mI.E./ml od. LDH >10 x Normwert

Stadiengruppierung: I: $T_1N_0M_0S_0$ bis $T_4N_0M_0S_3$ II: alle $N_{1-3}M_0S_{0-1}$ III: $N_{1-3}M_0S_{2-3}$, alle M_1

Lugano-Klassifikation/nach CAVALLI, 1980 (berücksichtigt therapeutische Konsequenzen):

- Stadium I: Tumor auf den Hoden beschränkt, keine Metastasen
  Das Stadium I wird heute noch zusätzlich unterschieden in
  Low-risk: Tumor <4 cm, keine Rete-testis-Invasion
  High-risk: Tumor >4 cm od. Rete-testis-Invasion
- Stadium II: Lymphknotenmetastasen unterhalb des Zwerchfells, retroperitoneal
  IIA: solitäre Lymphknoten oder max. 5 Lk <2 cm
  IIB: multiple Lk oder Lk >2 cm bis max. 5 cm
  IIC: „Bulky disease“: Lk >5 cm, Lymphadenektomie aber mögl.
  IID: palpable abdominelle od. fixierte inguinale Lk, makroskopischer Resttumor nach Lymphadenektomie
- Stadium III: Lk-Metastasen oberhalb des Zwerchfells od. Fernmetastasen

Übersicht über Tumortyp und Histologie:

Typ	Histologie	Tumormarker	Strahlen-sensibilität	Prog.
Seminome	Einheitliche Struktur, große rundliche Zellen mit hellem, glykogenreichem Zytoplasma (PAS-positiv), Kapselbildung mit zarter fibröser Septierung, häufig mit Lymphozyteninfiltraten	Cave: AFP normal, β-HCG nur selten erhöht PLAP (plazentare alkalische Phosphatase)	gut radiosensibel	gut
Nichtseminome				
Teratokarzinom	Unregelmäßige Struktur mit Beteiligung aller Keimblätter; reife Formen zeigen eine bunte Gewebemischung aus Haut, Hautanhangsdrüsen, Darm- od. Bronchialschleimhaut, Knorpel, Knochen, Muskulatur	AFP, β-HCG und PLAP erhöht	nicht radiosensibel	schlecht
Embryonale Karzinome	Rundlich, weich, mit blutigen Suffusionen auf der Schnittfläche; sehr polymorphe Tumorzellen (Zytokeratin positiv); wenig differenzierte drüsenähnliche, teils papilläre Strukturen	AFP, β-HCG und PLAP erhöht	wenig radiosensibel	mäßig
Chorionkarzinom	Mehrkernige Riesenzellen (Synzytiotrophoblasten)	isoliert β-HCG erhöht		sehr schlecht
Stromatumoren (vom Stroma des Hodens ausgehend, selten)				
LEYDIG-Zelltumor	Makroskopisch braun bis braungelb; große eosinophile Zellen	Androgene		
SERTOLI-Zelltumor	Gut ausdifferenzierte tubuläre Strukturen	Östrogene		

Klin: ⇒ **Schmerzlose, einseitige Hodenvergrößerung**
- ⇒ Schweregefühl im Skrotum, gelegentlich lokale Schmerzen
- ⇒ Begleithydrozele („symptomatische Hydrozele") um den Tumor
- ⇒ Bei hormonproduzierenden Tumoren wie Chorionkarzinom und LEYDIG-Zelltumor evtl. Gynäkomastie (durch Östrogen) od. Pubertas praecox (durch Androgene im präpubertären Alter) und Infertilität
- ⇒ Bei Metastasierung mit Ureterobstruktion: Zeichen einer Harnstauung, Flankenschmerz
- ⇒ Spätstadium: allgemeine Tumor-Symptome wie Gewichtsverlust, Leistungsminderung, Schwäche, Dyspnoe (pulmonale Metastasen), Kachexie

Diag:
1. Anamnese (Zeitraum der Hodenvergrößerung) und urologische Untersuchung: im Seitenvergleich: **palpatorisch** harter, höckrig vergrößerter Hoden, ggf. Druckschmerzhaftigkeit, Vergrößerung von Leistenlymphknoten (inguinale Voroperationen?) od. supraklavikuläre Lk, Verschiebbarkeit der Skrotalhaut (verbackener Hoden-Skrotum-Tumor bei T_4)
   negative Diaphanoskopie (= Durchleuchtung mit starker Lichtquelle): solider Tumor
2. **Sonographie**: solider Tumor im Hodengewebe (meist echoärmer als das übrige Hodengewebe od. gemischt echoarm/echoreich), Mikrokalzifikationen ("Sternenhimmelbild")
3. Tumormarker: im Serum werden **AFP** (Alphafetoprotein), **ß-HCG** (humanes Chorion-Gonadotropin), **LDH** (Laktatdehydrogenase) u. **HPLAP** (humane plazentare alkalische Phosphatase) bestimmt, beim Chorionkarzinom auch Choriongonadotropin im Urin
   ⇨ für alle Tumormarker gilt: Bestimmung vor Entfernung des Tumors bzw. sofort nach Orchiektomie und dann als **Nachsorgeparameter** im Verlauf (ein postop. Abfall spricht für einen Therapieerfolg, ein fehlender Abfall od. Anstieg für Tumorwachstum od. für Metastasierung)
   Labor: präop. FSH, LH u. Testosteron bestimmen.

4. Staging/Metastasenausschluss: **CT-** od. MRT-**Abdomen/Retroperitoneum**, CT-Thorax (Ausschluss von Lungenmetastasen) u. Sono-Abdomen sowie bei Nachweis von Metastasen auch CT/MRT-Schädel und Skelettszintigraphie
5. Ausscheidungsurogramm, Kavographie, MRT od. PET bei besonderer Fragestellungen (Harnstauung, Verdrängung, Tumorarrosion, Residualtumor)

Cave: Keine transskrotalen Biopsien bei V.a. einen Hodentumor (Gefahr der Metastasierung) ⇨ **immer inguinale Hodenfreilegung**

Ther:
- **Vor** der Therapie müssen alle Pat. über die späteren Fertilitätsstörungen u. Testosteronmangel **beraten** werden. Meist wird dann Sperma für einen späteren Kinderwunsch kryokonserviert (nach Op/Radiatio/Chemotherapie kann die Spermienproduktion ausbleiben; üblicherweise normalisiert sich das Spermiogramm nach 1-2 J.), bei Azoospermie dann auch testikuläre Spermienextraktion mögl.
- Operativ: Ind: jeder solide Tumor mit Malignitätsverdacht
  - **Orchiektomie** (Syn: Semikastration, Ablatio testis) = Entfernung des betroffenen Hodens mit dem zugehörigem Samenstranggebilde über einen **inguinalen Zugang** (Abklemmen der Samenstranggefäße intraoperativ zur Vorbeugung der Tumorzellverschleppung) ⇨ Histologie und ggf. immunhistochemische Untersuchung
  - Bei vorangegangenen skrotalen Eingriffen od. Stadium T4 wird noch die betroffene Skrotumseite entfernt (Hemiskrotektomie)
  - Bei einem Carcinoma in situ reicht eine Tumorexzision aus, eine Tumorexzision ist auch bei Tumoren <2 cm bei einem Einzelhoden vertretbar (dann postop. Radiatio mit 20 Gy erforderlich)
  - 2fache Probeexzision aus dem kontralateralen Hoden zur histologischen Untersuchung (bei allen Pat. <30 J.)
  - Die abdominelle Lymphadenektomie der retroperitonealen Lk bei allen Nichtseminomen wird nicht mehr routinemäßig durchgeführt, sondern nur noch in bestimmten Situationen (als Residualtumorresektion nach Chemotherapie)
- Weitere Maßnahmen nach der Op sind abhängig vom Tumortyp, Stadium u. individueller Risikokonstellation (Beratung/Behandlung in einem spezialisierten Zentrum):
  - Seminome: Stadium I low-risk nur weitere Beobachtung, ab I high-risk postop. Chemotherapie mit 1 Zyklus Carboplatin (AUC7) oder Nachbestrahlung der retroperitonealen Metastasierungsstationen (20 Gy). Bei höheren Stadien Bestrahlung (IIA mit 30 Gy, IIB mit 36 Gy) od. Polychemotherapie (z.B. 3 Zyklen PEB-Schema = Cisplatin + Etoposid + Bleomycin), ab IIC Polychemotherapie (4 Zyklen PEB alle 21 Tage)
  - Nichtseminome: postop. **Polychemotherapie** (PEB-Schema od. PEI- = mit Ifosfamid) mit 1-4 Zyklen je nach Stadium. Bei ausgeprägtem Primärbefund (primär inoperable Metastasierung) auch neoadjuvante (= präop.) Chemotherapie zur Tumormassenreduktion mögl. und Op dann 4 Wo. später.
  - Bei Nachweis einer testikulären intraepithelialen Neoplasie (TIN) in der kontralateralen Hodenbiopsie Bestrahlung des verbliebenen Hodens mit 20 Gy
  - Bei Therapieresistenz od. Rezidiv kann eine **hochdosierte** Chemotherapie (Cisplatin + Etoposid, 3 Zyklen) eingesetzt werden. Bei Hirnmetastasen Radiatio des ZNS.
- Weitere Informationen für Pat. und Ärzte und zu laufenden Studien: Arbeitsgruppe Hodentumoren, Internet: www.hodenkrebs.de

Prog: 5-JÜR aller Hodenkarzinome heute **sehr gut** mit **93 %**, Seminome Stad. I 99 %, Stad. II 85-95 %, Stad. III 40-60%ige 5-JÜR; Chorion- und Teratokarzinome insg. schlechter.

Kompl:
* Rezidivrisiko 3-20 % (meist in den retroperitonealen Lk-Stationen und der Lunge)
* 2-6 % der Patienten entwickeln innerhalb von 15 J. einen **Zweittumor der Gegenseite**
* Burned-out-Tumor: Zerstörung bzw. Regression von primärem Tumorgewebe im Hoden infolge reaktiver Entzündung (Vorkommen z.B. beim Seminom), es wird dann nur die Metastasierung gefunden
* Growing-Teratoma-Syndrom unter Chemotherapie: Tumorwachstum (meist retroperitoneal) trotz Chemotherapie und Abfall der Tumormarker, dann handelt es sich um ein gleichzeitiges Teratom neben dem Hodenkarzinom ⇨ Ther: operative Resektion

* Nebenwirkungen der Chemotherapie: Übelkeit, Erbrechen, Stomatitis und andere gastrointestinale Symptomatik, Haarausfall, Raynaud-Syndrom, Leukopenie, Nephrotoxizität, Lungenfibrose, Thromboembolien, Apoplexie, Myokardinfarkt, Verschlechterung der Spermaqualität des verbliebenen Hodens, Hypogonadismus (Testosteronmangel), Ototoxizität
* Nebenwirkungen der Strahlentherapie: Infertilität, Kardiotoxizität (ungeklärte Ursache), spätere Entwicklung eines anderen Malignoms (gastrointestinal od. urogenital)

Op:
* Lymphadenektomie: Ejakulationsstörungen in bis zu 20 % d.F.
* Bei zusätzlicher Radiatio der Gegenseite tritt in 25-50 % d.F. ein substitutionspflichtiger Testosteronmangel auf, Sterilität bei nahezu 100 % d.F.

Proph:
- ♥ Bei Vorliegen eines malignen Hodentumors auf einer Seite ist das Risiko für die Entwicklung eines Tumors auf der **Gegenseite** signifikant erhöht ⇨ gleichzeitige Probebiopsie der Gegenseite!, regelmäßige **Nachsorgeuntersuchungen** (im 1.-2. Jahr alle 3 Mon., dann bis zum 5. J. alle 6 Mon. mit klinischer Untersuchung, Tumormarkern und Sono-Abdomen u. des kontralateralen Hodens, weitere Untersuchungen wie CT/MRT nur bei V.a. Progression)
- ♥ Jungen mit Kryptorchismus sollten im 1. Lj. operiert werden ⇨ Verlagerung des Hodens in den Hodensack, aber auch dann besteht noch ein erhöhtes Karzinomrisiko

DD:
- Epididymitis, Orchitis: Rötung, Schmerzen, Fieber, Zeichen eines Harnweginfektes
- Hydrozele, Hämatozele, Spermatozele: leichte Abgrenzbarkeit durch positive Diaphanoskopie und durch gute Darstellbarkeit in der Sonographie
- Skrotalhernie
- Hodentorsion: akuter, hochschmerzhafter Beginn
- Ein **extragonadaler Keimzelltumor** (durch embryonales versprengtes Gewebe) ist anzunehmen, wenn Tumoren im Retroperitoneum od. Mediastinum als „Hodentumor-Metastasen" nachweisbar sind, aber gar kein Hodentumor gefunden werden kann
- Primäre Non-HODGKIN-Lymphome des Hodens: Ther: inguinale Orchiektomie und Chemotherapie nach dem CHOP-Schema
- Nebenhodentumoren od. Tumoren des Duct.deferens: sehr selten, meist benigne (Adenomatoidtumoren, sind mesenchymale Tumoren des WOLFF-Gang), wenn maligne dann Rhabdomyosarkom, Leiomyosarkom, Fibrosarkom, Liposarkom od. malignes Histiozytom.

  Klin: derbe tastbare, inguinale od. skrotale Raumforderung, Ther: operative Entfernung

  Kompl: Rhabdomyosarkome zeigen frühe lymphogene Metastasierung, Leiomyosarkome metastasieren früh hämatogen (Lunge)

ANDROLOGIE - STERILITÄT - STERILISATION

Die **Andrologie** (Syn: Männer(heil)kunde) befasst sich mit dem Bau und der Funktion der männlichen Geschlechtsorgane. Behandelt werden Störungen der Zeugungs- u. Fortpflanzungsfähigkeit.

Sterilitätsursachen im Überblick:

Mann: Störung der **Spermatogenese** oder des **Spermientransports**

Frau: Störung der Eireifung, des Eitransportes, der Gelbkörperphase, der Nidation oder des Uterus

Mann und Frau: **Infektionen**, immunologische Ursachen (Antikörper), **psychische Probleme** und ungeklärte Sterilität

STERILITÄT DES MANNES

Syn: Unfruchtbarkeit beim Mann, beim Mann oft synonyme Verwendung des Begriffs **Infertilität**, Impotentia generandi, ICD-10: N46

Def: Ungewollte Kinderlosigkeit eines Paares über 12 Monate trotz regelmäßiger ungeschützter Kohabitationen (WHO-Definition).

Phys:
- Hormonelle Steuerung:

  FSH reguliert die Ausreifung der Spermatozoen im keimbildenden Epithel der Hodenkanälchen (Tubuli seminiferi contorti) = **Spermatogenese**. Hormonell steuert es die Produktion von androgenbindendem Protein (Trägerprotein im Hoden für Testosteron) und Inhibin (macht eine negative Rückkopplung auf die Hypophyse = Regelkreis) in den SERTOLI-Zellen des Hodens.

  LH steuert die Produktion von Testosteron in den LEYDIG-Zwischenzellen des Hodens.

  Testosteron wird aus Cholesterin in den LEYDIG-Zwischenzellen des Hodens produziert. Das Testosteron ist für die Spermatogenese erforderlich. Hierzu wird es von den SERTOLI-Zellen aufgenommen und an das androgenbindende Protein gebunden und in die Hodenkanälchen transportiert. Im peripheren Zielgewebe (Transport im Blut an sexualhormonbindendem Globulin) wird Testosteron durch die 5α-Reduktase zum biologisch wirksamen 5α-Dihydrotestosteron (DHT) umgewandelt und hat Einfluss auf Virilität, Libido, Knochen- und Muskelmasse.
  Im Fettgewebe wird Testosteron durch die Aromatase zu **Östrogen** umgewandelt (vermehrt bei hohem Fettanteil und im höheren Lebensalter). Östrogene stimulieren Libido und sexuelle Aktivität beim Mann, in der Pubertät lösen sie den Wachstumsschub aus. Östrogene sind auch beim Mann entscheidend für den Knochenstoffwechsel (im Gegensatz zur Frau kommt es aber im Klimakterium virile zu keinem starken Konzentrationsabfall und daher viel seltener zu einer Osteoporose).

  FSH u. LH (aus dem Hypophysenvorderlappen) werden gemeinsam durch das **GnRH** (Gonadotropin Releasing Hormon) aus dem Hypothalamus reguliert.
- Spermium: Länge ca. 60 µm, bei der Ejakulation werden 40-200 Millionen Spermien freigesetzt, normal sind bis 20 % davon unreif od. unbeweglich.
- Zeugungsfähigkeit: ist beim Mann bis zum 60. Lj. praktisch uneingeschränkt und nimmt dann langsam ab (**Andropause**, partieller Androgenmangel durch geringere testikuläre Testosteronproduktion, abnehmende Libido)

Ät: – Testes: **gestörte Spermatogenese** bei Maldescensus testis (Hodenhochstand, Leistenhoden, auch Z.n. Funikulolyse und Orchidopexie), Hodenverletzungen od. -infektion (beidseitige Mumpsorchitis, Tuberkulose), **Varikozele**, Hydrozele, **Hodentumoren**, Strahlenschaden, Hodenhypoplasie/primäre Anorchie, normogonadotroper Hypogonadismus (Spermatogenesestörung unklarer Genese bei normalem Hormonbefund), CASTILLO-Syndrom (Syn: SERTOLI-cell-only-Syndrom, angeboren fehlendes Keimepithel), Intersexualität (Zwitter), exzessives Fahrradfahren, Vegetarier (verminderte Zahl u. Beweglichkeit, durch Soja?)

- Samenwege: Stenose od. Verschluss (**Verschlussazoospermie**) meist entzündlich bedingt durch **Epididymitis**, Prostatitis od. Urethritis, Geschlechtskrankheiten (Chlamydien od. Gonorrhoe), **retrograde Ejakulation** (insb. nach TURP-Op der Prostata bei Prostatahyperplasie), beidseitiger Leistenbruch, angeborene beidseitige Ductusaplasie, Verschluss im Bereich des Colliculus seminalis
- Penis: Phimose, Hypospadie, Balanitis, organisch bedingte Erektionsstörungen (**erektile Dysfunktion**, s.u.)
- Hormonale Störungen: Hypothyreose, hormonaktive NNR-Tumoren, Hypopituitarismus (Hypophysenvorderlappen-Insuffizienz), **Hyperprolaktinämie** (Prolaktinom od. idiopathisch), XY-Gonadendysgenesie-Syndrome (durch fehlendes Testosteron durch verschiedene Enzymdefekte od. LEYDIG-Zell-Dysplasie), hypogonadotroper Hypogonadismus (KALLMANN-Syndrom = olfaktogenitales Syndrom: dysrhaphische olfakto-ethmoido-hypothalamische Fehlbildung mit Gonadotropinmangel, PRADER-WILLI-Syndrom mit Deletion auf Chrom. 15 und Gonadotropinmangel, LAURENCE-MOON-Syndrom aut.-rez. erblich mit Gonadotropinmangel), Pubertas tarda, Hyperöstrogenämie bei Leberschaden (Leberzirrhose), endokrin aktive Hodentumoren (produzieren z.B. HCG od. Östrogen), Aromatasemangel (⇨ verminderte Östrogenkonzentration)
- Genetisch: **KLINEFELTER-Syndrom** (47,XXY), männliches ULLRICH-TURNER-Syndrom (45,X0/46,XY od. 45,X0/47,XYY), Azoospermiefaktor (Yq11), Adrenogenitales Syndrom (aut.-rez. vererbter 21-Monooxygenasedefekt mit vermehrter Bildung von Kortisolvorstufen und Androgenen), Mukoviszidose (durch Verschluss der ableitenden Samenwege)
- Autoimmunologische Spermienantikörper, Hyperzoospermie (extrem erhöhte Spermiendichte im Ejakulat >150 Mio./ml), Spermatozoen-Schwanzdefekt
- Psychisch: Erektionsstörungen, Kohabitationsstörungen (Impotentia coeundi), vorzeitige Ejakulation (Ejaculatio praecox), chronischer Dysstress
- Iatrogen: beidseitige Orchiektomie, Vernarbungen nach beidseitiger Leistenbruch-Op, Sterilisations-Op. (Vasektomie), Radiatio im Bereich des Beckens

  Medikamente: **Zytostatika**, Immunsuppressiva, Antibiotika (Nitrofurantoin, Cotrimoxazol, Gentamicin, Tetracycline, Cephalosporine), Antimykotika, Hormone (Östrogene, Gestagene, Antiandrogene), Anabolika (Leistungssportler!), Antiepileptika, Antidepressiva
- Berufliche Exposition: Blei, Kadmium, Hitzearbeitsplatz
- Toxisch: Drogen-, **Nikotin**- od. größerer Alkoholkonsum

Path:
- ♦ OAT-Syndrom: pathologisches Spermiogramm mit einer typischen Kombination aus **Oligozoospermie** (= zu wenige Spermien), **Asthenozoospermie** (= herabgesetzte Beweglichkeit) und **Teratozoospermie** (= abnorme Spermienformen). Bei einer Spermiendichte von nur 100.000-1 Mio./ml kommt es statistisch über 10 J. nur bei 8 % zur Konzeption.
- ♦ Hodenhochstand, Leistenhoden, Varikozele ⇨ führen durch Überwärmung des Hodens zur Störung der Spermatogenese

Epid:
- ◊ In Deutschland sind ca. 15 % der Paare ungewollt kinderlos
- ◊ Allgemein: für eine ungewollte Kinderlosigkeit liegt in 40 % d.F. die Ursache bei der Frau, bei 40 % beim Mann, bei 20 % sind beide betroffen oder eine Ursache ist nicht zu finden (= idiopathische Sterilität)
- ◊ Inzidenz: in Deutschland 100.000 Männer/Jahr, davon 50 % OAT-Syndrom

Diag:
1. Anamnese: **Sexualanamnese** (Koitusfrequenz, Potenzstörungen), urologische **Vorerkrankungen** (Hodenhochstand, Hodentorsion), venerische Infektionen

   sonstige Erkrankungen: Kinderkrankheiten wie Mumps, Erbkrankheiten, Voroperationen, Gynäkomastie, Adipositas

   Medikamentenanamnese, Drogen-, Alkohol- od. Nikotinabusus

   Psychische Faktoren: übersteigerter Kinderwunsch, Angst vor einer Schwangerschaft

   Möglichst immer zusätzlich Anamnese **mit beiden Partnern** durchführen (z.B. wurde bereits bei der Frau eine gynäkologische Untersuchung durchgeführt, bekannte Erkrankungen der Frau, Vita-sexualis- od. Eheprobleme?)

2. Urologische Untersuchung: Gynäkomastie, sekundäre Geschlechtsmerkmale (Behaarung), Körperproportionen (Habitus, Muskelmasse, Fettverteilung)?
   Palpation von Skrotum, Hoden, Nebenhoden und Duct.deferens (Größe, Form und Konsistenz), Ausschluss einer Varikozele, Untersuchung des Penis, rektale Untersuchung mit Palpation der Prostata
3. Sonographie: Skrotum (Varikozele?, dann ggf. auch Dopplersonographie durchführen), Größe u. Parenchymmuster von Testes, Epididymis, Prostata, Samenbläschen
4. **Spermiogramm** (Syn: Spermatogramm, modifiziert nach WHO-Kriterien, 2010): Untersuchung des durch Masturbation (nach 3- bis 5-tägiger Karenz) gewonnenen frischen **Ejakulats** (Syn: Sperma) ungefärbt unter dem **Phasenkontrastmikroskop**

Ejakulatvolumen: 1,5-6 ml (pathologisch: ⇨ kein Sperma = Aspermie, Asemie, Anejakulation, z.B. bei retrograder Ejakulation; vermindert = Parvisemie/Hypospermie <1,5 ml; vermehrt = Multisemie/Hyperspermie >6 ml)

Aussehen: milchig-weiß bis gelblich-grau, *Transparenz:* trüb

Geruch: kastanienblütenartig (⇨ süßlich, faul bei bakterieller Kontamination)

pH: 7,2-7,8 (⇨ erhöhter pH bei Entzündungen, z.B. Epididymitis, Prostatitis)

Sperma-Verflüssigungszeit: 15-30 Min., fadenartige Spinnbarkeit

Spermiendichte (= Anzahl Spermien pro ml Ejakulat, Auszählung in einer Zählkammer): 15-80 Mio./ml (⇨ **Azoospermie** = keine Spermatozoen im Ejakulat, Kryptozoospermie <1 Mio./ml, **Oligozoospermie** <15 Mio./ml, Hyper-/Polyzoospermie >150 Mio./ml)

Gesamtspermienzahl: >39 Mio./Ejakulat

Rundzellen (Spermienvorstufen, Leukozyten, Epithelzellen): <2 Mio./ml
Leukozyten: <1 Mio./ml

Spermienmotilität (= Bestimmung der Spermienbeweglichkeit): >40 % bewegliche Spermien, >32 % sollen nach vorwärts beweglich sein, nach 2 Std. soll der Beweglichkeitsverlust nur gering sein <15 % (⇨ **Asthenozoospermie** = herabgesetzte Beweglichkeit, Nekrozoospermie = keine Beweglichkeit)

Fehlformenrate: >4 % normal geformte Spermien (⇨ **Teratozoospermie** = >90 % abnormale Formen, wie z.B. Kopfdeformität, Mittelstückdeformität, Schwanzdeformität, doppelte Geißelanlage, Nekrozoospermie = nur tote Spermien)

Eosin-Test: Anteil lebender Spermien >58 % (lebende sind ungefärbt = eosin-negativ und membrangeschädigte abgestorbene Spermien haben einen rotgefärbten Spermienkopf)

Spermienantikörper: Spermienagglutination (Kopf-Kopf, Kopf-Schwanz, Schwanz-Schwanz) bei Autoantikörpern

Fruktosegehalt: >1,2 mg/ml (⇨ erniedrigt bei Insuffizienz der Bläschendrüsen od. Testosteronmangel bei LEYDIG-Zell-Insuffizienz)

Zitratgehalt: >2,5 mg/ml (⇨ bei verminderter sekretorischer Funktion der Prostata erniedrigt, z.B. bei chronischer Prostatitis)

Carnitingehalt: >0,04 mg/ml (⇨ erniedrigt bei Samenwegverschlüssen od. Störung des Nebenhodens)

neutrale α-Glukosidase: >20 mU/ml (⇨ vermindert bei Verschlussazoospermie)

Saure Phosphatase (Enzym der Prostata): 200-800 U/ml (⇨ erniedrigt bei Insuffizienz der Prostata, erhöht bei Prostatitis und Prostatakarzinom)

ggf. *bakteriologische Untersuchung* des Ejakulats bei Verdacht auf Entzündung in den Samenwegen (bei pos. Befund auch Untersuchung des Prostatasekrets, das durch rektale Massage der Prostata gewonnen wird, sog. Exprimat), patholog. sind $\geq 10^3$ Keime/ml

ggf. Untersuchung auf *Sperma-Antikörper* bei Verdacht auf immunologisch bedingte Infertilität (mit dem standardisierten Mixed-Antiglobulin-Reaction-Test und mit dem Zervixschleim der Frau, s.o. Kap. Sterilität der Frau)

- Das Spermiogramm sollte nach **3 Monaten** noch einmal **wiederholt** werden, da erhebliche (physiologische) Schwankungen vorkommen können.

5. Labor: Bestimmung von **FSH** (erhöhte FSH-Werte bei Tubulsschaden der Hoden wegen fehlender neg. Rückkoppelung),SHBG (Sexualhormon-bindendes Globulin), **LH**, **Testosteron** und Prolaktin. Bei V.a. genetischen Defekt humangenetische Untersuchung. Ausschluss einer HIV-Infektion.

   Als Funktionstests für die Hormonsteuerung und -produktion können der Tamoxifentest (Überprüft die GnRH-Sekretion), GnRH-Test (Überprüft die LH- u. FSH-Produktion) und der HCG-Test (Überprüft die Funktion der LEYDIG-Zwischenzellen ⇨ Testosteronsynthese) durchgeführt werden.
6. Funktionstest: MAR-Test (Mixed-antiglobulin-Reaction) fällt bei vorhandenen Antigenen auf den Spermien pos. aus (>50 % Spermien mit anhaftenden Partikeln) ⇨ als weiteren Test dann den Penetrationstest durchführen (s.o. Kap. Sterilität der Frau)
7. Röntgen: evtl. retrograde Urographie bei V.a. Harnröhrenstrikturen od. -fehlbildungen
8. MRT-Schädel bei Hyperprolaktinämie, MRT-Abdomen bei "leerem" Skrotum
9. Evtl. Hodenbiopsie (immer beidseitig durchführen) bei ausgeprägter Oligo- bzw. Azoospermie, diese kann dann auch gleichzeitig therapeutisch (TESE, s.u.) verwendet werden

Ther:
- Konservativ: Beratung **beider Partner** (Infertilitäsbehandlung ist immer Paartherapie) über das Konzeptionsoptimum. Absetzten von toxischen Medikamenten oder Noxen.
- Medikamentös:
  - Bei Infektion: antibiotische Behandlung (z.B. Ofloxacin, Tarivid®) für 2 Wo. od. auch länger bei chronischer Epididymitis, an Diagnostik- u. Partnermitbehandlung denken
  - Bei Androgenmangel u. bei Hyperzoospermie: Testosteron (als I.m.-Depot-Injektion z.B. Nebido®, als Tbl. Andriol®, als Pflaster Testopatch®, als Gel Testim® od. als Applikationsstift für die Achselhöhle, Axiron®) über mehrere Monate
  - Bei Hyperprolaktinämie: Prolaktinhemmer Bromocriptin (Pravidel®) od. Cabergolin
  - Bei hypogonadotropem Hypogonadismus: **GnRH**-Gabe über eine Minipumpe (Gonadorelin 5-10 µg alle 2 Std., Lutrelef®) oder

    HMG-Gabe (= humanes Menopausengonadotropin, Gemisch der Gonadotropine **FSH + LH** [Menotropin, Menogon®] 75-150 I.E. 3x/Woche i.m.) + **HCG**-Gabe (1.000-6.000 I.E. i.m./Woche, Pregnesin®) über mehrere Monate ⇨ Normalisierung der Spermatogenese möglich
  - Bei retrograder Ejakulation: α-Sympathomimetika Midodrin (Gutron®) od. Imipramin (Tofranil®)
  - Bei immunologischer Sterilität: ggf. Glukokortikoide (Prednisolon 40-60 mg in absteigender Dosierung über 4 Wo.), ggf. Mitbehandlung der Partnerin. Evtl. dadurch erhöhte Erfolgsrate bei einer ICSI, sonst ist der Nutzen eher gering.
  - Bei idiopathischer Sterilität: ggf. Therapieversuch mit dem Antiöstrogen Tamoxifen
  - Phytotherapie (pflanzliche Med.): Astaxanthin aus Algen (AstaCarox®) soll die Spermatozoenmotilität und Kieferrindenextrakt (Pycnogenol®) die Ejakulatqualität verbessern.
- Bei retrograder Ejakulation kann versucht werden aus dem Urin Spermien für eine In-vitro-Fertilisation zu gewinnen
- Reproduktionsmedizin (= technisch assistierte Reproduktion):
  - Künstliche (homologe = Sperma des Partners) **intrauterine Insemination**: Einbringen aufbereiteter Spermien in das Cavum uteri der Frau zum Zeitpunkt der Ovulation.

    Die Spermien werden durch Masturbation gewonnenen (nach 3- bis 5-tägiger Karenz) und mehrfach in ein Kulturmedium (Ham F10) eingebracht und wieder getrennt (sog. Swim-up-Methode: durch zentrifugieren und abschöpfen des Überstandes ⇨ nur die gut beweglichen Spermien schwimmen in das überschichtete Medium auf), sodass nur gut bewegliche Spermien übrig bleiben, die voll befruchtungsfähig sind (Kapazitation abgeschlossen)
  - In-vitro-Fertilisation (**IVF**) und **intracytoplasmatische Spermieninjektion** (**ICSI**): Punktion der entnommenen Oozyten der Frau und darüber jeweils Einbringen eines Spermiums mit einer ultradünnen Glaskapillare unter dem Mikroskop (ist erforderlich, wenn die Spermien primär nicht befruchtungsfähig sind oder durch Aspiration aus dem Nebenhoden [**MESA** = mikrochirurgische epididymale Spermienaspiration] oder durch Biopsie

des Hodens des Mannes [**TESE** = testikuläre Spermienextraktion] direkt entnommen wurden). Dann Einbringen der Embryonen nach 40-48 Std. im 4- bis 8-Zellstadium in das Cavum uteri der Frau (s.o. Kap. Reproduktionsmedizin).

- Operativ: Ind: Hodenhochstand, Leistenhoden, Varikozele, Hydrozele, Z.n. Vasektomie
  - Hodenhochstand, Leistenhoden: Funikulolyse, Verlagerung des Hodens in das Skrotum und Befestigung des Hodens durch Orchidopexie am tiefsten Punkt des Skrotums
  - Varikozele: Unterbindung der V.testicularis nach Pararektal-, Inguinal- od. Lumbalschnitt
  - Hydrozele: die eröffnete Hydrozele wird auf die Rückseite von Hoden und Samenstrang umgeschlagen, vernäht und an der Rückwand des Skrotums befestigt (JABOULAY-WINKELMANN-Operation, ohne Resektion der Hydrozele)
  - Verschlussazoospermie: Vasovasostomie, Epididymovasostomie od. transurethrale Resektion der Obstruktion bei zentralem Samenwegverschluss und Möglichkeit einer operativen Korrektur
  - Bei Z.n. Vasektomie (Sterilisation): Refertilisations-Op durch mikrochirurgischen Rekanalisierung des Duct.deferens durch End-zu-End-Anastomose (Vasovasostomie, Erfolgsrate 70-90 %). Der Eingriff wird i.d.R. von den Krankenkassen nicht bezahlt (wie die Vasektomie).
- Beratung beider Partner über eine Adoption bei fehlendem Erfolg.

Prog: Die rein konservative/medikamentöse Ther. bringt oft keinen Erfolg. Mit den Methoden der assistierten Reproduktion ist insb. bei uneingeschränkter Fertilität der Frau die erreichbare Schwangerschaftsrate sehr gut (s.o. Kap. Gynäkologie - Reproduktionsmedizin).

EREKTILE DYSFUNKTION

Syn: Abkürzug: E.D., auch „EDY" genannt, erektile Impotenz, **Erektionsstörung**, Erectio deficiens, engl. disturbance of erection, ICD-10: N48.8 (organisch), F52.2 (psychogen)

Anatomie: Erektion: Ein Reiz (mechanisch, visuell, olfaktorisch od. psychisch) führt entweder als Fremdreflex (afferenter Schenkel des Reflexbogens über den N.dorsalis penis/ N.pudendus) oder vom Großhirn kommend zur Stimulation des **Erektionszentrums** (parasympathisches Zentrum in den Rückenmarksegmenten S2-S5). Von dort Stimulation efferent über die **parasympathischen** Nn.pelvini zu den Ganglia pelvini, Umschaltung auf die postganglionären Fasern (**Nn.cavernosi**) zu den Schwellkörpergefäßen und der Schwellkörpermuskulatur ⇨ Erektion verläuft in 3 Phasen:

1. **Tumeszenz**: Steigerung des arteriellen Blutzuflusses, Relaxation der glatten Schwellkörpermuskulatur ⇨ Erweiterung der kavernösen Räume, Anschwellen des Penis
2. Erektion: Drosselung des venösen Blutabflusses, Anstieg des Druckes in den Corpora cavernosa penis bis zum systolischen Blutdruckwert ⇨ Aufrichten des Penis
3. Rigidität: kurz vor dem Orgasmus zusätzliche Kontraktion des M.ischiocavernosus (Druckwerte im Corpus cavernosum bis 1.000 mmHg) ⇨ verstärkte Versteifung des Penis

Rückbildungsphase: Öffnung der venösen Gefäße, Kontraktion der glatten Muskulatur der Sinusoide und Arteriolen (durch erhöhten Sympathikotonus) ⇨ vermehrter Blutabfluss und verminderter Blutzufluss aus/in die Corpora cavernosa penis ⇨ Rückbildung der Erektion (Detumeszenz)

Def: Über >6 Mon. bestehende Unfähigkeit in >3/4 der Versuche, trotz sexueller Erregung, eine kohabitationsfähige Erektion zu erlangen, bzw. diese während der Kohabitation aufrecht zu erhalten.

Ät: - Organische Störungen: **vaskuläre** (insb. metabolisches Syndrom mit Adipositas, Triglyceride ↑, art. Hypertonie ⇨ Atherosklerose), **neurogene** (z.B. Querschnittlähmung) od. hormonelle Störung (Testosteronmangel, Hyperprolaktinämie), s.u. Path.

- Mechanisch/traumatisch: Induratio penis plastica, Penisdeviation, Penisfraktur, Z.n. Priapismus
- Angeborene Fehlbildungen (⇨ primäre E.D., selten)
- Psychogene Ursachen: **Versagensängste**, gestörte Partnerschaftsbeziehung, belastende Lebensereignisse, gestörte Sexualeinstellung, Dysstress, Neurosen (insb. **Depression**) od. Psychosen (Schizophrenie)
- Iatrogen: **Prostatachirurgie** (topographische Nähe der autonomen Nervenfasern zur Prostata, Gefährdung insb. bei radikaler Prostatektomie beim Prostatakarzinom), Zystektomie, retroperitoneale Lymphadenektomie, abdominale Aorten-Op, Penis-Op
- Med: **Antihypertensiva** (nicht-selektive β-Blocker), Lipidsenker (Clofibrat), H_2-Blocker, Psychopharmaka (Antidepressiva - insb. trizyklische Antidepressiva und selektive Serotonin-Wiederaufnahmehemmer, Neuroleptika - insb. Phenothiazine und Butyrophenone, Tranquilizer, Opiate, Barbiturate), Diuretika, Phenytoin, Hormone (Östrogene, Gestagene, Antiandrogene), Zytostatika

Path: Psychische, autonome, hormonelle und vaskuläre Faktoren sind bei der Erektion beteiligt, Erektionsstörungen können auf allen Ebenen vorliegen ⇨ **häufig multifaktorielle Genese**

- **Vaskuläre Ursachen** (75 % d.F.):
  50 % arteriell bedingt (**Arteriosklerose**, diabetische Vaskulopathie) ⇨ mangelnde Blutzufuhr in die Schwellkörper
  Risikofaktoren: **Arterielle Hypertonie**, Diabetes mellitus, Adipositas, Fettstoffwechselstörungen, chron. Alkoholabusus, Nikotinabusus, Bewegungsmangel, Schlafapnoesyndrom (obstruktiv od. zentral bedingt)
  25 % venös bedingt (kavernöse Insuffizienz) ⇨ keine Drosselung des venöse Blutabflusses aus den Schwellkörpern wegen fibrotisch-degenerierter Schwellkörpermuskulatur
- **Neurogene Ursachen** (20 % d.F.): Schädigung des Sakralmarks (Querschnittlähmung, Dysrhaphiesyndrome), Schädel-Hirn-Trauma od. neurologische Systemerkrankungen (Demenz, Multiple Sklerose, Morbus PARKINSON), Apoplex, Epilepsie, Hirntumoren, Neurolues
  Periphere Nervenläsionen: Prostatachirurgie od. Trauma/Op im kleinen Becken (⇨ Verletzung der Nn.cavernosi), Fahrradfahren (genitale Hypästhesie durch Mikrotraumen des neurovaskulären Bündels), **Polyneuropathie** (**Alkoholabusus**, **Diabetes mellitus**, Niereninsuffizienz, Dialysepatienten)
- **Hormonelle Ursachen** (insg. selten, ca. 1-5 % d.F.): Testosteronmangel (<3 ng/ml, als sekundäre Form beim älteren Mann, häufig mit Libidoverlust als sog. Klimakterium virile, Syn: PADAM-Syndrom = partial androgen deficiency in the aging male, „Wechseljahre des Mannes"), Hyperprolaktinämie, hypogonadotroper Hypogonadismus, paraneoplastische Tumoren (= mit Hormonproduktion)

Epid: ◊ In ca. 50-70 % d.F. organische Störungen, bis zu 30 % rein psychogen (insb. bei jüngeren Männern <50. Lj.), der Rest sind Mischformen
◊ Prävalenz:: um 5 % bei den 40-jährigen, 15 % bei den 60-, 50 % bei >70-jährigen, aber ¾ der Männer möchten auch mit >70. J. noch sexuell aktiv sein
◊ Prädisp.alter: <40 J. meist psychische, >50 J. meist organische Ursachen

Etlg: # Primäre E.D. = schon immer vorhandene Erektionsstörung
Sekundäre E.D. = neu aufgetretene Erektionsstörung nach zuvor normaler Sexualfunktion
- Vorübergehende Erektionsstörung: meist psychisch bedingt
- Längerfristige Erektionsstörung: meist organische Ursachen

Diag:
1. Anamnese (Sexualanamnese, psychosoziale Aspekte, Leidensdruck, Medikamentenanamnese), sind morgendliche/nächtliche Spontanerektionen erhalten? (ja ⇨ dann eher Hinweis für psychogene Genese; nein ⇨ organische Ursache), vaskuläre Vorerkrankungen (KHK, arterielle Verschlusskrankheit), Unfälle (Wirbelsäulenverletzung), Alkohol- od. Nikotinabusus
2. Klinische/urologische Untersuchung: sichtbare Veränderungen (Penisfehlbildungen, Induratio penis plastica, Condylomata acuminata od. Peniskarzinom?), Miktionsanamnese
   Neurostatus (Reflexe, Sensibilität am Penis und Oberschenkeln), psychische Exploration
3. Labor: Blutbild, Lipide, Leber- u. Nierenretentionswerte, Blutzucker, HbA_{1c}, Gerinnung

Hormonbestimmung: **Testosteron**, Prolaktin, FSH und LH, TSH

4. Internistisches Konsil: die erektile Dysfunktion kann erstes Symptom einer zunehmenden Gefäßkomplikation sein, z.B. bei Arteriosklerose, art. Hypertonie, KHK, Diabetes mellitus, Fettstoffwechselstörung usw. ⇨ kardiovaskuläre Untersuchung

Weiterführende Untersuchungen und klinische Tests:

5. Messung der **nächtlichen Tumeszenz** des Penis (Rigiditätsschwankungen im REM Schlaf, normal sind 3-6 spontane Erektionen/Nacht) ambulant od. im Schlaflabor
6. **Intrakavernöse Pharmakotestung** der Erektionsfähigkeit mittels Schwellkörperinjektion: genutzt werden Substanzen, die auch bei der therapeutischen Schwellkörperautoinjektion (SKAT) zur Anwendung kommen, heute meist Prostaglandin E_1 (PGE_1, 5-40 µg Alprostadil [Caverject®, Viridal®] verdünnt intrakavernös), mögl. ist dabei auch die Austestung der individuellen Erektionsschwelle (notwendige Dosis).

   Sonographie: die pharmakologische Testung kann mit der **farbkodierten Duplexsonographie** (sog. Pharmakodoppleruntersuchung) zur Darstellung der Penisgefäße kombiniert werden.
7. Kavernosometrie: Messung des Druckes in den Penisschwellkörpern zur Verifizierung mangelhafter venöser Okklusion (Druckabfall/Zeit)
8. Röntgen: **Kavernosographie** = Darstellung des Penisschwellkörpers und der **venösen** Abflusswege durch intrakavernöse Kontrastmittelinjektion zur Lokalisation ektoper Schwellkörpervenen, die pathologisch drainieren und eine Erektion erschweren od. unmöglich machen (bei unzureichender, medikamentös-induzierbarer Erektion: Durchführung mit zusätzlicher PGE_1-Gabe zum Kontrastmittel = pharmakodynamische Kavernosographie)

   selektive Penisarterienangiographie: vor revaskularisierenden Eingriffen erforderlich
9. Neurologisches Konsil: M.bulbocavernosus-Reflexzeit, EMG der Schwellkörpermuskulatur, SSEP des N.pudendus

Ther: Konservativ:

- Beseitigung der Risikofaktoren (s.o.), Umstellung der medikamentösen Therapie (z.B. Wechsel des Antihypertensivums)
- Bei Testosteronmangel (dieser muss nachgewiesen sein!, keine „Lifestyle"-Behandlung): Hormonsubstitution mit Testosteronundecanoat (Andriol®) oral für 2 Wo. 120-160 mg/Tag, anschließend 40-120 mg/Tag (Cave: Gefahr der sexuellen Überstimulation, Priapismus) od. transdermale Applikation (Testopatch®), als Gel auf die Schulter/Oberarme (Testim®) od. als Deostift für die Achselhöhle (Axiron®)
- Psychotherapeutische Intervention (nach Ausschluss organischer Ursache): Sexualtherapie zur Analyse von Partnerschaftsproblemen (z.B. als Paartherapie mit „Hausaufgaben"), insb. auch bei depressiver Begleitreaktion. Meist in Kombination mit anderen Therapien, z.B. mit einer Medikation.
- Med: (Anmerkung: die Kosten für diese Med. werden von den Krankenkassen in Deutschland seit 2004 nicht mehr übernommen)
  - Oral:
    - **Phosphodiesterase-5-hemmer** [PDE-5]: führen zur verbesserten u. verlängerten Relaxation der glatten Schwellkörper- u. arteriellen Gefäßmuskulatur ⇨ Bluteinstrom ⇨ ermöglicht/verbessert die Erektion (hat keinen Einfluss auf die Libido), bis 75 % d.F. erfolgreich. Cave: nicht mit Nitraten/Molsidomin kombinieren, K-Ind. bei Leberinsuffizienz, schwerer KHK od. Retinaerkrankungen.

      Präparate: das Erste war **Sildenafil** (VIAGRA®): initial 25-50 mg (ältere Pat. 25 mg), bei Bedarf bis 100 mg (ältere Pat. 50 mg) 1 Std. vor dem Verkehr einnehmen.
      Weitere PDE-5-Inhibitoren sind **Tadalafil** (bei Bedarf 10-20 mg, Cialis™, wirkt bis zu 36 Std., auch eine kontinuierliche Gabe von 2,5-5 mg/Tag kann versucht werden), **Vardenafil** (bei Bedarf 5-20 mg, Levitra®, hat einen schnelleren Wirkungseintritt) und **Avanafil** (50-200 mg, Spedra®, sehr schneller Wirkungseintritt, ab ca. 15 Min.). Weitere Präparate mit höherer Selektivität sind in der Erprobung (Udenafil, Lodenafil).
    - **Yohimbin** (Alkaloid aus der Rinde des westafrikanischen Baumes Pausinystalia johimbe, Yohimbin Spiegel®, Pluriviron®, Yocon-Glenwood®): 3 x 10 mg/Tag, insb. bei psychischer Genese, da zentral wirksam (α_2-Rezeptor-Antagonist, Cave: bei KHK), Wirkungseintritt nach ca. 14 Tagen.

· Apomorphin (zentral wirksamer, oraler Dopamin-Rezeptoragonist) wurde wegen mangelnder Wirksamkeit wieder vom Markt genommen

– Intraurethral: **Alprostadil** (Prostaglandin-E_1, MUSE®), das über ein Stäbchen tief in die Harnröhre eingeführt wird und zur Erektion führt, initial 250 µg, Titrierung bis max. 1.000 µg., max. 2 Anwendungen/Tag bzw. 7x/Woche, NW: häufig Penisschmerz (30 % d.F.), Brennen beim Wasserlassen und auch vaginale Schmerzen bei der Partnerin möglich. Auch als Creme mit einem intraurethralen Applikator (Vitaros®)

– Intrakavernös: **SKAT** (Schwellkörper-Autoinjektionstherapie)

· **Alprostadil** (PGE_1, Caverject®, Viridal®): Selbstinjektion nach individueller Dosistitration (s. Diagnostik) verdünnt in ein Corpus cavernosum (der Wirkstoff diffundiert durch das Septum auch in den anderen Schwellkörper). Vor der ersten Anwendung Gerinnungsstatus überprüfen.

· Papaverin-Phentolamin-Alprostadil: additive Vasodilatatorenkombination, bei Versagen der Alprostadilmonotherapie, max. 6 ml/Applikation

- Vakuumerektionshilfen: prinzipiell bei allen Formen der erektilen Dysfunktion anwendbar. Über den Penis wird ein Saugzylinder gestülpt, durch eine Saugpumpe wird daran ein Vakuum erzeugt, das zum Bluteinstrom in die Schwellkörper führt. Ein dann an der Penisbasis angelegter komprimierender Ring erhält die Erektion (Cave: Gefahr peniler Durchblutungsstörungen, deshalb den Spannring max. 30 Min. anwenden), Kompl.: retrograde Ejakulation, relativ niedrige Akzeptanz (aber gute Wirksamkeit, ca. 70 %).
- Ist ein anfängliche Erektion spontan mögl., kann diese durch einen Penisring aufrechterhalten werden (Cave: max. für 30 Min.), diese sind in jedem Sex-Shop erhältlich.
- Operativ: Ind: nachgewiesener Gefäßschaden

– **Rearterialisierung** (arterielle Revaskularisation, HAURI-Op): Anastomosierung der A.dorsalis penis mit der A.epigastrica inferior + Verbindung mit einem arteriovenösen Shunt zur V.dorsalis penis oder Arterialisierung der V.dorsalis penis profunda (Fistel mit der A.epigastrica inferior). Langfristige Erfolgsrate um 50 %

– Penisvenenligatur: Unterbindung tiefer Penisvenen bei venöser Insuffizienz, heute nahezu obligat wegen schlechter Langzeitergebnisse (<30 %)

– **Schwellkörperprothesen**: Ind: bei Versagen aller anderer Therapieoptionen (insb. SKAT) und Schwellkörperfibrose indiziert

Operative Implantation einer flexiblen- oder hydraulischen Prothese in den Penis: flexible sind nebenwirkungsarm (keine „mechanische“ Defekte mögl.), hydraulische (durch eine manuell von außen betätigbare Pumpe im Skrotum wird die Erektion erzeugt, durch ein Ventil an der Pumpe kann der Druck wieder abgelassen werden) sind „realitätsnah“, jedoch kommt es häufiger zu Infektionen und penilen Ödemen. Die Akzeptanz der hydraulischen Prothese ist bei beiden Partnern meist hoch.

- Selbsthilfegruppen: Informationszentrum für Sexualität und Gesundheit, Hugstetterstr. 55, 79106 Freiburg, Tel.: 0180 5 558484 (Mo. – Fr. v. 15-20 Uhr), Internet: www.isg-info.de und Selbsthilfegruppe Erektile Dysfunktion, Weiherweg 30A, 82194 Gröbenzell, Tel.: 08142 597099, Internet: www.impotenz-selbsthilfe.de

Kompl: * Phosphodiesterasehemmer (PDE-5-Inhibitoren): Kopfschmerzen, Flush (Gesichtsrötung), Unscharfsehen, verstopfte Nase, arterielle Hypotonie, Synkopen, Rücken-/Muskelschmerzen. Das Risiko für Stenokardien, Herzinfarkt u. plötzlicher Herztod sinkt tendenziell eher (für bei Pat. mit Vorerkrankungen des Herz-Kreislaufsystems, z.B. nach Infarkt oder Apoplex wird eine Verordnung aber erst frühestens nach 6 Monaten empfohlen)

* Alprostadil intraurethral: bis zu 20 % schmerzhafte Erektionen, daher Austestung der notwendigen Dosis bis zur individuellen Erektionsschwelle erforderlich

* Schwellkörperautoinjektion (SKAT) mit PGE_1: prolongierte Erektion/**Priapismus** (Ther: bei Erektion >6 Std. kavernöse Applikation eines α-Sympathomimetikums, z.B. Etilefrin 5-10 mg [Effortil®] od. Blutaspiration aus den Schwellkörpern und Spülung mit physiologischer Kochsalzlösung), Penisschmerz, Hämatombildung an der Einstichstelle, Kavernitis, Schwellkörperfibrosen und Vernarbungen mit konsekutiver Penisabknickung in <1 % d.F. (das früher verwendete Papaverin machte dies in 10-20 % d.F.)

* Testosteron: Priapismus, eingeschränkte Leberfunktion, Akne, Adipositas, arterielle Hypertonie, Thromboseneigung, Gynäkomastie, Hodenatrophie, Prostatakarzinom

Op: * Rearterialisierung: thrombotischer Gefäßverschluss ⇨ prophylaktische Gabe von Antikoagulanzien

DD: – Ejaculatio praecox (ICD-10: F52.4:
Vorzeitiger Samenerguss (<1-2 Min. intravaginale Latenzzeit, bei normaler Erektion) mit unbefriedigender willentlicher Kontrolle des Mannes über den Zeitpunkt seines Orgasmus und mit subjektivem Leidensdruck für den Mann und die Partnerschaft.
Epid: geschätzt 20-25 % der erwachsenen Männer betroffen, damit häufigste Sexualstörung des Mannes
Ther: Dapoxetin (ist ein sehr kurz wirksamer Serotonin-Wiederaufnahmehemmer, Priligy®), 1-3 Std. vor dem Geschlechtsverkehr oral einnehmen, wirkt ca. 5 Std. (damit bis 4 x längere Latenzzeit). Alternativ Lokaltherapie mit Lidocain-Spray od. Lidocain-/Prilocain-Creme (Emla®) auf die Glans penis. Sexualtherapie als Paartherapie, Verhaltenstherapie, wie z.B. Start-Stopp-Technik.
– Ejaculatio retardata: subjektiv als zu spät empfundene Ejakulation (bei normaler Erektion)
– Libidostörung: fehlende sexuelle Appetenz (bei normaler Erektionsfähigkeit)

STERILISATION BEIM MANN

Syn: **Vasektomie**, Vasoresektion, ICPM: 5-635

Anatomie: Die im Nebenhoden gelagerten und ausgereiften Spermien werden bei peniler Stimulation über den jeweiligen **Ductus deferens** (ca. 30 cm lange glattmuskuläre Kanäle von federkielartiger Konsistenz) durch peristaltische Bewegungen in die prostatische Harnröhre transportiert. Die Unterbrechung dieser Transportwege stellt eine technisch einfache und für den Patienten ungefährliche Methode der Sterilisation dar.

Def: Sterilisation: chirurgisches Herbeiführen der Infertilität durch operative Unterbrechung der Samenleiter (Eileiter bei der Frau). Die Gonaden (Hoden, Ovarien bei der Frau) bleiben, anders als bei einer Kastration, erhalten ⇨ Hormonproduktion der Hoden, Libido, Erektion und Ejakulation werden nicht beeinflusst.

Ind: – **Abgeschlossene Familienplanung** und ausdrücklich erwünschte, dauerhafte Antikonzeption
– Gleichzeitig bei operativen Eingriffen an Prostata und Blasenhals, Dauerkatheterismus ⇨ Prophylaxe deszendierender Infektionen (ansonsten gehäuft Epididymitiden)

Path: ♦ Ejakulat besteht nach Sterilisation nur noch aus dem Prostata-/Samenblasensekret ohne Spermien ⇨ der „Erfolg" (keine Spermien im Ejakulat) sollte nach der Vasektomie auch kontrolliert werden
♦ Cave!: bis zu einem halben Jahr postoperativ können noch Spermien im Ejakulat nachgewiesen werden. Daher genaue präoperative Aufklärung des Patienten zur Vermeidung von Schadensersatzprozessen bei postoperativ ungewollter Schwangerschaft.

Epid: ◊ Die überwiegende Zahl der Männer sind verheiratet (95 %) und zw. 30 u. 50 J. alt
◊ Der Eingriff wird seit 1.1.2004 in Deutschland von den Krankenkassen nicht mehr bezahlt (Ausnahme: wenn wegen medizinischer Indikation des Mannes erforderlich, z.B. schwerwiegende genetische Erkrankung).

Etlg: # Chemischer Verschluss der Ductus deferentes durch transskrotale Injektion verklebender und entzündungsinduzierender Pharmaka (Cyanacryl-Phenolverbindungen)
Klassische Vasektomie: operative Entfernung eines Stückes beider Ductus deferentes
Noch in klinischen Studien: hormonelle "Kontrazeption" des Mannes (Testosteronderivate)

Diag: 1. Anamnese und urologische Untersuchung

2. Spermiogramm postoperativ: erst 3 aufeinanderfolgende negative Spermiogramme postoperativ sichern die abgeschlossene Sterilisation (auch nach Vasoresektion befinden sich noch befruchtungsfähige Spermien im proximalen Ductus deferens)

Ther:
- Immer schriftliche **Aufklärung** über die ***Irreversibilität*** des Eingriffes und die Notwendigkeit alternativer Verhütungsmethoden postoperativ bis zum Vorliegen 3 negativer Spermiogramme! Im allgemeinen wird die Vasektomie als ambulanter Eingriff durchgeführt.
- Operativ: Voraussetzung: definitiv abgeschlossene Familienplanung (nicht <30. Lj.)

  Klassische Vasektomie:
  - Beidseitige Lokalanästhesie der Skrotalhaut u. des darunterliegenden Samenstranges
  - Jeweils Tasten des Duct.deferens (federkielartige Konsistenz) und ca. 1 cm lange, leistennahe Inzision des Skrotums
  - Jeweils Aufsuchen und **Durchtrennung** des **Duct.deferens**, Resektion eines 0,5-1 cm langen Samenleiterstückes u. **doppelte Ligatur** des jeweiligen Ductus-deferens-Endes, Umschlagen u. erneute Ligatur beider Enden, lokaler Wundverschluss

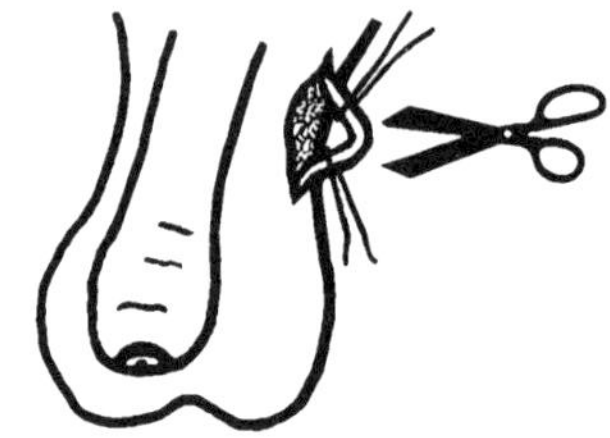

  - Histologische Untersuchung des Resektates zum Nachweis einer „lege artis" Resektion
- Kontroll-Spermiogramm 6 Wo. postop., gesicherte Infertilität erst bei 3 neg. Spermiogrammen in Folge (bei ca. 1,5 % d.F. finden sich n. Op weiter Spermien ⇨ erneute Op)

Prog: Sehr **hohe Zuverlässigkeit** (entspricht einem PEARL-Index von 0,2-0,5), hohe Akzeptanz des Eingriffes (über 90 % der Patienten sind postoperativ zufrieden), kostengünstige Form einer dauerhaften Empfängnisverhütung.

Hormonelle Kontrazeptiva (Testosteron + Gestagen i.m.) für den Mann befinden sich in der Erprobung (eine zuverlässige Azoospermie wird nach 2-5 Mon. erreicht, insg. wenig NW u. die Azoospermie ist nach dem Absetzen reversibel), Langzeitergebnisse stehen aber noch aus.

Kompl:
* Geringe Nebenwirkungsrate - ggf. Inguinal- od. Skrotalhämatom, Infektion, Fadengranulom, Samengranulom, Komplikationen an Hoden oder Nebenhoden i.d.R. nur bei unsachgemäßer Durchführung, sexuelle Funktionsstörungen, Anorgasmie usw. haben eher psychische Ursache
* Unterbindung einer falschen anatomischen Struktur ⇨ Zeugungsfähigkeit bleibt
* Spermagranulom mit spontaner Rekanalisierung ⇨ erneute Zeugungsfähigkeit
* Postvasektomie-Schmerz-Syndrom: seltene Spätkomplikation, Ther: Versuch der med. Behandlung mit NSAR, Tragen eines Suspensoriums, bei Spermagranulom Resektion, ultima ratio ist die Orchiektomie

Refertilisation

Bei Wunsch nach Wiederherstellung der Fertilität nach einer Vasektomie ⇨ **Refertilisations-Op**

Epid: Bis zu 10 % der vasektomierten Männer wünschen später eine Refertilisierung, z.B. wegen neuer Partnerschaft (der Eingriff wird i.d.R. von den Krankenkassen jedoch nicht bezahlt, die Vasovasostomie ist aber günstiger als die In-vitro-Methode MESA od. TESE zur Befruchtung).

⇨ deshalb wird bereits während der Vasektomie auf eine nicht zu großzügige Resektion des Samenleiters und eine Interposition von Bindegewebe geachtet.

Ther: Op: mikrochirurgische **Vasovasostomie** des Duct.deferens durch End-zu-End-Anastomose

Prog: Hohe Erfolgsrate mit **70-90 %** (je kürzer das Intervall zwischen Vasektomie und Vasovasostomie, desto besser sind die Erfolgsaussichten). Bei fehlendem Erfolg MESA/TESE.

Kompl: Postoperative narbige Obstruktion des Samenleiters in bis zu 10 % d.F.

HERNIEN

Syn: Lat. hernia = Bruch, engl. hernia, ICD-10: K40 - K46

Def: **Vorfall von Eingeweideanteilen** (= ***Bruchinhalt***) in eine **Vorbuchtung des parietalen Peritoneums** (= ***Bruchsack***) durch eine **Bauchwandlücke** (= ***Bruchpforte***).

DD: Prolaps = Vorfall von Eingeweiden durch eine Lücke des Peritoneums, also nicht von Peritoneum bedeckt (Syn: Hernia spuria = falsche Hernie)

Ät:
- Bindegewebsschwäche, inkompletter fetaler Bauchwandschluss
- Erhöhter intraabdomineller Druck durch Pressen (chron. Obstipation), Husten (COLD), bei Dysurie (Prostataadenom), körperliche Belastung, Schwangerschaft, Trauma
- Aszites (Lebererkrankungen, portale Hypertension), intraabdominelle Tumoren
- Adipositas

Epid:
◊ Eines der häufigsten chirurgischen Krankheitsbilder
◊ Inzidenz: ca. 0,5-1 % der Gesamtbevölkerung, davon entfallen ¾ auf die **Leistenbrüche**

Etlg:
\# Äußere Hernien:
- Leistenhernie .... 75 % d.F.
- Nabelhernie (umbilikal u. paraumbilikal) .... 9 %
- Epigastrische Hernie .... 3 %
- Schenkelhernie .... 3 %
- Becken- u. Lumbalhernien .... 5 %

\# Innere Hernien: vor allem Zwerchfellhernien .... 5 %
Littré-Hernie: Einklemmung eines Meckel-Divertikels

\# Gleithernie: vorgefallenes Organ ist Teil des Bruchsackes (Zäkum, Sigma, Harnblase = Organe sind nur teilweise mit Peritoneum überzogen, peritonealer Bruchsack fehlt daher teilweise)

\# RICHTER-Hernie (Darmwandhernie): Herniation eines Darmwandanteiles in die Bruchpforte ohne Passagestörung (s. Abb.)

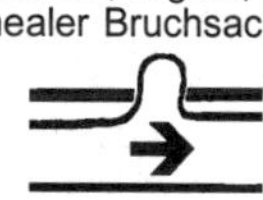

\# Eventerationshernie: Hernia permagna = großer Teil der Bauchorgane im Bruchsack, die sich hier organisiert haben und schwierig zu reponieren sind

\# Symptomatische Hernie: Hernie bei pathologischer Druckerhöhung im Abdomen (z.B. Tumor, Aszites)

\# Narbenhernie: Hernie als Folge einer Dehiszenz der Faszien einer Laparotomienarbe

Klin:
⇒ Oft nur geringe Beschwerden
⇒ Schmerzen beim Anspannen der Bauchmuskulatur (z.B. Heben schwerer Lasten, Pressen beim Stuhlgang)
⇒ Verminderte körperliche Leistungsfähigkeit
⇒ Peritoneale Reizung
⇒ Bruchgeschwulst ist das eigentliche Hauptsymptom
⇒ Stuhlunregelmäßigkeiten, evtl. Blutabgang

Diag:
1. Inspektion, immer beidseits durchführen, da in 20-30 % d.F. doppelseitige Befunde zu erheben sind
   Palpation der Bruchpforten unter Bauchpresse am stehenden Patienten

Hustenanprall gegen den tastenden Finger
Auskultation des Bruchinhaltes (Darmgeräusche?)

2. **Sonographie**, früher auch Diaphanoskopie (Durchleuchtung mit einer hellen Lampe)
3. Röntgen: Abdomen-Übersicht (Spiegel bei Ileus?), evtl. MDP, Kolon-KE
4. Bei jeder Hernie des Erwachsenen ist die **rektal-digitale Untersuchung** zum Ausschluss eines Rektumkarzinoms obligat (in manchen Kliniken wird routinemäßig auch eine Rektoskopie/Koloskopie durchgeführt)

Ther:
- Konservativ:
  - **Manuelle Reposition (= Taxis):** Ind: Bei kurzer Anamnese einer Einklemmung (<6 Std.) Technik: Pat. liegt auf harter Unterlage, Beine anziehen lassen, evtl. Analgesie: Ausmassieren des Darminhaltes mit beiden Händen u. behutsame Reposition ⇨ Cave! Reposition en bloc als Komplikation (s.u.)
  - **Bruchbänder:** Nur in Ausnahmen indiziert (strikte Ablehnung der Op, unvertretbar hohes Op-Risiko), da keine sichere Prophylaxe der Inkarzeration und die Bauchmuskulatur durch die Entlastung weiter atrophiert!
- Operativ: Prinzip ist die **Herniotomie + Hernioplastik**
  - Darstellung der Bruchhüllen, des Bruchsackes und der Bruchpforte
  - Versorgung des Bruchinhaltes (evtl. Darmresektion bei Inkarzeration)
  - Beseitigung des Bruchsackes (alleinige Reposition des Bruchsackes bei Gleithernien)
  - Verschluss der Bruchlücke, evtl. mit Verstärkung des Abschlusses und schichtweiser Wundverschluss
  - Postop.: Leichte körperliche Arbeiten nach 3-4 Wo., schwerere Tätigkeiten erst nach 3-6 Monaten

  ⊙ Relative Kontraindikationen: Übergroße Narben- u. Bauchwandhernien, Hernia permagna, alte Brüche mit großer Bruchpforte

Prog: Operationsletalität liegt unter 1 %, bei Inkarzeration steigt sie auf 10 %
Rezidivrate: in 5 % d.F.

Kompl:
* **Inkarzeration:** Schwellung, Rötung, Spontan- u. Druckschmerz; anfangs Ileussymptome, später toxische Folgen der **Darmgangrän** mit Peritonitis u. vitaler Bedrohung
  Sonderform: **Elastische Einklemmung:** Mit der Bauchpresse erweitert sich zunächst der Bruchring ⇨ Peristaltik treibt Darmschlinge in den Bruchsack, mit nachlassender Bauchpresse schnürt der Bruchring die Darmschlingen ab.
* **Darmwandbruch (= RICHTER-Hernie):** Einklemmung eines Teiles der Darmwand bei erhaltener Darmpassage ⇨ lokale Darmwandnekrose/Darmgangrän (am häufigsten bei Femoralhernien)
* **Netzeinklemmung:** Inkarzeration des Omentum majus in einen Bruchring
  Ther: Manuelle Reposition (= Taxis) bei kurzer Anamnese, danach Elektiv-Op zur Revision. Bei längerer Anamnese (>6 Std.) oder bei misslungener Taxis ⇨ sofort Op (Revision des Bruches, bei Inkarzeration Resektion des nekrotischen Netzabschnittes)
* Koteinklemmung: Die zuführende Darmschlinge wird zunehmend mit Kot gefüllt ⇨ Abklemmung der abführenden Schlinge am Bruchhals durch den Druck der Kotmassen
* Reposition en bloc: Bruchsack wird ohne Beseitigung der Einklemmung **mit der Bruchpforte verlagert** (Bruchgeschwulst selbst ist von außen nicht mehr zu sehen, der Bruchhals mit Einklemmung bleibt aber bestehen!)
* Bruchentzündung (Inflammatio herniae)
* Irreponibilität (Hernia accreta) durch Verwachsungen der Darmschlingen oder bei gekammerten Hernien
* Bei Leistenhernien-Op: Hodenschwellung, Hodennekrose oder Hodenatrophie bei intraoperativer Verletzung des Samenstranges

DD: In der Leistenregion: Lymphome, ektope Hoden, Hydrozelen, Varixknoten, Abszesse, Zysten u. Tumoren, Adduktorensehnentendopathie (Fußballspieler)

LEISTENHERNIE

Syn: Inguinalhernie, **Hernia inguinalis**, "Leistenbruch", ICD-10: K40.9

Anatomie: Verlauf des Leistenkanals:

Von dorsal lateral kranial nach ventral kaudal medial in einem Winkel von 15°, 4-6 cm lang.

Anfang: innerer Leistenring (Anulus inguinalis internus/profundus), ca. 1 cm oberhalb der Mitte des Leistenbandes,

Ende: äußerer Leistenring (Anulus inguinalis externus/superficialis): Oberhalb d. Tuberculum pubicum

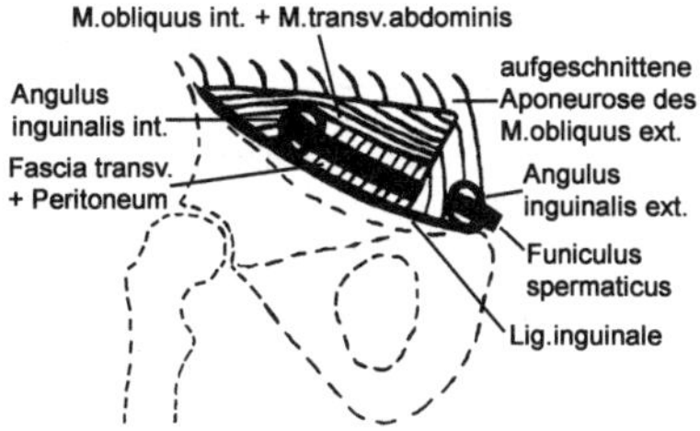

Wände des Leistenkanals:

Ventral: Aponeurose des M.obliquus externus

Dorsal: Fascia transversalis, Peritoneum parietale

Kranial: Unterrand des M.obliquus internus u. des M.transversus abdominis

Kaudal: Lig.inguinale (= POUPART-Band)

Inhalt: **Beim Mann:** Funiculus spermaticus (Syn: Samenstrang, engl. spermatic cord)
- Ductus deferens
- A.testicularis, A.ductus deferentis, A.musculi cremasteris
- Plexus pampiniformis (venöses Abflussgeflecht)
- Fascia spermatica interna (= Ausstülpung der Fascia transversalis)
- M.cremaster (kaudale Internusfasern)
- Fascia spermatica externa (= Ausstülpung der Externusaponeurose)
- R. genitalis des N.genitofemoralis
- Plexus testicularis (sympathisch)

Bei der Frau: Lig.rotundum (Lig.teres uteri), IMLACH-Fettpfropf

Epid:
◊ **Häufigste Hernienform** (75 %) des Menschen. 65 % sind indirekte, 20 % direkte Hernien und in ca. 15 % d.F. liegt eine kombinierte Hernie vor. Beidseitige Hernien in 15 % d.F.
◊ Prävalenz beim Mann: 2 %, **m** >> w (8:1, Kinder 9:1)
◊ Prädisp.alter: 55.-75. Lj. und 1. Lj. (insb. bei **Frühgeborenen**)
◊ In Deutschland 200.000 Operationen/Jahr, 10 % der Eingriffe entfallen auf Kinder <14 J.

Etlg:

Direkte (mediale) Leistenhernie: Die Durchtrittsstelle liegt medial der Vasa epigastrica (Fossa inguinalis medialis, HESSELBACH-Dreieck), der Bruchsack durchsetzt **die Bauchdecke** (Fascia transversalis) **senkrecht auf direktem Weg** u. verläuft zum äußeren Leistenring (keine Beziehung zum Inneren des Samenstrangs), **erworben**, meist (ältere) Männer.

Indirekte (laterale) Leistenhernie: Verläuft aus dem **inneren Leistenring** (Anulus inguinalis profundus, liegt lateral der Vasa epigastrica) durch den Leistenkanal zum äußeren Leistenring (Anulus inguinalis superficialis). Der Bruchsack ist von Kremasterfasern umgeben und kann bis zum Skrotum reichen. Entsteht durch ausbleibende Obliteration (Verklebung) des Processus vaginalis peritonei nach dem Descensus testis (= kongenital, **angeboren**) oder durch Erweiterung des inneren Leistenringes u. Vorstülpung von Peritoneum in den Leistenkanal (= **erworben**), eher Kinder und Frauen.

direkter Leistenbruch

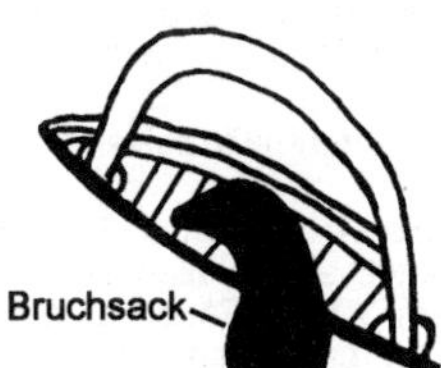

indirekter Leistenbruch

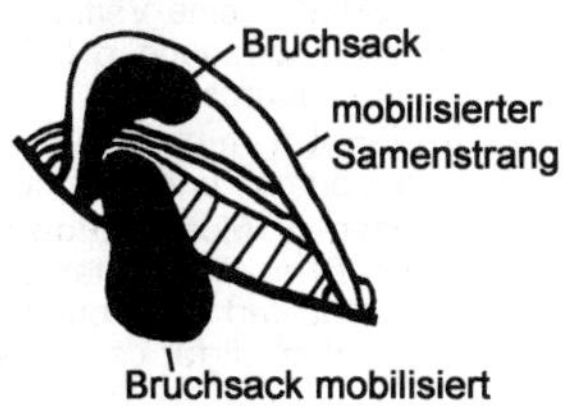

Klin: ⇒ **Schmerzen in der Leiste**
⇒ Ausmaß der Beschwerden korreliert nicht mit der Größe der Hernie
⇒ Hernia incipiens: Bruchsack im Leistenkanal. Klinisch Beschwerden in der Leiste, meist noch keine Vorwölbung tastbar ⇨ abwartende Ther. mögl.
⇒ Hernia completa: Austritt des Bruchsackes am äußeren Leistenring
⇒ Hernia scrotalis: Vordringen des Bruchsackes bis ins Skrotum
⇒ Neugeborene/Säuglinge (offener Processus vaginalis peritonei = indirekte Leistenhernie): Schwellung der Leiste beim Schreien und Rückbildung in Ruhe

Diag: 1. Anamnese und klinische Untersuchung: Inspektion: Vorwölbung in der Leiste
2. Palpation: beim Mann einstülpen der Skrotalhaut von unten um den untersuchenden Finger (wie ein Handschuh) und vorschieben bis vor den äußeren Leistenring am stehenden Patienten (der äußere Leistenring ist für die Fingerkuppe knapp passierbar) ⇨ **Hustenanprall** = bei einem manifesten Leistenbruch wölbt sich die Bruchgeschwulst gegen den untersuchenden Finger aus dem Leistenring hervor (bei Frauen kann die Diagnose bei nicht bestehender Bruchgeschwulst schwierig sein)

Ther: • Operativ: Ind: ist mit der Diagnosestellung wegen Gefahr der Inkarzeration gegeben (eine Studie aus 2006 relativiert dies für Leistenhernien bei Männern mit nur minimalen Beschwerden, da das Inkarzerationsrisiko nur 0,2%/Jahr bei alleiniger Beobachtung ist)

1.) Anästhesie: Eingriff ist in **Regionalanästhesie** (90 % d.F. mögl.), in Spinalanästhesie od. Vollnarkose (für das laparoskopische Verfahren) mögl.
Regionalanästhesie: 20 ml Mepivacain 1%ig (mit Adrenalin 1:200.000) od. Ropivacain 0,75%ig (Naropin®) fächerförmig in die Bauchwandschichten entlang des Leistenkanals und Leitungsanästhesie des N.ilioinguinalis u. N.iliohypogastricus (10-20 ml), während der Op. ggf. Nachinjektionen an der Basis des Bruchsacks od. am Os pubis
2.) Leistenschnitt, Durchtrennung der Externusaponeurose, Freilegung und Mobilisation des Samenstranges, Aufsuchen des Bruchsacks, Eröffnen und Reposition des Bruchinhaltes, Abtragen u. Nahtverschluss des Bruchsackes
3.) Verschluss der Bruchpforte: Prinzip: **Verstärkung** der Hinterwand des Leistenkanals (= zum Abdomen hin), schichtweiser Wundverschluss, nach der Op Zug am Testis zur Reposition des mobilisierten Samenstranges (sog. "EKG" = Eier-Kontroll-Griff)

Verstärkungsmethoden:
Es werden 2 grundsätzliche Methoden unterschieden:
1. Verstärkung durch **raffende Naht** und Doppelung von Faszien
- **Nach BASSINI:** Naht des M.obliquus internus und des M.transversus abdominis unter dem Samenstrang durch an die Innenfläche des Leistenbandes und als erster od. letzter Stich am Tuberculum pubicum. Dabei muss beachtet werden, dass die Samenstranggebilde an ihrer Austrittsstelle nicht zu stark eingeengt werden. Der Samenstrang wird mit der Externusaponeurose gedeckt oder nach subkutan (vor die Externusaponeurose) verlagert (Methode nach KIRSCHNER).
- **Nach SHOULDICE** ("Canadian repair"): Spaltung und **Doppelung der Fascia transversalis** mit fortlaufender Naht + Naht des M.obliquus int. und des M.transversus an das Leistenband (wie BASSINI)
- **Nach LOTHEISEN / MCVAY:** Naht des M.obliquus int. u. der Transversusfaszie an das COOPER-Band (Lig.pubicum superius)
- **Nach HALSTED-FERGUSON:** Naht des M.obliquus int. **über** dem Samenstrang an das Leistenband (Samenstrang liegt jetzt unter dem M.obliquus int.)
- Bei Frauen: hier kann der Leistenkanal fest um das Lig.rotundum verschlossen werden oder das Lig.rotundum kann durchtrennt werden
- Bei Kindern: keine Verlagerung des Samenstranges, da Gefahr der Hodenatrophie. Bruchsackabtragung, evtl. Methode nach HALSTED-FERGUSON und Vernähung der Externusaponeurose
- Bei Männern im hohen Alter: Ultima ratio nach mehreren Rezidiven ⇨ endgültige Sanierung durch Funikulo- und Orchiektomie
- Postoperativ: **Mobilisation noch am Op-Tag**, die Einlage eines kleinen Katheters intraoperativ in die Leistenregion, über den 3 x tgl. ein Lokalanästhetikum appliziert wird, erleichtert die Mobilisation (Entfernung am 3.Tag). Fäden ex am 10. Tag. Arbeitsunfähigkeit für ca. 2-3 Wochen, keine schweren Lasten für 10 Wochen tragen.

Bei großer postoperativer Flüssigkeitsansammlung (Serom) im Leistenbereich ggf. perkutane Punktion.

2. Verstärkung durch **spannungsfreie** (tension-free) Implantation eines **Kunststoffnetzes**. Dies kann offen oder endoskopisch / laparoskopisch erfolgen:
   - Op nach LICHTENSTEIN od. STOPPA: spannungsfreie Implantation eines **präperitonealen Netzes** aus Polypropylen (ca. 10 x 15 cm groß, Marlex®) od. Polyester (Mersilene®), das die Bauchwand verstärkt. Das Netz liegt auf den Muskelfaszien [Op. n. LICHTENSTEIN] bzw. zwischen Muskelfaszien und Peritoneum [Op. n. STOPPA].
     Zugang konventionell od. auch präperitoneal endoskopisch (**TEP** = totale extraperitoneale Plastik, der notwendige Präparationsraum wird mit einem Ballon geschaffen) mögl. + intraop. Antibiotikaprophylaxe (Cephalosporin)
   - Op nach RUTKOW (plug and patch): zusätzlich zum präperitonealen Netz (wie bei LICHTENSTEIN) wird zuvor noch ein Netzplug (sieht aus wie eine Blüte) in den Bruchkanal gedrückt und mit 1-3 Nähten dort fixiert (nach Einwachsen des Neztplugs verstärkt dies die ehemalige Bruchpforte erheblich)
   - Op nach GILBERT: Implantation eines doppelten verbundenen Netzes (sieht aus wie ein **H**). Die beiden Netzanteile liegen wie bei LICHTENSTEIN + STOPPA und sind durch die Bruchpforte miteinander verbunden
   - Laparoskopischer Hernienverschluss (**TAPP** = transabdominelle präperitoneale Plastik): Inzision des Peritoneums und Verschluss der Hernie durch Naht oder Clips **von innen** + Implantation eines 12 x 15 cm großen PTFE-Netzes (Gore-Tex®) über der Bruchpforte, danach Wiederverschluss des Peritoneums über dem Netz mit Clips + intraop. Antibiotikaprophylaxe (Methode und Nutzen ist umstritten, da diese Op ein intraperitonealer Eingriff mit zusätzlichen Risiken ist), Ind: insb. Rerezidive.

Prog: Letalität: 0,01-1 %; Rezidivrate 2-10 % (bei Op mit implantierten Netzen geringste Rate)

Kompl: * **Inkarzeration**, Koteinklemmung, Bruchentzündung (Inflammatio herniae)

Op:
* Postoperativer **Harnverhalt**
* **Hämatom, Serom, Wundinfektion**
* Verletzung oder **Einengung** der Vasa spermatica (meist zu stark verengter innerer Leistenring) ⇨ Hodenschwellung durch Abflussbehinderung, im Extremfall ischämische Orchitis mit Hodennekrose oder -atrophie ⇨ Ther: frühzeitige Revision
* **Durchtrennung des Ductus deferens** ⇨ Ther: Adaptation über Catgut-Schiene
* Darm-, Blasenläsion od. weibliche Adnexverletzung (insb. bei Gleithernie des Ovars bei Mädchen) mit Peritonitis
* Verletzung inguinaler Nerven ⇨ Sensibilitätsstörungen, inguinale Schmerzen
* Verletzung/Einengung der A./V.femoralis, V.iliaca ext. mit Thrombose oder Embolie
* **Rezidiv** und Rerezidiv nach einer Rezidiv-Op
* Netzimplantation: Nervenläsion beim Befestigen des Netzes, Serom, chronische Entzündungsreaktion, Fisteln, Netzschrumpfung, Netzlockerung, Netzunverträglichkeit
  Zusätzlich beim laparoskopischem Vorgehen (TAPP): Trokarhernie, Darmverletzung, Verklebungen des Darmes (wenn das Netz nach Wiederverschluss des Peritoneum nicht völlig bedeckt ist) ⇨ Darmarrosion

DD:
- **Adduktorensehnen-Zerrung**: Druckschmerz am Ursprung der Adduktorensehnen am Os pubis, insb. bei Sportlern (z.B. Grätschbewegung beim Fußball)
- **Leistenlymphome**: neoplastisch, entzündlich ⇨ Suche nach Fokus, z.B. Fußmykose
- Weichteiltumoren: Lipome, Malignome (Sarkom), Metastasen
- Senkungsabszess (Urogenitale Infektionen, Morbus CROHN)
- Varikosis der V.saphena magna, Aneurysma v. Becken-/Beinarterien
- Schenkelhernie
- Hernia scrotalis ⇨ DD: Hydrocele funiculi spermatici et testis, Varikozele, Lipome, Hodentumoren

SCHENKELHERNIE

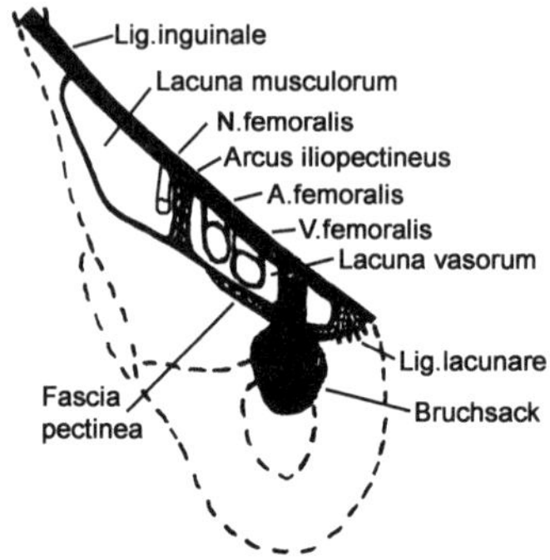

Syn: Femoralhernie, **Hernia femoralis**, Hernia cruralis, Merozele, ICD-10: K41.-

Anatomie: Die laterale Lacuna musculorum (mit Durchtritt des M.iliopsoas) wird durch den Arcus iliopectineus von der Lacuna vasorum getrennt. Medial ist die Lacuna vasorum durch das **Lig.lacunare** (GIMBERNATI) am Pecten ossis pubis (= Schambeinkamm) begrenzt. Die Bruchpforte liegt meist zwischen dem Leistenband (Lig.inguinale, kranial) und kaudal dem horizontalen Schambeinast (mit Lig./Fascia pectinea) in der medial gelegenen **Lacuna vasorum** medial d. Femoralgefäße.

Epid: Überwiegend bei adipösen **Frauen** (**w** >> m = 4:1), >50. Lj.

Klin:
⇒ Oft klinisch latent bis zum Zeitpunkt einer Einklemmung mit Ileussymptomatik (Dünndarminkarzeration, bis zu 40 % d. Pat.)
⇒ Tastbare Geschwulst unterhalb des Leistenbandes medial der A.femoralis
⇒ Dysurie u. Hämaturie (wenn Gleitbruch mit Blasenbeteiligung)

Diag:
1. Schwellung unterhalb des Lig.inguinale, mäßige Druckschmerzhaftigkeit
2. Sonographie

Ther:
- Operativ: Ind: baldmöglichste Op wegen der Inkarzerationsgefahr
  - Zugang von crural (= femoral): Bruch wird unterhalb des Leistenbandes freigelegt, der Bruchsack eröffnet, der Bruchinhalt reponiert, der Bruchsack abgetragen und der Rest nach intraperitoneal verlagert. Hierbei kann der Darm inspiziert werden, deshalb bei V.a. Inkarzeration diesen Zugang wählen. Anschließend Verschluss der Bruchpforte durch Naht des Leistenbandes an das Lig.lacunare am Pecten ossis pubis und der Fascia pectinea (COOPER) des horizontalen Schambeinastes. Alternativ kann ein kleiner Plug (sieht aus wie eine Blüte) aus einem Kunststoffnetz in den Femoralkanal geschoben und fixiert werden.
  - Zugang von inguinal: Nach Eröffnung des Leistenkanals wird der Bruch nach oben gezogen, abgetragen und übernäht.
  - Laparoskopischer Hernienverschluss: Verschluss der Hernie durch Naht oder Clips von innen (abdominal) + Implantation eines PTFE-Netzes (Gore-Tex®) über der Bruchpforte (wie bei Leistenhernie, s.o.)

Prog: Letalität unter 1 %, Rezidive 2-10 %

Kompl:
* Kombination mit Leistenhernie häufig (insb. bei Männern)
* **Inkarzeration** gefürchtet (vor allem Darmwandbruch, Richter-Hernie) mit Projektion der Schmerzen in die Leiste, Abdomen oder Oberschenkelinnenseite.
* **Ileussymptomatik!** Bei älteren Frauen mit Ileus immer an eine Schenkelhernie denken!

Op: * Infektion, Blutung, Verletzung der Femoralgefäße u. Nerven

DD:
- Leistenhernie
- Varixknoten oder Ektasie der V.saphena magna, Aneurysma der A.femoralis
- Lipome u. andere Weichteilgeschwülste, Lymphknotenschwellung, Senkungsabszesse

VENEROLOGIE

Syn: **Geschlechtskrankheiten**, venerische Krankheiten, engl. venereal diseases, **STD / STI** (engl. sexually transmitted diseases / infections, WHO-Begriff für durch Sexualkontakt übertragbare Krankheiten)

Etlg: # Sog. klassische Geschlechtskrankheiten: **Gonorrhoe** (Tripper), **Lues** (Syphilis) und in Deutschland sehr selten vorkommend: **Ulcus molle** (weicher Schanker) sowie **Lymphogranuloma venereum** (venerische Lymphknotenentzündung durch Chlamydia trachomatis Serotypen L1 - L3)

Andere sexuell übertragbare Erkrankungen:

- Bakterien: **Chlamydien** (insb. Chlamydia trachomatis Serotypen D - K), Mykoplasmen, Ureaplasma, Gardnerella vaginalis (bakterielle Vaginose, s. Kap. Kolpitis), Calymmatobacterium granulomatis (Granuloma inguinale)
- Viren: **Herpes genitalis** (HSV II), Condylomata acuminata (**HPV**), **HIV**, **Hepatitis B** u. **C**, Zytomegalie
- Pilze: Kandidose (Candida albicans, s. Kap. Kolpitis)
- Protozoen: **Trichomoniasis** (s. Kap. Kolpitis), Amöbiasis, Giardiasis
- Ektoparasiten (Epizoonosen): Scabies (Krätze, Krätzmilben, Sarcoptes scabiei var. hominis), Pediculosis pubis (Filz-/Schamläuse, Phthirus pubis)

Gesetzliche Bestimmungen

Eine nichtnamentliche **Meldepflicht** in Deutschland gem. § 7 IfSG = **Infektionsschutzgesetz** v. 20.7.2000, gültig seit 1.1.2001 (davor: Gesetz zur Bekämpfung der Geschlechtskrankheiten, GeschlkrG v. 1953 und Bundes-Seuchengesetz v. 1979) an das (örtlich) zuständige **Gesundheitsamt durch das Labor** besteht bei den Geschlechtskrankheiten nur noch für **Lues** und die **HIV**-Infektion. Alle übrigen, ehemals meldepflichtigen („klassischen") Geschlechtskrankheiten sind jetzt nicht mehr meldepflichtig (Ausnahme gem. § 6 IfSG: Meldepflicht besteht, wenn 2 od. mehrere Erkrankungsfälle auftreten, bei denen ein epidemiologischer Zusammenhang vermutet wird).
Eine Beratung und Untersuchung auf sexuell übertragbare Krankheiten wird in Deutschland durch die Gesundheitsämter gem. § 19 IfSG angeboten.

Epid: weltweit wird d. Prävalenz sexuell übertragbarer Krankheiten auf 300-400 Mio. Pat. geschätzt

Anmerkung: Die Diagnostik und Behandlung venerischer Erkrankungen wird häufig neben den Gynäkologen und Urologen auch von den Dermatologen und Allgemeinmedizinern durchgeführt.

Informationen: Dt. STI-Gesellschaft e.V., Ruhr-Univ., Gudrunstr. 56, 44791 Bochum, www.dstig.de

GONORRHOE

Syn: „Tripper", engl. gonorrhoea or clap, ICD-10: A54.0, Neugeborenenblennorrhoe A54.9

Ät: **Neisseria gonorrhoeae** (Syn: Gonokokken): gramnegative Diplokokken

Path: ♦ Infektionsmodus: sexuelle Kontakt- oder Schmierinfektion (Erregerreservoir ist nur der Mensch) über die **Schleimhäute** von Urethra, Vagina (selten), Cervix uteri, (Übertragung daher auch bei der Geburt mögl.), Rektum, Pharynx oder Konjunktiven

Epid: ◊ Inzidenz: nach alter Meldepflicht wurden in Deutschland 5 Fälle/100.000/Jahr = ca. 4.000 Erkrankungen/Jahr gemeldet. Es wird jedoch eine Dunkelziffer von 90 % geschätzt ⇨

vermutlich 25.000-40.000 Fälle/J. in Deutschland. Weltweit werden 106 Mio. Fälle/Jahr angenommen (insb. Asien und Afrika, hier gehäuft auch Antibiotika-resistente Stämme)!

◊ Prädisp.alter: 15.-25. Lj., **m** > w (2:1)

◊ Inkubationszeit: meist 3 Tage (2-7 Tage)

Klin: ⇒ Frau: in 60-80 % d.F. **keine** oder nur geringe **Symptomatik**

- Untere Gonorrhoe: **Zervizitis**, Fluor genitalis, **Urethritis**, Brennen beim Wasserlassen, Bartholinitis

  Vulvovaginitis gonorrhoica (vaginaler Befall ist bei erwachsenen Frauen aufgrund der Schutzfunktion durch die Scheidenflora sehr selten. Bei Mädchen vor der Pubertät oder im Senium kann durch die dann fehlende Östrogenstimulierung des Vaginalepithels eine Kolpitis vorkommen): geröteter und schmerzhafter Introitus
- **Keimaszension** ⇨ obere Gonorrhoe: Endometritis, Salpingitis gonorrhoica mit ziehenden bis kolikartigen Unterbauchschmerzen

  Beidseitige Pyosalpinx und Pelveoperitonitis mit peritonitischen Zeichen: hohes Fieber, Übelkeit, Erbrechen und Abwehrspannung

⇒ Mann: 10-30 % d.F. keine oder nur geringe Symptome

- Schmerzen/Brennen beim Wasserlassen (Dysurie), **eitriger Ausfluss** (typischer sog. „Bonjour"-Tropfen morgens)
- Keimaszension ⇨ Epididymitis, Prostatitis, Spermatozystitis

⇒ Bei Oralverkehr Pharyngitis mögl., bei genital-analem Verkehr Proktitis mögl.

⇒ Neugeborene: **Gonoblennorrhoe** (= eitrige Konjunktivitis des Auges des Neugeborenen, Syn: Blennorrhoea neonatorum, Conjunctivitis gonorrhoica bis zur Erblindung) nach einigen Tagen durch Übertragung beim Geburtsvorgang (im Zervikalkanal), selten Sepsis

Diag:
1. Anamnese (Infektionskontakt) und klinische Untersuchung
2. Gynäkologische/urologische Untersuchung: **Abstrichentnahme** von der Zervix und Urethra bei der Frau bzw. von der Urethra beim Mann, ggf. auch anal u. pharyngeal
3. Abstrichpräparat: **mikroskopisch** sind die **Diplokokken** meist zelladhärent od. intrazellulär in den Leukozyten gelegen (Methylenblau- od. Gram-Färbung), jedoch nur bei akuter Infektion leicht nachzuweisen

   Kultur auf Blutagar (Transport in das Labor auf geeignetem Transportnährböden, da die Gonokokken sehr empfindlich sind) ⇨ Anzüchtung und Resistenztestung

Ther:
- Einfache Gonorrhoe: **einmalige Gabe** eines beta-Lactamase-stabilen **Cephalosporins** (Ceftriaxon 500 mg i.m., Rocephin®) (orale Alternativen sind 1 x 400 mg Cefixim oral, Suprax® od. auch Gyrasehemmer 1 x 400 mg Ofloxacin oral, Tarivid®) plus **Azithromycin** (1 x 2.000 mg oral, Zithromax®). Bei gleichzeitiger Chlamydieninfektion od. Epididymitis/Orchitis dann Doxycyclin für 7 Tg. (2 x 100 mg/Tag, Doxy®).

  Wegen zunehmender **Antibiotika-Resistenz** der Gonokokken gegen Penicillin (bis 80 %, insb. bei „importierten" Infektionen aus Asien) wird dieses nicht mehr eingesetzt und das früher verwendete Aminoglykosid Spectinomycin (Stanilo®) ist nicht mehr erhältlich.
- Bei ausgedehnterer = oberer Form: Ceftriaxon 1 x 500 mg (bei Dissemination 1.000 mg) i.v. od. i.m. für 10 Tage bzw. entsprechendes Antibiotikum nach Resistenzbestimmung
- **Kontrolle** nach 1 Wo. (erneuter Abstrich) sowie nach 6-8 Wo. Kontrolle auf eine mögl. gleichzeitige Lues-Infektion (TPHA-Test)
- Immer **Partnermitbehandlung**!

Prog: Gut, die Gonorrhoe hinterlässt aber keine Immunität (⇨ jederzeit neue Infektion mögl.).

Kompl:
* **Gleichzeitige Zweitinfektion mit Chlamydien** in 10-30 % d.F. (Chlamydia trachomatis, Serotypen D – K): häufigste Geschlechtskrankheit in Europa/USA, Klin: häufig asymptomatisch od. Urethritis
* Harnröhrenstrikturen
* Frau: Perioophoritis, Tuboovarialabszess, Peritonitis, Perihepatitis acuta gonorrhoica (Leberkapselentzündung, Syn: FITZ-HUGH-CURTIS-Syndrom), chronische Adnexitis mit Verklebungen ⇨ **tubare Sterilität** od. Gefahr einer Tubargravidität

* <u>Schwangere:</u> Chorioamnionitis, vorzeitiger Blasensprung, vorzeitige Wehen, Frühgeburtlichkeit, septischer Abort, Fieber während und nach der Geburt, Endometritis postpartal
* <u>Disseminierung</u> (selten, in 0,5-3 % d.F.): Iritis, Iridozyklitis, benigne Gonokokkensepsis, Meningitis, Arthritis (meist Monarthritis), Pleuritis, Peri- und Endokarditis, Hautabszesse
* Antibiotika-Therapie: zunehmende Resistenzentwicklung der Gonokokken (insb. gegen Penicillin) ⇨ immer **Kontrollabstrich** nach Ther. machen.

<u>Proph:</u> ♥ **Sexualhygiene** (Kondome)

♥ <u>Neugeborene:</u> früher Silbernitrat-Augenprophylaxe (= **CREDÉ-Prophylaxe**, 1%ige $AgNO_3$-Lösung) direkt nach der Geburt in den Bindehautsack des Neugeborenen geben. Heute <u>nicht</u> mehr gesetzlich empfohlen und wegen NW (lokale Reizung des Auges, schwache Wirksamkeit gegen Chlamydien) seltener angewendet. Alternativ als Prophylaxe gegen die Gonoblennorrhoe lokal Erythromycin-Lösung 0,5%ig mögl.

<u>DD:</u> – Chlamydien-, Mykoplasmen-, Ureaplasmeninfektion

– DD der oberen Gonorrhoe bei der Frau: Tubargravidität, Ovarstieldrehung (z.B. durch eine große Zyste od. Tumor), Appendizitis

LUES

<u>Syn:</u> **Syphilis**, harter Schanker, Progressive Paralyse, Tabes dorsalis, ICD-10: A50 – A53

<u>Ät:</u> **Treponema pallidum** (nach neuer Nomenklatur Treponema pallidum subspecies pallidum genannt): Spirochäten mit 6-24 Windungen, rotierende Bewegungen

<u>Path:</u> ♦ <u>Infektionsmodus:</u> **sexuelle Übertragung** (Lues acquisita), diaplazentar (insb. >20. SSW, **Lues connata**) oder im Geburtskanal aus frischen Syphilisläsionen der Mutter

Bei Hautläsion ist auch eine Schmierinfektion mögl. (Untersuchungshandschuhe tragen)

Die **diaplazentare Übertragung** von der Mutter auf den Fetus ist bevorzugt ab der 20. SSW mögl. Unbehandelt führt die Infektion dann meist zum intrauterinen Fruchttod oder zur Frühgeburt mit einer Lues connata, nur in 15 % der unbehandelten Fälle kann mit einem gesunden Neugeborenen gerechnet werden.

♦ <u>Inkubationszeit:</u> im Durchschnitt 3 Wochen bis zum Primäraffekt (2-10 Wo. mögl.)

<u>Epid:</u> ◊ <u>Inzidenz:</u> offiziell 5,5/100.000/Jahr in Deutschland (ca. 4.000 Fälle/Jahr, seit dem Jahr 2000 ansteigende Inzidenz) und hohe Dunkelziffer geschätzt.

In Europa/USA wieder **vermehrtes Auftreten**, insb. bei **homosexuellen Männern**!

◊ <u>Prädisp.alter:</u> 25.-39. Lj. , **m** >> w (= 14:1)

◊ Konnatale Lues: sehr selten in Deutschland, ca. 4-7 Fälle/Jahr (weltweit aber 250.000 Fälle/Jahr geschätzt!)

◊ **Meldepflichtig** gem. IfSG (nichtnamentliche Meldung durch das Labor)

<u>Klin:</u> ⇒ <u>Primärstadium</u> (Beginn ca. 3 Wo. nach Infektion): **Ulcus durum** (Syn: Primäraffekt, „harter Schanker" = **schmerzloses** Ulkus mit hartem Randsaum an der Eintrittsstelle (Introitus vaginae, Zervix, Penis (Balanitis specifica syphilitica), Mund od. Rektum) und regionäre (inguinale), derbe schmerzlose Lk-Schwellung („Bubo"), Ödem der Labien

⇒ <u>Sekundärstadium</u> (nach ca. 9-24 Wochen ⇨ systemische Manifestation): nässende Papeln im Anogenitalbereich (**Condylomata lata,** hoch infektiös!) meist ohne Beschwerden, infektiöse Roseolen (sog. Erstlings**exanthem)** und palmare/plantare Papeln (makulöses Exanthem an Handtellern und Fußsohlen), Kopf- u. Gliederschmerzen, allgemeine Lk-Schwellung, frühluische Meningitis mögl. (Lues cerebrospinalis), Iritis, Hörminderung bis zum Hörverlust, Alopezie (reversibel)

⇒ <u>Tertiärstadium</u> mit einer Latenz von 6 Mon. bis 10 J. nach dem Primäraffekt: papulomatöses Syphilid, subkutane Granulome (= Gummen) evtl. mit Ulzerationen, interstitielle fibröse Entzündung innerer Organe, Aortenaneurysma (luische **Mesaortitis** der thorakalen Aorta mit einer Latenz von 10-20 Jahren, auch Aneurysma dissecans), spätluische **Meningitis** mögl. (Lues cerebrospinalis), autoimmune Kältehämoglobinurie

⇒ Quartärstadium/Neurolues (früher Metalues, Metasyphilis genannt, nach 8-12 Jahren): **Lues cerebrospinalis:** Vaskulitis und obliterierende Endarteriitis (HEUBNER-Krankheit) mit zerebraler Minderperfusion / ischämische Insulte (A.basilaris, A.cerebri med.), Meningoenzephalitis und Myelitis, Hirnnervenausfälle (Augenmuskelparesen, Pupillenstörung s.u.), Neuritis des N.opticus, faziale Sensibilitätsstörungen, meningeale Gummen

Progressive Paralyse: Befall der grauen Hirnsubstanz = luische Enzephalitis (insb. des Stirnhirns, Stammganglien, Kleinhirn) ⇨ **Psychische Symptome:** Persönlichkeitszerfall, Schlafstörungen, flache Euphorie u. triebhafte Enthemmung, Entwicklung einer **Demenz**, Unruhe der mimischen Muskulatur, Sprechstörungen, plumpe unsichere Bewegungen, Pupillenstörungen. Histo: Eisenpigmentablagerungen im Cortex, Mikrogliavermehrung

Tabes dorsalis („Rückenmarkschwindsucht"): Betroffen sind die Hinterstränge und die hinteren Wurzeln im Rückenmark ⇨ sensible Ataxie, Störung der Schmerzempfindung (Hypästhesie und verzögerte Schmerzwahrnehmung = hintere Wurzel), plötzlich einschießende lanzierende Schmerzen, Ausfall der Muskeleigenreflexe an der unteren Extremität, Blasenstörung (Harnretention, Inkontinenz, Zystitis) und Potenzstörungen (= Sakralmark), tabische Optikusatrophie und Pupillenstörungen, Augenmuskelparesen, tabische Arthropathie, Spontanfrakturen

⇒ Lues connata: erhöhte Frühgeburtlichkeit, bullöses **Syphilid** an Handtellern und Fußsohlen, später auch generalisiert und periorale Vernarbungen (FOURNIER-Zeichen), **Syphilisschnupfen** (hämorrhagisch, Coryza syphilitica), Hepatosplenomegalie, Ikterus (Hyperbilirubinämie), basale Meningitis, hypersekretorischer Hydrozephalus, Chororetinitis, **Osteochondritis** und schmerzbedingte Pseudoparalyse (PARROT)

später = Lues connata tarda (Symptome ab dem 2. Lj., wenn nicht behandelt wurde): Sattelnase, Tennisschlägerdaumen, Säbelscheidentibia, vorgewölbte Stirn und HUTCHINSON-Trias: tonnenförmige Schneidezähne, Innenohrschwerhörigkeit, Keratitis parenchymatosa

Diag:
1. Anamnese (Primäraffekt?) und gynäkologisch/urologische Untersuchung
   Erregernachweis in der Dunkelfeldmikroskopie (z.B. aus dem Primäraffekt od. den Kondylomen, die Spirochäten sind etwa 3fach so groß wie Erythrozyten)
2. Labor: Screening: **TPHA-Test** (= Treponema-pallidum-Hämagglutinationstest), FTA-ABS-Test (= Fluoreszenz-Treponemen-Ak-Absorptions-Test) als Bestätigungstest und insb. auch **IgM**-spezifisch mögl. (= Nachweis einer frischen Infektion, z.B. bei Neugeborenen), VDRL-Kardiolipinmikroflockungstest (= Veneral-disease-research-laboratory-test) oder KBR (= Komplementbindungsreaktion) mit Titer zur Verlaufskontrolle unter Therapie
   Ein HIV-Test sollte mit durchgeführt werden.
3. CCT: Endstrominfarkte bei Endarteriitis, Gummen als hypodense Herde, Stirnhirnrindenatrophie, Hydrocephalus int. et ext. im Stadium der Neurolues
4. Neurologische Untersuchung u. Liquorpunktion im Quartärstadium: Diagnostik auf Pupillenstörung: Pupillenstarre = (ARGYLL-)ROBERTSON-Zeichen mit entrundeter Pupille + Miosis + Aufhebung der konsensuellen und direkten Lichtreaktion bei intakter Konvergenzreaktion, verzögerte Akkommodation, ROMBERG-Stehversuch und UNTERBERGER-Tretversuch mit geschlossenen Augen sowie Blindgang (sensible Ataxie)

Ther:
- Med: Benzyl**penicillin**-Benzathin einmalig 2,4 Mio. I.E. **i.m.** (Pendysin® 1,2 Mega, gluteal li. + re.), bei späterem/ungekanntem Stadium 3 mal 2,4 Mio. I.E. am Tag 1, 8 u. 15. Bei Penicillinallergie Erythromycin (4 x 500 mg/Tag) od. Doxycyclin (2 x 100 mg/Tag, Doxy®) für 14-21 Tage mögl.
  Immer auch an Diagnostik und Mitbehandlung des Partners denken!
- Neurolues: Penicillin G hochdosiert 5 x 5 Mio. I.E./Tag i.v. für 14 Tage od. Doxycyclin (4 x 200 mg/Tag für 28 Tage)
- Schwangerschaft: **unverzüglicher Therapiebeginn** mit Penicillin (gleiche Dosierung und Dauer wie oben), bei Penicillinallergie mit Ceftriaxon od. Erythromycin
- Neugeborene (bei Lues connata): Penicillin 3 x 50.000 I.E./kgKG/Tag i.v. für 14 Tage

Prog: Bei rechtzeitiger Antibiose gut, Todesfälle (z.B. durch Apoplex, Demenz, Aortenaneurysma, Marasmus) werden bei uns heute fast nicht mehr gesehen.

Kompl: * Koinfektion mit **HIV** u. bei HIV-Infektion aggressiverer Verlauf der Lues, Neurolues
* Med: **JARISCH-HERXHEIMER-Reaktion** (Reaktion auf die Toxinfreisetzung bei Ansprechen der Antibiotikatherapie bis hin zum Endotoxinschock mit akutem Herzversagen)
Ther: Glukokortikoide, Umsetzen der Antibiose auf Tetracyclin

Proph: ♥ Sexualhygiene (Kondome)
♥ Lues-Serologie (TPHA-Test) gehört zum Routinescreening bei der ersten **Schwangerschaftsvorsorgeuntersuchung**

DD: – Ulcus molle (kurze Inkubationszeit, weiches schmerzhaftes Ulcus und schmerzhafte inguinale Lymphknotenschwellung)
– Lymphogranuloma venereum
– Atypisch verlaufende HSV-Infektion (Herpes genitalis)
– BEHÇET -Syndrom (Autoimmunologisch bedingte genitale u. orale Aphthen, Vaskulitis)
– Neurolues: tuberkulöse Meningitis, Hirntumoren, Hirnischämie andere Genese, ADIE-Syndrom (= Pupillenstörungen + Erlöschen von Muskeleigenreflexen), Polyneuropathie
– Treponema pallidum pertenue: Frambösie (Himbeerkrankheit) durch Schmierinfektion in feuchtwarmen Regionen Afrikas, Klin: himbeerartige Primärläsion an Gesicht u. Extremitäten, später Hyperkeratosen, Ulzera, Osteitis, Periostitis, gummöse Knochen- und Knorpelzerstörungen, Ther: Penicillin G

ULCUS MOLLE

Syn: Weicher Schanker, ICD-10: A57

Ät: **Haemophilus ducreyi** (Syn: Streptobacillus des weichen Schankers): gramnegative, sehr kleine, fakultativ anaerobe, unbewegliche Stäbchenbakterien aus der Familie der Pasteurellaceae. Reservoir ist nur der Mensch.

Path: Infektionsmodus: fast ausschließlich sexuelle Übertragung

Epid: ◊ Inzidenz: In Deutschland **sehr selten**, vor allem in Afrika, Südostasien und Lateinamerika vorkommend, dort Prävalenz bis zu 5 % (Prostituierte und HIV-Infizierte), geschätzt werden 7 Mio. Erkrankungen/Jahr weltweit.
◊ **m** >> w (10 : 1)
◊ Inkubationszeit: **kurz**, 1-3 Tage (max. 10 Tg.)

Klin: ⇒ An der Eintrittsstelle (Frauen: große u. kleine Labien, Männer: Glans, Frenulum, Preputium) ein oder mehrere rundlich-ovale, **weiche** und **druckschmerzhafte** bis markstückgroße Geschwüre mit gezackten, unterminierten Rändern und gerötetem Saum
⇒ Wochen später schmerzhafte Schwellung und **Abszessbildung der Leistenlymphknoten** („Bubo"), die spontan durch die gerötete Haut aufbrechen können

Diag: 1. Anamnese (ungeschützter Sexualkontakt), gynäkologische/urologische klinische Untersuchung und Abstrichentnahme (vom Geschwürsrand)
2. Mikroskopisch (Färbung nach Gram od. Giemsa): typische Kettenbildung der Stäbchen mit fischzugartiger Anordnung
3. Kultur: Anzucht auf Nährböden mit Blut- od. Hämoglobinzusatz und verlängerter Bebrütung in 5%iger CO_2-Atmosphäre

Ther: • Med: Azithromycin einmalig 1 g p.os (Zithromax®) od. Ceftriaxon 1 x 250 mg i.m. (Rocephin®) od. Erythromycin (3 x 500 mg/Tag) für 7 Tage
• Operativ: Ind: Abszessbildung der Leistenlymphknoten
– Inzision und Eiterentleerung, offene Wundbehandlung (Cave: infektiös)

Kompl: Die offenen Genitalulzera sind Eintrittspforte insb. für die HIV-Infektion und andere Geschlechtskrankheiten ⇨ Laborkontrolle durchführen

Proph: ♥ Sexualhygiene (Kondome)

DD:
- Lues (hat eine lange Inkubationszeit, Ulcus ist hart und schmerzlos, inguinale Lymphknotenschwellung schmerzlos)
- Herpes genitalis
- Frauen: Ulcus vulvae acutum LIPSCHÜTZ (schmerzhaftes Ulcus insb. an der Innenseite der kleinen Labien, Schüttelfrost, Fieber, meist vor dem 25. Lj. auftretend, rezidivierender Verlauf, Ät: ungeklärt, evtl. Form einer Aphthenkrankheit od. Herpesinfektion)

LYMPHOGRANULOMA VENEREUM

Syn: Lymphopathia venerea, Lymphogranulomatosis inguinalis, vierte Geschlechtskrankheit, NICOLAS-DURAND-FAVRE-Krankheit, ICD-10: A55

Ät: **Chlamydia trachomatis**, Serotypen L1 - L3

Path:
- ♦ Übertragung: **Sexualkontakte**, Schmierinfektion, sub partu (während der Geburt)
- ♦ Intrazellulärer wachsende Bakterien ⇨ Einschlusskörperchen (Einzelheiten s.u. Kap. Chlamydieninfektion)

Epid:
- ◊ Vorkommen insb. in den **Tropen** (Asien, Afrika, Südamerika, Karibik; in Deutschland sehr selten vorkommend und dann von Reisenden aus den Tropen eingeschleppt)
- ◊ Prädisp.alter: 20.-30. Lj.
- ◊ Inkubationszeit: 1-3 Wo. bis max. 6 Wo.

Klin:
- ⇒ Primärläsion: genital, rektal oder oral an der Eintrittspforte kleine schmerzlose, meist unbemerkt bleibende **Vesikel** und **Papel** für 2 Wo., dann nach 1-8 Wo. schmerzhafte **regionale Lymphknotenvergrößerung** („Bubo") im Genitalbereich ober- und unterhalb des Leistenbandes (= Furchenzeichen)
- ⇒ Später verbacken weitere Lymphknoten unter Einbeziehung der Haut (Vernarbung) ⇨ **Einschmelzung** u. Eitersekretion, **Fistelbildung**, Strikturen im Bereich von Pharynx, Trachea oder Rektum mögl.

Diag:
1. Anamnese und gynäkologische Untersuchung: inguinale Lymphknotenschwellung
2. Labor: IgG- und IgM-Nachweis mögl., mikroskopischer Nachweis der Einschlusskörperchen in der Giemsa-Färbung, DNA-Nachweis

Ther:
- Antibiotisch: Doxycyclin 2 x 100 mg/Tag (Doxy®), Erythromycin (4 x 500 mg/Tag) od. Ciprofloxacin für 3 Wo. bzw. bis zum Ausheilen der Läsionen + Partnermitbehandlung
  In der Schwangerschaft wird **Erythromycin** 4 x 800 mg/Tag p.os für 10 Tage geben + Partnermitbehandlung
- Operativ: Ind: Behandlung von Komplikationen, wie Fisteln, Strikturen, Elephantiasis

Prog: Ausheilung kann spontan unter Bildung kleiner eingezogener Narben erfolgen, keine dauerhafte Immunität.

Kompl:
- * Verlegung der Lymphbahnen führt zu Behinderung des Lymphabflusses ⇨ Entwicklung einer **Elephantiasis** genitoanorectalis möglich (Syn: Ulcus vulvae chronicum, Esthiomène)
- * Schwangerschaft: vorzeitiger Blasensprung, Amnioninfektionssyndrom, Frühgeburtlich-

keit, Endometritis post partum, Infektion des Neugeborenen im Geburtskanal (Konjunktivitis, Pneumonie)

Proph:
- Sexualhygiene (Kondome)
- Bei der ersten **Schwangerschaftsvorsorgeuntersuchung** in Deutschland **Abstrich** von der Zervix zum Nachweis von Chlamydia-trachomatis-Antigen
- Neugeborene: die Silbernitrat-Augenprophylaxe (1%ige $AgNO_3$-Lösung, gleichzeitig gegen die Gonorrhoe = CREDÉ-Prophylaxe) direkt nach der Geburt in den Bindehautsack des Neugeborenen gegeben, ist mittlerweile allgemein umstritten und insb. gegen Chlamydien nur gering wirksam.

DD:
- **Granuloma inguinale** (Syn: Donovanosis, Granuloma venereum):
  Ät: in tropischen u. subtropischen Ländern vorkommende Geschlechtskrankheit durch Calymmatobacterium granulomatis
  Klin: Knötchen an der Eintrittspforte, Ausbildung von schmerzlosen Granulationen im Anogenitalbereich (Analverkehr), meist ohne Lymphknotenschwellung, auch destruktives Wachstum mit Verstümmelungen u. Verlegung der Lymphgefäße mögl.
  Ther: Azithromycin (1 g/Woche), Cotrimoxazol (2 x 1 g/Tag) od. Erythromycin (4 x 500 mg/Tag) für 3 Wo., bei Schwangeren Erythromycin
- Lues, Ulcus molle, Tuberkulose, Mykosen, Tularämie, Pest
- Malignome, Lymphome, Lymphogranulomatose (HODGKIN-Lymphom)
- Sonstige Chlamydieninfektionen (s. folgendes Kap.)

CHLAMYDIENINFEKTION

Syn: Urethritis od. Zervizitis durch Chlamydien, genitale Chlamydiosen, ICD-10: A 56.0

Ät: Chlamydia trachomatis, **Serotypen D – K**

Path:
- Übertragung: Kontaktinfektion durch **Sexualkontakte**, Schmierinfektion od. **sub partu** (= Infektion des Neugeborenen während der Geburt bei Nachweis von Chlamydien im Geburtskanal, Risiko: 60 %)
- Erregerreservoir: ist ausschließlich der Mensch, insb. die **Endozervix** (in der Vagina der erwachsenen Frau sind Chlamydien nicht lebensfähig, die Keimaszension wird durch eine bakterielle Vaginose begünstigt). Die Infektion kann jahrelang symptomlos persistieren.
- Histo: obligat **intrazellulär** wachsende gramnegative Bakterien in Zylinderepithelzellen (Urogenital- oder Respirationstrakt) ⇨ bilden **Einschlusskörperchen**, diese enthalten die sog. „Elementarkörperchen", die dann aus der Zelle durch Ruptur des Einschlusskörperchen freigesetzt werden und infektiös sind

Epid:
- **Häufigste Geschlechtskrankheit** in Europa/USA, in Deutschland jährlich 300.000 genitale Chlamydieninfektionen geschätzt.
- Durchseuchung: Chlamydien lassen sich bei **3-10 % der Frauen** im sexuell aktiven Alter im Zervikalkanal nachweisen
- Inkubationszeit: 1-3 Wo. bis max. 6 Wo.

Klin:
- ⇒ Häufig **asymptomatischer Verlauf** (bei Frauen in bis zu 80 % d.F.)
- ⇒ Frau: (Endo-)**Zervizitis** mit schleimig-eitrigem Ausfluss, Bartholinitis, Urethritis mit Pollakisurie, Harndrang und Dysurie, Unterbauchschmerzen bei aszendierender Infektion (Adnexitis)
- ⇒ Mann: **Urethritis** mit Ausfluss und Brennen beim Wasserlassen, Epididymitis, Prostatitis, Proktitis mögl.
- ⇒ Allgemeinsymptome: Fieber, Gelenk-, Muskel- u. Kopfschmerzen
- ⇒ Disseminierte Symptome: Konjunktivitis, Perihepatitis (FITZ-HUGH-CURTIS-Syndrom), Periappendizitis, Meningitis, Arthritis, Erythema exsudativum, Erythema nodosum

⇒ Neugeborene bei perinataler Übertragung: Konjunktivitis (Risiko bis 50 %), interstitielle Pneumonie (10- bis 20%iges Risiko), Keimbesiedlung des Gastrointestinaltraktes, Otitis media, Gedeihstörung

Diag: 1. Anamnese und gynäkologische Untersuchung: gerötete Zervix, schleimig-eitriger Fluor, Portioödem/-erythem mit Kontaktblutung eher unauffälliger Tastbefund der Adnexen
Zervixabstrich ⇨ Abstrichpräparat: mikroskopischer Nachweis der Einschlusskörperchen in der Giemsa-Färbung od. mit fluoresceinmarkierten Ak, Direktnachweis im Abstrichpräparat auch mit Enzymimmunassay mögl. (Anmerkung: bei der normalen mikroskopischen Untersuchung mit Methylenblaufärbung kann eine Chlamydieninfektion nicht erkannt werden!)
2. Labor: DNA-Nachweis (**PCR** aus Abstrich od. Urin), auch mögl. kulturelle Anzüchtung (ist aber aufwändig) in McCoy-Zellkultur, IgG- und IgM-Nachweis (ELISA) im Serum, Leukozytose und BSG-Erhöhung bei ausgedehnter Infektion

Ther: • Antibiotisch: einmalige Gabe von 1.000 mg **Azithromycin** oral (Zithromax®)
oder Doxycyclin (2 x 100 mg/Tag, Doxy®), Erythromycin (4 x 500 mg/Tag) oder Ofloxacin (2 x 200 mg/Tag, Tarivid®) für 7 Tage
bei Salpingitis für 3 Wo., bei Arthritis ggf. bis zu 3 Mon. behandeln
+ immer **Partnermitbehandlung**
• Schwangerschaft: Erythromycin 4 x 800 mg/Tag p.os für 10 Tage geben + Partnermitbehandlung

Prog: Bei ausreichend langer Antibiose gut (sonst Rezidive mögl.)

Kompl: * **Aszendierende Infektion** ⇨ Endometritis, Salpingitis, Adnexitis, Infektion des kleinen Beckens (Pelveoperitonitis; Pelvic inflammatory disease), Perihepatitis
Cave: durch die Salpingitis kann es zur tubaren **Sterilität** oder Extrauteringravidität bei der Frau kommen
* Harnröhrenstrikturen
* Infertilität beim Mann (Verschlussazoospermie durch Epididymitis)
* REITER-Krankheit (meist bei Männern, reaktive Arthritis auf Infektionen mit gramnegativen Bakterien oder Chlamydien, mit genetischer Disposition, HLA-B27 pos.) mit der Trias (Mon-)Arthritis (großer Gelenke), Urethritis und Konjunktivitis
* Gleichzeitige Infektion mit Gonokokken (eine erneute Urethritis/Zervizitis [„postgonorrhoische Urethritis"] einige Tage nach abgeschlossener Penicillintherapie wegen einer Gonorrhoe kann Hinweis für eine Chlamydieninfektion sein, da die Chlamydien gegen Penicillin resistent sind)

Proph: ♥ Sexualhygiene (Kondome), Aufklärung insb. der Jugendlichen
♥ Bei der ersten **Schwangerschaftsvorsorgeuntersuchung** wird in Deutschland ein **Abstrich** von der Zervix zum Nachweis von Chlamydia-trachomatis-Antigen durchgeführt. Seit 2007 wird den Frauen bis 25 J. in Deutschland auch ein jährliches Chlamydien-Screening bei der normalen Vorsorgeuntersuchung angeboten.
♥ Neugeborene: die Silbernitrat-Augenprophylaxe (1%ige $AgNO_3$-Lösung, gleichzeitig gegen die Gonorrhoe = CREDÉ-Prophylaxe) direkt nach der Geburt in den Bindehautsack des Neugeborenen gegeben, ist mittlerweile allgemein umstritten und insb. gegen Chlamydien nur gering wirksam.

DD: – Andere venerische Infektionen, wie Gonorrhoe, Mykoplasmen, Ureaplasma, Gardnerella vaginalis, Trichomonaden
– Weitere Chlamydieninfektionen:
· Chlamydia trachomatis, Serotypen L_1 - L_3: Lymphogranuloma venereum (s.o.)
· Chlamydia trachomatis, Serotypen A - C: endemisches **Trachom** in tropischen und subtropischen Regionen mit Keratokonjunktivitis, später Vernarbungen bis zur **Erblindung** durch Übergreifen auf die Hornhaut (weltweit häufigste Ursache für eine Erblindung!, es werden 150 Millionen Infizierte geschätzt, in Deutschland dagegen eine extreme Rarität mit zuletzt 3 Infizierten im Jahr 1999), Ther: frühzeitig Tetracyclin- + Sulfonamid-Augensalbe, Proph: Hygiene

- Chlamydia psittaci: Ornithose, durch Papageien übertragen mit Bronchopneumonie, Fieber mit relativer Bradykardie, Splenomegalie, toxische Schädigung des Myokards, Kreislaufdekompensation, Thrombophlebitis, Ther: Tetracycline, Letalität bis 20 %
- Chlamydia pneumoniae: chronische Infektionen der Atemwege, hoher Durchseuchungsgrad in der Bevölkerung, Nachweis auch in atherosklerotischen Läsionen der Koronararterien (wird als Kofaktor bei der Entstehung der KHK diskutiert)

MYKOPLASMENINFEKTION

Syn: Urogenitaler Mykoplasmeninfekt, ICD-10: N39.0

Ät: Mykoplasmen = Gattung zellwandloser Bakterien der Familie Mycoplasmataceae:
- Mycoplasma hominis u. genitalium (sind fakultativ pathogen im Urogenitaltrakt)
- Ureaplasma urealyticum (fakultativ pathogen im Urogenitaltrakt)
- Mycoplasma pneumoniae (pathogen, verursacht Pneumonie)

Path:
- ♦ Übertragung: **Sexualkontakte**, Schmierinfektion, **sub partu** (= Infektion des Neugeborenen während der Geburt bei Nachweis von Mykoplasmen im Geburtskanal)
- ♦ In der Regel erfolgt eine manifeste Infektion zusammen mit anderen Erregern, da die Mykoplasmen im Genitalbereich nur fakultativ pathogen sind und zur normalen Urogenitalflora gehören (Infektiosität von der Keimzahl abhängig)

Klin:
- ⇒ Häufig keine Symptome (insb. bei Frauen)
- ⇒ Mycoplasma hominis: Entzündungen in der Vagina, Endozervix u. Urethra, Fieber post partum/abortum (durch Keimaszension nach der Geburt)
- ⇒ Ureaplasma urealyticum: Urethritis, auch Prostatitis mögl.

Diag:
1. Anamnese und gynäkologische Untersuchung: Abstrichentnahme aus der Zervix
2. Abstrich: mikroskopische Beurteilung aufgrund fehlender Zellwand und geringer Affinität zu Farbstoffen schwierig
3. Anzüchtung auf proteinreichen Nährböden (z.B. Pferdeserum): Mycoplasma-hominis-Kolonien sind winzig und typisch spiegeleiförmig, Ureaplasma-urealyticum-Kolonien wachsen ohne Hof, Bestätigung durch Nachweis der typischen Harnstoffspaltung mittels Indikator

Ther:
- Antibiotisch: **Doxycyclin** (Doxy®, 200 mg/Tag) od. Tetracyclin (4 x 500 mg/Tag) p.os für 10-14 Tage od. Azithromycin einmalig 1 g p.os (Zithromax®) od. Moxifloxacin
- Schwangere: z.B. bei vorzeitiger Wehentätigkeit und Nachweis einer Infektion Erythromycin 4 x 500 mg p.os für 10 Tage

Kompl:
- ∗ Parametritis (durch lymphogene Ausbreitung), Adnexitis ⇨ Sterilität mögl.
- ∗ Arthritis
- ∗ Bei Infektion in der Schwangerschaft erhöhtes Abortrisiko, vorzeitiger Blasensprung, Frühgeburtlichkeit, Chorioamnionitis, Meningitis mögl.
- ∗ Neugeborene: atypische Pneumonie (insb. bei Ureaplasma urealyticum)
- ∗ Mycoplasma pneumoniae: Übertragung durch Tröpfcheninfektion ⇨ atypische Pneumonie, Tracheobronchitis, Pharyngitis, Otitis media, weitere mögl. Kompl. sind Myokarditis, Perikarditis, hämolytische Anämie, thrombopenische Purpura, Arthralgien, Erythema exsudativum multiforme, Meningoenzephalitis, GUILLAIN-BARRÉ-Syndrom (Polyneuritis), Ther: Makrolid-Antibiotika od. Gyrasehemmer

Proph: ♥ Sexualhygiene (Kondome)

CONDYLOMATA ACUMINATA

Syn: Feigwarzen, Feuchtwarzen, spitze Kondylome, Papillomavirusinfektion, ICD-10: A63.0

Ät:
- **HPV** (**h**umanes **P**apilloma**v**irus), insb. Typ **6** u. **11** (>90 % d.F.), selten 42, 43, 44, 55 (DNA-Viren aus der Familie der Papovaviridae). Es sind bis heute mehr als 150 humane Papillomavirustypen bekannt, 20 davon gelten als potentiell onkogen (s.u. Kompl.)
- Prädisp: häufige und frühe Sexualkontakte, **Promiskuität**, **HIV-Infektion** (dann häufig therapierefraktär), Trauma, Mazeration, Balanitis, Phimose, Urethritis, Fluor vaginalis, Hämorrhoiden, Analekzem, Intertrigo, Condylomata lata (Lues), Zigarettenrauchen, Immunsuppressiva, Chemotherapie

Path:
- ♦ Reservoir: nur der Mensch
- ♦ Übertragung: Kontaktinfektion durch **Sexualkontakte** über Mikrotraumen an den Basalzellen der Epidermis (auch Schmierinfektion mögl.). Bei florider Infektion ist eine Übertragung auf das Neugeborene während des Geburtsvorgangs mögl.
- ♦ Histo: benigne papilläre Epitheliome (es werden nur die **Epithelzellen** infiziert, dort kommt es zur verstärkten Zellproliferation und Virusfreisetzung)
- ♦ Lok: fast ausschließlich genitoanal ⇨ Frauen: Vulva, Portio, seltener Urethra
  Männer: Penispreputium, Frenulum preputii, Glans penis, Urethra
  bei genital-analen Sexualkontakten auch perianale Kondylome mögl.

Epid:
- ◊ Inkubationszeit: 4 Wo. bis zu 6 Monaten
- ◊ Prävalenz: 6 % der Männer und 10 % der Frauen haben eine HPV-Infektion (im Alter von 20-30 J. haben 30 % der Frauen eine HPV-Infektion).
  Die Lebenszeitprävalenz beträgt 50-80 % bei sexuell aktiven Frauen, aber nur 10 % der infizierten Frauen entwickeln Kondylome (2/3 eliminieren das Virus innerhalb von 1-2 J.)
- ◊ Altersgipfel: **20.-25. Lj.**, geschätzt 30 Mio. Neuerkrankungen/Jahr weltweit, häufigste sexuell übertragene Infektion!

Klin:
- ⇒ Es kommen 2 Formen vor:
  - Zuerst stecknadelkopfgroße vereinzelte Knötchen (Papillome) an der Vulva, Vagina, Zervix, perianal, Penis. Diese werden dann zu **blumenkohlartigen**, papillären Gewächsen (**Condylomata acuminata**), die sich unbehandelt innerhalb von Monaten bizarr vergrößern und immer weiter beetartig ausbreiten (Typ 6 u. 11, in 90 % d.F.)
  - Eher flache Papeln (Condylomata plana) mit granulärer Oberfläche insb. beim Typ 16 u. 18 (sog. **bowenoide Papulose**) an der Portio, diese können auch pigmentiert sein
- ⇒ Allgemein: meist **keine Beschwerden**
- ⇒ Juckreiz, Brennen, Kontaktblutungen, brennende Schmerzen bei Berührung
- ⇒ Frauen: Fluor genitalis, Dysurie, Dyspareunie (Schmerzen beim Koitus)
- ⇒ Psychisch: Schuldgefühle, Krebsangst, Störung der Vita sexualis

Diag:
1. Anamnese und gynäkologische/urologische Untersuchung: typisches Aussehen der Condylomata acuminata (diagnostische Schwierigkeiten bereiten eher die flachen bowenoiden Papeln, DD: Carcinoma in situ), auch den Anus/Analkanal untersuchen
2. Bei vaginalem Befall Kolposkopie und Betupfen der Portio mit 3%iger Essigsäure insb. zur Diagnostik der flachen Kondylome (stellen sich als weißes Mosaik dar) ⇨ Abstrichentnahme: typische Koilozyten (sog. Ballonzellen) = große Zellen mit fast durchsichtigem Zytoplasma
3. Bei Urethrabefall Urethrozystoskopie, bei Befall der Analregion Proktoskopie durchführen
4. Bei extrem großen Kondylomen ggf. Biopsie zum Ausschluss eines Plattenepithelkarzinoms, bei Op. immer histologische Untersuchung durchführen
5. Labor: Nachweis viraler DNA durch Hybridisierung od. PCR, dabei auch Differenzierung der Typen mögl.

Ther:
- Med: Bei kleinen Feigwarzen **Lokalbehandlung** mit Podophyllotoxin-Auftragung (ist ein Mitosehemmstoff, Condylox®Lösung, Wartec®Creme 0,15%), **Imiquimod**-Creme (aktiviert die Makrophagen, Aldara®5% Creme für 2-6 Mon.) oder Silbernitratstift-Ätzung
  Phytotherapie (pflanzliche Med.): Salbe mit Extrakt aus grünem Tee (Veregen®)

- **Partnermitbehandlung** (zur Vermeidung einer „Pingpong"-Infektion), Aufklärung über die sexuelle Übertragbarkeit
- Bei häufigen Rezidiven Versuch einer Prophylaxe mit α2b-Interferon s.c. (Intron A®) alle 2 Tg 1 Mio. I.E. für 3 Wochen (od. für 1 Wo., dann 4 Wo. Pause, 3 x wiederholen) mögl.
- Operativ: Ind: große und multiple Condylomata acuminata
  Lokalanästhesie, dann Abtragung. Hierzu sind verschiedene Methoden mögl.:
  - **Abtragung mit dem CO_2-Laser**
  - Kryochirurgie (Vereisung = Kältenekrotisierung)
  - Elektrokoagulation und Entfernung mit dem scharfen Löffel
- Schwangerschaft: vor der Geburt behandeln, da intravaginale Übertragung (insb. HPV 6 u. 11) auf das Neugeborene während des Geburtsvorgangs mögl. (Risiko für Larynxpapillome). Ther. mit wöchentlicher lokaler Anwendung von Trichloressigsäure, im letzten Trimenon auch CO_2-Laserung mögl. Wenn die Ther. nicht erfolgreich ist, ggf. Entbindung mittels Sectio (aufgrund des geringen Risikos für die Larynxpapillome wird dies aber nicht mehr routinemäßig empfohlen).

Prog: Spontane Remission in 30 % d.F. innerhalb von 4 Monaten und 95 % innerhalb von 5 Jahren, operative Abtragung meist gut mögl., **Rezidive** aber in 25 % d.F. Bei fehlender Viruselimination durch das Immunsystem persistiert das Virus lebenslang (⇨ Risiko für Dysplasien bis zum Zervixkarzinom, s. Kompl.).

Kompl:
* Ulzerationen, Blutungen, Sekundär-/Superinfektion
* Riesenkondylome (Syn: Condylomata gigantea, BUSCHKE-LÖWENSTEIN-Tumor) mit invasivem, destruierendem Wachstum und Fistelbildung (semimaligne, HPV Typ 6, 11, 16)
* HPV Typ **16** u. **18** (auch 26, 31, 33, 34, 35, 39, 41, 45, 51, 52, 53, 56, 58, 59, 66, 68, 70, 73) führen häufig zu höheren Atypiegraden (**Dysplasie**) an der Portio/Zervix (flache, **bowenoide Papulose**), diese werden auch als sog. **high-risk HPV-Typen** bezeichnet ⇨ **CIN** (cervical intraepithelial neoplasia) ⇨ Risiko für invasives **Zervixkarzinom** (begünstigend sind zusätzliche chron. Infekte, Nikotinabusus u. HIV-HPV-Koinfektion)
  Auch bei Vulva-, Vagina-, Penis- und Analkarzinomen kann HPV-DNA häufig nachgewiesen werden, sodass auch hier eine Promotorfunktion der Karzinogenese angenommen wird. Erhöhte Inzidenz für Analkarzinome bei HIV-HPV-Koinfektion.
* Schwangerschaft: Geburtshindernis bei besonders großen Kondylomen
* Neugeborene: Risiko für Larynxpapillome, u. Papillome an Mund- und Nasenschleimhaut bei Infektion unter der Geburt

Proph:
- ♥ Sexualhygiene (Kondome)
- ♥ Krebsvorsorge: **Früherkennung** der präkanzerösen Vorstadien (CIN) durch regelmäßige Krebsfrüherkennungsuntersuchungen (ab dem 21. Lj.) in jährlichem Abstand mit vaginaler Untersuchung, Spekulumuntersuchung, Abstrichentnahme + Zytodiagnostik. Ziel: Erkennen einer Dysplasie bevor sich ein invasives Karzinom entwickelt.
  Ein zusätzliches HPV-Screening wird von den Fachgesellschaften ab dem 30. Lj. empfohlen (gehört aber bisher nicht zum Leistungskatalog der Krankenkassen).
- ♥ **Impfung:** Ein Impfstoff gegen die HPV-high-risk-Typen 16 u. 18 (Cervarix®) sowie ein 4fach-Kombinationsimpfstoff gegen **6, 11**, 16 u. 18 (Gardasil®) sind zugelassen und zeigen gute Wirksamkeit. Die Impfung wird für Mädchen im Alter v. 9-14 J. empfohlen und verringert die Zervixkarzinom-Inzidenz (s.o. Kap. zervikale intraepitheliale Neoplasie). Die Rate an Condylomen wird durch die 4-fach-Impfung um 90 % verringert.

DD:
- Fibrome (Fibromata pendulantia), **seborrhoische Warzen** („Altersflecken"), dermale Naevi
- Condylomata lata [Lues, s.o.]
- Molluscum contagiosum (Syn. Epithelioma contagiosum, MCV zur Gruppe d. Pocken-Viren gehörend), Übertragung durch Schmierinfektion, Inkubationszeit 2-8 Wo., Klin: genitale derbe Papeln mit Nabel (sog. **Dellwarzen**) und Juckreiz, Ther: nach Monaten meist spontane Rückbildung, ggf. Abtragung mit dem scharfen Löffel od. Laser
- Hirsuties papillaris glandis (Syn: Papillae coronae glandis): kleine Angiofibrome am Rand der Glans penis ohne Krankheitswert (entwicklungsgeschichtliche Rudimente)
- Ektopische Talgdrüsen am Preputium (ohne Krankheitswert)
- Genitale Papeln bei Psoriasis vulgaris (selten)
- Vulvakarzinom, Vaginalkarzinom, Zervixkarzinom, Peniskarzinom

HERPES SIMPLEX

Syn: HSV-Infektion, Herpes-simplex-Infektion, engl. herpes simplex virus, ICD-10: genital A60.0; labial B00.1

Ät: **Herpes-simplex-Virus** (DNA-Virus der Alphasubfamilie der Herpetoviridae) mit zwei Typen:
- HSV 1 = sog. oraler Stamm (Herpes labialis)
- **HSV 2** = sog. genitaler Stamm (**Herpes genitalis**)

die Zuordnung des jeweiligen Typs zur klinischen Lokalisation ist aber nicht obligat!

Path:
- ♦ Übertragung: Viren aus Herpesläsionen in Speichel, Urin und Stuhl enthalten ⇨ Infektion durch Schmier- od. Tröpfcheninfektion über Mikroläsionen in Schleimhäuten od. Haut
  - ⇨ Beim Herpes genitalis (HSV 2) fast ausschließlich über **Sexualkontakte**
  - ⇨ Neugeboreneninfektion: während der Geburt durch Herpesläsionen im **Geburtskanal** (bei florider Infektion der Mutter in 50 % d.F.), sehr selten auch diaplazentare od. aszendierende pränatale Infektion mögl. (bei Erstinfektion der Mutter während der Schwangerschaft)
    Zu beachten ist auch die mögliche Übertragung von Personal/Angehörigen, wenn diese einen floriden Herpes haben, auf das Neugeborene ⇨ Wichtig: Expositionsprophylaxe beachten, s.u.
- ♦ HSV penetriert als Nukleokapsid Nervenendigungen und breitet sich zentripetal im Axon bis zum zugehörigen Nervenganglion (beim Typ 2 in die Sakralganglien) aus. Dort persistieren die Viren **lebenslang**, eine **Reaktivierung** ist bei Irritation der latent infizierten Neurone (Fieber, Verletzung, Verbrennung, Sonnenlichtexposition, Menstruation) od. bei **geschwächter Abwehrlage** (Infektionskrankheiten, HIV-Infektion, Immunsuppression, konsumierende Prozesse, körperlicher od. psychischer Stress) mögl. ⇨ Rezidiv im gleichen Dermatom wie der Primäraffekt
- ♦ Lok: Vulva bzw. Penis (Herpes genitalis), Lippen (Herpes labialis), Gesicht (vor allem Naseneingang), Wangen, Ohrläppchen, Augenlider, Konjunktiven, Kornea, gluteal

Epid:
- ◊ Prädisp.alter: Beim Typ 1 Erstinfektion meist bis zum 5. Lj., verläuft dann in 99 % d.F. **inapparent** (= symptomlos), Typ 2 ab der Geschlechtsreife (zu 70 % ebenfalls inapparent).
- ◊ Serostatus: 90 % der Erwachsenen in Deutschland haben einen positiven HSV-1-Antikörper-Titer, beim Typ 2 sind es 10-30 % (mit steigender Tendenz)
- ◊ Inkubationszeit: 2-7 Tage

Klin:
- ⇒ Die meisten Infektionen erfolgen **ohne Symptomatik** und bleiben unbemerkt.
- ⇒ Allgemein: Prodromi sind Juckreiz und Spannungsgefühl, dann bilden sich **kleine, schmerzhafte Bläschen** (2-3 mm) mit **wasserklarem** Inhalt; nach 1-3 Tagen platzen diese und es bleiben kleine, **schmerzhafte Ulzerationen** mit rötlichem Randsaum, die dann verkrusten
- ⇒ Typ 1 (Herpes labialis): Bläschen am Lippenrand, als Komplikation Gingivostomatitis od. Keratokonjunktivitis mögl., auch genitale Manifestation mögl.
- ⇒ Typ 2 (Herpes genitalis): multiple, **gruppiert** angeordnete Bläschen im Bereich der Vulva, Vagina, Portio, Endozervix od. Glans penis, Rötung, Schwellung, Brennen, Fluor genitalis
  häufig Schwellung **inguinaler Lymphknoten**, evtl. auch geringes Fieber mögl.
  Schmerzen beim Wasserlassen, Kohabitationsschmerzen bzw. -unmöglichkeit
  bei genital-oralem Verkehr auch Pharyngitis, bei genital-analem Verkehr auch Proktitis mögl., weiter selten Nagelbettgeschwüre mögl.
- ⇒ Erstinfektion im Kindesalter (bei klinisch apparentem Verlauf): Gingivostomatitis herpetica (Maximalform: Aphthoid POSPISCHILL-FEYRTER), Vulvovaginitis herpetica, Herpes corneae

Diag:
1. Anamnese und gynäkologische Untersuchung: typische kleine Bläschen oder kleine Ulzerationen mit Krusten im Bereich der Vulva od. des Penis
2. Erregernachweis in der Zellkultur über Abstrich aus den kleinen Bläschen mögl.

3. Labor: Serologischer Nachweis von IgM- u. IgG-Antikörpern, bei V.a. Herpesenzephalitis DNA-Nachweis durch PCR

Ther:
- Med: Virustatikum (Guanosinanalogon, hemmt die DNA-Polymerase des HSV) **Aciclovir** (Zovirax®) lokal als Creme (bei HSV-Typ-1-Infektion 5 x tgl. auftragen für 5-10 Tage), bei HSV-Typ-2-Infektion, persistierenden Bläschenschüben od. Immunsuppression **oral** (5 x 200 mg für 5 Tage), bei schwerem Verlauf (Enzephalitis) auch i.v. (3 x 5 mg/kgKG für 5 Tage, Acic®)
  - Bei Rezidiv: alternativ zu Aciclovir kann auch Valaciclovir (Valtrex S®, 2 x 500 mg für 5 Tage) od. Famciclovir (Famvir®, 2 x 125 mg für 5 Tage) gegeben werden
  - Bei häufig rezidivierendem Herpes simplex (>6 Rezidive/Jahr): langfristige Suppressionsbehandlung mit Aciclovir 2 x 400 mg/Tag oder Valaciclovir 1 x 500 mg/Tag für (4-)12 Monate
  - Bei Aciclovir-resistenten HSV-Infektion (Pat. mit Immunsuppression, HIV-Infektion): Foscarnet (Foscavir®) 3 x 40 mg/Tag i.v. für 2-3 Wo.
  - Symptomatisch: bei starker Schmerzsymptomatik: Diclofenac (Voltaren®) 1-2 x 100 mg Supp. für einige Tage, lokal anästhesierende Salbe (Benzocain, Anaesthesin®-Salbe 20%)
- Schwangerschaft: während der Schwangerschaft und unter der Geburt kann die Herpes-Infektion (insb. bei akuter Primärinfektion der Mutter) auf den Fetus/das Neugeborene übergehen ⇨ lokale Ther. mit Aciclovir Creme (Zovirax®) od. Zink-Paste (Virudermin®), die systemische Aciclovir-Ther. ist nicht zugelassen, da embryo-/fetotoxische Wirkung nicht auszuschließen ist. Eine Prophylaxe mit 4 x 200 mg/Tag Aciclovir p.os ab der 36. SSW kann die Sektio-Rate vermindern (da nicht zugelassen, Individualentscheidung).

  Geburt: bei **floriden** Herpesläsionen im **Geburtskanal** Entbindung mittels Sectio caesarea (bevor es zum Blasensprung kommt), das Infektionsrisiko für das Kind sinkt damit von 50 auf 7 %
- Neugeborene: Schutz vor Infektion (Vermeidung von Kontakt zu Personen mit floriden Herpesläsionen), bei V.a. Infektion sofortiger Beginn der Ther. mit Aciclovir (Acic®) i.v.

Prog: Einfache Herpes-Bläschen heilen narbenlos nach 10-14 Tagen ab (in dieser Zeit besteht Infektiosität), die Herpes-Infektion kann in regelmäßigen Abständen wieder auftreten (Herpes simplex recidivans, dann meist mit geringeren Symptomen und weniger ausgedehnt). Herpes ist nicht heilbar, eine Viruseradikation ist nicht mögl. ⇨ **lebenslange Persistenz!**

Eine sehr ernste Prognose hat eine Neugeboreneninfektion, Letalität bis zu 50 %

Ein getesteter Impfstoff gegen HSV-2 war nicht wirksam und wurde aufgegeben.

Kompl:
* Gleichzeitige bakterielle Vaginose oder andere Geschlechtskrankheiten
* Sekundäre **Superinfektion** der rupturierten Bläschen durch Bakterien od. Candida
* Herpesenzephalitis (sehr ernste Komplikation mit hoher Letalität)
* Sakrale Radikulomyelopathie bei herpetischer Proktitis
* Diskutiert wird auch bei HSV Typ 2 eine Promotorfunktion zum Zervixkarzinom (jedoch nicht in dem Ausmaß wie bei der HPV-16- u. -18-Infektion) und Peniskarzinom
* Bei fortgeschrittener HIV-Infektion besonders schwere Manifestation mit großen Ulzerationen, Proktitis, Keratokonjunktivitis, nekrotisierender Retinitis mögl.

  eine bestehende HSV-2-Infektion begünstigt eine Übertragung des HI-Virus
* Leberversagen, hämorrhagische Diathese (extrem selten)
* Neugeborene durch intrapartale Infektion (**Herpes neonatorum**) und schwere Verlaufsformen bei Erstinfektion im Säuglings-/Kindesalter: **Herpessepsis**, **Meningoencephalitis** herpetica, Ekzema herpeticatum

  Expositionsprophylaxe: Vater, Personal u. Besucher mit einem floriden Herpes labialis sollten Neugeborenenstationen nur mit einem Mundschutz betreten und immer eine Händedesinfektion durchführen.

DD:
- Vulvitis pustulosa durch Candida albicans
- Trichomoniasis, Molluscum contagiosum, Lues (Primäraffekt), Herpes zoster
- BEHÇET-Krankheit (autoimmunologisch bedingte aphthös-ulzeröse Affektionen an Mund- u. Genitalschleimhaut)

- Juckreiz bei parasitären Erkrankungen (Epizoonosen, Übertragung beim Geschlechtsverkehr mögl.): Pediculosis pubis (Syn: Filzlaus, Phthiriasis pubis, Phthirus pubis) an den Schamhaaren od. Scabies (Krätzmilben, Sarcoptes scabiei) in den Interdigitalräumen und im Genitalbereich

  Ther: bei Läusen Dimeticon (Jacutin®Pedicul) und bei Scabies Benzylbenzoat (Antiscabiosum®) äußerlich, bei Kindern od. Schwangeren/Stillenden gegen Läuse auch Pyrethrumextrakt aus Chrysanthemen (Goldgeist®) mögl.
- Allergische Reaktion mit Pruritus und Kratzerosionen auf Reinigungs- u. Körperpflegemittel, Textilien, lokal applizierte Medikamente

HIV / AIDS

Syn: **AIDS = acquired immune deficiency syndrome**, erworbenes Immundefektsyndrom, ICD-10: B20 - B24, asymptomatische HIV-Infektion Z21

Ät: **HIV** = human immunodeficiency virus (frühere Bezeichnung HTLV III = human T-cell leucemia virus) Typ 1 (bisher 10 Subtypen bekannt: A - H u. 2x Typ O) und Typ 2 (4 Subtypen A - D) sind RNA-haltige **Retroviren** (= enthalten eine Reverse Transkriptase), direkt **lymphozytotrop** und auch **neurotrop.** Ursprünglich von einem Schimpansenvirus aus Afrika abstammend.

In Deutschland haben 85 % d. Pat. den Subtyp HIV-1B, weltweit am verbreitetsten ist der Subtyp HIV-**1C** gefolgt von -1A und -1B. HIV-2 ist sehr selten.

Path:
- HIV befällt die **T_4-Helfer-Lymphozyten**, Makrophagen, LANGERHANS-Haut-Zellen (als Eintrittspforte dient der CD_4-Rezeptor) und auch Fettzellen (über den CCR5-Rezeptor)
- **Serokonversion** = Auftreten von HIV-Antikörpern im Blut im Durchschnitt nach 2 Monaten, nach 6 Mon. sind 95 % HIV-Ak pos., einzelne Fälle zeigen noch spätere oder selten auch keine Serokonversion (Menschen mit homozygoter Mutation des CCR5-Rezeptor-Gens sind weitgehend immun gegen HIV. CCR5 ist ein Chemokinrezeptor an den T-Helferzellen ($CD4^+$-Zellen), den die HI-Viren auch zum Eintritt in die Zellen benötigen. Ebenfalls verminderte Anfälligkeit haben Menschen mit dem Blutgruppenmerkmal Pk)
- Es vermindert sich der Quotient T-Helfer zu T-Suppressorzellen (T_4/T_8, Norm = 2) durch Abnahme der absoluten (Norm: ca. 1.000/µl) und relativen Zahl der T-Helferzellen und Anstieg der T-Suppressorzellen (auf T_4/T_8 <1,2) und es folgt die allg. Abwehrschwäche.
- Durch die heutige Ther. lässt sich die Anzahl der Viren meist unter die Nachweisgrenze vermindern. Die Viren verbleiben jedoch lebenslang in den Memory-Cells (funktionell ruhende, immunkompetente B- u. T-Lymphozyten) und vermehren sich z.B. bei einem Therapieabbruch sofort wieder (⇨ AIDS ist bisher nicht heilbar).

Epid:
- ◊ Erstbeschreibung 1976 im damaligen Zaire, 1982 in Deutschland
- ◊ **M** >> w, z.Zt. **4 : 1** bei den HIV-Infizierten und 5 : 1 bei den AIDS-Erkrankten in Deutschland (auf der Welt hingegen mittlerweile ausgeglichenes Verhältnis! m = w)
- ◊ Infektionsmodus: **ungeschützter Sexualkontakt**, **I.v.-Drogenmissbrauch**, Blut- bzw. Blutprodukteübertragung, Organtransplantation, in der 3. Welt rituelle Beschneidung der Frauen, (rituelle) Tätowierungen, Piercing, medizinisches Personal: **Nadelstichverletzung** (bei Hohlnadelverletzung Risiko 1:20) und Blutkontakt

  Schwangerschaft: **Neugeborene** infizierter Mütter (in 20-30 % intrauterine Transmission und insb. intrapartale Übertragung bei vaginaler Geburt od. auch beim Stillen [insb. >5. Monat, in den Industriestaaten sollten HIV-pos. Mütter daher generell nicht stillen]) = sog. *vertikale Infektion*.

  In Deutschland derzeit 150-250 Geburten pro Jahr bei HIV-pos. Mutter, dabei kam es in 2014 zu 25 vertikalen Infektionen (meist weil die HIV-Infektion der Mutter unbekannt war und daher keine Ther. durchgeführt wurde, insb. betroffen sind Neugeborene von Migrantinnen aus Afrika, Osteuropa und Südostasien). Seit 2007 sind die Gynäkologen in Deutschland verpflichtet, den Schwangeren einen HIV-Test anzubieten.

◊ Risikogruppen: Promiskuitive Bi-/**Homosexuelle** (meist **Männer Sex mit Männern** (MSM), aktuell 55 % d.F.), Personen aus Hochrisikoländern (15 % d.F.), **intravenös Drogenabhängige** (5 % d.F.), Hämophiliepatienten (heute extrem selten), Krankenhauspersonal durch den Umgang mit Körperflüssigkeiten von infizierten Patienten (das Risiko beträgt aber selbst bei einer Stichverletzung an einer infizierten Nadel nur 0,3-5 %, bei Schleimhautexposition 0,1 %; weltweit sind einige hundert, in Deutschland ca. 50 berufsbedingte Fälle bekannt).

Die „Risikogruppe" **Heterosexuelle** hat in den letzten Jahren auch bei uns zugenommen und betrifft z.Zt. 22 % der Infizierten in Deutschland. Weltweit ist die heterosexuelle Infektion der häufigste Übertragungsweg! (Übertragungsrisiko bei HIV-pos. Sexualpartner und ungeschütztem Geschlechtsverkehr ca. 1 %).

In Afrika besonderes Infektionsrisiko durch die dortige Sexualpraktik „dry sex" = vaginales Einführen von Aluminiumhydroxidsteinchen, die die Vaginalschleimhaut trocken macht (als „Lustgewinn für den Mann") und damit das Risiko für die Übertragung von Geschlechtskrankheiten erhöht.

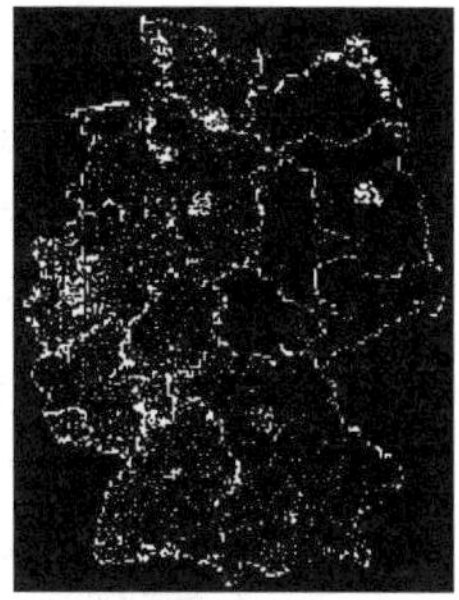
AIDS-Fälle in Deutschland

◊ Epizentren in Deutschland: Berlin, Hamburg, Bremen, München, Köln, Frankfurt, (allgemein Ballungszentren der alten Bundesländer, s. Abb., Pkt. = Krankheitscluster)

◊ Alle epidemiologische Zahlen sind meist **geschätzt** bzw. hochgerechnet, da auch trotz der Meldepflicht (die zudem nicht in allen Ländern der Welt besteht) immer auch eine unterschiedlich hohe Dunkelziffer od. Doppelmeldungen usw. zu berücksichtigen sind.

◊ Infektionsinzidenz: in Deutschland leicht steigend mit ca. **3.200 Neuinfektionen** pro Jahr. Die zu Beginn der Pandemie hohe Inzidenz in den 80er Jahren ist in Deutschland durch den Aufklärungserfolg ab den 90er Jahren stark zurückgegangen.
Auf der **Welt** ist die Infektionsrate hingegen **extrem hoch**, es werden jährlich 2,7 Mio. Neuinfektionen (davon ca. 400.000 bei Kindern) geschätzt. In Europa ca. 52.000/Jahr.

◊ Infektionsprävalenz (= Gesamtzahl gemeldeter lebender **HIV-Infizierter**) in Deutschland (Stand: 2015) **ca. 83.000 Personen** = 90/100.000 (davon ca. 200 Kinder), in Europa ca. 850.000 Infizierte geschätzt (3/4 davon in Osteuropa).

United Nation (UNAIDS) u. WHO schätzten die Zahl infizierter Personen **weltweit** auf **33,4 Mio.**, davon leben **95 %** in den **Entwicklungsländern!** (sog. Pattern-II-Länder, insb. Afrika südlich der Sahara und Südostasien), in mehreren Ländern Südafrikas sind bereits 20-25 % der erwachsenen Bevölkerung mit HIV infiziert! (es sind hier überwiegend junge Erwachsene und bereits mehr Frauen als Männer).

Krankheitsfälle: In Deutschland **erkranken** relativ konstant ca. 800 Patienten/Jahr neu (ca. 5-10.000 Pat. haben AIDS-definierende Erkrankungen), 57.000 Personen erhalten eine antiretrovirale Therapie.

In Europa 200.000 gemeldete Krankheitsfälle (Spitzenreiter ist **Spanien!** mit extrem vielen I.v.-Drogenabhängigen, gefolgt von Frankreich, Italien, Portugal, Schweiz und mit Abstand Deutschland u. Großbritannien), weltweit geschätzt 2,5 Mio. Krankheitsfälle.

◊ Mortalität: bis heute sind auf der Welt geschätzt 25 Mio. Menschen an AIDS gestorben (in Deutschland seit 1982 sind es insg. 28.000).
Weltweit sterben jährlich ca. 2 Mio. Menschen (davon alleine 280.000 Kinder), in Westeuropa sind es 8.000/Jahr, in Deutschland ca. **500/Jahr.**

◊ Schwangerschaft: in Deutschland **1 HIV-Infizierte auf 3.000 Schwangere**, die Gesamtzahl der HIV-infizierten Kinder in Deutschland liegt derzeit bei etwa 200.

◊ **Meldepflichtig** gem. IfSG (nichtnamentliche Meldung durch das Labor)

◊ Neueste Infos zur Epidemiologie: Robert Koch-Institut, Nordufer 20, 13353 Berlin, im Internet: www.rki.de (Halbjahresberichte abrufbar)

Etlg: # Klinische Einteilung nach CDC (v. 1987) in Stadium I-IV (Voraussetzung: positive Serologie, bzw. dokumentierter Serokonversion). Eine Rückstufung (z.B. III ⇨ II) ist bei Besserung des Pat. nicht zulässig.

I:	Akute HIV-Infektion, **Mononukleose-ähnliches Krankheitsbild**
II:	A **Latenzstadium, asymptomatische** HIV-Infektion über Jahre möglich B Latenzstadium, asymptomatische HIV-Infektion mit pathol. Laborbefunden **Die asymptomatischen Virusträger sind <u>INFEKTIÖS</u>!**
III:	LAS = **Lymphadenopathie-Syndrom** ohne Allgemeinsymptome A mind. 2 extrainguinale Lymphknotenstationen vergrößert B wie A + pathol. Laborbefunde, wie Lymphozytopenie, T_4/T_8-Verminderung
IV:	**Manifestes Immunmangelsyndrom**, ARC (= <u>A</u>IDS <u>r</u>elated <u>c</u>omplex, Untergrp. A), AIDS (= Untergruppe B - E). Mehrere Untergruppen können dabei gleichzeitig vorhanden sein. A <u>Allgemeinsymptome</u> wie Fieber, Nachtschweiß, Gewichtsverlust, persistierende Diarrhoe, etc. B <u>Neurologische Symptome</u> unterschiedlichster neurologischer Systeme, AIDS-dementia complex C_1 Stadium der <u>opportunistischen Infektionen:</u> Protozoen, Viren, Pilze, Bakterien C_2 zusätzliche Infektionen: generalisierter Herpes zoster, oral hairy-leukoplakia D <u>AIDS-definierende Malignome:</u> KAPOSI-Sarkom, primäre Hirntumoren, Non-HODGKIN-Lymphome, **invasives Zervixkarzinom** E <u>Andere:</u> Interstitielle Pneumonie, Thrombozytopenie und andere HIV-assoziierte Tumoren

<u>Klinische Einteilung nach WHO (v. 2007)</u> in Stadium 1-4: diese Einteilung benötigt keinen Labornachweis (und damit bessere Anwendbarkeit für die Dritte Welt)

1:	**asymptomatische** HIV-Infektion, persistierende Lymphadenopathie
2:	geringer Gewichtsverlust <10 %, rezidivierende Atemwegsinfektionen, Herpes zoster, Nagelmykose, Mundwinkelrhagaden, seborrhoische Dermatitis
3:	**Gewichtsverlust** >10 %, **Fieber** >1 Mon., **Diarrhoe** >1 Mon., **Anämie** (Hb <8 g/dl), Leukozytenzahl <500/µl, Thrombozytenzahl <50.000/µl, orale Kandidose, Lungentuberkulose, Meningitis, nekrotisierende Stomatitis, oral hairy-leukoplakia
4:	HIV-Kachexie (Wasting-Syndrom) Infektionen: **Pneumocystis**-Pneumonie, extrapulmon. Tuberkulose, Zytomegalie, zerebrale Toxoplasmose, disseminierte Leischmaniose, Reaktivierung einer Trypanosomiasis u. andere opportunistische Infektionen Neurologisch: **HIV-Enzephalopathie**, Polyneuropathie **Malignome**: KAPOSI-Sarkom, Lymphome, invasives Zervixkarzinom

<u>CDC-Einteilung</u> (<u>C</u>enters for <u>D</u>isease <u>C</u>ontrol, Atlanta, USA, v. 1993): berücksichtigt werden 3 Laborkategorien (1-3) und 3 klinische Kategorien (A-C, für Kinder gibt es noch die Kategorie N = keine Symptome). In den USA wird bei Helferzellen (CD_4-Zellen) <200/µl dies immer als AIDS definiert. Eine Rückstufung bei Besserung des Pat. ist nicht zulässig.

Kategorien	**A** = Pat. asymptom. od. persistierende Lymphadenopathie	**B** = Fieber >1 Mon., Kandidose, Herpes zoster, orale Haarleukoplakie	**C** = typische AIDS-definierende Erkrankungen
1 = Helferzellen >500/µl	[A1]	[B1]	[C1] (AIDS)
2 = Helferzellen 200-499/µl	[A2]	[B2]	[C2] (AIDS)
3 = Helferzellen <200/µl	[A3] (AIDS)	[B3]	[C3] (AIDS)

Für Kinder bis 13 J. werden die 3 Laborkategorien für den immunologischen Status altersadaptiert angegeben (CD_4-Zellzahl, CD_4-%-Zahl an der Gesamtlymphozytenzahl):

Immunologische Kategorie	<12 Mon.	1-5 Jahre	6-12 Jahre
1 = keine Immunsuppression	≥1.500/µl ≥25 %	≥1.000/µl ≥25 %	≥500/µl ≥25 %
2 = mittelschwere Immunsuppression	750-1.499/µl 15-24 %	500-999/µl 15-24 %	200-499/µl 15-24 %
3 = schwere Immunsuppression	<750/µl <15 %	<500/µl <15 %	<200/µl <15 %

Klin: ⇒ Allgemeinsymptome: Fieber, Nachtschweiß, Gewichtsverlust (>10 % bis zur HIV-Kachexie, sog. Wasting-Syndrom), Diarrhoen, Kopfhaarverlust, Dysmenorrhoe, Lk-Schwellung, Gerinnungsstörungen

⇒ Opportunistische Infektionen:

Bakt.: **Tuberkulose** (insb. auch mit mehrfach resistenten Stämmen, sog. XDR-Tuberkulose = extensively drug resistant), atypische **Mykobakteriosen** (z.B. Mycobacterium avium-intracellulare), aggressive **Lues**, Nokardiose, Salmonellensepsis, Legionellenpneumonie, Listeriose, bazilläre Angiomatose

Viral: **Zytomegalie** (auf Sehstörungen achten ⇨ Retinitis), **Herpes simplex** in ulzerierender Form (HSV 2 und 1), **Varizella-Zoster**, Hepatitis B und/oder C (5fach häufiger chron. Verlauf, besonderes Risiko bei Doppelinfektion zusammen mit HIV bei Drogenabhängigen mit rascherer Leberzirrhoseentwicklung), Papova-Virus, HPV-Infektionen (Kondylome u. erhöhtes Krebsrisiko bei den High-risk-Typen)

Protozoen: **Toxoplasmose** (Enzephalitis), Isosporiasis (Kokzidiose des Dünndarms), Kryptosporidiose (wässrige Durchfälle), Lamblienruhr, Amöbiasis

Helminthen: Strongyloidiasis

Fungi: **Pneumocystis-jiroveci**-Pneumonie (früher P.-carinii genannt) = häufigste Infektion (etwa 60-80 % aller AIDS-Erkrankten machen diese Infektion durch, auch Retinitis mögl.), **Kandidose** (Candida albicans und andere Candida-Sprosspilze, Infektion insb. im GI-Trakt, Soorösophagitis, **vulvovaginal** und auch Hirnabszesse mögl.), **Kryptokokkose** (Cryptococcus neoformans), **Aspergillose** (pulmonale od. intrazerebrale Aspergillome), Histoplasmose, Coccidioides-Mykose

⇒ Neurologische Symptome (30-40 % d.F.): **Persönlichkeitsveränderungen** (HIV-Enzephalopathie) bis hin zur **Demenz** (AIDS-dementia complex), Meningoenzephalitis (zerebrale Toxoplasmose, Kryptokokken-Meningitis), pontine Myelinolyse, Myelopathie (spastisch-ataktisches Gangbild, Pyramidenbahnzeichen, Sphinkterinnervationsstörungen), distal symmetrische **Polyneuropathie** mit meist sensiblen (Parästhesien) aber auch motorischen (Paresen) od. vegetativen (trophische Störungen, Inkontinenz, orthostatische Dysregulation, Erektionsstörungen) Störungen bis hin zum Guillain-Barré-Syndrom, N.oculomotorius- od. N.facialis-Parese, Myopathie (Myalgien, Muskelatrophien, Polymyositis), infektiöse progressive multifokale Leukenzephalopathie (Papova-Virus), durch Gerinnungsstörungen ⇨ Hirnblutungen, Hirninfarkt, hypophysärer Infarkt mögl.

⇒ Dermatologische Symptome: Makulopapulöses rubeoliformes Exanthem, Dermatitis seborrhoides + Psoriasis vulgaris = "**Seborrhiasis**", **orale Haarleukoplakie** (sind senkrechtstehende, weißliche Effloreszenzen am seitlichen Zungenrand, EBV-Infektion), **Herpes zoster ulzerierend**, Molluscum contagiosum (Gruppe d. Pocken-Viren), **Condylomata acuminata** (HPV), ulzerierender Soor (Candida), Stomatitis, Pyodermien

⇒ Malignome: Generalisiertes (kutan, viszeral und im ZNS) **KAPOSI-Sarkom** bei AIDS (humanes Herpesvirus 8, HHV 8 als Kofaktor, m >> w), **invasives Zervixkarzinom** (Vorstufe: cervicale intraepitheliale Neoplasie, CIN, verursacht insb. durch HPV-Infektion mit High-risk-Typen), Non-HODGKIN-Lymphome (mehr als 100faches Risiko für HIV-Pat. im Vergleich zur Normalbevölkerung, Simian Vacuolating Virus, SV 40 als Kofaktor), primäre **ZNS-Lymphome** (mehr als 1.000faches Risiko) oder intrazerebrale Metastasen von System-Lymphomen, **Analkarzinom** (30- bis 60fach erhöhtes Risiko), HODGKIN-Lymphome, Mycosis fungoides (T-Zell-Lymphom der Haut), Adenokarzinom der Lunge, hepatozelluläres Karzinom

⇒ Schwangerschaft: kann zur klinischen Verschlechterung/Erstmanifestation von Symptomen führen. Wünscht die Schwangere eine Schwangerschaftsabbruch, kann diesem aus medizinischer Indikation zugestimmt werden (§ 218a Abs. 2: schwerwiegende Beeinträchtigung des körperlichen Gesundheitszustandes der Schwangeren). Erhöhtes Risiko für Frühgeburtlichkeit, auf vaginale Infektionen achten ⇨ häufiger Schwangerschaftsvorsorgeuntersuchungen durchführen.

⇒ Konnatale Symptome: Dystrophie, Frühgeburt, kortikale Atrophie und Verkalkungen, opportunistische Infektionen, Hepatosplenomegalie, generalisierte Lymphadenopathie

Diag: 1. Anamnese (Infektion ist meist schon länger bekannt od. Risikogruppe, Infektionsmodus) und/oder Labor: **HIV-Ak-Nachweis** als Screening (mit ELISA), wenn positiv dann ist ein Immunoblot als Bestätigungstest unbedingt erforderlich wegen der geringen Spezifität des Screening-HIV-Tests + Bestätigung mit einer 2. Blutprobe, um auch Verwechslungen auszuschließen.

Dann **PCR** (polymerase-chain-reaction = Amplifikation v. Genfragmenten, die dann nachgewiesen werden) ⇨ HI-Virus-Nachweis mögl. (aber auch falsch pos. Befunde mögl.)

Infizierte: ab Stad. II (bekannte Infektion) ⇨ **½-jährige Kontrolluntersuchungen** mit klinischer Untersuchung, Laborkontrolle von $CD4^+$-Zellzahl u. **Viruslast** (Virusload, HIV-RNA) = Virusäquivalente/ml Plasma ⇨ tatsächliche Menge an Virus im Plasma, somit Aktivität der Infektion und Wirksamkeitskontrolle der Therapie messbar.

Während der Schwangerschaft alle 1-2 Monate Viruslast- und $CD4^+$-Zellzahl-Kontrolle sowie Resistenztestung auf die Medikamente vor Therapiebeginn.

Anmerkung: beim ELISA bleibt ein diagnostisches Fenster von einigen Wochen, bis sich Ak im Blut des Pat. gebildet haben (Serokonversion). Diese scheinbar neg. Pat. haben aber in dieser Zeit eine besonders hohe Viruslast (⇨ 20fach höhere Infektiosität bei sexuellen Kontakten in dieser Zeit! und hier auch Risiko für infektiöse Blutkonserven, wenn die Pat. in dieser Zeit Blut spenden).

2. Sonstige Laborbefunde: **verminderte T4-Lymphozytenzahl** ($CD4^+$-Zellzahl <500/µl), T4/T8-Verhältnis vermindert (<1,2), Anstieg der Zahl aktivierter T8-Lymphozyten (CD 8/38-Antigen), Vermehrung von IgG durch B-Zell-Überproduktion ⇨ "nonsense"-Globuline, Thrombozytopenie, Anämie

Ther: • **Allgemein:** gesunde Lebensführung, psychosoziale Betreuung, psychotherapeutische Gespräche, Laborkontrolle ($CD4^+$-Zahl und Viruslast) alle 3-6 Mon. im Stadium CDC II

• **Med:** Ind: die medikamentöse Ther. wird nach den Deutsch-österreichischen Leitlinien bei verminderter Lymphozytenzahl ($CD4^+$-Helferzellen **<350/µl**), hoher Viruslast (>100.000 Kopien/ml Plasma) od. bei symptomatischem Pat. (klinische Kategorie B od. C unabhängig von der Immunsituation) begonnen.

Derzeit stehen 6 Wirkstoffgruppen zur Verfügung: **Nukleosidanaloga, Proteaseninhibitoren**, **nicht nukleosidale reverse Transkriptase Inhibitoren** (NNRTI), **Fusionshemmer**, **CCR5-Antagonisten** und **Integrase-Inhibitoren** (aufgrund der zunehmenden Resistenzen von HIV-Stämmen gegen einzelne Wirkstoffe wird empfohlen, vor Therapiebeginn od. bei Therapieversagen eine Resistenztestung durchzuführen und die Ther. dann anzupassen):

1. Nukleosidanaloga (wirken alle durch Einbau „falscher" DNA-Basenbausteine):
   - **AZT** = 3-Acido-3'Desoxythymidin (Zidovudin, Retrovir®, 2 x 250 mg/Tag, war das erste AIDS-Med. überhaupt), NW: Myelotoxisch (Neutropenie, Anämie), toxische Myopathie, Kopfschmerzen
   - **ddI** = 2',3'-Dideoxyinosin (Didanosin, Videx®, 2 x 200 mg/Tag), wirkt wie AZT als falscher DNA-Basenbaustein, NW: insg. weniger als bei AZT, jedoch Pankreatitis und Polyneuropathie mögl.
   - Neuere Nukleosidanaloga: **3TC** (Lamivudin, Epivir™, 2 x 150 mg/Tag), wirkt wie ddI, hat aber **bessere Liquorgängigkeit**, NW: Kopfschmerzen, **d4T** (Stavudin, Zerit®, 2 x 40 mg/Tag), Guanosin-Analogon Abacavir (Ziagen®, 2 x 300 mg/Tag), Cytosin-Analogon Emtricitabin (Emtriva™, 1 x 200 mg/Tag), Nukleotidanalogon Tenofovir (Viread®, 1 x 245 mg/Tag)
2. Proteaseninhibitoren (führen durch Hemmung der Polyproteinspaltung zum Bau von nicht infektionsfähigen Virionen): **Indinavir** (Crixivan®, 3 x 800 mg/Tag), **Ritonavir** (Norvir®), **Saquinavir** (Invirase®), Nelfinavir (Viracept™), Amprenavir (Agenerase®), Ritonavir + Lopinavir (Kaletra®), Atazanavir (Reyataz®), Tipranavir (Aptivus®), Darunavir (Prezista™). NW: Lipodystrophie-Syndrom (intraabdominelle Fettansammlung ⇨ dagegen ist in USA ein Med. zugelassen, 1 mg/Tag s.c. Tesamorelin, [Egrifta™], Fettabnahme im Gesicht u. an den Extremitäten, Triglyzeride u. Cholesterin ↑, Insulinresistenz) u. Nephrolithiasis (Indinavir-Steine), insb. bei 3fach-Kombinationstherapie.

3. NNRTI (hemmen direkt oder indirekt die Reverse Transkriptase bei HIV-1): **Efavirenz** (Sustiva™, 1 x 600 mg/Tag, K-Ind: Schwangerschaft od. aktiver Kinderwunsch), Delavirdin (Rescriptor™) od. **Nevirapin** (Viramune®), Etravirin (Intelence®), NW: Arzneimittelexantheme
4. Fusionshemmer (verhindert den Eintritt des HIV-1-Viruskapsids in die Zellen): Enfuvirtid (Fuzeon®, 2 x 90 mg/Tag s.c.), Reservemedikament bei Therapieresistenz
5. CCR5-Antagonisten (hemmen das Eindringen von HIV durch Blockade des CCR5-Moleküls an der Oberfläche der Zielzellen, ist aber nicht bei allen HI-Viren wirksam ⇨ zuvor testen): Maraviroc, Celsentri®
6. Integrase-Inhibitoren (hemmen das Integrieren des HIV-Erbguts in die menschliche Erbinformation, Reservemedikament bei Therapieresistenz): Raltegravir (Isentress™), Elvitegravir (für Kombinationspräparat), Dolutegravir (Tivicay®)

⇒ Die **aktuellen Therapiekonzepte** sind **Dreifach-Kombinationstherapien** o.g. Med. (wie 2 Nukleosidanaloga + 1 Proteasen-Inhibitor od. 1 NNRTI), sog. **HAART** (= highly active antiretroviral therapy)

Gängige Kombinationen sind z.B. AZT + 3TC + Indinavir od. AZT + 3TC + Efavirenz. Problem: hohe Compliance der Pat. wegen der vielen Tbl. erforderlich (unregelmäßige Medikamenteneinnahme führt zur Resistenzentwicklung!). Daher gibt es auch fixe Kombinationen mit nur 1 Tbl./Tag, z.B. Atripla® bestehend aus Emtricitabin + Tenofovir + Efavirenz oder Stribild® bestehend aus Emtricitabin + Tenofovir + Elvitegravir (+ Cobicistat, ist ein Booster für Elvitegravir).

Ziel: die Viruslast sollte innerhalb von 6 Mon. unter die Nachweisgrenze (<50 Kopien/ml) sinken. **Keine Therapiepausen** machen (führen sonst zu größerer Resistenzentwicklung und schnellerem Krankheitsprogress).

Die HAART ist sehr teuer (ca. 15.000 EUR/Jahr), insb. Problem in der Dritten Welt.

- Opportunistische Infektionen: jeweils **erregerspezifische Therapie** durchführen
  - Prophylaxe einer Pneumocystis-Pneumonie (ab T_4 <250/µl): Pentamidin-Inhalation (Pentacarinat®, 1 x pro Monat) oder Cotrimoxazol (Cotrim® 3 x pro Woche)
  - Prophylaxe, bzw. Ther. einer Zytomegalie-Infektion: Ganciclovir Cymeven® (Nutzen der Prophylaxe ist umstritten)
  - Prophylaxe einer Toxoplasmose-Enzephalitis: Cotrimoxazol (Cotrim® 3 x pro Woche) bei pos. Serum-IgG und CD_4-Zell-Zahl <200/µl
  - Prophylaxe, bzw. Ther. einer Kryptokokkenmeningitis: Fluconazol (100 mg/Tag, bei Ther. 400 mg/Tag, Diflucan®)
  - Prophylaxe einer Pneumokokken-Infektion durch einmalige Impfung i.m. (Pneumovax®23), Auffrischung im Abstand von 3 -5 Jahren
  - Nicht empfohlen/kontraindiziert sind Impfungen mit Lebendimpfstoffen gegen Varizellen, Masern, Mumps, Röteln, Tuberkulose, Gelbfieber u. Japanischer Enzephalitis (Masern, Mumps, Röteln u. Gelbfieber können im asymptomatischen Stadium noch geimpft werden, die Immunantwort kann aber reduziert sein. Eine Varizellen-Impfung ist nur bei normaler $CD4^+$-Zellzahl mögl.). Impfungen mit Totimpfstoffen/Toxoide sind generell mögl. Für Männer mit HIV-Infektion (u. Analverkehr) wird eine regelmäßige Vorsorgeuntersuchung empfohlen, außerdem wird eine Impfung gegen HPV-Infektion diskutiert, da diese in über 50 % d.F. bei einem Analkarzinom nachgewiesen werden kann.
- Malignome:
  - Für alle HIV-Pat. regelmäßige Krebsvorsorge empfohlen (das Gesamtrisiko für eine Karzinomerkrankung ist 2- bis 3fach höher als in der Allgemeinbevölkerung)
  - **α2A-Interferon** b. KAPOSI-Sarkom zur Stimulation des Immunsystems, in Erprobung auch Foscarnet (Foscavir® gegen die assoziierte Herpesvirus-8-Infektion)
  - Primäre ZNS-Lymphome: fraktionierte Schädelbestrahlung bis 40 Gy, Glukokortikoide zur Ther. des perifokalen Ödems
- **Schwangerschaft:** Bei HIV-pos.-Mutter mit geringer Viruslast (<10.000 Kopien/ml) **AZT** (Zidovudin, Retrovir®) **ab der 28. SSW**, 5 x 100 mg/Tag oral (bei Viruslast >50 Kopien/ml zusätzlich 200 mg i.v. bei der Geburt). War vor der Schwangerschaft bereits eine Dreifach-Kombinationstherapie erforderlich, wird diese fortgesetzt (wegen möglicher NW dann aber Efavirenz und Stavudin austauschen!). Bei Viruslast >10.000 Kopien/ml (Kontrolle

alle 1-2 Mon.) Prophylaxe ab der 25. SSW mit einer Dreifach-Kombinationstherapie (AZT + 3TC + Nevirapin) beginnen, bei drohender Frühgeburt sofort. Eine erhöhte Fehlbildungsrate beim Kind durch die Ther. wurde bisher nicht beobachtet.

Geburt: Geplante primäre **Sectio caesarea** in der 36.-37. SSW am **wehenfreien Uterus** (= vor dem Einsetzen von Wehen und vor dem Blasensprung!) bei erhöhter Viruslast. Bei sehr niedriger Viruslast (<50 Kopien/ml) unter HAART ist auch eine normale vaginale Geburt ohne erhöhtes Infektionsrisiko für das Kind mögl.

Neugeborene: Kurzzeitige **AZT**-Gabe für **2-4 Wo.** mit 4 x 2 mg/kgKG/Tag als Saft. Bei Komplikationen (z.B. Verletzung des Kindes bei der Geburt, blutiges Fruchtwasser, vorzeitiger Blasensprung, Frühgeburt, sehr hohe Viruslast der Mutter am Ende der Schwangerschaft) AZT + 3TC (2 x 2 mg/kgKG/Tag) für 6 Wo. sowie 2 Dosen (direkt nach der Geburt und 2 Tage später, 2 mg/kgKG) Nevirapin geben (nicht erforderlich wenn die Mutter eine Kombinationstherapie mit Nevirapin hat). Zusätzlich Cotrimoxazol für 6 Monate (zur Prophylaxe einer Pneumocystis-Pneumonie) geben.

Eine Labordiagnostik des Neugeborenen zum Ausschluss/Nachweis einer tatsächlichen Infektion ist nach 14 Tagen mittels PCR mögl., nach 6 Mon. sollte der Abfall der (mütterlichen) Antikörper im kindlichen Serum (sog. Seroreversion) kontrolliert werden.

Stillen: In den Industriestaaten sollte eine HIV-pos.-Mutter generell **nicht stillen** (HIV kann mit der Muttermilch übertragen werden und das Stillen kann den Krankheitsprozess bei der Mutter beschleunigen). In Afrika sollte für 6 Mon. ausschließlich gestillt werden.

HIV-diskordante Paare: (Mann HIV-pos., Frau neg.) Es ist eine assistierte Reproduktion (intrauterine Insemination od. In-vitro-Fertilisation) mögl., eine Infektion von Frau od. Kind lässt sich damit sicher verhindern (die gereinigten vitalen Spermien übertragen kein HI-Virus). Unter HAART, wenn die Viruslast unter der Nachweisgrenze liegt, ist auch eine normale Konzeption (= ungeschützter Geschlechtsverkehr) theoretisch mögl., da das Risiko einer HIV-Übertragung dann nur extrem gering ist.

Eine antiretrovirale Ther. in der Schwangerschaft sollte zu Studien- und Statistikzwecken an das Antiretroviral Pregnancy Registry gemeldet werden (1011 Ashes Drive, Wilmington, NC 28405, USA, www.apregistry.com).

- Selbsthilfegruppen: in jeder größeren Stadt, Adressen über Deutsche AIDS-Hilfe e.V., Wilhelmstr. 138, 10963 Berlin, Tel.: 030 690087-0, Fax: -42, Internet: www.aidshilfe.de
  Kostenloses Informationsmaterial über Bundeszentrale für gesundheitliche Aufklärung, Ostmerheimer Str. 200, 51109 Köln, Tel.: 0221 8992-0, Fax: -300, Internet: www.bzga.de u. weitere Informationen bei www.unaids.org

Prog: 50-70 % der HIV-Positiven erreichen unbehandelt innerhalb von 10 Jahren das CDC-Stadium IV (Personen >40. Lj. haben dabei eine 4- bis 8fach höhere Wahrscheinlichkeit als die unter 20 J.). Durch die bei uns heute übliche HAART wird diese Progression sehr lange hinausgezögert. Wird eine HAART vor dem Auftreten von Symptomen begonnen und lebenslang fortgeführt, so ist die Lebenserwartung, wenn keine sonstigen Risiken vorliegen, **praktisch kaum vermindert**! In Deutschland erhalten derzeit ca. 40.000 Pat. eine antiretrovirale Therapie.

Im Stadium IV (= AIDS-Vollbild) schlechte 5-Jahresüberlebensrate, in den Industriestaaten mit Therapie mittlere Überlebensdauer 4 Jahre (die **Dreifach-Kombination** in der AIDS-Therapie senkt die Mortalität bis zu 75 %), schlechteste Prog. haben Pat. mit primären ZNS-Lymphomen (mittlere Überlebensdauer nur 3 Mon.).

Die ältesten bekannten LTNP (long-term non-progressors) haben seit über 30 J. eine bekannte Infektion ohne jegliche Krankheitszeichen (Ursache: u.a. genetische Mutation des CCR5-Rezeptors der Pat.).

Schwangerschaft: Neugeborene infizierter Mütter haben bei optimaler Therapie von Mutter und Kind ein vertikales Transmissionsrisiko (= Infektionsübertragung von Mutter auf das Kind) von nur 1 %.

HIV-infizierte Neugeborene haben eine schlechte Prognose (Letalität um 80 %, insb. ein Problem in der Dritten Welt = Pattern-II-Länder)

Kompl:
* Problematisch ist die hohe Zahl an Koinfektionen, z.B. mit Hepatitis C, HPV usw. Diese Infektionen erhöhen das Risiko für eine Infektion mit dem HI-Virus.
* Immune reconstitution inflammatory syndrome: 4-6 Wo. nach HAART-Beginn auftretende Symptome bereits durchgemachter opportunistischer Infektionen (vermutlich durch Aktivierung von T-Zellen) od. schwere Leukenzephalopathie durch Überreaktion des

Immunsystems mögl. (besonders gefährdet sind Pat. mit sehr niedriger $CD4^+$-Zellzahl <50/µl bei (spätem) Therapiebeginn)

<u>Proph:</u>
- <u>**Allgemein:**</u> **Aufklärung der Bevölkerung über Kondomgebrauch, Meidung von Promiskuität, Safer Sex** für Hetero- u. insb. Homosexuelle (kein „barebacking" = ungeschützter Verkehr unter männlichen Homosexuellen)
  ABC-Strategie (für einfachste Aufklärung, z.B. in Afrika): <u>A</u>bstain (Enthaltsamkeit), <u>B</u>e Faithful (Treue in der Partnerschaft), <u>C</u>ondoms benutzen.
  Fixer: Einmalbestecke (kein "needle sharing"), Förderung von Beratungsstellen
  In Afrika zusätzlich Aufklärung zu den Risiken der rituellen Beschneidungen der Frauen, rituellen Tätowierungen, Dry-sex-Praktik, Geschlechtskrankheiten, Tuberkulose.
  Eine Beschneidung (Zirkumzision) des Penis des Mannes hat einen protektiven Effekt (Risikoreduktion um ca. 50 %, laufende Studien hierzu gibt es in Afrika). Weitere Studien in Afrika werden mit vaginalen Mikrobizidien und Diaphragmen durchgeführt.
- <u>Schwangerschaft:</u> Seit 2007 sind die Gynäkologen in Deutschland verpflichtet, einen freiwilligen **HIV-Test** bei den Schwangerschaftsvorsorgeuntersuchungen anzubieten (es nehmen aber nur ca. 50-70 % der Schwangeren daran teil).
- <u>Blutbanken:</u> **HIV-Screening** von Blutkonserven und Blutprodukten obligat. Trotzdem bleibt ein rechnerisches Restrisiko von 1:4.000.000 eine infizierte Blutkonserven zu bekommen (darüber und über die Möglichkeit einer Eigenblutspende muss aufgeklärt werden! Wesentlich höher ist in diesem Zusammenhang das Risiko einer Posttransfusionshepatitis mit einem Risiko von 1:360.000)
- <u>Klinik:</u> **Vorsicht beim Umgang mit Blut!** – es gelten die gleichen Schutzempfehlungen wie beim Umgang von Sekreten und sonstigen Körperflüssigkeiten von Hepatitis-B-Erkrankten (jedoch reichen normale Vinylhandschuhe nicht aus, **Latex-Handschuhe** benutzen!). Eine berufsbedingte HIV-Infektion ist eine Berufskrankheit (daher nach fraglichem Kontakt/Verletzungen immer Kontrollen durchführen und dokumentieren!).
  <u>**Operationen:**</u> Vor jedem elektiven Eingriff sollte obligat ein HIV-Test beim Pat. durchgeführt werden, bei Notfalleingriffen sollte er anschließend nachgeholt werden. Wichtig: Der Patient muss über die Durchführung des Tests **aufgeklärt** werden! Bei Op von HIV-positiven Patienten doppelte Handschuhe tragen.
- <u>Patienten:</u> Sollten Ihren Arzt od. Zahnarzt über das Vorliegen einer Infektion informieren.
- <u>**Bei Verdacht auf Kontamination**</u> = Verletzungen mit **hohem** Risiko (z.B. Hohlnadelstichverletzung oder tiefe Stich-/Schnittverletzung im Op) ⇨ <u>P</u>ost<u>e</u>xpositionspro<u>p</u>hylaxe (**PEP**) gem. Robert-Koch-Institut u. den dt./österreichischen Empfehlungen (2008):
  Wunde intensiv ausbluten lassen (Blutung anregen), großzügige Desinfektion (Alkoholpräparat 2-4 Min. anwenden [z.B. Betaseptic®], sollte schmerzen, z.B. durch spreizen des Stichkanals ⇨ nur dann effektiv). Erste Medikation dann möglichst unmittelbar (in den ersten 15-30 Min., max. innerhalb v. 2 Std.) einnehmen, derzeit empfohlen:
  245 mg Tenofovir + 200 mg Emtricitabin 1 x tgl. (Truvada®) und 400 mg Lopinavir + 100 mg Ritonavir 2 x tgl. (Kaletra®). Eigener HIV-Test und beim Indexpatienten durchführen, D-Arzt-Bericht anfertigen! Die Medikation für 4 Wochen fortführen, wenn Patient tatsächlich HIV-positiv ist. HIV-Test-Kontrollen nach 6 Wo., 3 u. 6 Mon. zur Dokumentation durchführen.
  An gleichzeitig mögl. **Hepatitis-B**- und -**C**-Infektion denken und im Labor überprüfen (Kontagiosität ist **25fach höher** als die des HI-Virus!) und Hepatitis-B-Impfschutz überprüfen, ggf. simultane aktive + passive Hep.-B-Impfung durchführen.
- Impfung: keiner der bisher entwickelten Impfstoffe konnte eine HIV-Infektion verhindern (bestes Ergebnis war bisher eine Verminderungsrate von ca. 30 %, dies ist aber keinesfalls ausreichend für einen Schutz). Weltweit sind derzeit über 10 verschiedene Impfstoffe und andere Prophylaktika (z.B. ein Vaginalgel für Frauen mit 1%igem Tenofovir) in Erprobung.

<u>**DD:**</u>
- Idiopathisches CD_4-T-Lymphozytopenie-Syndrom
- CVID (<u>c</u>ommon <u>v</u>ariable <u>i</u>mmuno<u>d</u>eficiency): fehlende Ausreifung von B-Lymphozyten zu Plasmazellen unklarer Genese ⇨ primäres Antikörpermangelsyndrom
- X-chrom. vererbte Hypogammaglobulinämie
- Immunschwäche anderer Genese (Tumoren, konsumierende Prozesse, medizinisch bedingte Immunsuppression, z.B. bei Organtransplantationen)

GYNÄKOLOGISCHES/UROLOGISCHES WÖRTERBUCH

A

Abort - Fehlgeburt, engl. miscarriage: vorzeitige Beendigung der Schwangerschaft durch Ausstoßung eines Fetus mit einem Gewicht von unter 500 g ohne Lebenszeichen

Adnexe - weibliche A. = Tuben u. Ovarien; männliche A. = Prostata u. Vesicula seminalis, zusätzlich noch Hoden, Nebenhoden u. Duct.deferens

Algopareunie - engl. pain with intercourse, Schmerzen der Frau beim Koitus

Algurie - schmerzhaftes Wasserlassen

Amenorrhoe - Ausbleiben der monatlichen Regelblutung (für mehr als 3 Monate)

Andropause – altersbedingte (50.-60. Lj.) abnehmende Männlichkeit, partieller Androgenmangel

Anilingus - oral-analer Geschlechtsverkehr

Anurie - keine Harnausscheidung, bzw. <100 ml/Tag

Aspermie - kein Sperma, keine Ejakulation

Asthenozoospermie - herabgesetzte Beweglichkeit der Spermien

Azoospermie - keine Spermatozoen im Ejakulat

B

Baby - Syn: Säugling: Zeitraum vom 1. bis zum 12. Lebensmonat

Blasenmole - Trophoblasttumor (mit abgestorbener Embryonalanlage)

C

Coitus interruptus - Empfängnisverhütungsmethode: Penis wird beim Koitus kurz vor der Ejakulation aus der Vagina herausgezogen (sehr unsicher, Pearl-Index: 25)

Cunnilingus - oral-genitaler Geschlechtsverkehr, orale Stimulation der Vulva

D

Dysmenorrhoe - schmerzhafte Menstruationsblutung

Dyspareunie - Schmerzen bei Mann oder Frau während des Koitus

Dysurie - erschwerte, schmerzhafte Blasenentleerung (alte synonyme Begriffe sind: Algurie und Strangurie), oft gleichzeitig auch Pollakisurie

E

Embryo - Frucht in der Gebärmutter während der Zeit der Organogenese bis zum Abschluss der 8. SSW p.c.

Endometriose - ektopes Endometrium außerhalb der Uterushöhle (z.B. Uterusmuskulatur, Tube, Ovarien (sog. Teerzyste), DOUGLAS-Raum, Lig.sacrouterinum, Bauchdecke, Harnblase, Lunge)

Endometrium - Schleimhaut des Corpus uteri, Unterteilung in eine Basalis (Regenerationsschicht) und die Funktionalis, die den zyklischen hormonalen Veränderungen unterworfen ist

Enuresis - Einnässen, insb. bei Kindern (E. nocturna = nachts, E. diurna = auch tags)

Eumenorrhoe - normale Regelblutung für 3 bis 4 Tage Dauer, Zyklusintervall 25-35 Tagen

F

Fäkalurie - Stuhlbeimengung im Urin

Fellatio - oral-genitaler Geschlechtsverkehr, orale Stimulation des Penis

Fetus - Zeitraum ab 9. SSW p.c. (nach Abschluss der Organogenese) bis zur Geburt

Fluor genitalis - engl. discharge: Ausfluss aus der Vagina (physiologisch, infektiös, bei Polypen, bei Neoplasien, psychoreaktiv mögl.)

Frühabort - Fehlgeburt bis zur 16. SSW

Frühgeburt - Syn: Partus praematurus, engl. preterm delivery: Geburt zwischen 28. u. 37. SSW

G

Gestose - Syn: Präeklampsie: hypertensive Schwangerschaftserkrankung

Gonaden - Keimdrüsen: weibliche G. = Ovarien, männliche G. = Testes

Gonadotropine - FSH u. LH aus dem Hypophysenvorderlappen sowie HCG aus der Plazenta während einer Schwangerschaft

Gravidität - Schwangerschaft, engl. pregnancy, Zeitraum von der Konzeption bis zur Geburt

H

Hämatometra - Ansammlung von Menstruationsblut im Cavum uteri, z.B. bei Atresie od. zervikaler Stenose

Hämaturie - Syn: Erythrozyturie, Ausscheidung von Erythrozyten im Harn, Makrohämaturie = sichtbare Blutbeimengung (rotgefärbter Urin), Mikrohämaturie = nur mikroskopisch nachweisbare Hämaturie

Hydramnion – Syn: Polyhydramnion, abnorm vermehrtes Volumen des Fruchtwasser (>2.000 ml)

Hydronephrose - irreversibler Nierengewebeschaden durch Harnrückstau in den ableitenden Harnwegen

Hypermenorrhoe - sehr starke Menstruationsblutung (mit normaler Dauer)

Hyperspermie - Spermamenge vermehrt, >6 ml

Hyperzoospermie - >150 Mio./ml Spermien im Ejakulat

Hypospermie - Spermamenge vermindert, <2 ml

Hysterektomie - Entfernung der Gebärmutter über transabdominellen, pelviskopischen oder transvaginalen Zugang

Hysteroskopie - endoskopische Methode zur Inspektion der Uterushöhle

I, J

Impotentia coeundi - Unvermögen den Beischlaf auszuführen

Infertilität - Schwangerschaft wird nicht bis zu einem lebensfähigen Kind ausgetragen (bei normaler Konzeption), beim Mann werden die Begriffe Infertilität u. Sterilität häufig synonym verwendet

Inkontinenz - Unvermögen Harn oder Stuhl willkürlich bzw. reflektorisch zurückzuhalten

Intrauterinpessar - Syn: IUP, Pessar, umgangssprachlich Spirale: zur Empfängnisverhütung in die Uterushöhle eingelegte, mit feinem Kupferdraht umwickelte Kunststoffspirale (relativ sicher, PEARL-Index 1,5 - 3)

Ischuria paradoxa - Überlaufinkontinenz, durch Harnabflussbehinderung nicht entleerbare, übervolle Blase mit ständigem Harntröpfeln

Isosthenurie - Syn: Harnstarre: annäherndes Gleichbleiben der Harnkonzentration bei mangelnder Konzentrationsfähigkeit der Niere bei Niereninsuffizienz (spezif. Gewicht 1,010-1,012 g/cm³)

K

Kapazitation - Aktivierungsprozess der Spermien, der dann ein Eindringen in die Eizelle ermöglicht

Kleinkind - engl. infancy: Zeitraum vom 1. bis zum 6. Lj.

Klimakterium - Syn: Klimax, Wechseljahre der Frau: Übergangsphase ab dem Beginn unregelmäßiger Blutungen (= Prämenopause) bis zur letzten Menstruation (= Menopause)

Koitus - Syn: Kohabitation, Geschlechtsverkehr, lat. coitus = Vereinigung

Kontrazeption - Empfängnisverhütung, die Sicherheit der Methode wird mit dem PEARL-Index angegeben

Konzeption - zur Befruchtung führender Koitus

Kryptozoospermie - <1 Mio./ml Spermien im Ejakulat

Kürettage - Ausschabung zu diagnostischen (meist als fraktionierte Abrasio = Zervix u. Korpusschleimhaut werden getrennt für die histologische Untersuchung entnommen) und therapeutischen Zwecken oder zum Schwangerschaftsabbruch

L

Laktation - Produktion und Sekretion von Muttermilch durch die Brustdrüsen

Libido - allgemeine Bezeichnung. für den Sexualtrieb

M

Menarche - erstmaliges Auftreten der Menstruationsblutung (in Deutschland ca. 11.-14. Lj.)

Menopause - letzte spontane Menstruationsblutung (45.-50. Lj.)

Menorrhagie - verlängerte Menstruationsblutung

Menstruation - Syn: Menses, Periode, monatliche Regelblutung am Anfang des Menstruationszyklus (Intervall 25-35 Tagen) nach vorangegangener Ovulation im vorherigen Zyklus

Metrorrhagie - nichtzyklische Uterusblutung (= außerhalb der normalen Menstruation), länger als 7 Tage

Multipara - Frau, die mehrere Geburten hatte

Multisemie - Spermamenge vermehrt, >6 ml

Myometrium - Muskelschicht des Uterus

N

Nekrozoospermie - nur tote/abnormale Spermien im Ejakulat

Neugeborenes - Zeitraum von der Geburt bis zum 28. Tag

Nidation - Einnistung (Implantation) eines befruchteten Eies in die Schleimhaut des Uterus

Nullipara - Frau, die noch nicht geboren hat

Nykturie - engl. nocturia: vermehrtes nächtliches Wasserlassen

O

Oligomenorrhoe - weniger als 9 Zyklusblutungen/Jahr = Zyklusverlängerung
Oligozoospermie - <20 Mio./ml Spermien im Ejakulat
Oligurie - verminderte Harnausscheidung (<500 ml/Tag)

P, Q

Parametrium - Halteapparat der Cervix uteri inkl. des bindegewebigen Inhalts des Ligamentum latum uteri, auch als Retinacula uteri bezeichnet
Parvisemie - Spermamenge vermindert, <2 ml
Pearl-Index - Beurteilungszahl für die Zuverlässigkeit einer Kontrazeptionsmethode (Zahl der ungewollten Schwangerschaften auf 100 Frauenjahre = bzw. über ein Jahr bei 100 Frauen)
Perinatalperiode - Zeitraum zwischen der 28. SSW und dem 7. Lebenstag nach der Geburt
Plazentainsuffizienz - Störung der Plazentafunktion durch gestörte Diffusion oder Perfusion ⇨ intrauterine Mangelentwicklung bis zum intrauterinen Fruchttod
Pluripara - Frau, die mehrere Geburten hatte
Pneumaturie - Luftbeimengungen im Urin
Pollakisurie - häufige Entleerung kleiner Harnmengen (>8/Tag) bei normaler Gesamtharnmenge/Tag
Polymenorrhoe - zu häufige Menstruation (Verkürzung der Zyklusdauer <21 Tage)
Polyurie - pathologisch erhöhtes Harnvolumen (>2.000 ml/Tag)
Polyzoospermie - >150 Mio./ml Spermien im Ejakulat
Postmenopause - Lebensabschnitt der Frau nach dem Klimakterium (ein Jahr nach der Menopause = letzte spontane Menstruationsblutung beginnend, >45.-50. Lj.) bis zum Senium (>70. Lj.)
Prämenopause - Teil des Klimakteriums vor der Menopause mit unregelmäßigen Menstruationsblutungen
Primipara - Erstgebärende bzw. Frau, die eine Geburt hatte
Puerperium - Syn: Wochenbett, Kindbett = Zeitraum von der Entbindung bis zur Rückbildung der Schwangerschaftsveränderungen bei der Mutter, bis 6 Wo. p.p.
Pyometra - Eiteransammlung im Cavum uteri durch Infektion

R

Refertilisierung - operative Wiederherstellung der Fertilität nach einer vorherigen operativen Vasektomie
Reizblase - chronischer Reizzustand des unteren Harntrakts ohne Erregernachweis

S

Säugling - engl. infant, baby: Zeitraum vom 1. bis zum 12. Lebensmonat
Sectio caesarea - Syn: Kaiserschnitt, Schnittentbindung, operative Beendigung der Schwangerschaft mit chirurgischer Eröffnung des Uterus
Spätabort - Fehlgeburt nach der 16. bis zur 28. SSW
Spätgebärende - Schwangere ≥ 35. Lj.
Sterilität - Unfruchtbarkeit der Frau, Zeugungsunfähigkeit des Mannes
Strangurie - schmerzhaftes Wasserlassen, Blasentenesmen bei der Miktion

T

Teratozoospermie - >50 % abnormale Spermienformen
Thelarche - Entwicklung der weiblichen Brust in der Pubertät (beginnt bereits vor der Menarche, im ca. 9. Lj.)
Totgeburt - engl. stillbirth: vorzeitige Beendigung der Schwangerschaft mit einem Gewicht >500 g ohne Lebenszeichen. In Deutschland besteht eine standesamtliche Meldepflicht für Totgeborene.
Trimenon - Zeitraum von 3 Monaten in der Schwangerschaft, 1. Trimenon = 1.-13. SSW, 2. = 14.-26. SSW, 3. = 27.-40. SSW

U

Übertragung - Geburtstermin >42. SSW überschritten, relative Übertragung = in Relation zu einer vorzeitig eingeschränkten Plazentafunktion zu lange Schwangerschaftsdauer
Urämie - terminale Niereninsuffizienz (Krea >12 mg/dl)

V

Vaginismus - meist psychogene Verkrampfung des Scheideneinganges
Vasektomie - Syn: Vasoresektion: Resektion eines 2 cm langen Duct.deferens-Stücks zur Sterilisation

W

Wilms-Tumor - malignes Nephroblastom bei Kindern (Häufigkeitsgipfel im 2.-5. Lj., nach dem 10. Lj. selten)
Wehendystokie - Syn: Wehenanomalien, als schwache, unkoordinierte od. hyperaktive/hypertone Wehen

X, Y, Z

Zygote - befruchtete Eizelle mit vollständigem diploidem Chromosomensatz

INTERNET-ADRESSEN

Medizinische Selbsthilfegruppen, Informations- und Kontaktstellen

AIDS	www.aidshilfe.de
Alkoholembryopathie	www.fasworld.de
Blasenekstrophie	www.blasenekstrophie.de
Blasenkrebs	www.blasenkrebs-shb.de
Cancer Institute (USA), Cancernet	www.cancer.gov, www.cancer.net
Colitis ulcerosa, Morbus Crohn	www.dccv.de
Depression, postpartale	www.schatten-und-licht.de
Dialyse	www.dnev.de, www.bundesverband-niere.de
Down-Syndrom	www.down-syndrom.org, www.ds-infocenter.de
Endometriose	www.endometriose-vereiningung.de u. www.endometriose.de
Epilepsie	www.epilepsie.sh, www.izepilepsie.de, www.epilepsie-netz.de
Essstörungen, Bulimie	www.anad.de und www.dick-und-duenn-berlin.de
Familienplanung	www.profamilia.de
Fehlgeburt	www.initiative-regenbogen.de
Frauengesundheit, Klimakterium	www.akf-info.de
Frühgeborene Kinder	www.fruehgeborene.de
Gestose	www.gestose-frauen.de
Herzfehler	www.herzstiftung.de u. www.herzkind.de
Hodentumoren	www.hodenkrebs.de
Inkontinenz	www.kontinenz-gesellschaft.de
Intensiv-pflegebeürftige Kinder	www.intensivkinder.de
Kinderlosigkeit	www.wunschkind.de
Klinefelter-Syndrom	www.klinefelter.de
Klumpfuß	www.klumpfusskinder.de
Körperbehinderte - Bundesverband	www.bsk-ev.org
Krebs - allgemein	www.krebshilfe.de u. www.krebsgesellschaft.de
Krebs - Frauenselbsthilfe	www.frauenselbsthilfe.de
Krebsinformationsdienst (Krebsforschungszentrum Heidelberg)	www.krebsinformation.de
Krebsschmerz	www.ksid.de
Lippen-Kiefer-Gaumenspalten	www.lkg-selbsthilfe.de
Mammakarzinom	www.brustkrebs.de
Medikamenten-NW bei Schwangerschaft	www.embryotox.de, www.swissmedicinfo.ch
Migräne Liga	www.migraeneliga.de
Multiple Sklerose	www.dmsg.de
Nebennierenerkrankungen	www.glandula-online.de
Nierentransplantation	www.bundesverband-niere.de
Osteoporose	www.osteoporose-deutschland.de und www.osteoporose.org
Polyzystisches Ovarialsyndrom (PCO)	www.pcos-selbsthilfe.org u. www.pco-syndrom.de
Prostatakrebs	www.prostatakrebs-bps.de u. www.prostate.com
Reproduktionsmedizin (Wunschkind e.V.)	www.wunschkind.de
Schmerzen	www.schmerzliga.de
Schwangerschaftsberatung, Familienfragen	www.kidnet.de
Selbsthilfegruppen – Kontaktstellen, Organisationen	www.nakos.de und www.dag-selbsthilfegruppen.de
Sexualstörungen	www.isg-info.de, www.impotenz-selbsthilfe.de
Sterilität	www.initiative-regenbogen.de
Stillen	www.afs-stillen.de
Suchterkrankungen, Fachverband und Suchttherapie (stationäre)	www.sucht.de, www.suchthilfe.de
Transplantationen	www.eurotransplant.org, www.dso.de, www.bdo-ev.de, www.a-g-o.de
Turner-Syndrom	www.turner-syndrom.de
Zystennieren, familiäre	www.znshg.de

Sonstige medizinische Adressen und Auskunftsdienste

American Medical Association	www.ama-assn.org
Apotheken-Notdienst	www.aponet.de/notdienst u. www.22833.mobi
Ärztezeitung, Deutschland	www.aerztezeitung.de
Bundesärztekammer	www.baek.de
Bundesministerium für Gesundheit	www.bmg.bund.de
Bundeszentrale für gesundheitliche Aufklärung	www.bzga.de
CNN Health (Nachrichtendienst)	www.cnn.com/health
Cochrane Zentrum Deutschland	www.cochrane.de
Deutsche Zentralbibliothek für Medizin	www.zbmed.de
Die Deutsche Bibliothek	https://portal.dnb.de
DIMDI (medizinische Literaturdatenbank)	www.dimdi.de
Gefahrstoff-Datenbank	www.dguv.de/ifa/stoffdatenbank
Kassenärztliche Bundesvereinigung	www.kbv.de
Kongresse, medizinische	www.medizinische-kongresse.de
Leitlinien, medizinische (AWMF)	www.awmf.org
Medizin Forum – allgemeine Gesundheitsaspekte	www.medizin-forum.de
National Library of Medicine (USA)	www.nlm.nih.gov
Pharmazeutische Adressen – Gelbe Liste	www.gelbe-liste.de/pharmadr.htm
Psychiatrie	www.psychiatrie.de
Psychologische Fragen	www.psychologie.de
Public Health	www.deutsche-gesellschaft-public-health.de u. www.mh-hannover.de/epi.html
Robert Koch-Institut	www.rki.de
World Health Organisation	www.who.int
Zeitschriften, medizinische (freier Zugang)	www.freemedicaljournals.com

LABORDIAGNOSTIK

Alle Laborwerte sind Anhaltswerte, jedes Labor benutzt je nach Untersuchungsmethode und verwendeten Reagenzien eigene Normwerte, die die/der Leser/in selbst ergänzen möchte.

Routinelabor in der Gynäkologie und Urologie

Blutbild (Hb, HKT, HCH, MCHC, MCV, Leukozytenzahl, Thrombozytenzahl), BSG, CRP, Elektrolyte (Na^+, K^+, Cl^-), Blutgerinnung (Quick [Norm: 70-130 %) bzw. INR [0,9-1,15], PTT), Leber-/Pankreaswerte (GOT/AST, GPT/ALT, γ-GT, AP, Bilirubin, Lipase, Amylase), Nierenretentionswerte (Kreatinin, Harnstoff, Harnsäure), Gesamteiweiß, Blutzucker (BZ), Cholesterin und Triglyzeride, HIV-Test

Urinstatus (mit Urinteststreifen auf Nitrit (als Hinweis für bakterielle Kontamination), Leukozyten, Blut/Erythrozyten, Nitrit, Eiweiß, pH, spezifisches Gewicht, Glukose, Urobilinogen, Bilirubin, Ketonkörper) und Urin-Sediment

Hormondiagnostik

Frauen:

Östradiol: 30-350 pg/ml Zyklus-abhängig (höchster Wert kurz vor der Ovulation, 100-350 pg/ml), postmenopausal 10-35 pg/ml
Progesteron: 0,2-1 ng/ml in der ersten Zyklushälfte, Lutealphase 6-30 ng/ml
FSH: 2-8 I.E./l, FSH-Peak in der Zyklusmitte bis 25 I.E./l, postmenopausal 30-100 I.E./l
LH: 2-20 I.E./l, LH-Peak in der Zyklusmitte bis 100 I.E./l, postmenopausal >15 I.E./l
Prolaktin: 3-26 ng/ml (bzw. 75-500 I.E./l), am Ende der Schwangerschaft bis 150 ng/ml, postmenopausal 2-18 ng/ml
Testosteron: 0,3-1 ng/ml (>1,5 ng/ml ⇨ Tumorverdacht)
DHEA-S: 0,6-4,7 µg/ml, postmenopausal <0,6 µg/ml (>7 µg/ml ⇨ Tumorverdacht)
Cortisol: morgens 50-250 ng/ml
HCG: <5 I.E./l, Schwangerschaft: 4. SSW 100-5.000 I.E./l, Maximum 10. SSW bis 150.000 I.E./l
HCG im Urin: nicht schwanger <20 I.E./l, sicher schwanger >50 I.E./l

Männer:

Testosteron: 3-14 ng/ml
DHEA-S: 0,8-5,0 µg/ml
Prolaktin: 2-15 ng/ml
Östradiol: 30-80 pg/ml
Progesteron: 0-2,4 ng/ml
FSH: 1 - 10 I.E./l
LH: 1 - 8 I.E./l
HCG: <5 I.E./l
Cortisol: morgens 50-250 ng/ml

Kinder (vor Beginn der Pubertät):

Östradiol: <12 pg/ml
Progesteron: <2 ng/ml
FSH: <1 I.E./l, LH: <1 I.E./l, im LH-RH-Test keiner od. nur geringer LH- u. FSH-Anstieg
Prolaktin: 3-16 ng/ml
Testosteron: <0,6 ng/ml
DHEA-S: <2,5 µg/ml
HCG: <5 I.E./l
TSH: <0,1 I.E./l

Urin-Normwerte

Tägliche Menge 800-1.500 ml, spezifisches Gewicht 1,005-1,035 g/ml, Osmolalität 800-1.400 mOsmol/kg, pH-Wert: 5-8
Erythrozyten <2.000/min (Addis-Count-Verfahren) bzw. <5/µl, Leukozyten <4.000/min bzw. <10/µl
Bakterien: bei Mittelstrahlurin <1.000 Keime/ml, bei steriler Entnahme keine Keime
Protein <100 mg/24 Std., Albumin <30 mg/24 Std., Glukose <30 mg/dl/24 Std.
Harnstoff 300-1.600 mg/dl, Harnsäure 10-45 mg/dl
Porphyrine gesamt 40-150 µg/l, Porphobilinogen 0,5-7,5 µmol/24 Std.
Zur Steindiagnostik: Harnsäure 1,8-4,5 mmol/24 Std., Kalzium 0,25-7 mmol/24 Std., Phosphat 15-50 mmol/24 Std., Oxalsäure <0,5 mmol/24 Std., Cystin <0,33 mmol/24 Std.

Schwangerschaft

Routineuntersuchung: Blutgruppe und Rhesusfaktor, Antikörper-Suchtest, Röteln-Titer, Hepatitis B (HBs-Antigen), Lues-Serologie, Chlamydia-trachomatis-Antigen aus dem Zervixabstrich, Hb, einmalig BZ u. 50-g-oGTT, Urinkontrolle bei jedem Schwangerschaftsvorsorgetermin

Spermiogramm

Untersuchung des Ejakulats (nach 3- bis 5-tägiger Karenz)
Volumen: >1,5 ml
Aussehen: gelblich-grau u. trüb, milchig, Geruch kastanienblütenartig
Spermiendichte (= Anzahl Spermien pro ml Ejakulat): >15 Mio./ml
Spermienmotilität (= Beweglichkeit) >40 % sollen beweglich sein, >32 % nach vorwärts beweglich
Fehlformenrate: >4 % sollen normal sein
pH: 7,2-7,8
Sperma-Verflüssigungszeit: 15-30 Min.
Fruktosegehalt: >1,2 mg/ml, Zitratgehalt: >2,5 mg/ml, Carnitingehalt: >0,04 mg/ml
Neutrale α-Glukosidase >20 mU/ml, saure Phosphatase: 200-800 U/ml

Checkliste nach Indikationen

Generalisierte Infektionen

Septischer Schock: Blutbild (insb. auf Leukozyten- u. Thrombozytenzahlabfall achten), Blutgasanalyse, Na^+, K^+, Gerinnungsstatus (zusätzlich AT-III, Fibrinogen, Fibrinmonomere, Fibrinspaltprodukte), CRP

Endokrinologie

Schilddrüse: T_3, T_4, fT_3, fT_4, TSH basal

Nebenschilddrüse: Kalzium, Phosphat, Parathormon / Calcitonin (aus C-Zellen d. Schilddrüse)

Nebenniere: Kalium, Kortisol, Adrenalin, Vanillinmandelsäure im Urin

Rheumatoide Erkrankungen / Kollagenosen

ASL, Rheumafaktor, Komplement, Immunglobuline, CRP, BSG, HLA-B27, ANA, ANCA, dsDNS-Ak

Niere

Nierenretentionswerte (Kreatinin, Harnstoff, Harnsäure), Gesamteiweiß, Nierenfunktionswerte (Kreatinin-Clearance, GFR), Urinstatus, Urin-Sediment

Leber

GPT (= ALT), GOT (= AST), GLDH, γ-GT, AP, CHE (Cholinesterase), Gesamteiweiß, Quick (bzw. INR), Hepatoquick, übrige Gerinnung und AT-III, Bilirubin (direkt + indirekt)

Pankreas

Lipase, Amylase i.S, Amylase i.U., Bilirubin, Leberenzyme, LDH, Blutzucker, Blutgase, Ca^+, CRP

Lunge

Blutgasanalyse: pO_2: 65-100 mmHg; O_2-Sättigung: 95-97%; pCO_2: 36-42 mmHg; pH: 7,38-7,45; Standardbikarbonat: 22-26 mmol/l; Base excess: +2,7 bis -2,7 mmol/l

Tumormarker

Bronchialkarzinom: SCA, CEA, CYFRA 21-1, TPA, NSE (beim Kleinzeller)
Karzinoid, neuroendokrine Tumoren: NSE, HCG, Chromogranin A, Serotonin
Magenkarzinom: CA 19-9, CA 72-4, CEA
Kolorektale-Karzinome: CEA, CA 19-9, CA 50
Lebermalignome: AFP, CEA, CA 19-9
Pankreaskarzinom: CA 19-9, CEA, CA 50
Harnblasenkarzinom: CYFRA 21-1, TPA, BTA, NMP22
Keimzelltumoren/Chorion-Karzinom: AFP, HCG
Hodentumoren: AFP, ß-HCG, LDH, PLAP
Ovarialkarzinom: CA 125, CA 72-4, CASA
Prostatakarzinom: PAP, PSA, fPSA
Mammakarzinom: CEA, MCA, CA 15-3, CA 19-9, CA 549, Prolaktin, Rezeptorstatus des Tumors
Uteruskarzinom: CA 72-4, CA 125
Zervixkarzinom: SCA, CEA, CA 125

Erklärung (Normwerte in Klammern):
AFP = α-1-Fetoprotein (<6 ng/ml od. <9 U/ml)
BTA = Bladder Tumor Antigen
CA = Kohlenhydrat-Antigen (CA 125 <35 U/ml, CA 15-3 <30 U/ml, CA 19-9 <37 U/ml, CA 50 <25 U/ml, CA72-4 <6 U/ml, CA549 <12,6 U/ml)
CASA = Cancer Associated Serum Antigen (<6 U/ml)
CEA = Karzinoembryonales Antigen (<5 ng/ml)
CYFRA 21-1 = Cytokeratin filament 21-1 (<3,5 ng/ml)
HCG = humanes Choriongonadotropin (<5 mU/ml)
LDH = Laktatdehydrogenase (<250 U/l)
MCA = Mucin like Carcinoma Antigen (<11 U/ml)
NMP = nukleares Matrixprotein (<6 U/l im Urin)
NSE = Neuronspezifische Enolase (<12,5 µg/l)
PAP = Saure Prostata-Phosphatase (<3 ng/ml)
PLAP = plazentare alkal. Phosphatase (<100 U/l)
PSA = Prostata-spezifisches Antigen (<4 ng/ml)
SCA = Plattenepithel-Ca.-assoziiertes Ag. (<2 ng/ml)
TPA = Tissue Polypeptide Antigen (<110 U/l)

Anmerkung: Die Tumormarker werden als **Verlaufs-, Kontroll-** und **Rezidivparameter** in der Tumordiagnostik benutzt (Kontrolle präoperativ erhöhter Werte). Mit den Tumormarkern ist im Allgemeinen **kein Routinescreening möglich** (Sensitivität und Spezifität ist zu gering) und sie sind damit zur Frühdiagnose maligner Tumoren nicht geeignet. Die Normwerte variieren stark abhängig von der Methode, daher immer die laborspezifische Normwerte vergleichen.

SONOGRAPHIE

Gynäkologie

Uterus:

Länge: 7-10 cm (10. Lj. <4,5 cm, 13. Lj. <6 cm)
Dicke: 1,5-3 cm
Endometriumdicke (doppelte Dicke): <15 mm, postmenopausal (ohne Hormonsubstitution) <8 mm
IUP (Intrauterinpessar): <5 mm vom Endometrium an der Fundusspitze entfernt (bzw. <20 mm IUP-Fundus-Abstand)

Ovar (Ovariengröße innerhalb des Zyklus variabel):
Länge: 3,0-5,0 cm, bis zur Pubertät max. 2,5 cm
Breite: 1,5-3,0 cm
Dicke: 0,6-1,5 cm
Volumen pro Seite (vereinfachte Formel: LxBxDx0,5): 5-10 cm^3 bzw. 2,5-3,5 cm^3 postmenopausal
Follikeldurchmesser: 15-25 mm kurz vor der Ovulation
Ovarialzysten: >5 cm tumorverdächtig

Schwangerschaft

Routinemäßig werden in Deutschland in der 9. - 12. SSW, 19. - 22. SSW und in der 29. - 32. SSW eine Ultraschalluntersuchung bei den Schwangerschaftsvorsorgeuntersuchungen durchgeführt (Merksatz: 10-20-30er Sono).

Nachweis des Embryos ab der 6. SSW p.m. (post menstruationem) mögl., die Chorionhöhle ist ab der 4. SSW + 4 Tage nachweisbar, kindliche **Herzaktionen** können ab der 7. SSW beobachtet werden (und somit die Schwangerschaft sonographisch sicher bestätigen).
Größe des Dottersackes (nachweisbar 6.-10. SSW): 3,0-7,0 mm

Übersicht der embryonalen/fetalen Biometrie:

Die Angabe SSW = Schwangerschaftswoche **p.m.** (post menstruationem = von der letzten Menstruation an gerechnet), 4.+4 = 4. SSW plus 4 Tage (die Tage werden immer von 0-6 angegeben). Die Größenwerte werden als Median (**50. Perzentile**) in **mm** angegeben.

SSW	CHD	SSL	BPD	FOD	KU	ThQ	ATD	AAPD	AU	FL
4.+4	0,5									
4.+5	1,8									
4.+6	3,2									
5.+0	4,5									
5.+1	5,8									
5.+2	7,1									
5.+3	8,4									
5.+4	9,7									
5.+5	10,9	1,2								
5.+6	12,2	2,1								
6.+0	13,4	3								
6.+3	17	6								
7.+0	21	9								
7.+3	25	12								
8.+0	29	17	7							
8.+3	32	20	9							
9.+0	37	25	10							
9.+3	39	28	12							

SSW	CHD	SSL	BPD	FOD	KU	ThQ	ATD	AAPD	AU	FL
10.	43	34	14							
11.	52	43	18							
12.	59	54	20	23	76	18	19	18	58	9
14.		80	28	33	104	25	26	24	79	15
16.			35	43	131	30	32	31	99	21
18.			43	52	157	35	39	37	120	27
20.			50	61	182	42	45	44	140	32
22.			56	69	205	48	52	50	161	38
24.			63	77	228	54	58	57	182	43
26.			69	84	249	60	65	64	202	49
28.			74	90	269	66	72	70	223	53
30.			79	96	288	74	78	77	243	58
32.			84	101	305	80	85	83	264	63
34.			89	106	321	85	91	90	284	67
36.			93	110	336	92	98	96	305	71
38.			96	114	349	96	104	103	325	75
40.			99	117	361	99	111	109	346	78

Beurteilung der **Nackentransparenz** (NT = nuchal translucency) des Embryos zwischen der 11. u. 14. SSW, pathologisch ist eine Dicke **>3 mm** in der mittsagittalen Ebene durch ein Nackenödem (⇨ Hinweis für eine Chromosomenstörung, Neuralrohrdefekt od. Herzfehler). Weitere Zeichen für eine mögl. Chromosomenstörung sind **fehlende Nasenbeinverknöcherung** (nasal bone, Nasenbein <3 mm), Plexus-choroideus-Zyste, fehlende intrakranielle Translucency (= Weite des 4. Ventrikels, für Neuralrohrdefekte), „white spot" im Herzen („Golfball-Phänomen"), Nierenpyelektasie (>4 mm), hyperechogener Darm, verkürzter Humerus od. Femur, Retrogenie, singuläre Nabelschnurarterie. Alle Zeichen können einzeln „normal" sein, bei Nachweis mehrerer Marker steigt die Wahrscheinlichkeit für d. Vorliegen einer Chromosomenstörung od. anderer Defekte aber stark an.

Ventrikel-Hemisphären-Index: Quotient aus Weite eines Seitenventrikels (Vorder- od. Hinterhorn) zur Weite der entsprechenden Hemisphäre: normal bis zur 15. SSW ein Wert von 0,6 und fällt dann im weiteren Verlauf bis zum 3. Trimenon auf 0,3 ab. Pathologisch ist ein Index >0,5 ab der 20. SSW = Hydrozephalus.

Zervixlänge: zur sonographischen Beurteilung des Frühgeburtsrisikos bei Frauen mit vorzeitigen Wehen od. Mehrlingen. Normal ist eine Zervixlänge **>3 cm**, Zervixbreite <3 cm, Zervikalkanalweite <8 mm und keine Trichterbildung am inneren Muttermund in Ruhe und unter Belastung (Pat. husten lassen).

Urologie

Niere: Das Nierenparenchym zeigt in etwa gleiche Echogenität wie Leber od. Milz.
Länge: 10-12 cm (Neugeborene 3,5-5 cm)
Breite (Querschnitt): 4-6 cm
Atemverschieblichkeit: 3-7 cm
Nierenparenchymdicke: 1,3-2,5 cm
Parenchym-Pyelon-Index: <30. Lj. 1,6:1, 30.-60. Lj. 1,2-1,6:1, >60. Lj. 1,1:1

Ureter: ein normaler Ureter ist sonographisch nicht darstellbar (nur bei Harnstau = Megaureter).

Harnblase:
Wanddicke: bei gefüllter Blase <4 mm (bei entleerter Blase <8 mm)
Volumen (Bestimmung mit der vereinfachten Volumenformel: Länge x Breite x Durchmesser x 0,5)
Frauen: <550 ml, Männer: <750 ml, nach Miktion Bestimmung der Restharnmenge: <100 ml

Prostata:
Größe: quer <5 cm, längs (a.-p.) <3 cm, kranio-kaudal <3 cm, bzw. Volumen: max. 25 cm³

Hoden:
Größe: 3 x 4 cm, Volumen: 15-25 cm³

ICD-10

Der **ICD-10-GM** (German Modification, Version 2015, herausgegeben vom DIMDI = deutsches Institut für Medizinische Dokumentation und Information) gilt für den ambulanten u. stationären Bereich. Die Verschlüsselung hat mindestens vierstellig zu erfolgen. Gesamtverzeichnis kostenlos bei www.dimdi.de

Zusätzlich kann zu jeder Ziffer kodiert werden: R = rechts; L = links; B = beidseitig
im ambulanten Bereich auch: V = Verdacht auf; Z = Zustand nach; A = Ausschluss; G = Gesichert

".-" od. "-" bedeutet, dass an dieser (4. od. 5.) Stelle eine Zahl eingefügt werden muss, die meist die Lokalisation od. Komplikationen kodiert. "*+" = Kreuz-Stern-System bedeutet, dass hier immer zwei ICD-Codes erforderlich sind (weiteres s. ICD-Handbücher).

Angeb. Fehlbildungen .. Q00 - Q99
Bösartige Tumoren .... C00 - C97
Gefäßerkrankungen .... I00 - I99
Gutartige Tumoren .... D00 - D48
Infektiöse Erkrankungen A00 - B99
Schwangerschaft,Geburt O00 - O99
Urogenitalsystem-Erkr.... N00 - N99
Verletzungen .... S00 - S99

A

Abort ... O03.9
Abstillen ... O92.5
Abtreibung ... O04.9
Adipositas ... E66.9-
Adnexitis ... N70.9
Adrenogenitales Syndrom ... E25.9
AIDS ... B20 - B24
Akutes Abdomen ... R10.0
Alkoholabhängigkeit ... F10.-
Allergie, nicht näher bezeichnet ... T78.4
Allgemeinuntersuchung ... Z00.0
Anorexia nervosa ... F50.0
Appendizitis ... K35.9
Assistierte Reproduktion ... Z31.9

B

Balanitis ... N48.1
Bandscheibenschäden, lumbal ... M51.2
Beckenendlage ... O32.1
Bewusstlosigkeit, psychogene ... F48.8
Bisexualität ... F66.-2
Blasenekstrophie ... Q64.1
Blasenkarzinom ... C67.9
Blasenmole ... D39.2
Blasensprung, vorzeitiger ... O42.9
Blasenstein ... N21.0
Blutgruppeninkompatibilität ... P55.9
Brustkrebs ... C50.9
Bulimie ... F50.2

C

Chlamydieninfektion ... A 56.0
Chorionkarzinom ... C58
Chromosomenanomalien ... Q99.9
CIN ... N87.9
Commotio cerebri ... S06.0
Compressio cerebri ... S06.2
Condylomata acuminata ... A63.0
Conn-Syndrom ... E26.9
Contusio cerebri ... S06.3
CTG-Befund, pathologischer ... O26.9
Cushing-Syndrom ... E24.9

D

Dekubitus ... L89.9
Delir ... F05.9
Delirium tremens ... F10.4
Descensus uteri ... N81.4
Descensus vaginae ... N81.1
Destruierende invasive Blasenmole D39.2
Diabetes mellitus Typ 1 ... E10.-
Diabetes mellitus Typ 2 ... E11.-
Diabetes mellitus, Schwangerschaft O24.9
Diabetische Polyneuropathie ... G63.2
DIC ... D65.1
Drillinge ... O30.1
Dystokie ... O66.9

E

Eileiterkarzinom ... C57.0
Ejaculatio praecox ... F52.4
Eklampsie ... O15.0
Empfängnisverhütung ... Z30.9
Endokarditis ... I38
Endometriose ... N80.9
Endometritis ... N71.9
Endometritis puerperalis ... O85
Endometriumkarzinom ... C54.9
Entwicklungsstörung,kindliche ... F80 - F89
Enuresis ... F98.0
EPH-Gestose ... O14.9
Epididymitis ... N45.9
Epilepsie ... G40.9
Epispadie ... Q64.0
Erektile Dysfunktion ... N48.8
Erythroblastose, fetale ... P55.9
Extrauteringravidität ... O00.9

F

Fehlgeburt ... O03.9
Femoralhernie ... K41.-
Fertilitätsfördernde Maßnahmen ... Z31.9
Fibroadenom der Mamma ... D24
Fieber, allg. ... R50.9
Fruchtwasserembolie ... O88.1
Frühgeburt ... P07.3
Fünflinge ... O30.8

G

Gastroenteritis ... K52.9
Geburt ... Z38.2
Geburt, regelwidrige ... O66.9
Genitalprolaps uteri et vaginae ... N81.3
Gestationsdiabetes ... O24.4
Gestose ... O14.9
Gonadendysgenesie-Syndrome ... Q96.9
Gonorrhoe ... A54.0
Grippaler Infekt ... J06.9
Gynäkomastie ... N62

H

Harnblasenentzündung ... N30.9
Harnblasenverletzung ... S37.2
Harninkontinenz ... N39.4
Harnleiterabgangstenose ... N13.5
Harnleiterstein ... N20.1
Harnleiterverletzung ... S37.1
Harnröhrenentzündung ... N34.2
Harnröhrenstriktur ... N35.8
Harnröhrenverletzung ... S37.3
Harnsepsis ... N39.0
Harnverhalt, akuter ... R33
Harnweginfekt ... N39.0
HELLP-Syndrom ... O14.2
Hepatitis-B-Infektion ... B16.9
Hepatitis-C-Infektion ... B17.1
Herpes zoster ... B02.-
Herpes-simplex-Infektion, genital A60.0
Herpes-simplex-Infektion, labial .. B00.1
Herzinfarkt ... I21.9
Herzinsuffizienz ... I50.9
Herz-Kreislaufversagen ... I46.9
HIV-Infektion, asymptomatisch ... Z21
Hodenhochstand ... Q53.9
Hodentorsion ... N44.0
Hodentrauma ... S39.9
Hodentumoren, benigne ... D40.1
Hodentumoren, maligne ... C62.9
Hormonale Antikonzeptiva ... Z30.4
Hydramnion ... O40
Hydrozele ... N43.3
Hydrozephalus, angeboren ... Q03.9
Hypercholesterinämie ... E78.0
Hypertonie, arterielle ... I10.9
Hypertriglyceridämie ... E78.1
Hypophysentumoren, benigne ... D35.2
Hypophysentumoren, maligne ... C75.1
Hypospadie ... Q54.9
Hypotonie, arterielle ... I95.9

I, J

Impfung ... Z26.9
Induratio penis plastica ... N48.6
Inguinalhernie ... K40.9
Inkontinenz, Urin ... N39.3
Intrauteriner Fruchttod ... P95
In-vitro-Fertilisation ... Z31.2
Ischialgie ... M54.3

K

Kaiserschnitt ... O82.9
Kardiomyopathie ... I42.9
Kernikterus ... P57.0
Kindervorsorgeuntersuchungen ... Z00.1
Kindliche Entwicklungsstörung. F80 - F89
Klimakterische Beschwerden ... N95.9
Klimakterium ... N95.1
Kollaps ... R55
Kolpitis ... N76.0
Kombinationsimpfung ... Z27.9
Kontrazeption ... Z30.9
Kopfschmerzen ... R51
Korpuskarzinom ... C54.9
Krankheit, allg. ... R69
Kreuzschmerzen ... M54.5
Kryptorchismus ... Q53.9

L

Leistenhernie K40.9
Leistenhoden Q53.9
Listeriose A32.9
Listeriose, fetale Infektion P00.2
Lochialstauung O90.8
Lues A53.9
Lymphogranuloma venereum A55

M

Maldescensus testis Q53.9
Mammakarzinom C50.9
Mastitis N61
Mastitis puerperalis O91.2
Mastopathie N60.-
Meatusstenose N35.9
Megaureter, primärer Q62.2
Megaureter, sekundärer N28.8
Mehrlinge O30.9
Mehrlingsgeburt Z38.8
Meningitis bei Viruskrankheiten .. G02.0
Meningitis, bakterielle G00.9
Meningitis, tuberkulöse G01*
Menopausensyndrom N95.1
Migräne G43.9
Milchgangpapillom D24
Multiple Sklerose G35.9
Mykoplasmeninfektion N39.0
Myokardinfarkt I21.9
Myokarditis I51.4

N

Nabelschnurkomplikationen O69.9
N.femoralis-Läsion G57.2
N.ischiadicus-Läsion G57.0
Nebennierenmarküberfunktion E27.5
Nebennierentumoren, benigne D35.0
Nebennierentumoren, maligne C74.9
Nebenplazenta O43.1
Nephroblastom C64
Nephrolithiasis N20.-
Neugeborenenblennorrhoe A54.9
Neugeborenenlisteriose P37.2
Neuroblastom C47.9
Neuropathische Blase N31.9
Nierenabszess N15.10
Nierenanomalien Q63.9
Nierenbeckenabgangstenose N13.-
Nierenbeckenkarzinom C65
Niereninsuffizienz, chronische N18.9
Nierensteine N20.-
Nierenverletzung S37.0-
Nierentuberkulose A18.1
Nierentumoren, benigne D30.0
Nierenversagen, akutes N17.9
Nierenzellkarzinom C64
Nikotinabusus F17.1
Nucleus pulposus Prolaps .... M50 - M51

O

Ohne Befund (o.B.) Z03.9
Oligohydramnion O41.0
Orchitis N45.0
Orthostatische Dysregulation I95.1
Osteomyelitis M86.9
Ovarialinsuffizienz E28.3
Ovarialkarzinom C56
Ovarialtumoren, benigne D27
Ovarialtumoren, maligne C56
Ovarialzyste N83.2

P, Q

Papillom, Brust D24
Parametritis N73.2
Penisaplasie Q55.5
Penisfraktur S39.9
Peniskarzinom C60.9
Penismissbildungen Q55.6
Penistrauma S39.9
Peritonitis K65.9
Phimose N47
Placenta praevia O44.1
Placenta succenturiata O43.1
Plazentainfarkt O43.8
Plazentainsuffizienz O36.5
Plazentalösung, vorzeitige O45.9
Plazentitis O41.1
Poliomyelitis anterior A80.9
Polyhydramnion O40
Polytrauma T06.-
Postoperative Krankheit Y88.3
Postvirales Ermüdungssyndrom G93.3
Präeklampsie O14.9
Prämenstruelles Syndrom N94.3
Pränatale Diagnostik Z36.9
Priapismus N48.39
Prostatahyperplasie, benigne N40
Prostatakarzinom C61
Prostatitis N41.9
Prostatodynie N42.9
Pubertas praecox E30.1
Pubertas tarda E30.0
Pyelonephritis, akute N10
Pyelonephritis, chronische N11.9
Pyelonephrose N11.1

R

Reflexblase N31.9
Refluxiver Ureter N13.7
Regelwidrige Geburt O66.9
Reifungsstörung der Plazenta O43,9
Reproduktion, assistierte Z31.9
Retroperitoneale Blutung S36.83
Retroperitoneale Fibrose D48.3
Rhesus-Inkompatibilität P55.9
Risikoschwangerschaft Z35.9
Röteln B06.9
Röteln in der Schwangerschaft O98.5
Rötelnembryopathie P35.0
Rückenmarktrauma T09.3
Rückenschmerzen M54.9

S

Schädel-Hirn-Trauma S06.9
Schizophrenie F20.9
Schlaf-Apnoe-Syndrom G47.3
Schlafstörungen G47.9
Schmerz, allg. R52.9
Schnittentbindung O82.9
Schock R57.9
Schwangerschaft Z32.-
Schwangerschaftsdiabetes O24.4
Schwangerschaftskrampf O15.0
Schwangerschaftspsychose O99.3
Schwangerschaftsvorsorge Z34.-
Schwindel H81.9
Sechslinge O30.8
Sectio caesarea O82.9
Sedativaabhängigkeit F13.-
Selbstmord .... X84.9!
Selbstmordversuch Z91.5
Sexualstörungen F52.9
Skrotumverletzung S39.9
Spannungskopfschmerzen G44.2
Spermatozele N43.4
Status asthmaticus J46
Sterilität der Frau N97.9
Sterilität des Mannes N46
Stressinkontinenz N39.3
Sucht .... F10 - F19
Suizid, vollendeter .... X84.9!
Suizidversuch .... X84.9!
Synkopen R55
Syphilis A53.9

T

Thelitis N61
Thyreotoxische Krise E05.5
Tod, allg. R99
Totgeburt P95
Toxoplasmose B58.9
Toxoplasmose, pränatale P37.1
Tranquilizerabhängigkeit F13.-
Trisomien Q92.9
Trophoblastischer Plazentatumor C58
Tubenkarzinom C57.0
Tuberkulose A16.9
Tumornachsorge Z08.9

U

Übelkeit R11
Ulcus molle A57
Unfruchtbarkeit der Frau N97.9
Unfruchtbarkeit des Mannes N46
Unterbauchschmerz R10.3
Untersuchung, allg. Z00.0
Urachusfistel Q64.4
Ureterabgangsstenose N13.5
Ureteranomalien Q62.8
Ureterdoppelfehlbildungen Q62.5
Uretertumoren, benigne D30.2
Uretertumoren, maligne C66
Urethralkarzinom C68.0
Urethralklappen Q64.2
Urethritis N34.2
Urininkontinenz N39.3
Urosepsis N39.0
Uterusmyome D25.9
Uteruspolypen N84.0
Uterusrückbildungsstörung O90.8
Uterussarkom C55

V

V.a., ohne Befund Z03.9
Vaginalkarzinom C52
Vaginitis N76.0
Varikozele I86.1
Vegetat.Nervensystem-Krankheiten G90.9
Verbandswechsel Z48.0
Verdacht auf, o.B. Z03.9
Verminderte Laktation O92.5
Vesikoureteraler Reflux N13.7
Vierlinge O30.2
Vorsorgeuntersuchung Z00.0
Vorzeitige Plazentalösung O45.9
Vorzeitige Wehen O60
Vorzeitiger Blasensprung O42.9
Vulvakarzinom C51.9
Vulvaverletzung S31.4
Vulvitis N76.2

W

Wechseljahre der Frau N95.1
Wehendystokie O62.9
Wochenbettfieber O85
Wochenbettpsychose F53.9
Wunde T14.1
Wundkontrolle Z48.0

X, Y, Z

Zerebrovaskuläre Insuffizienz .. I63 - I67
Zervix-Carcinoma in situ D06.0
Zervixkarzinom C53.9
Zervixpolyp N84.1
Zervizitis N72
Zwillinge O30.0
Zwillingsgeburt Z38.4
Zwischenblutungen N92.-
Zwitter/Hermaphroditismus Q56.0
Zyklusanomalien N91.-
Zystitis N30.9
Zytomegalie B25.9
Zytomegalie, pränatale Infektion ... P35.1

GEGENSTANDSKATALOG 2

ÄAppO 2002 IMPP-Gk 2 für den Zweiten Abschnitt der Ärztlichen Prüfung

Die Prüfungsaufgaben sollen unter Aspekten der allgemeinen ärztlichen Tätigkeit auf die wichtigsten Krankheitsbilder und Gesundheitsstörungen abgestellt sein. Dies sind insbesondere solche, die sich durch ihre Verbreitung, ihre Folgen für den Einzelnen oder die Gesellschaft auszeichnen. Hierzu zählen:

— Krankheiten des Blutes, der blutbildenden Organe, des Kreislaufsystems, der Atmungsorgane, der Verdauungsorgane, der Drüsen mit innerer Sekretion, des Stoffwechsels und der Nieren. Immunologische und allergische Krankheiten, Krankheiten des rheumatischen Formenkreises, Infektionskrankheiten, Geschwulstkrankheiten.
— Krankheiten des zentralen Nervensystems, der peripheren Nerven und der Muskulatur. Hirnorganische, endogene, psychotische und persönlichkeitsbedingte reaktive Störungen. Neurosen. Süchte. Suizidalität. Sexuelle Verhaltens- und Erlebnisstörungen. Psychosomatische Krankheiten und funktionelle Störungen. Störungen der Kommunikation.
— Krankheiten der perinatalen Periode, des Kindes- und Jugendalters, Verhaltens- und Entwicklungsstörungen sowie Behinderungen bei Kindern und Jugendlichen.
— Krankheiten der Haut, ihrer Anhangsgebilde und der Schleimhäute der äußeren Körperhöhlen. Geschlechtskrankheiten.
— Wundbehandlung. Asepsis, Antisepsis, Fehlbildungen, Krankheiten und Verletzungen von Kopf, Hals, Wirbelsäule, Thorax, Abdomen, Extremitäten, Herz, Gefäßen, Nieren, ableitenden Harnwegen, äußeren und inneren Genitalorganen, des zentralen und peripheren Nervensystems sowie der Sinnesorgane. Unfälle und Vergiftungen.
— Störungen der Geschlechtsentwicklung und der Fertilität. Familienplanung. Schwangerschaft, Beratung und Beurteilung in Konfliktsituationen, insbesondere medizinische, rechtliche und ethische Aspekte des Schwangerschaftsabbruchs, Risikoschwangerschaft, Beratung und Vorsorge in der Schwangerschaft. Geburt und Risikogeburt. Krankheiten des Wochenbetts. Entzündungen und Geschwülste der weiblichen Genitalorgane.

Die Prüfungsaufgaben sollen einen oder mehrere der folgenden Aspekte berücksichtigen:

— Körperliche, geistige und psychische Entwicklung und ihre Varianten. Altersspezifische Aspekte von Gesundheitsstörungen, ihrer Diagnostik und Behandlung. Klinische Genetik einschließlich humangenetischer Beratung.
— Ätiologie, Pathogenese, spezielle Pathologie, Pathophysiologie.
— Symptomatologie, Diagnostik, Differentialdiagnose, Durchführung und Bewertung körperlicher, labormedizinischer und technischer Untersuchungen, Indikationen, Kontraindikationen.
— Anwendung konservativer, operativer und physikalischer Behandlungsverfahren einschließlich Strahlenbehandlung, Grundprinzipien operativer Techniken, Grundprinzipien der Vor- und Nachbehandlung, klinische Pharmakologie und Pharmakotherapie, spezielle therapeutische Verfahren, Indikationen, Kontraindikationen, Prognose, Rehabilitation, Gesundheitsberatung, Behandlung von Langzeitkranken, unheilbar Kranken und Sterbenden, Schmerzbehandlung und Palliativmedizin.
— Erkennung und Behandlung akut lebensbedrohender Zustände, Notfall- und Katastrophenmedizin.
— Grundzüge der Allgemein-, Krankenhaus- und Seuchenhygiene.
— Individuelle, epidemiologische und sozialmedizinische Aspekte der Krankheitsentstehung und -verhütung, Öffentliche Gesundheitspflege/Public Health.
— Arbeitsmedizinische Untersuchungen. Analyse von Arbeitsplatz- und Berufsbelastung. Berufskrankheiten.
— Medizinische Begutachtung. Rechtsfragen der ärztlichen Berufsausübung.

Teil 1 - Gesundheitsstörungen (mit gynäkologischer u. urologischer Relevanz)

1.0 Allgemeine Symptome und Befunde
1.1 Abnorme Gewichtsabnahme
1.2 Abnorme Gewichtszunahme
1.3 Abnormer Körpergeruch
1.4 Adynamie
1.5 Blutungsneigung bzw. Blutungen
1.6 Bösartige Neubildungen in der Familienanamnese
1.7 Dysmorphiezeichen
1.8 Exsikkose
1.9 Fieber
1.10 Hyperhydratation
1.11 Hypothermie
1.12 Ikterus
1.13 Leistungsminderung
1.14 Nachtschweiß
1.15 Ödeme
1.16 Schüttelfrost
1.17 Schwellung bzw. Verfärbung von Gliedmaßen
1.18 Umschriebene Gewebeschwellung
1.19 Vielzahl bzw. Wechsel von Beschwerden
1.20 Wärmeintoleranz

8.0 Stoffwechsel, Endokrinium, Immunsystem
8.1 Abnormer Körpergeruch
8.2 Akromegalie-Symptome
8.3 Allergische Reaktion

8.4 Galaktorrhoe
8.5 Gynäkomastie
8.6 Infektneigung
8.7 Libidoverlust
8.8 Schilddrüsenvergrößerung
8.9 Stammfettsucht

10.0 Harntrakt
10.1 Abnormer Harngeruch
10.2 Anurie
10.3 Ausfluss aus der Harnröhre
10.4 Erschwerte Miktion
10.5 Hämaturie
10.6 Harninkontinenz
10.7 Harntransportstörungen
10.8 Harnverfärbung bzw. -trübung
10.9 Harnverhaltung
10.10 Nykturie
10.11 Oligurie
10.12 Pollakisurie
10.13 Polyurie
10.14 Schaumiger Harn
10.15 Schmerzhafte Miktion

11.0 Genitalorgane allgemein
11.1 Fertilitätsstörungen
11.2 Genitalblutungen
11.3 Genitale Fehlbildungen
11.4 Sterilität

12.0 Männliche Genitalorgane
12.1 Hämospermie
12.2 Hodenfehllage
12.3 Phimose bzw. Paraphimose
12.4 Schwellung im Skrotalbereich
12.5 Störungen der Hodenentwicklung

13.0 Weibliche Genitalorgane
13.1 Amenorrhoe
13.2 Äußerer Vorfall der inneren weiblichen Geschlechtsorgane
13.3 Dysmenorrhoe
13.4 Dyspareunie
13.5 Fluor genitalis
13.6 Klimakterische Störungen
13.7 Mamma-Knoten
13.8 Mastodynie
13.9 Menstruationsstörungen
13.10 Mittelschmerz
13.11 Pathologische Sekretion aus der Mamma
13.12 Prämature Menopause
13.13 Prämenstruelles Syndrom

14.0 Schwangerschaft, Wochenbett, Säuglingsalter
14.1 Abnormer Fontanellen-Tastbefund
14.2 Atemnot beim Neugeborenen
14.3 Fruchtwasserabgang
14.4 Frühgeburtlichkeit
14.5 Geburtsunmögliche Lagen
14.6 Habitueller Abort
14.7 Neugeborenen-Hyperexzitabilität
14.8 Perinatale Asphyxie
14.9 Postpartale Blutung
14.10 Schwangerschaftsbedingte Beschwerden
14.11 Stillschwierigkeiten
14.12 Verminderte Kindsbewegungen
14.13 Vorzeitige Wehen

15.0 Wachstum, Entwicklung
15.1 Enkopresis
15.2 Enuresis
15.3 Hochwuchs
15.4 Kleinwuchs
15.5 Makrozephalie
15.6 Mikrozephalie
15.7 Motorische Entwicklungsstörungen
15.8 Psychische Entwicklungsstörungen
15.9 Sprachliche Entwicklungsstörungen
15.10 Störungen der Pubertätsentwicklung
15.11 Wachstumsstörungen

Teil 2 - Krankheitsbilder

Dieser Teil bildet im Wesentlichen die Klassifikation der Krankheiten nach dem ICD-10 ab. Den vollständigen Gegenstandskatalog gibt es als kostenlosen Download (gk2_2013.pdf) im Internet: www.impp.de.

STICHWORTVERZEICHNIS

A

B

C

D

G

H

L

M

N

O

P

Q

R

S

T

U

V